黄国健

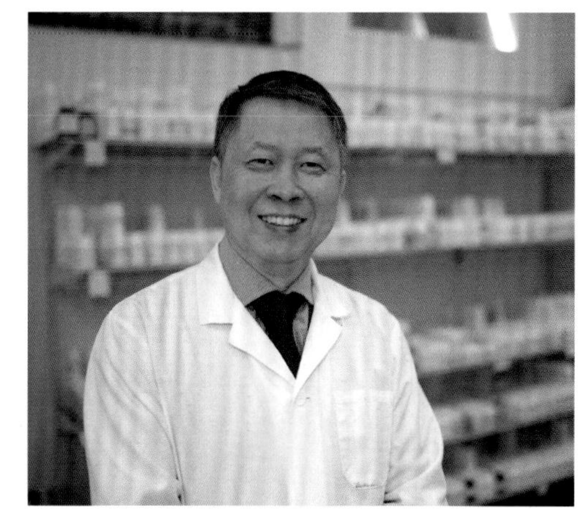

1983 年进入南京中医学院（现南京中医药大学）中医系学习；

1988 年毕业后在江苏省中医院内科工作；

1991 年师从俞荣青教授，在南京中医学院攻读中西医结合肝胆专业硕士研究生；

1994 年考入中国协和医科大学，攻读中国医学科学院中西医结合博士研究生，师从周舒教授从事肝癌的中西医结合治疗基础研究。后在北京中日友好临床医学研究所工作。

1998 年受聘于加拿大马尼托巴大学医学院从事博士后研究。

2005 年在温尼伯开设安康中医药针灸康复中心至今。

曾主编出版了《实用单方治病指南》《中医单方应用大全》（1998 年版），协编《中年人养生保健全书》，在国内外发表学术论文数十篇。擅长应用浮针、超微针刀、埋线疗法及中药外治方法治疗各种常见病及疑难病症。

现为加拿大安康中医药针灸康复中心主席，加拿大马尼托巴省专业针灸协会会长，加拿大超微针刀研究会会长，世界中医穴位埋线疗法学会加拿大分会会长，加拿大整体医学研究院副主席，世界华人中医论坛常务理事。

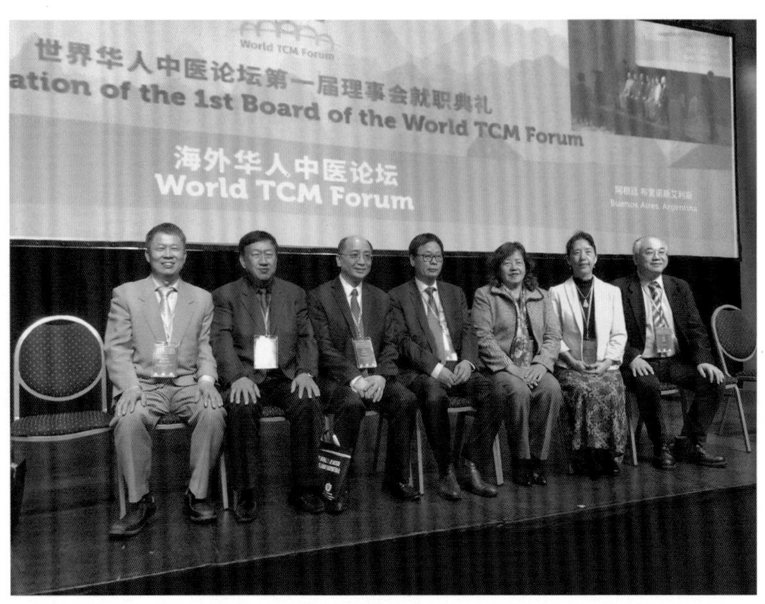

2018 年参加阿根廷布宜诺斯艾利斯海外华人中医论坛成立大会北美地区部分专家合影

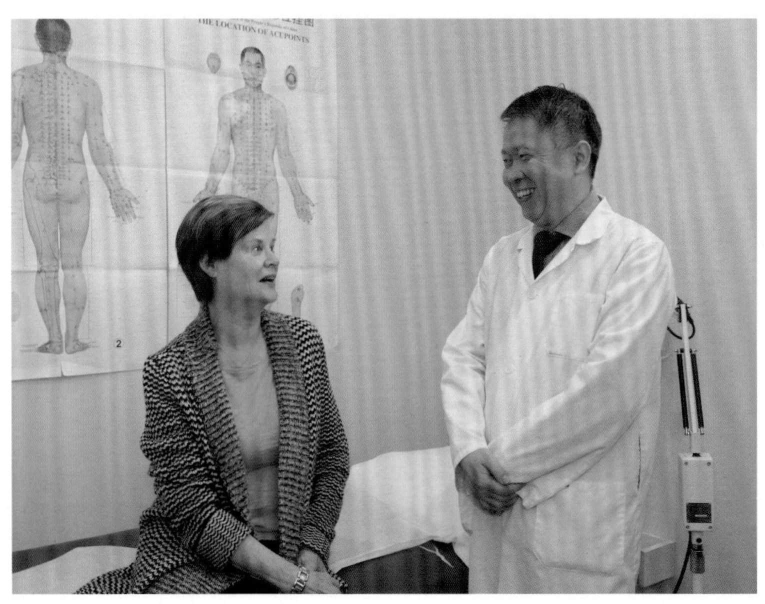

在诊所与病人进行交流

中医单方

应|用|大|全

黄国健　程　革◎主编

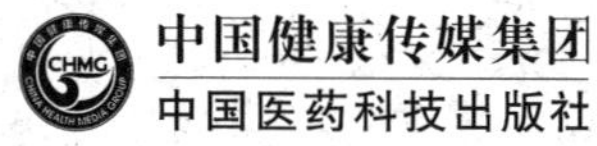

内 容 提 要

本书收载中医单方700余则，均为单味中药为主治疗疾病的有效医案医话。每一味药细列药物基原、异名、性味、归经、功能主治、临床应用、按语等。其验案范围包括内、外、妇、儿、五官科等。所收药方"简、便、验、廉"，是研究者开发新药、临床医家处方遣药的重要参考。

图书在版编目（CIP）数据

中医单方应用大全 / 黄国健，程革主编 . — 北京：中国医药科技出版社，2019.5（2024.9重印）

ISBN 978-7-5214-0698-6

Ⅰ . ①中…　Ⅱ . ①黄… ②程…　Ⅲ . ①单方（中药）—汇编　Ⅳ . ① R289.5

中国版本图书馆 CIP 数据核字（2019）第 017348 号

美术编辑　陈君杞
版式设计　也　在

出版　**中国健康传媒集团**｜中国医药科技出版社
地址　北京市海淀区文慧园北路甲 22 号
邮编　100082
电话　发行：010－62227427　邮购：010－62236938
网址　www.cmstp.com
规格　880 × 1230mm $^{1}/_{32}$
印张　23 $^{5}/_{8}$
字数　810 千字
版次　2019 年 5 月第 1 版
印次　2024 年 9 月第 2 次印刷
印刷　天津市银博印刷集团有限公司
经销　全国各地新华书店
书号　ISBN 978-7-5214-0698-6
定价　98.00 元

前 言

《中医单方应用大全》终于付梓出版了！这是一个充满艰辛、努力奋斗、坚持不懈、团结合作的结果，有理由为自己，为曾经在一起工作过、付出过汗水和心血的朋友们喝彩加油，喝上一杯庆功的喜酒！

中医学博大精深，悠悠数千年的历史，为中华民族的繁衍昌盛做出了巨大的贡献。继承发扬中医学是我们这一代人义不容辞的责任和义务！早在20世纪50年代，伟人毛泽东就对中医药学给予充分肯定，指出："中医药是一个伟大的宝库，应当努力发掘，加以提高。"这一评价表明，毛泽东不仅把中医药看成是中国传统文化留给我们的一份珍贵遗产，而且特别强调要充分挖掘其现实价值。

中医单方的应用源远流长。自古有"神农尝百草，一日而遇七十毒"；《内经》记载的被誉为天下治疗失眠第一方的"半夏秫米汤"就是一个单方，专为不寐而设："其汤方以流水千里以外者八升，扬之万遍，取其清五升煮之，炊以苇薪，火沸，置秫米一升，治半夏五合，徐炊，令竭为一升去其滓，饮汁一小杯，日三，稍益，以知为度。故其病新发者，覆杯则卧，汗出则已矣；久者，三饮而已也。"具体介绍了该方所用之水，药物煎煮和服用方法，服药后患者可能出现的反应及可以预见的效果，等等。《内经》以降，许多医书、方书、本草书都记载有大量的中医单方，其中尤以孙思邈的《备急千金要方》《千金翼方》记载最多；及至目前，有关单方验方的书籍汗牛充栋，数不胜数。

中医单方的应用受到历代医家及老百姓的推崇和重视。历史上有太多应用单方养生保健的佳话，如武则天用益母草美容养颜；苏轼每日嚼服芡实以养生；苏辙久服茯苓以健体；陆游用枸杞子养生明目助安康；颜之推《颜氏家训》推崇槐角以乌发聪耳明目等等。同样用单方治愈名人权贵的故事在古书中比比皆是：《独异志》记载"用牛乳半斤，荜茇三钱"治愈唐太宗的气痢；《朱氏集验方》载"赤小豆七十粒为末外敷"治愈宋仁宗的痄腮；《苏沈良方》载："欧阳公尝得暴下病，国医不能治，夫人买市人药一帖，进之而愈。力叩其方，则车前子一味为末，米饮服二钱匕。"

中医单方治疗疾病的优势是明显的，其中简、便、验、专的特色是大家所公认的。"简"，就是简单，一味中药，不需要君臣佐使的配伍，易学易用；"便"，一是价格上便宜，一味药要比10味、20味中药便宜得多，一般人能够负担得起，另外一个含义就是方便寻找，方便使用；"验"，就是有效，来自经验的总结，防治疾病的结果有一定的可信度和可验证性；“专”，专一，药专效宏，直达病所，所谓“一味单方气死名医”。新中国成立以来，通过对中药单方的研究，已经开发出许多在临床上行之有效的新药，包括青蒿素、黄连素、黄芪多糖、人参皂苷、葛根素，以及治疗癌症的中药单体等！

那么中医单方与中药有何区别？一般而言，中药是指新鲜的未加工的药材，或者是经炮制加工以后的饮片等。中药只有经过中医师开出包括用法及用量的处方，才能称为“方”，是一种预防、治疗疾病的方法。笔者定义的单方，是与中药复方相对应的应用一味中药（可以伴随一些日常食品、调味剂等）预防治疗疾病的中药处方和治疗方法。方与药的主要区别在于药是体，方是用，在方中怎样用药。屠呦呦发明青蒿素的过程，就证明了药和方是有区别的。有一篇文章介绍：“屠呦呦带领小组再次系统查阅文献，她翻阅到东晋名医葛洪《肘后备急方》中有‘青蒿一握，水一升渍，绞取汁，尽服之’截疟的记载，深受启发。她反复琢磨这段文字，古人的记载中并没有采用传统的煎煮方法，而是将青蒿泡在水中后‘绞取汁’，屠呦呦突然意识到，常规的高温煮沸过程可能会破坏有效成分的生物活性，还涉及药用部位问题。为此她重新设计了提取方案，经改用低沸点溶剂乙醚提取青蒿叶子，又除去其中无效的酸性部分，从而使所得提取物对鼠疟的效价显著提高。经临床试用于间日疟、恶性疟患者，全部有效。”试想如果葛洪《肘后备急方》只介绍青蒿的基本知识、功能主治，而没有介绍怎样使用青蒿截疟，青蒿素可能就没那么容易被发现了。

笔者对中医单方的兴趣始于大学时代。1986年在江阴市中医院见习期间，看见带教老师用普通注射针头刺破患者的牙龈口腔交界黏膜的白色结节治愈急性腰扭伤，用少商穴放血治疗急性咽喉疼痛，用一味仙鹤草治疗慢性咳嗽咯血，用一味三七治疗跌打损伤等，惊叹于中医看病竟然可以不需要中药复方就可以有如此神奇的效果。后来学习明代江瓘父子编纂的《名医类案》、清代魏之琇《续名医类案》、张锡纯《医学衷中参西录》以及医学报纸书刊上等发表的许多中医单方治疗各种疑难杂病的成功案例时，每每拍案叫绝，激动兴奋，难以平静。我当时就有一个美好的心愿，如果能把这些临床验证有效的用单方治病的案例整理收集起来，出版发行，让更多的人了解中医单方治病的优势、特色和神奇的效果，造福广大人民群众，该是一件多么美妙的事情！

那么如何收集整理单方呢？数千年来，记载于书流传于世的单方有千百万个，哪些是真实有效的？哪些是以讹传讹的？必须甄别清楚，才能发挥中医单方治病的优势，而不至于贻害他人。所以去粗存精、去伪存真、真实有效是我们在传承整理单方应用过程中必须把握的原则。循着这样的思路，我们确定了以医案为主体的形式来整理研究单方。国学大师章太炎曾说过：“中医之成就，医案最著！”

中医医案是中医文献的重要组成部分，是一代又一代医家通过不断临床实践，逐渐总结出来的宝贵经验，它是中医理、法、方、药综合运用的具体体现，不仅是医疗活动的真实记录，而且还反映了医家的临床经验及思维活动，是中医理论不断发展的摇篮。完整的医案能够充分地反映出临床医生是怎样观察患者当时的病情、怎样询问病史、怎样查体、怎样应用中医理论进行辨证、怎样合理处方用药等等。所以，学习研究医案对于培养提高中医的学术素养和临床技能有着非常重要的作用。

为了收集单方资料，我们十余人经过数年的努力，在当时南京中医学院图书馆、大学生科协等的帮助下，查遍了所有可能找到的报纸书刊，汇成洋洋洒洒近百万字的文稿。再经过全体编委会成员的努力，对部分医案加写了按语，析疑解惑，以帮助读者更好地理解医案。而对于没有医案的单方信息全部舍弃，以杜绝以讹传讹的嫌疑。

本书的编纂主要是在由本人主编出版的两本书的基础上进行的。第一本书是《实用单方治病指南》，由南京大学出版社 1995 年出版（简称 95 南大版），分为两册——中药部分和针灸部分；第二本书是《中医单方应用大全》，由中国医药科技出版社 1998 年出版（简称 98 科技版）。而本次出版系将 95 南大版《实用单方治病指南》之中药部分和 98 科技版《中医单方应用大全》之内容合并整理而成。本次整理编排主要完成了以下几个部分工作：

1. 将原来分散在两本书中的病案内容集中统一起来，拾遗补漏，相互补充，医案内容更加完整。如艾叶部分，95 南大版仅有治疗偏头痛、先兆流产 2 种疾病的案例；在 98 科技版中有多达 22 种疾病的案例，这次合并起来艾叶部分共有 24 种疾病的案例。

2. 将两本书中的体例合并，重新整理。95 南大版中药部分原体例包括两大部分，一为概述，下面分别为成分、药理研究、中毒表现；二为临床应用举例，以小标题的形式标出医案内容。如“艾叶：1. 灯心草艾灸巧治偏头痛；2. 艾叶鸡蛋煎治疗先兆流产”。98 科技版每味药下则为：基原、异名、性味、归经、功用、验案、备注等内容，验案标题以中医病名或西医病名直接列出。现在合并后的体例以 98 科技版为主，保留 95 南大版的中毒表现、临床应用举例部分。

3. 95 南大版的一大特色是在每个案例后面都加注了按语。这些按语是每一位编委会成员对这些医案认识和理解的产物，也是他们知识经验的结晶。所以在合并后仍然保留这些内容。由于编排的需要，不再分别列出他们的名字，而是集中展示。再次向原编委会成员表示深深的敬意和感谢！

4. 重新审定和校正过去书中存在的错漏之处，删除了 95 南大版的成分和药理研究，以及个别内容不清晰不完整的医案，尽可能把各种错误降到最低。

5. 报纸书刊的引用格式，以 98 科技版为主。

6. 索引部分也做了略微调整，即在中西病名索引后的页码边上同时加入药名，方便读者查阅或记忆。

另外，需要注意的是：①根据有关濒危动物保护的精神，本书中凡涉及国家禁猎和保护的动物，作为科研资料，我们仍然加以收集整理，请读者在临床使用时，使用替代品；②对于古代单方医案应用资料，须客观地对待；③必须正确理解单方的使用，不可偏执，根据病情需要，灵活配合其他疗法或者复方治疗；④对一些有一定毒副作用的单方，使用时必须注意安全，采取必要的防护措施，以防不测。

在完成本书的编纂工作之后，抚卷静思，感慨万千，既为我们多年努力耕耘有所收获而欣慰，也为本书可能存在的种种不足而遗憾，更为当年初生牛犊不怕虎的信心和决心而惊讶！我们认为本书的编纂是手段而非目的，作为抛砖引玉，我们希望有更多的人重视单方的研究和应用，为降低医疗费用，减轻患者负担，充分挖掘中医学的伟大宝库，全面提高人民的卫生健康水平贡献力量。我们热忱地欢迎广大读者对本书提出宝贵的意见和建议。

最后，向所有曾经支持过我们的朋友们表示衷心的感谢，感谢南京中医药大学的汪受传教授曾经给予的指导，向当时的南京中医学院学生处、图书馆、大学生科协表示感谢，向王书良、王州、王迎春、叶蓉春、印松杰、朱孜宜、仲崇文、陈勇、陈美萍、邵云、林敏、徐梦丹、胡拥正、赵芬、恽志平、钱培钢、黄芳、黄翠云、蒋文辉、万茜等大学生科协的同学在文字抄写中给予的帮助表示感谢！向提供医案的原著作者一并致以谢意！特别感谢旅居澳大利亚的著名书法家尤本林老师为本书题写书名！

黄国健

2018 年 11 月 7 日

加拿大温尼伯安康中医药针灸康复中心

凡　例

一、本书共收载中医单方700余则，收录标准为单味中药治疗疾病的有效医案医话，并经正式出版的书刊杂志收录发表。

中医单方包括：

（1）单味生药或鲜药；

（2）经加工的单味药；

（3）单味药经加工而成的膏剂、浸剂、针剂等。

二、本书中医单方的编排以药物正名第一个字的汉语拼音字母顺序排列，第一个字相同时，按第二个字排列，以此类推。同音字按音调顺序排列。

三、格式编排：按照中药基原、异名、性味、归经、功能主治、临床应用、按语等排列。按语部分，是编写人员根据对部分案例的理解，作出的解释或说明；对于特殊的中药（如有毒药物、濒危动物中药），则在案前或案后加以说明。

四、单方验案的编排基本以内、外、妇、儿、五官科为序，以先古后今为原则，皮肤科、骨科等医案归入外科。

五、古代医案中的病名、称谓、计量等为保持作品原貌未作改动；现代报纸、书刊中所载医案部分内容、术语因体例需要作了调整，计量单位均按SI国际标准作了统一换算，为尊重原著，医案中病名仍延用原病名（特别明显错误的则加以更正），并按有关标准进行了规范处理。但是关于血压计量单位，则并列kPa和mmHg，便于读者理解。

六、本书后附有中医病证名和西医病症名索引。

按语作者目录

戴高中：

艾叶，桉叶，酢浆草，醋，麻油，千金拔，三七，桑白皮，桑螵蛸，桑枝，山乌龟，山药，山萸肉，山楂，商陆，鳝鱼，鳝鱼血，生姜，石膏，石灰，石油菜，柿树叶，蜀葵，水蜈蚣，水牛角，水蛭，丝瓜络，松花粉，松香，苏铁叶，算盘子叶，天浆壳，田螺，田七花，童便，透骨草，土茯苓，土牛膝，鸭胆子，鸭跖草，延胡索，羊胆，羊肝，薏苡仁，茵陈，鱼腥草，玉米须，野兔肝，野兔肉，泽兰，泽漆，泽泻，蚱蜢，蟑螂，皂荚，皂角刺，䗪虫，珍珠草，蜘蛛，蜘蛛网，枳壳，朱砂，朱砂莲，猪胆汁，猪肾，猪蹄甲，猪牙皂，竹沥，竹茹，竹叶椒，苎麻根，紫草，紫河车，紫茉莉根，紫苏子，紫珠草，棕树根。

程革、陈晓斌：

大豆浆，大豆油，大黄，代赭石，当归，灯心草，地肤子，地骨皮，地榆，冬虫夏草，杜衡，莪术，老鹳草，莱菔子与萝卜，鲤鱼，柳白皮，龙骨，龙葵，葎草，路路通，露蜂房，绿豆，麻黄，马鞭草，马齿苋，马铃薯，马勃，麦芽，芒硝，毛冬青，牡蛎，木耳，墓头回。

常洁：

巴豆，白矾，白及，白茅根，百部，半夏，槟榔，冰片，半枝莲，昏鸡头，甘草，甘遂，枸杞子，贯众，骨碎补，无花果叶，吴茱萸，蜈蚣，五倍子，豨莶草。

黄国健：

芭蕉树水，白果，白屈菜，白术，白砂糖，白头翁，百蕊草，败酱草，斑蝥，板蓝根，蓖麻子，壁虎，碧桃干，阿胶，番泻叶，防风，茯苓，海带，海螵蛸，海参，旱莲草，荷花，黑大豆，黑芝麻，胡萝卜英，胡桃仁，琥珀，花椒，槐豆，黄瓜，黄牛粪，黄连，螃蟹，胖大海，蒲公英，蔷薇花叶，全蝎，人参，人参芦，人指甲，忍冬藤，肉桂，酸浆水，王不留行，威灵仙，蜗牛，乌梅，乌梢蛇，蜥蜴，蟋蟀，仙鹤草，仙人掌，香附，向日葵髓心，向日葵子，小蓟，小麦，辛夷，夏枯草，血余炭，寻骨风。

申全宏、罗晶：

茶叶，蚕豆荚壳，蟾酥、蟾皮，苍术，车前草，赤小豆，沉香，葱白，穿山甲，穿心莲，刺猬皮。

罗晶：

蚕茧，苍术，赤石脂。

申全宏：

蝉蜕，苦楝子，苦参，南瓜蒂，牛膝，螵蛸，七叶一枝花，七寸金，青风藤，青蒿，青木香，蛆根草，秋葵叶，桃叶。

黄国健、程革：

大蒜，大枣。

常洁、黄国健：

黄芪，黄土。

乔春华：

鸡胆汁，鸡蛋，鸡骨草，鸡内金，鸡矢藤叶，鸡屎白，鸡子白，鸡子黄，积雪草，夹竹桃叶，僵蚕，金钱草，金荞麦根，金不换，金钥匙，九香虫，韭菜，菊花，橘皮，锯耳草，决明子，金银花，野菊花。

程革：

麻雀，泥鳅，糯米，蚯蚓，人乳汁。

张婉文：

乌藤菜。

再次向以上各位编者的辛勤劳动表示衷心地感谢!

目 录

A

阿里红 ……………… 1
慢性支气管炎 ……… 1
阿魏 ……………… 1
痈肿……………………… 1
艾叶 ……………… 1
寒证……………………… 2
头痛……………………… 2
偏头痛…………………… 2
支气管哮喘 …………… 2
癫狂……………………… 3
泄泻……………………… 3
腹痛……………………… 3
遍身青证………………… 3
荨麻疹…………………… 3
毛囊炎…………………… 4
疖肿……………………… 4
背疽……………………… 4
痈肿……………………… 4
臁疮……………………… 5
肠风下血………………… 5
疝气……………………… 5
瘰疬……………………… 5
指趾赘疣………………… 6
脚癣……………………… 6
崩漏……………………… 6
先兆流产………………… 6
新生儿硬肿症 ………… 6
小儿痄腮………………… 7
小儿慢惊风 …………… 7
桉叶 ……………… 7
腹泻……………………… 8
慢性肾盂肾炎 ………… 8
急性肾盂肾炎 ………… 8
烧伤（烫伤） ………… 8
皮肤溃疡………………… 9
伤口感染……………… 10
乳头皲裂……………… 10
口腔溃疡……………… 10

B

八角枫根（叶）…… 11
坐骨神经痛 ……… 11
踝关节扭伤 ……… 11
八角莲 ………… 12
带状疱疹………… 12
巴豆 …………… 12
泄泻……………… 13
呕吐……………… 13
胃痛……………… 13
冷秘……………… 13
面神经麻痹 ……… 14
痹证……………… 14
恶性肿瘤 ………… 15
牙痛……………… 15
肠梗阻…………… 15
骨结核…………… 16
下肢慢性溃疡 …… 17
臁疮……………… 18
术后尿潴留 ……… 18
疮毒……………… 18
婴幼儿腹泻 ……… 18
误吞水蛭 ………… 18
芭蕉根 ………… 19
乳糜尿…………… 19
芭蕉油（芭蕉树水） 19
慢性化脓性中耳炎… 19
菝葜 …………… 20
急性胃肠炎 ……… 20
糖尿病…………… 20
白豆蔻 ………… 21
口角流涎………… 21
白矾 …………… 21
干呕……………… 21
中风……………… 21
鼻衄……………… 22
急性尿潴留 ……… 22
癫痫……………… 22
鸡眼……………… 22
小儿口疮 ………… 22

小儿腹泻………… 23
先天性脐尿……… 23
皮肤感染………… 23
小儿咳喘………… 24
眼结膜炎………… 24

白果 ………………… 24

肺结核…………… 25
乳糜尿…………… 25
梅尼埃病………… 25
出断针…………… 25

白果叶 ……………… 26

小儿腹泻………… 26

白蒿 ………………… 26

急性细菌性痢疾… 27

白花蛇 ……………… 27

关节痹痛………… 27
荨麻疹…………… 27
银屑病…………… 28

白花蛇舌草 ……… 28

阑尾炎…………… 28

白及 ………………… 28

矽肺……………… 28
肺结核…………… 29
肺结核咯血……… 29
胃溃疡出血……… 29
上消化道出血…… 30
乳糜尿…………… 30
食管瘘…………… 30
术后吻合口瘘…… 31
皮肤皲裂………… 31
乳头皲裂………… 32

白僵蚕 ……………… 32

高脂血症………… 32

白芥子 ……………… 32

咳喘……………… 32
面神经麻痹……… 33
关节囊肿………… 33
颈淋巴结结核…… 33

白蔹 ………………… 34

急性乳腺炎……… 34

白毛夏枯草 ……… 34

空洞性肺结核…… 34
尿血……………… 35

白茅根 ……………… 35

心中烦热………… 35
温病……………… 35
急性肾炎………… 35
急性肝炎………… 36
水肿……………… 36
急性肾炎………… 37
前列腺肥大……… 37
睾丸炎…………… 38

白茅花 ……………… 38

衄血……………… 38

白茅藤 ……………… 38

血吸虫病………… 38

白前 ………………… 39

咳嗽……………… 39

白屈菜 ……………… 39

胃痛……………… 39
百日咳…………… 39

白砂糖 ……………… 40

下肢慢性溃疡…… 40

白芍药 ……………… 41

膝关节积液……… 41

白术 ………………… 41

心神不宁………… 41
便秘……………… 41
婴幼儿腹泻……… 42
养生保健………… 42
疟疾……………… 42
腰痛……………… 42
口角流涎………… 42

白头翁 ……………… 42

瘰疬……………… 43
神经性皮炎……… 43

白鲜皮 ……………… 43

十二指肠球部溃疡… 44
结核性脓胸……… 44
急性乳腺炎……… 44
化脓性皮肤溃疡… 44

白杨树皮 …………… 45

项疽……………… 45

白芷 ………………… 45

眩晕……………… 45
头痛……………… 46

百部 ………………… 46

肺结核…………… 46
肠道寄生虫病…… 47
滴虫性阴道炎…… 48
阴虱……………… 48
慢性支气管炎…… 48
蛲虫病…………… 48

百蕊草 ……………… 49

大叶性肺炎……… 49
肺脓肿…………… 49
乳痈……………… 49
颅内外伤感染…… 50
化脓性心包炎…… 50

柏子仁 ……………… 51

胁痛……………… 51

败酱草 ……………… 51

风湿性关节炎 …… 51
阑尾脓肿 ………… 51
痔疮 ………………… 52
小儿腹泻 ………… 52
淋证 ………………… 52
斑蝥 ……………… 53
瘰疬 ………………… 53
过敏性鼻炎 ……… 53
急性鼻炎 ………… 54
慢性鼻炎 ………… 54
水疮 ………………… 54
外阴白斑病 ……… 55
板蓝根 …………… 56
流行性乙型脑炎 … 56
急性黄疸型肝炎 … 56
半边莲 …………… 57
血吸虫性腹水 …… 57
外伤感染 ………… 58
半夏 ……………… 58
失眠 ………………… 59
痹证 ………………… 59
癣 …………………… 59
牛皮癣 …………… 59
宫颈糜烂 ………… 59
喉返神经麻痹 …… 60
跌打损伤 ………… 60
半枝莲 …………… 60
原发性肝癌 ……… 60
子宫癌 …………… 61
蚌粉 ……………… 61
冻疮 ………………… 61
荸荠 ……………… 61
铜中毒 …………… 61
荜茇 ……………… 62
痢疾 ………………… 62
疥疮 ………………… 62
萆薢 ……………… 62
乳糜尿 …………… 62
蓖麻子 …………… 62
肾炎水肿 ………… 63
难产 ………………… 63
鸡眼 ………………… 63
碧桃干 …………… 64
结核盗汗症 ……… 64
薜荔 ……………… 64
背疽 ………………… 64
篦梳剑 …………… 64
肺结核 …………… 65
壁虎 ……………… 65
肺结核 …………… 65
小儿喘息性支气
管炎 …………… 65
瘰疬 ………………… 66
下肢溃疡 ………… 66
术后瘘管 ………… 67
外伤感染 ………… 67
外伤肿痛 ………… 67
疖肿 ………………… 67
烫伤并发感染 …… 67
颈淋巴结结核 …… 68
胸椎结核 ………… 68
结核性脓肿 ……… 68
腹壁瘘管 ………… 68
壁钱 ……………… 69
腋臭 ………………… 69
壁钱幕 …………… 69
乳漏 ………………… 69
萹蓄 ……………… 70
前列腺肥大尿潴留 … 70
胆道蛔虫病 ……… 70
鳖头 ……………… 70
脱肛 ………………… 70
槟榔 ……………… 71
慢性肠炎 ………… 71
绦虫病 …………… 71
肠道鞭毛虫病 …… 71
冰片 ……………… 72
皮肤溃疡 ………… 72
流行性腮腺炎 …… 72
伤寒舌出 ………… 73
化脓性中耳炎 …… 73
踝关节扭伤 ……… 74
压疮 ………………… 74
补骨脂 …………… 74
链霉素中毒 ……… 74
银屑病 …………… 75
扁平疣 …………… 75
子宫出血 ………… 75
小儿遗尿 ………… 75

—— C ——

蚕豆荚壳 ………… 77
肺结核咯血 ……… 77
蚕茧 ………… 77
消渴………… 77
黄水疮………… 77
蚕沙 ………… 78
崩漏………… 78
苍耳草 ………… 78
风湿性关节炎 …… 78
梅毒性神经痛 …… 78
麻风………… 79
毒蛇咬伤 ……… 79
苍耳蠹虫 ………… 80
角膜溃疡 ……… 80
疔疮………… 80
背疽………… 81
疖肿………… 81
急性乳腺炎 ……… 82
甲沟炎………… 82
苍耳根 ………… 82
水肿………… 83
失音………… 83
苍耳子 ………… 83
鼻窦炎………… 83
扁平疣………… 83
急性乳腺炎 ……… 84
苍术 ………… 84
便血………… 84
窦性心动过速 …… 85
脐疮………… 85
夜盲………… 85
侧柏叶 ………… 85
流行性腮腺炎 …… 86
血尿………… 86
肠风下血 ……… 86
茶叶 ………… 86
细菌性痢疾 ……… 86
中冷………… 88
炙煿毒………… 88
痢疾………… 88
小儿食积 ……… 88
柴胡 ………… 88
病毒性肝炎 ……… 88
咳喘………… 88
蝉蜕 ………… 89
小儿癫痫 ……… 89
目翳………… 89
荨麻疹………… 89
破伤风………… 90
蟾蜍 ………… 90
血吸虫病 ……… 90
肝脾肿大 ……… 91
慢性肾炎 ……… 91
鹤膝风………… 92
小儿哮喘 ……… 92
小儿疳症 ……… 93
神经性皮炎 ……… 93
丘疹性荨麻疹 …… 94
血栓闭塞性脉管炎… 94
睾丸胚胎瘤 ……… 94
蟾皮 ………… 95
肝癌………… 95
湿疹………… 96
带状疱疹 ……… 96
注射感染症 ……… 96
背疽………… 97
急性骨髓炎 ……… 97
蟾酥 ………… 98
瘰疬………… 99
常春藤 ………… 100
慢性支气管炎 …… 100
常山 ………… 100
疟疾………… 100
车前子 ………… 100
腹泻………… 100
青光眼………… 101
沉香 ………… 101
支气管哮喘 ……… 101
呃逆………… 101
奔豚气………… 101
痛经………… 102
赤链蛇 ………… 102
痹证………… 102
赤砂糖 ………… 102
咳嗽………… 102
赤芍 ………… 103
急性乳腺炎 ……… 103
赤石脂 ………… 103
吐血………… 103
小儿脱肛 ……… 104

赤小豆 …………… 104
乳汁不行 ………… 104
缺乳……………… 104
胁疽……………… 104
外伤性血肿 ……… 104
疔疮……………… 105
局部脓肿 ………… 105
踝关节扭伤 ……… 105
痄腮……………… 105
臭梧桐 …………… 105
高血压病 ………… 106
楮皮间白汁 ……… 106
体癣……………… 106
川贝母 …………… 107
小儿泄泻 ………… 107
川楝子 …………… 107
痢疾……………… 107
手足皲裂 ………… 107
头癣……………… 108
甲癣……………… 108
川芎 ……………… 108
痹证……………… 109
穿山甲 …………… 109
蚁漏……………… 109
乳糜尿…………… 109
穿心莲 …………… 109
慢性化脓性中耳炎 … 110
烧伤……………… 110
椿白皮 …………… 111
麻疹……………… 111
便血……………… 111
磁石 ……………… 111
痹证……………… 112
气管异物 ………… 112
术后腹胀 ………… 112
术后疼痛 ………… 112
输尿管结石 ……… 113
踝关节扭伤 ……… 113
急性腰扭伤 ……… 113
误吞金属物 ……… 113
刺蒺藜 …………… 114
白癜风…………… 114
急性乳腺炎 ……… 114
刺莓果根 ………… 114
细菌性痢疾 ……… 114
刺猬皮 …………… 115
遗精……………… 115
烫伤……………… 115
葱白 ……………… 116
胆道蛔虫病 ……… 116
便秘……………… 116
二便不通 ………… 116
头痛……………… 117
藜芦中毒 ………… 117
产后尿潴留 ……… 117
外伤出血 ………… 117
醋 ………………… 117
厥证……………… 117
足底痛…………… 118
流行性腮腺炎 …… 118
眼花……………… 118
烧伤……………… 118
股癣……………… 118
胆道蛔虫病 ……… 119
滴虫性阴道炎 …… 119
酢浆草 …………… 119
痄腮……………… 119
踝关节扭伤 ……… 120
血肿……………… 120
生草乌中毒 ……… 120
马钱子中毒 ……… 121
急性乳腺炎 ……… 121

D

大草蔻 …………… 122
十二指肠球部溃疡 122
大豆黄卷 ………… 122
鸡眼……………… 122
大豆浆 …………… 122
回乳……………… 122
大豆油 …………… 123
呃逆……………… 123
大飞扬草 ………… 123
鸡眼……………… 123
大黄 ……………… 124
时令疫疠 ………… 124
疫毒痢…………… 124
赤痢……………… 124
肺炎咳喘 ………… 124
高血压病 ………… 125
心腹疾病 ………… 125
呕吐……………… 125
腹痛……………… 125

高热 ………………… 125
高脂血症 ………… 125
头痛 ………………… 126
眩晕 ………………… 126
中风昏迷 ………… 126
酒精中毒 ………… 126
急性黄疸型肝炎 … 127
咯血 ………………… 127
指甲珊瑚 ………… 127
小儿不乳 ………… 128
小儿高热 ………… 128
小儿便秘 ………… 128
小儿痄腮 ………… 128
小儿咳嗽 ………… 128
急性尿潴留 ……… 129
功能性子宫出血 … 129
闭经 ………………… 130
倒经 ………………… 130
乳头皲裂 ………… 130
麦粒肿 …………… 130
鼻衄 ………………… 130
急性扁桃体炎 …… 131
口疮 ………………… 131
冻疮 ………………… 132
发际疮 …………… 132
疖肿 ………………… 132
背疽 ………………… 132
毒蛇咬伤 ………… 133
胃溃疡出血 ……… 133
十二指肠球部溃疡 … 134
出血坏死性肠炎 … 135
肠梗阻 …………… 136
肠结核 …………… 136
肠道寄生虫病 …… 137
胆绞痛 …………… 137
腹膜后血肿 ……… 137
痔疮 ………………… 137
外伤出血 ………… 138
踝关节扭伤 ……… 138
急性腰扭伤 ……… 139
化脓性膀胱炎 …… 139
慢性前列腺炎 …… 140
外阴溃疡 ………… 140
烧伤 ………………… 141
狂证 ………………… 141
中风 ………………… 142

大戟 ……………… 142

肝硬化腹水 ……… 142
狂妄性精神病 …… 143

大蓟 ……………… 143

浸润型肺结核 …… 143
肌内注射硬结 …… 144

大青叶 …………… 144

流行性乙型脑炎 … 144
小儿上呼吸道感染 … 145
急性扁桃体炎 …… 146
急性咽峡炎 ……… 146
蜘蛛咬伤 ………… 147
急性阑尾炎 ……… 147
应声病 …………… 147

大蒜 ……………… 147

急性细菌性痢疾 … 147
中暑 ………………… 148
痰厥 ………………… 149
食积 ………………… 149
癖瘕 ………………… 149
大叶性肺炎 ……… 149
空洞性肺结核 …… 149
久咳 ………………… 149
气管溃疡性结核 … 150
肠结核合并慢性肝炎 ……………… 150
崩漏 ………………… 151
鼓膜穿孔 ………… 151
鼻衄 ………………… 152
牛皮癣 …………… 152
扁平疣 …………… 152
花斑癣 …………… 152
急性乳腺炎 ……… 153
败血症 …………… 153
小儿龟头炎 ……… 154
蛲虫病 …………… 154
小儿伤食 ………… 154
小儿久泻不愈 …… 154
百日咳 …………… 155
汗证 ………………… 155
水肿 ………………… 155

大血藤 …………… 155

虫痛 ………………… 155

大叶桉叶 ………… 155

痢疾 ………………… 156

大枣 ……………… 156

虚羸 ………………… 156
泄泻 ………………… 156
食欲不振 ………… 157
过敏性紫癜 ……… 157
小儿腹泻 ………… 157
乳头皲裂 ………… 157
白细胞及血小板减少症 ……………… 158

代赭石 …………… 158

喘逆 ………………… 158
呕吐 ………………… 159
妊娠恶阻 ………… 159
崩漏 ………………… 159
鼻衄 ………………… 160
齿衄 ………………… 160

丹参 ……………… 160

脑血栓 …………… 160
新生儿硬肿症 …… 161

胆矾 ……………… 161

喉痹 ………………… 161
失音 ………………… 161

当归 …………………… 162
蛊毒 …………………… 162
遗尿 …………………… 162
上消化道出血 …… 163
溺血 …………………… 163
经期发热 ………… 163
闭经 …………………… 164
倒扣草 ……………… 164
慢性腰肌劳损 …… 164
灯心草 ……………… 164
流行性腮腺炎 …… 164
小儿夜啼 ………… 165
口疮 …………………… 165
地丁 …………………… 165
急性蜂窝组织炎 … 165
地肤子 ……………… 166
荨麻疹 ……………… 166
地骨皮 ……………… 166
原发性高血压病 … 166
牙关紧闭 ………… 167
手癣 …………………… 167
毒虫叮咬伤 ……… 167
地椒 …………………… 167
急性胃肠炎 ……… 167
地锦草 ……………… 168
赤痢 …………………… 168
白痢 …………………… 168
赤白痢 ……………… 168
小儿疫毒痢 ……… 169
地榆 …………………… 169
细菌性痢疾 ……… 169
功能性子宫出血 … 169
月经量多 ………… 170
胃溃疡 ……………… 170
慢性阑尾炎急性
发作 ……………… 170
烫伤 …………………… 171
吊竹梅 ……………… 171
乳汁不行 ………… 171
丁公藤 ……………… 171
风疾 …………………… 172
丁香 …………………… 172
疟疾 …………………… 172
乳头皲裂 ………… 172
冬虫夏草 ………… 172
感冒 …………………… 172
咳喘 …………………… 173
冬瓜 …………………… 174
血淋 …………………… 174
冬青叶 ……………… 174
口疮 …………………… 174
烧伤 …………………… 174
豆薯子 ……………… 175
湿疹 …………………… 175
疥疮 …………………… 175
豆油 …………………… 176
急性肠梗阻 ……… 176
独活 …………………… 176
产后痉证 ………… 176
杜衡 …………………… 176
噎膈 …………………… 177
杜仲 …………………… 177
肾虚腰痛 ………… 177
断血流 ……………… 177
崩漏 …………………… 177

E

阿胶 …………………… 179
臁疮 …………………… 179
淋巴结核 ………… 179
疮疡 …………………… 179
乳漏 …………………… 179
手足抽搦症（甲状旁
腺功能低下）… 179
产后抽搐 ………… 180
莪术 …………………… 180
子宫颈癌 ………… 180
霉菌性阴道炎 …… 181
鹅不食草 ………… 181
百日咳 ……………… 181
鹅涎 …………………… 182
稻芒着喉 ………… 182
鹅血 …………………… 183
噎病 …………………… 183

F

番茄枝叶 ………… 184
急性细菌性痢疾 … 184
番石榴叶 ………… 184
糖尿病 …………… 184
番薯藤 ………… 185
便秘 ……………… 185
番泻叶 ………… 185
急性胰腺炎 ……… 186
便秘 ……………… 186
肠系膜淋巴结病变 … 187
回乳 ……………… 187
目赤眵泪 ………… 187
翻白草 ………… 188
肺痈 ……………… 188
腹泻 ……………… 188
急性细菌性痢疾 … 188
饭包草 ………… 189
急性乳腺炎 ……… 189
防风 …………… 189
腹泻 ……………… 189
肺形草 ………… 190
肺痈 ……………… 190
枫杨树叶 ……… 190
细菌性痢疾 ……… 190
脓疱疮 …………… 190
蜂胶 …………… 191
带状疱疹 ………… 191
蜂蜡 …………… 191
荨麻疹 …………… 191
蜂蜜 …………… 192
胃溃疡 …………… 192
术后创伤感染 …… 193
角膜炎 …………… 193
水蛭咬伤阴道出血 … 194
凤尾草 ………… 195
急性尿路感染 …… 195
凤眼草 ………… 195
痢疾 ……………… 195
偏头痛 …………… 195
血淋 ……………… 196
外阴瘙痒 ………… 196
滴虫性阴道炎 …… 196
佛甲草 ………… 196
皮肤硬结 ………… 196
静脉炎 …………… 197
疖肿 ……………… 197
伏龙肝 ………… 197
呕吐 ……………… 197
芙蓉叶（花） …… 197
肺痈 ……………… 198
乳腺增生 ………… 198
疮毒 ……………… 198
瘢痕疙瘩 ………… 198
茯苓 …………… 198
心悸 ……………… 199
眩晕 ……………… 199
妊娠水肿 ………… 199
脱发 ……………… 200
斑秃 ……………… 200
白发，瘢痕 ……… 200
浮小麦 ………… 201
盗汗 ……………… 201
福参 …………… 201
泄泻 ……………… 201
附子 …………… 202
中寒阴证 ………… 202
癥瘕 ……………… 202
蝮蛇 …………… 202
神经性皮炎 ……… 203
覆盆子 ………… 203
青盲 ……………… 203
烂缘风眼 ………… 203

G

干姜 …………… 204
痰饮 ……………… 204
甘草 …………… 205
支气管哮喘 ……… 205
十二指肠球部溃疡 … 205
消化性溃疡 ……… 206

血小板减少性紫癜…… 206
急性血吸虫病 …… 207
水肿…… 207
尿崩症 …… 207
遗尿…… 208
蚕豆病 …… 208
癔症…… 208
癔症口渴 …… 208
虫证…… 209
药毒…… 209
药物过敏反应 …… 209
链霉素中毒 …… 209
马钱子中毒 …… 209
婴儿口疳 …… 210
甘蓝籽 …… 210
嗜睡症…… 210
甘松 …… 210
背部奇痒 …… 210
甘遂 …… 211
肝硬化腹水 …… 211
甘蔗 …… 211
疟疾…… 211
橄榄 …… 212
细菌性痢疾 …… 212
鱼骨鲠喉 …… 212
岗松 …… 213
麻风…… 213
狗肉 …… 213
瘴疠…… 213
狗尾草 …… 213
寻常疣…… 213
枸杞子 …… 214
高血压眩晕 …… 214
对口疔 …… 214
蛇头疔 …… 214
疖肿…… 214
烫伤…… 215
慢性腰肌劳损 …… 215
玻璃体浑浊 …… 215
内热…… 216
养生保健 …… 216
菰米 …… 216
野菰中毒 …… 216
骨碎补 …… 216
遗尿…… 217
斑秃…… 217
鸡眼…… 217
药物性耳聋 …… 217
顽固性皮炎 …… 217
链霉素中毒 …… 218
瓜蒂 …… 218
喘证…… 218
癫狂…… 219
瓜蒌 …… 219
肺心病 …… 219
结胸…… 219
痰厥…… 219
痢疾…… 220
癃闭…… 220
产后尿闭 …… 220
脏躁…… 220
贯众 …… 221
钩虫病 …… 221
食道上段梗阻 …… 221
急性乳腺炎 …… 222
急性睾丸炎 …… 222
乳糜血尿 …… 222
圭 …… 222
麻风…… 223
龟板 …… 223
淋巴结核 …… 223
鬼针草 …… 224
细菌性痢疾 …… 224
腹泻…… 224
慢性阑尾炎 …… 224
桂枝 …… 225
喘逆…… 225
过坛龙 …… 225
急性乳腺炎 …… 226

—— H ——

孩儿茶 …… 227
口疮…… 227
海带 …… 227
瘰疬…… 227
腱鞘囊肿 …… 227
海蛤壳 …… 228
咳嗽…… 228
哮喘…… 228
交骨不合 …… 228
海螵蛸 …… 228
慢性化脓性中耳炎…… 229
阴茎头溃疡 …… 229

海芋 …………………… 229
　肠伤寒 …………………… 230
海参 …………………… 230
　再生障碍性贫血 … 231
旱莲草 …………………… 231
　血红蛋白尿 ……… 231
　胆道蛔虫病 ……… 231
　顽固性口腔溃疡
　　出血 …………………… 232
蔊田藨根 …………… 232
　水肿 …………………… 232
诃子 …………………… 232
　脱肛 …………………… 233
何首乌 …………………… 233
　养生保健 ……… 233
　桡神经损伤 ……… 233
荷花 …………………… 234
　乳头皲裂 ……… 234
荷叶 …………………… 234
　疖疮 …………………… 235
荷叶蒂 …………………… 235
　失眠 …………………… 235
褐多孔菌 …………… 235
　跌打损伤 ……… 235
　阳痿 …………………… 235
鹤虱 …………………… 236
　钩虫病 …………………… 236
黑大豆 …………………… 236
　糖尿病 …………………… 236
　晕厥 …………………… 237
　羊毛疔 …………………… 237
　自汗、盗汗 ……… 237
　脓疱疮 …………………… 237
　经漏不止 ……… 237
　带下 …………………… 238
　梅尼埃病 ……… 238
黑大豆叶 …………… 239
　再生障碍性贫血 … 239
黑塔子根 …………… 239
　急性肾小球肾炎 … 239
　便秘 …………………… 240
黑芝麻 …………………… 240
　呃逆 …………………… 240
红孩儿 …………………… 240
　缺铁性贫血 ……… 241
　肺结核咯血 ……… 241
　崩漏 …………………… 241
红花 …………………… 241
　厥证 …………………… 241
　跌打损伤 ……… 241
　腰扭伤 …………………… 242
　瘀血腹痛 ……… 242
　带下 …………………… 242
红天葵 …………………… 242
　急性乳腺炎 ……… 242
荭草 …………………… 243
　慢性风湿性关节炎 … 243
厚朴 …………………… 243
　腹胀 …………………… 243
　失明 …………………… 244
鲎壳 …………………… 244
　肋软骨炎 ……… 244
狐肉 …………………… 244
　蛊毒 …………………… 244
胡椒 …………………… 244
　银屑病 …………………… 245
　蛔虫病 …………………… 245
　小儿腹泻 ……… 245
胡萝卜英 …………… 246
　水肿 …………………… 246
胡桃肉 …………………… 246
　久泻 …………………… 246
　便秘 …………………… 246
　泌尿系结石 ……… 246
　牛皮癣 …………………… 247
胡桃枝 …………………… 247
　咽喉癌 …………………… 247
葫芦茶 …………………… 248
　滴虫性肠炎 ……… 248
　荨麻疹 …………………… 248
槲实 …………………… 248
　肠炎 …………………… 248
虎耳草 …………………… 248
　荨麻疹 …………………… 249
虎头蕉 …………………… 249
　糖尿病 …………………… 249
　急性膀胱炎 ……… 249
虎杖 …………………… 249
　急性黄疸型肝炎 … 250
　烧伤绿脓杆菌感染 … 250
　霉菌性阴道炎 ……… 250
琥珀 …………………… 251
　前列腺肥大 ……… 251
花椒 …………………… 251
　腹痛 …………………… 251
　胆道蛔虫病 ……… 251
　蛔虫性肠梗阻 ……… 252
　疝证 …………………… 252

牙痛 …… 252
漆性皮炎 …… 252
花椒根 …… 253
外伤出血 …… 253
花蕊石 …… 253
狂证 …… 253
槐豆 …… 253
乳糜血尿 …… 253
槐花 …… 254
舌衄 …… 254
槐叶 …… 254
慢性湿疹 …… 254
獾油 …… 254
肠梗阻 …… 255
黄柏 …… 255
肺结核 …… 255
急性细菌性痢疾 …… 256
烧伤 …… 257
慢性化脓性中耳炎 …… 257
黄豆浆 …… 257
肺痈 …… 257
黄瓜种汁 …… 258
烧伤 …… 258
蜂螫伤 …… 258
黄槿 …… 258
流行性腮腺炎 …… 258
黄荆叶 …… 258
急性细菌性痢疾 …… 259
脚癣 …… 259
黄荆子 …… 259
细菌性痢疾 …… 259
黄精 …… 260
肺结核 …… 260
黄连 …… 261
急性支气管炎 …… 261
大叶性肺炎 …… 261
心律失常 …… 262
急性胃肠炎 …… 262
肠伤寒 …… 262
败血症，肾盂肾炎，肾结石 …… 262
急性扁桃体炎 …… 263
慢性化脓性溃疡 …… 263
慢性瘘管 …… 264
多发性疖肿 …… 264
阴囊湿疹 …… 265
夏季皮炎 …… 265
脓疱疮 …… 265
目赤肿痛 …… 266
外伤性角膜溃疡 …… 267
慢性中耳炎 …… 267
急性中耳炎 …… 267
妊娠恶阻 …… 267
猩红热 …… 268
小儿腹泻 …… 268
婴儿湿疹 …… 268
白喉 …… 269
脚癣 …… 269
黄牛粪 …… 269
慢性肾炎水肿 …… 269
烧伤 …… 270
黄芪 …… 270
胸中大气下陷 …… 270
肝阳不振 …… 271
肿胀 …… 271
上消化道溃疡 …… 271
内痔 …… 272
肺痈低热 …… 272
慢性腹泻 …… 272
低热 …… 272
水肿 …… 273
消渴 …… 273
乳痈 …… 273
黄土 …… 273
婴幼儿腹泻 …… 273
黄药子 …… 274
甲状腺肿大 …… 274
回心草 …… 274
失眠 …… 274
茴香 …… 275
输尿管结石 …… 275
嵌顿性腹股沟疝 …… 275
睾丸鞘膜积液 …… 275
昏头鸡 …… 276
咯血 …… 276
消化道出血 …… 276
火麻仁 …… 277
痢疾 …… 277
火炭母草 …… 277
急性肾炎 …… 277
火秧竻 …… 278
鸡眼 …… 278

J

鸡胆汁 …………… 279
百日咳 …………… 279
中耳炎 …………… 279
鸡蛋 …………… 279
高血压病 ………… 279
寻常疣 …………… 280
喉痛 ……………… 280
喉风 ……………… 281
鼓膜穿孔 ………… 281
牙周炎 …………… 281
鸡蛋黄 …………… 281
下肢溃疡 ………… 282
烫伤 ……………… 282
湿疹 ……………… 282
慢性肝炎 ………… 283
头癣 ……………… 283
皮肤溃疡 ………… 283
婴幼儿腹泻 ……… 283
旋耳疮 …………… 284
鸡蛋清（鸡子白）… 284
蜈蚣入腹 ………… 284
烫伤 ……………… 284
过敏性眼睑湿疹 … 285
鸡骨草 …………… 286
病毒性肝炎 ……… 286
鸡内金 …………… 287
食积 ……………… 287
胃柿石 …………… 287
肾结石 …………… 287
小儿疳积 ………… 287
小儿单纯性消化不良 …………… 288
积聚 ……………… 288
尿频 ……………… 288
鸡肉 ……………… 288
小儿麻疹热毒内陷危证 ………… 289
骨折 ……………… 289
鸡屎 ……………… 289
流行性出血热 …… 289
肿胀 ……………… 290
膀胱结石 ………… 290
肝硬化腹水 ……… 290
鸡矢藤（叶）……… 290
胆道蛔虫病 ……… 291
坐骨神经痛 ……… 291
外伤疼痛 ………… 291
肱骨外上髁炎 …… 291
背部疼痛 ………… 292
软组织损伤 ……… 292
鸡眼草 …………… 292
婴幼儿腹泻 ……… 293
积雪草 …………… 293
火器伤 …………… 293
小儿暑疖 ………… 294
经期腰痛 ………… 294
吉祥草 …………… 294
蛊毒 ……………… 294
鲫鱼 ……………… 295
前阴病 …………… 295
夹蛇龟 …………… 295
骨结核 …………… 295
夹竹桃叶 ………… 296
心力衰竭 ………… 296
奇痒症 …………… 298
假地豆 …………… 298
流行性乙型脑炎 … 298
豇豆壳 …………… 298
腹泻 ……………… 299
僵蚕 ……………… 299
多发性疖肿 ……… 299
舌下囊肿 ………… 299
胎垢 ……………… 300
接骨草 …………… 300
痢疾 ……………… 300
金边龙舌兰 ……… 300
斑秃 ……………… 301
金不换 …………… 301
肺结核咯血 ……… 301
金钱草 …………… 302
黄疸 ……………… 302
慢性胆囊炎 ……… 303
胆结石 …………… 303
慢性肾炎及膀胱炎… 304
输尿管结石 ……… 304
膀胱结石 ………… 304
带状疱疹 ………… 305
小儿夏季热 ……… 305
金荞麦根 ………… 306
肺脓肿 …………… 306
原发性痛经 ……… 306

金丝杜仲 …………… 306
皮肤过敏反应 …… 307
金线草 …………… 307
慢性肾炎及膀胱炎 … 307
金钥匙 …………… 307
白喉 …………… 308
金银花 …………… 308
蕈毒 …………… 308
大叶性肺炎 ……… 308
金樱子 …………… 309
子宫脱垂 ………… 309
筋骨草 …………… 310
乳痈 …………… 310
锦灯笼 …………… 310
急性扁桃体炎 …… 310
荆芥 …………… 311
中风 …………… 311
蓐风 …………… 312
九节茶 …………… 312
慢性胃炎 ………… 312
血小板减少性紫癜 … 312
阑尾炎 ………… 312
口腔溃疡 ………… 312
牙龈炎 ………… 313
冠周炎 ………… 313
急性挫伤 ………… 313
九头狮子草 ……… 313
头痛、头晕 ……… 313
九香虫 …………… 313
呕粪 …………… 314
毛细血管瘤 ……… 314
韭菜 …………… 314
胸痹 …………… 314
噎膈 …………… 314
消渴 …………… 315
鼻衄 …………… 315
气胸 …………… 315
外伤肿痛 ………… 315
误食铁丝 ………… 316
误吞针头 ………… 316
漆疮 …………… 316
酒 …………… 316
霍乱 …………… 316
伤食 …………… 316
中寒 …………… 316
痘（天花） ……… 316
马肉中毒 ………… 317
黄蜂叮咬 ………… 317
菊花 …………… 317
中心性视网膜脉络
膜炎 …………… 318
头痛 …………… 318
菊花叶 …………… 318
下肢溃疡 ………… 318
瘩背 …………… 319
菊三七 …………… 319
咯血 …………… 319
腰扭伤 ………… 320
橘皮 …………… 320
冷积 …………… 320
呃逆 …………… 320
烫伤 …………… 321
苣荬菜 …………… 321
食物中毒 ………… 321
锯耳草 …………… 321
下颌腺癌 ………… 322
卷柏 …………… 322
胃溃疡 ………… 322
决明子 …………… 322
高脂血症 ………… 323
高胆固醇血症 …… 323
麦粒肿 ………… 323
爵床 …………… 323
热淋 …………… 323

—— K ——

杠板归 …………… 325
带状疱疹 ………… 325
苦豆子 …………… 325
皮肤炭疽 ………… 325
苦瓜 …………… 326
带状疱疹 ………… 326
扁平疣 ………… 326
苦蒿 …………… 326
齿衄 …………… 327
苦壶卢 …………… 327
水肿 …………… 327
苦楝（根）皮 …… 327
消渴 …………… 327
蛔虫病 ………… 327
苦楝子 …………… 328

癞痢头 …… 328

苦参 …… 329

心律失常 …… 329
频发性室性早搏 … 330
阵发性心房颤动 … 331
口疮 …… 332

葵菜 …… 332

丹石毒 …… 332

葵花 …… 332

烫伤 …… 332

—— L ——

蜡梅树叶 …… 334

癣 …… 334

辣椒 …… 334

狗咬伤 …… 334
指疔疮 …… 335

辣蓼草 …… 335

急性阑尾炎 …… 335
淋巴结炎 …… 335

莱菔（萝卜） …… 336

痢疾 …… 336
胃痛 …… 336
偏头痛 …… 336
胁痛 …… 336
便秘 …… 336
癃闭 …… 337
崩漏 …… 337
鼻衄 …… 337
豆腐中毒 …… 338
烟火熏死 …… 338
一氧化碳中毒 …… 338
手足麻木 …… 339
久咳 …… 339
舌麻木 …… 339

莱菔子 …… 339

泄泻 …… 339
痰饮结胸 …… 339
便秘 …… 340
崩漏 …… 340
消肿止痛 …… 340
回乳 …… 340
癃闭 …… 340

狼把草 …… 341

痢疾 …… 341

老鹳草 …… 341

肠炎 …… 341
痢疾 …… 341
带状疱疹 …… 342
乳腺增生 …… 342
小儿鹅口疮 …… 342

老鼠簕 …… 342

胃柿石 …… 342

簕**苋菜根** …… 343

十二指肠球部溃疡 … 343

雷公藤 …… 344

支气管哮喘 …… 344
变应性亚败血症 … 344
类风湿性关节炎 … 345
甲亢突眼症 …… 345

雷丸 …… 346

应声病 …… 346
肠道寄生虫病 …… 346

梨 …… 347

消渴 …… 347
胃柿石 …… 348
痈疮 …… 348
怪疾 …… 349

藜芦 …… 349

风痫 …… 349

鲤鱼 …… 349

浮肿 …… 349

连翘 …… 350

呃逆 …… 350
急性肾炎 …… 350
急性肾炎合并双侧胸膜炎 …… 351
肾结核 …… 351
流行性腮腺炎 …… 351

楝花 …… 351

细菌性痢疾 …… 352

楝叶 …… 352

足跟痛 …… 352

灵芝草 …… 352

崩漏 …… 352

凌霄花 …… 353

小儿腹泻 …… 353

羚羊角 …… 353

喘证 …… 353
喘逆 …… 354
中毒性细菌性痢疾 … 354
痉证 …… 354

急性扁桃体炎 …… 354
鼻衄 …… 354
上热下寒证 …… 355
阳痿 …… 355
便血 …… 355
疹 …… 355
疹后余热不退 …… 355
口疮 …… 355
眼痛 …… 355

刘寄奴 …… 355
急性黄疸型肝炎 …… 356

硫黄 …… 356
阳虚证 …… 356
咳喘 …… 356
胃痛 …… 357
呕吐 …… 357
反胃 …… 358
小儿泄泻 …… 358
五更泻 …… 358
久泻 …… 358
便秘 …… 358
癃闭 …… 359
水肿 …… 359
阴寒水肿 …… 359
遗尿 …… 359
痹证 …… 360
蛲虫病 …… 360
疥疮 …… 360
黄水疮 …… 360
早衰 …… 360

柳树皮 …… 361
急性尿潴留 …… 361
术后尿潴留 …… 361
黄水疮 …… 361

柳树叶 …… 362
肾病综合征 …… 362
外伤感染 …… 362
疖肿 …… 362
急性蜂窝组织炎 …… 362

龙骨 …… 363
鼻衄 …… 363
遗尿 …… 363

龙葵 …… 363
带下 …… 364

龙须草 …… 364
鼻衄 …… 364

龙牙草 …… 364
痢疾 …… 365

龙眼肉 …… 365
便血 …… 365

蝼蛄 …… 365
脑血栓后遗症 …… 365
水肿 …… 365
术后尿潴留 …… 366
髋关节结核 …… 367
外伤感染 …… 367
痈肿 …… 367
鸡眼 …… 368

漏芦花 …… 368
烫伤 …… 368

芦根 …… 368
脓胸 …… 368

芦荟 …… 369
烧伤 …… 369
创面溃疡 …… 369
甲沟炎 …… 370
皮肤溃疡 …… 370
鸡眼 …… 370
鼻衄 …… 370
药物过敏反应 …… 371

鹿角 …… 371
消渴 …… 371
乳腺纤维瘤 …… 371
急性乳腺炎 …… 371

鹿角胶 …… 371
咳嗽 …… 372
惊悸 …… 372
少腹积聚 …… 372

鹿茸 …… 372
阳虚证 …… 372
再生障碍性贫血 …… 373

鹿衔草 …… 373
肺痈 …… 373
肝癌 …… 373

路路通 …… 373
关节炎 …… 374
耳鸣 …… 374

露蜂房 …… 374
急性乳腺炎 …… 374
风火牙痛 …… 375

罗布麻 …… 375
喘息性支气管炎 …… 375
气管炎 …… 376
高血压病 …… 376
心力衰竭 …… 376

罗勒子 …… 376
目翳 …… 376

萝藦 …… 377
黄蜂叮咬 …… 377
带状疱疹 …… 377

落花生（叶） …… 377
噎膈 …… 377
耳聋 …… 377
失眠 …… 378

假性血友病 ……… 378

落葵 ……………… 378

阑尾炎 ……………… 379

绿豆 ……………… 379

小儿腹泻 …………… 379

水肿 ………………… 379

口疮 ………………… 380

绿矾 ……………… 380

痔疮 ………………… 380

葎草 ……………… 380

包裹性胸膜炎 …… 380

颈淋巴结结核 …… 381

阴囊湿疹 ………… 381

小儿腹泻 ………… 381

小儿肾炎 ………… 381

—— M ——

麻黄 ……………… 383

支气管哮喘 ……… 383

小儿咳喘 ………… 383

产后抽搐 ………… 383

遗尿 ……………… 383

痹证 ……………… 384

酒渣鼻 …………… 384

功能性不射精 …… 384

股癣 ……………… 385

麻雀 ……………… 385

百日咳 …………… 385

阳痿 ……………… 386

麻油 ……………… 386

习惯性便秘 ……… 386

压疮 ……………… 386

鹅口疮 …………… 387

马宝 ……………… 387

百日咳 …………… 387

马鞭草 …………… 387

急性尿潴留 ……… 387

霉菌性阴道炎 …… 388

百日咳 …………… 388

血吸虫病 ………… 388

湿疹 ……………… 388

脓疱疮 …………… 389

阴肿 ……………… 389

马勃 ……………… 389

糖尿病性坏疽 …… 389

马齿苋 …………… 390

细菌性痢疾 ……… 390

便血 ……………… 390

急性肾盂肾炎 …… 390

特发性血尿 ……… 390

胫疮 ……………… 391

阑尾脓肿 ………… 391

丹毒 ……………… 391

湿疹 ……………… 391

急性荨麻疹 ……… 392

白癜风 …………… 392

脚癣 ……………… 393

百日咳 …………… 393

淋证 ……………… 394

马兜铃 …………… 394

高血压病 ………… 394

蛊 ………………… 395

梅核气 …………… 395

马兰 ……………… 395

急性乳腺炎 ……… 395

马铃薯 …………… 396

湿疹 ……………… 396

淋巴结炎 ………… 396

药源性静脉炎 …… 396

马钱子 …………… 397

青淋 ……………… 397

面瘫 ……………… 397

无名肿毒 ………… 397

疥疮 ……………… 398

缠腰火丹 ………… 398

脱肛 ……………… 398

痔疮 ……………… 398

马蹄草 …………… 398

阿米巴痢疾 ……… 398

蚂蚁 ……………… 398

类风湿性关节炎 … 399

乳汁不行 ………… 399

麦冬 ……………… 399

水肿 ……………… 399

麦麸 ……………… 400

糖尿病 …………… 400

麦芽 ……………… 400

回乳 ……………… 400

胁痛 ……………… 401

气结 ……………… 401

糖尿病 …………… 401

鳗鱼 ……………… 401

痨瘵 ……………… 401

满天星 …………… 402

乳痈……………… 402

曼陀罗子 ……………… 402

腕关节扭伤 ……… 402

芒硝 ……………… 402

肾结石 ……………… 403

食滞腹痛 ………… 403

淋证……………… 403

痔疮……………… 403

面颊炎性肿块 …… 404

疔疮……………… 404

神经性皮炎 ……… 404

急性咽炎 ………… 404

猫胞衣 ……………… 405

小儿哮喘 ………… 405

猫肉 ……………… 405

流注……………… 405

猫须草 ……………… 405

肾病综合征 ……… 405

猫油 ……………… 406

冻疮……………… 406

猫爪草 ……………… 406

淋巴结炎 ………… 406

淋巴结肿大 ……… 406

毛冬青 ……………… 406

脱疽……………… 407

毛茛 ……………… 407

急性黄疸型肝炎 … 407

痈肿……………… 408

痹证……………… 408

粟疹状眼病 ……… 408

毛花点草 ………… 408

烧、烫伤 ………… 408

毛牵牛叶 ………… 409

毒虫叮咬伤 ……… 409

茅膏菜 ……………… 409

鹤膝风……………… 409

腕关节扭伤 ……… 409

茅瓜 ……………… 410

急性胃肠炎 ……… 410

烫伤并发感染 …… 410

猕猴桃根 ………… 410

子宫癌术后阴道出血……… 410

米油 ……………… 411

痢疾……………… 411

泄泻……………… 411

密蒙花 ……………… 411

外伤……………… 412

密陀僧 ……………… 412

喑哑……………… 412

狐臭……………… 412

磨盘草 ……………… 412

耳聋……………… 412

眩晕……………… 413

墨旱莲 ……………… 413

鼻衄……………… 413

顽固性口腔溃疡出血……… 413

血尿……………… 413

墨汁 ……………… 414

胸膈痛 ……………… 414

母草 ……………… 414

小儿腹泻 ………… 414

牡丹皮 ……………… 414

痔疮……………… 414

牡蒿叶 ……………… 415

皮肤瘙痒症 ……… 415

牡蛎 ……………… 415

瘰疬……………… 415

木鳖子 ……………… 416

牛皮癣……………… 416

流行性腮腺炎 …… 416

木耳 ……………… 416

脚癣……………… 416

崩漏……………… 417

慢性溃疡 ………… 417

木芙蓉叶 ………… 417

多发性疖肿 ……… 417

滴虫性阴道炎 …… 417

木瓜 ……………… 418

脚癣……………… 418

木槿花 ……………… 418

细菌性痢疾 ……… 418

木香 ……………… 419

气痹……………… 419

瘴气……………… 419

蟹、柿中毒 ……… 419

墓回头 ……………… 419

白带……………… 419

血小板减少性紫癜… 419

N

南瓜 …………… 421
扁平疣 …………… 421
南瓜蒂 …………… 421
乳房癌 …………… 421
血吸虫性腹水 …… 421
泥鳅 …………… 422
肝炎 …………… 422
小儿盗汗 …………… 422
鸟不宿 …………… 423
麻风性神经痛 …… 423
柠檬桉树脂 …………… 423
外伤 …………… 424
烧伤 …………… 424
外伤感染 …………… 424
牛蒡根 …………… 424
中风 …………… 424
牛筋草 …………… 424
流行性脑脊髓膜炎 … 425
牛奶 …………… 425
润肤 …………… 425
牛奶浆根 …………… 425
腹水 …………… 425
牛唾液 …………… 426
寻常疣 …………… 426
牛膝 …………… 426
功能性子宫出血 … 426
淋证 …………… 426
引产 …………… 426
糯稻根 …………… 427
丝虫病血尿 …… 427
糯米 …………… 428
感冒风寒暑湿 …… 428
脱肛 …………… 428
剥脱性皮炎 …… 428
婴幼儿腹泻 …… 429
女贞子叶 …………… 429
感冒 …………… 429

O

藕节 …………… 430
肺病吐血 …………… 430
冷痢 …………… 430
血淋 …………… 430

P

螃蟹 …………… 431
产后无乳 …………… 431
胖大海 …………… 431
小儿便秘 …………… 431
急性扁桃体炎 …… 431
细菌性痢疾 …… 432
硼砂 …………… 432
呕吐 …………… 432
尿潴留 …………… 432
癫痫 …………… 432
脚扭伤 …………… 433
脂溢性皮炎 …… 433
口腔溃疡 …………… 433
鼻衄 …………… 433
砒石 …………… 434
伤食 …………… 434
胃痛 …………… 434
枇杷叶 …………… 434
咳嗽 …………… 434
梅核气 …………… 434
断乳 …………… 435
婆婆纳 …………… 435
颈部肿痛 …………… 435
铺地蜈蚣 …………… 435
烫伤 …………… 435

蒲公英 …………… 435
胃溃疡…………… 436
胆囊炎…………… 436
慢性肾炎………… 436
流行性腮腺炎 …… 436
便秘……………… 436
急性乳腺炎 ……… 437
眼疾……………… 437
急性扁桃体炎 …… 437
化脓性中耳炎 …… 438
脓疱疮…………… 438
慢性骨髓炎 ……… 438
痔疮……………… 438
蒲黄 …………… 439
舌肿……………… 439
外伤性血肿 ……… 439
朴硝 …………… 439
失眠……………… 439
癥积……………… 439
癃闭……………… 440
乳痈……………… 440
结膜炎…………… 440

Q

七寸金 …………… 441
肠伤寒…………… 441
七叶一枝花 ……… 442
咳喘……………… 442
脐带 …………… 442
感冒……………… 442
脐湿……………… 442
蛴螬 …………… 442
肝炎……………… 442
小儿支气管哮喘 … 443
目疾……………… 443
喉痹……………… 443
小儿口疮 ………… 443
千层塔 …………… 443
喉疾……………… 444
白喉……………… 444
千斤拔 …………… 444
盗汗……………… 444
千金子 …………… 445
痹证……………… 445
毒蛇咬伤 ………… 445
千里光 …………… 445
急性睑板腺炎 …… 446
千屈菜 …………… 446
乳糜尿…………… 446
牵牛子 …………… 446
腰扭伤…………… 446
茜草根 …………… 447
慢性腹泻 ………… 447
胸膈瘀血证 ……… 447
蔷薇花叶 ………… 447
慢性口腔炎 ……… 447
荞麦 …………… 448
头风……………… 448
腹泻……………… 448
茄子 …………… 448
脓肿……………… 448
寻常疣…………… 448
乳头皲裂………… 448
秦皮 …………… 448
目赤肿痛………… 449
蜘蛛疮…………… 449
青黛 …………… 449
鼻衄……………… 449
青风藤 …………… 449
类风湿性关节炎 … 450
青蒿 …………… 451
慢性支气管炎 …… 451
疟疾……………… 451
盘形红狼疮 ……… 452
青酒缸 …………… 453
乳痈……………… 453
青木香 …………… 453
高血压病………… 453
青蛙油 …………… 454
烫伤……………… 454
青叶胆 …………… 454
急性黄疸型肝炎 … 455
急性肠炎………… 455
秋葵叶 …………… 455
手背疽…………… 455
蚯蚓 …………… 456
瘟疫……………… 456
癃闭……………… 456
精神分裂症 ……… 456
带状疱疹 ………… 456

流火………………457
烧烫伤………………457
臁疮………………457
痔疮………………458
肘关节痛………………458
化脓性中耳炎……458
流行性腮腺炎……459
支气管哮喘………459
吐舌………………459
早泄………………460
鹅口疮………………460

球兰………………460
高热………………460

蛆根草………………461
乳腺炎………………461

全蝎………………461
中风后遗症半身无汗………………462
偏头痛………………462
痹证………………462
肿毒………………463
急性乳腺炎………463
荨麻疹………………463
百日咳………………463
泪囊炎………………463
泪道阻塞………………464
急性扁桃体炎……464
癫痫………………465
缠腰火丹………………466

— R —

蚺蛇肉………………467
麻风………………467

人尿………………467
外伤疼痛………………467

人乳汁………………467
便秘………………467
电光性眼炎………467

人参………………468
产后大出血………468
先天不足………………469
伤寒………………469
阳虚发热证………469
慢性咳喘证………469
大气下陷证………470
房室传导阻滞……471
慢性肺源性心脏病并发心力衰竭…471
肺源性心脏病合并中毒性休克……471
急性心肌梗死并发心源性休克……472
癫狂………………473
腹胀………………473
噤口痢………………473
亚急性重型肝炎…474
婴幼儿腹泻………474
低出生体重儿……475

人参芦………………475
呃逆………………475
产后低血压………476
心绞痛………………476
眩晕………………476
尿频………………476
糖尿病………………476
甲状腺功能亢进…476
围绝经期综合征…476
痘疮………………477
直肠脱垂………………477
养生保健………………477

人指甲………………478
蜈蚣咬伤………………478
鸡骨鲠喉………………478

忍冬藤………………478
细菌性痢疾………478
背疽………………479
急性传染性肝炎…479

肉苁蓉………………479
便秘………………479
慢性胃炎………………480

肉豆蔻………………480
小儿腹泻………………480

肉桂………………480
肺炎………………480
婴幼儿腹泻………481

乳香………………481
预防瘟疫………………481

S

三白草 …… 482
斑秃 …… 482
三块瓦 …… 482
毒蛇咬伤 …… 482
三七 …… 482
胸痹 …… 483
支气管扩张咯血 …… 483
胃溃疡出血 …… 483
肝内胆管结石 …… 483
血小板减少症 …… 483
再生障碍性贫血 …… 483
便血 …… 484
痛经 …… 484
回乳 …… 484
踝关节扭伤 …… 485
寻常疣 …… 485
外伤胁痛 …… 485
静脉炎 …… 485
少腹癥瘕 …… 485
吐血 …… 485
腮肿 …… 486
外伤疼痛 …… 486
三叶青 …… 486
麻疹并发肺炎 …… 486
小儿上呼吸道感染 …… 487
桑白皮 …… 487
食道癌 …… 487
目疾 …… 488
鼻衄 …… 488
桑根 …… 488
高血压病 …… 488
桑螵蛸 …… 488
膏淋 …… 489
肾结石 …… 489
桑叶 …… 489
盗汗 …… 489
硬皮病 …… 489
面部黄褐斑 …… 490
小儿化脓性中耳炎 …… 490
桑枝 …… 490
咳嗽 …… 490
痹证 …… 490
破伤风 …… 491
砂仁 …… 491
呃逆 …… 491
山慈菇 …… 491
化脓性指头炎 …… 491
山大刀 …… 491
急性乳腺炎 …… 491
烫伤 …… 492
山豆根 …… 492
喉痹 …… 492
山海棠 …… 492
类风湿性关节炎 …… 492
山辣椒 …… 493
慢性肝炎 …… 493
山稔子 …… 493
疝气 …… 493
山乌龟 …… 494
毒蛇咬伤 …… 494
山药 …… 494
脱证 …… 495
咳喘 …… 495
虚劳 …… 495
慢性腹泻 …… 495
便血 …… 496
温病后泄泻 …… 496
子痫 …… 496
身热劳嗽 …… 496
山萸肉 …… 496
脱证 …… 497
腹痛 …… 497
产后抽搐 …… 497
精脱 …… 497
汗脱 …… 497
气脱 …… 497
传染性肝炎 …… 498
山楂 …… 498
吐血 …… 498
呃逆 …… 498
痢疾 …… 499
急性胃肠炎 …… 499
急性肾盂肾炎 …… 499
急性尿路感染 …… 499
乳糜尿 …… 500
闭经 …… 500
产后腹痛 …… 500
痛经 …… 500
冻疮 …… 500
面部瘢痕 …… 501
手指感染 …… 501
注射感染症 …… 501
山楂树根 …… 501

支气管肺炎 ········ 501

山栀子 ········ 501

衄血 ········ 502

关节囊肿 ········ 502

乳蛾 ········ 502

羊踯躅中毒 ········ 502

杉树皮 ········ 502

野菇中毒 ········ 502

鳝鱼（血） ········ 503

直肠息肉 ········ 503

面瘫 ········ 503

鸡眼 ········ 504

商陆 ········ 504

便秘 ········ 504

腹水 ········ 504

慢性肾炎水肿 ········ 505

带下 ········ 505

慢性肾炎 ········ 505

肝硬化腹水 ········ 506

蛇莓 ········ 506

烫伤 ········ 506

带状疱疹 ········ 507

慢性咽炎 ········ 507

蛇蜕 ········ 507

术后久不收口 ········ 507

多发性疖肿 ········ 507

皮肤瘙痒症 ········ 507

中耳炎 ········ 508

牙痛 ········ 508

射干 ········ 508

背疽 ········ 508

麝香 ········ 508

厥证 ········ 508

伸筋草 ········ 509

中暑 ········ 509

神曲 ········ 509

小儿消化不良 ········ 509

升麻 ········ 509

带状疱疹 ········ 510

生地黄 ········ 510

螃蟹中毒 ········ 510

胃痛 ········ 510

血淋 ········ 510

疥疮 ········ 510

鼻衄 ········ 510

电光性眼炎 ········ 511

化脓性中耳炎 ········ 511

生姜 ········ 511

野芋头中毒 ········ 511

呕吐 ········ 511

饮冷腹痛 ········ 511

慢性胃炎 ········ 511

消渴 ········ 512

疝气 ········ 512

烧伤 ········ 512

冻疮 ········ 512

术后呃逆 ········ 512

胆道蛔虫病 ········ 512

蛔虫性肠梗阻 ········ 513

晕车 ········ 513

脱发 ········ 513

雀斑 ········ 514

石菖蒲 ········ 514

痫证 ········ 514

疮毒 ········ 515

产后痹痛 ········ 515

石膏 ········ 515

骨蒸内热 ········ 515

温病 ········ 515

喘证 ········ 515

痢疾 ········ 516

四肢拘挛 ········ 516

痔疮 ········ 516

鼻衄 ········ 516

牙疳 ········ 516

眼疾 ········ 516

感冒发热 ········ 516

真热假寒证 ········ 517

石灰 ········ 517

疮疡 ········ 517

瘰疬 ········ 517

烧伤 ········ 517

石椒草 ········ 518

大叶性肺炎 ········ 518

石榴根皮 ········ 518

绦虫病 ········ 518

石榴花 ········ 519

鼻衄 ········ 519

石榴皮 ········ 519

阿米巴痢疾 ········ 519

小儿吐泻 ········ 519

石楠叶 ········ 520

荨麻疹 ········ 520

阳痿 ········ 520

石油菜 ········ 520

牙痛 ········ 520

颌面部感染 ········ 520

石指甲 ········ 521

痈肿 ········ 521

毒蛇咬伤 ········ 521

食盐 ········ 521

食滞腹痛 ········ 521

使君子 ········ 521

蛲虫病 …… 522
柿树叶 …… 522
烫伤 …… 522
面部黄褐斑 …… 522
柿子 …… 523
咳嗽 …… 523
痔疮 …… 523
熟地黄 …… 523
喘证 …… 523
泄泻 …… 523
蜀葵（花） …… 523
膀胱癌 …… 524
鼠妇 …… 524
术后疼痛 …… 524
痔疮 …… 524
鼠肉 …… 525
噎膈 …… 525
水牛角 …… 525
急性黄疸型肝炎 …… 525
精神分裂症 …… 525
水田七 …… 526
带状疱疹 …… 526
水蜈蚣 …… 526
疟疾 …… 526
水银 …… 527
恶疮 …… 527
水蛭 …… 527
中风后遗症 …… 527
少腹癥瘕 …… 527
丝瓜络 …… 528
急性乳腺炎 …… 528
子宫脱垂 …… 528
丝瓜藤 …… 528
鼻渊 …… 529
丝瓜叶 …… 529
寻常疣 …… 529
松花粉 …… 529
下肢慢性溃疡 …… 529
松脂 …… 530
咳嗽 …… 530
浮肿 …… 530
头癣 …… 530
肝痈，肺痈 …… 530
毛囊炎 …… 530
黄水疮 …… 531
苏木 …… 531
踝关节扭伤 …… 531
苏铁 …… 531
细菌性痢疾 …… 531
吐血、便血 …… 532
酸浆水 …… 532
伤食 …… 532
酸枣根皮 …… 533
烫伤 …… 533
酸枣仁 …… 533
失眠 …… 533
算盘子叶 …… 534
慢性肠炎 …… 534

—— T ——

桃花 …… 535
癫狂 …… 535
桃胶 …… 535
慢性肾炎 …… 535
膀胱及输尿管结石 …… 535
桃叶 …… 536
萎缩性鼻炎 …… 536
慢性荨麻疹 …… 536
藤黄 …… 536
外伤肿痛 …… 536
疖肿 …… 537
走马牙疳 …… 537
牙周炎 …… 538
天花粉 …… 538
脱肛 …… 538
天浆壳 …… 538
甲沟炎 …… 538
天萝水 …… 538
肺痈 …… 539
天门冬 …… 539
扁平疣 …… 539
口疮 …… 539
难产 …… 539
天南星 …… 540
疮疡 …… 540
发际疮 …… 541
毒蛇咬伤 …… 541

天仙子 …………… 541
下肢溃疡 ………… 541
甲沟炎 …………… 542
缺乳 ……………… 542
田螺 …………… 542
黄疸 ……………… 542
水肿 ……………… 542
鼓胀 ……………… 542
结膜炎 …………… 542
流行性腮腺炎 …… 543
痔疮脱肛 ………… 543
直肠脱垂 ………… 544
田七花 …………… 544
高血压病 ………… 544
铁落 …………… 544
呃逆 ……………… 545
铁苋 …………… 545
细菌性痢疾 ……… 545
铁锈 …………… 545
怔忡 ……………… 545
气厥 ……………… 545
癫痫 ……………… 546
铜绿 …………… 546
肿瘤 ……………… 546
骨折 ……………… 546
童便 …………… 546
肺结核咯血 ……… 547
高血压病 ………… 547
糖尿病 …………… 547
透骨草 …………… 548
鹅掌风 …………… 548
土大黄 …………… 548
血小板减少性紫癜 … 548
子宫颈炎 ………… 549
土茯苓 …………… 550
扁平疣 …………… 550
寻常疣 …………… 550
小儿先天性梅毒性
口腔炎 ………… 550
糖尿病 …………… 550
急性肾炎 ………… 551
急性睾丸炎 ……… 551
土牛膝 …………… 551
急性扁桃体炎 …… 551
小儿肺炎 ………… 552
小儿白喉 ………… 552
土三七 …………… 552
外伤感染 ………… 552
功能性子宫出血 … 553
月经不调 ………… 553
土知母 …………… 553
急性肠梗阻 ……… 553
兔尾草 …………… 553
毒蛇咬伤 ………… 553
兔血 …………… 554
咯血 ……………… 554

W

万年青根 ………… 555
狂犬病 …………… 555
淋证 ……………… 555
白喉 ……………… 555
望江南子 ………… 555
头痛 ……………… 556
威灵仙 …………… 556
慢性胆囊炎 ……… 556
胆结石 …………… 557
痿证 ……………… 557
坐骨神经痛 ……… 557
足跟痛 …………… 557
龟头炎 …………… 558
骨鲠咽喉 ………… 558
急性乳腺炎 ……… 558
委陵菜 …………… 558
痔疮 ……………… 559
猬脂 …………… 559
痤疮 ……………… 559
蜗牛 …………… 559
脱肛 ……………… 559
血栓闭塞性脉管炎 … 560
蜂螫伤 …………… 560
乌桕木根皮 ……… 560
急性黄疸型肝炎 … 561
乌蔹莓 …………… 561
急性胃肠炎 ……… 561
急性乳腺炎 ……… 561
骨折 ……………… 561
乌梅 …………… 562
慢性结肠炎 ……… 562
毛细血管瘤 ……… 562
功能性子宫出血 … 563
蛔虫病 …………… 563
顽固性脱肛 ……… 563

乌蛇 …… 564
麻风 …… 564
癞 …… 564
小儿麻痹后遗症 …… 565
乌藤菜 …… 565
慢性阑尾炎 …… 565
乌头 …… 566
手术麻醉 …… 566
坐骨神经痛 …… 566
慢性腰肌劳损 …… 567
神经性耳鸣 …… 567
乌贼骨 …… 567
慢性支气管炎 …… 567
消化性溃疡 …… 567
白带 …… 568
压疮 …… 568
无根草 …… 569
细菌性痢疾 …… 569
无花果叶 …… 570
小儿吐泻 …… 570
痔疮 …… 570
吴茱萸 …… 570
胃痛 …… 571
小儿呕吐 …… 571
小儿泄泻 …… 571
鹅口疮 …… 571
新生儿哮病 …… 571
小儿先天性喉喘鸣 …… 571
小儿消化不良 …… 572
妊娠中毒 …… 572
鼻衄 …… 572
口腔溃疡 …… 572
慢性咽炎 …… 573
高血压病 …… 573
中风 …… 573
梧桐叶 …… 574
难产 …… 574
蜈蚣 …… 574
瘰疬 …… 574
偏头痛 …… 574
三叉神经痛 …… 575
面瘫 …… 575
黄蜂叮咬 …… 575
带状疱疹 …… 575
空洞性肺结核 …… 575
骨结核 …… 576
噎膈 …… 576
肝癌疼痛 …… 576
五倍子 …… 576
自汗、盗汗 …… 577
牙痛 …… 577
急性蜂窝组织炎 …… 577
面疔 …… 577
直肠脱垂 …… 577
早泄 …… 578
外伤瘀血 …… 578
单纯性甲状腺肿 …… 578
小儿夜啼 …… 578
五加皮 …… 579
白细胞减少症 …… 579
烫伤 …… 579
骨折 …… 580
五灵脂 …… 580
产后腹痛 …… 580
牙痛 …… 580
五味子 …… 581
经前哮喘 …… 581
药物性肝病 …… 581
头痛 …… 581

X

犀角 …… 583
洋金花中毒 …… 583
豨莶草 …… 583
中风 …… 583
面神经麻痹 …… 584
蜥蜴 …… 584
胸壁结核漏 …… 584
蟋蟀 …… 585
尿路感染 …… 585
尿潴留 …… 585
喜树叶 …… 585
急性咽炎 …… 585
细辛 …… 585
十二指肠球部溃疡 …… 586
注射感染症 …… 586
夏枯草 …… 587
细菌性痢疾 …… 587
口腔溃疡 …… 587
腋肿 …… 587
急性传染性肝炎 …… 587
夏天无 …… 588
梨状肌损伤综合征 …… 588
臀大肌劳损 …… 588

仙鹤草 …………… 588
细菌性痢疾 ……… 588
糖尿病 …………… 589
滴虫性阴道炎 …… 589
梅尼埃病 ………… 589
小儿剧烈痉咳 …… 590
慢性口腔糜烂 …… 590
链霉素中毒 ……… 590
仙人掌 …………… 590
咳嗽 ……………… 591
胃下垂 …………… 591
急性乳腺炎 ……… 591
小儿痄腮 ………… 592
乳头状瘤肿 ……… 593
毒蛇咬伤 ………… 593
室上性心动过速 … 593
足跟痛 …………… 593
牙痛 ……………… 594
仙桃草 …………… 594
咯血 ……………… 594
跌打损伤 ………… 595
外伤出血 ………… 595
苋根 ……………… 595
十二指肠球部溃疡 … 595
香附 ……………… 595
腹痛 ……………… 596
腰痛 ……………… 596
急性膀胱炎 ……… 596
香瓜藤 …………… 596
细菌性痢疾 ……… 596
香橼 ……………… 597
咳病 ……………… 597
向日葵茎髓 ……… 597
乳糜尿 …………… 597
前列腺肥大尿潴留 … 598
向日葵子 ………… 598
痰饮 ……………… 598
象皮 ……………… 599
臁疮 ……………… 599
硝牛皮 …………… 599
臁疮 ……………… 599
小蓟根 …………… 599
咳嗽 ……………… 600
咯血 ……………… 600
胃溃疡出血 ……… 600
上消化道出血 …… 600
吐血 ……………… 601
小麦 ……………… 601
急性泄泻 ………… 601
孝扇草根 ………… 601
风湿性关节炎 …… 601
薤白 ……………… 602
噎膈 ……………… 602
蟹 ………………… 602
漆疮 ……………… 602
辛夷 ……………… 602
慢性鼻窦炎 ……… 603
星宿菜 …………… 603
乳汁淤积 ………… 603
杏仁 ……………… 603
烧伤 ……………… 603
脚癣 ……………… 603
脓疱疮 …………… 604
慢性咽炎 ………… 604
杏树根 …………… 604
磷化锌中毒 ……… 604
杏树皮 …………… 605
苦杏仁中毒 ……… 605
杏子 ……………… 605
细菌性痢疾 ……… 605
雄黄 ……………… 605
虫臌 ……………… 605
麦粒肿 …………… 606
湿疹 ……………… 606
脓疱疮 …………… 606
寻常疣 …………… 607
毒蛇咬伤 ………… 607
破伤风 …………… 607
麻疹 ……………… 607
蛲虫病 …………… 608
熊胆 ……………… 608
癫痫 ……………… 608
慢性胆囊炎 ……… 608
熊肉 ……………… 608
脐疮 ……………… 608
绣球花叶 ………… 609
麻疹并发支气管炎 … 609
麻疹并发肺炎 …… 609
徐长卿 …………… 609
急性腰扭伤 ……… 610
玄明粉 …………… 610
失眠 ……………… 610
口腔溃疡 ………… 610
慢性咽炎 ………… 610
扁平疣 …………… 610
肛裂 ……………… 611
痔疮 ……………… 611
腹痛 ……………… 611
玄参 ……………… 611
头痛 ……………… 611
颈淋巴结结核 …… 611

旋覆花根 ………… 612
筋伤……………… 612
血见愁 ………… 612
血淋……………… 612
血竭 ……………… 613
偏头痛…………… 613
肋骨骨折………… 613
血余炭 ………… 613
腹痛……………… 613
带状疱疹………… 613
痈疮……………… 614
产后尿潴留……… 614
寻骨风 ………… 614
三叉神经痛……… 614
急性乳腺炎……… 615

—— Y ——

鸦胆子 ………… 616
阿米巴痢疾……… 616
血吸虫病………… 617
休息痢…………… 617
噤口痢…………… 617
赤痢……………… 617
赤白痢…………… 618
吐血……………… 618
便血……………… 618
耳蕈……………… 618
瘢痕疙瘩………… 619
疣………………… 620
慢性肠炎………… 621
滴虫性阴道炎…… 622
急性扁桃体炎…… 622
鸭涎 …………… 622
螺鲠喉…………… 622
鸭跖草 ………… 623
小儿夏季热……… 623
丹毒……………… 624
烟草 …………… 624
小儿腹痛………… 624
烟油 …………… 625
带状疱疹………… 625
肛门瘙痒………… 625
延胡索 ………… 626
胃脘痛…………… 626
腹痛……………… 626
阵发性心房颤动… 626
产后腹痛………… 627
眼子菜 ………… 627
痔疮……………… 627
燕窝 …………… 628
疟疾……………… 628
羊胆 …………… 628
肺结核…………… 628
烂缘血风………… 629
羊肝 …………… 630
明目……………… 630
再生障碍性贫血… 630
羊肉 …………… 630
伤寒……………… 631
羊乳 …………… 631
慢性肾炎………… 631
蜘蛛咬伤………… 631
羊蹄根 ………… 631
牛皮癣…………… 631
羊踯躅根 ……… 632
风湿性关节炎…… 632
杨花 …………… 632
痹证……………… 633
脚汗……………… 633
洋刺 …………… 633
疟疾……………… 633
洋金花 ………… 633
慢性支气管炎…… 634
养心草 ………… 634
精神分裂症……… 635
心悸……………… 635
野金针菜 ……… 635
浸润型肺结核…… 635
野菊花 ………… 636
泄泻……………… 636
细菌性痢疾……… 636
渗出性胸膜炎…… 636
颈淋巴结炎……… 636
疖肿……………… 637
慢性阑尾炎急性
发作……………… 637
跌打损伤………… 637
急性乳腺炎……… 637
盆腔炎…………… 637
带下……………… 638
流行性腮腺炎…… 638

野蔷薇根 ………… 638
口疮……………… 639
野兔肝 ………… 639
夜盲……………… 639
野兔肉 ………… 639
荨麻疹…………… 639
野苋菜 ………… 639
霍乱……………… 640
野鸭肉 ………… 640
慢性肾盂肾炎 …… 640
夜明砂 ………… 640
目翳……………… 640
雀目……………… 640
一枝黄花 ……… 640
急性扁桃体炎 …… 641
饴糖 …………… 641
鱼骨鲠喉………… 641
误吞线锤………… 641
吞金指环………… 641
益母草 ………… 641
冠心病…………… 641
益智仁 ………… 642
腹泻……………… 642
薏苡根 ………… 642
肺脓肿…………… 642
薏苡仁 ………… 643
扁平疣…………… 643
五更泻…………… 643
茵陈蒿 ………… 644
急性黄疸型肝炎 … 644
口腔溃疡 ………… 644
罂粟壳 ………… 645
阳痿……………… 645
小儿腹泻 ………… 645
樱桃叶 ………… 646
痛经……………… 646
柚叶 …………… 646
腹泻……………… 646
鱼鳖金星 ……… 646
尿血……………… 646
鱼胆草 ………… 646
暴发火眼 ………… 647
鱼香草 ………… 647
寻常疣…………… 647
鱼腥草 ………… 647
流行性腮腺炎 …… 647
急性黄疸型肝炎 … 647
病毒性肺炎 ……… 648
慢性喘息性支气管炎 ……… 648
慢性支气管炎 …… 648
肺脓肿…………… 649
慢性肾炎………… 649
肾病综合征 ……… 649
慢性化脓性中耳炎… 651
术后创伤感染 …… 651
术后瘘管………… 651
背疽……………… 651
痔疮……………… 652
玉米须 ………… 652
高血压病………… 652
糖尿病…………… 652
肾病综合征 ……… 652
鼻炎……………… 653
芫花 …………… 653
颈淋巴结结核 …… 653
芫花根 ………… 654
心性水肿………… 654
牙痛……………… 655
月季花 ………… 655
冠心病…………… 655
云母 …………… 656
麻风……………… 656
芸香草 ………… 656
滴虫性阴道炎 …… 656

Z

蚤休 …………… 657
流行性腮腺炎 …… 657
咳喘……………… 657
皮肤瘙痒症 ……… 657
肘关节扭伤 ……… 657
皂荚 …………… 658
小儿疳积 ………… 658
蛔虫病…………… 658
小儿泄泻………… 658
皂角刺 ………… 659
急性盆腔炎 ……… 659
目痛……………… 659

鼻腔异物…………659
牙周炎…………660
麻风…………660
腰扭伤…………660
泽兰…………660
产后腹痛…………661
泽漆…………661
梅核气…………661
颈淋巴结结核…………661
肝癌…………662
乳糜尿…………663
扁平疣…………663
泽泻…………664
遗精…………664
蚱蜢…………664
百日咳…………664
樟柳头…………665
花斑癣…………665
樟脑…………665
脚弱病…………665
蟑螂…………665
疔疮…………665
铁钉刺伤…………666
照山白…………666
慢性支气管炎…………666
䗪虫…………666
急性腰扭伤…………666
外伤性血肿…………667
珍珠…………667
口腔溃疡…………667
湿疹…………668
十二指肠球部溃疡…………668
麻风性溃疡…………668
珍珠草…………668
慢性肾盂肾炎…………668
蜘蛛…………669
寻常疣…………669
蜘蛛网…………670
鸡眼…………670
遗尿…………670
枳壳…………670
呃逆…………670
癃闭…………670
子宫脱垂…………671
脱肛…………671
肠胀气…………671
钟乳石…………671
婴幼儿腹泻…………671
朱砂…………671
失眠…………672
霍乱…………672
多梦…………672
朱砂莲…………672
黄带…………673
猪胆汁…………673
便秘…………673
浸淫疮…………673
痔疮…………673
蛔虫性肠梗阻…………674
高热不退…………675
百日咳…………675
痄腮…………675
急性指头炎…………675
疖肿…………676
脚湿气…………676
少年白发…………676
猪苓…………676
银屑病…………677
猪肉…………677
足跟痛…………677
猪肾…………677
慢性肾炎…………677
遗尿…………678
猪蹄甲…………678
烧伤…………678
头癣…………678
猪牙皂…………678
急性乳腺炎…………679
面神经麻痹…………679
猪胰…………679
糖尿病…………679
竹沥…………680
流行性乙型脑炎…………680
中风…………680
百日咳…………680
体癣…………681
竹茹…………681
口腔溃疡…………681
皮肤溃疡…………681
竹叶椒…………681
蝮蛇咬伤…………682
苎麻根…………682
小便不通…………682
小儿脱肛…………683
紫草…………683
蟾蜍浆入目…………683
玫瑰糠疹…………683
中耳炎…………683
紫河车…………684
支气管哮喘…………684

慢性支气管炎 …… 684
浸润型肺结核 …… 684
肺结核合并双侧胸膜增厚 ………… 685
胃溃疡 ………… 685
急性粒细胞性白血病 ………… 685
惊搐后摇头症 …… 686
小儿哮喘 ………… 686
骨结核 ………… 686
骨髓增生症 ……… 686
慢性溃疡 ………… 687
胃下垂 ………… 687
癫痫 ………… 687

紫茉莉根 ………… 688
糖尿病 ………… 688

紫苏叶 ………… 688
化脓性指头炎 …… 689
鱼胆中毒 ………… 689

紫苏子 ………… 689
膈病 ………… 689
蛔虫病 ………… 689

紫菀 ………… 690
干咳 ………… 690

紫珠 ………… 690
食管静脉曲张破裂出血 ………… 690
肾结核尿血 ……… 691
血小板减少性紫癜 … 692
鼻衄 ………… 692
烫伤 ………… 693

棕榈子 ………… 693
慢性胆囊炎 ……… 693

棕树根 ………… 693
象皮肿 ………… 693

中医病证名索引 ………… 697

西医病症名索引 ………… 707

A

阿里红

【基原】为多孔菌科层孔菌属真菌苦白蹄的子实体。

【异名】落叶松茸。

【性味】甘、苦，温。

【归经】入肺、肾经。

【功能主治】温肺化痰，降气平喘，祛风除湿，活血消肿，利尿，解蛇毒。主治咳嗽，哮喘，胃痛，胃酸过多，尿路结石，肾炎，慢性风湿性关节炎，咽喉炎，牙周炎，毒蛇咬伤等。

【临床应用】

慢性支气管炎

刘某某，男，64 岁。患气管炎 20 多年，冬季加重。治疗前日夜咳嗽，常因气短不能入眠，每天痰量 150ml，有肺气肿体征，两肺可闻及中等干鸣音。服阿里红煎剂 10 天后，咳嗽明显减轻，痰减少 2/3，肺部干鸣音消失，夜能入眠，经 5 个疗程的治疗，症状全部消失，能参加劳动，体重由治疗前的 48kg 增加至 54 kg。

治疗方法：水煎服，每次 4.5~9g，每天 2 次，连服 10 天为 1 个疗程。〔中草药通讯. 1972,（3）：17.〕

阿魏

【基原】为伞形科植物新疆阿魏或阜康阿魏的树脂。

【异名】熏渠，魏去疾，阿虞，五彩魏，臭阿魏等。

【性味】苦、辛，温。

【归经】入肝、脾、胃经。

【功能主治】消积，杀虫。主治癥瘕痞块，虫疾，肉积，心腹冷痛，疟疾，痢疾等。

【临床应用】

痈肿

戴某某，右股上外侧红肿坚硬，大如手掌，外科诊断为痈，针药兼施，红肿退而坚硬更甚。余以自制阿魏膏，外敷治疗，经 1 个昼夜，坚块逐渐软化缩小，4~5 天消散痊愈。

治疗方法：阿魏中加入桃仁数粒，于钵中研之成粉末状；另外，也可将阿魏剪细，加酒精溶解如浆糊状，外用时宜以胶布或纱布包扎。〔杨建中. 中医临床与保健. 1989,（3）：46.〕

艾叶

【基原】为菊科植物艾的干燥叶。

【异名】艾蒿，医草，香艾，黄草等。

【性味】苦、辛，温。

【归经】入脾、肝、肾经。

【功能主治】理气血，逐寒湿，温经，止血，安胎。主治心腹冷痛，泄泻转筋，久痢，吐衄，下血，疡痈，疥癣，月经不调，崩漏，带下，胎动不安等。阴虚血热者慎用。

A

【不良反应】本品煎剂口服，约30%病例发生口干、恶心、呕吐、胃部不适、腹泻和头昏等反应，临床煎汤用量不宜过大，一般3~10g为宜。

【临床应用】

1. 寒证

赵三翁，名进，字从先。中牟县白沙镇人……有顿保义公濡者，苦冷疾二年矣，几至骨立，百药不效。一日方灼艾，翁过之，询其病源，顿以实告。翁令彻去火艾，时方盛暑，俾就屋开3天窗，让日光下射，令顿仰卧，揉艾遍布腹上，约十数斤，就日光炙下。移时觉热，透脐腹不可忍，俄而腹中雷鸣，余气下泄，口鼻间皆浓艾气为止，明日又复为之。如是一月疾愈，仍令为之一百二十日，自此病不作，壮健如初。且曰：此孙真人秘诀也，世人但知着艾炷，而不知点穴，虚忍痛楚，耗损气力。日者太阳真火，艾既遍腹，又且徐徐照射，功力极大。但近六七月为上，若秋冬间，当以艾十数斤铺腹，蒙以绵衣，熨斗盛炭火徐熨之，候闻浓艾气方止，亦其次也。〔历代笔记医事别录：466〕

2. 头痛

张某某，女42岁。1985年3月30日初诊。头痛发作8年，时轻时重，呈隐痛或重痛，部位不定，并有头晕、头沉和脑涨，气候变化、情绪波动、劳累时往往头痛加重，日轻夜重，伴有失眠、多梦、烦躁易怒和神疲肢软。嘱患者自制艾枕，代替日常睡枕，未用其他方法治疗，半个月后头痛明显减轻，其他症状也有好转，经随访2年疗效明显而巩固。〔佘宗南. 光明中医. 1989,（5）：23.〕

3. 偏头痛

刘某某，女，30岁。偏右头痛已有3年，每年发作4~5次，每次持续3~5天，曾经中、西药治疗无效。于1965年2月又偏右头痛，牵引目跳，落泪，恶风寒，精神疲倦。遂用灯芯火隔艾灸法，10分钟内共施灸10壮，即时痛止，随访至今未复发。

治疗方法：取陈折艾叶10~20片，用烧酒浸透，贴于太阳、丝竹空、阳白、上关四穴及头角（发际角，斜对头维穴，不入发际上），左痛贴左，右痛贴右，艾叶不可撕破，带酒贴上。再将灯芯掏长寸许，蘸上麻油（不可浸入油内，因油多不便使用），令患者闭目，并将头发遮护，以免烧及。再将灯芯燃明，以稳、准、快动作，直灸艾叶中点（中点下是穴位），其灯火猛一接触艾叶就会熄灭，叫作1壮。所应灸的壮数，是在每个穴位上施1~2壮，合计为10壮。术前在每个穴位上应找到1~2个极感疼痛的穴位，可多灸几壮，一般穴位只1壮。随又燃明灯火再灸，但不要连灸一个穴，如原贴艾叶脱落，可以换1片，但须徐徐施灸直至痛止。〔赵锦樵. 江西医药. 1966,（6）：308.〕

按语：中医认为偏头痛多由肝经风火上扰，络脉气血运行不畅所致。《本草正》谓"艾叶，能通十二经，而尤为肝脾肾之药"，"行血中之气，气中之滞"，再配合艾灸穴位，令药直达痛所，故能取效。

4. 支气管哮喘

万某某，男，64岁。因支气管哮

喘入院。入院后自感胸闷气短，心悸多汗，哮喘经常发作，昼夜不能平卧，口唇四肢末梢发绀，心率 108 次 / 分，双肺布满干性啰音和哮鸣音。经低流量氧气吸入，未能缓解症状，后给予艾叶挥发油 300ml 加入湿化瓶内吸入，30 分钟后，上述症状减轻，且能平卧，60 分钟后心率降至 92 次 / 分，肺部啰音消失。

治疗方法：采用市售的艾叶加水在蒸馏器内提取挥发油，一般蒸馏 1~2 次，蒸馏次数越多含油量越高。若用端午节前后采取的艾叶提取的挥发油更好，用鲜品或干品均可，可能与这时艾叶中含挥发油量最大有关。将艾叶挥发油提取后装入密封瓶内保存留用，使用时将艾叶挥发油 250~300ml 加入湿化瓶内即可。使用时要经常观察病人吸入量是否合适，氧气流量一般不小于 4L/min，随时根据病情调整湿化瓶的流量。〔孙景奎，等. 实用中医内科杂志. 1989,（4）:22. 〕

5. 癫狂

章仲兴令爱在阁时，昏晕不知人，苏合香丸灌醒后，狂言妄语，喃喃不休。士材诊之，左脉七至，大而无伦，右脉三至，微而难见，正所谓两手脉如出两人，此祟邪之脉也。线带系定两大拇指，以艾炷灸两介甲，至七壮，鬼即哀词求去，服调气平胃散加桃奴，数日而祟绝。〔历代针灸名家医案选注：113. 〕

6. 泄泻

杨某某，男，32 岁，农民。1986 年 8 月 6 日初诊。半月前因淋雨受寒，肠鸣腹痛，泄泻近日加重，每天泻下十几次之多，便溏如鸭粪，或如水样，甚则完谷不化。伴形寒怯冷，无力。曾服多种西药，静脉注射葡萄糖盐水，服中药固涩止泻剂均无效。证属寒湿泄泻，嘱患者禁食 8 小时，用野艾叶（或艾叶）250g 左右煎水熏洗两足，每次 20 分钟，每隔 40 分钟重复进行熏洗，连用 4~5 次，并用食盐 500g，加鲜姜 30g，切碎，同炒热，装入布袋，熨敷腹部。翌日上午来诊时告知，已 10 小时未泻，腹部已无不适感。遂嘱其继续用野艾叶熏洗，并服补中益气汤数剂而愈。〔杨玉岫. 山西中医. 1988,（4）：6. 〕

7. 腹痛

李某某，男，68 岁。1985 年 4 月 12 日初诊。患者脐腹处经常隐隐作痛半余年，以下半夜至中午较为甚，气候变化或遇寒常使疼痛加剧，用热敷治疗可缓解疼痛，但遇凉即发，经送医院检查未发现其他异常，脐腹处畏寒喜温，喜按，纳少，肢软无力，舌淡，苔白，脉沉细。嘱患者自制艾袋 1 个兜其患处，3 天后疼痛减轻，10 天疼痛消失，1 年后随访未复发。〔余宗南. 光明中医. 1989,（5）：23. 〕

8. 遍身青证

一家二奴，俱患身体遍青，渐虚羸不能食，访诸医无识者，嗣明为灸两足趺上各三七壮，便愈。〔历代针灸名家医案选注：113. 〕

9. 荨麻疹

李某某，男，27 岁。全身出淡红色大小不等的风疹团，剧痒，反复发作 3 个月，诊断为慢性荨麻疹，经下法治疗 3 天痊愈，随访 1 个月未复发。

治疗方法：白酒 100ml，生艾叶

A

10g，煎至50ml左右，顿服，每天1次，连服3天。〔乔成林，等. 临床资料摘编. 1990，3（4）：31.〕

10. 毛囊炎

王某某，男，33岁。1970年9月30日初诊。自诉颈后患毛囊炎已10年，经大小医院治疗百余次，虽每次明显好转，但过1年又复发。夏冬两季严重。检查：患者颈后发际处红肿，有散在性数个米粒大小的毛囊丘疹，呈红色和深红色，中心贯穿毛发，周围有炎性红肿丘疹，有的成脓包如蜂窝样。诊断：慢性毛囊炎。采用艾炷隔蒜灸治疗，前6天中，当艾炷烧完2/3时，患者感到特别舒服，无痛感。第7天后，当艾炷燃完2/3时，患处皮肤有痛感。经灸治1个疗程，患处皮肤炎症消退，脓头穿破，但拔不出来。第2个疗程后，将长约0.5cm的脓头拔出，患处不再疼痛。第3个疗程结束时，患处干燥结痂而痊愈。多次随访，未见复发。

操作过程：把艾绒做成宝塔糖形的艾炷，（高约1.5cm，底的直径约0.8cm），将蒜片平放在每一患处，再把艾炷一一放在蒜片上，点燃艾炷，烧完后，立即用镊子夹掉余灰，再放一个。每一患处连用艾炷10个。每天灸1次，一般以7天为1个疗程。轻者用1个疗程（一般灸3~4次即可痊愈，为了防止复发，应坚持1个疗程），重者用2个疗程，严重者用3个疗程即可治愈。疗程之间不必间隔。

注意事项：①治疗前将患者患处毛发剃去，以便将蒜片放平；②防止已燃艾炷倒下烫伤皮肤。〔王润西. 赤脚医生杂志. 1975，（6）：19.〕

11. 疖肿

丁某某，女，21岁。口角右上方起黄豆大疖肿一个，用下法施灸2次而愈。

治疗方法：①温和灸：将点燃的艾条对准初起的疖肿，固定一点灸，距离以患者局部对热力能耐受为准。此法适用于红肿范围小的疖肿。②回旋灸：将点燃的艾条在疖肿上盘旋灸，其距离同上。此法适用于红肿范围较大的疖肿。③如无艾条也可用香烟点燃施灸。一般每天灸2~3次，每次灸15分钟。对109例初起疖肿均施灸2~4次后治愈。〔吴传禄，等. 赤脚医生杂志. 1979，（6）：29.〕

12. 背疽

（1）郭户为予言："乡里有善治发背痈疽者，皆于疮上灸之，多至三二百壮，无有不愈。但艾炷小作之，炷小则人不畏灸，灸多则作效矣，盖得此法也，亦不必泥此。近有一医以治外科得名。有人发背疽，大如碗，有数孔。医亦无药可治。只以艾遍敷于疮上，灸之久方痛，则以疮上皆死肉，故初不觉痛也。施以药调之愈。盖出于意表也。"〔历代针灸名家医案选注：80.〕

（2）王子高病背疽，京师内外医以为不可治。得一徐人教以灼艾如枣大近千壮。鲁直数患背疮亦灼艾而愈。灸为第一法也。〔历代针灸名家医案选注：82.〕

13. 痈肿

刘某某，男，30岁。2天前，颈项后忽然发生一个硬块，微有痒痛，不红，无头，全身稍感不适。今天肿硬部位扩大，疼痛加剧，夜不成眠。检查：后颈发际部（哑门穴处）漫肿坚硬，白头如粟，皮肤微红，颈项转侧，俯仰不利，食欲不馨。诊断：对口疽。用下法灸治，未服药，1 次而愈。

治疗方法：取陈艾绒用手指捏成底径 0.6~0.8 cm，高 1~1.2cm 的圆锥形艾炷。另用鲜生姜切成如硬币厚的薄片。先用酒精棉球消毒患处四周，然后将姜片置于患处正中（用湿纸满覆患处，先干者即是当灸之处），上置艾炷，点火灸之，灼痛甚者可再垫一姜片，灸后用毫针挑去上面粟粒样大小白头，或灸起的小泡再敷以膏药。起病 1~3 天者，一般灸之 1~3 次即愈。

诸凡本症初起漫肿无头，或焮肿热痛而未成脓者，灸之均有效。对颜面部或已成脓者则不宜灸治，以防痈肿扩散的不良后果。〔卢麟. 中医杂志. 1982，23（5）：22. 〕

14. 臁疮

黄某某，男，45 岁。于 1985 年 9 月赶猪时，被栏杆碰伤右小腿下 1/3 处，当时未作处理。因天气炎热，患处逐渐出现痒痛、红肿，继而渗出脓样分泌物，发展而成溃疡。经用西药抗菌消炎及湿敷，稍有好转。因没有坚持治疗，加上又吃了狗肉，致伤口疼痛剧增，四周皮肤肌肉乌黑僵硬，中间流出污水，臭秽不堪，疮口愈腐愈深，不能行走，于 11 月 5 日就诊。经用艾叶粉外敷 1 次后，第 2 天疮口渗出物减少，疼痛减轻，炎症消退，行走方便，2 次用药后伤口收敛而愈。

治疗方法：将艾叶一味洗净，晒干或烤干，以色变黄焦存性为准。然后碾末，装入瓶中备用。同时将伤口洗净后，将艾叶粉薄薄一层撒在疮口上，也可用生茶油调粉外涂，并用纱布遮盖好固定，每天 1 次。〔王汉昌. 湖北中医杂志. 1988,（5）：56. 〕

15. 肠风下血

近李仓患肠风，市医以杖量脐中，于脊骨当脐处灸，即愈。余因此为人灸肠风，皆根除。〔历代针灸名家医案选注：116. 〕

16. 疝气

郑亭老病疝，灸之得效，其法以净干草一条，茅及麦秆尤妙，度病人两口角为一则折断，如法三折，则折成三角形，以一角安脐中心，两角在脐之下，两旁尖尽处是穴。若患者在左即灸右，在右侧灸左。两边俱患，即两边皆灸。艾炷如麦粒大，灸 14 壮或 21 壮即安也。〔历代针灸名家医案选注：111. 〕

17. 瘰疬

（1）周汉卿治钱塘王氏女生瘰疬，环头及腋凡十九窍，窍破白汁出，将死矣。汉卿为剔窍贯深二寸，其余烙以火，数日结痂愈。〔历代针灸名家医案选注：100. 〕

（2）有同舍项上患疡，人教用忍冬草研细，酒与水煎服，以滓敷而愈。次年复生，用前药不效，以艾灸之而除根（以独头蒜截两头留心大作艾炷如蒜大小，贴疡子上灸之。勿令上破肉，但取热而已，七壮一易蒜，日日灸之，取效止）。有小儿耳后生疡，用药敷不效亦灸之而愈。〔历代针灸名家医案选注：100. 〕

A

18. 指趾赘疣

陆某某，男，27 岁。1984 年 10 月 7 日初诊，右足大拇指趾关节处生一约 1cm × 0.5cm 的赘疣，高出皮肤。以艾绒直接灸达 7 次，即根部松动予以摘除，每天换药至愈。

治疗方法：取陈年艾绒少许在赘疣四周贴一圈胶布以保护正常皮肤，再在赘疣顶端粘上麦粒大小艾炷点燃，每次每只赘疣燃 5 炷。如有数个赘疣，则一次只治疗 1 个。经 1~2 次灸之后，顶端有焦黑现象，赘疣本身可稍微肿胀，根部周围皮肤可有灼红现象。约 3~5 次治疗后，赘疣根部松动，这时可在局部皮肤消毒下予以摘除，再外敷药物直至痊愈。〔胡维玉. 四川中医. 1986,（10）：封底.〕

19. 脚癣

吴某某，男，32 岁。1985 年 6 月 24 日就诊。患者两足趾间剧痒，皮肤糜烂，反复发作 4 年，每年春夏季为甚，遇水和出汗后症状加剧，外搽癣药水可好转，但很快又复发，表面有白色腐败的表皮附着，去掉腐败的表皮后，露出红色的潮湿面。嘱患者自制两双艾垫，每 3 天交换垫其鞋内，并将垫过的艾垫晒干或烘干备用，1 周后症状减轻，再配合外擦癣药水，半个月后痊愈，2 年后随访未复发。〔余宗南. 光明中医. 1989,（5）：23.〕

20. 崩漏

潘某某，第 5 胎流产后第 1 个月月经来潮，量少，色如紫酱，胃纳如常，别无所苦。因忙于农事，经水继续不净，经治疗暂时减少，迁延 2 个多月未愈。经用艾叶一把，放在锅内煮沸半个小时，倒在大脚盆内，上放木板，病人裸其体，四周围以草席，上盖布，不使热气外溢，熏洗出汗，再用干布擦干，避风卧床，洗 1 次后即愈。〔石正文. 浙江中医杂志. 1966，9（2）：4.〕

21. 先兆流产

李某，30 岁，曾多次流产，急思一子。此次孕已 3 个月，晨起即觉腰胀腹痛，阴部见血，稍后下血见多。取艾叶 6g，新鲜鸡蛋 2 个，以适量水煎艾叶，沸后入鸡蛋，待蛋熟食其蛋，饮其汤。午前服下，至傍晚出血渐止，次日腹胀腰痛已愈，数月后顺产一男孩，母子平安。〔嘉铭. 浙江中医杂志，1989，24（3）：141.〕

按语：艾叶能止血安胎，正如《药性论》所云“止崩血，安胎止腹痛”。故可治疗先兆流产。

22. 新生儿硬肿症

朱某某，1990 年 3 月 4 日在本院分娩，第一胎足月孕，滞产，行胎吸（呼吸困难）助产，娩出一男婴重 3.3kg，新生儿青紫窒息，经清理呼吸道，口对口人工呼吸，注射尼可刹米、洛贝林，刺激足底等处理，仍无哭声，面色红润，心跳有力，持续吸氧 24 小时后缺氧改善。为预防颅内出血，减少活动，采用艾叶汤浸浴。患儿生活功能低下，嗜睡，萎靡，无力，反应低下，肢体活动少，不会吸奶，哭声低微，体温不升，两肺可闻及小水泡音。皮肤表面光泽，淡红色，发凉，僵硬，不能用手捏起。临床诊断：新生儿肺炎，硬肿症Ⅱ度报病危。治疗肺炎用西药氨苄西林

100mg 加入 10% 葡萄糖水中静脉滴注。每天 2 次，全身情况逐渐好转，3 天后硬肿完全消散。

治疗方法：①预防：用艾叶 100g，加水 3000ml，水沸后煎 10 分钟，装入热水瓶中备用，每天用艾叶汤常规浸浴 1 次，连用 3 天。②治疗：艾叶汤备剂方法同前，每天用艾叶汤浸浴 2 次，用至病情好转为止。〔夏碧清，等. 四川中医. 1991,（1）：20. 〕

23. 小儿痄腮

宋某某，男，2 岁。两侧腮腺肿痛 3 天，体温 39℃，不思饮食，曾用中药治疗未见好转，经用艾灸耳角，当天晚上热退，次日余症消失。

治疗方法：取患侧耳朵，医者用手从耳背将耳朵反摺，于耳顶摺角处做一标志，然后以米粒大小之艾绒贴于标记处灸之，或用灯芯蘸油在标记处烧之，一壮即可。两侧发病则双侧均灸，如一壮未愈可加灸角孙穴一壮。〔李任源. 中医教学. 1976，1：69. 〕

24. 小儿慢惊风

（1）葛某某，女，1 岁。患腹泻 20 余天不愈，精神萎靡，面色萎黄，嗜睡露睛，四肢不温，手足时而搐搦，大便澄清，舌淡，脉微，腹泻日久，脾阴大伤，上虚木摇，发为慢惊。亟宜温中散寒健运脾阳，用肛灸法，灸 6 次，2 天而愈。〔吴家淑. 吉林中医药. 1984,（5）：23. 〕

（2）徐某某，女，18 个月。呕吐泄泻半月余，治疗不效。诊见：昏睡不醒，形体消瘦，面色㿠白，囟门凹陷，前额冷汗，呼吸微弱，颈项强硬，四肢冰冷，手足搐动，腹胀如鼓，不排便，无矢气，舌淡苔白，指纹清淡，脉微欲绝。用肛灸法，灸 3 次，即闻腹中肠鸣，再灸 6 次，第 3 天复诊，四肢温暖，面色转润，排便正常，诸症悉除。

治疗方法：用金属制成 2 个直径为 3cm 的半圆形艾锅，边缘有直口可使两锅连接在一起，艾锅上下各有一通气孔以连接耐热胶管。胶管一端安有气囊,（可用血压计之气囊代替），一端连接透明塑料或玻璃制成的肛管，使用时，艾锅内装入艾绒，点燃后，两艾锅扣合，持续挤压气球，见肛管端冒出艾烟时，将肛管涂上润滑剂，插入肛门内，继续挤压气囊。从透明肛管处，见艾烟将尽时，艾锅内装入新的艾绒，继续挤压气囊，每次可灸 3~6 锅艾绒。每天 1 次，病重者可每天灸 3 次。无特制工具，可用两只新烟袋，扣在一起或用胶布固定之，一支烟袋杆以一透明玻璃管与有空孔的塑料管（代替肛管）连接。艾烟进入肛门后，患儿排出矢气（以手安抚肛门觉有凉气吹手），为病愈之兆。若见艾烟从肛门排出，不大便，无矢气，腹胀，抽搐如常，为病重难愈之症。一般灸治 3 次，即显效，灸治 3 次无改善，则难收效。〔吴家淑. 吉林中医药. 1984,（5）23. 〕

桉叶

【基原】为桃金娘科植物蓝桉的叶。

【异名】桉树叶，蓝桉叶。

【性味】苦、辛，凉；有毒。

A

【归经】入肺、肾、胃经。

【功能主治】清热解毒。主治感冒，流感，痢疾，肠炎，关节炎，膀胱炎，烫伤，疖癣，丹毒，神经性皮炎，湿疹，痈疮肿毒等。

【毒性】本品有一定的毒性。曾报道桉叶油中毒29例，其中死亡7例。致死量最小仅3.5ml。

中毒表现：中毒症状为上腹部烧灼感，恶心，呕吐，眩晕，乏力，皮肤苍白或青紫，甚至四肢发冷，脉细数，神昏谵语等。另外部分患者也可因过敏而发生皮炎。用时不可不知。

【临床应用】

1. 腹泻

（1）曾某某，女，13岁。1961年5月5日开始头痛发热（体温38.3℃），腹痛，腹胀，肠鸣，呕逆，大便泄泻每天10余次。经服桉树叶粉，每次1g，每天4次，1天后热退身凉，腹泻，呕逆诸症消失而愈。〔游晓卿. 福建中医药. 1984,（4）：20.〕

（2）陈某某，男，16岁。1961年5月7日上午发病，腹痛，肠鸣，腹泻如喷射状，下腹部有压痛感。经投桉树叶粉，每次1g，每天4次，当晚腹泻停止，第2天恢复正常而愈。

治疗方法：将桉树叶洗净晒干，研粉，过筛。每次1g，每天4次，用开水送服，小儿按年龄大小酌减。〔游晓卿. 福建中医药. 1964,（4）：20.〕

2. 慢性肾盂肾炎

汤某某，男，26岁。主诉间歇性尿急、尿频、尿痛1年多。曾住院治疗半年多，先后用过青霉素、链霉素、呋喃妥因等治疗，无明显效果，于1972年1月27日转入我院。检查：双肋脊角有压痛及叩击痛，尿蛋白（+），白细胞1~2个。诊断：慢性肾盂肾炎。给200%桉叶糖浆，每次20ml，每天3次。2月3日自觉腰痛和尿急均好转，2月4日尿蛋白阴性，沉渣镜检无异常。连续治疗一周，临床症状完全消失，多次尿检沉淀检查及尿培养物均阴性，住院治疗40天痊愈出院，带药1个月量，属继续服用，随访半年未复发。〔中国人民解放军51医院. 新医药学杂志. 1973,（1）：25.〕

3. 急性肾盂肾炎

李某某，女，33岁，1971年3月26日畏寒发热，次日出现尿急、尿频、尿痛，查尿常规蛋白（++），脓细胞（+），白细胞（++），于3月29日入院，诊断为急性肾盂肾炎，尿培养有大肠杆菌生长。予服100%桉叶煎剂，每次30ml，每天3次，服药4天后膀胱刺激征消失，10天后查尿常规3次，蛋白微量，沉渣镜检无异常，14天后连续2次中段尿培养阴性，连续服药2个疗程以巩固疗效，住院32天出院，随访1年无复发。〔中国人民解放军第五十一医院. 新医药学杂志. 1973,（1）：25.〕

4. 烧伤（烫伤）

（1）某某，男，29岁，军人。1956年7月18日被汽油火烧伤，送至地方医院急救治疗。诊断：烧伤（Ⅱ度）。于1956年9月27日转入本院。血压17/11kPa（125/85mmHg），体温38℃，脉搏，呼吸均无改变。主要烧伤在上下肢，烧伤总面积占全身之36%，周围边缘有炎症，有多量的脓液及未消除的坏死组织，臭味甚大，无休克表现。实验室检查：①血液：血红蛋白 91g/L，红细胞 4.83×10^{12}/L，白细胞 1.15×10^{10}/L，白蛋白 30g/L，球蛋白 46g/L。②尿：尿量 80 ml，比重 1.010，黄色透明，蛋白（+），糖（+），呈酸性反应，镜检未发现异常。③大便：蛔虫卵（+）。

治疗方法：将桉树叶晒干后，称取 15~25g，用 110ml 水煎煮 20 分钟后过滤，加消毒开水至 100ml 即成，贮存备用。9 月 28 日查烧伤面坏死组织化脓量甚多，臭味较大，周围有轻度炎症及充血。遂清除坏死组织，用桉叶汤冲洗，并包以桉叶汤纱布，臭味迅速减轻。病人全身及局部无不良之反应。10 月 1 日，化脓已停止，周围边缘已有结痂，臭味完全消失，换敷料法同前。10 月 4 日，烧伤面积只剩 21%，病人已能自己用膳，仍用桉叶汤冲洗，包敷桉叶汤纱布。10 月 7 日，烧伤面积还有 7% 未有结痂，病人能下床活动，自食自便。10 月 11 日，全部痊愈，无瘢痕挛缩及后遗症，疗程共 16 天。〔郭日友. 中级医刊. 1958,（9）：36. 〕

（2）陶某某，男。足背开水烫伤，面积约有酒杯口大小，烫伤处有水泡及溃烂，经用凡士林纱布等外敷，未见功效，仍有肿痛。后改用桉叶汤外敷，20 小时后伤口干燥，分泌物消失，肿痛减退，2 天后痊愈。

桉叶汤制法：将 150g 阴干的桉叶剪碎磨成粗粉（可请中药店代为加工），放入瓷制或玻璃器皿中（不能用金属性器皿），加蒸馏水或沸水至 1000ml，即得 15% 的桉叶汤。〔何伟国. 上海中医药杂志. 1959,（8）：32. 〕

（3）患者，男，29 岁，军人。患者于 1956 年 9 月 8 日被汽油烧伤后送至地方医院急救治疗，曾给予青霉素，输液，注射破伤风抗毒素，及细纱布敷料等。烧伤为Ⅱ度。于 1956 年 9 月 27 日转入本院。血压正常，体温 37.5℃，无休克现象。

住院时外科情况：上下肢总烧伤面积约占全身面积 40% 左右，有多量的脓液及坏死组织。烧伤周围有轻度炎症，有强烈臭味。

治疗经过：第 2 次换药时，伤面有多量脓液，臭味强烈。烧伤边缘有轻度炎症，用桉叶汤冲洗伤面，清除坏死组织。敷桉叶汤浸纱布，臭味显著消失。9 月 30 日，交换敷料相隔仅 3 天，化脓停止，臭味完全消失，体温也由 38℃降至正常，周围炎症消退，操作法同上。10 月 3 日，用桉叶汤冲洗，敷桉叶汤浸纱布包扎起来。烧伤总面积结痂 15%，还有 25% 未愈合。10 月 6 日，烧伤面积由 25% 减至 12%。10 月 9 日，烧伤面积结痂愈合，无挛缩形成。

桉叶汤制法：将桉树叶晒干，称取 15~20g，用 110ml 水煎煮 20 分钟后过滤，加消毒开水至 100ml 即成，贮存备用。〔郭日支. 中级医刊. 1958,（9）：36. 〕

5. 皮肤溃疡

（1）曾某某，男，39 岁。患疣性麻风，于 4 月 12 日入院。该患者左足后跟有一块溃疡约 8.3cm 大，5.0mm 深，足底跖骨端有一块约 3.3cm 大，1.67mm 深，踝骨上方也有一块约 3.3cm 大，

A

1.67mm 深，不能行走，经用其他外敷药均无效，后用桉叶煎液浸无菌纱布治疗 2 周后即痊愈，现在能走路。

治疗方法：用桉树叶洗净拭干，取 15g 配适量水煮成 100ml 的煎液，用无菌玻璃瓶贮之。用时以无菌纱布浸液后敷在伤口上面。临床上可以治疗新旧大小烫、火伤溃疡，且能止血。〔陈慈爱. 福建中医药. 1957，2（5）：42. 〕

（2）张某某，女，干部。药物过敏性皮炎，发疹是多在足背，局部红肿疼痛，并伴有大水泡，继之溃烂，经用龙胆紫、依沙吖啶、凡士林纱布等治疗，均未见效，溃烂面积扩大，后改用桉叶汤外湿敷，分泌物减少，红肿疼痛也减退，5~6 天后即痊愈，第 2 次发生药物过敏性皮疹时，仍用桉叶汤治愈。

桉叶汤制法：将 150g 阴干的桉叶剪碎磨成粗粉（可请中药店代为加工），放入瓷制或玻璃器皿中（不能用金属器皿），加蒸馏水或沸水至 1000ml，即得 15% 的桉叶汤。〔何伟国. 上海中医药杂志. 1959,（8）：32. 〕

6. 伤口感染

杨某某，男，职员。因腋臭而施行手术，术后半月余创口尚未愈合，经用磺胺嘧啶粉、乳酸依沙吖啶溶液等外科常用方法处理，均未能使之收口，而且还伴有脓样分泌物。后改用桉叶汤洗涤及外敷，仅 5~6 天即愈。

桉叶汤制法：将 150g 阴干的桉叶剪碎或磨成粗粉，放于瓷制或玻璃容器内（不能用金属器皿），另加水 1000ml，煎沸 30 分钟后过滤，所得药汁如不满 1000ml 者，可另加蒸馏水或沸水至 1000ml，即得 15% 之桉叶汤。

用法：桉叶汤可内服亦可外用，外用一般作为冲洗或湿敷。如用于耳鼻喉科，则可作为滴入剂或漱口剂。〔何伟国. 上海中医药杂志. 1959,（8）：32. 〕

7. 乳头皲裂

乔姓及徐姓女工，均为乳妇，乳头破裂疼痛，影响哺乳，用桉叶汤洗涤乳头后包敷，仅 1~2 天，脓血及分泌物均消失，裂开处也愈合。用药期间未停止哺乳。用量用法同“6. 伤口感染”案。〔何伟国. 上海中医药杂志. 1959,（8）：32. 〕

8. 口腔溃疡

黄某某，女。口腔黏膜溃烂疼痛，影响进食，用其他药物涂敷未见效，改用桉叶汤涂敷，1 天后疼痛消失，溃疡痊愈。用量用法同“6. 伤口感染”案。〔何伟国. 上海中医药杂志. 1959,（8）：32. 〕

按语：桉树叶或内服或外用，治疗腹泻，尿路感染，伤口感染及烧伤，病情各异，然治病机制相同，皆取其清热化湿，解毒抗菌的作用。另外，本品尚含鞣酸，有收敛生肌之功，也是其能治疗外伤及烧伤感染的一个原因。

B

八角枫根（叶）

【基原】为八角枫科植物八角枫的根，须根或根皮（叶）。

【异名】白龙须，白金条，白筋条。

【性味】辛、温；有毒。

【归经】入心、肺、胃、肾经。

【功能主治】祛风，通络，散瘀，镇痛，有麻醉、松弛肌肉作用。主治风湿疼痛，麻木瘫痪，心力衰竭，劳伤腰痛，跌打损伤等。

【毒性】白龙须（八角枫根）有毒，治疗量与中毒量十分接近，药量必须从小剂量开始，逐渐加大剂量，直至出现软弱无力时为度。据本草文献记载，粗根每天用6g，须根则不超过3g较为安全。在用此药时并未发生过中毒事件，发现过副作用，只见于体弱而空腹服者，可自行消失，不必停药。如重者，停药及即消失或减量。

【临床应用】

1. 坐骨神经痛

（1）黄某某，男，48岁，于1978年8月3日就诊。因乘凉露宿而受寒，臀部疼痛，行走不便，起坐困难。社区医院诊断为“坐骨神经痛”，经用激素及抗风湿药治疗半个月，症状有所缓解，但停药后反复发作。余用白龙须（即八角枫根）丸治疗3天后，症状缓解，继服4天，疼痛全部消失，用独活寄生汤加减以善后。5个月追访未再复发。〔罗凤美．四川中医．1985，3（4）：52.〕

（2）周某某，女，52岁。1979年10月就诊。因受凉后出现恶寒，两侧腰腿疼痛，手足拘挛，屈伸不利，继而臀髋腘窝、小腿外侧以下，持续疼痛，起坐活动更剧。用激素等治疗1个月，效不佳。后改用白龙须（即八角枫根）丸治疗，配合独活寄生汤（重用当归，加附子，首乌各30g）连服5天，病情逐渐改善，继服5天痊愈。4年后追访，从未复发。

治疗方法：取干白龙须（即八角枫根）30g，研为极细末，加蜜适量，做成丸剂30粒，每次1粒。每天2~3次，亦可做成煎剂，酌情服用。〔罗凤美．四川中医．1985，3（4）：52.〕

2. 踝关节扭伤

李某某，女，36岁。1988年10月5日就诊。患者于当日下午下楼梯时不慎落空，右踝关节过度内翻，致右踝部青紫肿胀，行走不利，予八角枫叶末调醋外敷，次日换药见肿消，再予1剂外敷，即愈。

治疗方法：取八角枫叶适量，研细末，与醋调和成糊饼状，外敷于患处，绷带外固定，每天换药1次。结果81例全部治愈。〔刘永青．浙江中医杂志．1990，25（2）：65.〕

【备注】八角枫根内服：煎汤，须根1.5~3.5g，根3.5~6.5g；或浸酒。八角枫根外用：煎水洗。本品含有生物碱，有肌肉松弛和镇痛作用，过用可以引起血尿，肾上腺出血及肌肉震颤等，甚则呼吸停止。民间传说莱菔子可解救八角枫中毒，但在动物实验中，莱菔子、阿托品、尼可利来、二甲弗林及新斯的明均不能解救八角枫急性中毒的呼吸抑制，此时必须用人工呼吸或机械呼吸抢救。

八角莲

【基原】为小檗科植物八角莲的根及根茎。

【异名】山荷叶，八角金盘，独角莲，马眼莲，金魁莲等。

【性味】苦、辛，平；有毒。

【归经】入肺经。

【功能主治】清热解毒，化痰散结，祛瘀消肿。主治喉蛾，痈肿，疔疮，跌打损伤，蛇咬伤等。

【临床应用】

带状疱疹

贾某某，男，27岁。右背部疼痛并出现水疱4天，于1974年12日入院。入院检查：体温38℃，皮疹分布于右背部第3~7肋间，从脊柱右侧直到右腋下，为有群体倾向的粟粒大小的疱疹，疱壁紧张，疱液大部分呈血性，少数澄清。诊断：右胸背部带状疱疹。入院后用八角莲注射液治疗，每天2次，每次2ml。入院第2天体温降到正常，但局部疼痛剧烈，为自发性针刺样或刀割样疼痛，影响睡眠，用一般止痛剂无效，最后服可待因15mg才暂时缓解。此时皮疹仍继续发展蔓延至右胸部1~3肋间。后改用八角莲注射液治疗，治疗第3天起疼痛和触痛完全消失，皮损开始好转，第4天疱疹大部分结痂，第5天痊愈，出院时共注射八角莲注射液16ml。

制备：①配方：生药八角莲块根250g，制成1000ml。②制法：将八角莲捣碎后用95%乙醇提取2次，每次2小时。回收乙醇并浓缩至每毫升含生药10g（1∶10），加入注射用水至1000ml，冷藏。过滤，取滤液，活性炭脱色。精滤灌封，灭菌即得。

治疗方法：成人每次2ml，（儿童减半），肌内注射，每天2次，至痊愈。

〔王为民．中级医刊．1979，（2）：26.〕

巴豆

【基原】为大戟科植物巴豆的干燥成熟果实。

【异名】八菽，刚子，老阳子，猛子仁，双眼龙，巴果，八百力，芒子，红子仁，毒鱼子，贡仔等。

【性味】辛，热；有大毒。

【归经】入胃、大肠经。

【功能主治】泻寒积，通关窍，逐痰，行水，杀虫。主治冷积凝滞，胸腹胀满急痛，血瘕，泻痢，水肿；外用治喉风，喉痹，恶疮疥癣等。

【毒性】人服巴豆油20滴可致死。

中毒表现：①口腔黏膜红肿或水泡，糜烂，咽喉及食道有烧灼感，流涎，上腹剧痛，恶心，呕吐，剧烈腹泻，大便呈米泔样，重者可有呕血和便血。②由于脱水可引起急性肾衰。部分病例尿中可出现蛋白，红细胞管型。中毒加深可因呼吸、循环衰竭而致死。

中毒救治：①立即用温水或 1∶5000 高锰酸钾液洗胃，并予冷牛乳、蛋清、冷米汤等保护食道和胃黏膜。②静脉输液以促进毒物排泄，纠正脱水，酸中毒及电解质紊乱。③用黄连、菖蒲、绿豆等煎汁服，或用芭蕉叶榨汁饮服；皮肤红肿灼痛用黄连 1.5g 泡水涂搽。④对症处理包括解痉，止痛，吸氧，抗休克等。

【临床应用】

1. 泄泻

（1）王肯堂年八十，患脾泄。群医认为年高体衰，辄投滋补药，病益剧。中梓视之，曰：公体肥多痰，愈补而愈滞，当用通利药涤荡之，能勿疑乎。肯堂亦精医，曰：当世之医，惟我二人，君定方，我服，有何疑焉？中梓乃用巴豆霜，下痰涎数升而愈。〔俞宜年．天津中医．1988,（1）：44.〕

（2）王某某，女 61 岁。1983 年 7 月 22 日初诊。腹胀溏泄，时轻时重 5 年，每因油腻、肉食、生冷诱发。西药抗菌、和胃消食或可取效一时，而中药健脾和胃，涩肠止泻则反其疾，痛苦非常。体弱倦怠，唇口色青，舌淡苔白，脉沉而滑。给巴蜡丸 49 粒，每天空腹时囫囵冲下 7 粒。第 4 天起便次递减，质转硬，药服完后，大便 1 天 1~2 次，成形。后以香砂六君子汤 5 剂调理，病告愈。巴蜡丸即黄蜡包净巴豆仁而成。〔赵会文，等．四川中医．1986，4（2）:55.〕

2. 呕吐

王某某，男，49 岁。1980 年 10 月 24 日就诊。据云，11 岁时饱餐冷肉出现呕吐，泻痢，腹痛阵作，周身瘙痒起小丘疹。此后每食猪肉则旧疾复犯，甚感痛苦，遂违心忌食。今赴友人喜宴，旧疾复发。检查：痛苦面容，神志清楚，面色苍白，频频呕吐，周身呈团块状荨麻疹样丘疹，胃脘胀痛，舌淡苔腻，脉缓。暂用西药对症处理，给巴蜡丸 49 粒，每天空腹时囫囵冲下 7 粒。连服 7 天后，泻下败卵样黏液便 2 次，后服理中汤加焦三仙 3 剂调理。随访至今，虽常食猪肉亦无不适。〔赵会文，等．四川中医．1986，4（2）：55.〕

3. 胃痛

任某某，女，43 岁，农民。1982 年 8 月 11 日初诊。自诉 11 年前，因劳累饥饿暴食小红薯干约 250g，当天即感胃脘不舒，纳减，次日胃脘部出现绞痛，吐酸嘈杂，经治疗好转。此后每遇冷食即胃痛，甚则昏仆倒地，冷汗淋漓，气微欲绝，迭经健脾养胃，温经散寒等法治疗，病情时轻时重。此次发作缘于前日饮食不慎。脘腹胀痛拒按，呻吟不止，面色黧黑，体质瘦弱，脉弦右大于左，舌苔白腻，给巴蜡丸 49 粒，每天空腹囫囵吞下 7 粒。又用人参健脾丸 3 盒以善后。追访 2 年，健康无恙，体力日增。〔赵会文，等．四川中医．1986，4（2）：55.〕

4. 冷秘

何某某，男，3 岁。1983 年 4 月 23 日就诊。大便秘结 4 天，饮食即吐 2 天，无腹胀腹痛。检查：患儿神萎面白，四肢欠温，腹软，不胀满，喜按，未扪及痞块，舌淡苔白润，证属冷秘。治宜温通开秘。用温脾汤加芒硝，六磨汤加附子各1剂，西药用导泻药，已3天病情如故，遂转余诊治。余思巴豆性烈，擅长振奋肠道功能，乃用棉布，内铺棉花包巴豆捣如泥，取渣约一挖耳匙，拌适量蜂蜜用温水送下，约2小时，大便通利，呕吐即止，遂服热豆浆，并以理中汤和五磨饮子善后。〔刘明述. 四川中医. 1987：5（7）：29.〕

5. 面神经麻痹

（1）董某某，男，57岁。1985年5月21日就诊。患者在外开会夜卧感寒，晨起发现口角歪斜，右腮不能鼓气，言语不清，说话，发笑时更甚。检查：口角左歪，右眼不能闭合，鼻唇沟变浅。治疗：取巴豆1枚，将仁剥出压碎，敷于右侧颊车穴（可配合热敷）。1小时后感局部灼热，保持1天后，症状明显好转，3天后完全恢复正常。〔刘建文. 四川中医. 1988，6（3）：30.〕

按语：面瘫的确切病因未明。通常认为是由于局部营养神经的血管因受风寒而发生痉挛，导致神经组织缺血，水肿，受压迫而致病。中医认为本病是由于人体气血不足，遭受风寒侵袭，气血瘀阻于经络，筋脉失养而致。巴豆辛热能破癥瘕积聚，外敷有利于改善局部血液循环，消除水肿，促使病变恢复。

（2）舒某，男，47岁，农民。患者1987年12月5日因外出受寒，次日清晨发生口角歪斜，遂来诊治。检查：右侧面部表情肌瘫痪，右眼睑裂扩大。鼻唇沟平坦，口角下垂，流涎，面肌牵向左侧。用下法治疗2次痊愈。

治疗方法：用大巴豆4粒去壳，鲜生姜6g共捣烂如泥，外敷患侧下关穴，用胶布固定，待敷药部位烧灼难忍时将药物去掉即可，局部可出现红色丘疹和水泡，一般不需处理，若水泡严重可按无菌操作法沿水泡下缘抽出液体。一般治疗1~2次，间隔时间3天（以丘疹，水泡消失为宜），可收到满意疗效。〔胡达坤. 湖北中医杂志. 1991,（6）：53.〕

6. 痹证

（1）马某某，男，69岁。1986年5月3日就诊。患者双膝关节疼痛20余年，不红不肿，自觉两膝关节以上沉冷袭人，遇冷更甚，历用肾上腺皮质激素等多种药物治疗，效果不显，现麻木刺痛，不能行走。诊见患者卧床不起，两膝关节轻度浮肿，得热痛缓，脉细弦而迟，舌淡苔白。证系寒湿侵犯，经络气血痹阻，应散寒除湿，温通经络。用巴豆搽剂外擦1次后，疼痛大减，两膝由凉转温，并能下床自由行走，7天后又擦药1次，痒止痂脱后，顽症亦愈，此后即逢寒冬阴天，两膝也灵活轻便。

治疗方法：将30g白酒置于粗糙的土碗中，选择1~3粒大而饱满的巴豆去壳留仁，手捏巴豆在酒中研磨直至完全溶化在酒液中即可。擦药时，夏日令患者坐在骄阳下，秋冬坐在火炉旁，把事先准备好的药液放在炉上微温，再在病人患处反复搓擦，以皮肤感觉温热为宜。药后半小时，擦药处出现红色丘疹或水泡，并感瘙痒疼痛，可用生姜薄片轻轻擦拭以缓解疼痛。一般轻者治疗1次，重者2次（2次擦药相隔5~7天），即可痊愈。曾治疗急慢性寒痹72例，效果显著。〔赵德荣. 江苏中医. 1989,（8）：11.〕

（2）严某某，女，42岁。两膝关节麻木疼痛已14年，时愈时发，天转阴雨，疼痛尤甚，屡经中西医治疗未愈，经用巴豆饭外敷治疗1次即愈，随访14年未见复发。

治疗方法：取巴豆（干品）10~15g捣烂成泥，加热大米饭适量混匀，置塑料布或芭蕉叶上敷患处（以不烫伤皮肤为宜），以纱布绷带或其他布条固定即妥。

注意事项：①巴豆辛热有大毒，外敷对皮肤黏膜有强烈刺激，故敷药时间一般不超过8~10小时。去药后，局部皮肤常发生过敏性皮疹瘙痒难受。严重者可以口服抗过敏药物1~2天即好。②服药时间最好选择在晚间临睡时，因此时肢体，关节活动较少，利于固定。2次用药间隔时间15天。③配制药饭所使用的工具要及时洗净，以免误食中毒，敷用过的药饭不要用来喂家禽。〔藜殿改. 广西中医药. 1980,（2）：27.〕

7. 恶性肿瘤

李某某，女，35岁。颈部，腋窝有肿物，两处取活检病理诊断：霍奇金淋巴瘤。1983年经用化学药物治疗，肿瘤消失，1985年肿瘤复发，因白细胞低，不宜再用化疗，改用巴豆针剂，90天内连续用药60支，肿瘤完全消失，为巩固疗效，在150天内继用60支，至今已5年未复发，恢复正常工作。

治疗方法：巴豆制剂剂型有针剂及口服液。针剂供肌内注射，每次2~4ml，每天1~2次，口服液每次10~30ml，每天2~3次，均长期连续应用。本组病例用药均在1个月以上。在用巴豆制剂期间停用其他抗癌药物。〔焦中华，等. 山东中医学院院报. 1990，14（5）：38.〕

8. 牙痛

王某某，男34岁。患牙痛病已7年，当冬季尤甚，痛时坐卧不安，饮食难进，镇痛药及中药均未效，笔者用下法1次痊愈。

治疗方法：巴豆1个，黄烟少许（约1支烟量）。将巴豆去壳研碎，卷入烟内点燃吸之，1支烟吸完为度。主治各种牙痛，对胃火牙痛效果更好。〔节志敏. 黑龙江中医药. 1966,（6）：55.〕

9. 肠梗阻

（1）刘某某，男，15岁，1978年9月10日上午8时入院，腹胀痛，呕吐，不排气，不排便10小时。诊断：阑尾炎术后粘连性肠梗阻。保守治疗5小时，下胃管，输液，服中药、豆油等法无效。因家属不同意手术治疗，9月10日下午3时，外科要求会诊。检查：神疲，口唇发干，舌质绛紫，苔黄灰而干，脉沉弦，腹部膨隆，呕吐。中医辨证属“气结”“关格”之证。3点30分用巴豆皮0.5g，烟叶适量碾碎卷成2支烟，让患者吸1支。4点钟，患者自觉腹中肠鸣，4点20分开始排气2次，随之腹胀减轻，当天夜里12点排软便1次。第2天，进流食，排气，排便正常。继续服中药调理胃肠。治愈出院后至今未复发。〔祝显明. 内蒙古中医药. 1987,（1）：39.〕

（2）姚某某，女59岁，急诊入院。4天来腹痛日趋加重，伴有恶心，呕吐，5天未曾排便。检查：一般状态欠

B

佳，心、肺、肝未发现异常，唯腹部膨隆，可见肠型及肠蠕动波，右下腹部有明显压痛，肠鸣音亢进，可闻及气过水声。腹部透视：右下腹部有大量积气，盆腔有少量积气，有数个液气面。临床诊断：急性肠梗阻。

住院治疗经过：立即肠胃减压，同时纠正水及电解质平衡失调，并予大承气汤鼻饲。当日下午，病情恶化，全身出汗，面色苍白，口唇及末梢发绀。血压 12/7.2kPa（90/65mmHg）；因本人不同意手术治疗，遂请中医会诊。诊见形体羸瘦，汗出淋漓，脘腹痞硬，腹胀如鼓，其痛如割，拒按，手足欠温，舌淡苔白，脉象沉滑。为寒邪凝结，通降失司，传导失职。以辛热峻下法为治。用巴豆霜 5g，鼻饲，20 分钟后，腹痛又增，腹中雷鸣，继之排气，随之泄泻稀便，夹有燥屎，屎硬如石，击之不碎，2 小时内排便 14 次。自此关格一开，闭阻通，中焦积滞尽除，诸症悉平，唯脉沉细，苔白而干，此津伤正衰之征，用独参汤，以善其后。〔孙福祥. 吉林中医药. 1981,（1）：44.〕

（3）粘连性肠梗阻

李某，男，42 岁，1958 年 10 月 6 日入院。右下腹持续疼痛，阵发性加剧伴腹胀，呕吐，不排气不排便 12 小时。查体：痛苦病容，中度脱水貌，腹膨隆，拒按。未见肠型及蠕动波。肠鸣音亢进。X 光透视，腹部有宽大液平面，右下腹有小液平面。诊断：粘连性肠梗阻。经保守治疗 5 小时无效而行松解粘连术。术后曾一度缓解，但 6 天后病症又复发，症状同前。病情危重，外科认为不宜再手术，请中医会诊。查患者精神衰惫，面色萎黄，口唇发干，舌质紫暗，舌苔厚滑腻，脉沉弦细。中医辨证属关格、气结之范畴。用胃管给粘连缓解药 1 剂，加蜂蜜 100g、豆油等均无效。遂用巴豆皮 0.5g，烟叶适量，捻碎卷成 2 支烟，吸入 1 支，50 分钟后患者自觉腹中肠鸣，排气 2 次，随之腹胀减轻，精神好转。6 小时后吸入第 2 支烟，又排气 3 次，第 2 天解褐色软便 1 次，随之腹胀消失，予保和丸调理肠胃，住院 1 周，治愈出院。至今未复发。〔祝显明. 内蒙古中医药. 1981,（1）：39.〕

按语：巴豆为辛热峻下之品，能开通肠道闭塞。然其泻下作用峻猛，体弱正衰病人忌用。卷烟叶吸入，既可发挥其泻下作用而通肠，又可缓其峻烈之性。用药方法之妙，值得借鉴。

10. 骨结核

杨某某，男，26 岁。6 年前因患腰椎、右髋骨关节结核在北京住院 16 个月，做过手术 8 次，出院后右侧腹股沟及股部常有 3~5 个窦道反复交替流脓。1975 年曾用本方治疗 4 次，每次服药 2~3 个月不等，每次服药 1 个月后流脓即停止，第 2 个月伤口愈合，患者自行停药，每因感冒或劳累而复发。于 1976 年 7 月正式观察治疗，患者身体消瘦，营养不良，动则汗出，驼背，右股部内侧及外侧有 3 处窦道流脓，气味腥臭，局部肌肉被瘢痕挛缩成畸形。摄片："腰椎第 2、3、4、5 椎体骨质破坏，侵蚀缺损，呈楔样变，椎体融合成角；两侧骶髋关节部分骨质破坏，右侧关节腔模糊，右侧小粗隆侵蚀并有骨膜反应。诊断：腰椎结核，右侧骶髋关节、髋关节结核。”乃服蜡巴豆治疗，每早空腹服7粒。1个月后流脓停止。2个月后窦道愈合，3个月拍片检查，显示骶髋关节、髋关节较前清晰，骨质边缘整齐，股骨小粗隆也较前清晰整齐，右侧股骨颈出现病理性骨折，股骨大粗隆与股骨头融合在一起。继续服药，1977年4月25日复查，患者体质、精神大为好转，愈合的窦道未再复发。拍片检查：凡以前病变部位骨质边缘全部整齐，清晰，骨质再生良好，服药共8个月终获痊愈，为巩固疗效，继续服药半年，至今7年，一直健壮。

炮制：巴豆去壳，去皮，保留整仁不碎。把黄蜡（蜂蜡）化开，用针尖将巴豆扎上，在已熔开的黄蜡中蘸一下，取出旋转冷却，使黄蜡将巴豆均匀全部包住，不留缺损即可。

注意事项：①除去巴豆皮时，不可将巴豆油触及皮肤，以防引起中毒及局部灼痛红肿。②服药时不可咬破，以免发生口腔黏膜水肿灼痛和腹痛泄泻。③剥下的巴豆皮应烧掉或深埋。④包巴豆必须用黄蜡（蜂蜡），不可用白蜡。〔杨春成. 四川中医. 1983，1（2）：54.〕

11. 下肢慢性溃疡

（1）余某，男，31岁。左下肢溃疡12年，患肢同时伴静脉曲张，在溃烂初几年中，容易治愈，但不久又复发，如此反复多次，以后疮口不能愈合，1955年在第二劳工医院进行组织疗法无效，1956年及1957年进行静脉曲张切除手术，手术后疮口愈合，但不久原疮口又复溃烂，1958年进行封闭疗法，亦无效，从1957年以来疮口经常存在，虽不断经中西医治疗亦不见效。近几个月来疮口较原来扩大，经本科用其他中药敷治无效，于1959年1月29日开始用巴豆膏（当时疮口长4cm，宽3cm），至4月8日疮口愈合，在用巴豆膏治疗开始时，病员适当休息，敷药后疮口收缩很快，中间一段时间病员恢复工作，疮口好转即转缓慢，后病员再行休息（卧床休息），疮口又很快缩小，直至完全愈合。

巴豆膏的配制及用法：药品，巴豆肉24g（略压碎），植物油500g（麻油、豆油、花生油均可），黄蜡150g，白蜡30g，先将油及巴豆肉放置锅内，在火上熬至巴豆肉焦黑色（中心黑透），滤去巴豆，入二蜡加热溶化，冷却后即可应用。把巴豆膏摊于纱布块上，覆盖于疮面，每天换药1次，换药时，必须洗清疮口。〔王焘奇. 上海中医药杂志. 1959，（8）：28.〕

（2）丁某，男，32岁，工人。右下肢曾患过溃疡，原瘢痕处受擦伤溃烂，疮口直径约2cm，痛甚，西医治疗1个多月，换过多种药品无效，于1959年1月29日开始使用巴豆膏，敷药后痛止，疮口亦见缩小，1个月后疮口愈合。

治疗方法：同前案。〔王焘奇. 上海中医药杂志. 1959，（8）：28.〕

（3）常某。足跟被铁屑烫伤，引起溃烂，用过多种药物，历时1个月，疮口不见缩小，改敷巴豆膏后不到1个月，疮口愈合。

按语：巴豆外用有蚀疮功效。治疗

B

皮肤溃疡，可能是通过其强烈的皮肤刺激作用，使疮面病变组织坏死脱落，从而有利于新生的肉芽组织覆盖创面。

12. 臁疮

祖父张玉珠，花甲之岁患臁疮，诸医乏效，阅3年有余。右小腿胫骨下端部一铜钱大溃疡面，四周皮肤乌黑肿胀，疮口凹陷，疮面肉色灰白，时流污水，腥臭难闻，苦无良图。幸遇一老走方医，言易治，半月可愈。

治疗方法：生巴豆（不去皮心），晨起囫囵吞下1枚，随即嚼服洗净的生葱（去须）6棵，每天1次。连服10天后，疮面污水锐减，肉色淡红而暗，四周皮肤暗红，肿胀消，疮面平坦变小如1分人民币大小。又5天而平复，果如其言。〔张根，等. 中国乡村医生. 1991,（10）：35.〕

13. 术后尿潴留

张某，女，30岁，农民。1983年4月10日行卵巢结扎手术，术前情绪紧张，术中不合作，损伤膀胱，扩大切口行膀胱修补术，术后24小时未解小便。虽经中西药处理未效，经导尿后6小时仍不能排尿，转入我院治疗。症见患者辗转呻吟，烦躁，少腹胀急，耻骨上区膨隆突起，叩之呈浊音，按则硬痛，用下方外敷气海穴，药后1小时许小便始出，量约600ml，仅用药1次，诸症消失，次日排尿2000ml左右。

治疗方法：用巴豆6g，捣烂加白酒适量调成饼，敷于气海穴，外盖软薄膜并用纱布扎紧，待敷药部位烧灼难忍时将药物去掉即可。若1次不效，可重复使用1~2次，间隔时间3天。药后大多可自行排尿。〔胡达坤. 湖北中医杂志. 1991,（6）：53.〕

14. 疮毒

张某某，男，3岁。1986年4月20日就诊。疮毒遍及全身，发热，红肿，发痒，疮呈黑紫色，丘疹大小不等，有瘀血斑点或块状，连续服用中西药物，效果欠佳，反复发作难以痊愈。用巴豆3~5粒，捶破，将生鸡蛋一端打个洞，将巴豆放入蛋内，蒸熟，熟后将巴豆去掉，只吃鸡蛋。连服几个月后，疮毒、块状、发痒及瘀血紫色斑点，全部消失而痊愈。〔刘万生. 四川中医. 1988, 6（5）：41.〕

15. 婴幼儿腹泻

刘某某，女，8个月。腹泻呈稀水样，蛋花状大便2天余，每天6~8次，伴有低热；诊断：消化不良型腹泻。经注射复合维生素B，口服胃蛋白酶等不效，即给予巴豆末（1粒）放入脐中，嘱多喝盐糖水，次日即愈。

治疗方法：取巴豆1粒（去壳）研末，用白蜡烛少许熔化，将巴豆末掺入，趁热放入脐中，外用胶布固定，约6个小时后去掉。如1次不愈，可继续用1~2次。〔呼延法珩. 湖北中医杂志. 1983,（4）：4.〕

16. 误吞水蛭

夜有醉者口渴，误吞水蛭，腹痛黄瘦，不进饮食。治用小死鱼三四个，猪胆煎熔搅匀，入巴豆10粒，碎烂，和田中干泥，丸如绿豆大，以田中冷水吞下1丸，泄下为度。〔历代无名医家验案：102.〕

【备注】本品有毒，用量宜慎。内服：入丸、散，0.25~0.5g（用巴豆霜）；外用：棉裹塞耳鼻，捣膏涂或以绢包擦患处。巴豆中所含的巴豆油，入肠后与碱性肠液作用，析出巴豆酸，即具有剧烈的峻泻作用，可引起恶心、呕吐与腹痛，服用1~3小时就可腹泻。巴豆中毒民间常以绿豆汤、豆汁或冷米汤等解救。《药对》说："中其毒者，以冷水，黄连水，大豆汁解之。"

芭蕉根

【基原】为芭蕉科植物芭蕉的根茎。

【异名】芭蕉头。

【性味】甘，大寒。

【归经】入肝、脾经。

【功能主治】清热止渴，利尿，解毒。主治：天行热病，烦渴，消渴，黄疸，水肿，血淋，痈肿，疔疮，丹毒，脚气，血崩等。

【临床应用】

乳糜尿

刘某某，女，53岁，农民。1982年6月23日就诊。患者11年来，小便经常呈乳白色，进油腻食物后益肾，且混有鱼冻样块状物，常堵塞尿道，排尿困难，苦不可言，期间曾多次住院，先后接受乙胺嗪、萆薢分清饮、菟丝子丸治疗，症状缓解不久即复发。诊见：形体消瘦，神倦乏力，舌质淡，苔薄白，脉濡。尿检：外观混浊；蛋白（++++），红细胞（+++），乳糜实验阳性，诊断：乳糜尿。经下方4剂治疗，尿检：淡黄，清晰；蛋白、红细胞、乳糜实验均为阴性。随访6年，能坚持正常劳动，进正常饮食未见复发。

治疗方法：鲜芭蕉根200g，瘦猪肉200g，水炖，服汤，分早晚2次服，每隔3天服1剂，总疗程4~6剂。〔余克涌，等. 湖北中医杂志. 1989,（5）：16.〕

B

芭蕉油（芭蕉树水）

【基原】为芭蕉科植物茎中的液汁。

【异名】芭蕉汁，芭蕉树水。

【性味】甘，凉；无毒。

【归经】入肝、胃经。

【功能主治】清热，止渴，解毒。主治热痛烦渴，惊风，癫痫，高血压头痛，疔疮痈疽，烫火伤等。

【临床应用】

慢性化脓性中耳炎

（1）覃某，女11岁，右耳反复疼痛，流脓已2年，局部常用抗生素溶液和耳散，未能根治，病情时好时发。改用下药滴耳，3天后症状明显减轻，再滴2天，症状完全消失，随访1年未见复发。

治疗方法：刀砍芭蕉树，用玻璃杯回收自刀口处滴出的芭蕉水，加冰片备用（每10ml芭蕉水加冰片1g）。用上药滴患耳，每天2~3次，每次1~2滴。〔周启合. 广西中医药. 1978,（3）：39.〕

（2）段某，女，17岁，护理员。小时患过中耳炎，有流脓史，于1958年6月初游泳后，右耳未痛痒，但开始流脓。检查：右耳有黄色黏稠液，经培养查到变形杆菌，鼓膜中央圆形穿孔约0.5cm×0.5mm，乳突无压痛。诊断：慢性中耳炎急性发作。经芭蕉树水点患耳，1天2次，1天后流脓停止，自动停止点药，3天后复发，在继续治疗中。〔贺照碧，等. 中级医刊. 1959,（5）：57.〕

（3）赵某某，男，32 岁，军人。1946 年战伤震破左耳鼓膜感染化脓后，至今未愈，流脓 12 年，经过多种药品治疗无效，听力差。检查左耳鼓膜中央型椭圆性穿孔约 1.3mm×1mm 大，乳突无压痛，传导性耳聋，脓液涂片查到革兰氏阳性球菌。诊断为左耳慢性化脓性中耳炎。经芭蕉树水点患耳，每天 3 次，3 天后无脓液。继点 2 天痊愈。观察 7 天未复发出院。

芭蕉树水取制法：选择大的芭蕉树，靠其根部粗茎处洗去泥土后，用 2.5% 碘酒及酒精消毒，用消毒刀横行切口成直径约 5mm 左右的小孔，此时可发现黑灰色乳状黏性液外溢，马上用消毒注射器的针嘴插入小孔内顶紧抽吸。将取得之液体放入一个消毒空瓶内，用橡皮塞塞紧，在常温下可保持 12 小时，时间经久易变坏呈棕黑色并有渣性沉淀，因此最好每天抽取 1 次。

治疗方法：用 3% 双氧水将患耳脓液擦洗清净，使患者头部倾斜于健侧，患耳向上，滴入芭蕉树水 3~5 滴，静待 10 分钟（患者保持患耳向上的体位）后，塞以消毒棉花球。如系两耳也按上述方法，相继进行处理。每天 2~3 次，痊愈为止。芭蕉水滴入患耳后，除在数分钟内自觉患耳发凉外，无痛感和不良反应。经过几次治疗后脓液显著减少，可见有黑色块状物，此系芭蕉水沉淀物，应用双氧水棉球擦净，动作要轻，以免擦伤骨膜。必须坚持连续按时点药，不能中断。〔贺照碧，等. 中级医刊. 1959,（5）：57.〕

按语：芭蕉树水既可以治疗中耳炎，也可外涂治疗创口久不愈合，或发背疽等；外擦头顶可治疗高血压头痛；芭蕉树水内服可用以治疗消渴口干舌燥，骨节烦疼或疔疮走黄。生芭蕉根与猪肉同煮，还可治疗妇科血崩、白带、胎动不安、高血压等。因其性冷，脾胃虚寒者不宜多用。

菝葜

【基原】为百合科植物菝葜的根茎。

【异名】金刚根，王瓜草，金刚骨，金刚树，铁刷子等。

【性味】甘，温。

【归经】入肝、肾经。

【功能主治】祛风湿，利小便，消肿毒。主治关节疼痛，肌肉麻木，泄泻，痢疾，水肿，淋病，疔疮，肿毒，瘰疬，痔疮等。

【临床应用】

1. 急性胃肠炎

陶某某，女，1984 年 7 月 5 日就诊。患者眼窝深陷，声音低沉，精神不振，呈现急性病容，半天如厕 4~5 次，大便如喷射状，伴肠鸣腹痛。临床诊断为急性胃肠炎。体温正常，呼吸浅，脉濡无力，舌质红，口干欲饮。遂用菝葜 120g，加食盐少许，水煎，当茶服，1 剂泻止，继服痊愈。〔王水茂. 四川中医. 1991，9（2）：18.〕

2. 糖尿病

患者，男，60 岁。口渴，尿多已月余。1 个月来食欲明显增加，小便次数频多，每天 30 多次，腰部酸痛，四肢无力，心肺检查无异常，尿检：糖（+++）。给以菝葜根 50g 煎之如同服茶，次数不计，每天另加猪胰200~400g炖服。10天后糖尿（+），15天后未检出糖尿，在治疗过程中淀粉饮食未加限制。〔郑劲. 福建中医药. 1958,（1）：40.〕

白豆蔻

【基原】为姜科植物白豆蔻的果实。

【异名】多骨，白蔻，壳蔻。

【性味】辛，温。

【归经】入肺、脾经。

【功能主治】行气，暖胃，消食，宽中。主治气滞，食滞，胸闷腹胀，噎气，噎膈，吐逆，反胃，疟疾等。

【临床应用】

口角流涎

曾某某，女，2岁。口角流涎1年余，下颌，脖颈已溃烂。予以每次白豆蔻2粒，老姜3片，泡开水频服，每天3次，3天后流涎止。〔邓朝纲. 四川中医. 1985，3（6）：37.〕

白矾

【基原】为硫酸盐类矿物明矾石经加工提炼而成的结晶。主含水硫酸铝钾〔$KAl(SO_4)_2 \cdot 12H_2O$〕。

【异名】矾石，理石，白君，明矾，云母矾，羽涅，涅石等。

【性味】酸、涩，寒；有毒。

【归经】入肺、脾、胃、大肠经。

【毒性】

中毒表现：白矾大剂量内服刺激性很大，可引起口腔，喉头烧伤，呕吐腹泻，虚脱甚至死亡。

中毒救治：①清水洗胃或给予牛奶、鸡蛋清、米汤等，以保护消化道黏膜。②口服硫酸钠或硫酸镁25~30g，使之成为不被吸收的硫酸盐。③静脉滴注5%葡萄糖生理盐水2000~3000ml，促进排出。

【功能主治】消炎，燥湿，止泻，止血，解毒，杀虫。主治癫痫，喉痹，肝炎，黄疸，水肿，胃、十二指肠溃疡，泻痢，衄血，口舌生疮，痔疮疥癣，水、火、虫伤，子宫脱垂，白带等。枯矾能收湿敛疮，止血化腐。阴虚胃弱，无湿热者忌服。

【临床应用】

1. 干呕

一妇人，年二十余。因悲泣过度，痰涎堵塞胃口，其胃气蓄极上逆，连连干呕。形状又似呃逆，气至咽喉不能上达。剧时浑身抖战，自掇其发，有危在顷刻之状。医者用生姜自然汁灌之，似不能容受。愚诊视之，其脉左手沉濡，右三部皆无。然就其不受生姜观之，仍当是热痰堵塞，其脉象如此者，痰多能瘀脉也。且其面有红光，亦系热证。遂用生白矾二钱，化水俾饮之，即愈。此方余用之屡次，审知其非寒痰堵塞，皆可随手奏效。即痰厥至垂危者，亦能救愈。

生白矾长于治顽痰、热痰，急证用之，诚有捷效。惟凉痰凝滞者，断不可用。〔医学衷中参西录（上册）：150.〕

2. 中风

一肺性脑病住院病人，昏迷，痰声辘辘，微发热，苔滑脉滑，闻诊估计痰位较低，难以吸出，滴以少许开水试其吞咽反射尚存，即以白矾 1g，开水 1 匙，溶化滴喂，痰声渐渐减除。此例病人合并上消化道出血，发热……而白矾本身尚有轻微酸敛止血作用，故用之无妨。另一例 70 岁老人中风昏迷，痰如曳锯，即以皂角，白矾煎水滴灌，痰声随下……我认为白矾除痰主要用质重镇坠，若一般外邪咳嗽痰出不畅，白矾则非所宜。〔杨千潜. 广州医药. 1985,(3)：30.〕

3. 鼻衄

周某某，男，12 岁，肝炎患者，凝血机制较差。因食大辛大热之品，引起鼻衄，血流不止，遂用药棉卷成与鼻孔大小的条状，蘸白矾末，病人抬头呈脸斜向上仰位，将棉条塞入鼻孔，维持 1~2 分钟，即止。〔柳德学. 江西中医药. 1989，20（5）：49.〕

4. 急性尿潴留

王某某，男，73 岁。1984 年 8 月 25 日就诊。患者因上消化道出血在市某医院住院。1 周来伴发小便不通，需留置导尿管方缓其急，后邀余治疗，嘱用下方敷脐。用药 1 次，小便即能解下，但不甚畅利，再敷 1 次，小便通畅，未再复发。

治疗方法：取白矾、食盐各 7.5g，用冷水调成糊状，填敷脐中，上覆盖塑料薄膜固定 2 小时左右取下。一般半小时后小便即可通利，若小便不通或不畅者，次日可再敷 1 次。

适应证：功能性病变引起的急性尿潴留，器质性病变引起者效果较差。〔王应才. 国医论坛. 1990，20（5）：41.〕

5. 癫痫

叶某某，男，22 岁，待业青年。1984 年 3 月 8 日就诊。因精神失常，言语错乱，或闭门独坐，或外出游走，入市某精神病医院，住院治疗 3 个月罔效。病程 1 年余，乃邀余诊治。诊见：表情淡漠，时时口吐涎沫，脉弦而滑，舌淡红，苔黄而腻，此属痫症。缘由忧思郁怒，气机逆乱，痰随气逆，蒙蔽心窍所致。治当涌去其痰。药用生白矾末开水化服，每天 1 次，每次 5g，于空腹时服，患者每次服药后不久均出现呕吐，呕出物为食物与胃液，并于数小时后出现腹泻，每天 3~5 次。服药至第 5 天，患者精神困顿，是晚安然入睡达 8 小时，嘱续服 5 天，此后患者每晚均能入睡 6 小时以上，神态逐渐恢复正常，随访 3 年未复发。〔朱豫珊. 江西中医药. 1991，22（4）：61.〕

6. 鸡眼

年某某，男，60 岁。几年来，右脚跟生鸡眼，行走不便，经各种治疗未愈，用盆盛热水，投入白矾少许，洗泡患脚。待鸡眼软则用镊子拔取之。洗拔 3 次而鸡眼落，追访数年未再生。右手中指甲内侧角外，亦生一刺瘊，写字不便，几年来，两手共生 9 处，经医院检查必须割除。亦同样用白矾水浸泡，洗 6 次而脱落，亦未复发。〔宋修仁. 黑龙江中医药. 1966,(2)：25.〕

7. 小儿口疮

刘某某，女，2 岁。1991 年 4 月 11 日起，无诱因口腔疼痛，影响进食。查：右侧口腔黏膜处有 4 处小白点，周围红肿，遂用下方治疗，20分钟后疼痛减轻，嘱其带药自用，3 天后随访，患儿口腔溃烂处愈合，无任何不适。

治疗方法：白矾 6g，冰片 1.5g，选约 6cm × 6cm 的湿柳木一块，在其中间凿一小窝，纳入研碎的白矾，然后在炉火上烘烤，待白矾冒泡（约半生半黏）时将其倒出晾干，加冰片共研极细粉末。用时取少许吹患处，1 天 2 次，一般 20 分钟后疼痛即止，2~3 天即可痊愈。〔张广和，等. 国医论坛. 1992，31(1)：36.〕

8. 小儿腹泻

徐某某，男，10 个月大，腹泻 9 天，黄色蛋花样便。大便每天近 10 次，量不多，经用新霉素、呋喃唑酮、婴儿素、胰酶等治疗无效，有轻度脱水，大便镜检脂肪球（+++）。除给予口服补液减乳外，以下法治疗，婴儿便次减少，便质变稠，连服 3 天后，腹泻停止，大便恢复正常，痊愈出院。

治疗方法：将小麦面粉用文火炒熟（至深黄，味香而不苦为度）。每 50g 炒面加入白矾末 3g 拌匀，分成 20 包。1~6 个月服 1 包，每天 2 次；7 个月 ~1 岁服 1 包，每天 3 次；1 岁以上服 2 包，每天2次。用开水冲服，一般3~5天为1个疗程。治疗期间禁食（奶）6~8 小时或适当减食（奶），随病情好转，逐渐恢复原来饮食。如有轻度脱水，可适当口服补液，并根据病情作必要的对症处理，如呕吐者针刺内关穴等。〔庄胤伦. 赤脚医生杂志. 1976，(5)：16.〕

9. 先天性脐尿

薛某，男，45 天。足月顺产，生后 12 天脐带脱落，每次小便均从脐带排出，从而尿道口排尿极少。经某医院泌尿科诊断为先天性脐尿，嘱患儿于 9~10 岁作膀胱修补手术。我们利用加热溶解（加热至 45℃溶解）、冷却凝结的原理，配制成 60% 高浓度明矾结晶溶液。在脐部先按放好敷料适当加压，再将高浓度明矾结晶溶液 10ml 迅速注射在脐尿口周围，6 天后解开敷料，脐尿口闭合痊愈。迄今观察 15 年，从未发生脐尿和脐部渗液现象，脐部完全正常，生殖器发育良好，泌尿道排尿正常。〔朱恒顺. 江苏医药. 1977，(11)：40.〕

10. 皮肤感染

奚某某，男，58 岁。1982 年 8 月 14 日初诊。因右手掌中指关节腹侧、拇指第 1 节腹侧、食指第 2 指节腹侧、小鱼际处及掌心等 5 处患鸡眼年余，握物作痛，经削割敷药治疗，5 天后鸡眼脱落，但局部感染，红肿疼痛剧烈，伴脓性分泌物，乃转西医治疗。用生理盐水、依沙吖啶等辅料处理后，急性炎变有所控制，红肿痛减轻，但创面有大量黄水样分泌物，创面潮湿，糜烂扩延，肉芽隆凸呈暗红色，边缘腐败坏死。于 9 月 7 日改用枯矾糊敷治。仅敷 1 次，次日创面已干燥，第 3 天创面结痂，1 周后即脱痂痊愈，且未留瘢痕。

治疗方法：将白矾放入锅内，熬至溶化不再冒气泡时，即成枯矾。研为细末，装瓶盖封，备用。使用时根据创面大小取适量枯矾末，加菜油或液体石蜡适量，充分混匀调成糊状，涂敷患处，用消毒纱布覆盖包扎即可。2~3 天更换 1 次。一般烧烫伤（有水泡者先刺破放液后敷药）及溃疡用药后 2~3 天即可结痂，1 周左右可脱痂痊愈。〔廖昌健. 四

川中医，1986，4（6）：45.〕

按语：白矾外用有较强的收敛作用及抗菌作用，用于分泌物多、糜烂及肉芽组织生长不良的迁延性创面，有利于创面干燥，结痂，控制感染，从而促进肉芽组织的健康生长和创面修复。

11. 小儿咳喘

王某，男，3 岁。于 1991 年 4 月 3 日就诊。其母代诉：2 天来咳嗽，喉中痰鸣，呼吸急促，舌苔薄腻。于白矾治疗，翌日诸症消失。

治疗方法：凡小儿咳嗽气喘，喉中有拽锯声，用生白矾 30g 研末，少入面粉（米粉亦可）加醋适量，和作 2 块小饼，分贴两足心，外用纱布固定，1 天后其痰自下，咳止喘平，屡试屡效。〔秦亮. 国医论坛. 1992，34（4）：21.〕

按语：白矾内服有吐利风热之痰涎的作用，然味涩易致呕吐。如上法外用，既可化痰而治咳喘，又免去内服之副作用，方法简便安全易为患儿接受。

12. 眼结膜炎

廖某某，男，32 岁。双目红肿、疼痛、畏光。诊断：急性结膜炎。即予 0.5% 明矾溶液滴眼每天 4 次，口服明矾粉末每天 4 次，每次 1.5g，1 天后症状消失而痊愈。

治疗方法：用 0.5% 明矾溶液点眼，每天 2~4 次，点后有短暂时间的轻微涩痛，而收到消炎、止痒、减少分泌物的作用。对于较重的结膜炎，为了加速治愈，可以外用和内服同时进行。内服的用量，成人每次是 1~1.5g，小儿酌减，急性结膜炎 1 天口服 3~4 次，慢性结膜炎 1 天 2 次。较轻的结膜炎外用即可。1% 的明矾溶液具有腐蚀作用，对于滤泡性结膜炎具有相当的疗效，可以每天滴眼 1 次，滴后有些涩痛，宜在临睡前进行。〔卫保禄. 赤脚医生杂志. 1975,（7）：23.〕

白果

【基原】为银杏科植物银杏的种子。

【异名】佛指甲，灵眼，佛指柑。

【性味】甘、苦、涩，平；有毒。

【归经】入肺、肾经。

【功能主治】敛肺气，定喘嗽，止带浊，缩小便。主治哮喘，痰嗽，遗精，淋病，小便频数，白带，白浊等。

【毒性】动物实验证明，白果酸及银杏毒有溶血作用。银杏毒对蛙的中枢神经系统有麻痹作用。白果仁所含的中性成分给小鼠皮下注射 60mg/kg 亦可引起惊厥和死亡。

中毒原因：大多发生在入秋白果成熟季节，因炒食及煮食过量所致。一般认为引起中毒及中毒的轻重与年龄大小、体质强弱及服食量的多少有密切关系。年龄愈小，体质愈弱，中毒可能性越大，中毒程度愈重。服食量愈多，则死亡率也越高。

中毒表现：主要有恶心呕吐，腹痛腹泻，发热烦躁不安，惊厥，呼吸困难，紫绀昏迷，严重者可因呼吸中枢麻痹而死亡。少数有末梢神经功能障碍，如肢体迟缓性瘫痪，腱反射减弱，感觉减退等。

中毒救治：用 0.05% 的高锰酸钾溶液或 0.5% 活性炭悬洗胃液，灌肠，硫酸镁导泻，及相应的对症处理。或急用生甘草 60g，或白果壳 30g 煎服。

【临床应用】

1. 肺结核

程某某，女，18 岁。患结核病已半年，症见咳嗽，吐黄痰，潮热盗汗，食欲减退，闭经，X 线透视诊断为肺结核浸润型。服用油浸白果 40 天后，症状消失，透视检查已见病灶钙化。

采摘和炮制：在七八月份白果将黄时，尤以白露前后 2~3 天内采摘最好，选择颗大表皮完整的，勿摘去柄蒂，勿用水洗，采下即浸没在菜油内，严密封盖，放在室内暗处。浸制之盛具宜瓷器及有色玻璃制品，忌金属器皿。浸泡时间至少 80 天，泡 2~3 年尤佳。

治疗方法：每天早饭前和晚上睡觉前各服 1 枚（初服半枚，儿童酌减）。服时将白果放在碗内，用筷子捣成像黄豆粒大小块状，然后用温开水吞下，菜油不必服。一般病人服 60 枚左右可愈。服后如身上出现红点，停服 1 周，待红点消失继续服用。〔顾仁华．上海中医药杂志．1984，(7)：33.〕

按语：用白果治疗肺结核的同时，加强营养，注意休息是治疗成功的关键。在治疗过程中，严密注视其毒副作用的发生，如有恶心呕吐或肢体麻木，或皮肤上出现红点、红斑，应及时停药，或减量，以免发生意外。儿童及老人、体弱者，平时应少食白果。

2. 乳糜尿

郝某某，男，46 岁，工人。自诉小便浑浊呈乳白色十几年，偶夹有血色，反复发作，时觉排尿淋漓不畅，进食脂肪类食物或劳累后更甚。尿液检查：蛋白（++++），白细胞（++），红细胞（++），乳糜尿试验阳性，诊断为乳糜尿。先后用中西药及单方验方治疗，虽然改善症状，但停药则易复发。故用该方（白果 10~15 枚，糯米 100g，白糖 10~20g）每天 1 次，5 天后尿转清。10 天后查乳糜尿试验阴性，镜检（－）。治愈 1 个月后，嘱病人可食脂肪油腻之品，参加劳动，观察随访 4 年未发。

治疗方法：①组成：白果 10~15 枚，糯米 100g，白糖 10~20g。②用法：将糯米洗净置于铁或铝锅中，再将白果去壳放入，加水约 800ml，一同煎煮，待熟后再加入白糖，一同食之，每天早晨空腹服 1 次，连服 15~20 天，不要间断，即可治愈。〔王惠政．中医函授．1986，(4)：34.〕

3. 梅尼埃病

于某某，男，44 岁，1974 年 12 月 5 日就诊。患梅尼埃病十余年，近日又发作。眩晕耳鸣，目不敢睁，睁目则天旋地转，头不敢抬，抬头则欲仆倒。伴有腰痛失眠，后头痛等症状。舌淡胖有齿痕，脉沉细。遂予白果散，如下法服用。4 次之后，诸症尽除，一如常人，第 3 天即上班工作。随访至 1979 年 9 月，未见复发。

治疗方法：优质白果仁 30g（有恶心呕吐者，加入干姜 6g，研末，分 4 等分，每次 1 分，温开水送下，早晚饭后各服 1 次。〔侯泽民．中医杂志．1986，27（11）：63.〕

4. 出断针

杭州乐怀谷女方褪褓，忽啼不止，

B

拍之则愈啼，解之视背，见绣针微露其绪，而针已全没。医治之，杂以药敷，肉溃而针终不出。延至百余日，卖酒家传一方，以银杏肉去衣心，杵烂，菜油浸良久，取油滴疮孔中，移时，针透疮出，而针则已弯，盖强拍入也。〔历代无名医家验案：140.〕

按语：本品有毒，用量宜慎。中毒量小儿 7~150 粒，成人 40~300 粒不等。中毒出现时间在 1~12 小时不等，症状以中枢神经系统为主，表现为呕吐，昏迷，嗜睡，恐惧，惊厥，或神志呆钝，体温升高，呼吸困难，面色青紫，瞳孔缩小或散大，对光反应迟钝，腹泻，腹痛等。白细胞总数及嗜中性粒细胞升高，少数病例并有末梢神经功能障碍表现，呈两下肢完全性弛缓性瘫痪或轻瘫，触、痛觉均消失。多数患者经救治可恢复，但亦有少数患者因中毒重或抢救迟而死亡。一般认为引起中毒及中毒的轻重，与年龄大小、体质强弱及服食量的多少密切相关。年龄越小中毒可能性愈大，中毒程度也愈重；服食量愈多，体质愈弱，则死亡率亦愈高。民间对于多食白果中毒可能出现头痛，发热，抽筋，烦躁不安，呕吐，呼吸困难者，急用生甘草 100g，煎服或用白果壳 50g，煎服，也可用麝香 0.3g，调温水服即解。《随息居饮食谱》说："中银杏毒者，昏厥如醉，白果壳或白鲞头煎汤解之。食或太多，甚至不救，慎生者不可不知也。"

单味白果还可治疗下列疾病：①治梦遗。白果 3 枚，酒煮食，连服 4~5 日。②治牙齿虫蛀。生白果，每食后嚼 1 枚。③治头面癣疮。生白果仁切断频擦患处。④治阴部疳疮。生白果捣烂外敷。以上方法皆可一试。

白果叶

【基原】为银杏科植物银杏的叶。

【性味】甘、苦、涩，平。

【功能主治】益心敛肺，化湿止泻。主治胸闷心痛，心悸怔忡，痰喘咳嗽，泻痢，白带等。

【临床应用】

小儿腹泻

吴某某，男，6 个月，1987 年 9 月 26 日就诊。于 3 天前因受凉而致腹泻，大便水样，内有未消化乳汁，每天大便 8~10 次不等，恶心呕吐 2 次，即去本市某医院诊治，诊断为婴儿腹泻，给予静脉补液及庆大霉素治疗至今，再未呕吐，但余症如故。近 2 天出现腹胀，纳呆，口渴喜饮，精神不振而来求治。检查：体温 38.1℃，口唇黏膜略干燥，皮肤弹力较差，心肺正常，腹部略膨隆，肛门红润，指纹色青。大便镜检示有脂肪球（++），诊断：泄泻（婴儿秋季腹泻并脱水 1 度）。予银杏叶 100g，加水 2000ml 煎煮 20 分钟，待水温降至 35℃左右时，浸泡搓洗患儿双足 20 分钟，并要注意饮食调节，共洗 5 次（2.5 天）告愈。〔赵树仁，等. 中国乡村医生. 1992,（8）: 18.〕

白蒿

【基原】为菊科植物大籽蒿的全草。

【异名】蓬蒿，白艾蒿，皤蒿，蘩等。

【性味】甘，平。

【归经】入肺、胃、大肠经。

【功能主治】清热，利湿，解毒。主治风寒湿痹，黄疸，热痢，疥癞恶疮等。

【临床应用】

急性细菌性痢疾

（1）张某某，男。以发热、腹泻、脓血便1天入院，体温38.8℃，便次频数。镜检：脓球(++++)，红细胞(++)，大便培养为佛氏痢疾杆菌生长，予以白蒿冲剂，第2天症状明显好转，第3天大便次数及外观正常，镜检及培养均阴性，痊愈出院。

（2）刘某某，男，成人。以腹泻、脓血便3天入院，体温39.7℃，大便每天6~7次，镜检：脓球（++++），红细胞（+++），吞噬细胞（0~4），培养为宋内氏痢疾杆菌生长。服白蒿煎剂，服后8小时体温正常，第3天便次及外观均正常，第4天大便镜检及培养痢疾杆菌均阴性，痊愈出院。

治疗方法：①煎剂：鲜草药60g（干品30g），每天1剂分服，5~7天为1个疗程。②冲剂：用量及疗程同煎剂，开水冲服。③片剂：用量及疗程同煎剂，每次2g，每天2次。〔中国人民解放军后勤学院245部队第一附属医院. 中草药通讯. 1971，(1)：26.〕

白花蛇

【基原】为蝰蛇科动物五步蛇或眼镜蛇科动物银环蛇幼蛇等除去内脏的全体。

【异名】蕲蛇，褰鼻蛇，寸白蛇，银报应，断肌甲等。

【性味】甘、咸，温；有毒。

【归经】入肝、脾经。

【功能主治】祛风湿，透筋骨，定惊搐。主治风湿瘫痪，骨节疼烦，麻风，疥癞，破伤风，杨梅疮，瘰疬恶疮，小儿惊风搐搦等。

【临床应用】

1. 关节痹痛

郁某某，男，35岁。1963年9月开始发热，旋即右侧股骱疼痛，延及膝关节，发展为全身关节肿胀疼痛，呈对称性、游走性，曾多次治疗，7个月无好转。1965年1月，用金钱白花蛇浸酒1000ml，半月后又购3条浸酒3000ml，1个月服下，症状完全消失，1年后随访未复发。

治疗方法：金钱白花蛇1条，将躯干剪断，浸入1000ml烧酒中，隔7天服用，每晚临睡时服1~3匙（约10~30ml左右）。如素有吃酒习惯的，随酒量酌增。血虚风热及结核性关节炎，不宜应用。如服后关节疼痛增加及发热者勿服。〔岳美水. 浙江中医杂志. 1966，9（7）：35.〕

2. 荨麻疹

顾某某，女，36岁，1962年8月21日就诊。全身皮肤风团成批，累口若贯珠，越2个月，奇痒难忍，寐食不安。遍用葡萄糖酸钙、氯苯那敏、泼尼松等抗过敏药物和中药祛风止痒诸方，时隐时现，舌淡红，苔薄白脉弦细。王师给以蕲蛇肉（白花蛇肉）30g，研末分 3 次吞服，1 天症减，3 天已。本品祛风之功颇强，《开宝本草》谓其能“暴风瘙痒”。用于荨麻疹经多法治疗不效者，常能出奇制胜。〔徐义潮. 浙江中医杂志. 1992,(4): 85.〕

3. 银屑病

郭某某，男，45 岁，干部。患银屑病 2 年余，颈、胸、腹、腿均有，冬春较剧，白屑甚多，瘙痒不安，迭治不愈，嗣给予炙蕲蛇（即白花蛇）250g，研细末，每服 3g，每天 1 次，服 5 天后瘙痒即减，半月渐定，落屑亦少，连续服至 2 个月，而获根治。〔朱良春. 江苏医药. 1977,(6): 10.〕

白花蛇舌草

【基原】为茜草科植物白花蛇舌草的带根全草。

【异名】蛇舌草，蛇总管，鹤舌草，细叶柳子，羊须草等。

【性味】苦、甘，寒。

【归经】入心、肝、脾经。

【功能主治】清热，利湿，解毒。主治肺热喘咳，扁桃体炎，咽喉炎，阑尾炎，痢疾，黄疸，盆腔炎，痈肿疔疮，毒蛇咬伤等。

【临床应用】

阑尾炎

林某某，女，38 岁。因畏寒发热，伴持续性右下腹痛 7 天，于 1970 年 6 月 13 日入院。患者急性重病容，呻吟不止，屈曲体位，体温 40℃，腹部较胀，右下腹肌明显紧张，并可扪及约 6cm × 7cm 大小包块，有明显的压痛及反跳痛，实验室检查：白细胞 1.42×10^{10}/L，入院诊断：阑尾脓肿。给白花蛇舌草 60g，水煎服，第 2 天症状、体征明显减轻，第 4 天体温正常，白细胞下降为 8.9×10^{9}/L，右下腹包块明显缩小，6 月 21 日症状体征消失，痊愈出院。〔贾生. 新医学. 1971,(6):51.〕

白及

【基原】为兰科植物白及的块茎。

【异名】甘根，白根，白给，白芨，冰球子，千年棕，白鸡儿，皲口药，利知子，君子求等。

【性味】苦、甘，凉。

【归经】入肺、肾经。

【功能主治】补肺，止血，消肿，生肌，敛疮。主治肺伤咯血，衄血，金疮止血，痈疽肿毒，溃疡疼痛，烫火灼伤，手足皲裂等。

【临床应用】

1. 矽肺

张某某，男，40 岁。自 1951 年开始有胸痛，曾咯血 1 次，此后经常胸前不适，自 1955 年开始活动后即有气息加剧感，于 1957 年 12 月 13 日入疗养院疗养，检查：肺活量 3.2L，体重 56kg，两肺呼吸音减低，心前区有轻度收缩期杂音，血沉 25mm/h，诊为矽肺。经用白及 9534g，至今自觉症状全部消失，无胸痛气急感，体重 59kg，肺活量增到 4.0L，占预计值 113%，血沉 3mm/h，痰多次抗酸染色均为阴性，先后照片对比，病灶已吸收好转。〔西化山钨矿. 中医杂志. 1958,(11): 763.〕

2. 肺结核

张某某，女，29岁，干部。发现肺结核已4年，咳嗽，呼吸困难，食欲不振，无力，曾注射链霉素1个疗程，次年经检查发现病灶已钙化，但至1957年因生产病情又恶化，于1957年4月29日入院。检查：一般情况尚好，体温36~37℃，胸部叩诊无异常发现，于两肺上野可听到呼吸音减低，血尿检查无明显改变，痰内可见结核菌，X线透视见两肺第1前肋间以上有密度增高，边缘模糊之片点状阴影，两肺下部纹理增强，左肺前第3肋骨处有绿豆大小钙化点2个。诊断：浸润型肺结核进展期。入院当时仅给予一般处理，至5月8日开始用白及粉治疗，每天3次，每次加等量白糖内服，1周后症状开始好转，2周后症状大部消失，至7月10日X线照片，两肺上野阴影边缘转清，20日未显现硬化，22日出院。住院84天，共服白及450g。〔河南省荣康医院. 中级医刊. 1959，(3)：58.〕

3. 肺结核咯血

封某，男，49岁。1982年5月2日初诊。患肺结核已5年，虽经反复治疗，终未痊愈。又于今春加重。现咳呛咯血，每天约100ml，已3天。患者面色㿠白，两颧黯红，形体羸弱，喘息抬肩，心悸气短，不能独自行走，食欲不振，舌质淡，少苔，脉细弱。体温37.7℃，脉搏97次/分，血压13.3/9.3kPa（100/70mmHg）。X线片示：右上肺2cm×3cm空洞。痰结核菌阳性。诊为空洞性肺结核。辨证为气虚血脱型肺痨。急取益气固脱之剂治之，服药3剂，咯血减至每天50ml左右，二诊时告患者可每天服白及粉20~30g辅助治疗，后因患者家贫，家人即采挖鲜白及，煮烂食之，每天量500~1000g不等。食用半年后，咳嗽减，未再咯血，面色渐转红润，心悸气短除，精神明显好转。X线片示，右肺空洞已缩小至1cm×1.5cm。嘱其增加营养同时，继续食用鲜白及。治疗1年后，患者除偶感困乏外，劳咳及各种症状均消，右肺空洞闭合，血沉15mm/h，痰结核菌化验阴性。为巩固疗效，患者又坚持食用2年后停药。随访患者精神饱满，已下地劳动。〔彭可旭，等，北京中医学院学报，1991，14（2）：53.〕

按语：白及除能收敛止血外，尚能“治痨伤肺气，补肺虚，止咳嗽。消肺痨咯血，收敛肺气”，并有抗结核杆菌作用，故可用于肺结核咯血。也可作为其他各型肺结核之辅助治疗。

4. 胃溃疡出血

张某某，男，30岁，1958年1月12日入院。入院前24小时内呕血2次共约1200ml，黑粪3次共约1800ml，胃病史10余年，无血吸虫病史。检查：一般情况差，面色苍白，上腹部压痛，肝脾（-），其他无特异发现，血压12.3/7.71kPa（95/55mmHg），体温38.5℃，脉120次/分，呼吸30次。实验室检查：血红蛋白32g/L，红细胞1.39×10^{12}/L，白细胞总数及分类均在正常范围内，黑粪隐血（+++），大便孵化（-），出凝血时间，血小板、凝血酶之时间测定均正常，尿（-）。诊断：

B

胃溃疡并出血。入院初7天用凝血剂，间歇性输血，补液均无效。第7天下午开始单用白及，初2天内仍黑粪，3天后转黄色并成形，4天后金黄色，血压上升为14.63/10.64kPa（110/80mmHg），临床症状消失。

治疗方法：中医临床多用本药的饮片，很少采用粉剂，为了增加白及的表面积，以促使胶质的溶解，并扩大与出血面的接触，使能迅速达到止血效果，故全部应用白及粉剂。使用时根据临床不同的症状，采用3种不同剂型治疗：①胃肠道出血者：将白及粉装胶囊以便吞服，每次2~4g，每天4~6次。②食管及咽部出血者：为使白及直接与出血面产生迅速作用，故此类患者用白及粉调成糊状内服，剂量与服药次数同第1法。③外伤性及鼻腔出血者：将白及粉及纸袋先经干热灭菌后，以无菌操作装入纸袋密封，使用时剪断袋角散布或喷雾于出血处。〔黄文达，等. 浙江中医杂志. 1958,（10）：15.〕

5. 上消化道出血

董某，男，30岁。于1957年5月7日因间歇性呕血入院，呕血已24小时，量为500~600ml，便血20次。患者素有嗳酸，上腹痛。体温38.1℃，发育欠佳，巩膜有轻度黄染，肝未扪及，脾肋下5cm，中等硬度。化验结果：红细胞2.45×10^{12}/L，血色素50g/L，血白细胞5.1×10^{9}/L，中性0.77，淋巴0.12，酸性0.05，黄疸指数8单位，凡登白试验直接（–），间接（+），肝功能碘试验（++），高田－荒氏试验1∶128+，出凝血时间各1分钟，血小板148×10^{9}/L，凝血酶原时间何氏5分钟，血沉80mm/h，尿无特殊发现。生于血吸虫流行地区。诊为血吸虫病肝硬化并胃出血。入院后当即投以白及粉胶囊每天4次，每次2g。次日黑便2次，第5天体温下降，第4天大便转黄，1周后出院。〔黄文达，等. 浙江中医杂志. 1958,（10）：15.〕

6. 乳糜尿

李某某，女，56岁，1989年3月6日就诊。患乳糜尿8年，曾到某医院住院系统治疗2个月不效，面色皖白，头晕乏力，神疲怠倦，语言低微，腰膝酸软，每天5~6次米泔样小便，纳谷乏味，舌淡红，苔薄白，脉濡缓，乳糜尿实验阳性，蛋白（++++），红细胞（+）。予本法治疗2个疗程而愈，随访2年未复发。

治疗方法：白及30g，研末，分早晚2次冲服，10天为1个疗程。或将白及30g研末，早晚分2次配糯米煮粥服用。10天为1个疗程。3年来用白及共治疗乳糜尿患者37例，总有效率89%,〔常绿. 中医杂志. 1992，32(7):58.〕

7. 食管瘘

患者，男，40岁。中段食管癌切除，食管胃弓上吻合，手术7天进食后胸痛，气短，发热达38.8℃，胸透左上胸有液平面，抽脓后插管引流，禁食、水，十二指肠管供营养。1周后仍发热，服亚甲蓝半小时胸液蓝染，证实有瘘。静脉滴注广谱抗生素及充分引流，29天已不发热，开始服白及粉，10g/次，每天3次，1周后进食已无漏出，用2周。停药1周又发热，胸管引出食物碎屑，再服白及，10天后停漏。巩固用药4周。已存活5年，从事一般农业劳动。

治疗方法：白及碾碎过筛成粉状，每次3~10g，加微温开水，调成糊状，搅拌至黏稠，饭前小口频服，每天3~4次。服白及至瘘口粘堵后，再维持用药2~4周。

治疗效果：9例中8例瘘愈合，1例瘘未愈，80天后衰竭死亡。治疗成功的病例，服白及1~9天(平均3.5天)，可见漏出食物及胸腔引流物明显减少，瘘口粘堵（再无食物漏出）时间，最短3天，最长31天，平均13天。按证实瘘时间计，瘘口粘堵时间最短3天，最长57天，平均23.6天。〔李景琳，等. 河北中医. 1992，14（6）：17.〕

8. 术后吻合口瘘

马某，男，35岁。1989年9月15日确诊为中段食管癌，在我院进行食道癌切除术，做主动脉与上食道胃吻合术。术后7天出现吻合口瘘，经胸腔闭式引流，空肠造瘘灌注饮食，纠正水与电解质失，输新鲜血液、白蛋白，补液等支持疗法，3个月后瘘口愈合出院。出院后饮食正常，能做家务劳动。出院3个月后，病人感冒发热持续4天，在原闭式引流口处流出脓性液体，伴有食物残渣，有臭味，日流出量约400ml，患者再次入院，经食管钡餐摄片确诊为吻合口瘘，重新放入闭式引流管，用抗生素，盐水冲洗，静脉引液，观察2天，见漏出液量均在400ml以上，仍见有食物，随后应用白及粉治疗。把白及粉用水调成黏稠糊状，让患者小口慢慢吞服，每次10g，每天3~4次，服药当日漏出量减少到200ml左右，第2天减少到100ml，冲洗引流管偶见食物残渣。口服白及粉5天后，漏出液停止。去掉引流管，局部换药，加强支持疗法。半月后伤口愈合出院，随访1年半健在，进普食，能参加体力劳动。〔宋玉祥. 河北中医. 1992，14（2）：307.〕

按语：食管胃吻合口瘘是食道、贲门癌切除术后严重并发症之一，死亡率高。白及富含黏液质，加水调成糊状后又较强的粘合力，口服后可粘敷于食管壁上，堵塞瘘口，从而减少食物漏出及由此所致的局部感染及水、电解质紊乱，有利瘘口吻合。

9. 皮肤皲裂

李某某，男，60岁，干部。双足底皲裂疼痛、脱皮已23年，每年夏季减轻，冬季加重，1986年12月27日来我科就诊，症见双足底粗糙，增厚，表面剥脱，两足底及足跟各有7条长短不齐的直线型裂缝，短者2.5cm，长者4cm，深达真皮部以下，半数裂缝露着红肉，活动受限。当即按下法涂药2次，每次相隔7分钟。第2天复诊，患者自诉"上药没过8小时就不疼了"。又如法涂搽药2次，3天后脱皮终止，裂缝变浅，皮肤显著变软，恢复原样，疼痛完全消除，活动如常，病告痊愈。

治疗方法：白及粉50g，香蕉100g，加水1000ml，煎两沸，置容器中浸泡72小时，过滤去渣，兑入乙醇100ml，或白酒150ml，以防腐装瓶备用，用时取一小棉球蘸药水涂搽患处，每天1~2次，以愈为度。一般2~3天就可痊愈。一料可用10~15人。〔吴力军. 山西中医.

1988,（6）：20.〕

10. 乳头皲裂

孙某某，女，28岁。患乳头皲裂，流血，渗液，疼痛啼哭。经用土霉素、四环素等抗菌药膏外用，迁延1周未愈。后用白及膏外涂2天疼止，3天后病愈。

治疗方法：取白及（干品）适量，捣烂研细，过90~100目筛装瓶备用。用时取白及粉和猪油（用微火化开）各适量调成膏状，涂于患处，每天3~4次。流血渗液多者可单撒白及粉，待渗出液减少后再涂膏，一般3~5天痊愈。治疗期间可适当减少哺乳次数。〔曹智勇. 中医杂志. 1983，24（6）：55.〕

按语：白及研粉外敷，可生肌敛疮，加速疮口愈合。不仅乳头皲裂可用，亦可用于手足皲裂、肛裂等症。

白僵蚕

【基原】为蚕蛾科昆虫家蚕蛾的幼虫感染白僵菌而僵死的干燥全虫。

【异名】僵蚕，僵虫，天虫。

【性味】辛、咸，平。

【归经】入肝、肺、胃经。

【功能主治】祛风解痉，化痰散结。主治中风失音，惊痫，头风，喉风，喉痹，瘰疬结核，风疮瘾疹，丹毒，乳腺炎等。

【临床应用】

高脂血症

徐某某，男，53岁。血脂增高已有9年，曾服中西药降低血脂，都无明显疗效，后以白僵蚕末按下法服之，服药前测得胆固醇10.62mmol/L，甘油三酯2.034mmol/L，服药2个月，胆固醇降到7.252mmol/L，甘油三酯降到1.75mmol/L，再服2个月，胆固醇降到4.792mmol/L，甘油三酯降到0.124mmol/L，为巩固疗效，嘱患者再服2个月药，并采取低脂和适量的淀粉饮食，随访1年半，血脂未回升。

治疗方法：每个病人在治疗前都做了空腹血脂化验。每次服白僵蚕末3g，每天服3次，2个月为1个疗程。治疗后再查血脂作自身对照。治疗期间均不并服其他任何中药和西药。〔罗嗣先. 湖北中医杂志. 1987,（3）：43.〕

白芥子

【基原】为十字花科植物白芥的种子。

【异名】辣菜子。

【性味】辛，温。

【归经】入肺、胃经。

【功能主治】利气豁痰，温中散寒，通络止痛。主治痰饮咳喘，胸胁胀满疼痛，反胃呕吐，中风不语，肢体痹痛麻木，脚气，阴疽，肿毒，跌打肿痛等。

【临床应用】

1. 咳喘

（1）杨某某，女，3个月。1986年12月22日就诊。咳喘10余天，张口抬肩呼吸困难，口唇紫绀，眼球外突，烦乱不安，哮鸣音较重，诊为支气管哮喘。以白芥子敷背法治疗，外敷1次，症情缓和；外敷2次，症减大半；3次后痊愈，哮鸣音消失。至今未发。

治疗方法：取白芥子100g研细，分3次用。可以加上90g白面，用水调好，做成饼。饼大小看背部面积而定。每晚睡觉前敷背，晨起去掉。一般连用2~3次即可。〔祁秀花，等. 黑龙江中医药. 1988,（1）：29.〕

（2）刘某某，男，3岁。1986年12月22日就诊。患者咳嗽咯黄痰。发热常在38℃左右。3个月前经当地医院诊为“肺内感染”。经治疗好转，近半月来因感冒后症状重现，曾予控制感染及对症治疗，虽有好转，但咳嗽咯痰仍然不止，故来就诊。笔者以白芥子外用处之。当晚咳嗽减轻，咯痰数量减少。次晚复用上法，病情明显减轻，嘱其再敷用1次，咳嗽咯痰消失，即告痊愈。随访2年未复发。

治疗方法：取中药白芥子（未炒）100g，分成3份，每份用时加适量白酒捣烂，用单层纱布包好贴于肺俞穴（第3胸椎棘突下旁开1.5寸），上面覆盖敷料，然后用绷带固定。每天晚间睡时敷1次，每次敷药时间不应超过2小时，一般以1~1.5小时为佳，以免局部皮肤起泡。连续用药3天，即咳停痰止。〔付佐毕. 中国乡村医生. 1989,（3）：36.〕

2. 面神经麻痹

冉某某，女，56岁，农民。1986年4月26日就诊。右侧周围性面瘫3个月，经针灸，鳝鱼血外敷后效果不佳。检查：右额纹及鼻唇沟消失，右眼不能闭合，面肌松弛，不能鼓腮、噘嘴，口水流出，舌稍红，苔薄黄，脉略浮，属风中经络，血行不畅，脉络瘀阻，外敷白芥子2次，症状及体征全部消失痊愈。

治疗方法：生白芥子50g，研细末，米酒50ml，调制成膏状，取患侧阳白、地仓、颊车、四白穴，将药膏摊在纱布上贴敷穴位处，胶布固定，4~6小时取下，3天内避免患侧受风，7天后敷贴第2次。局部可起水泡，乃药物刺激所致，可用无菌注射器将泡内液体抽出，自行脱屑愈。〔冀风云，等. 河北中医. 1991，13（5）：22.〕

3. 关节囊肿

张某某，女，60岁。3年前右膝盖上起一肿物，近半年来长的较快，现在蹴蹲已障碍。检查：患者右膝髌骨上皮肤色正常，有一7cm×7cm肿物，摄起顶部时触到内有囊壁，基底不能移动，无压痛，有波动，穿刺吸出淡黄色黏液，下肢曲时障碍。治疗：用温开水洗净皮肤待干后，将白芥子软膏敷于囊肿上（不要敷在健康皮肤上，以免引起水泡），约12小时局部起水泡，除去软膏，盖以纱布包好，11天后结痂完全脱落，肿物消失，今已3个月未见复发，功能正常。

治疗方法：将白葱、鲜姜洗净，共捣成泥状，用纱布包好压出汁，再将白芥子研成细末（越细越好），与葱姜汁调成软膏（稍软些），敷于囊肿上，待局部起水泡后，将软膏轻轻除去（勿使水泡破烂），用消毒纱布包好，直到囊肿上的皮肤角化，随角化层的逐渐脱落而愈。〔王迎禧. 中级医刊. 1959,（9）：46.〕

4. 颈淋巴结结核

王某某，女，21岁。于1956年3月颈部淋巴结开始肿大，肿胀疼痛，曾于医院诊断为颈部淋巴结结核，施行外科治疗，同时每天肌内注射链霉素0.5g，口服异烟肼，治疗3个月余均未收敛，时好时坏，每年春季复发。后转入我院治疗。采用白芥子治疗共18天，用药6次痊愈。迄今3年未见复发。

治疗方法：将白芥子和葱共捣碎成泥膏状涂于无菌纱布上，贴敷于患处，然后用胶布固定，4~5小时后再将涂药纱布取下。隔一天再贴敷1次。

注意事项：贴敷后，患者感灼痛，有时难以忍受，可说服忍耐。如患处流黄水，可于第2次贴敷时，将白芥子与柏树叶共捣碎贴敷，效果不影响。白芥子或葱头新鲜较好，现用现制。〔文时英. 中级医刊. 1959,（8）：62.〕

白蔹

【基原】为葡萄科植物白蔹的根。

【异名】白根，昆仑，猫儿卵，鹅抱蛋，见肿消等。

【性味】苦、甘、辛，凉。

【归经】入心、肝、脾经。

【功能主治】清热，解毒，散结，生肌止痛。主治惊痫痈肿，疔疮，瘰疬，烫伤，肠风，痔漏等。

【临床应用】

急性乳腺炎

唐某某，女，30岁。左乳房红肿胀痛。用其他方法不见好转，后用鲜白蔹捣烂加鸡蛋清外敷3次，痊愈。

治疗方法：取新鲜白蔹块根1~2个，刮去外层棕黑色表皮，洗净后捣烂，再加1~2个鸡蛋清调匀，外敷于红肿的乳腺肿块上，外用纱布盖好，胶布固定。1天后取下，重者可连续用药2次，一般用药1天便可使红肿消退，肿块缩小。〔林祖庚. 赤脚医生杂志. 1977,（8）：17.〕

白毛夏枯草

【基原】为唇形科植物筋骨草的全株。

【异名】金疮小草，血里青，土犀角，破血丹，退血草等。

【性味】苦、甘，寒。

【归经】入肺经。

【功能主治】止咳化痰，清热凉血，消肿解毒。主治气管炎，吐血衄血，赤痢，淋病，咽喉肿痛，疔疮，痈肿，跌打损伤等。

【临床应用】

1. 空洞性肺结核

陈某某，女，1970年6月因胸闷咯血，胸透后发现右侧第1、2肋间有小片状及条索状阴影，第2肋间可见1.2cm×2.0cm空洞，左第2前肋间可见极少量之纤维条索状阴影，1971年4月到浙江医科大学附一院拍片，右上肺结核伴空洞存在，空洞壁较厚，建议手术治疗，但患者不愿手术，1972年冬经我建议口服金疮小草（白毛夏枯草）15g，煎汤代茶，试服1周后感潮热消除，饭量增加，于是大胆坚持内服半年有余，后到温州第三人民医院X线拍片，认为空洞已闭合。现退休在家，料理家务，随访4年，情况良好。〔李珍. 新医学. 1976,（12）：582.〕

2. 尿血

周某某，女，67岁。间歇无痛性血尿4个月，经肾逆行造影及同位素扫描，诊断为左肾肿瘤。因拒绝手术治疗，血尿4天，经西医多种治疗无效（尿常规：红细胞满视野），改用本方治疗，并停用其他药物。服药当晚，肉眼血尿消失，次晨，尿常规镜检未见红细胞，后又间断发作5次，均按同法获效，遂改用每天取干品5g，泡茶饮服2余年，始终未见血尿发生。

治疗方法：取新鲜白毛夏枯草30g（干者减半）。加水500ml，煎至200ml，每天分4次口服。均1剂见效，2剂后尿常规检查，红细胞消失。对屡发患者，亦可采用干品，每天泡茶饮服。长期使用，未见任何副作用。服用时，可加适量白糖矫味。〔邢少平. 四川中医. 1987，5（5）：16.〕

白茅根

【基原】为禾本科植物白茅的根茎。

【异名】茅根，兰根，茹根，地菅，地筋等。

【性味】甘，寒。

【归经】入肺、胃、小肠经。

【功能主治】凉血，止血，清热，利尿。主治热病烦渴，吐血，衄血，肺热喘息，胃热哕逆，淋病，小便不利，水肿，黄疸等。

【临床应用】

1. 心中烦热

（1）曾治一室女，心中常觉发热。屡次服药无效。后患为诊视，六脉皆沉细，诊脉之际，闻其太息数次，知其气分不舒也。问其心中胁下，恒隐隐作痛。遂俾割取鲜茅根，剉细半斤，煎数沸当茶饮之。两日后，复诊其脉，已还浮分，重诊有力，不复闻其太息。问其胁下，已不觉疼，惟心中仍觉发热耳。再饮数日，其心中发热亦愈。〔医学衷中参西录（上册）：94.〕

（2）一人年近五旬，受瘟疹之毒传染，痧疹遍身，表里壮热，心中烦躁不安，症实脉虚，六部不起，屡服清解之药无效，其清解之药稍重，大便即溏。重用鲜茅根6两，如法煮汤一大碗顿服之，病愈强半，又服1次痊愈。〔医学衷中参西录（中册）：106.〕

2. 温病

一西医得温病，头痛壮热，心中烦躁，自服西药别拉密童、安知歇貌林诸退热之品，服后热见退，旋又反复。其脉似有力，惟在浮分，中分。俾用鲜茅根4两，煎3~4沸，取汤服之，周身得微汗，1剂而诸病皆愈。〔医学衷中参西录（中册）：107.〕

3. 急性肾炎

李某某，男，15岁，湖北人。因面及腿肿4天，于1958年5月29日入院，入院1周前，感到头痛，全身不适，当晚有畏冷发热，无咽痛，自以为是感冒，服用柠檬精。次日稍好，但第4天起发现眼睑、面部及下肢浮肿，尿色发红，尿少，无尿急尿痛，微咳，喘逆，浮肿加重入院。既往无与此相类似病史。检查：体温37℃，脉搏84次/分，体重40kg。血压24/14.43kPa（180/115mmHg），发育营养中等，神志清楚，眼睑及双下肢浮肿，视力正常，瞳孔大小及对光反应正常，鼻不塞，咽充血，扁桃体微肿大，颈软，无全身浅表层淋巴结肿大，右胸背部叩诊浊音，语音震颤减低，呼吸音减低，心不扩大，心尖区有轻柔的收缩期杂音，腹饱满软，肝脾未扪及，有可疑的移动性浊音，腹围 65cm，脊肋角无压痛，脊椎四肢正常，腱反射正常。实验室检查：红细胞 3.8×10^{12}/L，血红蛋白 78g/L，白细胞 7.4×10^{9}/L，中性 0.42，淋巴 0.58，尿检蛋白（++），红细胞（+），颗粒管型（++）；血沉 10mm/h，酚红排泄试验 2 小时共 50%，白非蛋白氮 57.11mmol/L；尿浓缩试验最高比重不到 1.020，胸部透视右胸微量积液，心脏正常。诊断：急性肾炎，贫血。

治疗经过：入院后卧床休息，低盐饮食，主以白茅根汤治疗，次日即见小便量增加，第 3 天尿量达 3300ml，腹围 60cm，浮肿明显减轻，胃纳增加，眠好。第 5 天血压开始下降 18.6/10.6kPa（140/80mmHg），第 9 天血压降至正常 16/10kPa（120/75mmHg），体重减轻至 34kg，腹围 56cm，尿检蛋白微量，红细胞少许。血非蛋白氮 39.98mmol/L。血沉 3mm/h。第 12 天尿检完全正常。第 15 天尿检又出现微量蛋白，红细胞少许。第 17 天尿检又正常。留院共观察 1 个月，2 小时后尿检完全正常，尿浓缩试验正常，血非蛋白氮 22.85mmol/L，胸部透视示心肺正常，后胸膜积液消失，痊愈出院。

治疗方法：鲜茅根 500g，加水 4 大菜碗，置于缓火煮一沸，移其锅于炉旁，静候 10 余分钟，视其根沉于底，汤即成。〔方群，等. 中级医刊. 1958,（10）：50.〕

4. 急性肝炎

杜某，女，8 岁。家长代诉，食欲减退，全身疲乏 4 天，目黄，尿色如浓茶样 2 天，察舌质红，苔黄腻，脉滑数。体检：肝大肋下 1 指半，质软，有压痛。肝功能：黄疸指数 18 单位，谷丙转氨酶 300 单位。嘱休息并服茅根汤半个月后，症状消退，复查肝功能正常。

治疗方法：鲜茅根一把，洗净，或干茅根 60~120g，加水煎汤，加适量白糖，为 1 天量，代茶饮。〔张翁华：中医杂志，1983，24（3）：77.〕

按语：白茅根善于清热利湿邪，使湿热之邪从小便去，能退黄疸。又其性味甘寒，作用缓和，无苦寒败胃之虞，故用以治疗急性肝炎，可清利湿热、祛瘀止血，为不可多得的好药。本案白茅根单用治疗黄疸，亦可配伍车前子、金钱草、茵陈蒿等利水渗湿药同用，以加强药效。在临床上，白茅根因其有凉血止血之功，还常用于治疗各种由血热妄行所致的血证，如衄血、咯血、吐血以及尿血。

5. 水肿

（1）一妇人年近四旬，因阴虚发热，渐觉小便不利，积成水肿，服一切通利小便之药皆无效。其脉数近六至，重按似有力，问其心中常觉烦躁，知其阴虚作热，又兼有实热，以致小便不利而成水肿也。俾用鲜茅根半斤，如法煎汤两大碗，以之当茶徐徐温饮之，使药力昼夜相继，连服 5 日，热退便利，肿遂尽消。〔医学衷中参西录（中册）：84.〕

（2）一媪，年 60 余，得水肿证。

医者用药，治愈3次皆反复，再服前药不效。其子商于梓匠，欲买棺木，梓匠固其亲属，转为求治于愚。因思此证反复数次，后服药不效者，必是病久阴虚生热，致小便不利。细问病情，果觉肌肤发热，心内作渴，小便甚少。俾单用鲜白茅根煎汤，频频饮之，5日而愈。〔医学衷中参西录（上册）：84.〕

（3）一妇人，年四十余，得水肿证。其脉象大致平和，而微有滑数之象。俾浓煎鲜茅根汤饮之，数日病愈强半。其子来送信，愚因嘱之曰：有要紧一言，前竟忘却。遇此证者，终身须忌食牛肉。病愈数十年，食之可以复发。孰意其子未返，已食牛肉，且自觉病愈，出坐庭中，又兼受风，其证陡然反复，一身尽肿，两目因肿甚不能开视。愚用越婢汤发之，以滑石易石膏（用越婢汤原方，常有不汗者，若以滑石易石膏则易得汗）。一剂汗出，小便顿利，肿亦见消。再饮白茅根汤，数日病遂痊愈。

治疗方法：白茅根，掘取鲜者一斤，去净皮与节间小根，细切。将茅根用水四大碗煮一沸，移其锅置炉旁，须臾视其根皆沉水底，其汤即成。去渣温服多半杯，日服五六次，夜服两三次，使药力相继，周十二时，小便自利。〔医学衷中参西录（上册）：83–84.〕

6. 急性肾炎

某女，已婚，44岁。因畏冷发热3天，伴有颜面浮肿，于1958年1月7日入院。患者1月2日觉鼻塞，欲咳，夜间出汗，2天后全身畏冷发热，颜面浮肿，尿色较红，无尿急尿痛现象。既往无类似病史。体格检查：体温38℃，脉搏82次/分，血压22.7/13.3kPa（175/100mmHg）。急性病容，面色微苍白，脸面及下肢浮肿。咽充血，颈软，心界不扩大，肺动脉瓣区有吹风样收缩期杂音，律齐。肺（–）。腹软，肝脾未触及，无腹水征。尿检：蛋白（+），红细胞（+），颗粒管型（+）；尿培养阴性。血常规：红细胞3.08×10^{12}/L，血色素60g/L，白细胞6.5×10^{9}/L，中性0.74，淋巴0.26，血沉24mm/h。酚红排泄试验：2小时共35%。诊断为急性肾炎，贫血。入院后以低盐饮食，卧床休息高渗葡萄糖及硫酸镁静脉注射等。治疗1周尿量增加很少，血压不下降，患者有头昏及紧迫感，乃给白茅根汤治疗。服药次日尿量大增，每天达2000ml，至3100ml。血压开始下降。1周后，血压降至17.9/12kPa（135/90mmHg），无明显水肿，尿检蛋白微量，红细胞少许。服药24天后尿检正常，血压及血沉，酚红排泄试验等均正常，出院。

治疗方法：鲜茅根500g，加水1000ml，置于缓火煮一沸，移其锅于炉旁，静候10余分钟，视其根沉于底，汤即成。去渣温热分7~8次服，昼夜相继，药效显著。注意药不可久煎，汤不可过夜，如发酵变绿色，不可用。〔方群，等. 中级医刊. 1958,（107）：50–51.〕

7. 前列腺肥大

张某某，男，60岁。排尿困难近半年，某医院诊断为前列腺肥大，西药治疗效果不好。曾用导尿方法解除痛苦，后准备手术治疗。术前有人介绍应用本药治疗，服药1周后小便排泄困难霍然若失，继又服药以巩固疗效，至今排尿通畅。

治疗方法：小青草（即白茅根）干品15~30g，鲜品100~300g，以米泔水（淘米水）煎煮10~20分钟后服用。每天1剂，2次分服。〔晋文. 云南中医杂志. 1982，3（3）：27.〕

8. 睾丸炎

李某某，男，50岁。右侧睾丸肿大如鸭卵1个月余，坚硬，触痛，患者坠胀疼痛，坐立不安，诊断为睾丸炎。应用青霉素、链霉素等抗菌药治疗近1个月，收效甚微，症状不减。笔者介绍就地采集小青草（即白茅根）煎服，2周后症状减轻，持续1个月余，肿大之睾丸缩小，变软而愈。

治疗方法：同上“7. 前列腺肥大”案。

按语：白茅根性味甘寒，能清利膀胱湿热，利水消肿。其水浸剂对正常动物有利尿作用。临床常用于治疗热淋、水肿等证，可单用，亦可配合其他清热利尿药同用。其药物的煎煮方法和服用方法非常重要，是发挥疗效的关键环节。

白茅花

【基原】为禾本科植物白茅的花穗。

【异名】菅花，茅针花，茅盔花。

【性味】甘，温；无毒。

【功能主治】止血，定痛。主治吐血，衄血，刀伤等。

【临床应用】

衄血

宋林次中御史在楚州，尝访一故人，久之不出。或问之，云子妇衄血垂尽，方救视，未延客。坐中一客云：“适有药。”急令掇茅花一大把，煎浓汁一碗，带囊中取小红丸2粒，令茅花汤吞下，一服即瘥。问其方，曰：“红丸乃含香朱砂丸，恐不信茅花之功，以此为记而。”

按语：此方原注说，茅花不要拿根代替，每用一大把，锉碎，水两碗，煎浓汁一碗，分2次服。林次中也对茅花有经验，他说：“予在鄜延，一将官率（轻率，也即随时之意）病衄，甚困。以此疗之，即瘥也。”看来茅花质松，大量浓煎，也是必要的。白茅花可缩短凝血时间，固有止血作用。〔历代无名医家验案：23.〕

白茅藤

【基原】为茄科植物白英的全草。

【异名】蜀羊泉，谷菜，天灯笼，和尚头草，白草等。

【性味】甘、苦，寒。

【归经】入肺、胃、肾、肝经。

【功能主治】清热，利湿，祛风，解毒。主治疟疾，水肿，淋病，风湿关节痛，丹毒，疔疮等。

【临床应用】

血吸虫病

陈某某，男，40岁。1957年11月11日以轻度发黄入院。患者面呈暗黄，巩膜及口颚黏膜均有黄染，脉象沉涩，舌苔淡黄。黄疸指数15单位。单用白茅藤治疗，每次用量20ml，1天3次，连服2周，外观黄染逐渐消失。同月

26日黄疸指数降为7单位。自觉精神愉快，食欲增加，脉搏亦较有力。患者住院期间曾进行粪检多次，未发现血吸虫卵，即于27日出院。〔中医治疗研究小组. 福建中医药. 1958,(2): 17.〕

白前

【基原】为萝藦科植物柳叶白前或芫花叶白前的根及根茎。

【异名】石蓝，嗽药。

【性味】辛、甘，微温。

【归经】入肺经。

【功能主治】泻肺降气，下痰止咳。主治肺实喘满，咳嗽，多痰，胃脘疼痛等。

【临床应用】

咳嗽

梅师治久患暇呷咳嗽，喉中作声不得眠，取白前捣为末，温酒调服2钱。〔名医类案: 88.〕

白屈菜

【基原】为罂粟科植物白屈菜的带花全草。

【异名】地黄连，牛金花，八步紧，断肠草，雄黄草等。

【性味】苦、辛，微温；有毒。

【归经】入肺、胃、大肠经。

【功能主治】镇痛，止咳，利尿解毒。主治胃肠疼痛，黄疸，水肿，疥癣疮肿，蛇虫咬伤。

【毒性】本品误服或应用大剂量时可发生中毒，主要表现为头晕头痛，恶心出冷汗，四肢麻木，血压下降等。

救治方法：早期可催吐，洗胃，继则导泻。必要时予输液等对症处理。

【临床应用】

1. 胃痛

(1) 王某某，男，29岁。5年前因饮食不节引起胃脘痛，上腹胀满，遇凉加重，久治无效。给白屈菜加喝姜水，连服7天，胃痛止，饮食增，胀满治愈。

治疗方法：每年5~7月间采挖，洗净泥土，除去杂质，放通风处阴干，应多翻几次，以防霉烂变质。应用时可将药材切碎置锅内，加2~3倍水，煎半小时后过滤备用。已制成之药液应保存于阴凉处，勿受热，否则即发酵变坏。用量：每天3~6g，分3次服。〔许正斌. 黑龙江中医药. 1966,(6): 38.〕

(2) 赵某某，男，34岁。1964年上山劳动，吃凉饭，喝山水后，胃痛腹胀，每年犯数次。发作时胃脘剧痛，喜按压，曾服复方氢氧化铝，注射阿托品，虽一时轻快，但时好时犯，经投给白屈菜后，已两月未发作。

治疗方法：同上案。

2. 百日咳

朱某某，男，4岁。发病3周，初有咳嗽数声，渐成痉咳，夜间尤甚，发作时伴呕吐，曾服氯霉素3天无效。诊断为百日咳。检查：脑清，浮肿，舌系带破溃，白细胞13.6×10^9/L，淋巴细胞0.68。服本药2天，咳减轻，经治6天痊愈。

治疗方法：本文所采用的白屈菜糖浆系用其鲜品与干品（用量6∶1）的煎剂制成，含生药量100%。①采法：春秋采根，夏取全草，去掉泥土及杂质，鲜用或晒干均可。②制法：水洗，切断，冷水浸过药面，煮沸1小时，过滤，连煮3次，合并滤液，浓缩至100%，加入65%的糖再行浓缩，待温度至80℃时，加入0.3%的苯甲酸钠即可备用。③用法：除混合型并用中药治疗外，均单服本药。饭前口服，每天3次。年龄在6个月以内每次5~8ml，6个月~1岁8~10ml，1~3岁10~15ml，3~6岁15~20ml，6岁及以上者每次20~30ml。〔吉林医科大学第四临床医院儿科．新医学．1972,（10）：20.〕

按语：根据原文报道，以白屈菜糖浆治疗500例小儿百日咳，有效率达94.2%，且无明显的毒副反应，可见该药治疗百日咳确有良好效果，此外临床上用该药作为镇痛剂治疗恶性肿瘤、类风湿及外伤性疼痛也有很好的疗效。有人报道其镇痛强度仅次于吗啡，比复方氨林巴比妥、复方氨基比林等作用强20倍。对晚期癌症，类风湿疼痛应用一般镇痛剂无效的病例，改用此药也能收到较好的镇痛效果。该药在临床应用中尚未发现明显的成瘾性及毒副作用，有很高的开发价值。

白砂糖

【基原】为禾本科植物甘蔗的茎叶，经精制而成的白色结晶体。

【异名】石蜜，白糖，糖霜，白霜糖。

【性味】甘。

【归经】入肺、脾经。

【功能主治】润肺生津。主治肺燥咳嗽，口干燥渴，中虚脘痛等。《本草经疏》指出“多食亦能害脾，以其味大甘耳”。素多痰湿者不宜多服、久服。

【临床应用】

下肢慢性溃疡

（1）梁某某，左小腿10多个溃疡，大至3cm×3cm，病程已两年半，曾用多种疗法，效果不明显，经用白糖胶布疗法治疗1次。5天后见到创面变干净，有肉芽组织及上皮生长而逐渐痊愈。

治疗方法：先将溃疡创面用生理盐水洗净，吸干水分，然后撒上一层食用白糖（不用消毒）。再用瓦叠式铺盖2~3cm宽胶布条，最后盖上纱布敷料。每2~5天换1次。一般创面3~4次即可治愈。〔广州部队总医院门诊部．新医学．1971,（2）：8.〕

（2）黄某，女，65岁。右踝部皮肤溃烂10余年，面积15cm×12cm。曾做植皮术未成功，有的医院建议她做截肢术。患者来我院时，溃疡面有多量脓性分泌物和坏死组织，下肢浮肿，全身情况变差。经白糖胶布疗法配合全身一般对症处理，溃疡部愈合，全身情况改善。

治疗方法：同上案。〔广州部队总医院门诊部．新医学．1971,（2）：8.〕

按语：白砂糖为寻常食品，临床单独用药不多，但以之治疗慢性溃疡却时见报道。其机制可能与减少细菌感染，消肿，改善溃疡局部渗透压及营养状态，促进肉芽组织和上皮细胞生长等作用有关。使用时，清洁创面保持干燥很重要，同时，改善患者的营养状态也是治愈慢性溃疡的重要方面。

白芍药

【基原】为毛茛科植物芍药（栽培种）的根。

【异名】金芍药，白芍。

【性味】苦、酸，凉。

【归经】入肝、脾经。

【功能主治】养血柔肝，缓中止痛，敛阴收汗。主治胸腹胁肋疼痛，泻痢腹痛，自汗盗汗，阴虚发热，关节疼痛，月经不调，崩漏带下等。

【临床应用】

膝关节积液

江某某，男，45岁。2个月来。左腿髌骨关节酸楚不适，肿胀如馒头大小，充满积液。曾在某医院肌内注射青霉素，服过激素类药物无效。后来我科治疗，当即抽出积液50ml，随后给新鲜白芍根局部外敷。共连续换药4次痊愈。经随访未复发。

治疗方法：根据病变部位的大小，采掘出500~1000g新鲜的白芍（根）备用。临用时取适量洗净，并加入少许食盐捣烂，摊于布片（或尼龙薄膜）上，厚约0.5 cm，然后敷贴于患处，用绷带包扎即可。需要每天换药1次，一般疗程为4~7天，凡遇患积液过多，胀痛明显时亦可在无菌操作下，先用注射器抽出积液，而后再按上述方法外治。〔芬之斌．兰溪医药．1984,（6）：57.〕

白术

【基原】本品为菊科植物白术的根茎。

【异名】杨枹蓟，山芥，天蓟，乞力伽，山精等。

【性味】苦、甘，温。

【归经】入脾、胃经。

【功能主治】补脾，益胃，燥湿，和中。治疗脾胃气弱，不思饮食，怠倦少气，虚胀，泄泻，痰饮，水肿，黄疸，湿痹，小便不利，头晕，自汗，胎气不安。阴虚燥渴，气滞胀闷者忌服。

【临床应用】

1. 心神不宁

景州夔典言：少尝患心气不宁，稍作劳则似簌簌动。服枣仁、远志之属，时作时止，不甚验也。偶遇友人家扶乩，云是纯阳真人。因拜乞方。乩判曰："此证现于心，而其原出于脾，脾虚则子食母气故也。可炒白术常服之。"试之果验。〔清·纪昀《阅微草堂笔记》下卷十四〕

按语：白术乃扶植脾胃，散湿除痹，消食除痞之要药。本例所述之症，似相当于西医学之心功能不全，白术可能通过其利尿作用而生效。

2. 便秘

某女，19岁，学生。便秘数年，屡服增液润下之品而便秘如故。诊见面色萎黄，口吐清涎，如泉不断，舌苔白腻，脉缓。此脾土虚寒，运化失职，升降失调，津液上溢而不下达，肠中失润，治宜健脾助运，予生白术30g，令其开水冲泡，1天数次，每天1剂。3天后大便如常，口中清涎大减；复加干姜6g，党参15g，连服2周痊愈。〔冯广表．四川中医．1992,（6）：26.〕

B

3. 婴幼儿腹泻

张某，男，13个月。腹泻1周，大便始为不消化食品，饮食尚行，未曾用药治疗，继则出现水泻，日10~20次，腹痛多啼，夜卧不宁，不思乳食，小便短少，无发热，遂来本院，予庆大霉素静脉滴注及补液治疗，未见疗效。又予阿托品脐周封闭，腹痛消失，但水泻仍日10余次。予下法治疗1次，排出少许黑色块状物，小便增加。次日巩固灌肠1次，腹泻立止。

治疗方法：炒白术30g，研末，加水300ml，煎取100ml，纱布过滤，取40ml，保留灌肠，每天1次。〔徐敏，等. 河北中医. 1991,（5）：25.〕

按语：白术为健脾运脾之神品。脾为后天之本，居中焦司气机之升降，脾胃健，则升降有度，肠府转运吸收排泄有常；脾胃伤，升降失司，肠府排泄失常，或为便秘，或为泄泻，甚至腹胀、呃逆、呕吐等等。以白术健脾和胃，复其升降之职，不治便秘泄泻而便秘泄泻自愈，此为治本之法，可从。

4. 养生保健

康斋弟壬申冬遇绍城俞宝山老医云：倾有天台老友相访，年已117岁。渠之所以得此大寿者，久服白术之功耳。叩其服法，以鲜白术40斤，切片，冰糖4斤，入瓦罐内煮干，晒之，久蒸久晒，约得8斤。日嚼数片，以供1年之需。此人已服至60余年，其子80余岁，亦服之，甚健。考《神农本草经》有术作煎饵，久服身轻延年之语，询不诬也。〔清·陈其元《闲斋笔记》卷九〕

按语：中医认为，脾为后天之本，气血生化之源，李东垣在《脾胃论·脾胃盛衰论》中说："百病皆由脾胃衰而生也。"平时善于保护脾胃，有利于防病，养生。炒白术功在补气健脾，长期服用有利于健康长寿。

5. 疟疾

丹溪治一贵人，年近六十，形壮，色苍，味厚，春得痎疟，用药，屡止屡作，绵延至冬，来求治。知其痰少，惟胃气未完。天寒欠汗，非补不可。以一味白术，末之，粥丸。空腹热汤下200丸，尽2觔。大汗而愈。如此者多，但略有加减耳。〔名医类案：98.〕

6. 腰痛

一妇人苦腰痛，数年不愈，薛立斋用白术一味大剂服，不3日而痊，乃胃气虚之症。故用白术也。〔续名医类案：47.〕

7. 口角流涎

汪某某，男，4岁。患儿周岁后常流口水，近年加重，不思饮食，虽经多方求医，无明显好转。现其口角流涎不断，浸湿胸前衣襟。下嘴唇溃烂，面色少华，唇指色淡，四肢欠温，舌质淡，此谓脾胃虚寒。投生白术10g，切细放碗中，加水至半碗，蒸后常饮，1剂患儿小便增多，食欲增强，4剂病愈。后临床常遇此症，均投此方，疗效甚佳。〔郭剑华. 辽宁中医杂志. 1986,（8）：42.〕

白头翁

【基原】为毛茛科植物白头翁的根（茎叶）。

【异名】白头翁草，粉草，白头草，奈何草，野丈人，胡王使者等。

【性味】苦，寒。

【归经】入肝、脾、心、大肠经。

【毒性】本品煎剂毒性极小，一般服用量无明显毒副作用。原白头翁素对皮肤黏膜具有强烈的刺激作用。新鲜者捣烂可因白头翁素逸出而有强烈的刺激性气味，引起咳嗽喷嚏；内服可引起流涎，胃肠道炎症，呕吐腹痛，肾炎血尿及心衰，并可因呼吸衰竭而致死亡。故用鲜药生汁内服必须慎重，以防意外。

【临床应用】

1. 瘰疬

曹某某，男，9岁。1981年8月10日就诊。左颈部、颌下、胸前、腋下等多个淋巴结肿大1年半。患儿在1980年春节期间，因感冒发现在其颈部有2个如蚕豆大的淋巴结。感冒愈后，淋巴结却初见增大，同时在颌下、胸前、腋下等处出现多个如蚕豆大小的淋巴结。4月底渐见寒热、咳嗽、潮热、盗汗、纳差、神疲等全身症状，经县人民医院诊断为：肺结核，淋巴结核。连续使用抗痨药治疗1年，全身症状明显好转，但多处淋巴结仍肿大，且于近月来，皮色变红，变软，渐至破溃流脓，其余淋巴结也明显肿大。视其形体消瘦，肿大的淋巴结均在1.5cm×2cm左右，连成串珠。颌下颈部有3个已溃，流黄白相间而稠秽的脓液。

嘱以白头翁20g，水煎4次，混合后加适量红糖调匀，分2次温服，每天1次。连服30天后，溃者已收口（未加任何外敷药），肿大的淋巴结均有不同程度的缩小。后改为每服7天，停服2天。前后服4个月，而告痊愈。〔谢自成. 四川中医. 1987，5（5）：23.〕

按语：白头翁治疗瘰疬，既可单味药水煎服，也可制成白头翁酒，其方法为：取白头翁150g洗净剪成寸段，用1kg白酒浸泡，装缸内密封，隔水煎煮数沸，取出后放地上阴凉处2~3天，然后开坛，捞出白头翁，将酒装瓶密封备用。早晚食后1小时各服1次，每次饮1~2盅，一般1~2个月为1个疗程。适用于瘰疬溃后，脓水清稀，久不收口者。另外，白头翁单用或配合其他药物治疗泄泻，痢疾也有较好的效果。

2. 神经性皮炎

李某某，女，48岁。颈后部皮损11年，剧痒，夜间常影响睡眠，查见颈后对称不规则形两块3cm×3cm大小面积苔藓化皮损，呈疣状肥厚增生斑块，界限清楚，将皮损用热水浸软后，取白头翁鲜叶捣泥外敷，用药20分钟后局部有明显的灼痛感，将药物除去。1天后患者颈后皮损部出现密集的大小水泡，将大泡抽液后用呋喃西林纱布包扎，每天换纱布，1周后皮损局部结痂脱落，留色素沉着斑，原有皮损及瘙痒均消失，随访6年未复发。〔汀华. 陕西中医. 1990，11（7）：321.〕

白鲜皮

【基原】为芸香科植物白鲜的皮。

【异名】北鲜皮，八股牛，野花椒，白羊鲜，地羊膻等。

【性味】苦、咸，寒。

【归经】入脾、胃经。

B

【功能主治】祛风，燥湿，清热，解毒。主治风湿痹痛，风热疮毒，疥癣，皮肤痒疹等。

【临床应用】

1. 十二指肠球部溃疡

金某某，女，52岁。曾在沈阳医学院房木医院经钡餐透视诊断为“十二指肠球部溃疡”，于1974年3月20日，因胃痛加重开始服用白鲜皮粉，第2天胃痛减轻，1周后症状全部消失，便检潜血阴性，为巩固疗效又继服2周，观察至今未犯。

治疗方法：将采来的白鲜皮根洗净，抽去硬芯，阴干后压成细粉备用。成人每天服2次，每次5g，空腹白开水送下。或用鸡蛋1个加食用油煎服效果很好。〔丁万一. 辽宁医药. 1977,(4): 44.〕

2. 结核性脓胸

傅某某，女，27岁。1969年9月发病，经某医院抗痨治疗3个月不见好转，来我院就诊。胸透右第2前肋以下一致性致密阴影，胸腔穿刺抽出黄色脓汁，行闭式引流，以对氨基水杨酸钠和碳酸氢钠液冲洗，并用抗痨、抗炎及对症治疗，18个月不见好转。于1971年9月采用20%白鲜皮浸出液20~50ml，隔天冲洗一次，同时口服白鲜皮粉，每次2g，每天3次。4个月后，肺脏完全复张，脓腔完全消失，引流管拔出。又经3个月出院，恢复工作。1年后来院复查，无复发。

治疗方法：在胸腔积脓的最低处，局麻下从肋间插入16~18号消毒导尿管，固定好。先将胸腔积脓全部排出，然后用无菌生理盐水冲洗胸腔，再注入或按滴流管滴入20%白鲜皮灭菌浸出液50~100ml。用止血钳或滴流调节器闭死引流管，使白鲜皮浸出液在胸腔保留8小时左右，以后行负压吸引出药液及再产生的脓汁。每天或隔天冲洗1次，亦可不保留药液，冲洗后使白鲜皮液由引流管自然流入密封式引流瓶内。

在用白鲜皮液冲洗治疗期间，可以同服白鲜皮粉，每次2g，每天3次。〔铁岭地区结核病防治院. 辽宁医药. 1977,(3): 25.〕

3. 急性乳腺炎

何某某，女，33岁。1965年6月14日就诊。西医诊断为急性乳腺炎。余用下法治疗，2天肿消而治愈。

治疗方法：鲜八股牛根250g（即白鲜皮）。亦可用白鲜皮制面代用。洗净泥土，入臼中捣烂。再以鸡蛋清2个混入继续捣成糊状，分4~6次敷于患部，上盖纱布以绊创膏固定，每天换药2次。主治：乳腺炎初起，红肿疼痛，局部硬结，乳汁不通；对已化脓者无效。〔郭光太. 黑龙江中医药. 1966,(6): 35.〕

4. 化脓性皮肤溃疡

(1) 郭某某，男，21岁。腿前侧初起多发性脓疱疮，继而破溃形成化脓性糜烂面。经住院治疗愈合，出院后7天复发，用白鲜皮粉换药4次痊愈。

治疗方法：以春秋采收的白鲜皮为好，洗净生药根皮，晒干，碾成细末，装瓶备用。用法：先将溃疡面洗净，除去脓痂，将白鲜皮粉均匀撒布于疮面，给以包扎。每天换药1次，每次换药均须清洗创面，连续3~5天。观察创面干净，肉芽新鲜时，继续用药1次，就不必再换药，待其自行脱痂愈合。〔肖荣权，等. 赤脚医生杂志. 1975,（6）：21. 〕

（2）于某某，男，37岁，水道工人。因工作不慎，将小腿前侧皮肤碰破，因未及时治疗，感染形成脓性溃疡，创面达4cm×4cm大小3块，多次换药，创面总是呈假性愈合状，痂皮下有黄色脓性分泌物，延续月余不愈，后经用白鲜皮粉治疗4次，10天脱痂痊愈。治疗方法同前案。〔肖荣权，等. 赤脚医生杂志. 1975,（6）：21. 〕

白杨树皮

【基原】为杨柳科植物山杨的树皮。

【异名】白杨皮，响叶杨树皮，响叶杨皮。

【性味】涩、苦，寒。

【归经】入肺、胃经。

【功能主治】祛风，行瘀，消痰。主治风痹，牙痛，口疮，脚气，外伤瘀血，妊娠下痢等。

【临床应用】

项疽

王蕖香水部（筠）之厨役刘姓，因事赴保定，夜行迷路，误踏丛薄间。遥望东南有灯光，趋之，衣襟为荆棘所挂，不得行，心甚窘，急闻人语云：吾等在此议事，何来莽汉，踏人不见耶？又一人曰：勿相吓，即借此人之口以传方，亦佳。遂谓刘曰：烦君寄语秋儿，白杨树叶煎水洗一切恶疽均效，勿用他药也。刘知遇鬼，一气狂奔，闻其后有追者，曰紧记之，白杨树叶煎洗告秋儿也，刘亦不暇审听，奔至一庄村，天已渐明，闻路侧一家门内呼秋儿，刘心动，忽然呀响，门开，走出一人，刘与问讯，其人叹曰：吾家数世单传，老母在堂，吾年三十二，仅一子十四岁，患项疽甚笃，医药未效，拟赴城内延能治者。刘曰：吾有方当效。其人喜极，问之，刘以白杨树叶对，其人讶然曰：此余祖茔也，或者先世有灵，赖君传述欤？因留其憩息，刘约以归途望候，及归复由其地，与其子遇，询之即秋儿，已大愈矣。合家欢忭，邀入款谢之，于此见祖先之默相后人，实有息息相关者，而顾念先德，能勿动松楸之感乎！〔著园医药合刊：75. 〕

白芷

【基原】为伞形科植物兴安白芷、川白芷、杭白芷的根。

【异名】芳香，药蓠，泽芳，白茝等。

【性味】辛，温。

【归经】入肺、脾、胃经。

【功能主治】祛风，燥湿，消肿，止痛。主治眉棱骨痛，齿痛，鼻渊，寒湿腹痛，肠风痔漏，痈疽疮疡，皮肤燥痒，疥癣，赤白带下等。

【临床应用】

1. 眩晕

一味香白芷，名芷单丸，大治诸风眩晕，服之令人目明。是方出自都梁名人，王定国谓可名都梁丸也。

王定国病风头痛，至都梁，求名医杨介治之。连进3丸，即时病失。恳求其方，则用香白芷，洗晒为末，炼蜜丸弹子大，每嚼 1 丸，以清茶或荆芥汤化下。遂命名都梁丸。其药治头风眩晕，女人胎前产后伤风头痛，血风头痛皆效。〔历代无名医家验案：37.〕

2. 头痛

张某某，38 岁，工人。因与人发生口角后，头痛，睡眠及食欲不好，卧床 1 个月余，在地方医院诊断为功能性头痛，经过中西医治疗，效果不佳，遂到医院就诊，神志清楚，体质瘦弱，头痛，即用此方法 2 次，症状减轻，在治疗过程中多次鼓励病人，树立其信心，第 3 次就搀扶来治疗，治疗 7 次，头痛基本消失，一切均正常，停止治疗。3 个月后家属来说，疗效巩固，已上班。

治疗方法：将白芷煎为 5% 溶液，加入防腐剂即可备。常规直流电游子导入，前额衬垫阳极，枕部为阴极，电流 3~5mA，治疗时间 25 分钟，每 10~15 次为 1 个疗程。治疗过程中均停止其他止痛药物。〔中国人民解放军第 155 医院理疗科. 新医药学杂志. 1976,（8）：35.〕

百部

【基原】为百部科植物蔓生百部、直立百部或对叶百部的块根。

【异名】嗽药，野天门冬，百奶，九虫根，一窝虎，九十九条虫，山百根等。

【性味】甘、苦，微温。

【归经】入肺经。

【功能主治】温润肺气，止咳，杀虫。主治风寒咳嗽，百日咳，肺结核，蛔虫，蛲虫病，老年咳嗽病，湿疹，疖癣等。

【临床应用】

1. 肺结核

（1）林某某，女，39 岁。1957 年 10 月 11 日初诊。病者经常咽部干燥，1957 年 5 月起发热咳嗽，咯血，呼吸困难，咽干且有窒塞感，胸背疼痛，体重减轻，近来症状增剧，体力衰弱，不能劳动。1957 年 7 月 22 日经福州协和医院 X 线透视检查，左侧第 3 前肋以上见边缘模糊之片块状阴影。锁骨下见透明区（约 3 cm）；右侧第 1 前肋见边缘不够清楚之块状阴影。诊断：浸润型肺结核，溶解期。给以百部丸 1 个疗程，服药后发热消失，咳嗽、咯血、气喘、胸背疼痛等症状均显著减轻，食量增进，体重增加。12 月 21 日起再服 1 个疗程，症状均消失，体重增加 12kg，体力显著进步，能参加农业劳动。1958 年 3 月 6 日，福清医院 X 线透视复查，左侧肺野上部见条状肌斑点状阴影弥散着（左锁骨下空洞及右肺阴影均未见），诊断为浸润型肺结核吸收好转期。

百部丸制法：童雌鸡（未产卵的）宰杀后去内脏及头足，洗净，百部粉（要晒干研细末），二者配法为 1∶1，即每净鸡 500g 配百部粉 500g。先将鸡加水适量煮极烂，第 1 次约煮 4 小时，把浓汁倾出另贮，以后加水再煮再倾出，如是约 4~5 次，每次约 2 小时，至鸡肉完全无味时去肉不用，再把几次鸡汁混合（共煮成鸡汁为 600g），和百部粉调匀（500g 百部粉约需鸡汁 600g 调和），杵为小丸，晒干，贮存，备用。煮鸡要耐心并需专人负责，如急火煎熬，鸡汁容易熬干，鸡肉又不出味，质量即受影响。

治疗方法：每天2次，早饭前1小时及晚上临睡时各服1次，每次10g，开水送下（病人服药后有咽干现象，可用蜂蜜开水送药）。百部丸服30天为1个疗程，服1个疗程后，如自觉症状有好转可以再服。连续服药2~3个月后，可往医院进行X光复查，如肺部病灶有进步，须再服2~3个月以巩固疗效。百部丸药性平和，多服无碍。〔陈祥呈. 中医杂志. 1959,（3）：176.〕

（2）曾某某，男，29岁，农民。1955年3月起咯血，以后经常咳嗽。现食欲不振，体重减轻，偶有活动则咳嗽剧烈，经常失眠。1956年11月29日来诊。给予百部丸1个疗程，服药后食量增加3倍，体重增加3kg。咳嗽、失眠显著减轻。12月7日起再服1个疗程，咳嗽、失眠等症状均消失。1959年1月7日经福清医院X光透视，为浸润型肺结核吸收好转期。

治疗方法：雌鸡（未产蛋），百部（晒干研细末），配法为2∶1，即活鸡1kg配百部粉500g。将鸡杀死后，去内脏及头足，洗净，加水适量煮极烂，去骨，取鸡肉及汁混合百部粉杵烂为小丸，晒干贮存。时服每次10g，每天2次，服20天为1个疗程。服药期间注意休息，睡眠要充足，营养须增加，避免剧烈运动及酒烟等刺激性食物。〔陈祥呈. 上海中医药杂志. 1958,（4）：25.〕

按语：百部甘润苦降，微温不燥，功属润肺止咳；童雌鸡具有补虚扶正之功，二者合用，扶正祛邪，疗效颇佳。本法可作为辅助疗法配合抗痨治疗。

2. 肠道寄生虫病

戴某某，女，9岁。1954年12月1日上午入院。患者自从3岁起开始，夜间遗尿，并在肛门周围有成虫发现，且肛门奇痒，虽经各种药物治疗（何种药物不详）并未见效。现为夜间遗尿5~6年，肛门痒，大便内检查出蛔虫卵及鞭虫卵。患者发育中等，营养中等，面色苍白，精神疲倦，其他无特殊发现。

治疗经过：起初因遗尿给以强壮固肾等药内服，10余日后，效力不著，后发现在肛门周围有蛲虫卵，乃用生百部15g，加水200ml，保留灌肠，每天1次，连续5次无效，当时怀疑药量不足，同时水量亦较多，不适合于保留灌肠法。乃将生百部剂量加到30g，并将水浓缩到30ml，依照此法再继续进行治疗5次，肛门试纸检查3次，虽仍阳性，但虫卵很少。故又继续治疗5次（方法照旧）。再进行肛门试纸检查3次（每隔3天于晚间11时左右，采取标本）均为阴性，并且遗尿症状也显著好转。本拟继续观察，因该患者的学校将举行终考，乃于1955年1月4日出院。为了解出院后的情况，于1955年6月8日夜间，作一次家访。据患者家长说，自从医院返家后，已数月，并未发现有肛痒的情况与蛲虫爬出肛门外，同时再做1次肛门试纸检查，为阴性。

治疗方法：将生百部30g，切碎加水200ml，煮沸后约半小时左右，煎取30ml，于晚间11时左右作保留灌肠（此系儿童每天每次量，成人可加倍）。根据初步观察，连续治疗10~12天为1个疗程，至治疗完毕后，则需做肛门试纸检查，如仍属阳性者，则需继续治疗。若阴性者，则需间日检查1次，连续3次，均为阴性者认为痊愈。〔朱瑞群. 上海中医药杂志. 1955，19：15.〕

按语：百部有杀虫，灭虱之功。对蛲虫病尤为有效，也适用于体虱、阴虱等。

3. 滴虫性阴道炎

（1）马某某，女，25岁。1956年10月10日来院就诊。主诉：阴道奇痒感，白带泡沫状量多，月经不规律，实验室检查阴道分泌物发现滴虫（++），采取下述疗法治疗，第1疗程临床症状减轻，化验报告阴道滴虫（+），继续第2个疗程后症状完全消失，再次复查为阴性。

治疗方法：用乙醇（50%）1000ml，加干燥百部根60g，浸泡10天，过滤，再用蒸馏水使其滤出液配成30%浓度（即30ml滤出液加70ml蒸馏水），备用。先以1%来苏液冲阴道后，每天1次，3天为1个疗程，然后复查有无滴虫出现，如仍为阳性可继续治疗，直至变为阴性，炎症消退后2天，即终止治疗。〔张燕. 中级医刊. 1958，（7）：46.〕

（2）曾某某，女，25岁。1956年11月8日来院就诊。主诉：白带多，下阴部瘙痒，婚后5年未妊娠，20岁结婚。检查未发现特殊异常，化验检查：发现阴道滴虫（+++），因此给予上述疗法，治疗第一疗程白带减少，分泌物未再发现滴虫，再继续治疗3天告痊愈，后来追踪观察并未复发，同年12月已妊娠。

治疗方法：同前案。〔张燕. 中级医刊. 1958，（7）：46.〕

4. 阴虱

王某某，女，35岁。1987年10月11日前来就诊。主诉阴部瘙痒，用止痒药无效。其丈夫也有类似症状。经检查，阴毛部有虱样寄生物，经显微镜观察，证实为阴虱。经用20%百部酒精溶液擦拭杀灭，2天内症状消失。〔孙庆辉，等. 中医药学报. 1988，（5）：33.〕

5. 慢性支气管炎

李某，女，50岁。咳嗽3年，近1个月来加重，咳嗽胸闷，吐痰较多。每年冬季复发，至春夏季减轻。检查：心（–），双肺闻及干罗音。胸透示，双肺纹理增多。体温、血压均正常。诊为慢性支气管炎（单纯型）。予百部20g，水煎服。连服3个疗程，随访4年未复发。

治疗方法：百部20g，水煎2次合并药液约60ml，每服20ml，每天3次。可加少许白糖或蜂蜜矫味。10天为1个疗程。

讨论：孙思邈著《千金方》论百部功效："一味取汁，浓煎，可愈三十年嗽。"百部所含生物碱能对抗组织胺引起的支气管痉挛，并可抑制咳嗽反射，同时对多种致病菌有抑制作用，故百部用于慢支治疗具有"标本兼治"作用。〔郑祥光. 陕西中医. 1986，7（10）：439.〕

6. 蛲虫病

刘某，男，12岁。肛门奇瘙痒已3年，下午及晚上就寝前发作居多，奇痒难忍，不能入眠。曾多次服用枸橼酸哌哔嗪未愈。患儿面色萎黄，体型消瘦。1985 年 1 月 20 日来诊，用百部治疗而愈。1 年随访未复发。

方药制备：取生百部 30g，加入 55% 乙醇 150ml，浸泡 3 天后，收集药液贮瓶备用。

治疗方法：用棉球蘸百部浸泡，擦肛门附近皱襞。最好于晚上临睡前，用温水洗净后擦干。一般每晚 1 次，7 天为 1 个疗程。〔史晓军．中医杂志．1986，27（1）：24.〕

按语：百部有杀虫、灭虱之功。对蛲虫病尤为有效，也适用于体虱、阴虱等。用上法治疗，简便效佳，值得试用。

百蕊草

【基原】为檀香科植物百蕊草的全草。

【异名】百乳草，地石榴，小草。

【性味】苦、辛，凉。

【归经】入肺、心、肾经。

【功能主治】清热解毒，补肾涩精。主治急性乳腺炎，肺炎，肺脓肿，扁桃体炎，上呼吸道感染，心包炎，颅内感染，肾虚腰痛，头昏，遗精，滑精等。

【临床应用】

1. 大叶性肺炎

杨某某，男，43 岁，农民。发热，胸痛，咳嗽 4 天入院。入院时体温 39.8℃，实验室检查，白细胞 11.6×10^9/L，中性粒细胞 0.79，淋巴细胞 0.19，嗜酸细胞 0.02。X 线胸片诊断为右上大叶性肺炎。予百蕊草治疗后第 2 天体温恢复正常，自觉症状明显改善。第 3 天白细胞 5.8×10^9/L，中性粒细胞 0.65，淋巴细胞 0.33，嗜酸细胞 0.02。6 天后胸片复查，病灶全部吸收，痊愈出院。〔安徽省百蕊草研究协作小组．新医药学杂志．1972，（2）：39.〕

2. 肺脓肿

张某某，女，22 岁，农民。发热，咳嗽，吐脓血痰 9 天入院。实验室检查：白细胞 20.1×10^9/L，中性粒细胞 0.87，淋巴细胞 0.12，嗜酸细胞 0.01。X 线胸片检查见右下肺叶背段有一 5.5cm × 6.5cm 的病灶。诊断为右下肺脓肿。予百蕊草治疗第 6 天，体温恢复正常，症状和体征改善。第 12 天白细胞 8.5×10^9/L，中性粒细胞 0.75，淋巴细胞 0.25。第 15 天胸片复查，病灶缩小为 2.5cm × 3cm。治疗 18 天自觉症状和体征消失，患者要求带药出院继续治疗。出院 10 天后胸片复查，病灶完全吸收。

治疗方法：药用全草春、夏采集者，每天 15~60g，秋季采集者，每天 60~90g（以上均为干品量），小儿酌减。疗效以春、夏采集者为高。煎药时，火不宜过大，煮沸时间不宜过长。该药副作用小，除偶有 1 例在连续服用大剂量（每天 60g）煎剂 1 个月后，发现白细胞下降 3.0×10^9/L 外，未见有其他毒性反应及副作用。〔安徽省百蕊草研究协作小组．新医药学杂志．1972，（2）：39.〕

3. 乳痈

杨某某，女，23 岁，农民。20 天前，右乳房起一肿块，伴有发热，恶寒，经当地医院肌内注射青霉素治疗，病情续

B

有发展，左乳同时发炎，臀部注射部位感染，右乳曾先后穿刺 6 次，均吸出血性脓液。入院时体温 38℃，右乳成脓，左乳发炎，右臀部肿大疼痛。入院后单用百蕊草治疗，每天 60g，沸水冲泡，服其药液，药渣外敷。服药 1 天后，体温恢复正常，2 天后自觉症状和体征好转，治疗 10 天，全部炎症吸收，痊愈出院。〔安徽省百蕊草研究协作小组. 新医药学杂志. 1972,（2）：38.〕

4. 颅内外伤感染

程某某，男，30 岁，农民。患者因颅脑外伤急诊住院，入院时检查，右额部头皮不规则破裂长 10cm，右额骨缺损 5cm × 3cm，见有少许破碎骨片嵌入颅内，即予清除污染，扩创缝合。入院半月内，因颅脑外伤继发感染，体温持续性波动在 38~39.6℃之间，虽应用大剂量多种广谱抗生素治疗，但体温仍不退，半月后出现腹泻，脓血便。验血：白细胞 13×10^9/L，中性粒细胞 0.81，淋巴细胞 0.18，单核细胞 0.01。经研究，停用所有抗生素，改予百蕊草煎剂治疗。每天 60g 煎服，服药 10 天，体温、大便均恢复正常。白细胞 62×10^9/L，中性粒细胞 0.72，淋巴细胞 0.26，嗜酸细胞 0.02，病人愉快出院。〔安徽省百蕊草研究协作小组. 新医药学杂志. 1972,（2）：39.〕

按语：从本案看，百蕊草清热解毒抗感染的作用较强，但须注意药材的选择与制服法。有人观察，该药以春、夏季采集者疗效高；煎药时火不宜过大，煎药时间不宜过长。另外，必须十分注意广谱抗生素的运用，滥用抗生素或使用不当，很容易造成药源性肠炎发生腹泻、脓血便，继而成为慢性肠炎久治难愈。对此，必须予以足够的重视。

5. 化脓性心包炎

颜某某，女，成人，因不规则发热，伴有胸闷气短，心前区疼痛及右腰剧痛 10 天住院。入院时体温 39.2℃。化验：白细胞 21.2×10^9/L，中性粒细胞 0.90，淋巴细胞 0.09，单核细胞 0.01，血沉 41mm/h，尿蛋白（+）。X 线透视，心脏呈三角形，搏动弱。心包穿刺取液检查：细胞 0.502×10^9/L，中性粒细胞 0.72，淋巴细胞 0.25，嗜酸细胞 0.03。心电图检查：窦性心动过缓，轻度心肌损害。临床诊断：①化脓性心包炎；②脓毒败血症。因病情危急，即予大剂量广谱抗生素，激素以及各种对症治疗，发热不退。全身皮肤陆续出现多发性脓肿。经多次心包穿刺，均抽出脓性积液。治疗 92 天无明显效果，停用抗生素，改用百蕊草治疗，每天 60g，煎汤口服。第 2 天体温下降，第 3 天恢复正常。但以后仍有短时低热波动，服药 20 天后，体温不再波动，多发性脓肿消失，症状、体征也均告消失。治疗 1 个月，痊愈出院。〔安徽省百蕊草研究协作小组. 新医药学杂志. 1972,（2）：39.〕

按语：心包炎是继发于各种病因引起的全身性疾病，或局部病变所致的心包炎。其病理变化主要是脏层和壁层心包膜发生纤维蛋白性，浆性纤维蛋白性，血性或脓性的炎症渗出，使心脏受压，舒张受限制，产生心包填塞征。化脓性心包炎常继发于败血症和脓毒血症，也可由心包临近脏器感染灶直接蔓延而来。多由金黄色葡萄球菌，肺炎双球菌，链球菌等致病菌所引起。西药治疗主张应联合大剂量抗生素。如疗效欠佳时，应早期实施心包切开引流。目前由于不合理应用抗生素等原因，致耐药菌株日益增多，使抗生素的疗效受到限制（如案中所述治疗近3个月症情尚未控制），此时单独使用或配合使用百蕊草清热解毒抗感染是可取得。但用药量宜大，应在60g左右。同时应密切观察病情变化，以防心包填塞症的发生。

柏子仁

【基原】为柏科植物侧柏的种仁。

【异名】柏仁，柏子，柏实，侧柏子。

【性味】甘，平。

【归经】入心、肝、脾经。

【功能主治】养心安神，润肠通便。主治惊悸，失眠，遗精，盗汗，便秘等。

【临床应用】

胁痛

曾治一少年，其肝脏素有伤损，左关脉独微弱，一日忽胁下作疼。俾单用柏子仁两许，煎汤服之立愈。观此，则柏子仁之善于养肝可知矣。〔医学衷中参西录（上册）：99.〕

败酱草

【基原】为败酱科植物白花败酱、黄花败酱或其近缘植物的带根全草。

【异名】鹿肠，鹿首，泽败，苦菜，苦猪草，白苦爹，豆豉草等。

【性味】苦，平。

【归经】入肝、胃、大肠经。

【功能主治】清热解毒，排脓破瘀。主治肠痈，下痢，痈肿疖癣，赤白带下，产后瘀滞腹痛，目赤肿痛等。

【临床应用】

1. 风湿性关节炎

何某某，女，患风湿性关节炎已3年多，关节酸痛，活动不便。予黄花败酱草150g，白酒500ml。将上药切碎，放酒中泡7天后，每天服药酒2~3次，每次25ml。患者用本方治疗1周后痊愈。〔清镇县水东公社上寨大队合作医疗站．贵阳中医学院学报．1981,（4）：26.〕

2. 阑尾脓肿

孙某某，女，48岁。6天前忽然右腹剧痛，伴有寒热，在当地卫生院以感冒腹痛治疗，肌内注射青霉素，内服四逆散加味，治疗4天无效，病情加剧，经某院检查作阑尾脓肿治疗，静脉滴注氨苄西林，配服大黄牡丹汤，治疗2天病仍未减，病家拒绝手术治疗。遂来就诊于余。诊视：右下腹剧痛，肿块拒按，发热恶寒，大便微结，唇干口微渴，舌苔黄，脉象弦数。实验室检查白细胞16.7×10^9/L，中性0.80，淋巴0.20。B超检查示：右下腹阑尾区肿块约2.5cm×2.8cm。予鲜败酱200g，水煎2次内服。并以鲜败酱250g，捣碎成泥，调以米泔水，过滤成汁内服，留渣外敷于阑尾肿块部位上。治疗10天，疼痛消失，续治3天，肿块消失，各项检查正常，乃以养阴

药 3 剂，巩固疗效。〔曾立昆．浙江中医杂志．1992,（12）：568.〕

3. 痔疮

廖某某，女，28 岁，农民。1986 年 7 月 4 日就诊。诉近 6 天来，肛门部红肿，痒热，灼痛，便时加重，伴发热，全身不适。肛检：胸膝位肛周 1~7 点皱襞水肿，充血，并有少量淡黄色分泌物，触压痛明显。予鲜败酱草 60g，水煎服；另用 300ml 水煎如法熏洗，1 天疼痛大减，红肿显退，3 天痛止肿消，疾愈。

治疗方法：取败酱草全草，鲜者为佳，晒干备用也可。鲜者 40~80g，干品减半，每天 1 剂，水煎服。并配合水煎熏洗，用量不限，每天 2~3 次，每次 15~30 分钟。一般用药 1~4 天见效，病情缓解后则改用开水浸泡，代茶频饮。治疗期间禁忌辛辣煎炒，醇酒肥腻等刺激性食物，并应注意适当休息。〔邹桃生．浙江中医杂志．1992,（10）：454.〕

4. 小儿腹泻

李某某，男，1 岁。1985 年 9 月 10 日就诊。患儿腹泻呈绿水样便 3 天，每天 10 余次，小便短赤，口渴欲饮，经中西药及健脾止泻药治疗 3 天效不显。查：体温 37.1℃，营养欠佳，轻度脱水貌，皮肤粗糙，弹性差，双眼球轻度凹陷，心率 80 次 / 分，律齐，未闻及病理杂音，双肺呼吸音清，腹略呈舟状，无压痛，肝、脾肋下未及，双手指纹略红，舌红少苔。实验室检查：大便呈绿色水便样，镜检见脂肪球（+），白细胞 2~3 个。证属内伏热邪，调养不当，治宜清热解毒，调中和胃。方用鲜败酱草汁加红糖少许，每次 2ml 口服，每天 2 次，隔天复诊，腹泻次数减为每天 4 次，继服 1 天而愈。

治疗方法：将鲜败酱草洗净，挤出绿汁，贮瓶备用（当日用，当日挤，以防陈腐污染）。1 周岁以下患儿每次口服 2ml；1~2 岁，每次服 3ml，每天 2 次，可加少许红糖。〔贺清文，等．陕西中医．1989，10（4）：175.〕

5. 淋证

刘某，男，35 岁。1989 年 8 月 16 日初诊。自述有不洁性交史，近 10 天来尿急，尿频，尿痛，尿道口有黄色分泌物流出，曾肌内注射青霉素，每天 240 万单位，口服诺氟沙星胶囊每天 0.9g，连续治疗 7 天，无明显效果。尿液涂片检查，可见中等量革兰氏染色阴性淋病双球菌。尿常规检查：蛋白(+)，白细胞（+），红细胞（+），上皮细胞少许。舌质红，苔薄黄，脉弦数。即用下述内服法和外洗法治疗 5 天，诸症明显好转，又继续治疗 7 天，尿液检菌阴性，尿常规也恢复正常，病告痊愈。

治疗方法：①内服法：败酱草 50g，加水 2000ml，煎半小时，去渣，分 4 次服，每 6 小时 1 次。②外洗法：败酱草 100g，加水 2000ml，煎半小时，去渣，待凉，分 2 次冲洗前阴，每天 1 剂。〔李延培．中医杂志．1992，32（8）:57–58.〕

按语：淋病是由淋病双球菌引起的尿道炎的简称。男性淋病几乎均由性接触传染，女性偶由带菌的衣物或浴盆间接传染。新生儿可自患淋病的母亲阴道内感染，引起淋菌性眼炎。

西医治疗本病主要用普鲁卡因

G 480 万单位，分两侧臀部 1 次肌内注射，同时诺氟沙星 800mg 1 次口服。孕妇及肝肾功能障碍者忌用。中医治疗本病以清热解毒，利尿通淋为主，李氏用败酱草治疗，量大药专而效宏，十分对症。还可与金银花、土茯苓、黄柏、知母等药并用。

本病预防：患者及早治疗，未根治前不得与任何人发生性关系；所穿内衣裤及浴巾要常煮沸消毒。个人防止被传染应注意出差旅游时不用公共毛巾，不穿他人内裤。妇女自备浴盆，洗澡最好淋浴，取消公共毛巾。鼓励使用避孕套。

斑蝥

【基原】为芫青科昆虫南方大斑蝥或黄黑小斑蝥的干燥全虫。

【异名】斑猫，龙尾，斑菌，花斑毛，花壳虫，放屁虫，花罗虫等。

【性味】辛，寒；有毒。

【归经】入大肠、小肠、肝、肾经。

【功能主治】攻毒，逐瘀。外用主治恶疮，顽癣，口眼㖞斜，喉蛾；内服主治瘰疬，狂犬咬伤等。

【毒性】本品属剧毒药。动物实验证明斑蝥素的毒性最大。肾脏对斑蝥素有很高的敏感性，表现为肾小球上皮细胞肿胀，发现蛋白尿、管型尿、血尿及血清非蛋白质升高。同时，心肌纤维浊肿明显，肝细胞肿胀脂变，肺脾瘀血并有小灶性出血。

中毒表现：正常人口斑蝥素 0.1g 即可发生严重的毒副反应。口腔烧灼感，舌肿胀起泡，吞咽困难及恶心呕吐，气喘，腹痛，腹泻以及尿频，尿痛，尿血。口服 1.3~3g 即可致死。故本品一般不作内服用，体弱者及孕妇忌用该药。

【临床应用】

1. 瘰疬

一道人治瘰疬，用鸡子 7 个，每个入斑蝥一枚，饭上蒸熟，每日空心食一枚，求者甚多。〔历代无名医家验案：204.〕

2. 过敏性鼻炎

（1）陈某某，女，47 岁，干部。患过敏性鼻炎 20 余年，每年多于冬季频繁发作，且伴发支气管哮喘。经抗过敏药物、激素、封闭、脱敏等法治疗，效果不明显。1979 年 12 月 5 日，患者因阵发性鼻痒，接连不断地喷嚏，大量清水样鼻涕外溢，鼻阻塞并伴发头胀，头痛，耳鸣，畏光，流泪，深感痛苦而来本科门诊治疗。给予斑蝥灸之，取内关穴。贴 1 次后即觉鼻内舒适，症状缓解。连贴 5 次，一冬未发。支气管哮喘也有减轻。〔刘明道. 湖北中医杂志. 1981，（3）：39.〕

（2）马某某，女，16 岁，学生。因患过敏性鼻炎，接连不断地喷嚏，流清鼻涕，头昏，记忆力减退，而影响学习，经斑蝥灸治 1 次，症状即完全消失。

治疗方法：斑蝥炒酥，不拘多少，研末过筛，装瓶备用。治疗时，取 $1cm^2$ 的胶布 1 块（中间留有黄豆大孔隙），贴在患者的内关或印堂穴上，暴露穴位，置少许斑蝥粉于穴上。再取 $1cm^2$ 胶布覆盖在原胶布上。24 小时后，揭去胶布，可见穴位表皮上出现水泡，不需处理。待水泡自行吸收后，再贴第2次，第3次。〔刘明道. 湖北中医杂志. 1981,（3）：39.〕

3. 急性鼻炎

巫某某，女，30岁。开始伤风感冒，鼻流清涕，鼻旁肿胀，频频喷嚏，嗅觉不敏，用盐酸萘甲唑林滴鼻液2天无效，乃用下方敷贴。翌日揭去，眉心有一小水泡，泡破拭去水液，涂紫药水，第2天，鼻部症状完全消失。

治疗方法：斑蝥1只研细粉。取细粉少许，置于两眉中间（印堂穴），外用胶布贴紧固定，晚贴早揭，揭处起小水泡，泡破做局部消毒处理。

按语：本方为家传方，治疗急性鼻炎，喷嚏频频，鼻流清涕，不辨香臭，鼻翼两侧肿胀。斑蝥辛咸性寒，有大毒，贴印堂穴，能疏风散热通鼻窍。使用本药需注意：①药粉要现配现用。②药粉不可进入眼内。③起泡过程一般2~4小时，有痛感但可以耐受，万一痛甚可揭去。〔傅宗翰. 中医杂志. 1988，29（5）：54.〕

4. 慢性鼻炎

邹某，男，40岁，干部。患鼻炎3年多。平日鼻塞，脓涕多，头痛，经用中西药治疗效果均不显著，故采用下法，3次即愈。随访2年未见复发。

治疗方法：取斑蝥1.5g研为细末备用。把胶布剪成铜钱大，中间挖一绿豆大的小孔，将此胶布贴于印堂穴上。患者仰卧于床上，然后取半粒绿豆大的斑蝥粉于胶布孔中，再用小胶布覆盖其上，保留一昼夜，揭去胶布，局部可见一小水泡，用消毒针刺破后，用消毒棉球拭干渗透，再涂龙胆紫，1周后可愈。〔丁秀芳. 辽宁中医杂志. 1990,（3）：35.〕

按语：印堂穴属经外奇穴，其位置在两眉头连线的中点。该穴主治头痛、眩晕、鼻衄、鼻渊、小儿惊风、失眠等病症。斑蝥发泡疗法又称“冷灸”疗法，一般常把斑蝥炮制后研末应用，即所谓米斑蝥：斑蝥5 kg，用米1 kg。将米置锅内加热，喷水少许至米粘锅上，候烟冒出时加入斑蝥，轻轻翻炒，取出，去净米粒，除去足翅即可。发泡疗法除可治疗过敏性鼻炎、慢性鼻炎外，还可治疗急性扁桃体炎、面神经麻痹、风湿病、急慢性肝炎等。发泡疗法的机制有人认为是通过“微面积的化学性烧伤性刺激”作用，即刺激特定皮肤穴位的神经感受器，再通过复杂的神经反射机制而达到止痛及治疗目的。

5. 水疮

丙寅春月，余有晋阳之行，下榻于山西出版社招待所，同室侯水宝云，他从1953年始，两手合谷部位对称性水疮，发病原因不明，初起局部奇痒，流清水，冬轻夏重，至1960年夏季加重，局部皮肤溃烂奇痒流清水，边缘清楚，大如鸡卵，无脓血。经多方求治无效。曾在长治市烤电数月，不仅无效，反而加重。1968年在凌川县医院就医时，病情更剧，痛苦之状，惨然难叙。说来凑巧，在该院候诊室里，遇一老者，询问其故，侯乃述之。老者见其双手挎绷带，且不时搔痒，清水外渗，怜其痛苦，随献此方。斑蝥3~5个，鸡蛋清1个，香油适量。将斑蝥研末（不加炒制），加入鸡蛋清、香油调匀，涂于疮面。

侯君尊嘱如法配制，涂于疮面，涂后剧痛难忍，亦不忍复涂，然仅此一次，历时15年的水疮旋即告愈。侯君津津盛赞中医学之高妙，遂伸出两手，供于室内诸人面前，笔者亲视，皮肤正常，局部无瘢痕，遂亦赞叹不已。愧余医林30载，不及一乡间野老，悲哉！随录之。1986年3月22日于并州。〔偏方奇效闻见录：23.〕

按语：本品有剧毒，虽非临床常用内服药物，但误内服或制药时保护不慎从皮肤及口鼻黏膜吸收而引起中毒者并不罕见。内服中毒量自0.3~2.0g不等。中毒者的临床表现，在消化系主要有口、咽部烧灼感，恶心、呕吐或呕出血水样物，血丝，血块，腹部绞痛等剧烈反应，在泌尿系有不同程度的血尿和中毒性肾炎症状。皮肤黏膜吸收中毒者，局部常发生水泡或充血、灼痛等，大多数患者经及时有效的治疗，均可恢复；但亦有少数严重中毒者因急性肾功能不全和全身循环衰竭，抢救无效而死亡。因此临床应用和调制时，必须严加注意。《本草纲目》中说："斑蝥……之毒，靛汁，黄连，黑豆，葱，茶皆能解之。"

6. 外阴白斑病

杨某某，女，32岁，工人。自述外阴瘙痒难忍已1年多，影响工作及睡眠，屡经中、西药治疗无效，瘙痒越发增剧，于1975年7月到我们门诊求治。月经正常，已产3胎。妇科检查：外阴发育正常，左右两侧大小阴唇之间分别有2cm×3cm和3cm×4cm大的皮肤呈灰白色，粗糙，弹性差。于1975年7月4日开始给予斑蝥酊外涂治疗，先后涂药7次局部仍感瘙痒，考虑为局部炎症所致，乃给予下述中草药方外洗，用药10剂，瘙痒消失。3个月后复查，皮肤色泽，弹性恢复正常，无痒，至今2年又4个月未见复发。

治疗方法：①药物制备：取斑蝥全虫（干）15g，加入75%乙醇100ml浸泡2周，取出浸液备用。②用药方法：用棉签蘸斑蝥酊外涂病变处（切勿涂到健康皮肤），棉签蘸药液不要过湿，以免流到别处。涂药后2小时局部起水泡，一般不须特殊处理。如预防感染，可每天涂1%龙胆紫，必要时涂以磺胺软膏。如疼痛剧烈，可给止痛药。一般7~10天涂斑蝥酊1次，面积宽的约半个月涂1次，原则上以局部脱痂后再涂药。如局部皮肤损伤未愈，不能涂药。涂药7~10次为1个疗程，如局部伴有炎症，用药到1个疗程后仍有痒感，则不再用斑蝥酊而用下列中草药煎水外洗：苦参30，白鲜皮30g，胡黄连30g，白矾15g，土茯苓30g，五倍子30g，蛇床子30g。每天1剂，连用7~10天。〔严荣珍．广西中医药．1978，（7）：11–12.〕

按语：斑蝥酊外涂治疗疾病是斑蝥的另一常用方法，运用这种方法还可治疗神经性皮炎、斑秃、传染性疣等。其机制有人认为斑蝥酊可以阻断因瘙痒而引起的恶性循环，使人紊乱的大脑皮质功能得到调整，消除对皮肤的刺激；同时，斑蝥酊的致赤发泡作用，可以加速周围的血液循环，促进新陈代谢，改善局部营养，使苔癣化的病理组织吸收消退。因发泡而产生的浆液中含有大量的巨噬细胞，发泡后，一般不会发生感染，故斑蝥酊外用是安全有效的。须注意的问题是如案中所述。内服毒副作用非常大，应用必须十分小心谨慎。

板蓝根

【基原】板蓝根分为北板蓝根和南板蓝根，北板蓝根来源为十字花科植物菘蓝的根；南板蓝根为爵床科植物马蓝的根茎及根。

【异名】靛青根，马蓝根，蓝靛根，靛根。

【性味】苦，寒。

【归经】入肝、胃经。

【功能主治】清热，解毒，凉血。主治流感，流脑，乙脑，肺炎，神昏吐衄，咽肿，痄腮，发斑，丹毒，火眼，疮疖等。

【临床应用】

1. 流行性乙型脑炎

张某某，男，9岁，9月7日下午5时入院。前5天开始发热，持续不退，伴有头痛，嗜睡，抽搐，发病第5天人事不省，大小便失禁。检查：体温38.6℃，急性重病容，神志昏迷，颈微硬，喉头有痰鸣音，心（–），肺两侧有痰鸣音，腹（–），克氏征、布氏征、巴氏征均阳性，提睾及腹壁反射均消失。实验室检查：白细胞总数0.57×10^9/L，多核0.84，单核0.16，糖五管阳性。球蛋白（++）。临床诊断为流行性乙型脑炎。

治疗经过：入院后仍昏迷不醒，时有轻微抽搐，给板蓝根煎液每次20ml，每隔2小时/次（用鼻饲法），葡萄糖10g，每天4次。服药后体温即逐渐下降。4天后体温降至正常，神志逐渐清醒，取消鼻饲法，自己能吞咽。第5天情况更有进步，四肢能自己转动，并能进稀饭少许。共计住院10天，服用板蓝根煎剂1200ml，遗有神志迟钝，说话困难而出院。出院时实验室检查：白细胞总数1.83×10^{10}/L，中性0.84，淋巴0.10，单核0.03，嗜伊红0.03，脑脊液无色清，细胞数14×10^6/L，淋巴100%，糖五管阳性，球蛋白（+）。

治疗方法：①煎法：每500g板蓝根（洗净切碎）加水2000ml，煎液1000ml，渣再加水1500ml，煎液600ml，头两煎液混合共成1600ml（每10ml合生药3g），用暖水壶贮存待用。为了保证药液新鲜，避免变质，采取现煎现用（估计每天用量于早晨煎备）。②用量：按年龄大小及病情轻重，成人每次用量20~25ml，一天量为240~300ml；15岁以下至5岁，每次用量15~20ml；每天量为180ml~240ml；4岁以下每次用量10~15ml，每天量为120~180ml。③服法：隔2小时服一次，用2~5g葡萄糖粉调服。依照上述用量和服法，每天昼夜连续服药，至体温降至正常时酌减剂量及次数，2天后停药。〔乙型脑炎治疗研究小组. 福建中医药. 1958,（8）：4.〕

2. 急性黄疸型肝炎

张某某，男，22岁，工人。1960年5月2日入院。4天前患上腹部不适，食欲稍减，乏力，尿色深黄，似有微热，既往无特殊病史，无肝炎接触史。体检：一般情况好，巩膜及皮肤轻度黄染，心肺无异常发现，腹平坦、软，肝在肋下（锁骨中线）2cm，软有压痛，脾未触及。四肢及神经系统检查无异常，入院后给以板蓝根1天30g煎服，复合维生素B 10ml，每天3次，次日食欲即增加，5月6日症状全部消失，肝在肋下未触及。实验室检查：5月2日黄疸指数18单位，凡登白试验直接迅速反应，碘试验（+++），脑磷脂絮状试验（+++），麝香草酚浊度试验16单位；5月8日复查：黄疸指数3单位，碘试验阴性，脑磷脂絮状试验（++），麝香草酚浊度试验阴性。

治疗方法：取单味板蓝根15~30g，每天煎服1剂，加用复合维生素B液30ml，每天3次分服。〔陈沪生. 浙江医学. 1960,（2）：59.〕

按语：本案所及肝脏病的检查项目目前已不常应用，如黄疸指数，碘试验，脑磷脂絮状试验，麝香草酚浊度试验等。现在常把病毒肝炎分为甲型，乙型，丙型，丁型，戊型5种，经血清病毒学检查很容易鉴别，另外通过肝功能检查如血清谷丙转氨酶、白球比值、蛋白电泳等可以反映肝脏疾病的严重程度。板蓝根对五种肝炎均有一定的疗效。有人证实该药能迅速缓解和消退肝炎症状，促进肝功能的改善和恢复。另外板蓝根还可以治疗乙脑，流脑，流行性眼结膜炎，传染性单核结胞增多症，病毒性皮肤病等。单味用药量应大，可30~60g。素有脾胃虚寒者宜慎用。

半边莲

【基原】为桔梗科植物半边莲的带根全草。

【异名】急解索，蛇利草，蛇舌草，瓜仁草，疳积草等。

【性味】甘，平。

【归经】入肝、胃、大肠、膀胱经。

【功能主治】利水，消肿，解毒。主治黄疸，水肿，鼓胀，泄泻，痢疾，蛇伤，疔疮，肿毒，湿疹，癣疾，跌打损伤肿痛等。

【临床应用】

1. 血吸虫性腹水

（1）张某某，女，31岁，农民。1956年8月30日入我院治疗。自述于今年7月间，劳动后腹部渐大，行走时自觉有水震荡声，伴有下肢水肿。检查：心尖区有I级收缩期杂音，肺部无异常，肝未扪及，脾肿大约在肋下10cm，腹围81cm，腹水中量，体重47kg。实验室检查：尿常规阴性；血红细胞2.94×10^{12}/L，白细胞2.65×10^{9}/L，嗜中性粒细胞0.47，嗜酸性粒细胞0.29，淋巴细胞0.24；大便检查：血吸虫卵阳性。由于乡村条件限制，未做肝肾功能的检查。诊断：晚期血吸虫病，腹水。

治疗方法：初起服半边莲每天15g，连服3天，无反应与不适，尿量增多不明显，即增至每天50g，其后尿量即增多，共服半边莲15天，总剂量650g。治疗后的体征改变：心尖区I级收缩期杂音，肺无异常，肝未扪及，脾乃肿大

B

约在肋下 10cm，腹围 76cm，腹水消失，体重 47.5kg，血红蛋白 100g/L。〔顾伯康，等. 上海中医药杂志. 1957,（3）：28. 〕

（2）杨某某，男，42 岁，农民，于 1955 年 6 月 6 日入院。主诉腹胀已 3 个月余，患者于 8 年前发觉左上腹有一痞块，并经常腹部隐痛及下痢，大便每天 2~5 次，大便不成形，常含黏液及少量脓血，入院检查，初步诊断为：晚期血吸虫病，肝硬化腹水。入院后首给麻黄素，第 4 天开始口服 10% 半边莲煎剂 60~80ml，1 个月后症状逐渐消失，肝功能好转，出院参加劳动。3 个月后随访体力大致恢复。

治疗方法：将新鲜半边莲连根带叶，去杂，洗净烘干，贮存备用，临服前加水煮 2 小时，过滤后制成 10%~15% 煎剂，酌加糖浆调味。成人每天剂量为原药 6~42g，分 4 次口服。〔安徽省安庆专署医院. 中医杂志. 1956,（4）：189. 〕

2. 外伤感染

杨某某，女，42 岁，于 1980 年 4 月 13 日就诊。左下肢踝部被铁锈钉刺破已 7 天，化脓感染，红肿疼痛，活动受限。在上级医院抗炎治疗无效，来我院求治，用本法服干半边莲，3 天后，伤口脓液全部吸收，红肿消退，诸症好转，1 周后家访，伤口结痂，行走无妨，患者称赞。

治疗方法：采鲜半边莲 100g（干品减半），洗净加水 200ml，煎至 150ml，每天服 3 次，每次 50ml，用 45° 白酒冲服，卧床休息。〔尤树培. 中国乡村医生. 1990,（3）：44. 〕

半夏

【基原】为天南星科植物半夏的块茎。

【异名】茨菇，地文，水玉，守田，野芋头，和姑，蝎子草，马草子等。

【性味】辛，温；有毒。

【归经】入脾、胃、肺经。

【功能主治】燥温化痰，降逆止呕，消痞散结。主治湿痰冷饮，呕吐，反胃，咳喘痰多，胸膈胀满，痰厥头痛，头眩失眠，痈肿，跌打损伤等。

【毒性】半夏有毒，其流浸膏给小鼠腹腔注射半数致死量为 13.142g/kg，家兔灌服一定量，多数有腹泻，半数兔于 20 日内死亡。半夏以生半夏毒性最大，次为漂半夏，再次为生姜浸半夏和蒸半夏，白矾半夏毒性最小。前四种给鸽灌胃均能引起呕吐，喂给豚鼠能使其声音嘶哑或失声。半夏经白矾处理能解除毒性。半夏催吐成分不溶或难溶于水，加热可破坏。半夏水溶成分内加入醋酸铅后沉淀的物质中，含有引起蛙及小鼠骨骼肌痉挛的物质，用碱性醋酸铅生成的沉淀中，含有使蛙瞳孔散大的物质，滤液中则含有使蛙产生中枢性及箭毒样肌麻痹的物质。

中毒表现：本品大剂量使用或误服生品可发生中毒，主要表现为口腔、咽喉和消化道黏膜的毒性，发生舌、咽和口腔麻木，肿痛，流涎，呼吸困难，痉挛甚至窒息死亡。

中毒救治：①轻者可服生姜汁或稀醋及浓茶、蛋清、甘草水等解之。如呼吸困难则给氧，必要时做气管切开。②支持疗法及对症处理：输液，洗胃，导泻等。③中药治疗：绿豆衣、生姜各15g，金银花、连翘各30g，甘草9g，水煎服。

【临床应用】

1. 失眠

王某某，女，45岁。数年前因与人口角，心情一直郁怒不畅，遂致失眠，饮食少进，卧则心下满闷不适，心中悸动，时常昼夜不眠，偶尔勉强入睡，亦因噩梦而惊醒。多方求治，屡治无效。就诊时见其颜面潮红（面部有血管瘤），形体较胖，舌偏红，苔白，脉细滑，投以半夏汤：半夏10g，糯米（代）30g，连服3剂。3天后复诊，患者喜形于色，告知服上方后顿觉心中畅快，心下满闷不适亦除。不但能入睡，且无噩梦惊扰，可一觉酣睡至天亮。仍予原方5剂巩固疗效。〔石东平：江西中医药，1984，（2）：17.〕

按语：半夏不但为化痰降逆之神品，也为安神之良药。早在《内经》就有半夏秫米汤治疗失眠的记载。本案用半夏之辛，一散逆气，二除烦闷，三分水湿，故药症合拍效如桴鼓。

2. 痹证

愚因药房半夏制皆失宜，每于仲春、季秋之时，用生半夏数斤，浸以热汤，日换1次，至旬日，将半夏剖为两瓣，再入锅中，多添凉水煮一沸，速连汤取出，盛盆中，候水凉，净晒干备用。偶有临村王姓童子，年十二三岁，忽晨起半身不能转动，其家贫无钱购药，赠以自制半夏，俾为末，每服钱半，用生姜煎汤送下，日2次，约服30余日，其病竟愈。盖以自制半夏辛味犹存，不但能利痰，实有开风寒湿痹之力也。〔医学衷中参西录（中册）：90.〕

3. 癣

吴某某，男，22岁。面部额角前患顽癣一处，痒甚，抓破水出，2天后，眉心也蔓染一处，时隐时发，半年来逐渐增大，利用半夏醋磨敷，1天3次，6天痊愈，未再发。

治疗方法：挖取鲜生半夏后，剥去外衣，用醋3~4滴，置碗内磨取汁，涂患处，每天3次。磨好后两手洗净，以免入口中毒。〔曹慎成. 浙江中医杂志. 1960,（4）：189.〕

4. 牛皮癣

刘某某，男，25岁。颈后耳边，患癣症两处，经久不愈。初起很痒，抓时落白屑，4天后，患部蔓延至钱币大，起红圈，时瘥时发，已有3年，缠绵不愈，后耳侧又发1次。经用鲜生半夏加醋磨汁，擦搽患处，每天3次，7天痊愈。〔曹慎戒. 浙江中医杂志. 1960,（4）：189.〕

5. 宫颈糜烂

李某某，女，48岁。主诉：白带过多，下腹部坠胀，经常腰腹酸痛。检查：宫颈肥大，糜烂面占2/3，呈乳头状，有脓性黏液白带。诊断：宫颈重度糜烂。用带线的棉球蘸生半夏粉适量，置患处，24小时取出，1周1~2次，经5次用药而愈。〔陕西省汉阴县中草药避孕节育科研协作组. 陕西新医药. 1977,（2）：46.〕

按语：宫颈糜烂为妇科常见病，属中医“带下病”范畴。局部治疗方法较多。半夏用于宫颈糜烂，可能系在局部发挥燥湿，消肿作用而达到治疗目的。本法简便，值得一试。

B

6. 喉返神经麻痹

刘某某，男，70岁。疼痛，声音嘶哑，伴右侧头面麻木20余天，于1978年4月10日入院。外院曾诊断为"上呼吸道感染。"用维生素C、索米痛片及青霉素治疗10余天，效果欠佳。入院时体温36.5℃，脉搏100次/分，呼吸25次/分，血压16/10.64kPa（120/80mmHg），咽部充血，扁桃体红肿糜烂。双肺呼吸音粗糙，可闻及散在的干湿啰音。X线摄片报告提示"双肺纹理增多，呈间质改变"。五官科会诊诊断为"右侧喉返神经麻痹"。遂予苦酒汤，嘱频含咽之。次日痛减音开，调治1个月痊愈。

治疗方法：苦酒（米醋）100ml，半夏（研粉）30g共入罐中调匀，煮3沸，待凉后纳鸡子1枚（去蛋黄）搅匀，频频含咽之。〔王魁亮，等. 新疆中医药. 1988，23（3）：55.〕

按语：半夏，全草有毒。中毒症状：食少量可使口舌麻木，服多量则致喉舌灼痛，肿胀，呼吸迟缓而不整，痉挛，最后麻痹而死亡。解救方法：服蛋清或面糊，果汁或稀醋。对症治疗：痉挛时给解痉剂，针刺人中，合谷，涌泉；出现麻痹则给兴奋剂。民间验方：①醋30~60ml，加姜汁少许，内服或冷敷；②生姜30g，防风60g，甘草18g，用4碗清水煎成2碗，先含漱一半，后内服一半。

7. 跌打损伤

苏某某，男，43岁。1985年3月2日诊。述其1天前被手扶拖拉机碰伤右足，疼痛难步。查：自右踝关节至脚面青紫肿胀，表皮有擦伤痕迹。经用下药3天肿消痛止而愈。

治疗方法：生半夏30g，研极细面，陈醋适量调糊敷患处，包扎固定，每天换药1次。主治内挫伤筋及跌打损伤表皮未破者。〔刘天骥：四川中医，1987，5（10）：52.〕

按语：临床使用半夏多取其化痰降逆止呕之功，然半夏也有祛瘀消肿之功，不可忽视。本案半夏配陈醋治疗跌打损伤，效果满意。刘氏报道用本方共治30例，轻者1次即愈，重者3次告愈。

半枝莲

【基原】本品为唇形科植物半枝莲的全草。

【异名】通经草，紫连草，牙刷草，小韩信草，溪边黄芩，野夏枯草，半面花，四方草，狭叶向天盏等。

【性味】辛、微腥，平。

【功能主治】清热解毒，散瘀止血，止痛。治疗吐血，衄血，血淋，咽喉肿痛，肺痈，疔疮，瘰疬，癌肿，毒蛇咬伤等。血虚者不宜，孕妇慎服。

【临床应用】

1. 原发性肝癌

柳某某，男，46岁，工人。于1967年患传染性肝炎。1970年突发黄疸，腹泻，鼻衄，伴有低热，自发性肝区疼，上腹部包块隆起迅速增大，食欲减退，消瘦。查体：肝上界5肋间，肋下 3cm，剑突下 11cm，质坚硬呈巨块结节状，触痛明显。超声波：束波状，迟钝。胎甲球（+）。肝功：谷丙转氨酶 300 单位，麝浊 14 单位，锌浊 20 单位。经用半枝莲治疗后症状消失，肝剑突下缩小至 3 cm，肋下缩小至 1cm，质地光滑、软。体重增加 12kg，肝功正常。超声波复查癌波消失，胎甲球（-）。出院上班工作，随访 2 年无变化。

治疗方法：半枝莲每天 120~180g，水煎服。巨块型可配以其他药。本药治疗早中期肝癌为主。〔吉林市第二人民医院肿瘤小组. 吉林医药. 1973,（2）：23.〕

2. 子宫癌

李某某，女，78 岁，工人，未生育过。1959 年肿瘤医院诊断为子宫癌Ⅱ级，硬块直径 2 cm，上镭锭 50 天。1965 年复发，至 1966 年服半枝莲 1 年多，情况好转，食欲增进。后连服 10 余年，每天吃 30g，浓汁服，日前检查：硬块消失，身体健康。〔高震：吉林中医药. 1986,（1）：25.〕

按语：半枝莲为治疗恶性肿瘤的常用药，取效的关键在于必须有足够的剂量。对于体质虚弱的中晚期患者，在用半枝莲时，需配以补益中药，如黄芪、党参等，用量也必须足够大，以扶正祛邪。

蚌粉

【基原】为蚌科动物背角无齿蚌、褶纹冠蚌或三帆蚌等贝壳制成的粉。

【异名】蚌蛤灰，蜃灰，蚌壳灰，蚌壳粉。

【性味】咸，寒。

【归经】入肺、肝、胃经。

【功能主治】化痰消积，清热燥湿。主治痰饮咳嗽，胃痛，呕逆，白带，痈肿，湿疮等。

【临床应用】

冻疮

张某某，男，12 岁。1986 年 12 月 27 日就诊。左手背约 2cm×2cm 大小冻疮溃烂面，周围红肿。曾用“冻疮膏”治疗 10 余天未效。经用本法将溃疡面洗净后，撒药 3 次结痂痊愈。

治疗方法：将蚌壳煅后研末敷患处。〔谭风华，等. 辽宁中医杂志. 1988,（3）：48.〕

荸荠

【基原】为莎草科植物荸荠的球茎。

【异名】乌芋，乌茨，马蹄，红茨菇等。

【性味】甘，寒。

【归经】入肺、胃经。

【功能主治】清热化痰，消积。主治温病，黄疸，消渴，热淋，痞积，咽喉肿痛，赘疣，目赤等。

【临床应用】

铜中毒

病者是炼铜厂工人。因某次工作时鼻子靠近炉罐，闻到大量铜臭气，当时晕倒，经抢救后一切均已恢复，惟自此常鼻中闻口中有气如臭粪，甚至食物及其他东西都有此味，对家人、同事一概远而避开，自己常用手掩口，以防气溢出熏人，造成自卑感，孤独思想，渐至厌世。吾问其家人和厂方人员，均说并

B

不感粪臭，故大家认为是精神有病，但查无家族史和其他客观原因。脉象和舌苔略有热象，因此未接受他们安定精神的要求，而以铜毒着想，处方以白虎汤和一些解毒药，并嘱病人每天服生荸荠500~1000g，药内也加入10枚同煎。2剂而病人即言臭气减少；不到7天，病人即欣然自失，不复言臭了。〔历代无名医家验案：95.〕

荜茇

【基原】为胡椒科植物荜茇的未成熟果穗。

【异名】荜茇，椹圣，哈蒌，鼠尾等。

【性味】辛，热。

【归经】入脾、胃经。

【功能主治】温胃，散寒，下气，止痛。主治头痛，心腹冷痛，呕吐吞酸，肠鸣泄泻，冷痢，鼻渊，齿痛，阴疝等。

【临床应用】

1. 痢疾

唐贞观中，张宝藏为金吾长史……太宗苦病痢疾，众医不效，即下诏问殿左右，有能治此疾者，当重赏之。宝藏曾困此疾，即具疏，以乳煎荜茇方进。上服之，立瘥。宜下宰臣，与五品官。〔历代笔记医事别录：254.〕

2. 疥疮

梁某某，男，19岁。患疥疮已数月，躯干，四肢皮肤，特别指缝部位，有散在针头大小的丘疹，午间及夜间奇痒，皮肤抓破处有渗出液。经用下药2次治愈。

治疗方法：取荜茇适量，打碎后用薄布包好放热水中浸泡。患处先以温水洗净抹干，即在火堆旁用此药边擦边烤至患处有痛觉为止，一般连用3天即可见效。治疗期间不要用水冲洗患处。〔罗统森. 广西中医药. 1981,（2）: 48.〕

萆薢

【基原】为薯蓣科植物绵萆薢和粉背薯蓣的干燥根茎。

【异名】百枝，竹木，赤节，白菝葜，硬饭团等。

【性味】苦，平。

【归经】入肝、胃、膀胱经。

【功能主治】祛风，利湿。主治风湿顽痹，腰膝疼痛，小便不利，淋浊，遗精，湿热疮毒等。

【临床应用】

乳糜尿

黄某之长子，年28岁，病瘫卧床，小便失禁，恶冷，西医诊断为膀胱括约肌麻痹。越数年，仍瘫痪在床，且加患乳糜尿。西医久治，虽有小效，仍时有发犯。后经兰常寿引荐，黄某亲拜郑公子于隆富寺，并邀郑赴寓察看患儿，郑不忍负其邀，乃往之。郑归辞前，嘱以川萆薢15g，每天煎服1剂，加白糖适量，共服6次（90g），药尽病愈。〔偏方奇效见闻录：69.〕

蓖麻子

【基原】为大戟科植物蓖麻的种子。

【异名】萆麻子，蓖麻仁，大麻子，红大麻子。

【性味】甘、辛，平；有毒。

【归经】入大肠、肺经。

【功能主治】消肿拔毒，泻下通滞。主治痈疽肿毒，瘰疬，喉痹，疥癞癣疮，水肿腹满，大便燥结等。

【毒性】

中毒原因：多因生食蓖麻子或把蓖麻子油误当食用油错食，也可由于长时间大量外用吸收中毒。

中毒表现：一般于服后3~24小时内发病，表现咽喉及食道烧灼感，恶心呕吐，腹痛腹泻，或嗜睡，定向力丧失，木僵，剧烈头痛，痉挛等中枢神经系统症状，严重者肝肾功能严重损害，出现黄疸，出血，血尿，蛋白尿，最后呼吸抑制，心力衰竭而死亡。

中毒救治：①立即催吐，洗胃及导泻，排出食入毒物，禁食脂肪及油类食物，口服米汤保护胃黏膜。②皮下注射抗蓖麻毒血清。③维持血管容量及水电解质平衡。④给予小苏打5~10g，防止血红蛋白沉淀于肾小球致急性肾衰。⑤对症处理，按常规治疗休克，痉厥及保护肝肾功能。

【临床应用】

1. 肾炎水肿

欧某某，男，9岁。于1957年因久病缠绵发生水肿，初起颜面浮肿，继则遍及全身，小便短赤，经治疗后，时发时愈，迁延2年之久。1959年4月间，浮肿复发，尿量大减，全身无力，心悸，行动时呼吸紧迫，来院求治。体检：神志清晰，无表情，营养不佳，颜面眼睑及全身有高度凹陷性水肿，腹部有大量积水，胸部指压有凹痕，肝未触及，脾微肿大，心肺无异常。实验室检查：白细胞 9.1×10^9/L，尿蛋白(+++)，红细胞及上皮细胞(+)，透明管型(+)。诊断：慢性肾炎。

治疗经过：入院后给予抗炎，利尿剂及口服维生素等，尿仍不畅，每天不及400ml，第2天改用了蓖麻子20粒，石蒜1斤，捣烂如泥敷足心涌泉穴，外加绷带，第4天小便即通畅，连敷3日，除仍服以上药品外，又换新鲜的蓖麻子，石蒜1帖，经过一星期后，浮肿全部消退，未见复发。〔萧宏汉. 福建中医药. 1961，6(4)：42.〕

2. 难产

船民陆某妻，36岁，难产已一昼夜，服药无效。后用蓖麻子仁60粒和涨大了的黄豆，捣匀，敷两足心，未一刻，即起阵缩，胎儿即生。因未洗去药泥，子宫亦下。一家仓皇，后令将蓖麻子仁泥剥下，改贴头顶心，当即吸上。〔徐杏甫. 江苏中医，1959，(2)：27.〕

按语：从上两例案中可见蓖麻子吸收能力之强矣！下敷涌泉可治水肿、难产，上敷百会（头顶）可治子宫下垂。《本草经疏》云："蓖麻子，其力长于吸收，故能拔病气外出，其性善收，故能追脓去毒；能出有形之滞物，又能通利关窍，故主水癥。"故治肾炎水肿亦有奇效。因蓖麻子有毒，宜外用，内服宜慎，诚如李时珍告诫云："此药外用累奏奇功，但内服不可轻率耳。"

3. 鸡眼

李某，男，45岁。1987年8月6日就诊。右脚小趾中关节处及大趾根掌面各有一个顶起根凸，形如鸡眼，步履疼痛已5年余，曾贴鸡眼膏，手术未愈。用蓖麻子外敷一次后脱落，局部变软而愈。2年后随访未复发。

治疗方法：蓖麻子1枚，去外壳，炭火内埋烧，以暴胀为度。患处以热水泡洗，刮去老皮，蓖麻子用手捏软，即趁热敷于患处，外以胶布固定，3~5天换药1次。〔李造坤，等. 新中医. 1992, 24（5）：177.〕

碧桃干

【基原】为蔷薇科植物桃或山桃的未成熟干燥果实。

【异名】桃奴，干桃，瘪桃干，阴桃子等。

【性味】苦、酸，平。

【归经】入肝、心包经。

【功能主治】治疗盗汗，遗精，吐血，疟疾，妊娠下血。

【临床应用】

结核盗汗症

陆某某，男，32岁，工人。1986年11月14日咯血约100ml，伴夜间大量盗汗，胸片示肺结核Ⅲ进展期，痰菌(－)。接受正规抗痨治疗和止血剂5天后，咯血明显减少，盗汗症未减轻，加用碧桃干安瓿剂，每晚2支。3天后盗汗停止，病情逐步好转，1987年1月2日出院门诊治疗。

治疗方法：碧桃干3000g，刷毛洗净浸泡4小时后水煎2次，第1次2小时，第2次1小时，合并2次药汁，剩下药渣再煎煮1次，与前药汁合并，加热浓缩，冷藏静置过夜，调整容积为3000ml，精滤灌封，每安瓿封10ml，100℃湿热灭菌30分钟，置阴凉处保存备用。用法为在撤除一切止汗药的基础上，每晚临睡前服碧桃干口服液1~2支，7天为1个疗程。〔沈顺琴，等. 中药通报，1983,（8）：52.〕

按语：盗汗是肺结核的重要症状之一，多发生在重症患者，在入睡或醒时全身出汗，严重者衣服尽湿，并有衰竭感，主要是由患者自主神经功能紊乱所致。碧桃干有收敛止汗作用，治疗肺结核盗汗症及其他原因所致的自汗盗汗症也有很好的效果，疾病初起有汗者或有实邪者慎用该药止汗。

薜荔

【基原】为桑科植物薜荔的茎、叶。

【异名】木莲藤，木瓜藤，爬墙虎，石壁藤，爬墙藤等。

【性味】酸，平。

【功能主治】祛风，利湿，活血，解毒。主治风湿痹痛，泻痢，淋病，跌打损伤，痈肿疮疖等。

【临床应用】

背疽

近见宜兴一老举人，年七十余，患发背，村中无医药，急取薜荔叶研烂绞汁，和蜜饮数升，以滓敷之。后用他药敷贴遂愈，其功实在薜荔。〔历代无名医家验案：185.〕

篦梳剑

【基原】为蹄盖厥科植物单叶双盖

蕨的全草。

【异名】小连铁草，小石剑，天蜈蚣，手指甲，山鸭蕨等。

【性味】苦，寒。

【归经】入肺、肝经。

【功能主治】凉血，止血，利尿通淋。主治肺结核咳痰带血，热淋尿血，目赤肿痛等。

【临床应用】

肺结核

郭某某，男，干部。于1957年11月间经省立医院X光透视，诊断为浸润型肺结核并有空洞形成。经用此药治疗，于1958年3月2日复查，空洞已不明显，开始部分吸收，又继续服药，于4月22日再往检查透视，已为好转吸收期。

治疗方法：初期肺结核每天1次，每次45g，开水炖服，连服2个月，或更短时间可愈。第Ⅱ期肺结核，每天1次，每次45g，开水炖服，连服4个月，可吸收硬结。第Ⅲ期肺结核有空洞者，每天服2次，每次45g，开水炖服，连服6个月，可使空洞消失，转为吸收期。〔方雪全. 福建中医药. 1959,（8）：44.〕

壁虎

【基原】为壁虎科动物无蹼壁虎或其他几种壁虎的全体。

【异名】守宫，天龙，蝘蜓，蝎虎，壁宫，辟宫子等。

【性味】咸，寒；有小毒。

【归经】入肝、肾经。

【功能主治】祛风，定惊，散结，解毒。主治中风瘫痪，历节风痛，风痰惊痫，瘰疬，恶疮，结核病，疮，疡，瘘久不愈合者及肿瘤等。《本草汇言》认为“病属血虚气弱，非关风痰风毒所感者，宜斟酌用之”。但迄今未见有关壁虎中毒的报道。

【临床应用】

1. 肺结核

张某某，女，3岁。1982年3月17日就诊。每天午后发热，咳嗽，盗汗，食欲减退已半年，X光检查，确诊为肺门淋巴结核。经抗结核药物治疗半年余不佳。查：发育营养欠佳，形瘦神疲，毛发憔悴，两肺呼吸音减弱，舌质红，脉细数。经用壁虎治疗2个月后，自觉症状消失，精神好转，食欲增加。X线复查肺门片状阴影消失，追访3年未见复发。

治疗方法：将壁虎放瓦上烘干研末，装入胶囊。每天服3次，每次3~4粒，小儿1~2粒。小儿服用有困难者，可用壁虎1只切碎炒鸡蛋食用，每天2次。连服3个月为1个疗程，治疗期间不加服任何抗结核药物。〔吕长青. 山东中医杂志. 1989，8（3）：52.〕

2. 小儿喘息性支气管炎

李某某，女，8个月。1988年4月10日就诊。患儿因出生后20天，夜间受凉而出现发热，其母给喂服婴儿安半包、清热解毒口服液半支后汗出热退。但第2天又出现咳嗽、气喘，在当地卫生所用青霉素G钠20万单位，肌内注射，每天2次，连用3天后咳嗽减轻。但每遇气候变化喘息加重，缠绵不愈，故来院求治。查一般情况良好，体温正

B

常，呼吸稍增快，有时出现三凹征。听诊两肺可闻及大量哮鸣音。X线检查两肺门阴影增浓。实验室检查：白细胞 8.9×10^9/L，中性：0.69，淋巴0.31。诊断：小儿喘息性支气管炎。给以单味壁虎散1个疗程痊愈，随访无复发。

治疗方法：取活壁虎1条，用麻油适量炸至焦黄捞出，研为极细末，用余油送服。每天1次，每次1条，连用7条为1个疗程。一般1个疗程即可痊愈，未愈者可隔3~5天后再服1个疗程，直至痊愈。

体会：本方仅适应于感染已控制，而喘息反复发作的患儿，且3岁以下的患儿显著。用全壁虎，不去头足。小儿喘息性支气管炎是一种常见的呼吸道疾病，除具有一般支气管炎表现外，还伴有明显的喘息症状，并有反复发作的倾向，常因感受风寒而诱发，壁虎有解毒散结、祛风、定惊等作用，可治风痰、惊痫等。《本草纲目》亦云壁虎"咸，寒，有小毒……治风寒……"笔者认为其可能有较好的解除支气管痉挛、祛痰、促进支气管黏膜炎症吸收等作用。〔贾明来. 新中医. 1992，24（1）：17.〕

3. 瘰疬

（1）笔者亲见一农村小姑娘，16岁，颈间左右肿核累累，大者如鸡子，小者如栗子，穿溃后脓水涓涓不绝，面黄肌瘦，发育障碍，犹如12岁左右小女孩，嘱服鱼肝油，因家贫无力购买，隔了两年之余，见此女已抱小孩，俨然一少妇，几不信其为颈疬患者。据云前年得一单方，生吞壁虎7~8条而愈，去年结婚，今春已生初胎男孩了。如此单方，如此服法，骤听之下，甚感稀奇。〔叶橘泉. 中级医刊. 1954，(10)：23.〕

（2）严某某，女，34岁。1947年春季，两侧项间初有小核数粒，嗣后逐渐发展蔓延，核如桂圆大小，脖子粗肿，但不红不痛，有人介绍患者至苏州朱少云瘰疬专家处治疗。由于国民党统治时期，社会秩序不安，苏州交通不便，且嫌药资昂贵，不敢前往而罢，乃唯服单方，即用"壁虎干"3条，做于大饼之内，不使患者得知，每晨以代点膳，连服7天，竟奏奇效，逐渐缩小而至消失，现年50岁（1963年）身体健康无恙。〔金甲千. 江苏中医. 1963，(5)：4.〕

4. 下肢溃疡

兰某某，男，79岁，退休工人。两个市级医院均诊断为"左下肢Ⅲ期Ⅰ级血栓闭塞性脉管炎"。经西医治疗无效，今年4月转来我科。检查：左膝关节以下有典型的脉管炎改变，第2趾背侧有1.2cm×1.0cm溃疡面，边微红，内有少许白色分泌物。中药采用补气养血，活血通脉，佐以清热解毒之法治疗。趾部溃疡治疗，我们在《四川医学》1981年第1期"壁虎外用治疗3例"的启发下，选用活壁虎1只，在近尾部剪下一块稍大于溃疡面的带皮肌肉，以75%乙醇溶液洗去血迹敷于溃疡面上，然后用消毒纱布包扎，当晚病人自觉疼痛减轻。3天后壁虎肌肉与溃疡面紧紧粘连在一起，表面呈褐色，已干缩，极像一个痂壳，原溃疡周围无红肿也无分泌物，压之基本不痛，故未再做处理，半月后，左下肢已完全不痛，脉管炎的其他症状明显好转。50天后，"痂壳"自行脱落，原溃疡处的皮肤除色素稍减少外，与周围完全一样。〔赵鹏俊. 四川中医. 1986，4（2）：47. 〕

5. 术后瘘管

杨某某，女，3岁。因腹腔蛔虫伴腹腔肿胀、中毒性休克于1982年3月2日急诊入院。经抗休克，补液，纠正电解质紊乱，抗感染等处理后，在双侧下腹部切开引流，3天共放出液体约2500ml，腐烂坏死蛔虫11条。10天后遗右下腹残余肿胀，再次手术引流，清出少量脓液及死烂蛔虫2条。术后5天出现肠瘘，瘘道长约0.5cm×4.0cm，每天有多量肠内容物流出。经10余天常规换药，无好转，且瘘口周围大片皮肤红肿糜烂，随即改用壁虎尾插入瘘道，隔天换药1次。经3次换药后，瘘口明显缩小，漏出物明显减少。共换药8次，瘘口闭合痊愈。〔向奎武，等. 四川中医. 1987，5（5）：32. 〕

6. 外伤感染

董某某，男，41岁。因车祸致右小腿外侧划破，伤口长约20cm，表皮裂开约4cm，基底部已见腓骨。经清创缝合7天拆线。因伤口中有异物存留（清创不彻底），故拆线后中段伤口（长约7cm）全部裂开，并有脓性分泌物。自行换药治疗40余天，伤口化脓感染加重。来诊时见伤口约6cm×2cm大小，局部伤口形成溃疡，两侧表皮形成高出皮肤的瘢痕组织。常规消毒后，填塞与伤口等长的消毒壁虎尾巴两截包扎。2天后换药，见伤口两端与基底层已愈合。再敷壁虎尾巴一截，3天后拆开，裂口已全部结痂愈合。〔张耀. 四川医学. 1981，2（1）：64. 〕

7. 外伤肿痛

杨某某，女，17岁，学生。被爆竹炸伤左脚背表皮，经口服抗生素和伤口换药处理后，表皮结痂，但脚背患处仍红肿灼痛。1980年6月10日来我处诊治。患者除具前所述症状外，伴髂窝有线状疼痛，左下肢活动受限。内服五味消毒饮加减（银花12g，野菊花10g，蒲公英10g，紫花地丁10g，穿心莲8g），外以1只活壁虎打烂敷于左脚背患区。翌晨脚背红肿灼痛消退，结痂脱落，肿大之髂窝淋巴结已消，患肢活动自如。〔张耀. 四川医学. 1981，2（1）：64. 〕

8. 疖肿

李某某，男。左臂三角肌正中一疖疮溃脓后，用青霉素、链霉素与四环素族等多种抗生素治疗及伤口常规换药20多天不愈，后以消毒壁虎尾一段，置伤口中，外敷消毒纱布，两天后结痂而愈，壁虎尾粘于结痂面上。〔王绍宣. 四川医学. 1983，4（2）：89. 〕

9. 烫伤并发感染

李某某，男，11岁。因左小腿烫伤，创面感染1周入院，经局部湿敷1周后，创面清洁，肉芽新鲜，随即在局麻下将两个约4cm×2cm创面植自体皮，在2cm×1cm创面上植壁虎皮。5天后植自体皮创面渗出较多，成活约1/3；植壁虎皮创面干燥，创面明显缩小。8天后创面愈合。随即再将前面两个约3cm×2cm创面改用壁虎皮换药，每天1次，10天后创面愈合，病愈出院。

B

10. 颈淋巴结结核

王某，女，28岁。患者于1年前患左侧颈部淋巴结结核，经中西医治疗未见好转。近2个月结核突然明显增肿大，皮肤不红；质硬，按之不痛，推之不移，大约6cm×6cm，伴有四肢乏力，急躁易怒，舌淡红苔燥白，脉沉细。予壁虎鸡蛋治疗，1个疗程后治愈，1年后随访未见复发。

治疗方法：生鸡蛋1只，活壁虎1只。将生鸡蛋用镊子轻轻敲一个小孔，直径约1cm，用镊子将活壁虎放入鸡蛋内，外用蛋壳封住孔，涂以泥土密封，烘干后去壳（以不枯焦为佳），研末装瓶备用，每天服壁虎鸡蛋1个（约粉末30g）。7天为1个疗程，轻者只需1个疗程，重者2~3个疗程即可治愈或明显好转。〔夏小川. 临证资料摘编. 1989，2（2）：33.〕

11. 胸椎结核

靳某某，男，49岁。8个月前摄片确诊为胸椎结核，用抗结核药无效，患者腰痛不能站立已3个月余，大小便失禁，双下肢瘫痪，用壁虎粉20天后，腰痛明显减轻，下肢能活动，40天后能下床走路，连服3个月，症状消失，追访3年未见复发。

治疗方法：壁虎放瓦上焙干研细，装入胶囊，每天3次，每次3~4粒，如小孩服用胶囊有困难，则每次用壁虎1只，剁碎炒鸡蛋食用，每天2次，连服3个月为1个疗程，治疗期间不加任何抗结核药。〔吕云剑. 浙江中医杂志. 1982，17（1）：31.〕

12. 结核性脓肿

胡某某，男，1岁半。因左腹股沟部囊性包块，某院诊断为结核性脓肿，切开引流，术后4天转来我院治疗。发现脓腔约5cm×4cm，有大量米汤样渗出物，胸透发现肺门感染。入院后全身用药同时，给脓腔内塞入壁虎尾2条，2天后渗出液明显减少，脓腔缩小为2cm×2cm。每天壁虎尾换药，5次伤口愈合，1周后痊愈出院。

治疗方法：将活壁虎浸入75%乙醇溶液中浸泡半小时后备用，治疗时可根据创面情况，选用壁虎的不同部位。宽长敞开创面选用壁虎皮，剪取适当大小的1块或数块。将其表面贴于清洗后的创面上，盖上敷料，使其密切接触。对较深的窦道可选用壁虎尾，直插入窦道中，也可选用四肢置于狭窄创面内。根据创面分泌物多少，可每天或隔天换药。〔何奎成，等. 四川中医. 1987，5（5）：32.〕

13. 腹壁瘘管

蒋某某，女，26岁，农民。粘连性肠梗阻术后7天发生缝线反应，伤口红肿疼痛，切口中段出现2处脓点，立即拆开皮肤缝线，敞开伤口换线处理。经过连续换药3个月，已将伤口中线头清除干净，伤口仍不愈合，并在腹壁切口处形成一个深约2.5cm，直径约0.5cm的盲管，有脓性分泌物。1978年9月23日转我处诊治，遂将其局部常规消毒后剪取与伤口管径相应的活壁虎尾巴（经75%乙醇溶液浸泡消毒）一截，插入管中，外敷消毒纱布。2小时后患者自觉局部有收缩感。第2天换药时，壁虎尾巴已被挤出管外，仅表皮未见愈合。仍按前法放壁虎尾巴一截于管口包扎，2天后表皮即结痂愈合。〔张耀．四川医学．1981，2（1）：64.〕

按语：壁虎入药用，在明代以前并不多，明代以后才逐渐为人认识。李时珍认为该药能治疗“中风瘫痪，手足不举，或历节风痛及风痓惊痫，小儿疳痢血积成痞，疠风瘰疬”等。而近时则以该药治疗各种结核病证，如颈淋巴结结核，肺、肾结核，腰椎结核及结核性溃疡等，还有以之治疗外科慢性疮疡者，均取得了明显效果。有人报道用壁虎粉治疗4例食道癌患者，临床症状全部消失，其方法为：每天用壁虎1条，和米适量炒至焦黄，研成细粉，分2~3次以黄酒调服，其机制是否与该药含有人体必需氨基酸及大量而丰富的微量元素有关，有待进一步研究。从临床角度而言，该药有很大的开发研究价值。

壁钱

【基原】为壁钱科动物壁钱的全虫。

【异名】蠨蛸，蟢子，壁镜，壁虫，壁蟢。

【性味】咸，平。

【归经】入肺、胃经。

【功能主治】清热解毒，止血。主治喉痹，牙疳，鼻衄，痔疮下血，金疮出血等。

【临床应用】

腋臭

蒋某某，女，31岁。双侧腋臭已数年，气味冲鼻难闻，尤以夏天为甚，曾用碘酒辣椒酊等治疗，无明显好转，后改用本方治疗5天获愈。

治疗方法：取壁钱2~3个，用泥包裹放入火炭中烧至泥微焦，取出加冰片少许，共研细末备用。用时将上药擦腋窝，每晚1次（洗澡后用药效果更佳）。〔王化余．广西中医药．1981：（3）：37.〕

壁钱幕

【基原】为壁钱科动物壁钱的卵囊。

【异名】壁茧，壁钱窠幕，白蛛窠，壁蟢窠，喜儿窠等。

【性味】咸，寒。

【归经】入肺、胃经。

【功能主治】清热解毒，主治烂喉痧，喉痹，乳蛾，痒痛，疔疮，创伤出血，呕逆，咳嗽等。

【临床应用】

乳漏

杨某某，于初产半月患急性乳腺炎，经切开引流合并使用青霉素、普鲁卡因局部封闭，好转迅速，唯因炎症期未停止哺乳，乳液分泌极多，乳内张力大，致疮口遗留针尖大一小眼，继续漏乳，虽用硝酸盐烧灼及使用吸乳器，均不能止住。当时患者婴儿哺乳满月，考虑无法断乳，故不能施行手术切除缝合，当地又无条件，患者经济条件亦受限制，曾一度向数大医院请教，亦无其他良法，后访得此单方，经数次贴敷，则停止漏乳，创口闭合，不但简便迅速，且不费分文，又毫无痛苦。

治疗方法：即觅取屋顶瓦背上之完

整壁钱窠幕（一说屋内的无效，理由尚不明），用温开水洗净，剪出比创口略大之圆形，擦干漏乳，贴上即可。若1~2次未收全功，不妨频频贴之，3~5次后自能愈合。〔凌因. 中医杂志. 1957,（2）: 106.〕

萹蓄

【基原】为蓼科植物萹蓄的全草。

【异名】扁竹，粉节草，道生草，扁竹蓼，乌蓼等。

【性味】苦，寒。

【归经】入膀胱经。

【功能主治】利尿，清热，杀虫。主治热淋，癃闭，黄疸，蛔虫，疳积，痔肿，湿疮，阴蚀，白带等。

【临床应用】

1. 前列腺肥大尿潴留

孙某某，男，69岁。1972年患前列腺肥大合并前列腺炎引起尿潴留，经用大量抗生素及长期保留导尿3个月及做膀胱造瘘术住院半年，暂缓解，出院后前列腺反复感染，越发严重。至1976年5月嘱服鲜萹蓄全草500g，煎服，随意当茶饮，3天后小便即能自解，1个月后已无任何异常感觉。复查前列腺已恢复正常大小。观察至今未见复发。〔许长照. 江苏中医. 1982,（5）: 63.〕

2. 胆道蛔虫病

（1）王某某，男，6岁。1975年就诊。发病已3天，其他医院诊断：胆道蛔虫病。经用西药（药名不详）治疗无效，患者家属来院索方。取萹蓄干品250g，水煎服，疼痛止。第2天又发作，继服1剂而愈。〔孔祥景. 山东医药. 1978,（2）: 14.〕

（2）罗某某，女，26岁，1974年6月18日就诊。既往常患腹痛，3天前旧病复发。西医诊断："胆道蛔虫病"，住院治疗。体温38℃。大便常规：蛔虫卵61/LP。血常规：白细胞1.27×10^{10}/L，疼痛缓解后，服驱虫净驱虫未效，自动出院。回家后乃用萹蓄治疗，服药后第2天排出蛔虫数条告瘥。至今13年未再复发。

治疗方法：新鲜萹蓄1500g，除去杂草，洗净晾干，挤汁200ml，若不够量可加适量冷开水，再挤汁，以达足量。另取菜籽油150ml煎至无气泡，冷却后用。服法：先服萹蓄汁，后服清油。〔张兴仕. 四川中医. 1987，5（3）:31.〕

鳖头

【基原】为鳖科动物中华鳖的头。

【异名】鳖首。

【性味】咸、甘，温。

【归经】入肝、肾、脾经。

【功能主治】主治久痢脱肛，产后子宫下垂，阴疮等。

【临床应用】

脱肛

吾友包某，因久痢后患脱肛症，经多方求治不效，就医于吾，吾对之亦乏良术，遂遍查群书。终于在《本草纲目》第四十五章中见有"鳖头，主治：烧灰疗小儿诸疾。妇人产后阴脱下坠尸疰，心腹痛。傅历年脱肛不愈"的记载，遂用此法施治，以鳖头6枚，分炙，研粉，每天2次，每次1勺，以黄酒冲服，仅2天即愈。此后，又按此法，医愈12位患者。〔张瑞华. 内蒙古中医药. 1987，5（1）：44.〕

槟榔

【基原】为棕榈科植物槟榔的种子。

【异名】宾门，橄榄子，槟榔仁，大腹子，洗瘴丹，青仔等。

【性味】苦、辛，温。

【归经】入脾、胃、大肠经。

【毒性】过量槟榔碱可致流涎，呕吐，利尿，昏睡及惊厥。如系内服可用高锰酸钾溶液洗胃，并注射阿托品。

【临床应用】

1. 慢性肠炎

邹某某，男，37岁，1979年12月11日就诊。2年来反复大便溏泄，近4个月来，每天五更腹痛，肠鸣，腹泻，饮食后亦欲大便，每天8~10次。经某医院检查：大便常规见黏液和少许白细胞，大便培养（-）；乙状结肠镜检肠黏膜轻度水肿，充血；免疫功能检查：RFC50%，LCT48%。诊断为慢性肠炎。曾用抗生素及中药治疗无效。查：面色少华，消瘦，纳差腹冷，脉细弱，舌苔薄白。脐周及左下腹轻度压痛。证属脾肾阳虚而致慢性腹泻。予以刺槟榔末，每天3次，每次10g冲服，经服10天后，症状略有好转，大便成形，每天3~5次，继服20天后，症状基本消失，大便每天少于2次。为巩固疗效，嘱再服10天。经某医院复查，RFC74%，LCT62%。随访1年半未复发。

治疗方法：刺槟榔根和果各半，晒干研成细末，成人每天3次，每次5~10g冲服。〔杨昔年. 陕西中医. 1987，8（1）：35.〕

2. 绦虫病

（1）宁某某，女，34岁，已婚。1952年5月19日入院。主诉肛门奇痒，似有小虫爬行，并发现大便中有白色长方形小体，能蠕动。入院后化验证明系绦虫节片。给以槟榔片60g，加水200ml煮沸15分钟，成煎剂，空腹顿服。3小时后患者即感腹部轻度绞痛，随即大便解出白色绦虫1条，连头节一起排出，绦虫体长387cm，系有钩绦虫，此后大便中既无绦虫节片发现，大便检查亦无绦虫卵，肛门瘙痒消失。〔王月如. 中华内科杂志. 1953,（2）：117.〕

（2）男性牧民，36岁，因有阵发性腹痛，大便内常有绦虫节片排出，乃给予槟榔煎剂200ml，隔1小时后服用硫酸镁20g。服用不久即有剧烈腹痛，面色苍白，出冷汗，恶心，呕吐。检查发现下腹部有一拳头大包块凸出。望诊有蠕动波。当时即采用手掌按抚法，包块渐行下移，由肛门排出虫团，此时腹痛渐消失，情况好转。〔王汉勳. 中华医学杂志. 1954,（9）：719.〕

按语：槟榔具有驱虫，行气消积等功用，可用于驱绦虫、姜片虫、蛲虫、蛔虫等，尤以驱绦虫、姜片虫疗效为佳。槟榔除能麻痹虫体外，且能促进肠蠕动引起腹泻，有助于虫体的排出。

3. 肠道鞭毛虫病

王某某，男，48岁，农民。主诉：腹泻反复发作5年，加重11天。患者

5年来，不明原因腹胀，腹痛绵绵，以脐周围为主。大便每天3~5次不等，呈黄色泡沫状，无明显里急后重及脓血，血常规、大便常规检查无异样。经消化道系统钡餐透视，X线钡餐灌肠，乙状结肠镜，纤维结肠镜，直肠指诊等检查均属正常。曾服复方新诺敏、土霉素及中成药参苓白术丸、四神丸等效果不显。本次发作来我院求治，粪便镜检见到肠道鞭毛虫原虫包囊，予甲硝唑、喹碘方治疗10天，大便次数减少，停药后又复发，再予前药，效果不佳，且恶心呕吐，患者遂就中医治疗。检查：患者一般情况尚好，神清，面色稍萎黄，形体消瘦，皮肤略干燥。心肺无异常，肝脾未扪及，肝功化验正常。大便检查：黄色稀便，见到病原体（肠道鞭毛虫包囊），诊断：肠道鞭毛虫病。治疗：槟榔50g，水煎取汁300ml，加蔗糖20g，早晚空腹分服，2剂后症状减轻，大便次数减少，由每天5次减少到2次。又连服10剂，诸症消失，复查粪便3次，均未见到病原体，随访2年未复发。

治疗方法：槟榔（打碎）50g，水煎2次，得药液300ml，加入蔗糖20g，溶化后分2次，早晚饭前各服150ml。5剂为1个疗程，可连服2个疗程。以上为成人量，儿童或体弱者酌减。

疗效判断标准及结果：①治愈：临床症状消失，连续粪便镜检3次以上，未发现病原体。②好转：临床症状基本消失，粪便镜检偶见病原体。③无效：经治疗10天后，临床症状无明显减轻，粪便镜检仍见到病原体。本组37例中，治愈30例（占81%），好转5例（占13.5%），无效2例（占5.4%），总有效率94.6%。〔郑祥光．中西医结合杂志．1987,（8）：504.〕

冰片

【基原】为龙脑香科植物龙脑香树脂的加工品，或为樟脑、松节油等用化学方法合成的加工制成品。

【性味】辛、苦，凉。

【归经】入心、肺经。

【功能主治】通诸窍，散郁火，去翳明目，消肿止痛。主治中风口噤，热病神昏，惊痫痰迷，气闭耳聋，喉痹，口疮，中耳炎，痈肿，痔疮，目赤翳膜，蛲虫病等。

【临床应用】

1. 皮肤溃疡

王某某，女，62天。1987年6月13日就诊。患儿4天来，颈前、腹沟处皮肤潮红，糜烂，有浆液渗出，且有疱疹数枚，啼哭，吮乳减少，大便正常。其面色红润，形体肥胖，舌淡红，苔薄白，体温36.9℃，证属褶烂，予下方如法使用，3天后皮肤如常。

治疗方法：取冰片8g，研成细末，与粉20g拌匀（化妆粉，痱子粉皆可），反复涂在患处，1天数次，直至痊愈。若洗澡，洗后续涂。〔秦亮．陕西中医．1990，11（4）：174.〕

2. 流行性腮腺炎

（1）杜某某，男，7岁。1983年1月29日就诊。患腮腺炎2天，发热寒战，体温39.2℃，双侧腮腺红肿，扪之硬痛。用下法外敷治疗2天肿消而愈。

治疗方法：鲜豆腐(石膏点者)1块，冰片3g。视腮腺肿大的部位，用新鲜豆腐适量拌成泥糊状，然后撒上冰片，用纱布包敷于患处，每天3次，一般连用3天即见效。〔张桂宝. 中医函授通讯. 1986,(3)：封底.〕

（2）翟某某，男，9岁。因发热，两侧腮腺部胀痛3天，于1976年3月3日就诊。曾用抗生素、退热药治疗2天未见好转。体温40.5℃，两侧腮腺部明显肿胀，轻度压痛，张口及进食时疼痛加剧，伴呕吐，恶心，食欲减退。诊断为流行性腮腺炎。用冰片治疗，第1天体温降至37.5℃，中毒症状明显好转，食欲增加，肿痛明显消退，压痛减轻。第2天体温正常，肿痛消失，临床治愈。

治疗方法：冰片0.9g，与黏稠冷米汤半汤匙调匀，敷患处，每天2~4次，连敷1~3天。对体温在39℃以上全身中毒症状明显者，可适当给予注射清热解毒药如板蓝根等。〔江苏省灌云县圩半中学红医班. 赤脚医生杂志. 1977,(3):21.〕

按语：冰片能清热解毒，并具有局部镇痛抑菌作用。其辛散寒凉之性可消肿，散结，止痛。不独踝关节扭伤，其他部位的轻微扭伤，亦可一试。治疗痄腮，其理同上。

3. 伤寒舌出

（1）一人伤寒，舌出寸余，连日不收。用梅花脑掺舌上，应手而收。重者用5钱。——《怪疴单》

《怪疴单》记载怪病71例，撰人作为元·朱丹溪，恐是伪托，其中如用冰片点伤寒舌出、人面疮、应声虫、蛇瘕、误吞水蛭等条，前人笔记中均早有之，而且是唐宋人的记载，不可能为丹溪的治验。但后有张子和治木舌1例，李东桓治红丝瘤1例，丹溪治产户下垂1例，青林（不知其姓）治石瘕1例，书末再有3例不著名姓。因此我假定，属丹溪治验者很少，其余可能都是转载前人笔记，仅文字有些改易，未悉抄原文而已。

又《怪疴单》书较冷僻，述病太怪，人多不信。我初见是《四库丛书》本，今据《夷门广牍》影明刊本。这1例也是伤寒舌出，而文字较详。〔历代无名医家验案：1.〕

（2）临安民有因病伤寒而舌出过寸，无能治者，但以笔管通粥饮入口。每日坐于门，一道人见之，咨嗟曰："吾能疗此，顷刻间尔，奈药不可得何。"问所须，乃梅花片脑也。道人唇携为末，掺舌上，随手而缩，凡用五钱，病立愈。《医说》引《夷坚志》（宋代）

按：梅花脑，或曰脑子，或曰片脑，均是冰片的别名，正名为龙脑。《本草纲目》也引《夷坚志》此条文字，剂量为"半分"。此药辛甘而性凉，直透心窍，因"舌为心苗"，所以刺激使舌收缩。这是伤寒病后之症。〔历代无名医家验案：2.〕

4. 化脓性中耳炎

崔某某，男，6岁。1973年6月5日就诊。患儿两耳流脓水1个月，曾在某医院诊断为化脓性中耳炎，经对症治疗未效。现仍流脓水，并有头痛，微

B

热。余用冰片霜治疗 10 天后，两耳无脓，听力恢复。

治疗方法：用 2 个标准平口瓷碗，将冰片适量放入碗内，碗口上下对准，用白胶布密封。碗底用武火熏烤约 3~5 分钟，冷却后开封，将飞到碗边的霜刮下入药。用时应先清除耳内脓汁，用棉球蘸冰片霜塞入耳内，每天 2 次。〔秦志贵. 吉林中医药. 1985,（3）：22.〕

5. 踝关节扭伤

刘某某，男，19 岁。因滑冰不慎将踝关节内侧扭伤，局部红肿，瘀血，敷药 4 次，症状消失，第 5 天痊愈。

治疗方法：大葱白（鲜）60g,（如没有大葱白，可用小葱白），花椒 12g，冰片 0.2g。将葱白捣成泥状，花椒、冰片都研成细粉，再将 3 药拌匀，将患部用水洗净，擦干，将药敷上，厚度视患部大小而定，用敷料包扎，每 24 小时换药 1 次。一般 3 天自觉症状消失，5 天即愈。如用药后患部自觉疼痛难忍时，可缩短敷药时间，如起水泡即停药。〔陈崇兴. 赤脚医生杂志. 1975,（5）：34.〕

6. 压疮

张某某，女，73 岁。1991 年 4 月就诊。患脑梗死后遗症 7 年，卧床不起年余。尾骶及股骨大粗隆处发生压疮，溃腐流脓，疮面周围皮色紫，硬。尾骶部疮面腐肉深及骨，曾用多种药物治疗，效果不好。改用冰片花生油治疗 1 周，脓液已净，继用 2 周后，腐肉脱落，新鲜肉芽长出，疮面红润。用药 5 周，全部疮面愈合如常。

治疗方法：取上等花生油适量过滤，加入冰片少许溶化（100ml/g），局部涂擦，每天 4 次，涂后疮面用纱布覆盖保护，涂至疮面愈合。一般用药 1 周，疮面即不再溃烂，并有新鲜肉芽长出，表浅溃烂者用药 3 周，溃腐入肌层者用药 3~4 周。疮面深及骨骼者，用药 4~5 周即可治愈。〔赵文研，等. 四川中医. 1992,（10）48.〕

按语：压疮的形成与局部受压，血液循环障碍及继发细菌感染有关，冰片能清热解毒，并有止痛、防腐、抑菌作用，黏膜皮下组织极易吸收。与花生油合用，共奏解表敛疮、去腐生新之功而促进疮面愈合。

补骨脂

【基原】为豆科植物补骨脂的果实。

【异名】胡韭子，破故纸，黑故子，胡胡子，吉固子等。

【性味】辛，温。

【归经】入肾经。

【功能主治】补肾助阳。主治肾虚冷泻，遗尿，滑精，小便频数，阳痿，腰膝冷痛，虚寒喘嗽等。外用治白癜风。

【临床应用】

1. 链霉素中毒

张某某，男，69 岁。因肺部感染肌内注射链霉素，每天 1g，1 周后出现眩晕，站立及行走不稳，甚至跌倒，耳鸣，耳聋，视物晃动。检查：无眼球震颤，闭目站立试验阳性，诊断为“链霉素中毒”。经西医治疗 20 天无好转。以本法治疗 7 天后眩晕明显减轻。12 天后头晕基本消失，耳鸣、耳聋减轻，听力开始恢复。16天后唯急转头颈部时头晕。26天后诸症皆除，闭目站立试验阴性，治愈。

治疗方法及结果：以补骨脂20g，100ml水煎，每天2次分服。疗程7~30天。结果治愈3例，好转2例。〔刘玉英，等. 临床资料摘编. 1989，2（3）：17.〕

2. 银屑病

单某某，男，35岁，工人。患银屑病3年，全身泛发鳞屑性斑状损害。数年来，历经各院医院用多种疗法治疗，疗效不显著，或暂效而复发。此次来诊，共注射补骨脂溶液20次，获临床治愈，但局部见有色素沉着。治愈后随访数月，仍保持原来的疗效。

治疗方法：用药为100%的补骨脂溶液，每天肌内注射1次，每次2.5~3ml。制剂为淡黄色无味澄清液体，pH6.5。平时宜放在常温以下较冷处，如发现溶液混浊，不宜再用。〔沈阳市第七医院皮肤科. 新医药学杂志. 1973,（4）：38.〕

3. 扁平疣

徐某某，女，30岁。1987年9月15日就诊。半月前面部及手背出现米粒样扁平丘疹，表面光滑，淡红色，发痒，搔抓后皮损加重，用西药治疗后，疹子有增无减。经用补骨脂酊治疗，用药第3天，疹色更红，患部皮肤肿胀。继续用药2天，肿胀消退，丘疹逐渐剥落，疣体全部消失，肤色恢复正常。随访1年，未复发。

治疗方法：将补骨脂30g，加95%乙醇100ml密封浸泡1周即可使用。用时以消毒棉签蘸取药液涂擦在疣体上，每天3~5次，涂擦后不洗脸。若疣色素深，表面有角化现象，病程较长者，每天涂擦4~6次，疗程1周左右。〔缪上元. 四川中医. 1992,（11）：39.〕

4. 子宫出血

芦某某，38岁。妊娠98天，在本人坚持要求下1973年5月17日采用药物流产，5月19日上午9时半自然娩出胎儿，此后宫缩无力，又于11时钳取胎盘，出血约200ml。立即服用补骨脂，连服3天，血量仍然时少时多，经过清理宫腔，取出残留胎盘组织，继续服药2天，再未出血。

治疗方法：取补骨脂20g，水煎，每天1剂，分3次服，连服3天。〔汉阴县中草药避孕节育科研协作组. 陕西新医药. 1975,（3）：26.〕

5. 小儿遗尿

（1）何某某，男，5岁。其母代述：患儿每晚遗尿1~2次，甚则3次不等，已有半年余，经中西药物治疗，均未见获效。面色少华，精神怠倦，无力，纳少，形体消瘦，舌淡苔白，脉细弱。乃投补骨脂红枣汤2剂，服完后，病情有所好转，晚上只遗尿1次，又按原方进3剂后，遗尿已停止，体困怠倦无力亦减轻，食量增加，精神稍振作，面色有润泽。为巩固疗效，嘱其继服5剂，诸症告愈，3个月后随访，未见复发。

治疗方法：补骨脂3~6g，红枣12g，猪膀胱1个，把补骨脂和红枣放入猪膀胱内共煮熟食下，每周1~2次，轻者1~2次可治愈，重者4~6次即可治愈。〔黄梅生. 四川中医. 1990,（1）：29.〕

（2）刘某某，女，14岁，患夜尿症11年，经中西药多次治疗无效。服本药1周后不再尿床，巩固疗效1周痊愈，随访半年未复发。

治疗方法：取单味补骨脂适量放入锅内炒15分钟，至发出爆声，取出研细末备用。每晚睡前用温开水吞服，3~9岁服2g，10~14岁服3g。病程在1年左右的连服1周，病程在5年以上的每天早晚睡前加服1次，连服2周。〔姜长贵. 实用中西医结合杂志. 1992,（5）：288.〕

C

蚕豆荚壳

【基原】本品为豆科植物蚕豆的荚壳。

【异名】蚕豆黑壳。

【性味】平，苦。

【功能主治】止血，凉血。治疗咯血，鼻衄，尿血，消化道出血，手术出血，疱疹，烫伤等病证。

【临床应用】

肺结核咯血

汪某某，男，30岁，渔民。1959年5月12日因咳嗽咯血10天入院。体格检查：体温37.3℃，脉搏90次/分，呼吸22次/分，右眼结膜充血，角膜有点状疱疹。胸部透视见右肺上部呈云雾状阴影，其中有圆形透亮区1个。化验室检查：血红蛋白84g/L，白细胞13.2×10^9/L，中性0.6，淋巴0.35，单核0.02，伊红0.03，血沉64mm/h；痰浓缩法找结核杆菌阳性，粪中找到蛔虫卵。入院印象：①浸润型肺结核溶解期；②右眼疱疹性角膜炎；③肠道蛔虫病。

治疗方法：住院后有中度咯血，经用对氨硫酸钠，仙鹤草素2天，血未止。改给蚕豆荚煎剂，每天1剂，每剂鲜荚250g，2天血止，续服4剂，未再咯血。〔宁波市第一人民医院. 浙江医学杂志. 1960，(2)：75.〕

按语：肺结核，中医称为“肺痨”，是具有传染性的慢性虚弱疾患，主要以咳嗽、咯血、潮热、盗汗及身体逐渐消瘦为其特征。阴精损耗，阴虚内热为其主要病理特征。阴虚内热，甚则虚火内炽，灼伤肺络，则时时咯血，血色鲜红。蚕豆荚，性味苦平，有凉血止血之效，《现代实用中药》说“治一切出血”。据现代药理报道，本品内含有甘油酸，亦有止血作用，故药后立竿见影，疗效甚佳。

蚕茧

【基原】为蚕蛾科昆虫家蚕蛾的茧壳。

【异名】蚕衣，蚕黄，蚕茧壳。

【性味】甘、辛，温。

【归经】入肝、脾经。

【功能主治】主治便血，尿血，血崩，消渴，反胃，疳疮，痈肿等。

【临床应用】

1. 消渴

张某某，患消渴病已久，因经济困难，无力用其他药物治疗，遂取山蛾的桑蚕茧壳7~10个，水煎，尽量饮之，连服10余天痊愈。

治疗方法：虫蛾的桑蚕茧壳7~10个，小儿减半，水煎，尽量饮之，以此治疗消渴病每获良效。〔浙江中医杂志. 1989，24（9）：429.〕

2. 黄水疮

杨某某，女，32岁。患黄水疮，初起小片黄痂，瘙痒不止，破流黄水，迅速蔓延，几及全身，烦躁不安，取蚕茧适量（破旧绸布或旧丝棉亦可）烧灰存性，研细末。芝麻油调成稀糊，涂擦患处，每天1次，3次即愈。〔刘学勤. 浙江中医杂志. 1960，9（4）：11.〕

按语：蚕茧，以甘温之性味，具清热、消肿之功效，主治疳疮痈肿。《本草纲目》载："（本品）烧灰酒服，治痈肿无头，次日即破，又疗诸疳疮及下血等。"本案使用该品，取其清热解毒，消肿之功，外涂以加强直接作用，而收良效。

蚕沙

【基原】为昆虫蚕蛾的干燥粪便。

【异名】原蚕沙，原蚕屎，晚蚕矢，马鸣肝，二蚕沙。

【性味】甘、辛，温。

【归经】入肝、脾经。

【功能主治】祛风除湿，活血定痛。主治风湿痹痛，风疹瘙痒，头风头痛，皮肤不仁，关节不遂，急剧吐泻转筋，腰脚冷痛，烂弦风眼等。

【临床应用】

崩漏

刘某某之妻，42岁。经水4月来潮，腹隐痛，忽大下紫黑血甚多，先后自进桃红四物、逍遥散等方，痛减血不止。用蚕沙18g，炒炭为散，每服6g，黄酒送下，每天夜晚服，药尽血止而愈。〔于伟臣. 中医杂志. 1964，（3）：4.〕

苍耳草

【基原】为菊科植物苍耳的茎、叶。

【异名】疔疮草，野茄，痴头婆，道人头，刺儿棵等。

【性味】苦、辛，寒；有毒。

【归经】入肝、肺经。

【功能主治】祛风散热，解毒杀虫。主治头风，头晕，湿痹拘挛，目赤，目翳，风癞，疔肿，热毒疮疡，皮肤瘙痒等。

【临床应用】

1. 风湿性关节炎

王某某，男，25岁。教师。患腰膝关节酸痛1年余。西医诊断：风湿性关节炎，经治疗未显效。于1953年7月12日求我中药治疗。因患者经济困难，无钱购药，遂采用鲜苍耳草（连籽）熬膏，令其每天饮服，服至半月，病渐减轻，连服3个月，腰膝酸软全无，体力逐渐恢复。

治疗方法：取大量苍耳草及籽煎熬成膏。如欲久存不坏，可酌加防腐剂。每天数次，饭后开水冲服1~2匙。〔王养柏. 江苏中医. 1957，（4）：48.〕

2. 梅毒性神经痛

张某某，男，38岁。患痛风，经年不愈。自述过去有夜游史。曾经患过腹股沟淋巴肿疡。近1年来，腰股膝腘等关节酸痛非常，经西医诊断认为是梅毒性神经痛。于1954年6月17日来我所诊治，用中药治疗，处方以白蒺藜、薏苡仁、土茯苓、当归、忍冬藤、木通、海风藤、萆薢、木瓜等药出入加减，连服5剂，未见效果。患者对服汤药感觉不便，乃改服苍耳膏，连服2个月，病势减去大半。中间虽配合针灸疗法，但主要以服苍耳膏为主。日无间断，续服

2个月，疼痛完全消失。

治疗方法：用大量苍耳及籽熬成浓流膏，如欲久存不坏，可酌加防腐剂。每天数次，饭后开水冲服1~2匙。〔王养柏. 江苏中医. 1957,(4): 48.〕

3. 麻风

（1）钟某某，男。1959年5月26日入院。主诉于1957年6月间，偶然发现左大腿外侧有1块豌豆大浅色皮肤斑状损害，表面渐粗燥，用针刺之不知疼痛，后渐渐向四周蔓延扩大，1958年8月间两下腿前侧又发生暗红色硬性结节各1个，局部知觉也消失，继则颜面皮肤先后发生绿豆大至黄豆大散在性结节，边界不清晰，经漳州某医院诊断为麻风，转来我院治疗。入院检查：左腿膝部有1块21cm×15cm大红色麻木斑状损害，知觉消失，不出汗，两手背及两足背知觉均消失，颜面皮肤均有大如拇指头大，小如绿豆大的结节，扪之有硬结，右颈旁神经及两尺神经粗大，在损害处作皮肤涂片有大量麻风菌（++++），切片检查为瘤型麻风病变，诊断：疣型麻风。经服苍耳浸膏5天，全身结节开始逐渐变平，颜色变淡，以后天天进步，到第25天结节完全平坦，留褐色斑，第27天颜面结节消失，无色素沉着，左膝部麻木斑周围知觉开始恢复，左尺神经变软变细，细菌检查较服药前稍有减少，继续服药治疗。〔江西省麻风病院. 中医杂志. 1958,(11): 775.〕

（2）郭某某，男。于1958年5月25日入院。主诉于1955年2月初右小腿外侧中部发生小指头大暗红色斑状损害1块，边缘清楚，后逐渐向四周扩大，局部知觉逐渐消失，于1957年8月间全身出现许多散在性粟粒大红斑点，面部有蚁行感。今年1月份因房事过多，全身发生红斑性结节，边界清晰，服用中药后红斑性结节消失，残留暗红色斑。入院检查，全身有大小不等，散在性暗红色斑状损害，局部知觉消失，右小腿外侧有1块8cm×5cm大暗红色麻木斑，不出汗，边缘清楚，不高出皮肤面，两侧颈旁浅神经及尺神经均粗大，能触及腘窝神经粗硬，查菌阴性，经切片检查属结合样型病理改变，诊断为结合样型麻风。经用苍耳浸膏丸治疗23天后，两上肢暗红色小斑颜色变淡，范围开始缩小，到第29天有的红斑完全消失，粗大的腘神经也变细变软。

治疗方法：首先采集新生苍耳草煎至成流浸膏，然后将流浸膏配置成丸或片，浸膏丸的分量按煎制时生药的重量来进行计算，每丸相当于生药30~60g。开始治疗时采用每天120g，开水送服每天1次，3天后根据患者不同的身体状况和病情的轻重，逐渐增加，最多量可达每天500g，2次分服。〔江西省麻风病院. 中医杂志. 1958,(11): 775.〕

4. 毒蛇咬伤

陆某某，男，25岁，农民。患者在田里割草时，偶然被地皮蛇咬伤右手，当时疼痛难忍，由于向臂逐渐发紫，并感到头眩。即用苍耳草1棵，捶烂，敷于肿处，顷刻之间，即已止痛，1周后痊愈。

治疗方法：取苍耳草1~2棵，清水洗净，用铁锤捶烂，敷于患处，用纱布

包扎，顷刻即可止痛。〔赵玉昆. 江苏中医. 1959,（11）：23.〕

按语：苍耳有毒，内服入煎剂用量以 6~12g 为宜，亦可捣汁，熬膏或入丸散。药理研究发现苍耳叶浸剂能增加离体兔肠的运动；抑制蛙心的兴奋传导，导致心脏阻滞；在蛙后肢灌流中，引起血管的先扩张后收缩。叶的酊剂对猫静脉注射，可引起短暂的血压下降 2.7~5.3kPa（20~40mmHg），并抑制脊髓反应的兴奋性。常见中毒反应有腹痛，腹泻，头晕和恶心等。中毒解救方法为轻者暂停饮食数小时至 1 天，并大量喝糖水。严重者早期可洗胃，导泻及用 2% 生理盐水高位灌肠，同时注射 25% 葡萄糖液，加维生素 C 500mg。民间用甘草绿豆汤解毒。

苍耳蠹虫

【基原】为寄居于菊科植物苍耳茎中的一种昆虫。

【异名】麻虫，苍耳虫。

【性味】甘，寒。

【归经】入胃经。

【功能主治】清热解毒。主治疔疮，肿毒，痔疮等。

【临床应用】

1. 角膜溃疡

（1）男，15 岁。左眼角膜异物取出后，次日畏光流泪，角膜雾状混浊，有 2mm × 3mm 表层溃疡，眼光素液染色阳性，视力 0.5，经滴 0.5% 氯霉素液每天 6 次，涂四环素软膏每天 3 次未见好转，第 9 天加滴苍耳虫油每天 2 次，用药 2 天后，角膜溃疡修复，视力恢复到 1.5 痊愈出院。〔朱俊. 中西医结合眼科. 1986，6（4）：62.〕

（2）男，38 岁。左眼患角膜溃疡已 1 个多月。视力眼前手动，球结膜混合性充血，角膜混浊浸润，中央有一个约直径 5mm 的圆形溃疡，溃疡中部较深，接近后弹力层，有穿孔倾向。局部滴用 0.5% 氯霉素液、盐酸吗啉胍滴眼液，散瞳，苍耳虫油滴眼每天 3 次，3 天后溃疡面缩小到 2.5mm × 2.5mm，用药 15 天，溃疡面完全修复，荧光素染色阴性，视力上升到 0.5。〔朱俊. 中西医结合眼科. 1986，6（4）：63.〕

2. 疔疮

（1）刘某某，男，43 岁，1986 年 3 月 7 日就诊。主诉上唇长疮，肿痛 5 天。5 天前上唇起粟米大小疮 2 个，初痒后痛，疮根坚硬红肿，伴畏寒，发热。自行口服红霉素，外敷如意金黄膏 3 天，症状未能控制。检查：上唇正中偏右可见米粒大脓头 2 个，脓头未溃，整个上唇红肿疼痛拒按，张口困难。体温 38.8℃，白细胞 11.2×10^9/L，中性 0.81，淋巴 0.19。诊断：上唇疔。用苍耳虫外敷，共换药 4 次，局部及全身症状完全消失。

（2）王某某，男，28 岁。1985 年 8 月 24 日初诊。主诉面部长疮 4 天，伴发热 2 天。4 天前左颧部长一黄豆大之小疮，翌日即灼热而痛，日渐扩大，延及左侧颜面，红肿疼痛。在外院注射 6 针青霉素，外敷鱼石脂软膏未见好转，特来我科治疗。检查：左颧部见一 5cm × 3.5cm 大之硬肿，疮顶未溃，红肿坚硬，延及左侧整个面部。体温 39.1℃，白细胞总数 12.8×10^9/L，中性 0.86，淋巴 0.14。诊断：左侧颜面疔疮。即用碘酊、酒精消毒局部，于疮顶外敷苍耳虫，外盖纱布。第 2 天换药，见脓头破溃，流出黄稠脓液，局部疼痛明显减轻，肿胀范围缩小，体温下降至 38.5℃。共换药 5 次，肿胀完全而愈。

治疗方法：将活苍耳虫浸泡于麻油内窒息死亡，每 40ml 麻油中浸泡苍耳虫 100 条，并加冰片 1g，密封备用。临用时，用碘酒、酒精消毒局部后，按其病变范围大小，取苍耳虫 4~6 条，捣烂如泥，敷于疮顶，外盖纱布，一般每天换药 1 次。〔贺菊乔. 中医药学报. 1987,（5）：29. 〕

（3）苍耳子草，夏秋之交，阴雨后梗中霉烂生虫，取就熏炉上烘干，藏小竹筒内，随身携带（或藏锡瓶，勿令出气）。患疔毒者，以虫研细末，置治疗膏药上，贴之一宿，疔即拔出而愈（贴时须先以针微挑疔头出水）。余在台州，仆周锦种之盈畦，取虫救人，屡获神效。比在杭郡，学居旁苍耳草虫甚多，以疗疔毒，无不获效。同邑友人郑拙言学博风锵携至开化，亦救治数人。彼地无苍耳草，书来索种以传。又青蒿虫治小儿惊风最灵，余孙荣霖曾赖此得生。此二方皆见《本草纲目》，而世罕知其效，特志之（青蒿虫亦在梗中，焙干研末和灯芯灰汤调送下）。〔如青. 医古文知识. 1985,（1）：46. 〕

3. 背疽

（1）张某某，女，11 岁。背部右上方发背疽，红肿热痛，约 7cm × 5cm，中央有米粒大脓头未溃，伴畏寒发热，体温 38.8℃，食欲不佳，大便秘结，小便浑黄，舌红，苔黄腻，脉滑数。取苍耳虫 1~2 条，捣烂如泥，局部消毒后敷于疮顶，外用纱布覆盖，1 天 1 换，第 2 天脓头破溃，流出黄厚脓液，共换药 7 天而愈。〔贺菊乔. 浙江中医杂志. 1987, 22（9）：425. 〕

（2）孙某某，男，12 岁。1987 年 6 月 28 日初诊。右侧背部溃烂，流脓，活动受限已 20 余天，经治疗后局部溃破流脓，久不收口，逐渐形成人手掌大小疮面，伴乏力，头晕等。经多种抗生素及中药外敷，效果不佳。就诊时见右背部有一疮疡面，约为 7cm × 5.5cm，疮面有少量脓性分泌物，随用下法在疮面外敷苍耳虫。第 2 天即觉患处舒服，局部脓液大减。敷药 3 次后，坏死组织脱落，溃疡面鲜红。换药 10 次，疮面愈合。

治疗方法：将活苍耳虫浸泡于麻油内窒息死亡，每 40ml 麻油中浸泡苍耳虫 100 条，并加冰片 1g，密封备用。临用时，用碘酒、酒精消毒局部后，按其病变范围大小，取苍耳虫 4~6 条，捣烂如泥，敷于疮顶，外盖纱布，一般每天换药 1 次。〔贺菊乔. 湖北中医杂志. 1989,（2）：封底. 〕

4. 疖肿

（1）李某某，男，25 岁。1977 年夏天臀部尻尾骨尖处生一锐疽，色赤坚痛，呻吟不止，不能伸腰，步履难行，晚 7 点许由其同事用板车拖来就诊，当即清洁患处后，上苍耳虫 3 条，夜即能

C

入睡，次日清晨自行前来就诊，又上虫膏药 1 张，第 3 天痊愈。

治疗方法：将采集到的苍耳虫置瓶中用麻油浸泡 1 周后备用（轻症用浸泡后的麻油也可以），或将苍耳虫焙干，研成细粉末置瓶中备用。使用时，首先清洁患处（常规用生理盐水），然后将苍耳虫 1~3 条，白药膏 1 张贴患处（若无膏药，用消毒纱布块亦可）。每天换药 1 次，3 天为 1 个疗程(简称虫膏药)。或将苍耳虫粉末 0.5~1.0g 置药膏中，贴患处。〔肖慧兰，等. 孝感医药. 1983,（2）：27. 〕

（2）黄某某，男，29 岁。左肩部疖肿 3 天，发热，疼痛。检查：体温 38℃，局部红肿，灼热，质硬，压痛，中央有一白色脓头，约 2cm × 3cm 大小，炎症浸润 6cm × 7cm。诊断：肩部疖肿。经用苍耳虫 3 条外敷，周围涂苍耳虫浸泡液，覆盖无菌油纱布后包扎（未用其他药），当天疼痛缓解，第 2 天下午排脓，红肿消退，换药 2 次即愈。

治疗方法：苍耳虫是寄生在苍耳茎（采集时可见茎上有小虫孔）中的一种形如小蚕的白色小虫。立秋前后采集，浸泡于麻油中贮存备用（浸泡越久，疗效越高）。使用时，先将患部用常规消毒，根据疔疮、疖肿范围大小，每次使用 1~3 条苍耳虫外敷。周围涂苍耳虫浸泡液。如有脓头，中央应置一小孔，以便排脓，然后用油纱布覆盖包扎。对已经破溃的疔疮、疖肿，可将苍耳虫放入疮口内，每天换药 1 次，症状好转时可隔天换药 1 次。〔苏能显，等. 赤脚医生杂志. 1975,（5）：40. 〕

5. 急性乳腺炎

阙某某，女，36 岁。产后 50 天右侧乳腺热痛焮红，继则坚硬如石，来我科就诊，上虫膏药 1 张，当晚痛除，次日自觉坚硬较前软，1 张虫膏药贴了 5 天后，膏药自掉，乳痈亦愈，甚喜，走访时赞“虫膏药如神”。〔肖慧兰，等. 孝感医药. 1983,（2）：71. 〕

6. 甲沟炎

高某某，男，45 岁。右足大趾甲沟炎，红肿如舌头，足不能落地，疼痛难忍，彻夜不眠。外科曾 2 次劝其拔趾甲，因其有顾虑，来我科要求试用苍耳虫，当即上虫膏药 1 张，当夜即能入睡，次日趾旁流出脓血，清洁患处后，再上虫膏药 1 张，渐消肿，5 天后痊愈。

治疗方法：将采集到的苍耳虫置瓶中用麻油浸泡 1 周后备用（轻症用浸泡后的麻油也可以），或将苍耳虫焙干，研成细粉末置瓶中备用。使用时，首先清洁患处（常规用生理盐水），然后将苍耳虫 1~3 条，白药膏 1 张贴患处（若无膏药，用消毒纱布块亦可）。每天换药 1 次，3 天为 1 个疗程（简称虫膏药）。或将苍耳虫粉末 0.5~1.0g 置药膏中，贴患处。〔肖慧兰，等. 孝感医药. 1983,（2）：71. 〕

苍耳根

【基原】为菊科植物苍耳的根。

【性味】甘，温。

【归经】入肺、大肠经。

【功能主治】清热解毒。主治疔疮，痈疽，缠喉风，丹毒，高血压，痢疾等。

【临床应用】

1. 水肿

谭某某，男，46岁。1990年4月20日初诊。半年前患中风，经治疗病情稳定，搀扶下已能行走。但右侧小腿、足踝水肿，经服中西药、针灸、理疗等多种治疗，无明显疗效。以下法治疗，7天后水肿消失，能单独缓慢行走。

治疗方法：鲜苍耳根60g，加水2500ml。烧开后熏洗患处。每天1次，7次为1个疗程。治疗中风后遗症肢体水肿，一般3次见效，7次水肿消退，重者2个疗程水肿明显减轻。〔张树军，等. 四川中医. 1992,（3）：13.〕

2. 失音

潘某某，男，50岁，1986年8月10日初诊。自诉咳嗽，失音嘶哑3天，曾服西药不效。诊见声嘶咽痛，咯痰不畅，咽部潮红。诊断：失音症。予下方治疗，服药1剂，语音嘶哑减轻；续2剂后，语音清晰。随访年余，未见复发。

治疗方法：鲜苍耳根茎250g，食盐适量。将鲜苍耳根茎洗净，加水1000ml，煎沸20分钟即可，加食盐调味，每天1剂，代茶频饮。〔林中. 广西中医药. 1988，11（3）：13.〕

苍耳子

【基原】为菊科植物苍耳带总苞的果实。

【异名】葈耳实，胡寝子，苍郎种，苍子，苍棵子等。

【性味】甘，温；有毒。

【归经】入肝、肺经。

【功能主治】散风，止痛，祛湿，杀虫，通窍。主治风寒头痛，鼻渊，齿痛，风寒湿痹，四肢挛痛，疥癞，瘙痒等。

【临床应用】

1. 鼻窦炎

曹某某，鼻塞，脓涕，头痛，鼻衄血已9年，看书或学习时头痛加重。检查：鼻甲鲜红，有浓涕，坚持用苍耳油治疗3个月，痊愈。随访1年半未复发。

治疗方法：取苍耳子30~40个，轻轻捶破，放入小铝锅内，加入麻油30g，用文火煎开，去苍耳，待油冷，装入干燥清洁的玻璃瓶内备用。使用时用消毒棉签蘸油少许，涂于鼻腔内，每天2~3次，2周为1个疗程。〔武汉市国营青山良种场医务室. 新医学. 1972,（10）：51.〕

2. 扁平疣

（1）高某某，女，18岁。1984年4月5日初诊。7年前患者手背出现多个米粒大小之丘疹，时有瘙痒，近几个月来，丘疹增多，增大，且发至面部，经本校卫生所用盐酸吗啉胍、维生素类药物治疗，疗效不显著，转诊于余。检查：右手背及面部分散10余个大如黄豆，小如米粒，呈淡红色扁平丘疹，时有瘙痒，诊为扁平疣。经用苍耳子药液涂抹7天，停药15天后，自行脱落，且无色素沉着。

治疗方法：取苍耳子10g，浸泡于50ml 75%乙醇内，密封浸泡7天，滤渣取液备用或此药仍浸泡药液内，用棉球蘸药液涂沫患处，每天数次，一般7天即可，停药15~20天后其疣自行脱

落。〔王兰柱，等. 新中医. 1992，24（5）：22.〕

（2）郑某某，男，20岁，木工。1981年6月9日初诊。4年前病者左手中指出现2个如米粒大隆起的赘生物，近年来，逐渐增大，常因碰撞或摩擦而造成出血，多方医治罔效。经人介绍，延余诊治。查：左手中指有两个如黄豆大的丘疹，呈灰白色，表面蓬松枯槁，状如花蕊。诊断：寻常疣。涂抹苍耳子药液10天，停药20天后，其疣自行脱落，后追访3年未复发。

治疗方法：同前案。〔王兰柱，等. 新中医. 1992，24（5）：22.〕

3. 急性乳腺炎

韩某某，女，32岁。于1972年10月突然右侧乳房胀痛，局部红肿，全身发热，第5天体温高达39.5℃，当晚服水煎苍耳子（7粒）汤药，次日晨疼痛大减；又服第2剂，体温下降为正常，乳房红肿消失痊愈。

治疗方法：将苍耳子7~8粒放入碗内，倒入烧开的黄豆汁1碗，趁热喝汤，嚼食苍耳子，每天1~2次。或将苍耳子7~8粒包在和好的面粉中，做成长圆形，放在草木炭火内烧熟。药、面一起嚼食，每天1~2次。服药同时，可于患侧背部拔火罐。〔林祖庚. 赤脚医生杂志. 1977，（8）：17.〕

【备注】苍耳子有毒，用时宜慎。内服入煎剂或入丸散用量以4.5~9g为宜。本品所含苍耳子苷可致肝脏坏死，继发脑组织水肿可致惊厥。

中毒反应轻重不一。一般有头晕，头痛，懒动，食欲减退，恶心，呕吐，腹痛，腹泻，或发热，颜面潮红，结膜充血，荨麻疹等；严重者可出现烦躁不安或终日昏沉嗜睡，进而昏迷，抽搐，心动过缓，血压升高，黄疸，肝肿大，肝功能损害。中毒者如能得到及时而有效的救治，大多能迅速恢复。少数中毒严重或抢救不及时者，可因肝细胞大量坏死而致肝昏迷，以及肾功能衰竭或呼吸衰竭而死亡。

中毒解救方法：轻者应暂停饮食数小时至1天，在此期间大量饮糖水。严重者早期可洗胃，导泻及用20%生理盐水高位灌肠，同时注射25%葡萄糖液，加维生素C 500mg，预防出血可注射维生素K，必要时考虑输血浆；保护肝脏，可服枸橼酸胆碱，肌肉注射甲硫氨酸；低脂饮食。民间用甘草绿豆汤解毒。

苍术

【基原】为菊科植物南苍术或北苍术等的根茎。

【异名】赤术，马蓟，青术，仙术。

【性味】辛、苦，温。

【归经】入脾、胃经。

【功能主治】清头目，除烦渴，化痰，消食，利尿，解毒。主治头痛，目昏，多睡善寐，心烦口渴，食积痰滞，痢疾等。

【临床应用】

1. 便血

肖某某，男，5岁。便后淋鲜血，以常法服中西药止血无效。诊其形神，舌脉均无所异，惟大便干秘。余以苍术、鸡内金、红茶各 5g，放入暖水瓶内用开水浸泡，随意饮用。3 天后便血止。3 个月后随诊未复发。〔王立本. 吉林中医药. 1984,（3）：24.〕

按语：血下于肠，其制在脾，其本在燥。此案为津少血燥使成。今用苍术开运脾气，内金通导胃气，升清降浊，茶叶气香升散，上助苍术之开运，其性微寒淡渗以下利排浊。如此，脾胃枢机得运，燥热得驱，肠道得津，血症遂止。见血不止血，以运脾通胃为治，此治本之道也。

2. 窦性心动过速

施某某，女，27 岁。两年来有心悸，气短，头昏，失眠及恐惧感。曾用地西泮、利血平、谷维素、普萘洛尔等药物治疗无效，心率仍在 120~130 次 / 分。心电图示“窦性心动过速”。遂于苍术注射液治疗，5 天后症状减轻，心率恢复至 84 次 / 分，连续用药 7 天，临床症状消失，心电图正常。8 个月后随访，复查心电图正常。〔中国人民解放军 86332 部队心血管组：江苏医药. 1977,（9）：29.〕

按语：苍术，气味雄厚，能彻上彻下，燥湿而宣化痰饮。胸闷心悸，非苍术芳香猛烈不能开泄，而痰饮弥漫，亦非此不化。固本案取芳香宣化痰饮之功，以泻阳位之痰饮，而获功效。现代药理研究亦证实，苍术浸剂对离体蟾蜍心脏有抑制作用。

3. 脐疮

罗某某，男，3 岁。1976 年 5 月 25 日初诊。患儿半岁时患脐疮，已有 2 年半时间，常用龙胆紫药水、滑石粉、炉甘石、消炎膏、消炎粉外治无效。检查：肚脐有水湿，脐周有 1cm × 2cm 溃疡面，即用苍术 30g 煎服，1 周后痊愈。2 年后随访未复发。〔杨得政. 四川中医. 1985，3（3）：46.〕

4. 夜盲

（1）李某某，男，16 岁。1972 年初患夜盲症达半年，用如下方法治疗 6 天而愈，未见复发。

治疗方法：取苍术 18g，水煎后，于每天上午 1 次服下，一般连服 5~7 天即愈。〔梁兆松. 河南中医学院学报. 1976,（2）：48.〕

（2）曹某某，男，8 岁。每到天黑两眼视物不明，1965 年 4 月 18 日来诊。用苍术每次 9~15g，加水 300~500ml，文火煎至 70~100ml，于上午 1 次或 2 次服下，1 次即见效，2~3 次可痊愈。〔刘学勤. 浙江中医杂志. 1966，9（4）:11.〕

按语：苍术治疗夜盲症，古人早有认识。如刘完素认为“苍术能明目，暖水脏”。《普济方》亦有苍术，熟地黄为丸补虚明目的记载。现代药理研究亦证实苍术中维生素 A 的含量比鱼肝油高 10~20 倍。固本案取用苍术煎剂和治疗夜盲症，确有很好的疗效。

侧柏叶

【基原】为柏科植物侧柏的嫩枝与叶。

【异名】柏叶，丛柏叶。

【性味】苦、涩，寒。

【归经】入心、肝、大肠经。

【功能主治】凉血，止血，祛风湿，散肿毒。主治吐血，衄血，尿血，血痢，肠风，崩漏，风湿痹痛，细菌性痢疾，高血压，咳嗽，丹毒，痄腮，烫伤等。

C

【临床应用】

1. 流行性腮腺炎

林某某，男，4岁。1989年4月3日初诊。右腮部肿痛，发热，体温39.8℃。诊断：腮腺炎。经中西药治疗4天未效。症见右腮部红肿，舌红，苔白，脉滑数。取鲜侧柏叶250g，如下法外敷2天，肿消热退而告愈。

治疗方法：取鲜侧柏叶250g左右，捣烂如泥，加入鸡蛋清1个调匀摊于纱布上，贴于患者肿胀部位，每天更换1~2次，多在1~2天内可肿消热退。〔黄明. 四川中医. 1992,（9）：49.〕

2. 血尿

邹某，女，70岁。1987年4月13日入院。半年前因家务劳累出现血尿，始则轻微，逐渐加重，纳食不佳，头晕怠倦，面色皖白，舌质淡，脉沉细。血红蛋白55g/L，尿常规蛋白（+），红细胞（+++），B超报告：双肾未见异常，膀胱镜检查报告：血管清晰，有轻度水肿，未见癌、结石等异物，膀胱内有大量凝血血块，尿液培养，无细菌生长。住院66天，曾服用健脾补肾、益气摄血、活血化瘀、凉血止血之剂，也曾邀会诊服用西药止血药物，都未见收效，于1987年6月10日其家属要求出院，返回故里，采用验方治疗，用侧柏树细枝，如铅笔粗，除去枝叶，切为3.5cm长，瓦上焙干，研为细面，每次服15g，红糖30g为引冲服，每天3次，服药1周后出血即止，连用药20余天，尿常规正常，病愈。未复发。考柏树枝有温经敛血止血之效，用红糖养血以为引，散剂缓调以竟全功。〔优则，等. 内蒙古中医药. 1989，8（4）：19.〕

3. 肠风下血

王涣之之舒州，下血不止，郡人朝议大夫陈宜父令随四时取其方，柏叶如春取东枝之类，烧灰调二服而愈。予得方后，官赣上，以治贰车吴令升亦即效。提点司属官陈逸大夫偶来问疾，吴倅告以用陈公之方而获安。陈君蹙頞曰：“先人，仍须用侧柏尤佳。”道场慧禅师曰：“若释子恐难用此，不若灼艾最妙。平立，量脊椎与脐平处椎上，灸7壮。或年深，更于椎骨两旁各一寸，灸如上数，无不根除者。”〔历代笔记医事别录：293.〕

茶叶

【基原】为山茶科植物茶的芽叶。

【异名】茗，苦茶，腊茶，菝茶，菝，酪奴等。

【性味】苦、甘，凉。

【归经】入心、肺、胃经。

【功能主治】清头目，除烦渴，化痰，消食，利尿，解毒。主治头痛，目昏，多睡善寐，心烦口渴，食积痰滞，疟，痢等。

【临床应用】

1. 细菌性痢疾

（1）患者，男，29岁。7月26日入院。入院前1天开始发冷，发热，腹痛，水泻，继为脓血样便，里急后重，四肢发麻，便次1昼夜间约5~8次，起病后没有经过任何治疗。入院时体温39℃，舌苔厚微干，腿痛，乙状结肠可触及，白细胞数13.5×10^9/L，中性0.76，淋巴0.23，单核0.01，大便镜检红细胞（+），脓细胞（++），外观全部脓血，培养（+）。当即投以20%茶叶20ml（后改为25ml），每天4次，加开水1倍内服，便次逐日减少，延至第9天开始正常，左下腹部压痛第5天开始消失，但仍有里急后重，体温于第4天正常，大便镜检于第6天开始正常，无红白黏液，细菌培养第4天起即阴性，食欲于第4天起转佳，住院共11天痊愈出院。在治疗中除略予维生素B、维生素C及葡萄糖盐水外，其余药剂均未采用。〔陈宗棠. 浙江中医杂志. 1957,（10）：5.〕

（2）患者，男，26岁，职员。8月2日入院。入院前一天起病，开始恶寒，入晚发热，初腹泻稀薄便，继即转为红色黏液，不带粪，腹痛，里急后重，当夜腹泻12次，略恶心，无呕吐，病起后恶寒时，曾服复方阿司匹林片出汗，其余未加治疗，入院时体温38℃，舌被白苔而润，腹部脐围压痛，乙状结肠未及，白细胞数9.9×10^9/L，中性0.56，淋巴0.44，大便镜检红细胞少量，白细胞（+++），黏液（++++），培养（+）。投以20%茶汁25ml，每天4次，加开水1倍内服，次日体温即下降为正常，便色转黄，略带粪质，及少量血液黏液，第4天大便已成形，唯仍带有微量白色黏液，食欲转佳，第5天大便镜检红细胞、白细胞、黏液均消失，同时大便培养细菌亦已阴性，于第6天治愈出院，计住院6天，在治疗中除给予维生素B、维生素C外，未给予其他药物。计先后共服茶叶汁480ml。〔陈宗棠. 浙江中医杂志. 1957,（10）：5.〕

（3）患者，男，4个月，于1954年12月14日在中等严重程度下入院。诊断：急性痢疾，I度营养不良。母乳喂养。入院时大便检查：大量黏液，白细胞每视野达15个。大便每昼夜达10次，细菌学培养阳性，曾用合霉素及福塔拉卓尔治疗无效，大便检查白细胞每视野达17个。从1月15日开始用1%绿茶煎剂治疗，每隔2小时内服1汤勺。治疗的第3天患儿情况好转，每昼夜大便2~3次，呈粥样，无杂物，黏液消失，患儿出院。

治疗方法：1%绿茶煎剂，每天4次，饭前口服，成人每次100ml，儿童每次1~2汤勺。如有呕吐，可用加倍之绿茶煎剂直肠灌注，每天1~2次。若以10%浓度，相应地将剂量减少9/10。〔习振瑛. 中级医刊. 1958,（7）：62.〕

（4）患者，男，19岁。从1955年4月12日起，至5月16日在传染病医院住院治疗。诊断：急性痢疾。在住院期间曾以下药治疗：福塔拉卓尔60g，免疫原28锭，静脉注射葡萄糖80ml，葡萄糖酸钙6锭，维生素K 12锭，盐酸18汤勺，依沙吖啶灌肠800ml，治疗无好转。从4月29日起，患者开始服用10%绿茶煎剂，每天4次，每次1汤勺。5月1日大便成形，无黏液及血液。5月3日大便成形，无病理发现。5月4日患者痊愈出院。〔习振瑛. 中级医刊. 1958,（7）：62.〕

C

2. 中冷

昔僧人病（中冷）且久。遇一老父谓曰：蒙中顶茶当以春分之先后，多备人力，闻雷之发声，并手摘菜，若获一两，以本处水煎服，即能去宿疾。其僧如说，获一两余，服未尽而病瘥。〔历代无名医家验案：41.〕

3. 炙煿毒

一人好烧鹅炙煿，日常不缺。人咸防其生痈疽，后卒不病，访之其人每夜必啜凉茶一碗，乃知茶能解炙煿之毒也。〔历代无名医家验案：91.〕

4. 痢疾

沈绎字诚庄，吴郡人，好学笃行。洪武中，其外舅除翁，谪戍兰州，无子遂被逮，补军伍，时肃王痢疾，或称诚庄善医。王召令诊视，问平日所嗜，知为乳酪，用浓茶饮数杯而愈。谓人曰：茶能荡涤膈中之腻也。王神其术，奏授本府良医。〔名医类案：48.〕

5. 小儿食积

代某某，男，1岁。发热3天，经用退热、抗菌之西药，其热不减，特请张老诊治。初诊时见发热，体温38.5℃（腋下），吵闹不安，大便溏泻，厌食，舌苔黄厚腻，属食停中焦，积久生热，治宜消食以退热，张老诊后曰：此热只炒茶叶煎水服之即可。次日，其热已退，精神转佳，二诊嘱再照法服之以清余热，三诊其热退尽，前症均愈，嘱以清淡之饮食调理之。

治疗方法：选上等红茶10g（绿茶也可），置铁锅内炒存性，再煎水当茶服用，服时可加入红糖等调味品，服后令其避风，并让其微汗，但不可出大汗，汗后即可退热。〔袁希波．武汉市中医医院院刊．1982,（1）：24.〕

柴胡

【基原】为伞形科植物柴胡、狭叶柴胡等的根。

【异名】地熏，茈胡，山菜，茹草，柴草。

【性味】苦，凉。

【归经】入肝、胆经。

【功能主治】和解表里，疏肝，升阳。主治寒热往来，胸满胁痛，口苦耳聋，头痛目眩，疟疾，下痢脱肛，月经不调，子宫下垂等。

【临床应用】

1. 病毒性肝炎

于某某，男。发现肝炎后肝功能损害严重，曾在协和医院检查肝功能，麝浊16单位，麝絮（+++）。曾经其他医院中西医治疗未效，住院期间出现口苦，咽干，目眩，齿衄，口唇干而红艳，心烦内灼，胸闷胁痛，胸胁内自觉灼热，时而腹胀，小便短黄，手掌炽热，舌质红紫，舌苔微黄，脉弦。西医诊断有急性肝坏死的可能，病情较重。

治疗方法：每天用柴胡9~12g，住院365天，每天1剂，共计服柴胡4.5kg余。上述症候逐渐消失。肝功能恢复接近正常（麝浊8单位，麝絮+）。仍用柴胡每天9~12g巩固疗效。〔林昭辉．中医杂志．1962,（2）：30.〕

2. 咳喘

张三锡云：《纲目》载一男子五十余，病伤寒咳嗽，喉中声如齁，与独柴汤一服，而齁声除，至二二帖咳嗽亦渐退，二三斤病始痊，不病亦屡用有验，但可与知者道耳。今若但以寸脉大，不知分别有力无力，遽认为实。枳桔桑杏芩栀妄投，死亦不悔者多矣。〔续名医类案：357.〕

蝉蜕

【基原】为蝉科昆虫黑蚱羽化后的蜕壳。

【异名】蝉壳，蝉蜕壳，蝉衣，唧唧猴皮，知了皮等。

【性味】甘、咸，凉。

【归经】入肺、肝经。

【功能主治】散风热，宣肺，定痉。主治外感风热咳嗽喑哑，麻疹透发不畅，风疹瘙痒，小儿惊痫，目赤，翳障，疔疮肿毒，破伤风等。

【临床应用】

1. 小儿癫痫

陈某某，男，9岁。1984年8月17日来诊。家长代诉：患者于2年前因玩耍不慎伤及前额，受惊后，卧睡2天，醒后自觉头晕一阵，苏醒如常。间隔半年后，突然昏倒，不省人事，口吐白沫，四肢抽搐，两目上视，并伴有二便失禁。每天发作5~6次，每次发作3~5分钟可自醒，醒后除感疲劳之外，其他一切如常。就诊时，检查合作，意识清楚。诊断：继发性痫症。患者神志清楚，发育正常，舌质淡，苔白腻，脉弦略滑。四诊合参，证属肝风挟痰。治宜疏肝息风，平惊止痉。遂给予单味蝉蜕，每天15g，分3次温开水送服。半月药服毕发作次数日渐减少，每天发作1~2次，每次最多30秒钟即见清醒。又嘱其服药半月，病情大见好转，未见发作，患者寐食二便如常。嘱继服2个月已巩固疗效，随访至今正常。〔张化男. 黑龙江中医药. 1988,(5)：7.〕

2. 目翳

（1）刘某某，男，43岁。于1年前左眼患角膜溃疡，痊愈后于角膜中部遗留片状角膜薄翳，视力右1.5，左0.1。经本院麻疹应用蝉蜕注射液球结膜下注射3次后，左眼视力增至0.2，继续用药2个疗程（20次），角膜薄翳范围缩小变薄，露出部分瞳孔区，视力达到0.7（治疗方法见后案）。〔张冬生. 山西医药杂志. 1979,(4)：61.〕

（2）续某某，男，50岁。双眼角膜混浊10多年。1974年来门诊检查右角膜薄翳，视力0.4，左角膜白斑，视力指数半尺。经应用蝉蜕注射液20次，视力恢复至右0.7，左0.08，角膜混浊范围缩小。

治疗方法：蝉蜕600g，蒸馏水加至1000ml，将蝉蜕洗净加水煎煮半小时后粗滤，将滤液做沉淀蛋白处理，然后过滤加水至1000ml分装高压消毒30分钟即可。药品为无色澄明液。若未作沉淀蛋白处理，则为黄褐色澄明液。用蝉蜕注射液作球结膜下注射，注射前滴1%盐酸丁卡因2次，每天或隔天1次，10次为1个疗程，注射部位以靠近角膜混浊部位的球结膜下为宜。〔张冬生. 山西医药杂志. 1979,(4)：60.〕

3. 荨麻疹

（1）叶某某，成人。近3个月来，

经常发荨麻疹，常用苯海拉明、氯苯那敏、葡萄糖酸钙、肾上腺素等治愈，但隔数天又复发。本次又突然出荨麻疹。检查：全身起风团疙瘩，尤以胸颈部为多，大如巴掌，小如钱币，颜色绯红，嘴唇肿硬，呼吸急促，吞咽困难，全身奇痒难忍，烦躁不安，舌质红，脉细数。2天来，虽多次用上药而不愈，余即令其以蝉衣5g研末，加白糖适量，米酒少许，冲开水服用。2小时后，周身微汗，甚感舒适，4小时后，肿退痒除，症状消失。次日，再服1剂，随访3年未见复发。〔杨昌成. 1984，3(3):35.〕

（2）冯某某，女，48岁，1988年10月15日就诊。近两年来躯干、臂部及上下肢出现蚕豆至花生米样大小红色纺锤形丘疹，反复发作，奇痒难忍，经服西药氯苯那敏、赛庚啶及静脉推注葡萄糖酸钙，效果甚微。服蝉蜕丸1个疗程，症状基本控制，继服3个疗程，追访至今，未再复发。〔杨昌成. 1984，3(3)：35.〕

按语：顽固性荨麻疹，以皮肤瘙痒，布满红色丘疹，反复发作为其主要特征。中医认为其病理机制主要为风热时毒，郁闭肺胃，外达肌肤。《本草纲目》云蝉蜕能“治头风眩晕，皮肤风热作痒……”现代药理研究亦报道蝉蜕含有大量的甲壳质和氨基酸等，具有镇惊、镇痛、抗惊厥作用。故以蝉蜕苦咸凉之性味，疏风散热止痒之功效，用治本病，疗效甚佳。

4. 破伤风

晁某某，63岁，农民。1963年6月用火柴棍掏耳屎，不慎将火柴棍折断在耳内，家人用剪刀将其从耳内取出。次日晨，患者感到牙关紧，张口困难，继则出现苦笑面容，项背强直，四肢抽搐，角弓反张，反复发作，进食饮水困难，患者痛不欲生，舌苔白，两脉弦紧。发病后注射过破伤风抗毒血清，针刺合谷、太冲、大椎、风池等穴，并服中药玉真散等，病情依旧。遂于蝉衣酒试治。临睡前服药酒，夜间果出黏汗（汗液出如丝线状）甚多，并感胃中有灼热感。次晨，患者首先感到牙关已不紧，能张口饮水，继之项背已不强硬，脖子可转动，抽搐已止。

治疗方法：蝉衣15g，黄酒250g。将蝉衣入黄酒内同煎。煎后去蝉衣，饮酒。〔高雪枝. 陕西中医函授. 1984,(3)：48.〕

蟾蜍

【基原】为蟾蜍科动物中华大蟾蜍或黑框蟾蜍等的全体。

【异名】苦蠪，蟾，虾蟆，癞蛤蟆，蚧蛤蟆等。

【性味】辛，凉；有毒。

【归经】入心、肝、脾、肺经。

【功能主治】破癥结，行水湿，化毒，杀虫，定痛。主治疔疮，发背，阴疽瘰疬，恶疮，癥瘕癖积，鼓胀，水肿，小儿疳积，慢性气管炎等。

【临床应用】

1. 血吸虫病

陈某某，男，27岁。于1957年6月7日以急诊来院。经常有黑色柏油样大便及呕血，昨天又呕血2大碗，精神疲乏，头昏，四肢麻木，胸部气闷。检查：发育正常，营养不良，口唇轻度发紫，两眼结膜均苍白，颈部软，颈淋巴结未能触及。心肺听诊：两肺无杂音，心脏有二级收缩期杂音，心音较混乱，腹部有明显波动，呈舟状腹，肝边缘未能触及，脾脏肿大，在左肋弓下 3 横指，质坚硬，边缘不整。实验室检查：血红蛋白 45g/L，红细胞 1.56×10^{12}/L，白细胞 2.1×10^{9}/L，中性 0.77，淋巴 0.14，单核 0.02，嗜酸性 0.07。大便孵化阳性，脑磷脂絮状沉淀试验（+++）。腹围 78.5cm，血压 14.9/10.0kPa（115/75mmHg）。7 月 1 日进行蟾蜍治疗，每天 1 次，每次服 2g，同时记录水分摄入和排出量，到 7 月 11 日停药，患者腹围显著减少为 72cm，血压 13.3/9.1kPa（100/65mmHg），胸闷减轻，食欲大增，服药期间未感任何不适，7 月 16 日进行脾切除术，非常顺利。8 月 2 日出院。

治疗方法：取新鲜活蟾蜍，杀死后，置于瓦片上烘干（内脏不去），待烘干后，再研成粉末，贮存于密闭消毒瓶内，备用。每天 1 次，成人每次口服 2g，体弱妇幼酌减。每 10 次为 1 个疗程，一般可进行 2 个疗程，如乏效不必继续。〔王重九. 浙江中医杂志. 1958,（5）: 4. 〕

2. 肝脾肿大

侯某某，男，47 岁。1977 年 6 月 9 日就诊。因右胁肋痛，不思饮食，间断恶寒发热而长期用异烟肼、庆大霉素等药，非但无效，反而出现明显肝脾肿大。患者精神不振，面黯消瘦，痛苦表情，气怯声低。触诊：肝右肋缘下 8cm，中等硬度，有压痛。舌淡，边有瘀斑，无苔，脉细沉。超声波及同位素扫描提示：①肝脾肿大；②可能有占位性病变。实验室检查：转肽酸 r–GPT174 单位，碱性磷酸酶 12.9 单位，凡登白定性试验：直接反映（+）迟缓，间接反映（+）弱，A/G=30/31 g/L，血沉：52mm/h，血红蛋白 105g/L，尿胆原（+），脓细胞（+）/HP。诊断：中医，癖积；西医，肝脾肿大，怀疑肝癌。

治疗方法：破瘀血，消癖积。全蟾蜍 1 个，水煎 2 遍，分 2 次服。第 1 剂于上午 10 时服下，下午 2 时开始矢气多，至晚 8 时则停止，当晚右肋胀痛明显减轻，饮食有所改善。又服 1 剂则肠鸣甚，半小时后开始腹泻，泻出黑水和黑色黏稠便约 1 便盆，顿觉腹部舒适。服至 10 只时体温恢复正常，食欲转佳，自觉肝区有“扇动感”。共服 20 余只，病情逐渐好转。半年后，体重增加 20kg。面色红润，精神转佳。同年 11 月复查，超声波及同位素扫描提示肝脏，脾脏恢复正常，化验指标亦正常。〔马晓云. 北京中医学院学报. 1988，11（6）: 38. 〕

3. 慢性肾炎

（1）苏某某，女，15 岁，学生。1981 年 5 月 3 日就诊。其父代诉：患者 4 岁时患急性肾炎，住某医院治疗后出院，后又犯病 2 次，经中西医治疗好转。今年 4 月份感冒后旧病复发，全身浮肿，尿少，腹胀，呕吐，去包头二医院检查诊断为慢性肾炎。

症见：面色苍白不华，精神萎靡，舌苔薄白，舌体胖大质淡，睑结膜苍白，咽峡充血，脉沉细无力，双侧颌下淋巴结肿大，肝脾未扪及，两下肢有凹陷性浮肿。尿检：尿蛋白（+++），颗粒管型（+），白细胞（++），红细胞（++）。西医诊断为慢性肾炎，中医辨证属于脾肾阳虚，水湿停滞之阴水。拟以蟾砂散治疗，每天 2 次，每次 15g，黄酒送服，忌盐，10 天为 1 个疗程。

5 月 14 日二诊，患者自述服药后肠鸣矢气，小便量增多，恶心呕吐好转。继服蟾砂散 7 天，尿检：尿蛋白（++），红细胞（+），白细胞（+），脉象沉细缓，舌无变化。连续服蟾砂散 30 天后，尿常规检查正常，诸症消失，观察至今未见复发。治疗方法见后案。〔杨林. 内蒙古中医药. 1984，3（4）：19.〕

（2）王某某，女，17 岁，学生。1977 年 8 月 12 日就诊。主诉：1972 年患过肾炎，曾住院治疗，好转出院。今年 8 月份感冒后旧病复发，周身浮肿，近 2 天腹胀，身重乏力，尿少短赤。

症见：面目浮肿，精神欠佳，两侧扁桃体Ⅱ度肿大，肝、脾未扪及，两下肢有凹陷性浮肿，血压 17.3/12.0kPa（130/90mmHg），脉象沉滑，舌淡，苔黄白相间。尿检：尿蛋白（+++），白细胞（+），红细胞（++），颗粒管型（+）。西医诊断：慢性肾炎。中医辨证属脾阳不振，水湿停滞之风水。拟投蟾砂散治疗，每天 2 次，每次 15g，黄酒送服，忌盐，服 3 天。

8 月 15 日二诊，3 天服完药后，小便量明显增加，浮肿开始消退，脉象沉弱，舌苔白。继服蟾砂散 7 天，尿检：尿蛋白(+)，红细胞(+)，连服药 30 天，水肿全部消退，尿常规检查正常，血压 14.7/9.3kPa（110/70mmHg）。为巩固疗效。继续服蟾砂散 10 天，观察至今未见复发。

治疗方法：夏季捕捉大蛤蟆，每只从口腔装入腹内阳春砂 7 粒（2g），用黄泥封固，厚约 2~3cm，放火上煅红，取出候冷去泥，拿出炮制干的蛤蟆，研为细末，过 80 目筛为蟾砂散，装瓶防潮备用。每次 15g，每天 2 次，黄酒送服。〔杨林. 内蒙古中医药. 1984，3（4）：19.〕

4. 鹤膝风

镇江外科史姓者，曾治 1 人鹤膝风，以蛤蟆用碗锋略破腹有缝。不可穿缚。置患处跳动移时。受毒辄死。如前再易一枚。不过三枚愈。〔续名医类案：479.〕

5. 小儿哮喘

袁某某，男，3 岁。1975 年 8 月就诊。其母代诉：小儿咳白色痰，气喘 2 年余，经儿科诊断为小儿哮喘。曾服氨茶碱，肌内注射链霉素等药，时有好转，一遇风寒即发。症见咳喘，吐白色泡沫痰，呼吸急促，鼻翼煽动。听诊，两肺布满哮鸣音。嘱其服用蟾蜍果，服 1 料药病愈，随访 6 年未见发作。

治疗方法：取活蟾蜍 7 只（以夏季扑捉为佳），面粉 250g，麻油 250g。将活蟾蜍置于空缸中 1 昼夜，去皮，去掌，剁为肉泥。面粉 250g，加适量水，肉粉和匀后切成小片块，再取麻油 250g 煮沸，将片块炸焦，即为蟾蜍果。将其分为 12 等分，每天 3 次，每次 1 分（此系 3 岁左右儿童治疗量，视其年龄变化，可增减等分）。剩余麻油，分次炒饭给儿童吃。上药为1料，即1个疗程。若未见好转，可再服1料。〔林志坚，等. 四川中医. 1983，1（3）：45.〕

6. 小儿疳症

孟某某，男，4岁，1952年8月就诊。患疳积1年余，症见骨瘦如柴，腹胀如鼓。余思《绛囊撮要》有蟾砂散疗疳除积，健脾消胀之载，功效甚佳。受其启迪，随据方试用之。

治疗方法：取大蟾蜍1只，朱砂3g研细末，塞入蟾蜍口内含满，以线缝口，用黄泥将周身封固，炭火烧红，候冷去泥，将蟾蜍研细，每服1.5~2g，每天1~2次。初服1.5g，根据病儿反应逐渐递增用量。服此方两月余，该儿体健发育正常。〔魏以伦. 新中医. 1992，24（3）：50.〕

7. 神经性皮炎

高某某，男，53岁，干部。患者于1952年6月间因骑自行车出汗后感脐周发痒，随即发现脐上方有几个米粒大的红褐色红疹。经擦止痒药水无效，反而扩展。7~9天后，腰部，两肘窝及腘窝起如米粒及绿豆粒大的丘疹，有的流淡黄色水，伴剧烈瘙痒，病损范围逐渐扩大。当时诊断为湿疹，收住院治疗，注射氯化钙、溴化钙共80余支，内服维生素B_1，外涂氯化锌软膏、硫黄洗剂，住院2个月，基本痊愈出院（因病历保存不善丢失，详细情况无处可查）。

出院2个多月后再度发作，病情大体同前，经门诊治疗无效。于1953年6月去山大医院（现青岛医学院附属医院）治疗。诊断为神经性皮炎，湿疹。给予注射钙剂，外用炉甘石洗剂及煤焦油软膏，放射线照射等治疗。经住院及门诊治疗1年半余，皮肤丘疹基本消失，瘙痒减轻，基本痊愈。此后即经常感到头痛，头痛数天后皮肤症状重新出现，出现丘疹及水泡。好发部位仍是腰部、两肘窝及腘窝部，重则延至全身。皮肤症状出现后头痛即消失，如此交替发作，时好时坏，久而不愈。1955年到青岛中医医院治疗，服用中药以镇静，活血，除湿，止痒，息风。共服药170多剂，住院2个多月，皮肤症状消失，但头痛仍未好转。出院3个月后又复发，皮肤和头痛症状又交替出现，工作劳累时症状加重。

于1957年4月去北京协和医院治疗，检查发现两腘窝有10cm×15cm大的暗褐色浸润块疹，界限不甚明显，浸润处皮纹明显，表面光滑，周围边缘有些白色脱屑及血痂，臂部亦有2cm×3cm大的病损。诊断：（1）神经性皮炎；（2）神经衰弱。当天给浅层X线照射治疗，仅治疗1次，患者即自动到北京中苏友谊医院治疗。血、尿、大便常规检查及胸部透视无明显之异常，血的康瓦氏反应阴性。内服溴化钠、人参酊、维生素B_1等，外用白降汞软膏，局部用0.25%的普鲁卡因封闭剂静脉注射，淡水坐浴，电疗，体疗等。住院52天，皮肤病损基本痊愈，神经衰弱症状好转而出院。

在出院后的归途中（出院后第4天），至济南时又复发，且症状较前更加严重。最严重时全身起丘疹、水泡，流黄水，衣服都能湿透，不能下床活动。经一当地中医用中药熏治月余，有

C

所好转，但仍不能治愈，时好时坏。患者精神异常痛苦，感到失望，认为已是不治之症。后经服用蟾蜍而痊愈。

治疗方法：将蟾蜍1只，用和好的黄泥包起来，用火烧，估计蟾蜍烤干后，除去黄泥，将蟾蜍研细，用黄酒250g烧开后，送服发汗，每天1次，连续服用。治疗后的第3天，患者即感到清凉，头痛减轻，水泡开始结痂，很少流水，瘙痒显著减轻，夜间可以入睡。以后改变服法，将蟾蜍1只洗净后放入砂锅内加水煮，煮到肉烂如泥时将皮和骨除去，用黄酒250g烧开送服后发汗，每天1次。经治疗5~6天，患者病情显著好转，丘疹消失，水泡全部结痂。痂迅速退掉，不再流水，头痛基本痊愈。这时全身起大的疙瘩，如花生米及杏大，自数共36个，不痛，微痒，发硬且呈紫红色。于3~6天后破溃流水而愈，留一瘢痕。且于每次发汗后感到身体发虚，头晕，口唇及手足都有麻木感。患者在服最后1次时，因蟾蜍太大（约250g左右），出汗很多，感到全身无力，头晕，全身有麻木感。共连续治疗8天，服蟾蜍8只而愈。至今已半年，从未复发。〔安省亮，等. 中级医刊. 1959,（3）:36.〕

8. 丘疹性荨麻疹

赵某某，女，4岁。全身反复出现丘疹性荨麻疹已1年余，瘙痒明显，服氯苯那敏、盐酸异丙嗪片、泼尼松等药，局部搽泼尼松软膏等，无好转，用本法淋洗1次后即止痒，治疗3次后皮疹全部消退，6年来未再发作。

治疗方法：活蟾蜍3~4只，去其内脏，洗净后置煮药砂罐内煮极烂，用布滤去渣，留汤外用。皮疹多，可每天用此汤淋洗1次，皮疹数目少，用棉花蘸汤外搽，每天3~4次。治疗当天即能止痒，连用3~4天皮疹全部消退。〔江苏省南通市城区医院：新医药学杂志. 1974,（9）：19.〕

按语：蟾蜍性温味辛，大毒，有化毒，杀虫，定痛等功效。《本草蒙筌》曾载："风淫生疹，烧灰和猪脂敷。"本案取其化毒，杀虫止功效，以达到疏风，解毒，透疹之目的。

9. 血栓闭塞性脉管炎

顾某某，男，40岁，农民。于去年11月发现右下肢疼痛发作，继则漫肿发紫，当时未能及时医治，延至今年1月份因疼痛继续加重，且小趾发黑，因而延医诊治，当时诊断为脱疽证，旋即至启东人民医院治疗，诊断为闭塞性脉管炎。注射链霉素5瓶，且中医科加四妙勇安汤20剂，未能获效。惟于用药期间疼痛稍减，继用某中医处阳和汤10剂，亦未获效，继续恶化，小趾溃破流黑水，后因治疗无效而停止治疗。自已用活蟾蜍去肠杂洗净，入锅煮烂去骨，和于面粉，做成丸药，不拘分量时时服之，1个月后病势顿减，因此增加了痊愈信心，继续服食，2个月后疼痛全除，服至3个月后，破溃之小趾脱落1节而收口痊愈，于9月份已能参加劳动，前后共服蟾蜍200只左右。〔启东聚南人民公社医院. 江苏中医. 1960,（12）：40.〕

10. 睾丸胚胎癌

宋某某，男，38岁，农民。1975年8月入院。右睾丸肿物3个月。查体见右侧睾丸肿大如胎儿头，右阴囊皮肤坏死，感染，液化。行右睾丸切除术。术后切口愈合良好。病理科诊断：睾丸胚胎癌。

术后2个月行腹膜后淋巴结清扫术。病理学检查发现右精索淋巴结转移。第2次手术后2个月，因咳嗽，胸闷，右腹股沟肿物复诊，胸部放射线拍片发现右肺门处有一3cm×3cm的阴影。放射科诊断：纵隔，肺部转移性病灶。右下腹相当于内环处可见一核桃大小肿物，质硬，触痛（++）。遂建议患者使用蟾蜍。

病人每天取1只中等大小的蟾蜍，除去五脏后洗净，清水煮烂，取煎汁饮用，每天分2次于饭后半小时口服，并用其汁涂抹右下腹肿物处，每天2次。服药10天后即觉呼吸通畅，食欲增加，继续用药2个月后右拇指甲缝下流脓，至第3个月后流脓自行停止，自觉胸背疼痛消失，无咳嗽，呼吸通畅。胸透：右肺门阴影显著缩小。蟾蜍煎汁外敷右腹股沟部肿物处，开始局部稍肿大，随后流脓水，肿物变软变小直至消失（涂抹中局部有剧痛现象）。口服和外用蟾蜍煎汁持续半年。术后8年复查，胸部X线拍片正常，病人感觉良好。〔严泽承，等. 中医杂志. 1984：25（6）：51.〕

【备注】蟾蜍有毒，用宜慎重。一般作外用，煅烧存性研末敷或熬膏摊贴。内服煎汤用量1只，入散剂以0.9~3g为宜。蟾蜍的卵及其腮腺、皮肤腺的分泌物含有多种毒性物质，蟾蜍二烯内酯是其主要成分，可引起中毒反应。一般于煮食后30~60分钟发生中毒症状，主要表现有恶心，呕吐，面色苍白，四肢厥冷，脉搏微弱，心律不齐等，心电图的表现酷似洋地黄中毒。故一般认为蟾蜍不宜食用，或者从小剂量使用，慢慢加量，防止中毒反应；如用作外敷药，其毒素亦可能吸收入血而引起中毒。中毒解救宜对症处理，可按洋地黄类强心药中毒时之急救原则处理，阿托品对此有一定的解毒作用。

蟾皮

【基原】为蟾蜍科动物中华大蟾蜍或黑框蟾蜍等的皮。

【异名】哈巴皮，癞蟆皮。

【性味】辛、微苦，凉；有小毒。

【归经】入胃、肝、心、肺、肾经。

【功能主治】清热解毒，利水消胀。主治痈疽，肿毒，瘰疬，肿瘤，疳积腹胀，慢性气管炎等。

【临床应用】

1. 肝癌

患者，男，47岁，干部。右上腹部持续性隐痛，腹胀3个月，剧痛加重20天入院。上腹部轻度隆起，肝脏于剑突下可触及约5.5cm，质硬，表面可触及大小不等的结节，肝区明显叩击痛，脾脏不肿大。实验室检查：血红蛋白110g/L，红细胞3.9×10^{12}/L，白细胞8×10^{9}/L，中性粒细胞0.70，淋巴0.30，X线胸片（–），胃十二指肠钡透（–），甲胎球（+）。B超：肝右外叶显示大小约87cm×96cm的强回声区，肿块内回声不均，边缘不规则，B超诊断：肝癌，肝CT扫描提示“肝内实质性占位性病变”。给予蟾蜍皮外用，每天 3~4 次，疼痛减轻至缓解，以后连续贴敷，反复应用。

治疗方法：取大活蟾蜍 1 个，剥皮后清水洗去污物，然后把患者最疼处的皮肤用温水或酒精擦净，把蟾蜍皮贴在此处，外盖敷料并固定。依照此方法，待蟾蜍皮干后，每天更换新鲜蟾蜍 3~4 次或 2~3 次，不受时间限制，疼痛发作即贴，干后即换。在贴敷期内不需应用盐酸哌替啶或吗啡，同样收到麻醉药物之止痛效果。〔王群芳，等．中国乡村医生．1991，(4)：8.〕

2. 湿疹

张某某，24 岁。1962 年 8 月诊。患湿疹 1 个月余，瘙痒明显，痛苦不堪，求诊于我。令患者用活蟾蜍数只，以竹片轻刮其背部，然后以蟾蜍背皮擦患处，每天擦 3~4 次。用该方法治疗 5 天告愈，共用蟾蜍皮 8 张，6 年未复发。〔魏以伦．新中医．1992，24（3）：50.〕

3. 带状疱疹

李某某，男，63 岁。于 1981 年 7 月 4 日就诊。3 天前左胸前出现带状红润的水泡，伴烧灼样疼痛，阵发性加剧，难以忍受，夜间不能入眠。查体可见第 5 肋间隙腋中线至胸骨外延呈带状炎性红斑，丘疹，亦有成簇水疱分布，水疱表面光滑，疱液澄清，绿豆大小，状似珍珠，周围红晕。给予蟾蜍皮外用，每天更换 4 次，2 天后疼痛缓解，4 天后疼痛消失。

治疗方法：取活蟾蜍 1 个（越大越好），剥皮后清水洗净污物，碘酊、酒精局部消毒。蟾蜍皮贴在带状疱疹患处，外盖敷料，胶布固定。待蟾蜍皮干后，每天更换新鲜蟾蜍皮 3~4 次。〔李明德，等．中国乡村医生．1992，(1)：23.〕

按语：蟾蜍皮性凉味辛，具有强烈拔毒攻毒作用。据西医学研究，蟾蜍皮有抗炎作用，其作用与激素相似。但是，蟾蜍有毒，眼部带状疱疹不能外敷，如不慎将蟾蜍毒液误入眼中，用紫草汁洗可消肿。

4. 注射感染症

（1）苏某某，女，1 岁。于 1974 年 8 月 12 日因患上呼吸道感染，医者在左臂部肌内注射庆大霉素。2 天后患儿母亲发现患儿注射部位皮肤红晕，烧热灼手，肿硬隆起，疼痛难忍，哭闹不休，已有半天，故来求医。检查：体温 38.5℃，在右臂部注射区，有一梨大肿物，皮肉红晕，烧热硬肿，肿硬物 5.6cm × 6.0cm，医者轻轻摸之即闪躲，拒按而哭叫。诊断：注射感染症。8 月 24 日 15 点，用活癞蛤蟆皮贴于肿物上，以胶布固定好。2 小时后小儿不哭闹，自行玩耍，18 点查体温 37.5℃，20 点查体温 37℃，一夜良好。8 月 25 日晨，体温 36.5℃，肿物大消，皮热一症逐消失，仅有触按微痛，精神良好。为巩固疗效，6 点许，又换活蟾蜍皮贴于原处，当天 13 点许，此皮自落，再贴贴不住，贴皮总时间是 22 小时。一切症状消除，两臂相比对称，用力触压柔软无痛，临床告愈。

治疗方法：根据患儿感染肿物之大小，适当用皮。左手握住活癞蛤蟆，右手持剪刀从腹部剪开皮肤向四周剥开，完整地剪下活皮，迅速将外皮面（带有

蟾蜍液的一面）贴患处，再用胶布固定好，使患者局部皮肤吸收蟾蜍液。〔张坚. 中级医刊. 1985，20（4）：封三.〕

（2）白某某，女，2岁。于1974年6月底因患中耳炎，在农村合作医疗站注射油剂青霉素，每天30万单位臂部肌内注射，连续7次，中耳炎痊愈。但是，其母发现患儿哭闹不休，两侧臂部皮肤红晕，热而烫手，肿硬隆起，痛之难忍，故来求医。检查：体温38.8℃，在左臂部注射区有肿物7.6cm×7cm，在右臂注射区有肿物6.3cm×5.7cm，左重右轻，两臂之肿物皮肤红晕，热甚烫手，疼痛拒按，患儿坐卧爬行站立活动受限，视痛苦至极。诊断注射感染症。

同年7月9日上午9点40分，用癞蛤蟆皮急贴于两侧臂部肿物上，左侧贴23小时其皮自落，右侧贴13小时30分其皮自落。体温降至正常，两臂炎症消失，活动自如，精神良好，自由玩耍，临床告愈。〔张坚. 中级医刊. 1985，20（4）：封三.〕

（3）李某某，男，3岁。因臀部注射后肿痛发热1天，于1985年10月16日就诊。7天前患儿因发热被村医诊为感冒，曾于左臀部肌内注射复方氨林巴比妥1ml而愈。10月15日患儿高热复起，夜间哭闹，其母发现患儿左臀部红肿拒摸，急于16日晨来诊求治。查体：体温39.1℃，左臀之注射区见一5cm×5cm红肿隆起，炽热烫手，触痛明显，无波动感，左下肢活动受限。于10时以蟾蜍皮外贴患处，胶布固定。贴后于12时患儿不哭闹，13时体温降至38.1℃，16时体温正常。能走动玩耍，患处仅有轻微按痛。20日9时此皮自落，患儿活动自如，原患处肿消皮软，触按无痛，临床告愈。

治疗方法：捕捉大蟾蜍，用时将其腹部皮肤剪开，剥下整皮，用酒精棉球擦洗患处后，迅速将其皮贴于患处，胶布固定。〔李凡翠. 中国乡村医生. 1992，（9）：14.〕

按语：《本草纲目》云："蟾蜍治一切肿毒。"《本草求真》曰："蟾蜍拔一切风火热毒之邪使之外出。"现代药理研究认为蟾蜍皮具有抗炎、消肿止痛作用。将蟾蜍皮贴于患处，可使患者皮肤吸收其蟾酥成分而迅速达到治疗目的。

5. 背疽

程某某，男，16岁，学生。患者于左侧肺俞穴部生一搭背疮，局部红肿硬节，痛不可忍，伴发热恶寒，彻夜不眠，食欲减退，口干舌燥，舌红，脉滑数。即处以仙方活命饮加减治之，因患者家贫无资服药，复诊时不肯再服汤药，求赐单方治疗，于是介绍用下法治之，患者如法仅用6只蟾蜍即获痊愈。

治疗方法：扑捉活蟾蜍（越大越好）数只，用清水将其洗净，将蟾蜍之背皮剥下，用针刺数孔以出毒气，贴敷于患处（注意将皮外面向患处包贴，不可将内皮着肉，否则难以揭脱）。贴后约2~3小时即干，可将蟾蜍皮取下，以清水略浸再贴，每天可用2~3张蟾皮，一般贴上2~3天红肿硬块消散，4~5天痊愈。〔魏以伦. 新中医. 1992，24（3）：50.〕

6. 急性骨髓炎

周某某，男，16岁，学生。左腿胫

C

骨有约 3cm^2 区域持续性剧痛 5 天，附近肌肉时而出现痉挛。高热，寒战，全身不适。曾在某医院外科诊断为急性血源性骨髓炎。经用大量抗生素、中药治疗疗效不明显。后找余治疗。诊见：体温 39℃，脉洪数，舌苔黄腻。实验室检查：白细胞总数 20×10^9/L，中性粒细胞数增多。在靠近关节的干骨端有深压痛，患部皮温较高。即告诉用癞蛤蟆皮在患处外敷。1 个疗程后疼痛及其他症状减轻，3 个疗程后诸症悉除，白细胞总数 9×10^9/L，其他正常而告愈。2 周后随访，一切正常。

治疗方法：扑捉较大癞蛤蟆 1 只，将其身体表面洗净，晾干体表水分后，剖腹去内脏连同下颚及腹部一并去掉，据患部位置的不同及疼痛面积的大小，将以耳后腺及其周围的皮肤腺为主的癞蛤蟆皮，切割一圆形块，用竹刀将圆形块上的腺体剖开，当白色乳状液流出时，即将此面接触患者皮肤敷于患部，同时用玉米面加水制作 1 个内径同已敷蛤蟆皮等大，厚约 0.5cm 的圆饼套敷于蛤蟆皮外围，然后用手轻轻压平，再用纱布包扎。24 小时换 1 次，3 次为 1 个疗程，第 1 疗程后，间隔 1 天，再行下一个疗程，一般需要 1~3 个疗程。〔李和平．山西中医药．1991，7（1）：42.〕

按语：本品微毒，内服入煎剂或入丸散宜 3~9g，外用敷贴或研末调服。外用敷贴时宜将皮外面向患处包好，不可将其皮里面着肉，以免咬牢难揭。蟾蜍的皮肤腺的分泌物含有多种有毒物质，可引起中毒，主要表现为恶心，呕吐，腹痛，头昏，头痛，甚或神志昏迷，面色苍白等。中毒解救可对症处理，严重者可予阿托品。

蟾酥

【基原】为蟾蜍科动物中华大蟾蜍或黑框蟾蜍等的耳后腺及皮肤腺分泌的白色浆液，经加工干燥而成。

【异名】蟾蜍眉脂，蟾蜍眉酥，癞蛤蟆浆，蛤蟆酥，蛤蟆浆。

【性味】甘、辛，温；有毒。

【归经】入心、肝、脾、肺、肾、胃经。

【功能主治】解毒，消肿，强心，止痛。主治疔疮，痈疽，发背，瘰疬，慢性骨髓炎，咽喉肿痛，慢性支气管炎，小儿疳积，心衰，风虫牙痛等。

【毒性】服食蟾酥引起中毒，屡有报道。烧煮并不能破坏和消除其毒性，一般均于煮食后 30~60 分钟发生中毒症状。故认为蟾酥不宜食用，如用作外敷药，其毒素亦可吸收入血而引起中毒。

中毒表现：主要表现为恶心呕吐，腹痛，腹泻，头昏，头痛，甚或神志昏迷，面色苍白，四肢厥冷，脉搏微弱，心律不齐等。蟾蜍的卵及其腮腺、皮肤腺的分泌物，含有多种毒性物质。

中毒救治：①轻度中毒者，及时停药，中毒症状可自行缓解或消失。②重毒中毒后，可按洋地黄类强心药中毒时急救原则处理。对快速性心律失常而兼有房室传导阻滞的中毒者，以苯妥英纳 0.125~0.25 稀释于 20ml 注射水中，于 5~10 分钟静脉注射完毕；对室性心律失常的中毒者可静脉注射利多卡因

1~2mg/kg 或以 1mg/min 的速度静脉滴注；对过速性心律失常的中毒者一般也常用钾盐，轻症者可口服氯化钾，成人 3~6 g/d，分 3 次服，病情紧急，血钾水平低于正常者可以 1g 氯化钾加于 5% 葡萄糖注射液 250ml 中，于心电图观察下作静脉滴注，时间不少于 1 小时，但肾功能不全，高血钾症或重度房室传导阻滞，不宜用钾盐；对中毒时的传导阻滞或窦性心动过缓，窦性停搏等，可用阿托品 0.5~1mg 肌内注射或静脉注射。

【临床应用】

瘰疬

（1）朱某某，女，46 岁。患淋巴结核 10 多年，溃脓 6 年多，颈部，胸部，腋下均有溃口流脓，腋下有鸡蛋大的一个脓腔，并有瘘管，经中西医治疗数年无效。笔者采用鲜蟾酥注入脓腔内治疗，10 天后脓液排净，溃口长平，再以蟾酥搽患处 1 次，1 个月内痊愈，至今未复发。

治疗方法：将 75% 的乙醇消毒癞蛤蟆的耳腺及眉中，后用 2cm 的注射器套 8 号针头吸取蟾酥注入脓腔内（未溃脓者搽患部）。剂量视患部面积而定，一般不超过 1.5ml。〔雷步诚. 四川中医. 1988，6（8）：52.〕

（2）刘某某，女，16 岁，学生。患者于 1975 年 3 月突然高热，体温 40℃，住入某院，诊断：结核性腹膜炎。6 月份病人又反复出现高热，右侧腹股沟部出现肿物，后自行破溃，经窦道碘油造影发现有 18cm 深，3.5cm 宽的瘘管，经该院应用大量抗痨药物治疗，病情未见好转。同年 9 月转入。检查：一般情况尚可，体温 38.5℃，右侧腹股沟部有长 10cm，宽 6cm 溃烂面，周围红肿，内有瘘管深 18cm，宽 3cm，右下肢活动受限，疼痛剧烈。局部触诊较硬。心肺、腹部（–），X 线胸片正常。用蟾酥香油治疗后，2 周体温逐渐恢复正常，2 个月后瘘管消失，伤口愈合，右下肢活动自如，于 11 月 26 日出院。随访观察 5 年未复发。

治疗方法：蟾酥 0.1g，香油 100ml。先将蟾酥研细，过 120 目筛，加入香油搅拌均匀后，装瓶备用，治疗时先用消毒的细导尿管插入瘘管内，顺其体位引流，再用蟾酥香油纱布条填充伤口，保留 1~2 小时，最初每天局部换药 1 次，以后隔天局部换药 1 次，病人未配合其他疗法。〔刘德厚. 中药通报. 1981，（6）：35.〕

按语：蟾酥有毒，用量宜慎。外用研末调敷或掺膏药内贴患处，内服多入丸散以 0.015~0.03g 为宜。由于蟾酥中含有多种有毒成分，药理研究蟾酥毒有洋地黄样作用，蟾酥之作用效价与洋地黄毒苷相近，静脉或腹腔注射蟾酥注射液，小鼠急性中毒为呼吸急促，肌肉痉挛，心率不整，最后麻痹而死。蟾酥中毒症状主要表现有恶心，呕吐，腹痛，腹泻，头昏，头晕，头痛，甚至神志昏迷，面色苍白，四肢厥冷，脉搏微弱，心率不整等，心电图表现酷似洋地黄中毒。中毒解救可按洋地黄类强心药中毒时之急救原则处理，阿托品对此有一定的解毒作用。

C

常春藤

【基原】为五加科植物常春藤的茎、叶。

【异名】土鼓藤，尖叶薜荔，三角风，爬墙虎，百脚蜈蚣等。

【性味】苦，凉。

【归经】入肝、脾经。

【功能主治】祛风，利湿，平肝，解毒。主治风湿性关节炎，肝炎，头晕，口眼㖞斜，衄血，目翳，痈疽肿毒等。

【临床应用】

慢性支气管炎

黄某某，女，42岁。患慢性支气管炎7年，冬春易发。本次因感冒诱发。咳嗽气喘，痰稠难出，肢体酸痛，卧睡不安，饮食少进，尿频便溏。经治外感已罢。但咳嗽、气喘延至月余，其面色萎黄，体虚气弱。舌淡苔腻，脉弦紧。用常春藤（鲜）150g，水煎半小时后去渣，加冰糖温服。每天1剂，连服8剂而愈。经随访5年未见复发。〔卓培炎. 福建医药杂志. 1982,（2）：29.〕

常山

【基原】为虎耳草科植物黄常山的根。

【异名】互草，恒山，七叶，鸡骨常山，翻胃木。

【性味】辛、苦，寒；有毒。

【归经】入肝、脾经。

【功能主治】除痰，截疟。主治疟疾，瘰疬。

【临床应用】

疟疾

民纪六年，愚欲将《衷中参西录》初起付梓，时当仲夏，眷写真本，劳碌过度，兼受暑，遂至病疟。乃于不发疟之日清晨，用常山8钱，煎汤一大碗，徐徐温饮之，一次只饮一大口，饮至日夕而剂尽，心中分毫未觉难受，而疟亦遂愈。后遂变汤剂为丸剂，将常山轧细过罗水泛为丸，桐子大，每服8分，一日之间自晨至暮服5次，共服药4钱，疟亦可愈。若病发时，热甚剧者，可用生石膏1两煎汤，初两次服药时，可用此汤送服。〔医学衷中参西录（中册）：125.〕

车前子

【基原】为车前草科植物车前的种子。

【异名】车前实，虾蟆衣子，猪耳朵穗子，风眼前仁。

【性味】甘，寒。

【归经】入肾、膀胱经。

【功能主治】利水，清热，明目，祛痰。主治小便不通，淋浊，带下，尿血，暑湿泻痢，咳嗽多痰，湿痹，目赤障翳等。

【临床应用】

1. 腹泻

（1）欧阳修尝得暴下，国医不能愈。夫人云："市人有此药，三文一帖甚效。"公曰："吾辈脏腑与市人不同，不可服。"夫人使以国医药杂进之一服而愈。公召卖者厚遗之，求其方，久之乃肯传；但用车前子一服为末，米饮下二钱匕。云："此药利水道而不动气，水道利则清浊分，谷脏自止矣。"〔历代无名医家验案：66.〕

（2）邻村黄姓媪，大便滑泄，百药不效。或语以此方，一服即愈。方法：用车前子两半，煮稠粥，顿服之，治大便滑泄亦甚效验。然必用生者煮之，始能成粥，若炒熟者，则不能成粥矣。〔医学衷中参西录（上册）：138.〕

2. **青光眼**

陈某某，女，39 岁。1970 年 5 月 22 日初诊。急性充血性青光眼，病起 3 天，头痛，双目胀痛，痛甚则呕吐，视物不清，巩膜充血，瞳孔散大，色绿，口干，尿赤，便秘已 3 天未解。取车前子 60g，加水 300ml，1 次煎服，服药 1 小时后小便增多，大便泻下 2 次，头痛目痛减轻，又服 2 剂而愈。〔严学群. 浙江中医杂志. 1986，21（1）：20.〕

沉香

【基原】为瑞香科植物沉香或白木香的含有树脂的木材。

【异名】蜜香，沉水香。

【性味】辛、苦，温。

【归经】入肾、脾、胃经。

【功能主治】降气温中，暖肾纳气。主治气逆喘息，呕吐呃逆，脘腹胀痛，腰膝虚冷，大肠虚秘，小便气淋，男子精冷等。

【临床应用】

1. **支气管哮喘**

李某某，女，53 岁。1984 年 11 月 2 日初诊。哮喘 10 余年，入冬加重。哮喘发作时，张口抬肩，不能平卧，咳吐稀白痰，昼轻夜重，手足不温，舌质苔白，脉沉弱。余用小青龙汤治之，可暂缓一时，旋即复发，后用沉香胶囊 3 粒顿服，每天 2 次，服药 5 天，1 个月未发。后嘱其每月按前法服药 5 天，并嘱其常食胡桃肉，随访 3 个月哮喘未作。〔杨广静. 新疆中医药. 1987，（4）：46.〕

2. **呃逆**

王某某，女。1 年前曾与邻居吵架，即感胸闷嗳气，食不下，服用疏肝理气药，诸症减。随后时常呃逆，呃逆之后即呕吐，胃脘胀满，服用中西药物并配合针灸，疗效不显，就诊于余。诊见面色晦暗，胃脘胀满，呃逆声频，随后呕吐清水涎痰，舌苔白滑，脉沉弦。此乃肝郁日久，痰饮内停，而致气逆呕呃。余用沉香胶囊 12 粒，嘱其每天 2 次，每次 3 粒。服后诸症减，呕吐次数亦少。照前法服 3 天，诸症除，随访半年未复发。〔杨广静. 新疆中医药. 1987，（4）：46.〕

3. **奔豚气**

姚某某，女，33 岁。1984 年 6 月 2 日初诊。患者 2 年来，时有小腹痛，痛时自觉有一股凉气自小腹冲上胸咽，伴有小便失禁。发作时需他人揉按方可缓解，喜暖怕凉。每天发作 4~5 次，除前症外，诊见舌苔白，脉沉紧。前医曾用桂枝加桂汤，奔豚汤加减治小效。迎余诊治，细思之，此乃肾阳虚衰，寒水随冲脉上冲而发为奔豚。用沉香胶囊 4 粒顿服，每天 2 次。服 2 天后，每天只发作 2 次，后又按前法服 5 天，诸症瘥。随访半年未复发。〔杨广静. 新疆中医药.

C

1987,（4）：46.〕

4. 痛经

黄某某，26 岁，已婚。足月顺产 1 孩，产后月经如期而至，但每逢经前小腹大痛，痛时四肢厥冷，冷汗出，舌润，脉沉紧。常有冷气向阴部放散，痛处喜热敷。久服温经汤，吴茱萸汤少效。余窃思之，此为阴寒积于内，寒气搏结不散，经来寒积血凝，血络不通则腹痛里急，用沉香胶囊 4 粒顿服，每天 2 次，药进 1 天，痛减厥回，汗止人安。后每适经来之前按前法服药 3 天，连续服药 3 个经期，阴寒散，血亦行，则经痛自除矣。〔杨广静. 新疆中医药. 1987,（4）：46.〕

赤链蛇

【基原】为游蛇科动物赤练蛇的全体。

【异名】赤链，桑根蛇，火赤炼，火练蛇，蛇，火赤链蛇等。

【性味】甘、咸，平。

【归经】入肝、脾经。

【功能主治】主治慢性瘘管及溃疡等。

【临床应用】

痹证

魏某某，女，35 岁。1988 年 5 月 12 日初诊。自述半月前右腿开始疼痛，怕冷，逐渐加重，以致跛行，曾肌内注射青霉素等无效。查：患肢直腿抬高试验阳性，环跳、风市、承山等处有明显压痛。诊断：痹证（风寒偏重）。予蛇酒 0.5kg，嘱其每次 1 小杯，每天 2 次，并注意防寒保暖，7 天后痊愈。

治疗方法：将捕捉到的活蛇（赤链蛇）放入清水中游 1~2 小时，然后将其灌入玻璃瓶或其他容器内，根据蛇的大小，注入 0.5~1kg 60 度以上的高粱酒或黄酒，并迅速盖紧瓶盖，见蛇在酒中挣扎而死，浸泡半月，至酒色变至微黄时即可饮用。每次 25g，每天 2 次。病重体壮者可增至每次 50g，每天 3 次。〔李社平. 湖北中医杂志. 1990,（2）：31.〕

赤砂糖

【基原】为禾本科植物甘蔗的茎叶，经炼制而成的赤色结晶体。

【异名】砂糖，紫砂糖，黑砂糖，红糖，片黄糖。

【性味】甘，温。

【归经】入肝、脾、胃经。

【功能主治】补中缓肝，活血和瘀。主治产后恶露不行，口干呕秽，虚羸血痢，干咳无痰等。

【临床应用】

咳嗽

谢某某，女，53 岁。1986 年 12 月 6 日初诊。干咳无痰已匝旬余，无其他症状。服中西药，并注射青霉素、链霉素数天无效。查：舌淡，苔薄而润，脉细弱。嘱用红糖伴稀饭方，当天吃 3 次，是夜间咳嗽顿减，连吃 3 天，1 个月后随访告愈。

治疗方法：以红糖拌稀饭，每天吃 2~3 次，用 2~3 天为 1 个疗程，治疗咳嗽日久，干咳，无痰，舌淡苔薄脉细弱之症。〔陈振智. 四川中医. 1989, 7（2）：12.〕

赤芍

【基原】为毛茛科植物芍药（野生种）、草芍药、川赤芍等的根。

【异名】木芍药，红芍药，赤芍药，臭牡丹根。

【性味】酸、苦，凉。

【归经】入肝、脾经。

【功能主治】行瘀，止痛，凉血，消肿。主治瘀滞经闭，癥瘕积聚，腹痛，胁痛，衄血，血痢，肠风下血，目赤，痈肿等。

【临床应用】

急性乳腺炎

（1）刘某某，女，22岁，初产妇，哺乳期。1978年8月16日初诊。左侧乳房跳动2天，发冷发热半天。检查：体温39.8℃，乳房肿胀，内上象限有核桃大的肿块，界限不明显，焮热红肿，并有搏动性疼痛和压痛，无波动感，乳汁排出不畅。舌质淡红，苔薄黄，脉弦滑而数。实验室检查：白细胞18.6×10^9/L，中性0.86，淋巴0.14，诊为急性乳腺炎。给予赤甘汤治疗，2剂痊愈。

治疗方法：生赤芍90g，生甘草60g，加水500ml，煎取150ml，立即服下。间隔3小时用同样方法煎取第2煎服下。每天1剂。如高热不退，局部的炎症浸润或已有脓肿形成，本法则不合适。〔刘凤兰，等. 河北中医. 1992，14（4）：29. 〕

（2）周某某，女，26岁，初产妇，哺乳期。1990年8月2日初诊。因右侧乳头裂伤3天，高热1天初诊。检查：体温40℃，急性病容，右侧乳房皮肤潮红。表面静脉扩张。乳头根部上方有0.6cm长弧形裂伤，乳房外上象限内触及鸡卵大肿块，界面清晰，质硬，压痛明显，无波动，右腋下淋巴结肿大，舌质红，苔薄黄，脉弦数。实验室检查：白细胞22.2×10^9/L，中性0.92，淋巴0.08。诊断：急性乳腺炎。给予赤甘汤治疗，服药2剂痊愈。

治疗方法：同上案。〔刘凤兰，等. 河北中医. 1992，14（4）：29. 〕

赤石脂

【基原】本品为硅酸盐类矿物多水高岭土的一种红色块状体。

【异名】赤符。

【性味】甘、涩，温。

【归经】入大肠、胃、肝经。

【功能主治】涩肠，止血，收湿，生肌。主治久泻，久痢，便血，脱肛，遗精，崩漏，带下，溃疡不敛等病症。

【临床应用】

1. 吐血

邑有吐血久不愈者。有老医于平津先生，重用赤石脂二两，与诸止血药治之，一剂而愈。后其哲嗣锦堂向余述其事，因诘之曰："重用赤石脂之义何居？"锦堂曰："凡吐血多因虚火上升，然人心中之火，亦犹炉中之火，其下愈空虚，而火上升之力愈大。重用赤石脂，以填补下焦，虚火自不上升矣。"愚曰："兄之论固佳，然犹有剩义。赤石脂重坠之力，近于赭石，故能降冲胃之逆，其黏涩之力，近于龙骨、牡蛎，故能补血管之破。兼此二义，重用赤石脂之奥妙，始能尽悉。"〔医学衷中参西录（上册）：74.〕

C

按语：《本草纲目》云："赤色脂，涩而重，故能收涩止血而固下。"本案吐血日久，非一般止血剂所能胜任，取其重坠"黏涩"之义，而收涩血止血之效。

2. 小儿脱肛

董某某，男，3 岁。1988 年 8 月 17 日就诊。1 年来经常腹泻，或便血脓血。近 10 天来发现肛门外脱，患儿啼哭不止，内服中西药，疗效不佳。笔者应用赤石脂外敷，2 次获愈。

治疗方法：用石榴皮（鲜者佳，干者亦可）30~60g，煮水外洗肛门，然后将赤石脂（研为极细面）均匀撒在敷料上，敷托住肛门用胶布固定。〔解秀英，等. 吉林中医药. 1990,（3）：32.〕

按语：《本草纲目》载："赤石脂味酸……收肛脱。"近年来，虽然该药少见，然一旦发生，内服药物不如用此法见效快，不妨一试。

赤小豆

【基原】为豆科植物赤小豆或赤豆的种子。

【异名】赤豆，红豆，红小豆，朱赤豆，金红小豆等。

【性味】甘、酸，平。

【归经】入心、小肠经。

【功能主治】利水除湿，和血排脓，消肿解毒。主治水肿，脚气，黄疸，泻痢，便血，痈肿等。

【临床应用】

1. 乳汁不行

张某某，女，23 岁。1984 年 10 月 8 日初诊。患者体素丰腴，产后 1 周，乳汁不行，乳房焮热胀痛如作脓，苔薄黄，脉沉弦。证属气滞血结。故拟赤小豆 500g，煮粥食之。食尽，胀消痛止，乳汁下如涌泉。〔陶政燮. 江西中医药. 1990，21（10）：38.〕

2. 缺乳

张某某，女，31 岁。产后月余，体质虚弱头昏，面色无华，乳汁量少，脉细少，舌质淡苔白，嘱每天以赤小豆 250g 煮食，连服 4 天乳汁通行。〔夏治平，等. 陕西新医药. 1975,（4）：41.〕

按语：《本草纲目》中载赤小豆能"通乳汁"；《产书方》记载煮赤小豆取汁饮能下乳汁。民间也常用此法治疗缺乳，且每每奏效，其机制尚待探究。

3. 胁疽

医官过豫章，或苦胁疽，即至五脏，医者治之甚效。中贵任承亮曰："得非用赤小豆耶？"医惊拜曰："某用此活十三口，愿勿复言。"〔历代无名医家验案. 183.〕

4. 外伤性血肿

（1）韩某某，女，29 岁。因骑车跌倒，会阴部撞在自行车横杆上。检查：局部肿胀，右侧大阴唇青紫，皮下组织出血隆起，并且有不断肿大之势，患处压痛，不能翻动。用赤小豆研粉，茶水调敷，1 小时后疼痛缓解。次日右侧大阴唇血肿消退，换药 3 天，痊愈。

治疗方法：将赤小豆研成细末，用

凉开水或凉茶水调成糊状敷在患处，其上隔一层塑料胶纸（以防止其中水分蒸发，结成干块），再在胶纸上敷上纱布包好。每天或隔天换药 1 次。〔钱春生. 浙江中医杂志. 1989,（7）：306.〕

（2）廖某某，男，24 岁。右腿腓肠肌部被狗咬伤，形成 2cm × 4cm 大血肿，疼痛。经用赤小豆粉凉水调敷局部，一夜血肿即消。〔廖玉春. 赤脚医生杂志. 1977,（8）：23.〕

5. 疔疮

邱某某，女，36 岁，农民。1988 年 7 月 13 日就诊。自述 1 周前臀部生蚕豆大疙瘩，作痒，手抓破后流黄水，伴恶寒，发热，疙瘩渐大且作痛，行动受限，在当地卫生室服消炎药片 8 粒，外敷黑色膏药，病势仍加剧。查右臀部臀中肌处有 16cm × 16cm 凸起硬块，质硬，色红，灼热压痛，中间有少许脓液渗出，体温 38.5℃，实验室检查：白细胞 14.8×10^9/L，中性 0.81，淋巴 0.19，舌红，苔黄厚腻，脉滑数。诊断为湿热下注，恶毒内结。用赤小豆 300g 煎水内服，每天 1 剂。外用赤小豆鸡蛋清调敷，每天 2 次，连治 6 天肿消，生肌而愈。

治疗方法：将赤小豆研细末，加鸡蛋清调成糊状，涂满患处，再用棉垫固定，每天 1~2 次，〔李传兴. 湖北中医杂志. 1990,（2）：封三.〕

按语：赤小豆性平味甘酸，有和血排脓，消肿解毒之功效，常用于治疗痈肿、疔疮、泻痢等症。《药性论》载："清热毒痈肿，散恶血不尽，烦满。"故本案使用本品，取其和血排脓，消肿解毒之功，而获佳效。使用本方，可以推广。

6. 局部脓肿

张某某，女，30 岁。左后无名指内侧患 3cm × 1.5cm 大脓肿，已溃，局部发热，疼痛。用赤小豆粉调敷疮口周围，2 小时后稠脓流出，肿痛热减轻，使用 6 天而愈。〔廖玉春. 赤脚医生杂志. 1977,（8）：23.〕

7. 踝关节扭伤

（1）陈某某，男，15 岁。1986 年 3 月 20 日初诊。打篮球不慎右踝扭伤，踝外侧肿痛，跛行。用本法 4 次痊愈。

治疗方法：将赤小豆磨成粉，用酒调成糊，均匀涂敷受伤部位，厚 0.2~0.1cm，外用纱布包扎，24 小时后解除。未愈者再治 1 次。〔吕长青. 四川中医. 1992,（3）：42.〕

（2）邓某某，男，28 岁。右踝关节扭伤，肿痛。用赤小豆粉调敷，1 夜肿痛减轻，连续用药 2 天，肿痛渐消而愈。〔廖玉春. 赤脚医生杂志. 1977,（8）：23.〕

8. 痄腮

王某某，男，5 岁，两侧腮部肿大疼痛，张口不便，伴畏寒发热，体温 38.2℃已 3 天，用赤小豆适量研末，以鸡蛋清调敷患处，每天或隔天 1 次，外敷 2 天即愈。〔夏治平，等. 陕西新医药. 1975,（4）：41.〕

按语：《本草纲目》载："赤小豆末和蜜涂之，治疗腮烦热肿。"故本案使用本法，获得佳效，溯源于此。

臭梧桐

【基原】为马鞭草科植物臭梧桐的嫩枝及叶。

C

【异名】海州常山，秋叶，泡花桐，楸叶常山，矮桐子等。

【性味】苦、甘，凉。

【归经】入肝、脾经。

【功能主治】祛风湿，降血压。主治风湿痹痛，半身不遂，高血压病，偏头痛，疟疾，痢疾，痔疮，痈疽疮疥等。

【临床应用】

高血压病

（1）患者，男，37岁。1955年12月22日转入本专科门诊。主诉为头痛，颈项牵张1年余，在多看报纸时，更为严重。多行动则觉气急，虽经多方治疗未见功效（处方不详），其主要体征为：心浊音区略扩大，I级收缩期杂音，A2>P2，X线胸透为左心室较隆突，主动脉突出，尿常规检查为蛋白微量，高倍镜能见到红细胞1个，眼底变化为Ⅲ度高血压眼底，其血压为23.2/15.2kPa（175/115mmHg），经给予臭梧桐片剂，每天10g，至第5周，血压降为19.5/12.5kPa（145/105mmHg），仍继续予以治疗，观察至今血压在14.7~16.0/10.7~9.3kPa（115~120/85~70mmHg）之间，余症均全部消失。〔丁济民，等. 上海中医药杂. 1957,（3）：10.〕

（2）华某某，男，51岁，职员。1956年4月19日因高血压病入院，患者经常头痛头胀，已1年余，休息至今，仍未见改善，入院时血压为27.7/14.1kPa（205/105mmHg），主要体征为主动脉第二心音亢进，X线摄片为主动脉弓及右心室稍扩大，眼底检查为I度高血压病眼底。安米妥降压试验为22.4~13.6/12.0~9.0kPa（170~110/90~65mmHg），尿常规阴性，尿浓缩试验为1.027，齐姆斯基试验尿量为1695ml（日）/ 670ml（夜）；尿素廓清试验之最大清除值为77.61%。酚红排泄试验（静脉法）为87%，化验除血清胆固醇较高为6.73mmol/L外，其他无异常。住院后，开始给予臭梧桐片剂治疗，每天4次，每次2g。血压逐渐下降，至5月5日血压为18.7/13.1kPa（140/100mmHg），遂即出院。出院以后工作，血压又复上升至22.7/14.9kPa（170/110mmHg），继续服用臭梧桐片至7月24日，血压已接近正常，眼底复查较前已显著改善，其视网膜全部血管痉挛亦改善至局限性部分小血管收缩。〔丁济民，等. 上海中医药杂志. 1957,（3）：10.〕

楮皮间白汁

【基原】为桑科植物构树茎皮部的乳汁。

【异名】榖枝汁，树汁，五金胶漆，构胶，楮树汁。

【性味】甘，平。

【归经】入肺、胃经。

【功能主治】主治水肿，癣疾等。

【临床应用】

体癣

杨某某，男，32岁。1965年7月初诊。自诉1个月前脐部起1块脱皮的红色斑块，奇痒，且不断扩大，表面盖灰白色鳞屑，呈环状分布，边界清楚。

诊断：腹部体癣。经多次服药无效，且症情加剧，当即叫患者用刀在楮树上砍裂树皮，或摘下树叶，其创面即有乳白色的液体流出，将此液涂于患处，每天3次，连续5天，完全治愈。〔包文俊，等. 浙江中医杂志. 1966，9（4）：12.〕

川贝母

【基原】为百合科植物卷叶贝母、乌化贝母或棱砂贝母等的鳞茎。

【异名】虻，药实，贝母，贝父，苦花等。

【性味】苦、甘，凉。

【归经】入肺经。

【功能主治】润肺散结，止嗽化痰。主治虚劳咳嗽，吐痰咯血，心胸郁结，肺痈，瘿瘤，喉痹，乳痈，小儿泄泻等。

【临床应用】

小儿泄泻

李某某，男，6个月。混合喂养，患消化不良20天，每天大便次数在5次以上，粪便呈黄绿色，并有黏液及未完全消化的食物。患病期间曾用过食母生、乳酸菌素、鞣酸蛋白等药，均未见效。经用川贝散的第2天，大便次数由5次以上减至2次，粪便呈黄色，含少量未完全消化的食物，第3天无便，第4天大便恢复正常。

治疗方法：取川贝粉碎，过80~100目筛后，分装即可备用。每天按1kg体重0.1kg分3次服用。〔杨凤琴. 黑龙江中医药. 1991，(3)：38.〕

川楝子

【基原】为楝科植物川楝的果实。

【异名】楝实，练实，金铃子，仁枣，苦楝子。

【性味】苦，寒；有毒。

【归经】入肝、胃、小肠经。

【功能主治】除湿热，清肝火，止痛，杀虫。主治热厥心痛，胁痛，疝痛，虫积腹痛，痢疾，皮肤、指甲真菌感染，手足皲裂等。

【临床应用】

1. 痢疾

侯某某，女，55岁。1969年10月21日初诊。便下白色黏冻，反复发作近2年半，曾在某卫生院用中草药治疗未见好转。近来全身水肿，小腹微痛，大便每天8~9次，粪便夹白色黏液，有里急后重感。舌质淡，苔薄白，脉沉细。诊断：白痢症，服本方20天后，每天大便1次，便质正常，浮肿也逐渐消退。为巩固疗效，嘱再服本方10天，随访10余年未再复发。

治疗方法：苦楝子150g，米拌炒成炭，研成细粉过筛。每天3次，每次服1.5g。〔廖鉴. 广西中医药. 1983，6(3):6.〕

2. 手足皲裂

陆某某，男，32岁。每年春秋，患者手足皮肤皲裂，手掌，足底表皮裂开，非常痛苦，经用下药涂敷，连敷12天，皲裂消失。

治疗方法：取去核的新楝树果，加适量猪油，共同打烂如泥，晚上临睡时涂敷于皮肤皲裂处，早上可以洗去（但不可用碱或肥皂洗手）。一般连续10天左右，皲裂即可消失。本方用以预防手足皮肤皲裂，效果亦佳。〔黄雄群. 上海中医药杂志. 1966,（4）：131.〕

C

3. 头癣

（1）王某某，男，15岁，学生。3年前在理发后不久发现头顶部、枕部有点状黄色痂皮及小丘疹，当时未加理会，患部逐渐扩大至全头部1/5。痂皮堆积并有糜烂面，嗅之有腥气，直接镜检真菌阳性。临床诊断：黄癣。于2月3日起开始用苦楝子油膏治疗，至2月7日癣痂脱落。糜烂面愈合，同时发现患部头发较为松动。2月10日乃将病区松动之毛发拔掉，并继续用药。至2月16日停服药观察，2月20日真菌镜检仍为阴性。

治疗方法：将苦楝子烤黄研成细末，加入猪油或植物油内混合调匀，制成50%油膏。涂药前先将头发剃光或剪短，清水洗净后再用10%明矾水洗一遍，然后擦干，患部涂苦楝子油膏（涂药约2~3mm厚），每天1次，连续用药10天为1个疗程。根据病情和治疗的情况一般需要2~3个疗程，直至临床治愈为止。〔中国医学科学院皮肤研究所，江西省皮肤性病研究所联合研究组. 中级医刊. 1959,（4）：47.〕

（2）王某某，男，11岁，学生。4年前由于理发感染头癣，黄色癣痂蔓延全头，现在全头皮有散在性萎缩性瘢痕，毛发稀疏。直接镜检真菌阳性，临床诊断：黄癣。自3月3日起开始用苦楝子油膏治疗，5天后痂皮全部消失，患部出现红色小丘疹。7天后，丘疹消退仍继续用药，共2个疗程临床治愈。治疗方法：同上案。〔中国医学科学院皮肤性病研究所，江西省皮肤性病研究所联合研究组. 中级医刊. 1959,（4）47.〕

（3）王某某，女，2岁。4个月前头顶部出现白色鳞屑斑，逐渐扩大，病区毛发干燥无光，直接镜检真菌阳性。临床诊断：白癣。自2月3日起开始用苦楝子油膏治疗，第5天鳞屑完全消失，毛发松动，即将松动之毛发拔掉，共用药12天，临床治愈。2月20日真菌检查仍为阳性。治疗方法：同上案。〔中国医学科学院皮肤性病研究所，江西省皮肤性病研究所联合研究组. 中级医刊. 1959,（4）：47.〕

4. 甲癣

唐某某，男，53岁。于1983年1月初诊。双手有8个指头指甲变形增厚，高低不平，无光泽，已达10年，曾多处求医治疗无效，经用下方治疗，2次而愈。随访2年无复发。

治疗方法：将川楝子去皮，加水浸泡至软，用手捏成糊状后，浸泡患指头1小时以上即可。亦可将楝肉加水捣膏，加适量凡士林将患指像包皮蛋一样外敷，外贴纱布，胶布固定，2天后取下。〔廖玉春. 四川中医. 1986，4（7）：48.〕

川芎

【基原】为伞形科植物川芎的根茎。

【异名】山鞠穷，香果，京芎，贯芎，西芎等。

【性味】辛，温。

【归经】入肝、胆经。

【功能主治】行气开郁，祛风燥湿，活血止痛。主治风冷头痛，眩晕，胁痛，腹痛，寒痹筋挛，闭经，难产，产后瘀阻腹痛，痈疽疮疡等。

【临床应用】

痹证

桂某某，女，43岁。患者有手腕关节阵发性疼痛2年余，常在午夜突然发作，疼痛难忍，腕关节红，肿，热，痛，活动受限。伴周身发热，疲倦，头痛，多为劳累或精神紧张时发作。每1~2个月发作1次，多次求医诊治均未根除。笔者于1988年3月初诊，诊见患处关节肿大，皮色变红，舌暗红，苔黄厚腻，脉弦数。辨证为瘀血内阻，血行不畅，治以活血行气，祛风止痛，予川芎醋调外敷患处，疼痛时用温水调之外敷。从发病时用至1个月，待下次发作时依前法敷之，治疗1余年，诸症皆消，追访年余未见复发。

治疗方法：取川芎500g，研及细末备用。用时取川芎少许，以温水或醋调至糊状，涂在纱布上敷于患处，然后以纱条固定，2天换药1次。〔陈兰. 湖北中医杂志. 1990,（6）：14.〕

穿山甲

【基原】为鲮鲤科动物鲮鲤的鳞甲。

【异名】鲮鲤甲，鲮鲤角，川山甲，鳖鲤甲，山甲等。

【性味】咸，凉。

【归经】入肝、胃经。

【功能主治】消肿溃痈，搜风活络，通经下乳。主治痈疽疮肿，风寒湿痹，月经停闭，乳汁不通，乳糜尿。外用止血等。

【临床应用】

1. 蚁漏

一妇项下忽生一块肿，渐缘至奶上肿起，莫知何病。偶用刀刺破，出清水一块，日久疮不合。有道人见之曰："此蚁漏也，缘用饭误食蚁得此耳。"询之果然。道人云："此易治，但用穿山甲数片烧存性，灰为末，敷疮上。"遂愈。盖穿山甲，蚁之畏也。〔历代无名医家验案：193.〕

2. 乳糜尿

贺某某，男，54岁。患乳糜尿15年，有时为乳糜血尿，多方就医，皆诊断为"丝虫病"，曾服乙胺嗪3个疗程及中药多剂，无改善。于1985年秋用穿山甲治疗，服药10天共服整穿山甲2个，乳糜尿消失，随访1年无复发。

治疗方法：将穿山甲甲片或整穿山甲（去内脏）置瓦片上焙焦干，研末，每次10~12g，每天3次，用黄酒冲服。〔李明道. 中医杂志. 1989，3（28）：24.〕

按语：乳糜尿，中医又称"膏淋"，以小便混浊如米泔水，置之沉淀如絮状为其主要特征。服用本品，以其咸凉之性味，取其宣通脏腑，贯彻经络，通窍杀虫之功用，而收痊愈之效。需要注意的是，穿山甲为国家保护动物，现一般不入药。

穿心莲

【基原】为爵床科植物穿心莲的全草或叶。

C

【异名】春莲秋柳，一见喜，苦胆草，日行千里，苦草等。

【性味】苦，寒。

【归经】入心、肺、大肠、膀胱经。

【功能主治】清热解毒，凉血消肿。主治急性痢疾，胃肠炎，感冒，流脑，气管炎，肺炎，百日咳，肺结核，肺脓肿，胆囊炎，高血压，鼻衄，口咽肿痛，疮疖痈肿，水火烫伤，毒蛇咬伤等。

【毒性】在临床上及对健康人自愿受试者，以穿心莲内酯每服 0.5g，4 次 / 日，首剂加倍，连续 4 日，可致部分人谷丙转氨酶（SGPT）暂时上升，停药后逐渐恢复。

【临床应用】

1. 慢性化脓性中耳炎

（1）刘某某，男，8 岁。两耳流脓 6 年。用穿心莲滴剂治疗后，1 周脓液消失，1 个月复查，左耳鼓膜穿孔修复，右耳鼓膜穿孔变小。2 个月复查，右耳鼓膜穿孔修复。

治疗方法：将穿心莲干粉 5g 用 20% 乙醇浸渍 2~3 天，用渗滤法收集滤液 30~40ml 左右，另器保存；余液继续用渗滤法收集至淡棕色为止，将此液浓缩至一定量后，2 液合并，加入甘油达 50% 即可。〔宝安县人民医院五官科. 新医学. 1971,（2）：13.〕

（2）冯某某，男，36 岁，右耳流脓 30 多年。患慢性化脓性中耳炎，久治无效。鼓膜穿孔，有波动感，用穿心莲滴剂治疗后，第 1 天脓液显著减少，第 2 天干燥，1 周后复查，鼓膜穿孔已修复，听力提高。

治疗方法：①穿心莲滴剂的处方及制法：穿心莲干粉 5g，纯甘油 50ml，20% 乙醇 50ml。将穿心莲干粉 5g 用 20% 乙醇浸渍 2~3 天，用渗滤法收集滤液 30~40ml 左右，另器保存。余液继续用渗滤法收集至滤液呈淡棕色为止，将此液浓缩至一定量后，两液合并，加入甘油达 50% 即可。②用法：一律采用穿心莲滴剂局部滴耳治疗，每天 3~4 次。治疗前用 3% 双氧水洗耳，拭干脓液。个别病例配合穿心莲片剂内服，每天 3 次，每次 4g。〔王大均，等. 新医学. 1971,（2）：13.〕

按语：化脓性中耳炎，中医称之为“脓耳”，是指耳膜穿孔，耳内流脓为主要表现的疾病。多由风热湿邪侵袭，引动肝胆之火，内外邪热结聚于耳窍，蒸灼耳膜，血腐肉败，则生脓耳。穿心莲滴剂，以苦寒之性，治疗本病，而收清火解毒，活血消肿之功。

2. 烧伤

（1）刘某某，男，12 岁。1973 年 7 月因玩火跌在火堆上，胸腹部被烧伤，面积 15cm × 30cm，其中 I 度烧伤面积占 40%，Ⅱ度烧伤面积占 60%。当即清理创面，治以下法，疼痛渐止，每天换药 2 次。2 天后，创口周围开始长出新生肉芽。8 天后，基本治愈。在此期间因便秘，曾服三黄片 2 天，亦起到清热解毒的作用。

治疗方法：先用生理盐水或凉开水洗净患部，撒上一层穿心莲粉末（此时由于局部刺激，疼痛反而增加），再将去子捣烂的南瓜瓤（代替烂南瓜）做成稍大于患部的药饼敷上，包扎(不包亦可)，每天换药2次，一般6~8天即可痊愈。〔江西省部昌县三叉港公社左桥大队合作医疗室．赤脚医生杂志．1975,（4）：11.〕

（2）郝某某，男，18岁。1974年6月被开水烫伤腹部，面积约为10cm×12cm，局部红肿热痛，起水泡。清创后，用此药外敷，5天后，结痂痊愈。

治疗方法：先用生理盐水或冷开水洗净患部，撒上一层穿心莲粉末，再将捣烂的鲜穿心莲，做成稍大于患部的药饼敷上，包扎。每天换药2次，一般6~8天即可痊愈。〔江西省都昌县三汉港公社左桥大队合作医疗室．赤脚医生杂志．1975,（4）：11.〕

按语：患者烧伤面积有10cm×12cm，伴红肿热痛，水泡，当属于浅Ⅱ度烧伤。此乃火热毒炽盛，涉及营血，耗伤阴津所致。穿心莲捣烂外敷，以苦寒之性味，取其清热解毒，凉血消肿之功，而获痊愈。

椿白皮

【基原】为楝科植物香椿的树皮或根皮的韧皮部。

【异名】香椿皮，春颠皮。

【性味】苦、涩，凉。

【归经】入大肠、胃经。

【功能主治】除热，燥湿，涩肠，止血，杀虫。主治久泻，久痢，肠风便血，崩漏带下，遗精，白浊，疳积，蛔虫，疮癣，跌打损伤，麻疹等。

【临床应用】

1. 麻疹

姚某某，女，2岁。因发热，目赤，流泪，打喷嚏，咳嗽2天，于1997年2月15日初诊。患儿于发病前10天有麻疹接触史。患儿精神差，眼泪汪汪，眼结膜充血，声嘶，口腔颊黏膜上有粟形小白点，耳轮、指尖发凉，心、肺未见异常。白细胞计数6.8×10^9/L，中性粒细胞0.58，淋巴细胞0.42。诊断：麻疹。给予香椿芫荽合剂1剂，服药的当天晚上患儿耳后、前额发际和颈部出现皮疹，继至背部，胸腹部，于服药的第2天透至四肢，疹点分明，均匀散在，红润，粒细颗实。嘱其妥善护理，后按一般清热解毒，凉血养阴等法治疗而愈。

治疗方法：香椿皮30g，芫荽15g，加水200ml，煎至100ml，分2次服，每天1剂。〔张天良．赤脚医生杂志．1978,（3）：14.〕

2. 便血

（1）患者，女，70岁。因便血黑红初诊。经检查，诊为结肠上段出血，原因待查。采用椿根白皮30g，煎汤300ml，保留灌肠，每天1次，3天而愈。大便隐血转为阴性。〔杨佩刚．天津中医．1986,（6）：47.〕

（2）患者，男，51岁，干部。大便下血呈喷射状，曾服中、西止血药无效，检查：2、5、9点处内痔，动员内痔注射术，患者拒绝。遂用椿根白皮30g水煎服，每天1次，连服3天止血而愈。〔杨佩刚．天津中医．1986,（6）：47.〕

磁石

【基原】为氧化物类矿物磁铁矿的

C

矿石。

【异名】玄石，磁君，处石，吸针石，吸铁石等。

C

【性味】辛、咸，平。

【归经】入肾、肝、肺经。

【功能主治】潜阳纳气，镇惊安神。主治头目眩晕，耳鸣耳聋，虚喘，惊痫，怔忡，关节疼痛，筋骨羸弱，阳痿脱肛等。

【临床应用】

1. 痹证

黄某某，女，20岁，会计。7~8年来每到冬季双手皮肤潮红，发凉，手指肿胀，疼痛，严重时手指不能弯曲，夏季较轻，但双手温度亦较正常人低，双足有类似而较轻的表现，今年2月7日初诊时病情较轻，但双手仍有潮红，发凉，以左侧为重，两侧桡动脉搏动正常，双足少发凉，但皮色正常。诊断：手足发绀症（轻度）。于2月9日开始磁疗，上午11时起双外关穴各佩戴直径2cm的700高斯磁片1块。下午7时骑自行车回家，虽然室外很冷，但患者双手温暖，无往常发凉感觉。2月14日复查，双手皮色均恢复正常，皮肤干燥，以后间断带磁1个月，未再复发。〔北京积水潭医院磁疗小组. 中医药研究参考. 1975,（9）：22.〕

2. 气管异物

李某某，女，10岁，于1976年2月13日因吸入平板车轴承钢珠1颗已6小时而急诊入院。当时发生剧烈咳嗽，呼吸困难，唇色青紫，以后自行好转，随即抱来医院，入院时称胸闷难受，轻度紫绀，胸透发现总气管有较大的球状金属异物影，立即作气管镜检查取异物。术中患儿屏气，紫绀加重，遂中止气管镜检查，给吸氧片刻后，作气管切开术。切开气管后即见有一较大的球状金属异物于气管腔内上下滚动，立即用钐钴磁铁置于气管切口旁颈部皮肤上，异物即被透过颈部组织的磁性吸住而停滞于气管内不再滚下，用气管小钩拉开气管切口，将钐钴磁铁慢慢移至于气管切口前，钢珠即被吸出（直径8mm，重4g）。气管切口留置3号气管套管，4小时后堵管，观察2天后拔管，3天后出院。〔朱祖慈，等. 江苏医药. 1977,（10）26.〕

3. 术后腹胀

任某某，男，47岁，干部。因左侧输尿管憩室合并结石，于1974年12月21日在连续硬膜外麻醉下，行左侧输尿管末端憩室切除，输尿管膀胱重新吻合术。术后腹胀较重，洗肠及注射新斯的明等无效，于次日上午予左腰胁区贴直径5cm 900高斯磁铁1块，15分钟后连续肛门排气，腹胀、腹痛消失，安静入睡。〔北京积水潭医院磁疗小组. 中医药研究参考. 1975,（9）：22.〕

4. 术后疼痛

童某某，男，65岁，干部。1975年1月20日上午因吻合口溃疡在硬膜外麻醉下行胃部分切除术，取上腹正中切开。术后切口痛较重，当天下午注射盐酸哌替啶50mg，晚上又注射冬眠Ⅲ号半量，均不见效，次日上午仍呻吟不止，乃于辅料外切口两侧置8cm长3000高斯大磁条各1块，半小时内逐渐安静，2小时后入睡，以后切口痛继续减轻，未再用止痛药，2天后取下磁

条，切口一期愈合。〔北京积水潭医院磁疗小组. 中医药研究参考. 1975,(9)：22.〕

5. 输尿管结石

张某某，男，41岁，技术员。患者既往有多次肾绞痛史，诊断：泌尿系结石。1975年6月7日凌晨2时许突然发作左胁腹及左下腹剧痛，向左腰部放射，伴呕吐1次，因在别处治疗无效，于下午7时30分转来我院急诊。检查：剧痛貌，辗转不安，下腹左侧有深压痛，左脊肋角叩痛明显，尿镜检查红细胞满视野。诊断：左侧输尿管结石症。当即予肌内注射盐酸哌替啶100mg，阿托品0.5mg，不见效，1小时内剧痛如故，丝毫未减。即予旋转磁场治疗，10分钟内即逐渐安静。35分钟后疼痛明显减轻，并觉痛区下移，向外阴部放射，去厕所1次，但未排出尿来，重新旋转5分钟后安静入睡，为保证疗效，继续施治40分钟，下腹部左侧压痛及左脊肋角叩痛均不明显，乃结束治疗。回去后一直未再发作，3天后复查，左脊肋角叩痛消失，尿检正常。〔北京积水潭医院磁疗小组. 中医药研究参考. 1975,(9)：22.〕

6. 踝关节扭伤

马某某，女，24岁，护士。1975年2月8日下午不慎扭伤右踝部，当即疼痛不能行走，由别人用小车推来急诊。检查：右外踝部明显肿胀，外踝下方及其后下方压痛明显，X线片未见骨折，予以万应膏外敷，仍疼痛难忍，当即改用磁疗机旋转治疗，每个痛点各5分钟，疼痛及压痛均明显减轻，但外踝前下方又出现1个新的痛点，亦治疗5分钟，疼痛完全消失，当即可穿上皮鞋自由行走，2天后患足肿胀也完全消退。〔北京积水潭医院磁疗小组. 中医药研究参考. 1975,(9)：22.〕

7. 急性腰扭伤

乔某某，男，50岁，炊事员。1975年5月27日上午10时，端一大盘肉时突然右腰部剧痛，行动困难，立即去理疗科做电兴奋治疗，当时疼痛明显缓解，但1个多小时后右腰剧痛如前，不敢活动。来诊：行走时呈腰僵姿势，右腰骶束肌有一局限压痛点，腰部运动明显受限。诊断：急性腰肌劳损。在痛点磁疗5分钟内即觉腰部轻松，疼痛减轻，15分钟后检查：腰部运动范围增大，活动时已无明显疼痛，压痛消失，至次日上午已无任何不适感觉。〔北京积水潭医院磁疗小组. 中医药研究参考. 1975,(9)：22.〕

8. 误吞金属物

（1）刘浴德号壶隐知医。洞庭叶雅南之细君，五七日前，因事不顺意，意欲自毙，遂吞布针十余根，因请乩仙降书云：吾碧云仙使也。始问曾吞针否，又曰果则果矣，事则无事。仙方又书凡方可治，复问明书凡书。良久乃书问壶隐子，因造刘问方。刘教以栎炭末三钱，用井水调服可下，如未下可再服之。乃曰：吾意欲饵磁石，未审何如？刘曰叵叵。宜取磁石两大块，置肛门外，或庶几焉。如法治，针果出。〔续名医类案：537.〕

（2）一吏部无子，妻极妒。妾方坐蓐，乃盘肠生，妻暗用细针刺于肠上，妾觉后肠时有刺痛难忍，稳婆私告于妾，妾与吏部言之，诸医束手，一全真曰：我能治之。用磁石一大块，从痛处引之至于脐，针从脐出。妾竟无恙。〔续名医类案：537.〕

C

刺蒺藜

【基原】为蒺藜科植物蒺藜的果实。

【异名】蒺藜，蒺藜子，白蒺藜，硬蒺藜等。

【性味】苦，辛。

【归经】入肝经。

【功能主治】散风，明目，下气，行血。主治头疼，身痒，目赤肿痛，胸满，咳逆，癥瘕，乳难，痈疽，瘰疬等。

【临床应用】

1. 白癜风

赵某某，男，干部。于1956年7月间发觉胸部有白色斑点，1个月后，白斑逐渐增多扩大，至1957年全身花白，去年12月间回家省亲，便道就诊，当即予白蒺藜丸，嘱每天服3次，每次10g，今年2月间来信感谢说："服药后两旬自白斑中心泛起红晕，逐渐扩大，现在白斑消散，一如健康皮肤……"

白蒺藜丸制法及服法：白蒺藜去刺，研为细末，水泛为丸。每天3次，每次10g，用白开水送下，儿童酌减。适应于新久白癜风。孕妇忌服。〔贯铭. 江苏中医. 1961,（5）：40.〕

2. 急性乳腺炎

刘某某，女，37岁，于1979年6月3日患急性乳腺炎就诊。体温38.6℃，右乳头上方红肿，灼热，质硬，压痛明显，肿块约为6cm × 10cm，周围红润，无脓液形成及搏动感。血常规：白细胞总数1.68 × 10^{10}/L，中性0.81，淋巴0.19。经用下药局部外敷，2次后体温降至37.2℃，局部肿块缩小至4cm × 6cm，重敷2次后体温正常，局部炎症消失，5天后痊愈，乳汁分泌良好，未见复发。

治疗方法：鲜蒺藜果或干蒺藜去刺，粉碎为面，加红糖等量，捣碎用醋调成糊状。外敷于肿胀、硬结、疼痛最明显部位。再用塑料布或油纸覆盖药糊，包扎固定。药糊干后，重换敷，直至炎症消失。但局部出现破溃，则不使用上药，可切开引流。

结果：门诊用该方法治疗乳腺炎7例，疖肿21例，痈3例，共31例，除1例乳腺炎因炎症扩散较重服用6剂中药外，其余均单用该方收到满意效果。一般用药3~7天痊愈，不需服用或注射抗生素类药物。〔冯广斌. 中西医结合杂志. 1983,（11）：51.〕

刺莓果根

【基原】为蔷薇科植物山刺玫的根。

【异名】野玫瑰根，刺玫根。

【性味】苦，凉。

【归经】入肝、脾经。

【功能主治】清热利湿，止血。主治经血不止，泄泻痢疾等。

【临床应用】

细菌性痢疾

王某某，女，52岁。以腹泻，呕吐，脓血便1天入院。病起以频繁水样便和呕吐开始，12小时后出现脓血便，腹痛，里急后重，头昏，病程中未发热。入院时，体温36.4℃，血压测不到，呼吸急促。左下腹有压痛，肠鸣音亢进。大便外观有脓，镜下白细胞饱满视野，红细胞（+）。入院后静推5%碳酸氢钠200ml，50%葡萄糖50ml加毒毛旋花素K0.25ml；静脉滴注2∶1等张含钠液2000ml；口服刺玫根汤100ml，每天3次。5小时后血压恢复正常，住院5天，未用抗生素及其他消炎药，症状缓解，大便镜检正常，近期痊愈出院。

治疗方法：刺玫根60g，水煎2次，煎取400ml药液。成人每次口服100ml，每天3~4次，儿童用量酌减。〔清原县医院．辽宁医药．1976，（4）：28.〕

刺猬皮

【基原】为刺猬科动物刺猬或短刺猬的皮。

【异名】仙人衣。

【性味】平，苦。

【归经】入肝、肾经。

【功能主治】降气定痛，凉血止血。治疗反胃吐食，腹痛疝气，肠风痔漏，遗精等病症。

【临床应用】

1. 遗精

（1）葛某某，男，30岁，工人。3年来常于夜间梦中遗精，多至隔晚或每晚遗精1~2次，经多方医疗均未见效，且头痛，头晕，失眠等症加重，不能坚持工作。

治疗方法：采用刺猬皮散治疗，内服1剂。刺猬皮1具，用2块瓦合复，外用泥封，火灼，研成细面，即成刺猬皮散，分3份，于每天睡前服1份，连服3天，用热黄酒服下。1剂即停，上述症状随之消失，观察17个月，未见复发。〔张纯彬．中医杂志．1962，（3）：16.〕

（2）1967年春，北京9号信箱李某造访于余，云其内弟孙某新婚不久，遗精不止，现已精神萎顿，不事劳作（此时患者居河间县农村），求一处方。余即用先师崔振坤所传：刺猬皮炙，研细面，每服9g，每天2次，并托北京圣济堂经理郭占成同志代为加工成面，寄回家中，经服月余，遗精渐止，2个月后病告痊愈，并来京面谢。〔偏方奇效闻见录：36.〕

（3）蒋某某，男，29岁。1982年4月15日初诊。梦遗，滑精半年，近1个月余病情加重。迭进中西药无效。服下方1周后，恢复正常。

治疗方法：刺猬皮50g，焙黄，研极细末，炼蜜为丸，如黄豆大，每次5g，温开水送服，每天2次。〔陈洁．广西中医药．1985，8（2）：52.〕

按语：遗精症，是不因性生活而精液遗泄的病症，总由肾气不能固摄所致。取用本品，以苦平之性味，而收降气、活血、涩精止遗之功效，正如《随息居饮食谱》云："煅研服，治遗精。"尤其与酒同服，更易获取良效，但与桔梗、麦门冬相畏，不宜配伍而合用。

2. 烫伤

刘某某，女，15岁。颈部烫伤7天，系深Ⅱ度烫伤，占1%，来诊时伤面已化脓，有臭味，脓痂较厚，经局部常规消毒剪痂处理后，敷香油刺猬皮3次即治愈。

C

治疗方法：将刺猬皮烤黄研细，用香油调成稀糊状，高压消毒后备用。每天局部换药1次，5天为1个疗程，治疗期间不用其他药物。对已结厚痂或痂下积脓者需剪痂敷之。〔崔华忠，等. 湖北中医杂志. 1991,（4）：45.〕

葱白

【基原】为百合科植物葱的鳞茎。

【异名】葱茎白，葱白头。

【性味】辛，温。

【归经】入肺、胃经。

【功能主治】发表，通阳，解毒。主治伤寒寒热头疼，阴寒腹痛，虫积内阻，二便不通，痢疾，痈肿等。

【临床应用】

1. 胆道蛔虫病

军某某，男，12岁。县医院确诊为胆道蛔虫病，经多方治疗无效，用食油炸葱头12根服用，3小时后，排出大量蛔虫，且无任何副作用，3天后出院。

治疗方法：切葱头取根部约3cm许，鲜用。以文火用菜油将葱头炸黄，捞出冷却后食用。若能将炸葱头的菜油也喝下，其效更速。3~10岁，6~8根；10~12岁，10~12根；成人不少于10根，多食有益无害。菜油适量。〔吴军. 四川中医. 1986，4（2）：43.〕

2. 便秘

（1）一童子，年十五六，因薄受外感，腹中胀满，大便数日不通。然非阳明之实热燥结也。医者投以承气汤，大便仍不通，而腹转增胀，自觉为腹胀所迫，几不能息，且时觉心中怔忡。诊其脉甚微细，按之即无。脉虚症实，几为棘手，亦用葱白熨法，腹胀顿减。又熨三点钟觉结开，行至下焦，继用猪胆汁导法，大便得通而愈。〔医学衷中参西录（上册）：131.〕

（2）一人，年四十许，素畏寒凉。愚俾日服生硫黄如黑豆粒大两块，大见功效，已年余矣。偶因暑日劳碌，心中有火，恣食瓜果，又饱餐肉食，不能消化，肠中结而不行，且又疼痛，时作呕吐。医者用大黄附子细辛汤降之不效，又用京都薛氏保赤万应散，3剂并作1剂服之，腹痛减去，而仍不通行。后愚诊视，其脉近平和，微弦无力。盖此时不食数日，不大便十日矣。遂治以葱白熨法，觉腹中松畅，且时作开通之声。而仍然恶心，欲作呕吐，继用赭石2两，干姜钱半，俾煎服以止其恶心。仍助以葱白熨法，通其大便，外熨内攻，药愈5分钟，大便得通而愈。

治疗方法：大葱白4斤，切作细丝，干米醋多备待用。将葱白丝和醋炒至极热，分作两包，趁热熨脐上。凉则互换，不可间断。其凉者，仍可加醋少许，再炒热，然炒葱时，醋之多少，须加斟酌，以炒成布包后，不至有汤为度。熨至6点钟，其结自开。〔医学衷中参西录（上册）：132.〕

3. 二便不通

王某某，男，58岁，农民。患者1975年10月秋收中，因冒雨收割水稻1天，至夜间感冒发热，卧床不起；第

2天渐觉右半身肢体麻木，活动不便，口眼歪斜，舌体强，语言不利，大便不解，小便正常，遂住院治疗。西医诊断“脑血栓形成”，中医辨证为“中风”。住院7天来饮食正常，每天吃饭1大碗（约300g左右），但患者腹胀，大便一直未解，医者遍用大、小、调胃、增液承气汤，及新加黄龙汤、增液汤、麻子仁丸诸泻下通便剂，大便仍无开通之意；至第10天，复加小便不通，其人腹胀如鼓，疼痛难忍，呻吟不止，此时病情急迫，急需开闭散结，通达腑气，笔者速用大葱2500g切碎，上好米醋1000g，先把醋入锅内加热，再将葱段入锅内炒热，分2份纱布包裹，交替热熨脐周围及下腹部（注意：不能太烫，亦不能太凉；烫则有皮肉之苦，凉则其功不达，需再加温）至10分钟左右，患者自觉腹胀更甚，再熨5分钟许，矢气频作，小便欲滴，二便通畅。余证辨证施治，以善其后。〔李颖. 陕西中医函授. 1984,（4）：52. 〕

4. 头痛

原某某，女，28岁，教师。患头痛1年余，期间脑电图检查正常，脑血流图未见明显改变，上颌窦拍片，未见异常。眼底检查亦正常。患者症状为间歇性、阵发性剧痛，按“神经性头痛”处理，治疗1个月疗效不显著。采用验方治疗半个月后痊愈，至今近1年，未见复发。

治疗方法：大葱头50g，青皮鸭蛋1个，鸭蛋煮熟后去皮再与青葱头同煮吃蛋喝汤有特效。〔贯万军，等. 中国乡村医生. 1993,（2）：30. 〕

5. 藜芦中毒

丁某某，男，42岁。因左拇指骨折空腹服黑藜芦1g，服后即感唇舌发麻，恶心，呕吐咖啡色胃内容物100ml，出汗。以葱白50g水煎服后，上述症状消失。〔郑铮. 江西中医药. 1990，21（6）:32. 〕

6. 产后尿潴留

周某某，女，25岁。1985年12月5日初产入院。正常产后出现排尿困难，少腹胀痛，用切碎的葱白炒热，敷脐部，连用此法，立见效果。此法适用于气虚寒阻，膀胱气化无权之证。〔邵显良. 河北中医. 1986,（4）：12. 〕

7. 外伤出血

石城尉戴尧臣，试马损大指，血出淋漓，用葱新折者糠火煨热剥皮，期间有涕，便将罨损处，仍多煨继续易热者，或捣烂敷之，而痛止，翌日洗面不见瘢痕。〔续名医类案：532. 〕

醋

【基原】为米、麦、高粱或酒糟等酿成的含有乙酸的液体。

【异名】苦酒，淳酢，醋醯，米醋。

【性味】酸、苦，温。

【归经】入肝、胃经。

【功能主治】散寒，止血，解毒，杀虫。治疗产后血晕，痃癖，黄疸，黄汗，吐血，衄血，大便下血，阴部瘙痒，痈疽疮肿等，另可解鱼肉菜毒。

【临床应用】

1. 厥证

骆元宾10年患疝，形容枯槁。李视之，左肋有形，其大如箕。以热手按

C

之有声，甚至上攻于心，闷绝良久，以热醋熏灸方醒。李曰：此经之所谓厥也。用当归四逆汤，1个月积形衰小，更以八味丸间服半载余，积块尽消，不复患矣。〔续名医类案：502.〕

2. 足底痛

癸亥孟冬，余同宗兄长，年迈花甲，两足底疼痛月余，行走困难，求治于吾。自言1个月以前，身体无恙，可担粪50kg余下地，一餐突然双足底疼痛，渐至不能任地，行需扶物，失去劳力，经治月余毫无效果，观其面色青红，表情痛苦，足茧增厚，舌红苔薄白，脉弦细。试从肝旺血盛，筋脉弛纵论治。然前医已数用内服诸药，皆无效验，故余以外治为善，遂嘱其以米醋100g，开水250g，和匀熏洗，睡前进行，仅洗1次，疼痛大减，已可行走。于是改用醋水各半，又洗2次，诸症若失，步履如初，肩可负重，劳动复常。现已半载，未再复发。〔唐忠涛. 四川中医. 1986，4（1）：35.〕

3. 流行性腮腺炎

张某某，男，11岁。右侧耳垂下腮腺肿痛1天，精神差，食欲减退。来诊时体温37.7℃，右侧腮腺肿胀，有压痛，腮腺管口红肿。即予醋墨搽抹患处，1天后肿痛减轻，2天后痊愈。

治疗方法：取食用酸醋10ml，置砚台内用写字的香墨互相研磨呈黑色浓汁贮瓶备用，或用市售墨汁10ml，酸醋10ml，搅匀贮瓶备用。治疗时，用毛笔或鸡翅毛1根，蘸瓶内配好的醋墨，搽抹腮腺肿起的部位，并超过边缘1cm许。每天搽治3~4次，一般连续搽治2~5天即愈。如有高热毒血症状，或经搽治未痊愈者，应内服清热解毒汤。如病情严重或出现并发症，尚需配合治疗其他方法。〔曹育坤. 赤脚医生杂志. 1975，（2）：20.〕

4. 眼花

有一少年，眼中常见一小镜子。医工赵卿诊之，与少年期，来晨以鱼脍奉候。少年及期赴之，延于阁子内，且令从客，俟客退后，方得攀接。俄而设台子，止施一瓯芥醋，更无他味。卿亦未出。迨禺中久候不至，少年饥甚，且闻醋香，不免轻啜之，后巡又啜之，觉胸中豁然，眼花不见，因竭瓯啜之。赵卿探知，方出，少年以啜醋惭谢。卿曰："郎君先吃鱼脍太多，非酱醋不快，又有鱼鳞在胸中，所以眼花。适来所备酱醋，只欲郎君因饥以啜之，果愈此疾。烹鲜之会，及权诳也，请退谋餐。"他妙多斯类，非庸医所及也。凡欲以仓，扁之术未食者，得不勉之哉！〔历代笔记医事别录：353.〕

5. 烧伤

火烧疮无出醋泥，甚验，孙光宪尝家人做煎饼，一俾抱玄子拥炉，不觉落火炭之上。遽以醋泥敷之，至晓不痛。亦无瘢痕。是知俗说不厌多闻。〔历代笔记医事别录：333.〕

6. 股癣

吴某某，男，26岁，1988年8月20日就诊。两股部瘙痒难忍，患区皮肤色素沉着，脱屑，皮肤略增厚粗糙呈苔藓化，真菌镜检（+）。诊为股癣。当日即涂以食用醋精1分钟，瘙痒缓解，并嘱其回去后1天涂搽1次，连续涂搽

4天。1周后来查已愈，1年后复查无复发。

治疗方法：用棉签蘸食醋精在癣面上均匀涂搽1分钟，涂搽时要不时地蘸醋精，以保持棉签上有湿润的醋精，每天1次，一般股癣涂搽4天，体癣涂搽8天，于足癣涂搽16次便能脱皮痊愈。

注意事项：①在涂搽时勿将醋精误入黏膜部位；②癣面如有抓伤，糜烂者应先用3%硼酸水湿敷；有继发感染时则应以高锰酸钾水浸洗并涂抗生素软膏。待抓伤糜烂结痂，急性炎症消退后方可外涂食用醋精。〔翁向前. 中原医刊. 1991,（2）：18.〕

按语：食醋，性温味酸苦，有解毒，杀虫，止痒之功效，正如《别录》云食醋“消痈肿，散水汽，杀邪毒”。故本案应用本品内服与外用，而使癣疾逝者若失，效果颇佳。

7. 胆道蛔虫病

王某，男，13岁。因右上腹疼痛，在县医院确诊胆道蛔虫病。患儿疼痛剧烈，常有休克现象，4天4夜滴水不进，经打针吃药疼痛不减，后经服食醋30g，不到5分钟疼痛即止，次日精神转佳，能饮食。〔杜良湖. 黑龙江医药. 1976,（7）：34.〕

按语：蛔虫遇酸则伏，故本案食醋酸苦温之味，而获伏蛔，驱蛔之效。

8. 滴虫性阴道炎

刘某某，女，45岁。患者阴部瘙痒甚，白带多2年余。一般检查均无异常发现。妇检发现阴道内草绿色白带较多，伴有腥臭气味，阴道及宫颈黏膜充血明显。白带涂片镜检为滴虫，诊为滴虫性阴道炎。即用25%醋稀释液冲洗阴道，然后以70%食醋棉球塞入阴道内。次日自述阴痒减，白带少，连续3次治疗后，痒除带止，取阴道分泌物涂片3张，镜下皆未发现滴虫，巩固疗效2次后，随访一直未发。〔陈云章. 湖北中医杂志. 1980,（1）：49.〕

按语：食醋，有解毒、杀虫之功效，临床常用于阴部瘙痒、痈疽疮肿等症。据现代药理研究，本品可以杀灭各种杆菌，革兰氏阳性菌及滴虫。本案使用此品，治疗滴虫性阴道炎，药症合拍，获效甚佳。

酢浆草

【基原】为酢浆草科植物酢浆草的全草。

【异名】酸箕，三叶酸草，酸浆草等。

【性味】酸，寒。

【功能主治】清热利湿，凉血散瘀，消肿解毒。治疗泄泻，痢疾，黄疸，淋病，带下赤白，麻疹，吐血，咽喉肿痛，疥癣，痔疮，脱肛，跌仆损伤，烫火伤等。

【临床应用】

1. 痄腮

王某某，女，8岁。因发热，腮腺部肿痛1天就诊，检查：体温38.6℃，精神差，以耳垂为中心，两侧腮腺部均肿胀，边缘不明显，有压痛，其他无异常发现。经用鲜酢浆草内服，外敷患处，1天后热退，腮腺肿痛减轻，2天后肿痛消失，临床治愈。

C

治疗方法：取鲜酢浆草全草每天30g，洗净后用水煎煮，少量多次频饮。另用鲜酢浆草适量，加食盐少许，捣烂后敷于患处，每天敷1~2次。均连用2~4天。〔何旭晖，等. 赤脚医生杂志. 1977,（3）：20.〕

2. 踝关节扭伤

（1）侯某某，男，22岁，战士。打篮球时不慎扭伤左踝关节，局部肿痛，皮下瘀血，关节活动受限。X线检查，未见骨质改变。外敷酢浆草3天（6次）后肿胀消退，功能恢复正常，痊愈出院。

治疗方法：药用全草。鲜草用冷水洗净，加少许食盐，捣烂成浆，装入瓶内备用。将酢浆草直接敷于患处，表面用1~2层纱布或1层塑料薄膜包扎。亦可将酢浆草包于2层纱布之间敷于患处，外面再用1层塑料薄膜包扎。〔吴银才，等. 赤脚医生杂志. 1975,（7）：25.〕

（2）张某某，男，16岁。1989年5月12日初诊。右踝关节扭伤，局部肿痛，皮下瘀血，踝关节活动受限，X光检查未见骨质改变。诊为右踝软组织扭伤。用本法治疗3天后，肿胀消退，右踝关节功能恢复正常。

治疗方法：将鲜酢浆草用冷水洗净，加少许食盐，捣成稀糊直接敷于扭伤处，用纱布和绷带包扎，每天换药1次。〔周强. 四川中医. 1991，9（7）：29.〕

（3）解某某，男，20岁。行路不慎扭伤左踝关节，局部软组织明显肿胀，皮下瘀血，关节活动受限，有压痛，外敷酢浆草5天后，局部肿胀消退，瘀血吸收而愈。

治疗方法：取新鲜全草，冷水洗净，加少许食盐，捣烂成浆，敷于患处，纱布包扎，每天换药1次。〔谢昌禄. 四川中医. 1984，2（3）：47.〕

3. 血肿

李某某，男，24岁，战士。施工中不慎砸伤右踝关节。经X线透视，距骨关节突有1cm×0.5cm大小碎骨片。关节软组织明显肿胀，皮下瘀血斑为4cm×4cm大小。关节活动受限，有压痛。外敷酢浆草5天（10次）后，局部肿胀消退，瘀斑吸收，功能恢复较快。因有小骨折片住院治疗21天后痊愈出院。

治疗方法：药用全草。鲜草用冷水洗净，加少许食盐，捣烂成浆，装入瓶内备用。将酢浆草直接敷于患处，表面用1~2层纱布或1层塑料薄膜包扎。亦可将酢浆草包于2层纱布之间敷于患处，外面再用1层塑料薄膜包扎。〔吴银才，等. 赤脚医生杂志. 1975,（7）：25.〕

按语：酢浆草具有清热解毒化瘀止痛之功，故可治疗痄腮，扭伤及血肿等。此药药源广泛，生长于路旁及田野草丛中，全国大部分地区均有分布。不失为一种治病之良药。但《闽东本草》“凡脾虚泄泻及痰湿忌用。”《现代实用中药》“有堕胎之弊”，用时须加注意。

4. 生草乌中毒

苏某某，男，51岁，农民1976年4月10日晚，全身关节痛，起因于用酒吞服羊角七（学名生草乌），其量约半粒蚕豆。半小时后口唇发麻，流涎，口腔灼热，胃脘烧灼，欲吐。片刻头晕，心慌，汗出淋漓，呼吸急促，全身肌肉疼痛，肢体僵直，阵发性抽搐，神志模糊，面色灰白，唇甲发绀，舌苔黄而少津，舌质紫暗，脉象沉细且代。臆断为生草乌中毒，即采鲜酢浆草约120g，加水适量，浓煎100ml，半小时灌服完。药后1小时，患者呼吸稍平稳，抽搐次数减少，神志渐清。继以鲜酢浆草60g煎水代茶饮，次日上述症状消失。〔黄在国，等. 上海中医药杂志. 1992,(2)：41.〕

5. 马钱子中毒

张某某，女，38岁，教师。1986年3月11日夜，因双下肢关节痛，一次服舒筋丹10丸。服后半小时出现烦躁，头晕，心慌，四肢麻木，欲吐，动则尤甚。经自行物理探吐，吐出药丸约4粒。次日晨入院体检，体温37℃，脉搏90次/分，瞳孔偏大，面色灰白，口唇指甲明显紫绀，脉象细数无力，舌质红，苔黑且干。根据病史，确诊为中成药"舒筋丹"之配伍药马钱子中毒(因舒筋丹配方中唯有马钱子属剧烈药物)。有了前述病例的经验，此次笔者有目的地使用酢浆草抢救中毒，又获良效。〔黄在国，等. 上海中医药杂志. 1992,(2)：41.〕

按语：酢浆草酸苦寒，有解毒利尿之功。酸入肝，故助肝脏解毒；利尿可使毒物从小溲排出，也可达到解毒目的。酢浆草解马钱子、生草乌之毒，虽未见本草所载，但药源广泛，可以一试。然病情危重者，仍需送至医院救治。

6. 急性乳腺炎

万某某，女，28岁。初产哺乳期，午夜突然感觉周身不适，畏寒，发热，左乳胀痛。翌晨就诊，体温38.5℃，左乳上有一4.5cm×1.5cm的硬块，局部皮肤轻微红肿，灼热，触痛，但无波动感。诊断：急性乳腺炎。于上午8点用酢浆草塞右鼻孔，下午全身及局部症状消失，用药2次痊愈。

治疗方法：将鲜全草洗净，捣烂，搓成黄豆大小药丸，塞入患乳对侧鼻孔，6小时后取出再换1丸，每天换2~4次。〔乐远芳. 湖北中医杂志. 1985,(2)：27.〕

C

D

大草蔻

【基原】为姜科植物艳山姜的种子。

【异名】草蔻，草豆蔻，艳山姜。

【性味】辛、涩，温。

【归经】入脾、胃经。

【功能主治】燥湿祛寒，除痰截疟，健脾暖胃。主治心腹冷痛，胸脘胀满，痰食积滞，消化不良，呕吐腹泻等。

【临床应用】

十二指肠球部溃疡

王某某，男，68岁，工人。脘腹胀痛，经钡透诊断为十二指肠球部溃疡。10年来，经常反复发作，经多方治疗效果不佳。患病初期，在疼痛发作时服胃痛片，可以缓解。但近2个月来，腹痛频发而加剧，服胃痛片亦不能缓解，故来求诊。主诉脘腹胀痛10年，加重2个月。饥饿时更甚，嗳气吞酸，胃纳不佳，便溏，舌淡，苔白，脉弦细。此乃脾胃虚寒型脘腹胀痛。方中重用大草蔻30g以祛寒止痛，配以四君子汤以补中扶正，并以丹参活血止痛，服3剂后，腹胀已减。继服4剂，胀痛基本消失。〔吴俏仪. 中药材. 1986,（2）：47.〕

大豆黄卷

【基原】为豆科植物大豆的种子（黑大豆）发芽后晒干而成。

【异名】大豆卷，大豆糵，黄卷皮，豆糵，菽糵等。

【性味】甘，平。

【归经】入脾、胃经。

【功能主治】清解表邪，分利湿热。主治温湿初期，湿热不化，汗少，胸痞，水肿胀满，小便不利，湿痹，筋挛，骨节烦痛，鸡眼等。

【临床应用】

鸡眼

林某某，在手脚上生有鸡眼20多个，请求医治。嘱其每餐用黄豆芽250g佐餐，不吃其他食物，一连吃5天不间断。服食1~2天没有什么感觉；到了第3天，发现鸡眼表皮有一些碎屑剥落；第4天鸡眼本身变得松软；第5日鸡眼开始逐渐脱落；6~7日后全部鸡眼化为乌有，手脚皮肤平滑如常。此法屡试屡验。〔侯世鸿. 中医杂志. 1957,（5）：240.〕

大豆浆

【基原】为豆科植物大豆的种子制成的浆汁。

【性味】苦，平。

【功能主治】补虚润燥，清肺化痰。治疗虚劳咳嗽，痰火哮喘，便秘，淋浊等。

【临床应用】

回乳

孔某某，23岁，1983年10月27日就诊。患者足月顺产一男婴。产后4天，乳汁量多，饮食尚可。家属为其调养，予豆浆加砂糖1汤碗，服后乳汁渐稀，以致挤奶难出，乳房萎缩，嗣后又欲催乳，自服猪蹄、鹅蹄、鲫鱼及大量小茴香等，均未见效。余又投八珍加炮山甲、王不留行等通乳药数剂，亦未奏效。

治疗方法：豆浆1碗，砂糖适量。混合温服，1次即效。若误服而致缺乳者，则催乳甚难。〔吕刚．四川中医．1986，4（11）：41.〕

按语：从本案看，豆浆用于回乳纯属偶然。《药性考》称豆浆“清热下气，利便通肠，能止淋浊”。未言其有回乳之功。用豆浆回乳，机制有待进一步探讨，但其方法简便易行，在实际中可试一试。

大豆油

【基原】为豆科植物大豆的种子所榨取之脂肪油。

【性味】甘、辛，温。

【功能主治】驱虫，润肠。治疗肠道梗阻，大便秘结不通。

【临床应用】

呃逆

沈某某，男，43岁。1984年10月9日初诊。自述10月6日因中风左侧偏瘫，10月8日下午6时始，每隔30分钟左右呃逆发作，每次持续2小时左右。未大便已2天，腹胀，饮食减少，小便尚佳。查：苔薄黄，脉寸关弦滑，尺弱，此属肠中浊气不降而引起的呃逆，活血通腑降浊，嘱其服生豆油150g。

10月10日诊：服生豆油当天下午排出少量大便1次。10月17日排出大量大便后，呃逆停止。〔俞金灿．吉林中医．1987，（2）：14.〕

按语：呃逆多因膈肌痉挛所致，属中医“哕”证，其病机为胃气上逆动膈，治宜和降胃气平逆。本案患者中风后大便不通，腹胀，属阳明腑实，腑气不通则胃失和降，胃气上逆则发病，治以豆油润下大便，腑实去则胃气和，故能降浊止逆而使治之愈。本方法对于素体虚弱而兼有阳明腑实者的治疗尤宜，有祛邪而不伤正之优。

大飞扬草

【基原】为大戟科植物飞扬草的全草或带根全草。

【异名】大飞羊，飞扬，大浮汁草，假奶子草等。

【性味】辛、酸，寒。

【归经】入肝、脾经。

【功能主治】清热，解毒，通乳，渗湿，止痒。主治急性肠炎，菌痢，尿血，肺痈，乳痈，淋病，疔疮，肿毒，湿疹，脚癣，皮肤瘙痒，鸡眼等。

【临床应用】

鸡眼

林某某，男，26岁。1976年1月20日初诊。食指长有2个鸡眼已6年。曾用过多种疗法治疗未见效。后改用下法治疗16天后痊愈。追访6年未见复发。

治疗方法：患处选用3%碘酒和75%乙醇消毒，然后以消毒针头挑去鸡眼全部角化硬皮至出血为度，若鸡眼病程较长，用消毒刀片割去坚硬突出的底部硬皮，再行挑刺。然后把大飞扬草洗净晾干后折断，将流出的白色乳汁滴涂于鸡眼处，每天 3~5 次，待干后，局部用胶布覆盖。每隔 2~3 天，按上述方法重复治疗 1 次。治疗过程中尽量避免受压及摩擦；同时需保持干燥，以防感染，影响疗效。〔林琼坤. 广西中医药. 1983，6（4）：50.〕

大黄

【基原】为蓼科植物掌叶大黄、唐古特大黄或药用大黄的根茎。

【异名】黄良，火参，将军，绵纹大黄，川军等。

【性味】苦，寒。

【归经】入脾、肝、心、胃、大肠经。

【功能主治】泻热毒，破积滞，行瘀血。主治实热便秘，谵语发狂，食积痞满，痢疾初起，里急后重，瘀停经闭，癥瘕积聚，时行热疫，暴眼赤痛，痄腮，吐血，衄血，阳黄，高血压，十二指肠溃疡，水肿，淋浊，溲赤，痈疡肿毒，疔疮，烫火伤等。凡表证未罢，血虚气弱，脾胃虚寒，无实热，积滞，瘀结，以及妇女怀孕，月经期，哺乳期应慎用或忌用。

【临床应用】

1. 时令疫病

疗时疾者大黄良。《宋史》载陈宜中梦神人语曰："天灾流行，人多死于疫病，惟服大黄得生。"宜中便以示人。时果疫，因食大黄得生甚众。〔历代笔记医事别录：230.〕

2. 疫毒痢

彭某某，女，2 岁半。于 1987 年 8 月初诊。发热惊厥伴排脓便血 1 天，体温 40℃，无汗，壮热不退，烦躁不安，舌质红，苔黄厚，腹胀，排便不畅，里急后重。乃用大黄煎液 50ml 保留灌肠。15 分钟后排出脓血便多次，患儿转安静，体温渐降，再予白头翁汤 2 剂口服，2 天后热退纳增，大便正常，又服 3 剂而痊愈。

治疗方法：生大黄 50g，水煎至 100ml。适用于疫毒痢实热症，每次 20~30ml 保留灌肠。〔张小平. 湖南中医杂志. 1993，（2）：20.〕

3. 赤痢

龚子才治刘司冠，年近 70 患痢，脓血腹痛，诸药弗效，诊之六脉微数。此肥甘太过。内有积热。当服酒蒸大黄一两清利之。刘曰：吾衰老恐不胜，用滋补平和乃可。因再四引喻，始勉从之。逾日而愈。〔续名医类案：174.〕

4. 肺炎咳喘

曹某某，男，6 岁。1967 年 4 月初诊。患"肺炎"咳喘，抗生素、麻杏石甘汤之类连用 6 天不效。延请医治疗时，喘咳气急，鼻翼煽动，肌肤灼热，体温经常 40℃以上，脉象数而有力，舌赤少津，小便赤涩，大便 10 日未解，无欲便之意，亦无腹痛之象。沉思良久，忆及温病学有宣白承气汤治法，颇为对症。因时已深夜，购药不便，但症情危重，时间甚迫，适值患者家中有川大黄 1 包，逐将大黄煎服 10g，2 小时后大便尚未通，喘似缓解。翌晨因其有

效，未用他药，又单服大黄 15g，大便通畅，喘咳发热完全停止。〔王与贤. 内蒙古中医药. 1984,（2）：22.〕

5. **高血压病**

杨某某，男，55 岁。形体肥胖，患高血压病多年，血压常波动在 24.0~22.7/14.7~13.3kPa（180~170/110~100mmHg）之间，自觉眩晕，口苦，便秘，舌紫，苔薄黄，脉弦。迭进中西药，疗效不佳，因其便秘而服生大黄后，偶尔发现血压下降，随后每天冲服生大黄末 8g，停服其他药物。1 年多来血压稳定在 17.3~16.0/12.0~10.7kPa（130~120/90~80mmHg）之间，体重亦减轻，服药后，除大便稍溏外，无任何副作用。〔马汴梁. 四川中医. 1985，3（11）：12.〕

按语：高血压病之实证，中医认为多由肝火上炎，肝阳上亢或夹痰夹瘀所致，而大黄有清热泻火，逐瘀之功，故本案治之有效。现代药理学亦证明，大黄有扩血管、降血压之作用。

6. **心腹疾病**

武帝常因发热服大黄。僧坦曰：“至尊年高，大黄快药，不宜轻用。”帝弗从，遂至危笃。梁元帝尝有心腹疾，诸医皆请用平药。僧坦曰：“脉洪实，宜用大黄。”从之，因而疾愈。赐钱百万。〔历代笔记医事别录：113.〕

7. **呕吐**

耿某某，男，72 岁。1989 年 9 月 6 日初诊。恶心呕吐 3 天。患“中风”5 年，经治可行步。3 天前跌倒后恶心呕吐，每天 4~5 次，经外院治疗后呕吐反加重，甚则入水即吐乃来治。诉小便涩赤，大便欠畅，口苦黏腻，形丰面红舌红，苔黄厚腻，项软，脉弦滑，嘱嚼服生姜 1 片后取生大黄粉 10g 冲服，次日复诊诉药后解稀便 3 次，呕恶随止，晨起服稀粥 2 碗未吐。〔潘建华. 四川中医. 1990,（6）：29.〕

8. **腹痛**

蒋仲芳治吴氏母，年 60 余，患腹痛，日泻四五行，已三四年，遍治不效，诊之二尺沉紧。曰：“内有沉积也。”用熟大黄 3 钱，入本病药中，煎服 1 帖，而痛如失。〔续名医类案：469.〕

9. **高热**

田某某，男，32 岁。1991 年 12 月 3 日入院。患者 1 周前自觉头昏，头疼，发热（39℃~40℃），伴无力，纳差，恶心，呕吐物为胃内容物。口渴，大便干结，出汗，腹满而喘，无咳嗽、咯痰及胸痛。检查：面赤，体温 39℃，舌质红，苔黄燥，脉沉实。咽部充血，扁桃体不大，双肺未闻及病理性呼吸音，腹软，左下腹可扪及粪块，压痛（+），肝脾不大。血常规：白细胞 6.0×10^9/L，中性 0.70，淋巴 0.30。肥达氏反应：阴性。辨证为阳明腑实证。治宜攻下泻热，荡除燥结。给生大黄 20g，沸水冲饮。翌日排出燥屎，体温正常。〔王新德，等. 四川中医. 1992,（5）：17.〕

10. **高脂血症**

（1）陈某某，女，54 岁。高血压动脉硬化心脏病。服用生大黄粉治疗。治前空腹血清胆固醇 6.32mmol/L，甘油三酯 6.42mmol/L，治疗 1 个疗程，甘油三酯为 5.99mmol/L。继服第 2 个疗程后胆固醇 6.11mmol/L，甘油三酯下降为 1.84mmol/L，第 3 个疗程后复查胆固醇

D

为4.30mmol/L，甘油三酯为1.58mmol/L。

治疗方法：大黄切片，晒干，粉碎后过120目筛成细末，装入胶囊（简称祛脂胶囊）。每粒含生药量为0.25g，第1周口服祛脂胶囊0.25g，每天4次，后改为0.5g，每天3次，1个月为1个疗程，服药前后做血脂对照检查。〔游金根，等．福建中医药．1983，(1)：19.〕

（2）刘某某，男，49岁。1984年2月5日入院。诊断为冠心病和高脂血症。3年来，自觉头昏，胸闷，稍活动即感气促。形体肥胖，四肢沉重乏力，大便时结。血脂测定：胆固醇9.30mmol/L，甘油三酯2.01mmol/L。服生大黄粉2个月，胆固醇降到4.61mmol/L，甘油三酯降到1.11mmol/L。为巩固疗效，嘱患者出院后，坚持每天早上用生开水泡大黄。

治疗方法：生大黄研成粉剂，每次服3g，每天3次，连续服2个月为1个疗程，治疗期间停服其他降血脂药物。〔罗嗣尧．湖北中医杂志．1985，(2)：3.〕

按语：以大黄治疗高脂血症临床有较肯定的疗效，且现代药理研究已提示大黄能明显降低血清总胆固醇。需要注意的是，每次用药量不宜大，以1~3g为宜，每天3次，以服药后大便稀软，每天大便次数不超过4次为度。

11. 头痛

叶某某，女，34岁，工人。1982年6月7日初诊。患者怒后头痛如劈，恶心干呕，口苦面赤，胸胁胀痛，小便黄赤，大便硬结，心悸耳鸣，舌红苔黄，脉弦细数。

治疗方法：大黄（酒炒）12g，茶叶（酒炒）5g，煎服3剂，头痛消失。〔金松序．河北中医．1984，(2)：31.〕

12. 眩晕

龚子材治大学士高中玄，患头目眩晕，耳鸣眼黑，如在风云中，目中流火，或与清火化痰。以酒蒸大黄3钱为末，茶下，一服而愈。盖火降则痰自清矣。〔续名医类案：60.〕

13. 中风昏迷

姜某某，中风4天，潮热昏谵，健侧上肢不断在床边寻摸，询知患病以来，一直未大便，脉滑实，舌苔黄燥，知其腑实。即投大黄15g，开水浸泡，适温频灌服，是夜排下干燥粪甚多，翌日神志渐清，至今已存活3年。〔吴克君．中医杂志．1992，33（1）：10.〕

14. 酒精中毒

周某某，女，24岁。1990年2月15日初诊。患者于昨晚因神志不畅而饮酒500ml。酒后昏睡呕吐，迅速送我院急诊。患者呈昏睡状，面色紫绀，呼吸急促，急用吸氧、尼可刹米等抢救，半小时后，面色转红，呕吐频仍。至今晨呕吐渐止，仍昏睡，呼吸气粗。症见：神昏，精神极差，酒醉貌，面色渐红，呼吸气粗，舌尖红。苔黄腻而干，脉数，心肺检查无阳性体征。血常规：白细胞16×10^9/L，中性0.74，淋巴0.26，余阴性。西药用维生素C、细胞色素C、青霉素等输液治疗，中药予平胃散加乌贼骨煎汤代茶饮。至中午，患者醒来，悲伤哭泣，言："心中烦躁难挨。"即嘱予其大量饮水，水入又吐，再饮呕吐渐止，仍诉心中热甚。辨证为：酒烈热伤胃络，津液不上承。予大黄粉3g口服，每天

2次，服4天后，解清稀大便1次。诉心中不热。此时神清，精神恢复，呼吸平稳。再查血常规：白细胞 8.7×10^9/L，中性0.64，淋巴0.36. 并已痊愈。〔赵忠顺. 四川中医. 1991，9（6）：24.〕

15. 急性黄疸型肝炎

费某某，男，15岁，学生。患黄疸曾服中药19剂（茵陈蒿汤），黄疸未退，耳目更黄，尿少，神疲。某医院确诊为"急性黄疸型肝炎"（肝功能检查：略）。入院6天，经用输液，保肝针药，但巩膜黄染始终不退。1983年11月7日晨邀余诊之，寸脉虚弱，右关脉略浮，舌苔霜垢，边稍红，未显齿痕，肝区触有压痛，尿色如浓茶，便溏，查大便（－）。询问患者过去病史，云自6月初有往来寒热，自服索米痛片，病未去，尔后，右胁反感不适，综合分析辨为瘀血内结肝经证。悟丁光迪教授"如攻逐瘀血，重选大黄，如清热化瘀，可选大黄"之论，余施一味生大黄30g，嘱其煎服，并切忌肥腻饮食。当午，患者泻便如煤渣色，解后体舒，是夜寐香。旦日思纳，精神始振。11月9日，原方5剂，共服9剂后，黄疸几乎全退，一切安然。虑其生军攻伐太过，伤阴耗津，急更参苓白术散加少量茵陈、泽泻之品，调善其后，同服肝泰乐片，痊愈出院〔葛耀华. 新疆中医药. 1986,（1）：63.〕

按语：急性黄疸型肝炎，早期用茵陈蒿汤加减治疗，每多取效。但本案曾用该方而无效，可能与湿热兼夹瘀血为患有关。葛氏辨证后独用大黄30g攻逐瘀血而取效，亦证明确有瘀血内结肝经。现代药理研究表明，大黄有抗病毒，利胆消炎和保肝作用，故临床常伍他药治疗肝炎。

16. 咯血

郭某某，男，45岁，工人。1982年1月29日初诊。反复咯血2年，每次咯血约200ml（西医诊断为支气管扩张症），血色先紫后鲜，咳嗽声嘶，胸痛胸闷，心烦易怒，大便轻度秘结，舌红苔黄，脉弦涩而数。大黄（酒炒）18g，煎服2剂，肠鸣腹痛，大便2次，咳嗽胸痛顿减，继进1剂，咯血止，年余未复发。〔金松寿. 河北中医. 1984,（2）：31.〕

按语：中医认为大黄有清热泻火，止血之功。现代药理研究也表明，大黄所含大黄酚是其止血的主要成分，其作用机制如前所述，故本案运用大黄止咯血能取得较好疗效。大凡血证概而言之分虚实两端，实者为火所迫，血液不能循常道而外溢，治疗宜清火降气。大黄苦寒有通腑清热之功，使火邪从下而去，犹如釜底抽薪，故大黄是治疗各种实证出血的常用药。除用于咯血外，亦常用于治疗鼻衄等。用大黄止血，大便干结非为必要指征，大便不秘也可用（如酒制大黄等）。大黄止血的另一长处是，它能"止血不留瘀，瘀去新血生"，无论新旧出血均可用之。

17. 指甲珊瑚

浙有士人，一指忽痛，指甲间生一珊瑚，高二寸，血色，气缕成海市人物，城郭楼台，医谓火所致，服以大黄始愈。故曰：暴病多火，怪病多痰，医者不可不知也。〔历代笔记医事别录：35.〕

D

18. 小儿不乳

朱某某，男。于1990年4月20日初诊。其父代诉：生后1天，不吮乳，啼哭不已，烦躁不宁，腹胀，大便未解，口腔检查无异常。证由胎粪不下，秽热郁结肠胃所致。治以通腑泄热。予下方治疗，当天下午解下稀热臭大便，诸症消失，吃乳正常。

治疗方法：生大黄10g，生甘草20g，开水浸泡取汁，少量分次数喂下，1日后即能吮乳。〔秦亮. 国医论坛. 1992, 31（1）：35.〕

按语：新生儿不乳多为胎毒积热所致，予大黄浸泡少量频服能泻下肠胃中瘀热胎毒，故小儿药后自能吮乳。又民间有以黄连浸泡内服，清小儿胎毒之法，亦为良方。用大黄或黄连清小儿胎毒，均宜中病即止，不可过服久服。

19. 小儿高热

王某某，女，1岁。1989年1月29日以高热入院。入院时体温40.3℃，患儿烦躁，面色潮红，呼吸急迫。即按下法保留灌肠。40分钟后测体温39℃，2小时后37.8℃，精神转佳。配合其他疗法，于3日后痊愈出院。

治疗方法：取大黄洗净，加沸水中浸泡30分钟，取温热适中浸汁液，选择细肛管，先清水清洁灌肠1次，再行药物灌肠。灌肠时臀部垫高5cm，插管深度为7~10cm，肛管拔出后迅速按揉肛门片刻，以利药物存留，灌肠后卧床半小时。〔陈亚秀，等. 吉林中医药. 1989,（6）：14.〕

20. 小儿便秘

王某某，男，10个月大。大便干燥如羊粪10天，现发热腹胀，不欲进乳食，小便短赤，有时呕吐，哭闹睡眠不宁，舌质绛，指纹紫滞。外敷大黄粉1剂，发热腹胀明显减轻，呕吐消失，腹中肠鸣，有硬结粪块排出，再敷1剂，大便通畅，诸症消失。

治疗方法：将大黄烘干研末备用，使用时取大黄10g，用酒适量，调成糊状，涂以脐部，用纱布覆盖固定后再用热水袋敷10分钟，每天1次。〔刘杨敏. 实用中医内科杂志. 1990,（2）：44.〕

21. 小儿痄腮

施某某，女，8岁。1985年5月10日初诊。两侧耳根部肿痛3天，伴发热，体温38.5℃，苔薄白，脉浮数。诊为痄腮，如下法治疗，用药1天热退，局部肿胀亦减，继续用2天，诸症消除而愈。

治疗方法：大黄15g，食醋30ml，先将大黄研成细末，然后浸于食醋中半天，以棉签蘸药液外涂腮部，每天6~7次。〔罗中秩. 浙江中医杂志. 1993,（1）：34.〕

按语：治疗痄腮方法甚多，用大黄粉末浸食醋外敷亦为一效法，用之每每取效，其机制与大黄能清热、抗菌抗病毒有关。须注意的是其用法，大黄粉应在醋中浸泡半天方可，且治疗次数宜多，一般每天6~7次。

22. 小儿咳嗽

范某，女，8个月，部队家属。其母述患儿因着凉后出现咳嗽，开始全天咳嗽，曾到驻地医院胸透未见异常，查血常规白细胞11.2×10^9/L，中性0.55，淋巴细胞0.42，单核0.03。用青霉素

40万单位，每天2次肌内注射，1周后，患儿每于凌晨四五点钟咳嗽加重，以干咳为主，不得入睡，后继用青霉素及其他止咳药，效果不佳。诊见口微干，舌红，脉数，大便稍干，笔者认为凌晨四五点钟为寅时，此时手太阴肺经经气最旺，肺与大肠相表里，病则相互影响，辨其兼症属大肠蕴热，此热上灼于肺，形成热盛伤津，肺气上逆之候。宜清热泻火，釜底抽薪之法，拟单味熟大黄粉治之。处方：熟大黄粉0.5g，每天3次，用药3天后，其母代述症状减轻，时偶尔咳嗽数声，但已不影响睡眠，大便偏稀。笔者认为小儿脏腑娇嫩，形气为充，若过用寒凉，恐伤正气，故遵循小儿中病即止的法则，令其停药自然恢复。3天后随访完全恢复。〔冯刚．中医药研究．1990,（4）：38.〕

按语：本案的病机及治法等，作者在案中阐述已经非常明了。至于熟大黄粉的制法，是用生大黄经黄焖、蒸、晾干、粉碎等几道工序而成，其苦寒之性味可明显降低，且食用方便，疗效可靠，特别适合小儿使用

23. 急性尿潴留

张某某，女，8岁。于1982年4月12日因26小时无排尿而来院初诊。询问病史：无外伤史，便秘3天。检查：精神困倦，啼哭不安，膀胱区膨胀平脐，无明显压痛。诊断为小儿便秘所致之急性尿潴留。遂给肥皂水灌肠，行膀胱区按摩，热敷后大小便排出。之后给予大黄20g，水煎，分2次口服。3天后改用蜂蜜20g，每天2次，冲调口服，连用5天，并嘱其多饮水，注意调节饮食，病获痊愈，未再复发。〔陈树林．吉林中医药．1986,（6）：18.〕

24. 功能性子宫出血

（1）刘某某，女，48岁。1986年11月24日初诊。患崩漏症已1年余。西医诊断：围绝经期综合征，功能性子宫出血。多次应用西药止血不佳。诊见：面色萎黄，气短乏力，舌质紫黯，脉沉细，按之小腹痛而凉，据其脉症施以通因通用法。嘱其每天服5剂大黄散2次，每次3g。其中以土炒大黄为君（君、臣、佐、使比例为3∶2∶1∶1），服药半月后血渐止，腹不痛。食增色润。以5剂制大黄丸善后。

治疗方法：取优质大黄，分5份，其中4份分别用酒、醋、盐水、童便浸1夜后炒焦，另1份用无杂质黄土拌炒焦。然后将5份共研末。〔李增黉．辽宁中医杂志．1990,（7）：38.〕

（2）邱某某，女，35岁。1990年12月14日初诊。月经不净14天，量多，伴腹痛5天，夹有块，小腹正中坠痛阵发性加剧，拒按，自觉腹部有灼热感，伴见尿黄，烦躁，口干苦饮，舌质暗红，苔黄，脉弦滑。妇检：外阴经产式，血染，阴道光滑通畅，血色鲜红，血块较多，宫颈Ⅰ度糜烂。双附件片状增厚，压痛（+++）。以单味大黄煎剂，每次50ml内服，每天2次，次日阴道出血明显减少，无血块，腹痛减轻，下坠感消失，仍拒按。继服药至第3天（300ml），阴道出血止，腹痛减轻。继服300ml之后腹痛消失，随访年余，月经正常。

治疗方法：以单味大黄煎剂治疗，

D

每天 100ml（含生大黄 10g），分 2 次内服。〔曹大农. 湖北中医杂志. 1992，14（5）：12.〕

25. 闭经

赵某某，女，19 岁。停经半年，纳差。头昏目暗，面色无华，体瘦乏力，声弱懒言，心慌失眠，关节酸痛，大便如栗，数日一行，苔黑舌淡，脉细如线。予补血益气之品 20 余剂无起色。因急于解决便秘，先以大黄 4g，早晚各服 1 次，1 周后病情大有好转。继服之，半月后月经来潮，面色红润，诸症已除。血红蛋白由 60g/L 升至 100g/L，白细胞由 3.2×10^9/L 升至 4.2×10^9/L。病体康复。〔张杰. 湖南中医杂志. 1983，（3）：43.〕

26. 倒经

曹某某，女，16 岁。1982 年 4 月 8 日初诊。15 岁月经初潮，先后无定期，近停经 3 个月，鼻衄 3 次，昨天鼻衄如注，并有头晕胸闷，咳嗽嗳气，大便实，小便黄，舌尖红有芒刺，脉弦数。

治疗方法：生大黄 15g，煎 5 分钟温服，服后大便 3~4 次 / 日，鼻衄止，继服 2 剂，月经行。〔全松序. 河北中医. 1984，（2）：31.〕

27. 乳头皲裂

刘某某，女，28 岁，1982 年 7 月 5 日就诊。患者乳头破裂已 1 周，哺乳时疼痛难忍，经口服中西药及外用四环素软膏无效，余用下方日涂 3 次痊愈。

治疗方法：生大黄 30g 研细末，香油适量。将大黄末合香油调成糊状备用。用时先将乳头洗净拭干，再将上药搽在乳头裂口局部，用纱布覆盖。重者每天涂搽 5 次，轻者每天 2 次（哺乳时先将药洗去）。〔王书成. 四川中医. 1987，5（3）：43.〕

按语：乳头皲裂，哺乳期妇女多见，患者颇多痛苦。本案介绍以大黄香油糊剂外涂治本病而取捷效，方法简单，可以一试。

28. 麦粒肿

王某某，男，37 岁。于 1990 年 7 月 2 日初诊。右眼下睑红肿，外眦部局限性硬结，按之疼痛，但未成脓，球结膜轻度水肿伴同侧头痛，舌红苔黄。证属外感风热毒邪，热毒上攻，宜清热泻毒。用大黄 50g 置于温水中泡软，外敷于患处，每天 3~4 次。连敷 2 天，肿消痛止。〔肖飞. 江西中医药. 1991，22（5）：58.〕

29. 鼻衄

（1）谢某某，男，12 岁。因鼻衄不止，1980 年 1 月来我院初中来我院初诊。患者自 4 岁开始，不明原因鼻衄，时发时止，近两年更甚，每天 2 次，多甚 5 次，血流量多，增在各地医院求治，先后用中药、西药、肌内注射、静脉注射止血药无效，用气囊填塞法压迫止血，肾上腺素、麻黄素滴鼻亦不见效，经用大黄炭塞鼻法而愈，随访至今 5 年未复发。

治疗方法：生大黄明火烧焦存性（约烧至 7~8 成）碾成细末，装瓶备用。取大黄炭末，用温开水调匀，塞患侧鼻孔。〔张履瑞. 四川中医. 1987，5（12）：44.〕

（2）孙某，男，16 岁。1990 年 12 月确诊急性粒细胞白血病，经化疗出院后，鼻衄半月不止，甚则如滴水状。延余赴诊，当时患者面色苍白，神疲怠倦，头昏乏力，大便干燥，脉弦数，苔黄。余谓之大实有羸状，非参、芪所能，大实者热毒化火，迫血上行。遂于生大黄3g，温水送下，当天解大便5次，翌日鼻衄止，复加补阴之剂以善后，月余未再出血。〔徐斌. 中医杂志. 1992，33（1）：5.〕

30. 急性扁桃体炎

（1）杜某某，男，2岁。其父述因感冒发热，曾到某医院检查治疗效果不佳，后来我所门诊求治。诊见患儿面红，舌质红，苔薄白兼黄，脉数。查：体温38.5℃，两侧扁桃体Ⅲ度肿大，未见白色分泌物；听诊：心脏未闻异常，两肺呼吸音粗，未闻干湿啰音。嘱其父用大黄外敷脚心治疗。3天后，告曰扁桃体肿大已痊愈，体温亦恢复正常。

治疗方法：取生大黄20g，炉火把泥瓦块烧热，将生大黄放瓦上焙干，研成细末装瓶备用。每次取其1/3或1/4，用食醋或茶水调成糊状，摊于白布或绸布带上，贴敷脚心，包扎8小时即可。（男左，女右）。每天1次，连续3~4次。〔王腾千，等. 中医药研究. 1991，（1）：37.〕

（2）胡某某，男，12岁。1983年2月14日初诊。患者发热畏寒，体温39℃，咽部充血明显，双侧扁桃体Ⅲ度肿大，血白细胞21×10^9/L，心肺（–），舌红苔黄根腻，脉浮数，笔者用生大黄9g，嘱沸水泡药，每隔2小时服1次，连服数次。翌日，发热畏寒悉除。双侧扁桃体（–），血白细胞降至7.9×10^9/L，告愈。〔蔡以生. 上海中医药杂志. 1983，（11）：41.〕

（3）李某某，女，43岁。1983年8月20日初诊。畏冷发热，咽喉疼痛，汤水难下，大便秘结3日。西医诊断：急性化脓性扁桃体炎。经肌内注射庆大霉素，口服红霉素、咽炎合剂等治疗，2天后诸症不减，又经补液及中药治疗3天无效。诊见：患者呈急性病容，体温39.5℃，大便已1周未解。检查：双侧扁桃体Ⅲ度肿大，表面覆有浓密分泌物，悬雍垂红肿，头颈转侧困难。舌苔薄黄质红，脉滑数。停用其他药物，即以生大黄15g，开水冲泡，慢慢下咽，服药2次后自感咽喉通畅，当晚大便1次，次日体温降至38℃，能进流质饮食，大便转溏薄，每天3次，第3天体温转入正常，咽喉疼痛消失。

治疗方法：以生大黄15g（小孩酌减），用开水约250ml冲泡，待温后慢慢咽下，以后每隔2小时冲服1次，每天4次，每天1剂，停用其他药物。〔林文谋. 四川中医. 1986，4（12）：24.〕

31. 口疮

张某某，女，14岁。1984年11月16日初诊。主诉：口舌生疮，反复发作已3年，近2天因郁怒生气致痼疾复萌，口疮甚痛，张口困难，影响进食，伴心烦意乱，大便干结。邀吾诊治。诊见：舌尖及右下口唇内缘黏膜处有3个溃疡点，大如黄豆，小如绿豆，周围泛红晕，舌质红，苔薄黄，脉滑数，拟为心脾瘀热，血脉痹阻所致。服大黄30g水煎剂1次，腹部阵痛欲坠，速解大便，泻下臭秽粪团及稀便。当天第2次服药后，大便溏泻，腹痛难忍，次日口疮明显减轻。又坚持服药 2 剂，口疮疼痛消失，第 4 天检查基本愈合。随访 2 年，未见复发。

治疗方法：生大黄 30g，加水 250ml，武火煎沸至 200ml 药液，饭后 1 次温服，每天 2 次。〔王心东．辽宁中医杂志．1987，(11)：24.〕

32. 冻疮

张某某，女，20 岁。1986 年 11 月 8 日初诊。每年从 10 月起，至次年 3~4 月，双手生冻疮，肿胀，疼痛，甚则手背皮肤溃烂，经多方治疗无效。笔者予大黄 20g，煎水熏洗患处，每天 2 次，3 天后，肿痛明显减轻，改为每天 1 次熏洗患处，半月而愈。随访半年，未复发。〔谢修亮．四川中医．1989，7(2)：27.〕

33. 发际疮

高某某，男，45 岁。1982 年 10 月初诊。患者绕头额颈发际内生疮疡，肿溃流脓，此消彼起，已 4 年有余。遍治不效。诊见：绕头额颈部发际内瘢痕累累，疮愈后毛发稀疏，后颈部右侧发际内有 4 个蚕豆大小的丘疹，色红坚实，周围红肿，顶部有脓水，内色焮红，皮温较高，瘙痒而痛。予生大黄 500g 酒炒，水煎内服，2 天 1 剂。药后头清纳增，红肿渐消，顶部已不流脓水，痒痛消失。守前方再进 1 剂，前后共治 12 天，4 年顽疾告愈，随访至今未复发。原患酒糟鼻亦获治愈。〔李耀．吉林中医药．1992，(1)：30.〕

34. 疖肿

殷某某，女，34 岁。1985 年 9 月 28 日初诊。主因腹部生起一小疖，初有粟粒样脓头，不慎搔破，2 天后来诊。诊见：腹部距脐上 10cm 许有 1 绿豆大黑疮顶，周围红肿，范围 9cm×9cm，局部皮肤有触热感，压痛明显。体温 36.8℃，白细胞 10.5×10^9/L，中性粒细胞 0.75，淋巴细胞 0.25，除局部疼痛外，全身尚无不适。诊断：腹疖初起。立即用大黄葱蜜膏外敷患处，每天换药 1 次，连用 4 次，未服其他药物，红肿热痛完全消失退。

治疗方法：生白葱，生蜂蜜，生大黄（研细末）各等量，将葱白切碎捣烂如泥，与蜂蜜调和，再加入大黄粉，调匀即可。使用时将大黄葱蜜膏直接敷在患处，约 0.5cm 厚，范围要大于患处，用塑料薄膜盖膏上，再用纱布覆盖，胶布固定，每天更换 1 次。治疗痈疖初起，浅静脉炎，淋巴结炎，腮腺炎，蚊虫叮咬感染，无名肿毒等大片红肿痛未化脓者。如有全身症状，如发热，全身不适等，需配合中药或抗生素治疗。一般只用此膏即可治愈。〔苏福友．中医药研究．1992，(2)：45.〕

35. 背疽

(1)《七修类稿》：元末桐乡后朱村徐通判，素慕洞宾，朝夕供礼。一日，疽发于背，势垂死，犹扶起礼之。偶见净水壶下白纸一幅，上有诗云：“纷纷墓上黄金屑，片片花飞白玉芝，君主一斤臣四两，调和服下即平夷。”意其仙方，然不知何物为黄金、白玉。乃召仙以大黄、白芷为问，仙曰然。服之果验。后以医人，无不效。徐无子，方传婿沈氏，至今以此治生。数百里来货药者无虚日。沈族人而分数十家，惟嫡友居大椿树下者，药乃验。沈子尝以吾友徐院判学。闻其药今加穿山甲，当归须，金银花矣……然沈氏余于嘉庆间尝见其中衰矣。当盛其时，有名耿文者，尤精外科，一时有华佗之目，及今医道复兴，虽百里尤相延致，亦不闻其专以此方疗人也。若今业医而尤著名者名泰，即余亲家张梦芦先生之徒也。〔历代笔记医事别录：285.〕

（2）愚在籍时，曾至邻县海丰治病，其地有程子河为黄河入海故道，海中之船恒泊其处。其地有杨氏少妇，得奇疾，赤身卧帐中，其背肿热，若有一缕着身，即觉热不能忍，白药无效。后有乘船自南来赴北闱乡试者，精通医术，延为诊视，言系阳毒，俾用大黄10斤，煎汤10碗，放量饮之，数日饮尽，竟霍然痊愈，为其事至奇，故附记之。〔医学衷中参西录（中册）：77.〕

36. **毒蛇咬伤**

患者，女，29岁。被蝮蛇咬伤右食指，来我院初诊。考虑到妊娠8个月，初起未用大黄，仅用清热解毒中药，但病未复缓解，反而出现复视，眼睑下垂，恶心，吞咽困难，气促颈强。肿胀越过腕关节，尿量减少，大便2天未解。后加用生大黄，每天15g煎服，共7天，病情逐渐稳定，未见失血、早产等不良反应，住院11天治愈出院。

治疗方法：患者被蝮蛇咬伤后，应用生大黄最合适。如24小时后未解大便者，更要应用。一般患者每天至少服10g，重者用至60g，另煎或加入其他中药中，分2~3次内服，连服5~7天，个别病人用到10天左右。〔沈友云．中医杂志．1992，33（2）：8.〕

37. **胃溃疡出血**

（1）张某某，男，42岁。1985年5月21日初诊。夙患胃脘痛，1年前经本地医院诊为"溃疡病"。2日前劳累后，感胸脘憋闷，头昏眼花，旋即呕吐黯红色血液3次，大约1000ml，解柏油样大便2次，经西医治疗无效，而求中医诊治。查：舌红，苔黄燥，脉洪数，遂停用西药，改服生大黄粉6g，每天3次。服2天后吐血未再发作。〔黄先泰．四川中医．1986，4（2）：56.〕

（2）安某某，男，65岁。1983年10月17日初诊。胃溃疡病，因为烦劳发作，卧床10余天，经治不效，5天来吐血7次。视其精神呆钝，形体瘦弱，呕恶频频，诊时吐血100ml，舌胖红，苔黄厚，脉洪少力。当即以生大黄30g，沸水300ml，浸泡20分钟，去渣，每服50~100ml。2服后未再吐，畅下黑便甚多。翌日改用生大黄粉5g，每天3次，4天后大便转黄，胃疼渐止。7天后改用归脾汤补气摄血以善其后。共住院3天而愈。〔黄先泰．四川中医．1986，4（2）：56.〕

（3）王某某，女，56岁。1985年4月23日入院。近3天内吐血3次。为咖啡色液体2000ml，入院当天排褐色血便1次约为250ml。查：血红蛋白52g/L，红细胞1.80×10^{12}/L，大便隐血（+++），纤维胃镜检查为复合性溃疡并发出血。立即予以大黄粉3.0g，每天3次口服，以10%葡萄糖作支持疗法，未经任何止血药物及输血。4月26日即排黄色软便。4月28日大便隐血转阴，血红蛋白60g/L。〔刘春兰．辽宁中医杂

志. 1989,（11）：31.〕

38. 十二指肠球部溃疡

（1）苏某某，男，60岁。1979年3月5日因1天半内排出柏油样黑便6次而入院。近10年来常有饥饿性中上腹疼痛伴泛酸水，得食则缓，已反复出血10余次，近因精神受刺激，情绪不好后又出血。1972年做胃肠钡餐摄片检查拟为十二指肠球部溃疡。有高血压病史10年余，血压在22.7~25.3/13.3kPa（170~190/100mmHg），新近未服利血平等降血压药。常吸烟（每天10余支），不嗜酒。检查：一般情况尚可，体温37℃，脉搏88次/分，血压24.3/12.8kPa（185/95mmHg），舌苔薄黄，脉弦数。巩膜无黄染，五官正常，淋巴结不肿大，心界不大，无杂音，A2<P2；两肺未闻湿啰音。腹软，剑突下无压触痛，未扪及块物，肝脾未扪及。肠鸣音轻度亢进。大便隐血试验强阳性。于是给其服制大黄粉，每次服3g，每天服3次。服后18小时排出第1次大便，第4次大便转黄色，第4次大便后大便隐血试验转为阴性。故历时72小时止血。共服制大黄27g，期间配合输注葡萄糖液1000ml，未用其他任何止血药，也未禁食，于2月20日出院。在门诊随访时，常有胃部隐痛。于5月初再做钡餐胃肠道X线摄片显示，慢性胃窦炎伴胃黏膜脱落，在患者的要求下于1979年5月21日作外科手术治疗，术后确诊为：①慢性十二指肠球部溃疡；②慢性胃幽门窦部溃疡。

治疗方法：将润透的大黄切成小块，每5kg用黄酒1kg拌匀，放在蒸笼内蒸黑，取出晒至半干，然后用轧粉机轧成制大黄粉，病人入院后不禁食，饮流质并酌情补液，必要时输血。其他止血药一律不用，仅用制大黄粉每次3g，每2小时1次，每天3次，直至大便隐血转为阴性（或弱阳性）。血止后改半流质饮食，逐渐过渡到普食。由于患者止血后常有“虚”“湿”“热”“痛”等症，故分别服用不同复方中药，如气虚者益气，阴虚者滋阴，血虚者补血，挟湿者燥湿。〔焦东海. 福建中医药. 1984，3（2）：53.〕

（2）程某某，男，45岁。患者从1962年开始经常感觉上腹部疼痛，1972年曾做肠胃钡餐透视，发现十二指肠球部溃疡。1981年1月31日突然呕血4次，共出血2000ml。随即在本单位住院治疗。2月4日晚又吐血2次，并解柏油状大便2次总出血量3000ml以上。以急诊住院治疗。入院检查：体温37.6℃，脉搏124次/分，血压17.3/9.9kPa（130/75mmHg），神志清醒，贫血面容，心脏除心率较快外，未发现其他异常病理体征。双肺无异常，腹软，无明显压痛，肝脾未触及。血常规检查：血红蛋白45g/L，红细胞1.67×10^{12}/L，白细胞15.8×10^{9}/L，中性0.80，淋巴0.20。拟诊为十二指肠球部溃疡并出血。入院以后，除禁食，静脉补液以外，每天口服大黄粉3g，分3次服，并输血300ml，住院3天既未呕血，也未大便，第4天始进流质饮食。但第5天后又解柏油状便2次，共约500ml。再输血300ml，再度禁食，继续服用大黄粉。至第8天，大便转为黄色。隐血试验转为阴性。随后恢复流质饮食，少量多餐。并服中药益气养血之剂调理。2 周后，血红蛋白升至 103g/L，痊愈出院。

治疗方法：住院后，除休息，密切观察出血量及血压、脉搏、体温的变化，一般不服任何西药，单纯使用炒大黄粉，每次 1g。每天 3 次。出血量较多，除服大黄粉外，禁食，静脉补给液体。如血红蛋白不低于 50g/L，脉搏超过 120 次 / 分，收缩压低于 12.0kPa（90mmHg）者，除加快输液速度外，适当输血。〔李维重．河南中医．1986,（3）：29.〕

（3）韩某某，女，45 岁，工人。1982 年 12 月 24 日以呕血 3 次，大量柏油状便 1 次，诊断为"上消化道出血"急诊入院。素有胃脘痛病史 7 年多，此次因劳倦过度，复伤于饮食，于入院前 3 小时突然呕吐暗红色胃内容物约 600ml，继而拉柏油状大便"一大碗"，家属搀扶入院。

检查：大便隐血试验（++++），血红蛋白 47g/L，血压 14.4/8.0kPa（110/60mmHg），脉象芤，每分钟 92 次，即给予生大黄粉 2g 顿服，后每天 3 次，每次 1g，同时补液 2000ml，输血 200ml（2 次），2 天后便色转黄，隐血"微量"，3 天后隐血连续 6 次阴性，血红蛋白上升至 120g/L，经胃肠钡透证实为十二指肠球部溃疡（随访至今未复发）。

治疗方法：取同一批进仓的生大黄饮片，焙干碾碎过 80 目筛，分装为每包 1g，瓶贮备用。每次 1g，每天 3 次，对属于大量出血病例，首次 2g，或每天 4 次，每次 1g，以蜂蜜调匀或温开水送服，直至大便泻下金黄色稀水样便，大便隐血试验连续 2 次转为阴性即予停药，继而按胃脘痛辨证分型，内服中药善后调理。〔庄球钦，等．福建中医药．1985,（2）：19.〕

按语：大黄有活血祛瘀，止血之功，现代药理研究亦表明其有收敛止血，抗菌消炎的作用，适用于本病的治疗。且本案患者素有胃脘痛病史，病久夹瘀，故用大黄化瘀止血尤宜。其用法需注意每次用量宜小，因小剂量大黄有较强收敛止血作用，而无致泻之弊。临床上对于上消化道出血，也常用白及粉冲服，其作用机制与大黄相似，有一定疗效。

39. 出血坏死性肠炎

王某某，女，20 岁。以持续性脐周隐痛，阵发性加剧，解红棕色大便 3 天为主诉入院。检查：体温，呼吸，脉搏，血压均正常，急性痛苦面容，全身无黄染，舌质红，苔黄腻，脉洪大。腹部轻度胀气，腹肌不紧张。脐中偏左压痛明显，无反跳痛，肝脾肋下未触及。大便常规，脓细胞少许，红细胞（++），隐血强阳性。血常规：白细胞 11.4×10^9/L，中性 0.84，淋巴 0.10，嗜酸粒细胞 0.06。入院第 1 天按常规方法治疗（胃肠道解痉剂，抗生素，补液等），临床症状未见好转。并表现为中腹部剧痛，腹胀，排红色黏液便。第 2 天改用生大黄，每次 24g 水煎服，继续补液。第 2 次煎服后，患者连续排出了 3 次糊状棕色便，疼痛腹胀明显缓解。同等剂量再服 1 天，血便及全身症状消失。

治疗方法：成人每次生大黄 24~30g 水煎服，每天 2~3 次。幼儿酌情减量。煎时注意沸水不超过 10 分钟，以防蒽醌衍生物大量破坏，鞣质明显增加，影响效力。由于生大黄中的鞣质耐热，易溶于水，煎时液体越多越易游离，故煎时水量应尽可能减少。〔周健宜. 福建中医药. 1985,（1）: 36.〕

D

40. 肠梗阻

（1）卢某某，男。胃癌手术后 5 年。门诊以“不完全性肠梗阻”收入院。入院前因食大量韭菜及生冷黏滞之品，而发现腹部疼痛，脐周尤甚。恶心，口干，嗳气，无排便排气，腹痛拒按，舌淡，苔薄黄，脉沉弦。查：腹部压痛，无肌紧张与反跳痛，肠鸣音减弱。腹部透视：右上腹可见 3 个大小不等的气液面。诊断：“胃癌手术后不完全肠梗阻。”投入大黄粉蜜合剂，顿服，服后约 10 个小时后开始腹泻，继而排气，泻下 10 余次后症状体征消失，腹部透视未见异常。后期辨证施治，1 周后出院。〔黄永生. 吉林中医药. 1991,（2）: 15.〕

（2）裴某某，男，8 岁。1970 年 3 月 15 日初诊。突发腹部疼痛 2 个小时，经外科诊断为蛔虫性肠梗阻。患儿 2 天未解大便。现腹痛剧烈，恶心呕吐，腹部拒按，无肌紧张及反跳痛，舌淡红，苔薄黄，脉弦数。腹部透视：腹部有多个气液面，膈下未见游离气体。同意外科诊断。投入大黄粉蜜剂，顿服。服药 4 小时后开始腹泻，连泻 6 次，腹痛减轻，右下腹可触及索状物，给予氧气驱虫疗法，驱下蛔虫数十条，腹痛消失，进食与排气正常，住院 1 周，观察无不适，痊愈出院。

治疗方法：生大黄 15g，糯米 50g，蜂蜜 100g。将生大黄研成细末，糯米炒至微黄后研末，2 药混合均匀后，加入蜂蜜，调成糊状，即为大黄粉蜜合剂。成人顿服，儿童可顿服或数次分服。〔黄永生. 吉林中医药. 1991,（2）: 15.〕

41. 肠结核

徐某某，男，29 岁，农民。1974 年 2 月 15 日初诊。患者素体虚弱，1972 年 8 月因中暑引起大便次数增多，日达 3~4 次，腹胀，右少腹疼痛，纳呆。曾在某某地区人民医院作 X 线检查，诊断为“肠结核”。服抗结核药与健脾除湿之剂月余，因疗效甚微而停药。1974 年 1 月病情加重，到县医院治疗。入院后经用中医药物 20 余天，又先后输血 3 次，病情反见加重，请吾会诊。此时患者骨瘦如柴，怠倦无力，头晕不能下床活动，口苦时呕，少腹时痛，大便滑泻不禁，苔黄腻，脉细数。辨证：气血亏虚，脾运失职，湿热郁于大肠。处方：大黄末 2g，装入胶囊内，分 6 份，每日 2 次，每次 1 份。服药后的第 2 天，大便已转为 1 天 1 次，稍溏。嘱患者停服上药，并改用参苓白术散加减 5 剂以善后，汤药服完后，食欲增加，精神好转，能下床活动治愈出院。〔贾天安. 江西中医药. 1981,（3）: 17.〕

按语：大黄既可致泻，又可止泻，关键在掌握其用量和用药时间，即大量致泻，少量止泻，初用致泻，久用止泻。小量大黄（0.05~0.3g/ 次）可止泻，其作用机制如前所述。本案每次服用生大黄为0.3g左右，故药后第2天大便由滑脱不禁改为1天1次，效果明显。

42. 肠道寄生虫病

王某某，男，11岁。1985年7月15日初诊。患者阵发性脐周疼痛2天，精神萎靡，面色淡黄，脐周疼痛无息时，反复发作，痛时腹部可扪及肠形及条索状包快，忽聚忽散，痛止后如常人，须臾复现，两眼白睛可见灰蓝色针尖大小斑点6个，大便查见蛔虫卵，2天未解大便。舌红苔薄黄，脉弦数。诊为：肠蛔虫病。以生大黄8g，嘱用开水约200ml，浸泡10~20分钟后，分2~3次服。患儿服后次日解稀便2次，并随大便排出蛔虫10余条，腹痛告愈。〔柏卉．陕西中医函授．1992,（3）：18.〕

43. 胆绞痛

夏某某，男，48岁，教师。于1983年3月17日初诊。主诉：右上腹持续性绞痛，阵发性加剧约2小时。该患者有胆结石症病史4年，当天中午进食脂肪餐40分钟后，突然右上腹持续性刀割样绞痛，阵发性加剧，疼痛向右肩胛部放射，伴恶心，呕吐，口苦，发热，大便秘结。舌苔黄腻，脉弦紧。查：体温38.9℃，右上腹压痛明显，肌紧张，胆囊区深吸气时触痛明显，并可触及肿大之胆囊，超声波检查胆囊增大，胆囊壁增厚，有结石反射波。即用生大黄15g，木香10g，加开水300ml泡服。服药20分钟后疼痛明显减轻。30分钟时解稀大便1次，疼痛即完全缓解，并在大便中发现2粒黄豆大小的结石。便后体温亦随即降至37.4℃。〔石坚．中西医结合杂志．1991,（3）：183.〕

44. 腹膜后血肿

患者，男，12岁。因外伤左腰胁部着地，至入院时呈休克状态。患者有肉眼血尿，腹穿获不凝固血液。拟诊为脾、肾破裂。经抗休克治疗后剖腹探查，发现患者腹腔积血1000ml，脾多处裂伤，延至脾门。后行脾切术，发现左侧腹膜后有一约18cm×15cm血肿，经观察为非扩展性。无搏动性血肿。术后发现尿液转清。未探查泌尿器官，血肿亦未处理。查：患者一般情况稳定，于术后第2天按下述方法给予大黄，连续5天，患者每天大便2~4次，腹痛腹胀，腹膨隆逐渐消失。但于术后第7天突然发生频繁呕吐，肛门停止排便排气，腹部听诊有气过水声。而再次手术解除回肠粘连性肠梗阻，同时观察腹膜后血肿已完全消失。

治疗方法：成人用生大黄30g，加热水200ml，浸20分钟，去渣每天4次，1天服完。服后第1天如无大便，则应加大剂量，如每天大便超过4次则应减量，连服1周，儿童酌减。〔夏学德．江西医药．1988，4（7）：363.〕

45. 痔疮

（1）周某某，女。患混合痔20余年。间断出血5年。经用单味大黄汤治疗，2个疗程治愈。随访3个月未出血。

治疗方法：用大黄30g，水2000ml，煎2~5分钟，坐浴30分钟，每天4~6次，3天为1个疗程。〔江浩明．江西中医药．1992，23（5）：59.〕

（2）毛某某，男，58岁。1周前在某医院做电子痔疮机治疗后，始感肛门垂胀不适，便中带有少量血丝，次后感大便里急后重，便中带有脓血，血色黯红。肛门检查：外观肛缘皮垂，外痔，潮湿不洁；肛门指诊范围内可触及在右侧离肛缘约5cm处有结节样改变，能移动。指套有血黏液；肛门镜可窥左右侧内痔带上方溃疡，表面附有黏液血丝。根据病史及体征，首先考虑为电子痔疮机治疗后所致的局部溃疡。遂用生大黄末撒敷在局部创面上，每天1次，2天后患者即感排便爽快。黏液血便减少；1周后症状消失，创面愈合。

治疗方法：生大黄粉用于外敷的，以优质生大黄研成细粉末，过120目筛，装瓶备用；用于沐浴的，将大黄粉用粉碎机轧粉即可。①肛痔术后，先用生大黄粉冲开水待温后坐浴，清洁肛门创口污物。常规消毒后，用食指和拇指分开沟状创口，撒上生大黄粉，盖凡士林纱布条，敷上消毒纱布，每次在排便后换药。②内痔出血、溃疡、感染，先用筒状肛门镜检查，确定出血、溃疡、感染的部位，使病变部位充分暴露，用药匙取生大黄适量，撒在患处，再用长镊子压上一个干棉球，然后慢慢退出镜及长镊子。次日大便仍有出血，可复用上法。每天换药1次，直至痊愈。③肛裂炎性外痔、血栓性外痔、混合痔术后、肛门湿疹：用生大黄15~30g，冲开水约3kg，先用热气熏，待水温适宜时坐浴，每天1次，坐浴后卧床休息。〔江从舟. 浙江中医杂志. 1991,(3)：116.〕

46. 外伤出血

(1) 袁某某，男，6岁。不慎跌伤，头部有3个口子。大的长约3cm，小的长约2cm，深约1cm，一个在额上，一个在眼下，一个在头顶。当时以消毒盐水将伤口内的泥沙洗去，剪去头顶上的头发，用酒精棉搽去满脸的血，撒上桃花散。第2天换药时，除头上的伤口有少许感染外，其他两处无感染，并于第4天告愈。头顶伤口换药2次，于第7天基本完好。〔徐公询. 赤脚医生杂志. 1975,(1)：48.〕

(2) 何某某，男，5岁。玩耍时不慎被剪刀伤及右眼下部，伤口长约2cm，深约1cm，当时用酒精棉球将伤口消毒，撒上桃花散，用纱布包好，第4天告愈。

治疗方法：将石灰500g，生大黄片150g放在砂锅内同炒，当石灰呈桃红色时去大黄，将石灰筛后即成桃花散。冷却装瓶备用。用消毒盐水彻底洗净伤口，伤口周围用酒精棉球由内向外擦去血迹（如伤口较大，可用胶布拉拢），然后撒上桃花散，用纱布包好即可。如有条件，可在纱布上涂一层凡士林，以便换药时易将纱布揭去。

适应证：外伤出血（如金刀伤、跌伤、碰伤及小外伤出血等。但不包括动物咬伤）以及碰伤后已化脓的小伤口。〔徐公询. 赤脚医生杂志. 1975,(1)：48.〕

47. 踝关节扭伤

白某某，男，28岁，农民。1987年5月9日从拖拉机跳下，将左脚骨关节扭伤，5月10日，患者因不能行走，用车推着来就诊。检查：左踝关节肿胀严重，患者自觉局部有冰凉感。余正常。嘱用大黄粉15g，鲜生姜核桃大1块捣泥外敷。当晚敷药，第2天早起大面积消肿，痛减。因外踝部仍有肿胀，嘱用此药继续外敷，肿已全消。能下地行走。连续用药3天，第4天即可下地干活走路，肿痛全消。

治疗方法：①新鲜型损伤：时间未超过3小时者，将50g大黄粉放入1000ml凉水中，用毛巾浸药水冷敷患处。②软性损伤肿痛：损伤半天以上，肿痛处用手按之发软者，根据肿痛面积大小，取适量大黄粉加白酒（没白酒的可用淡盐水）调成糊状，以手拿起为度。将药摊于患处约0.5cm厚，上用1块软塑料膜盖上（略大于贴药面积），周围用伤湿止痛膏封贴，以保湿润，加强药效。③硬性损伤肿痛：损伤时间较长，肿痛持续不退，而肿痛处发硬者。根据肿痛面积大小，取适量大黄粉用食醋调成糊状贴于患处，具体操作方法同②。④局部冷痛型：局部有冰凉而肿痛者。取大黄粉适量，带皮鲜生姜1块（以能将药粉捣成泥为度），两药同捣如泥，制成0.5cm厚的药饼，贴于最痛处，具体操作方法同②。此药外敷局部有发热感，此为正常反应。〔刘天祥. 中医杂志. 1991，32（6）：57.〕

48. 急性腰扭伤

蒋某某，女，49岁，干部。1979年11月29日就诊。患者于1天前骑自行车不慎摔倒，左侧腰部扭伤，活动受限，经某医院治疗1次。当晚上床，翻身起身均感疼痛。翌日穿衣裤，鞋袜均不便，即邀余治疗。检查：患者行走腰部向左侧倾斜，第2腰椎左侧至腋后线处压痛（++）。轻度肿胀痉挛，诊为急性腰扭伤即用姜黄膏外敷，当日疼痛消失，活动如常。

治疗方法：先将生姜切碎，绞汁于干净容器中，然后加入适量大黄粉，调成软膏状，平摊于扭伤处，厚约0.5cm并覆盖油纸或塑料布，以保持湿润，再覆盖纱布并用胶布固定。12~14小时未愈者可再敷。〔郭锡廉. 中医杂志. 1984，25（7）：46〕

按语：本案以姜黄膏外敷治疗急性腰扭伤，乃取大黄活血化瘀之功，加生姜汁是因其平散行气能助大黄舒通筋络。本法对于急性腰扭伤的治疗可单独使用，亦可作针灸推拿等治疗后的辅助治疗或巩固疗效用之。

49. 化脓性膀胱炎

冒某某，女，56岁。于1992年8月2日因呕吐半个月，呕血4天入院。患者6年前“卒中”昏迷39天，遗留右侧偏瘫而长期卧床。3年前无意中发现下腹部1包块，曾诊断为“盆腔肿瘤”，因体弱未手术。自诉并无腰痛、尿频、尿痛。平均每次排尿400ml，病后心窝处经常不适，近半月加重，伴频繁恶心、呕吐，4天来反复呕吐咖啡色胃内容物。

入院检查：体温38℃，心率84次/分，血压18.4/11.2kPa（140/85mmHg）。神清，消瘦，贫血，脱水貌，心肺（–），腹软，下腹包块如儿头大，导尿2000ml后包块消失，终末尿为脓性尿。实验室检查：血红蛋白96g/L，白细胞14.6×10^9/L，中性粒细胞0.87；尿常规：混浊，酸性。比重1.010，尿蛋白（+++），脓细胞（+++），红细胞（+++），血尿素氮 15mmol/L，肌酐 238.7μmol/L，二氧化碳结合力 10.06mmol/L，血沉 82mm/h。胃液分析呈高酸分泌曲线。诊断：脑血管意外后遗症，化脓性膀胱炎，肾后性尿毒症，尿素性胃炎并上消化道出血。

入院后用氯霉素、卡那霉素及对症治疗，呋喃西林膀胱潮式引流。一般情况好转，但脓尿持续存在。入院 1 周尿培养报告为绿脓杆菌，对常用药物不敏感。遂于 2 月 15 日加大黄煎剂（每次生大黄 30g，加水煎成 3000ml，小层纱布过滤，灌入瓶中，蒸 20 分钟）潮式引流，冲洗膀胱（有时予以抽吸），每天 2 次。1 周后停用抗生素，2 周后尿液逐渐澄清。肾功能、血常规、血沉逐步恢复正常。于 1983 年 3 月 28 日出院。出院时尿培养无细菌生长，尿常规仍有轻度变化。〔王世农. 中西医结合杂志. 1983,（6）：339. 〕

50. 慢性前列腺炎

黄某某，43 岁。患慢性前列腺炎 3 年，曾用呋喃旦啶、复方磺胺甲恶唑、诺氟沙星等药物连续交替使用治疗近半年，腰骶及睾丸疼痛未见改观，并伴发排尿痛及排尿延迟，排尿终末尿道口有少量白浊滴出，患者极为紧张，早泄、阳痿、遗精、失眠等症也相继出现。1988 年 6 月 5 日经人介绍来我科诊治。查体：一般情况可，除腰骶部有明显叩击痛外，其他无异常。实验室检查：尿常规示尿蛋白（±）；高倍视野下所见红细胞 1~3，白细胞 8~12，有集团。作直肠指诊检查：前列腺略大，质地较硬，表面不甚规则，稍有压痛。按摩后取少许前列腺液镜检：卵磷脂少量，白细胞 15~20，有集团，采用下述对慢性前列腺炎的治疗方案：日服制大黄 5g 煎剂。5 天后，腰骶、睾丸疼痛及排尿痛、排尿延迟等症状明显减轻，继续治疗 1 周后，睡眠恢复正常，所有症状完全消失，在这期间，也未再次遗精。患者口服大黄制剂，除前一两天有肠鸣及腹泻外，以后未见大便增多等情况。治疗 15 天，再次进行化验检查，尿中除白细胞 3~5 个外，蛋白、红细胞及白细胞集团均消失。前列腺触痛消失，前列液中卵磷脂小体增多，白细胞集团消失。

治疗方法：将生大黄 90g 放入砂锅内加水 400ml，煎至 200ml 左右，倒入瓷盆中熏洗会阴部，同时用手指在局部作顺时针按摩，早晚各 1 次，每次 30 分钟。自制大黄约可熏洗 1~2 天。熏洗完毕后取中极、会阴二穴，用姜汁调制的大黄丸外敷，局部胶布固定。体质强壮或有热像者，用生大黄 3~6g 泡茶饮，年高体弱或无明显热像者，每天可用制大黄 3~6g 煎水 20 分钟后饮服。以上 15 天为 1 个疗程，一般 1 个疗程可见效。〔李宝勤. 中医杂志. 1992, 33（2）：6–7. 〕

按语：慢性前列腺炎多发于中老年患者，一般治疗效果不甚理想。本案以大黄治愈本病，盖以大黄有清热解毒，活血化瘀之功，以及有抗菌消炎作用，通过熏洗，穴位外敷大黄姜汁，内服大黄泡剂，内外合治而使药力内渗，故能取得良好的治疗效果。

51. 外阴溃疡

董某某，女，21 岁，工人，未婚。患白塞氏综合征 1 个月，眼及口腔溃疡经用药治疗愈合，外阴双侧小阴唇内侧面两处约 2.0cm × 1.5cm 大小溃疡却不愈，溃疡表面黄色脓苔，阴部潮湿，连及肛门肿胀充血。治疗用高锰酸钾水外洗，清除脓苔，溃疡表面涂大黄粉，每天上药 7~8 次，上药第 4 天脓苔渐少，溃疡面缩小变浅，1 周后脓苔消失，无分泌物。2 周后溃疡愈合，2 个月后白塞氏病复发，尤以外阴溃疡为重，口服龙胆泻肝汤，外阴溃疡以上大黄粉为主，治疗 22 天痊愈，追访 1 年未复发。〔冯杰，等. 山西中医. 1991，7（2）：18.〕

按语：白塞氏综合征又称口、眼、生殖器综合征，中医认为是由湿热虫毒引起。中医治疗本病有一定优势，治疗宜清热解毒除湿为主。本案以大黄粉外敷，内服龙胆泻肝汤能共奏清利湿热、解毒之功，故治疗外阴溃疡有效。

52. 烧伤

（1）患者，女，3 岁。双臂，会阴部创面出现Ⅱ度烧伤 5%，深Ⅱ度烧伤 2%，创面感染。入院后每天用大黄浸剂涂擦 3 遍，第 4 天创面无脓，停用大黄浸剂，伤后第 18 天治愈出院。〔李坤. 中国乡村医生. 1987,（10）：43.〕

（2）患者，女，5 岁。前胸、后背、双膝水泡破溃，基底苍白，有红色斑点。Ⅱ度烧伤 75%，深Ⅱ度烧伤 8%，用大黄浸剂湿纱布块外敷治疗后，渗出停止并不再渗血。每天换药 2 次，伤后第 7 天停用大黄浸剂，采用暴露疗法，伤后第 22 天治愈。

治疗方法：取切碎大黄 500g，加蒸馏水 1000ml，浸泡 24 小时，使大黄的有效成分溶于水中。加 95% 乙醇 3750ml，即可制成大黄浸剂。未感染的创面以大黄浸剂外敷，感染的创面可用大黄浸剂涂擦清洗。以此治疗烧伤。〔李坤. 中国乡村医生. 1987,（10）：48.〕

按语：烧伤的治疗方法繁多，然本案单用大黄治愈烧伤，在于其抓住了烧伤的病理机制，着眼抗感染和控制创面炎性渗出。大黄浸剂有显著抗菌作用，可防止细菌感染，还可以降低毛细血管通透性和蛋白质沉淀，能有效地防止炎性渗出，保持创面相对干燥，故治之有效。

53. 狂证

黄某某，女，28 岁。1991 年 2 月 25 日诊。因夫妻关系不和谐，于 2 月初出现精神抑郁，寡欢，少言语，突然于 1991 年 2 月 24 日上午出现烦躁，言语不休，骂詈不避亲疏，撕衣毁物，大呼大叫，狂歌乱舞，在县医院用大量氯丙嗪等镇静剂肌内注射，稍缓，于次日来我院，27 日晚，在医院门口又猝然发狂，打骂不休，在地上翻滚不已，围观者不计其数，症见面红目赤，声音洪亮，哭叫不休，腹胀，大便已 5 天未解。舌红，苔黄腻，脉弦滑而数。证属肝郁化火，阳明热盛，腑气不通，上扰心窍，神志错乱而发狂。治当通腑涤热，安神为旨。用生大黄 50g，分 3 次用 100ml 开水冲泡，药后 3 小时许，腹中雷鸣，解大便 4 次，排出燥粪数枚，情绪安定，晚间昏睡 10 余小时，守方继服，次日解大便 3 次，臭秽不堪，现言语能控制，无大呼小叫（未用西药地西泮）。先后共用生大黄 100g，病情稳定，又观察 2 天，未见复发，于 3 月 3

日出院。出院后，嘱其仍用大黄每天10g泡水100ml，每次服20~30ml，2个月后夫妻俩来院，诉已上班工作。〔杨德明. 湖南中医杂志. 1993,（2）：22.〕

按语：大黄用于治疗狂证，张仲景《伤寒杂病论》书中就有记载，《圣惠方》中有雪煎方，即“用川大黄五两（锉碎，微炒），捣细罗为散，用腊月雪水五升，煎如膏，每服不计时候，以冷水调半匙服之”，以治疗热病狂语。至于以大黄治疗狂证的机制，本案已做阐述。

54. 中风

患者，男，57岁。突然昏仆，不省人事，送来抢救。症见：重度昏迷，面色如醉状，双侧瞳孔不等大，对光反射迟钝，血压28/15.3kPa（210/115mmHg），腹胀，24小时未解大便，脉弦数。入院后给甘露醇降颅压，利血平等控制血压未能获效，遂用下法：取25%生大黄浸渍液100ml，鼻饲2次，解黑色稀糊状大便2次，血压下降。继以5%生大黄浸渍液50ml，12小时一次，鼻饲。治疗第3天，神志渐清，有吞咽动作，配服中药汤剂。第3天神志清醒，停用生大黄浸渍液，以中药调制2个月，生活能自理出院。25%的生大黄浸渍液是生大黄50g，加沸水200ml浸泡而成，余皆如此。〔陈广义. 中医杂志. 1992，33（1）：8.〕

按语：中风相当于西医学之脑溢血或脑梗死。就本案而言，似为脑溢血，从症状分析属痰火肝风相挟而动，诸窍闭塞不通。以生大黄泻火攻下，釜底抽薪，使血压下降，病情稳定。此即所谓“大黄有祛邪止暴，拨乱反正之殊功”。

大戟

【基原】为大戟科植物大戟或茜草科植物红芽大戟的根。

【异名】下马仙。

【性味】苦、辛，寒；有毒。

【归经】入肺、脾、肾经。

【功能主治】泻水饮，利二便。主治水肿，水臌，痰饮，瘰疬，痈疽肿痛等。

【临床应用】

1. 肝硬化腹水

齐某某，男，52岁，干部。患肝硬化23年，1977年4月出现腹水，同年7月13日收入住院治疗。查患者，腹胀大，腹围99cm，下肢浮肿，疲惫乏力，食入腹胀，两胁胀满，苔白腻，脉弦细。实验室检查：血浆总蛋白57g/L，白蛋白15g/L，球蛋白42g/L，浓碘（+++）。诊断鼓胀（气滞湿阻兼气虚型）。投以茯苓导水汤治疗3个月，腹大消减不显，体重增长。曾因在病室内理发坐久而虚脱。令其从家乡取晒参煎水，代茶饮。2周后令服大戟枣，每次5枚，递增至10枚，隔天1次。住院第4个月后，腹围86cm，体力大增，白蛋白由15g/L增至36g/L，饮食量增加，继续服用生晒参。住院6个月，步行出院。7个月后随访，未见复发。

治疗方法：大戟15g，大枣50枚，一同煎煮后取枣应用，每次5枚，递增至10枚，隔天1次，若腹大如瓮者，脉络怒张，脐心突起，便如鸭溏，四肢消瘦如刀削者切不可妄行攻下。〔郭思绵.

中医函授通讯. 1986,(4): 752. 〕

2. 狂妄性精神病

孙某某，男，22岁，1983年3月22日初诊。患者于1980年2月因行为不轨而受他人责打，郁怒难伸，遂罹狂乱。本省某精神病院诊断：精神分裂症。曾2次住院，经用氯丙嗪、氟哌啶醇等药物以及教育疗法、工娱疗法、电休克疗法，效果不显。近来病情日重，躁狂骂詈，不食不眠，气力逾常，大便闭结，常持刀棍追打行人，被其家属捆绑至我院诊治。查：体实气粗。面色如赭，目珠通红，肌肤灼手，舌质红，苔黄厚而干，脉象弦数鼓指。参合脉症，属郁怒伤肝，不得宣泄，以致肝胆气逆，肝木化火，炼液成痰。痰火暴萌互纠，冲击元神。即经谓"重阳者狂"是也。亟宜吐清并用，搜逐攻决三焦痰火。用红芽大戟500g，煎煮后灌之。服药后，吐痰如破絮，泻下痰水如鸡子清，量约1000ml，自此，狂势顿挫，静卧思睡。3天后欣然来告，病已得痊。追访2年，未见复发。

治疗方法：红芽大戟500g（新鲜全草）洗净，用铁锅煎煮，取汁300ml，顿服。服药得吐下后，狂势衰减不显著者，第2天续用上药250g煎服。狂势得挫后，用糜粥调养。〔余惠民. 广西中医药. 1987, 10(4): 9. 〕

【备注】大戟有毒，用量宜慎。内服入煎剂用量以1.5~3g为宜，亦可入丸、散剂。药理研究证实，大戟根乙醚提取物有致泻作用；热水提出物对猫有剧泻作用；水浸液对家兔、豚鼠子宫呈收缩作用；水浸剂、酊剂及用植物细粉做成的油膏，对于皮肤都有明显的刺激，长期应用可引起发红、烧灼感、水泡乃至脱皮。面部皮肤更加敏感。新加他制剂注射于蛙或猫可使心跳停止于收缩期。

中毒表现：恶心，呕吐，腹泻，腹痛，严重者可引起恶寒，震颤，头昏，烦躁，口干，有时呈极度恐惧感。故患虚寒阴水，心力衰竭，食道静脉曲张，孕妇，体弱者慎用或禁用。

中毒解救：可进食水果或冷糖水或以菖蒲煎浓汁口服。《本草纲目》说："甚峻剂，能伤人，弱者服之，或至吐血，不可不知"，"得枣则不损脾。"《药性论》云："反芫花，海藻。毒，用菖蒲解之。"

大蓟

【基原】为菊科植物大蓟的全草或根。

【异名】野刺菜，野红花，马刺草，刺萝卜，牛口刺等。

【性味】甘，凉。

【归经】入肝、脾经。

【功能主治】凉血，止血，祛瘀，消痈肿。主治吐血，衄血，尿血，血淋，血崩，带下，肠风，肠痈，痈疡肿毒，疔疮等。

【临床应用】

1. 浸润型肺结核

陈某某，男，57岁。胸片证实为右上浸润型肺结核，用西药治疗半年多，病情未见好转，咳嗽，胸闷，盗汗，消瘦，用干大蓟根100g水煎，每天1剂，

D

分2次服。3个月后，拍片复查病灶比原来缩小1/2以上，症状基本消失。又服3个月后，病灶已完全吸收钙化。

治疗方法：用干大蓟根100g，水煎，每天1剂，分2次口服。如每剂加瘦肉30~60g或猪肝30g同煎更好。连服3个月为1个疗程，有效而未愈者可继续服第2个疗程。2个疗程未愈者停药。服药期间停用西药抗结核药。〔萧天仁. 浙江中医杂志. 1987，22（11）：489.〕

2. 肌内注射硬结

霍某某，男，5岁。诊断为病毒性肺炎。因肌内注射青霉素、链霉素、氨基比林等药物，入院时双侧臀部均出现10cm×12cm之硬块，局部肿、硬、触痛明显，因疼痛哭闹影响睡眠，使用大蓟糊剂外敷2次后，疼痛明显减轻，5次肿块明显软化，吸收。10次基本消失。

治疗方法：大蓟粉与绿豆淀粉1∶1比例拌均匀，加开水适量调成糊状，取糊剂适量置于3~4层的纱布块上，展平0.5cm厚，纱布大小随人而定，待温度降至40~42℃时（温热）敷于患处，纱布外可用油纱布或塑料薄膜保护以防干涸，外敷6~8小时更换，每天1~2次。〔潘淑敏. 实用医药杂志. 1985,（2）：40.〕

大青叶

【基原】为马鞭草科植物路边青、蓼科植物蓼蓝、十字花科植物菘蓝、草大青或爵床科植物马蓝等的叶或枝叶。

【异名】大青。

【性味】苦、寒。

【归经】入肝、心、胃经。

【功能主治】清热解毒，凉血止血。主治温病热盛烦渴，流行性感冒，急性传染性肝炎，菌痢，急性肠胃炎，丹毒，吐血，衄血，黄疸，痢疾，喉痹，口疮，痈疽肿毒等。

【临床应用】

1. 流行性乙型脑炎

（1）林某某，男，14岁。9月20日入院。家长代诉：发热头痛5~6天，并有呕吐。患者于入院前5天开始发热，头持续性剧痛，胸亦闷痛。4天前呕吐黏液，并吐出蛔虫1条。在院外曾治疗无效；嗜睡呈半昏迷状态，体温38.5℃，汗出，口渴，腹痛，偶有咳嗽，神疲懒言。大便初稀，昨今2天未解，尿黄短，舌无苔质绛，脉弦数。检查：颈硬，扁桃体无肿大；心脏在左第4、5肋间乳线上，心前区可闻及轻度吹气样收缩性杂音。肝在右季肋下2横指，剑突下4横指，有轻度压痛；克尼氏征（-），巴氏征（-）；腹壁，提睾反射存在，其他无异常发现。实验室检查：①脑脊髓液：无色，透明度浑，蛋白阳性，糖：2.78mmol/L，白细胞：0.27×10^9/L，分类中性0.55，淋巴0.45。②尿检：色淡，反应酸性，透明度清，白细胞少，黏液少，上皮细胞少。③大便检查：色黄质软，蛔虫卵少，鞭虫少，钩虫少。④血常规：红细胞4.01×10^{12}/L，血红蛋白70g/L，白细胞12.9×10^9/L，分类：中性0.74，淋巴0.26。诊断：流行性乙型脑炎（邪由气分转入营分）。9月20日：给大青叶煎液每隔3小时口服50ml。9月21日：服前药后已无呕吐，头痛减轻，尚感嗜睡，自觉全身较为愉适轻松，中午12时体温降至36.9℃（腋下），脉弦缓，舌红稍退，解大便1次，排出蛔虫1条，小便仍黄，情况好转，头已不痛，已无嗜睡，口不渴，舌亦不绛，转为薄白苔，里有微黄，脉呈缓细不弦，精神清楚，无疲倦状态，面带笑容，微出汗，续予大青叶，服法、服量同前。9月23日：除坐起有轻微晕感及腹部偶有痛感外，一切均已正常。9月24日：精神舒爽，食欲增加，行走正常痊愈出院。

治疗方法：大青叶生药30g，头煎二煎合汁煎取100ml，每100ml等于生药30g。成人（16岁以上）每次口服50~100ml，每天共服8次，每隔3小时1次。10~15岁每次30~50ml。10岁以下每天口服次数同上。一般均连服3~5天（热退后1~2天停药）。〔乙型脑炎治疗研究小组. 福建中医药. 1958,（8）: 14.〕

（2）刘某某，男，4岁，于1959年8月27日因发热，头痛，谵妄，惊厥3天急症入院。检查：发育一般，营养不佳，神志不清，昏睡，体温40℃，脉搏122次/分。颈强直，两肺呼吸音粗糙，心率快，无杂音。腹软，肝脾未触及，克尼格氏征（+），巴宾斯基征（+）。实验室检查：红细胞3.9×10^{12}/L，血红蛋白110g/L，白细胞20×10^{9}/L，中性0.64，淋巴0.36。脑脊液清澈透明，细胞数0.58×10^{9}/L，中性0.76，单核0.24，氯化物175mmol/L，糖2.78mmol/L以上，潘氏试验（+）。

入院后除一般护理，静脉滴注5%葡萄糖生理盐水，内服维生素及肌内注射青霉素，外给以大青叶每3小时1次，每次15g，水煎服。第2天体温降至39℃，第3天体温恢复正常，神志清醒，食欲好转，颈软，病理反射消失，白细胞降至6.7×10^{9}/L，住院5天，于8月31日痊愈出院。

治疗方法：2~6岁者每次6~15g，6~14岁每次15~30g，15岁以上24~30g。重症者，每3小时1次，水煎服，好转后改为每4~6小时1次，病轻者先4~6小时1次，病情好转改为每天3次。为预防高热、昏迷可能招致的感染以及其他并发症，可适当合并应用青霉素，每天20万~40万单位，分4次肌内注射。〔山东省莱阳中心人民医院小儿科，内科. 中级医刊. 1960,（6）: 8.〕

2. 小儿上呼吸道感染

（1）李某某，女，1岁。入院日期：1961年6月18日。昨天下午突发高热，继即抽搐2~3次，抽搐时面色变紫，双眼紧闭，抽搐止后，一般还好，但烦躁不安而又嗜睡，大小便正常，食欲减退。检查：发育好，营养佳，呼吸顺，神志清，但有思睡状态，体温腋下39℃。实验室检查：红细胞3.88×10^{12}/L，血红蛋白100g/L，白细胞11.8×10^{9}/L，中性0.59，淋巴0.38，嗜酸性0.03。脑脊液色清，细胞数8×10^{6}/L，糖2.78mmol/L，蛋白(－)。

治疗方法：大青叶9g，每天3次。19日上午8时体温38.5℃，下午8时降至35.6℃，20日一般情况良好，停服大青叶观察。23日痊愈出院。最后诊断：上呼吸道感染。〔池玉英，等. 福建中医药. 1965,（4）: 14.〕

（2）周某某，女，2岁。入院日期：

D

1961年1月1日。患儿于4天前开始发热，体温持续在40℃，但四肢冰冷，昨天起有咳嗽一二声，痰不多，食欲减少，无呕吐，小便量减少，红茶色，大便正常，无抽搐惊厥等。检查：发育正常，营养中等，神志清，体温40.3℃，眼喜闭，咽微红，颈软。心（–），肺：在两侧背下部有湿性及干性啰音。腹软，肝脾未触及。四肢（–），神经系统（–）。实验性检查：红细胞 2.8×10^{12}/L，血红蛋白70g/L。白细胞 15.7×10^{9}/L，中性0.82，淋巴0.18。小便色黄，反应碱性，浑浊，白细胞（++），黏液（+），上皮细胞（+）。

治疗方法：大青叶9g，每天4次，当晚8时体温降至37.6℃，2日上午8时体温又升至39.4℃，下午4时降至38℃。3日上午8时体温37.3℃，4日上午、下午8时为36.7℃，患儿精神活泼，无咳嗽，肺部干湿啰音均已消失，大青叶服至6日停药，痊愈出院。最后诊断：支气管炎。〔池玉英，等. 福建中医药. 1965,（4）：15.〕

3. 急性扁桃体炎

郑某某，男，3岁。入院日期1961年6月12日。患者11日晚有微热，吃后即吐，夜里突然哭闹不休，双眼上吊，头痛，嗜睡，少说话，腹痛，大便2天未通。体检：发育一般，营养中等，呼吸顺，咽红，双侧扁桃体红肿（++）。实验室检查：脑脊液呈无色清液，细胞数 5×10^{6}/L，糖2.78mmol/L，蛋白极微。大便色黄，硬度软，蛔虫少许，鞭虫少许，钩虫少许。入院后给大青叶15g，每天3次，体温12小时内由37.8℃退至36.6℃，扁桃腺红肿症状亦减。16日症状消失，精神活泼，一切正常，痊愈出院。最后诊断：急性扁桃体炎。

治疗方法：大青叶30g，第1次加水40ml煎取10ml，第2次加水，煎取30ml，混合调匀，即每2ml相当于大青叶3g。3岁以上每次9g（即6ml），每天3~6次（根据患儿体质和病情轻重灵活掌握用量和次数）。〔池玉英，等. 福建中医药. 1965,（4）：14.〕

4. 急性咽峡炎

杨某某，男，6岁。住院日期：1961年6月3日。不规则畏冷发热已4天。头痛，疲倦，喉痛，流汗多，呕吐1天，为胃内容物，食欲欠佳，睡不成眠，经注射青霉素，服金霉素未效。检查：发育，营养欠佳，神志清，重病容，精神疲倦。扁桃体红肿(+)，咽红。心肺无异常发现。腹部软，肝，脾(–)，四肢(–)，神经系统(–)。实验室检查：红细胞 3.89×10^{12}/L，血红蛋白100g/L，白细胞 8.6×10^{9}/L，中性0.48，淋巴0.52，大便（–）。小便色淡，反应碱性，白细胞少许，黏液少许，上皮细胞少许。入院时体温37℃，给予青霉素40万单位肌内注射，磺胺嘧啶加苏打各0.5g，每天4次，维生素C 100mg，每天1次。6月4日上午8时，体温38.3℃，停用西药，给大青叶15g，每天4次，至下午8时体温将到37℃。6月5日上午8时，体温36℃，扁桃体红肿消退。喉已不痛，大青叶服至6月7日止，精神转佳，症状消失，痊愈出院。最后诊断：急性咽峡炎。〔池玉英，

等. 福建中医药. 1965,(4): 15.〕

5. 蜘蛛咬伤

张荐昔在剑南，为张延赏（公元727~787）判官。忽被斑蜘蛛咬项上，一宿，咬处有二道赤色，细如筋，绕项上，从胸前至心经；二宿，头面肿痛如数开碗大，肚渐肿，几至不救。张相素重荐，因出家财五百千，并荐家财五百千，募能疗者。忽一人应召，云可治。张相初不堪信，欲验其方，遂令目前合药。其人云："不惜方，当疗人性命耳。"遂取大蓝汁（即大青叶汁）一瓷碗，取蜘蛛投入蓝汁，良久方出，甚困不能动。又别捣蓝汁，复加麝香，雄黄和之，更取一蜘蛛投汁中，随化为水。张相及诸人甚异之，遂令点于咬处，两日内悉愈，但咬处作小疮，痂落如旧。〔历代无名医家验案：218.〕

6. 急性阑尾炎

患者，男，35岁。1960年8月30日入院。患者在36小时前上腹部感觉疼痛，继则局限于右下腹部，伴有恶心，食欲减退，体温38.5℃，腹平坦，右下腹部麦氏点压痛很明显，局部肌紧张，反跳痛，罗氏征（+），白细胞总数18.8×10^9/L，中性0.82，淋巴0.16，嗜酸性0.02，诊断为急性阑尾炎。即予大青叶汤治疗，第2天体温下降至38℃，自觉痛和压痛减轻，第3天体温恢复正常，自觉除活动时有轻度疼痛外已无感觉。检查：麦氏点深部压痛，局部肌肉松软，第5天自觉痛和压痛消失，血化验正常，要求停药出院，共住院5天。

治疗方法：用鲜大青叶150g，煎汁，每天分3次服。〔赵森贤. 浙江医学. 1961,(1): 25.〕

7. 应声病

宋永州通判厅军员毛景得奇疾，每语，喉中必有物作声相应。有道人教令学诵本草药名，至蓝而默然。遂取蓝捩汁而饮之，少顷，吐出肉块长二寸余，人形悉具，自后无声。刘襄子思为永倅，景正被疾。逾年，亲见其愈。〔历代无名医家验案：109.〕

大蒜

【基原】为百合科植物大蒜的鳞茎。

【异名】胡蒜，葫，独蒜，独头蒜。

【性味】辛，温。

【归经】入脾、肺、胃经。

【功能主治】行滞气，暖脾胃，消癥积，解毒，杀虫。主治饮食积滞，脘腹冷痛，水肿胀满，泄泻，痢疾，疟疾，百日咳，痈疽肿毒，白秃癣疮，蛇虫咬伤等。（可生食，煨食及捣泥为丸或煎汤内服，也可捣散作栓剂及切片灸外用等。）

【毒性】大蒜局部应用有刺激性，可引起皮肤红肿溃破起泡，大蒜液接触动物与人的红细胞可使其变黑，甚而溶解，还可抑制人体胃液的分泌，长期应用对肾功能有影响。

【临床应用】

1. 急性细菌性痢疾

（1）王某某，男，21岁，铁工。于1956年7月27日上午10时入院。自诉从7月26日开始腹痛腹泻，大便初为黄色软粪，后转为黏性脓液，带血，量少，一夜间共解便7~8次，以后严重时每小时1~2次，并伴有里急后重，病人一般情况良好，体温37℃，无失水现象。腹部柔软，但到处有压痛。实验室检查：血液及小便常规检查均正常。大便为脓血黏液样，内有脓细胞及红细胞，无虫卵。

入院后一次给服煨大蒜糊1剂，至次日清晨为止，腹泻减至4次，仍有脓及黏液，但不带血，第3天，下利2次，体温正常，至第5天，大便已全无脓血及黏液，第6天痊愈出院。

住院头3天每天检验送大便标本作痢疾杆菌及沙门氏菌培养，3次皆阴性，血液细菌培养1次，结果阴性。〔张孝秩. 上海中医药杂志. 1958,（5）：33. 〕

（2）邹某某，男，20岁，铁工。于1956年8月1日下午2时住院，自7月31日中午起开始腹痛，腹泻，大便初为黄色，后转为红冻状，伴有里急后重。自觉有发冷发热，一般情况良好，体温37.6℃，有舌苔，腹软，左下腹部有轻度压痛，实验室检查：血液中嗜酸性粒细胞计数0.08，其余均在正常范围，小便除有微量蛋白质外均正常。大便为粉红色脓血黏液，有脓细胞及红细胞，无虫卵。

入院后，立即给服煨大蒜糊1剂。第2及第3天各下利2次，腹痛及里急后重先后消失，大便自第3天起无脓血黏液。第4天体温恢复正常。此后每天解出正常大便1次。

住院第1天大便培养痢疾杆菌及沙门氏菌均为阴性。第2天检出宋耐氏痢疾杆菌，于第7天又给服煨大蒜糊1剂，第9天起给予合霉素口服，2天内共服4.0g，因第7、8、9三天的大便培养均系阴性，乃允其于第11天出院。但出院日的大便培养结果又是宋氏菌阳性，经通信联系，病人于出院后2个半月时（12月29日）发生腹泻，病情较住院时为轻，经厂医治疗而愈。

治疗方法：用小锅盛潮湿的黄沙，取紫皮大蒜5只（共重180g左右），埋入沙内，用小火煨烧半小时，再闷至半小时后，取出大蒜，将软熟的蒜肉剥入研钵内，加入单纯糖浆30ml，同研成糊状，总重量约为150g。〔张孝秩. 上海中医药杂志. 1958,（5）：33. 〕

（3）窦某某，男，37岁。1974年8月10日下午，突然发热，体温38.4℃，下腹部胀痛，有下坠感。解脓血便，每天10余次，曾服氯霉素、呋喃唑酮等药治疗2天，效果不佳，后改用大蒜液300ml灌肠，症状显著好转，又继续灌肠2日痊愈。随访5天未复发。

治疗方法：取大蒜头适量（以紫皮大蒜为佳），捣烂取汁30ml，加入凉开水300ml，充分搅匀，用灌肠器将大蒜液从肛门缓缓注入肠内，每天1次。成人每天300ml，10~15岁儿童每天150ml，10岁以下儿童每天75~10ml，连用3~5天。〔张日. 江苏医药. 1976,（3）：42. 〕

2. 中暑

今岁热甚，闻道路城市间多昏仆而死者，此皆虚人劳人，或饥饱失节，或素有疾，一为暑气所中，不得泄，则关窍皆窒，非暑气使然，气闭塞而死也，产妇婴儿尤甚。古方治暑无他法，但用辛甘发散疏导心气，与水流行，则无能害之矣。因记崇宁己酉岁余为书局时，一养仆为驰马至局中，忽仆地气即绝，急以五苓散、大顺散等灌之，皆不验，已逾时，同舍王相使取大蒜一握，道上热土杂研烂，以新水和之，滤去滓，灌之，有顷即苏，至暮，此仆复为余御而归，乃知药病相对有如此者。此方本徐州沛县城门忽有板书钉其上，或传神仙欲以救人者。沈存中，王圣美皆著其说，而余亲验之。〔历代笔记医事别录：231.〕

3. 痰厥

傅青主治一老人患痰涌喉间，气不得出入期间，具棺待殓。先生诊之曰：不死。令捣蒜灌之，吐痰数升而苏。〔续名医类案：392.〕

4. 食积

褚澄治李道念有冷疾5年，众医不瘥。澄为诊脉，谓曰：汝病非冷非热，当是食白瀹鸡子过多所致，令取蒜一升煮服之，始一服，吐一物如升，涎裹之动，开看是鸡雏，羽翅爪距具，足能行走。澄曰："此未尽，更服所余药，又吐得如向者十三头，而病都瘥。"〔续名医类案：139.〕

5. 癖瘕

陈藏器曰：昔有患痃癖者，梦人教每日食大蒜3颗，初食遂致瞑眩吐逆，下部如火，后有人教取数瓣，合皮截却而两头吞之，名曰内灸。果获大效。〔续名医类案：215.〕

6. 大叶性肺炎

患者，男，35岁。1959年1月29日以发热，咳嗽，吐黄色黏痰，胸痛1天入院。检查：体温40℃，神志清醒，咽部充血，扁桃体不大，胸廓无畸形，右侧呼吸度减弱，有胸下部语颤增强，叩诊较浊，呼吸音低，无湿啰音。心脏正常，腹部阴性。实验室检查：白细胞26.6×10^9/L，中性0.86，淋巴0.13，单核0.01。透视：右上肺结核，右肺中叶肺炎。入院后经用10%大蒜糖浆15ml，每4小时1次，发热于4小时内开始下降，7天内降至正常，咳嗽、胸痛减轻，5天后胸部体征亦消失，共服5天，总剂量450ml。2月5日胸片复查：右肺炎变已消失。住院6日后痊愈出院。〔张定凤，等. 中华内科杂志. 1960，8（1）：36.〕

7. 空洞性肺结核

张某某，男，18岁。1982年7月初诊。咯血1个月，面色苍白，精神萎靡，呼吸急促，脉洪大，舌偏红，苔薄黄，胸片右下肺可见一透亮区，可见斑片阴影，左上肺外亦见少量阴影，诊断为空洞性肺结核。用大蒜30g，捣碎，以鼻吸入，每次1小时，每天3次，1个月后病灶吸收好转，空洞闭合，3个月后复查，病灶已吸收。

治疗方法：取新鲜大蒜30g，捣碎，以鼻吸入，每小时1次，每天3次，3个月为1个疗程，治疗期间停用其他抗痨药物。〔程润录. 浙江中医杂志. 1989，18（12）：537.〕

8. 久咳

蒋某某，男，27岁，1991年3月13日就诊。因患感冒而咳，经服药，感冒症状消失，唯咳嗽时轻时重，终日不愈，先咳嗽少痰，咽痒，日轻夜重，舌苔薄白，脉正常。用下方5天，咳嗽基本控制。

治疗方法：用剥皮大蒜500g，捣烂取汁，加白糖调匀，每次服1汤匙，每日服3次，其止咳效果往往优于多种常用的止咳药物。〔蒲平. 四川中医. 1992,（3）：15.〕

按语：久咳咽痒，多为慢性咽炎或慢性气管炎的常见症状，大蒜有解毒消炎作用。该法简单，易学易用，可以一试，惟大蒜汁气味强烈，是其不足。

9. 气管溃疡性结核

梅某某，男，27岁。1958年6月6日入院。患肺结核多年，1954年曾咯血，经短期休养和治疗，平素常有咳嗽，多痰，疲劳不适。1958年5月又因大咯血并有较重的胸背痛和疲劳感，经检查发现右上肺有活动性结核，痰涂片强阳性，即转来本院治疗。经内服异烟肼及对氨基水杨酸钠3个月后摄片病灶已吸收好转，痰涂片仍为强阳性，临床仍有较剧烈的咳嗽。于1958年8月27日气管镜检查，见右上、中、下管口均有表浅溃疡，诊断为气管溃疡型结核。1958年9月1日施行大蒜液气管注射，滴注中曾2次发热在37.8℃，滴注5次后临床咳嗽显著减轻，痰实验室检查：集菌阴性，25次后气管镜检查仅见右上管开口处有芝麻样白色小点2粒，余无异常发现。继续滴注15次，再行气管镜检查证实痊愈，于1959年2月11日出院。

治疗方法：分瓣白皮大蒜，去皮，用灭菌水洗净（过大者用消毒小刀稍加切开），装入20ml的注射器内，装上针头，可稍用力压碎，使大蒜液通过针孔流入灭菌空瓶内备用。同时以0.25%普鲁卡因液或注射用水配成1%~5%不同含量的溶液。用普通12号或14号橡皮导尿管由鼻腔内或口腔插入气管，或用12号或14号注射针改制成气管滴注针头，直接作声门下注射（即环、甲软骨之间空隙或环状软骨与第1气管环之间空隙处刺入气管）。待证实导管或针头已进入气管后，则按患者病变部位选择合适卧位睡好，先注入2%普鲁卡因液2ml，如咳嗽较剧的患者，可改用1%盐酸丁卡因液2ml，作气管黏膜麻醉，候麻醉剂发生效用后，以每分钟1~2ml的速度缓缓注入，大蒜液注毕后拔出导管或针头，嘱患者继续按滴注时卧位静卧半小时，使药液充分分布于局部病灶区域。一般隔天1次，如无反应则每天注射1次，1周滴注6次，星期日休息。大蒜液的浓度常规为：每次10ml，第1次用1%溶液，第2次用2%溶液，第3次用3%溶液，第4次用4%溶液，第5次用5%溶液，先自1%开始，以后逐渐增加至5%溶液。注射时患者如有发热或自感滴入后有剧烈的灼热感时，即按临床耐受情况2~5次后，再行增加其含量。〔冯玉龙，等. 浙江医学. 1960,（14）：167.〕

10. 肠结核合并慢性肝炎

刘某某，女，30岁，干部。患者曾于1962年患肝炎，1974年2月出现腹痛，腹泻。腹痛以全腹隐痛或阵发性绞痛为主，常在饭后或清晨加重。腹痛多伴腹泻，排便后腹痛减轻。大便每天达10余次，多呈糊状或水样，重时粪便中夹有黏液和脓血。经某矿医院检查：

肝肋下2.5cm，剑突下4cm，质软有触痛，脾（–）。肝超声波呈慢性肝炎波型，肝功能有改变，谷丙转氨酶25万单位以下，粪便结核菌试验阳性，肠腔镜检查（+），肺（–）。诊断：①溃疡性肠结核；②慢性肝炎。经抗痨及保肝治疗1个月，患者腹痛，腹泻减轻，但肝区疼痛加重，伴食欲不振，腹胀，怠倦乏力，各项实验室检查表明肝病转重。

患者自动停用上述（抗痨及保肝）药，于1974年5月肠结核症状加重，求余诊治。经用大蒜疗法，第1个疗程后，肉眼观察大便，已无黏液和脓血。第2个疗程结束，阵发性腹痛症状消失。第3个疗程后，腹泻停止，肝区疼痛减轻，食欲好转，体重增加。第4个疗程中，临床症状继续好转乃至消失，化验肝功及转氨酶均无异常变化。1976年2月复查：粪便结核菌试验（–），钡剂灌肠X线检查及肠腔镜检查，证明溃疡性肠结核已治愈。随访几年未见复发。

治疗方法：紫皮蒜若干，第1个疗程10天，每天3次，每次25g，吃饭时一起服用（下同）；第2个疗程20天，每天3次，每次20g；第3个疗程30天，每天3次，每次15g；第4个疗程12个月，维持量每天2次，每次10g。若改用白皮蒜，每个疗程次量加倍，用法不变。合并慢性肝炎的病人，可配合应用口服保肝药物。〔任贞女. 黑龙江中医药. 1989,（4）：47. 〕

11. 崩漏

陈某某，女，13岁，1988年6月就诊。半年来月经一直不正常，有20天1次，40天1次，50天1次，每次来10余天。6月15日来潮，血量过多，色呈紫色，夹有瘀块，每天用卫生纸17~18包左右，头昏眼花，汗多，面色淡白，舌红苔黄，脉弦细无力，服汤药数剂不效，即用蒜泥贴敷涌泉穴3小时后自觉灼痛取下，局部起小泡，后即血量减少，发泡处1周后自愈，随访几个月经期正常，血量一般。〔王复英，等. 江西中药. 1990，21（2）：14. 〕

按语：蒜泥外敷涌泉穴治疗崩漏，理同治疗鼻衄。李时珍认为“大蒜泥贴足心，能引热下行，治泄泻暴痢及干湿霍乱，止衄血”。患处出血量多，日用卫生纸竟达17~18包左右，可见病情之急重。而仅用蒜泥外敷足心而愈，真谓奇迹。证明单方能治大病是有实践根据的。

12. 鼓膜穿孔

宋某某，男，战士。自诉因患感冒后右耳流脓多年，为间断性，浓汁不多，近半年治疗流脓停止，但听力差。有时耳鸣。检查：右耳鼓膜后下方有如绿豆大小的穿孔，内无浓汁，无肉芽生长。咽鼓管通畅。骨传导良好，弥补试验（+）。即行蒜膜刺激鼓膜增长术，术后3天因病人游泳被水冲掉蒜膜而未成功，当天又第2次修补，1周后复查，鼓膜穿孔闭合，1个月后蒜膜脱落，听力恢复正常，耳鸣消失。

治疗方法：先用消毒酒精棉棒擦净外耳道，除去皮屑及耵聍，注意勿使酒精入鼓室，以免增加病人的痛苦。按穿孔大小，用手术刀剥取蒜膜，越薄越好，以不破裂为宜。用枪状镊子将蒜膜附在穿孔位置，如有缝隙错位，可用棉棒轻轻矫正。蒜膜补上时病人有刺激感，霎时消失。补后用脱脂棉堵塞外耳道，以防水及其他物体进入，7 天至 2 个月复诊观察鼓膜生长情况。根据病情可用抗生素控制炎性反应。本法如 1 次未成功，可反复进行。〔中国人民解放军 51272 部队门诊. 新医药学杂志. 1977,（1）: 20.〕

13. 鼻衄

朱某，女，17 岁，1987 年 10 月诊。鼻衄 1 周，药物治疗无效，试用蒜泥贴敷涌泉穴 1 次，3 小时后取下，1 次治愈，随访至今未见复发。〔王复英，等. 江西中医药. 1990，21（2）：14.〕

按语：大蒜泥敷贴双足治疗鼻衄，方法简便，效果肯定，值得效法，其机制可能是通过大蒜泥敷脚心引起的热感使人的注意力（即人的意念）向下转移，以致减少鼻腔黏膜毛细血管的血流量和压力，使血易止。早在《简要济众方》就有治鼻衄不止，服药不应方："蒜一枚，去皮，研如泥，作钱大饼子，厚一豆许，左鼻血出贴左足心，右鼻血出贴右足心，两鼻俱出俱贴之。"该法可参。

14. 牛皮癣

李某某，女，60 岁。在前臂外侧近肘处患牛皮癣多年，屡经中西医治疗，时轻时重，未能根除。1976 年 3 月 25 日来诊，患处皮肤坚厚燥裂。状如牛颈，面积较 5 分硬币大些，自感阵发性奇痒。嘱用下法治之。初敷药时，热麻难忍，然颇解痒，共敷 2 次，竟获痊愈。随访 2 年，未见复发。

治疗方法：独头蒜 1 枚，红胶泥 1 块，共捣成泥，外敷患处，每敷 1 天，隔天 1 次，3 次可效。〔张鸣钟. 河南中医. 1982,（3）：21.〕

按语：牛皮癣相当于西医的神经性皮炎，是以阵发性皮肤瘙痒和皮肤苔藓化为特征的慢性皮肤病，多见于青年和成年人，与精神过度紧张有关。大蒜性温，直接外敷，对皮肤有一定的刺激性，产生热痛感，止痒效果很好，也可治疗蚊虫叮咬引起的痒痛，在用蒜泥治疗牛皮癣的同时，患者保持心情舒畅，避免使用辛辣腥发食物也很重要。

15. 扁平疣

某女，14 岁，于 1981 年 6 月 14 日来诊。主诉面部起小疙瘩逐渐增多，累及手背等处已 3 个月，有痒感。个性急躁，家中无类似患者。检查：面部满布弥性针头呈米粒大，浅褐色扁平疣丘疹，高出皮肤约 1~3mm，有成群倾向，部分损害表面有角化性皮屑。诊断扁平疣。处方：用下述方法每天 3 次，用蒜揉擦，10 天痊愈。

治疗方法：取 1 枚剥皮蒜，将蒜瓣切断，断端放在扁平疣的表面或回旋法摩擦 3~5 分钟，一般无副作用，部分病例有局部灼热感。儿童和成人用法相同。一般 7~15 天痊愈，最长的 21 天治愈。〔段之盈，等. 中国乡村医生. 1991,（3）：29.〕

按语：治疗扁平疣的方法很多，如可用鸦胆子研末调醋外敷，或用薏苡仁等。用大蒜治疗本病，亦为简捷实用之法，可借鉴。

16. 花斑癣

罗某某，女，11 岁。1 年前胸部起大小不一，边界清楚的灰褐色花斑，有轻度瘙痒，抓擦起皮，其肤色变白，曾用5%冰醋酸溶液，蛇床子散外涂也仅显效一时。余用紫皮蒜2枚捣汁涂之，第2天肤斑大减，每天1次，连用3天后痊愈。〔郝斌峰. 四川中医. 1985，3（7）：54.〕

17. 急性乳腺炎

周某某，女，26岁，工人。1980年7月21日初诊。患者第2胎哺乳3个月，于3天前左乳之右上方，左下方逐渐疼痛发硬，出现如鸡蛋大和核桃大两肿块，疼痛明显，皮色如常。左腋淋巴结肿大疼痛，伴寒热，体温39℃，自述全身难受，烦躁，口干，舌苔薄白，脉浮数，诊断为急性乳腺炎。经用隔蒜灸治疗后，患者顿觉全身发热发汗，周身不适缓解，体温下降至38℃，乳汁自行外溢，局部疼痛大减。回去后体温下降37.5℃（患者自述），7月22日复诊，肿块明显缩小变软，体温正常，仍按前法治疗1次。肿块全消，无疼痛，恢复正常。

治疗方法：将蒜切成约3mm厚的薄片，放在肿块上，用蚕豆大的艾炷灸之。在灸治过程中，患者感觉局部灼热不可忍受时，可将蒜片向上提起或沿皮肤上、下、左、右移动，稍移动后再放原处灸治。每灸4~5次后需换新蒜片，直至灸到局部红晕（不烫红泡）为度，乳汁自行外溢即可算是1次治疗。凡乳腺局部疼痛，乳汁外流不畅或阻塞，胸胁胀满，有的甚至寒热往来，周身不适，扪之肿块实硬，病人感觉疼痛，但肿块并无波动感，亦即尚未形成脓者，均可采用此法治疗。灸前要先做好解释工作，取得病人合作，施灸过程患者体位要平正，术者要精神集中，防止灸火掉下灼伤其他部位和烧坏衣物等。〔常莲芝，等. 新疆中医药. 1985，（2）：19.〕

18. 败血症

患者，男，30岁。1959年9月3日入院。

8月27日右肩背部生一小疖，以后逐渐扩大，自溃后有脓血流出，敷青霉素软膏无效，9月2日上午突感畏寒高热，下午增剧，呼吸急促，唇色青紫，3日上午至身出现红斑而入院。体温38.8℃，脉搏142次/分，发育中等，神志清，急病容，呼吸急促，鼻翼煽动，唇色青紫，全身皮肤有大块红色丘疹，无出血点，右肩胛部有一小溃疡及少量黄色脓液，颈软，心肺无异常，血压14.4/10.0kPa（110/75mmHg），腹软，肝脾肋下未触及，四肢正常。实验室检查：白细胞23.3×10^9/L，中性0.88，淋巴0.12，脑脊液正常，血培养被污染。初步诊断为败血症。入院后即给以肾上腺素、尼可利来、ACTH及青霉素、链霉素、氯霉素等，次日皮疹退去，呼吸稍平，体温弛张，有咳嗽及左胸痛，左下胸闻及水泡音，5日咯出紫红色脓痰。胸透：两肺上中炎性改变。痰及背部脓液培养：绿脓杆菌纯培养，对青霉素、链霉素、氯霉素及四环素均不敏感，对茶叶及黄连也不敏感，对大蒜汁轻度敏感。16日起给以5%大蒜汁20ml，每天4次；17日体温正常，18日改用25%大蒜汁喷雾吸入，每天4次，每次10~15分钟，未用其他抗生素，咳嗽胸痛显著减轻，痰量也减少，19日胸透两肺炎性病变显著好转；27日胸透病

变已全吸收；30 日症状消失痊愈出院。〔陈沪生. 浙江医学. 1961,（2）：61. 〕

19. 小儿龟头炎

李某某，男，3 岁。1983 年 5 月 27 日初诊。患儿龟头红肿，瘙痒疼痛，周身战栗，双下肢不能靠拢，排尿困难，痛哭不止。余嘱患儿家长，取大蒜 1 头，用软柴火烧熟，捣如泥状，待温不烫手时，敷于患处，约 20 分钟，局部红肿逐渐消失，患儿排尿自如。

D

治疗方法：取生大蒜头（越大越佳），用慢火烧熟，不要烧焦，捣烂如泥，敷于患处。〔许井春. 黑龙江中医药. 1988,（5）：30. 〕

按语：小儿龟头炎多因儿童穿开裆裤而又不注意清洁卫生，造成粪便污染尿道周围而引起，其致病菌多为大肠杆菌。大蒜对大肠杆菌等细菌有强大的杀灭作用，所以用大蒜治疗小儿龟头炎有效。用熟大蒜外敷治疗，对皮肤的刺激性减少。方法安全简便易用，且易被小儿接受。

20. 蛲虫病

王某某，男，12 岁。1985 年 3 月 5 日初诊。患儿夜间肛门奇痒，烦躁不宁，已历 1 年余，伴食欲不振，渐消瘦。在本地医院实验室检查诊为蛲虫病。选服中药驱虫，乏效，而来我院求治。遂取大蒜 10g 去皮捣汁，加温开水 50ml，直肠灌注。每晚 1 次，连灌 3 次，诸症若失。迄今 1 年余，未见复发。〔中医百花园：138. 〕

按语：蛲虫病是由蛲虫寄生于人体所致的一种常见寄生虫病，临床以会阴及肛门附近的瘙痒为特征，有轻度消化道症状，易在集体儿童机构（如幼儿园）中流行。西医用噻嘧啶、吡维氯铵等治疗效果良好，中药可用使君子粉（1.2~2.5g/ 次 / 岁，3 次 / 天）内服。用大蒜汁稀释后灌肠治疗该病，须注意稀释后浓度不易太高，否则会出现肛门灼痛等副作用。

21. 小儿伤食

余之子，7 岁，平时嗜面食，今年 2 月份家父七十大寿之际，小儿因多食油腻，即则贪食面食。当晚 7 时许，腹痛阵作。腹大如臌，欲吐不得吐，欲便不得便，汗出淋漓，面色苍白，四肢欠温，舌淡苔薄，脉细滑，脉症合参，证属伤食欲厥，家父立即书保和丸加减 1 剂，急去医院取药。其中有亲戚一老者，拿出大蒜数瓣，捣烂用开水冲服，频频灌服，服下约 10 分钟则呕吐未消化食物数口，继则腹中雷鸣，矢气频，大便 1 次，先硬后溏，臭如败卵，痛止胀消，汗收，四肢转温，精神清爽，其痛如失。〔王绍坤. 江西中医药. 1985,（1）：52. 〕

按语：伤食之病，小儿多见。本案以大蒜捣汁温水灌服取吐法，有出奇制胜之效。催吐方法很多，可单用大黄粉、瓜蒂、参芦、常山等，也可直接用竹筷压按患者舌根部取吐。大蒜气味峻烈，温水冲服，必然致吐致泻，是又一捷效之催吐法，值得借鉴。

22. 小儿久泻不愈

杜某某，女，4 岁。腹泻 1 个月余，经中西药治疗未愈。后用下法一次即愈。

治疗方法：将大蒜瓣放入文火中烧烤至黄色，味即由辛变甜。患儿 1 岁

者，每次服2瓣；2岁者，每次服4瓣，以此类推，日服2~3次。〔刘长天. 广西中医药. 1980,(2)：8. 〕

按语：大蒜虽可暖脾胃止泻，然生用气味峻烈，小儿难以接受，将生大蒜烤熟，由辛味变甜味，且温补之力又增，这样，小儿易服用，效果更佳，真良法也。

23. 百日咳

李某，男，5岁，1965年2月3日就诊。其母代诉，阵发性痉挛性咳嗽，连续月余，每每一连咳几十声，日发多次，呕吐痰涎，面目浮肿，结膜充血，食欲不振，精神欠佳。乃依本方服1剂，病情大有好转，再服2剂，诸症悉除。

治疗方法：大蒜2枚，白糖30g，将大蒜去皮捣烂，冲开水1杯，调和好白糖，备用。1天分4~5次服完，继服3~4剂。〔胡志枚. 广西中医杂志. 1965,(3)：33. 〕

按语：百日咳是由鲍特菌属的百日咳杆菌所引起的小儿呼吸道传染病，其临床表现为阵发性痉挛性咳嗽，咳后伴有鸡鸣样吸气吼声，病程迁延可达2~3个月之久，故称“百日咳”，大蒜治疗百日咳疗效比较肯定，除用上法治疗外，还可将生大蒜汁放入干燥瓶内，嘱病孩把嘴唇贴附于瓶口，每分钟经嘴作15~20次深呼气，15分钟/次，2次/天，疗程5天，效果也佳。

24. 汗证

有名医将入蜀，见负薪者猛汗，于河中浴，医者曰：“此人必死。”随而救之。其人入店中，取大蒜细切，热而浇之，食之汗出如雨。医曰：“贫下人且知药，况富贵乎。”遂不入蜀。〔历代无名医家验案：118. 〕

25. 水肿

昔滁州公侯使酒库攒司陈通，病水气浮胀垂死，医者已不下药。遇一妇人，云是道人所授，服之病自小便而下，几数桶，遂愈。方用大蒜一个烂研，蛤粉和丸如梧桐子大，每服10丸。〔历代无名医家验案：50. 〕

D

大血藤

【**基原**】为木通科植物大血藤的茎。

【**异名**】血藤，千年健，大活血，血通，山红藤等。

【**性味**】苦，平。

【**归经**】入肝、大肠经。

【**功能主治**】败毒消痈，活血通络，祛风杀虫，主治急，慢性阑尾炎，风湿痹痛，赤痢，血淋，月经不调，疳积，虫痛，跌仆损伤等。

【**临床应用**】

虫痛

沪城南有莫氏子，七龄，好食瓜果。因患腹痛，日夜号哭，肌肉尽削。一日，有行脚僧过其门，见之曰：“此孩腹有虫，今尚可，再延一月即不救，当为疗之。”僧于囊中出药草一束，令煎服。是晚泻出白虫升许，腹痛即止。视其草粗如笔管，折之则不断，叶疏而色红，得非本草所谓赤藤乎。〔历代无名医家验案：103. 〕

大叶桉叶

【**基原**】为桃金娘科植物大叶桉

的叶。

【异名】蚊子树叶。

【性味】苦、辛，平。

【归经】入肺、脾经。

【功能主治】清热解毒。主治感冒，急性肠炎，痢疾，肾盂肾炎，丹毒，痈肿，烫伤，创伤感染，下肢溃疡，化脓性角膜炎，萎缩性鼻炎等。

【临床应用】

痢疾

朱某某，男，17岁。有典型的间日疟临床表现，血化验检查见小滋养体。给予大叶桉叶20片煎服。服药1剂，症状控制，血检3次转阴，连服3天而愈。

治疗方法：取新鲜桉叶，成人20片（约25g），15岁以下小儿15片，每天1剂，水煎2次，第1次加清水500ml，煎至250ml，于疟疾发作前1~2小时顿服，第2次再加水500ml，煎至250ml，于疟疾发作后4小时内服。根据疟疾症状控制情况，连服3~5天。〔中国人民解放军建字844部队卫生队. 赤脚医生杂志. 1976,（6）: 21.〕

大枣

【基原】为鼠李科植物枣的成熟果实。

【异名】红枣，干枣，良枣，美枣，刺枣等。

【性味】甘，温。

【归经】入脾、胃经。

【功能主治】补脾和胃，益气生津，调营卫，解药毒。主治胃虚食少，脾弱便溏，气血津液不足，营卫不和，心悸怔忡，妇人脏躁等。凡有痰湿，积滞，虫痛者，均不宜食用大枣。

【临床应用】

1. 虚羸

邑中友人赵厚庵，身体素羸弱，年届五旬，饮食减少，日益消瘦，询方于愚，俾日食熟大枣数十枚，当点心用之。后年余见面貌较前丰腴若干。自言："自闻方后，即日服大枣，至今未尝间断，饮食增于从前三分之一，是以身形较前强壮也。"〔医学衷中参西录（中册）: 130.〕

2. 泄泻

一妇年三十许，泄泻半载，百药不效，脉象濡弱，右关尤甚，知其脾胃虚也。俾用生白术轧细焙熟，再用熟枣肉六两，和为小饼，炉上炙干，当点心服，细细嚼咽，未尽剂而愈。〔医学衷中参西录（中册）: 41.〕

按语：大枣既为寻常食物，又作药用，历史悠远。《神农本草经》认为大枣能"主心腹邪气，安中养脾，助十二经，平胃气，通九窍，补少气，少津液，身中不足，大惊，四肢重，和百药。"历代医家多把它当作补气血之品，"补血以化气也"。与人参"补气生血"不同，该药长于补血，短于补气，"补太阴之精，代阳明之气，生津润肺而除燥，养血滋肝而息风"，故临床上除用以治疗体质虚弱，脾虚泄泻外，还能治疗非血小板减少性紫癜，过敏性紫斑病，贫血及高血压，预防输血反应，降低肝病血清谷丙转氨酶水平（如红枣花生汤：红枣，花生仁，冰糖各30g，先煮花生米，再加红枣冰糖，每天1剂，30天为1个疗程）。

3. 食欲不振

表叔高福亭先生，年过五旬，胃阳不足，又兼肝气郁结，因之饮食减少，时觉满闷，服药半载，毫无效验。适余远游还里，见面谈及，俾用大枣6斤，生姜1斤，切片，同在饭甑蒸熟，臼内捣如泥，加桂枝尖细末3两，炒熟麦面半斤，和匀捏成小饼，炉上炙干，随意当点心服，尽剂而愈。〔医学衷中参西录（中册）：103.〕

4. 过敏性紫癜

（1）张某某，男，25岁。入院前10余天，发现四肢对称性红疹。曾以青霉素做皮内试验，局部红肿，红疹增多，无疼痛瘙痒感，并伴有持续性腹痛，恶心呕吐，大便带有鲜血。检查：四肢以及臀部有对称性稍高出于皮肤的大小不等的散在性红疹，按之不退色。实验室检查：血小板 210×10^9/L，出血时间1分32秒，凝血时间1分30秒。大便隐血试验呈阳性。行皮肤活体检查结果符合过敏性紫癜。

患者入院后先予维生素C、维生素K及静脉注射AGTH，每天1次，共17天，总剂量共205mg。腹痛及紫癜呈减轻，但始终不能退尽。后改用红枣，每天3次，每次约10颗，于食后第3天，出血点即开始消退；第6天完全消失，痊愈出院。〔上海市第四人民医院. 上海中医药杂志. 1958,（11）：29.〕

（2）沈某某，男，11岁。14天前发现四肢红斑，3天前曾有脐部周围痛，入院前1天，大便有少量鲜血。检查：前臂大腿及小腿两侧有鲜红紫癜，以伸侧为多，臀部及背部亦有，两踝关节肿胀，疼痛，活动受限制。实验室检查：血小板 157.5×10^9/L。诊断为过敏性紫癜。

患者入院后先予苯海拉明，维生素C等治疗无效。第2天即改红枣，每天500g，煎汤饮服，紫癜，腹痛及关节疼痛均有显著好转。服至第3天，出血点已消退，但仍有痕迹。服至第5天，下肢肿胀退尽，痊愈出院。〔上海市第四人民医院. 上海中医药杂志. 1958,（1）：29.〕

5. 小儿腹泻

刘某某，女，4岁。腹泻（水样便）10多天，每天数十次，经中西药多方治疗均无效，终日靠输液维持生命。后服此方，1次即愈。

治疗方法：大枣数枚，烧焦后研末。红糖、白酒适量，混合放在碗中用火燃烧，以火自灭为度，将经燃烧过的酒糖放入水锅中炖煮，然后与大枣末混合。每次服1~2匙，每天服数次。〔刘长天. 广西中医药. 1980,（2）：8.〕

6. 乳头皲裂

李某某，女，28岁。产后乳头皲裂，经多种治疗，效果不显。遂用此膏口服，外涂，1周后见效，2个月后病愈。经追访，2胎产后，未见复发。

药物组成：红枣1000g，猪油500g（香油亦可），蜜500g。

配制方法：先将枣洗净去核，以适量清水煮沸1小时，装纱袋内挤压，去渣取汁，再将枣汁熬稠，放入猪油、蜂蜜，以文火熬炼，不停搅动，应防止焦化，除泡沫，装入器皿内冷却成膏，备用。

服用方法：口服每天 3 次，每次 1 羹匙，饮适量凉开水（促其熔化作用）。婴儿每次吮乳后，以此羹涂在乳头皲裂处。〔徐铁汉. 吉林中医药. 1982,（4）: 11.〕

按语：红枣猪油蜜治疗哺乳妇女乳头皲裂，取红枣之健脾养胃，猪油之滋阴润燥，蜂蜜之清热解毒止痛，外敷营养破损干裂组织，减轻疼痛，内服味道纯正甘美，养血生肌促进组织生长恢复。该方配伍合理，不但是治疗乳头皲裂之良剂，更可作为素体阴虚者养血保健之佳品。

7. 白细胞及血小板减少症

魏某，女，42 岁。1985 年 6 月 2 日就诊。经常头晕心悸，口苦咽干，劳则病加，体虽丰腴，但倦怠神差。双下肢有紫斑数块，无痒痛感，已半年不愈，月经愆期。1980 年以来白细胞计数常在 5.0×10^9/L 以下，经中西医治疗自觉症状虽有缓解，但白细胞及血小板比值终难上升。刻下，苔薄白质淡红润，六脉濡数，证属心脾两亏，营血虚损，嘱每天将生大枣当点心常服之，共服大枣 10kg 后，头已不晕，食欲增进，自感精力充沛，下肢紫斑已消失，近 3 个月来月经正常，经量适中，经期由原来 1 周转至 3~4 天。1985 年 9 月 20 日查血，白细胞 7.1×10^9/L，血小板 73×10^9/L，红细胞及白细胞总分类已趋正常，诸恙若失，则病愈耳。〔杨志明. 四川中医. 1986, 4（9）: 封 3.〕

按语：大凡白细胞及血小板减少症，多属虚症，治疗颇感棘手。《内经》有"中焦受气取汁，变化而赤是为血"之旨，而大枣性缓和而味甘，能补中益气，滋脾土，调补营血，故切中病机。正如张锡纯在《医学衷中参西录》大枣解篇中云："谓其补少气少津者……能补人身津液之不足也。虽为寻常食品，用之得当能建奇功。"故对于各种血虚诸症，都可以试用大枣治疗。

代赭石

【基原】为氧化物类矿物质铁矿的矿石。

【异名】须丸，代赭，血师，柴朱，铁朱等。

【性味】苦、甘，平。

【归经】入肝、胃、心包经。

【功能主治】平肝镇逆，凉血止血。主治嗳气呕逆，噎膈反胃，哮喘，惊痫，吐血，鼻衄，肠风，痔瘘，崩漏带下等。

【毒性】经测定代赭石中含砷盐约 1/10 万以上，小鼠每天服 2g，到第 7 天时，100% 死亡。家兔每天服 5g，多在第 12 天死亡，个别到第 14 天死亡。死后解剖见肺及肠黏膜充血，肝表面有部分坏死。

【临床应用】

1. 喘逆

一妇人，年近五旬。得温病，七八日表里俱热，舌苔甚薄作黑色，状类舌斑，此乃外感兼内亏之证。医者用降药两次下之，遂发喘逆。令其子两手按其心口，即可不喘。须臾又喘，又令以手紧紧按住，喘又少停。诊其脉尺部无根，寸部摇摇，此将脱之候也，时当仲夏，俾用生鸡子黄4枚，调新汲井泉水服之，喘稍定，可容取药。遂用赭石细末2钱，生鸡子黄2枚，温水调和服之，喘遂愈，脉亦安定。继服参赭镇气汤，以善其后。〔医学衷中参西录（上册）：30.〕

2. 呕吐

（1）奉天小南门里，连奉澡塘司帐曲玉轩，年三十余。得瘟病，两三日恶心呕吐，五日间饮食不能下咽，来院求为诊治。其脉浮弦，数近六至，重按无力，口苦心热，舌苔微黄。因思其脉象浮弦者，阳明与少阳合病也；二经之病机相并上冲，故作呕吐也；心热口苦者，内热已实也；其脉无力而数者，无谷气相助又为内热所迫也。因思但用生赭石煮水饮之，既无臭味，且有凉镇之力，或可不吐。遂用生赭石2两，煎水2茶杯，分2次温服饮下，饮完乃复吐出，病人甚觉惶恐，加以久不饮食，形状若莫可支持。愚曰："无恐，再用药末数钱，必能立止呕吐。"遂单用生赭石细末5钱，开水送服，觉恶心立止，须臾胸次通畅，进薄粥1杯，下行顺利，从此饮食不复呕吐，而心中犹发热，舌根肿胀，言语不利，又用生石膏1两，丹参、乳香、没药、连翘各3钱，连服2剂痊愈。〔医学衷中参西录（中册）：46.〕

（2）友人毛仙阁治一妇人，胸次郁结，饮食至胃不能下行，时作呕吐，其脉浮而不任重按。仙阁用赭石细末6钱，浓煎人参汤送下，须臾腹中如爆竹之声，胸次、胃中俱觉通豁，从此饮食如常，传为异事。〔医学衷中参西录（中册）：48.〕

（3）范某某，女，12岁。自高坠下，昏厥不醒，求医，曾用羚羊、钩藤芳香开窍，牛黄清心丸、枳壳、桔梗等无效。来诊时神色昏蒙，求食即吐，求饮即吐，辗转不宁，遂用赭石90g醋淬，浓煎1大碗，嘱其少量徐徐呷饮。药后即食粥，沉睡1昼夜，呼吸通调，脉和神平，继续调养病愈。〔范昕. 陕西新医药. 1977,（2）：29.〕

按语：代赭石是治疗呕吐证之圣药。张锡纯总结其功效为："能生血兼能凉血，其质重坠，又善镇逆气，降痰涎，止呕吐，通燥结，用之得当能见奇效"，"治吐衄之证，当以降胃为主，而降胃之药，实以赭石最为效。"代赭石煎汤不效者，也可研末吞服。

3. 妊娠恶阻

天津杨柳青陆军连长周良坡夫人，年30许。连连呕吐，5~6日间，勺水不存，大便亦不行，自觉下脘之处疼而且结，凡药之有味者入口即吐，其无味者须臾亦复吐出，医者辞不治。后愚诊视其脉有滑象，上盛下虚，疑有妊，询之月信不见者50日矣，然结证不开，危在目前，《内经》谓："有故无殒，亦无殒也。"遂单用赭石2两，煎汤饮下，觉药至结处不能下行，复返而吐出。继续用赭石4两，又重萝出细末两许，将余3两煎汤，调细末服下，其结遂开，大便亦通，自此安然无恙，至期方产。〔医学衷中参西录（中册）：45.〕

4. 崩漏

戊寅年秋，穆荫乔君如夫人金女士。患经漏淋漓不止者三阅月，延医多

D

人，百方调治，寒热补涩均无效，然亦不加剧，并无痛苦。予用寿师固冲汤加重分量，服数剂亦无效，又以《金鉴》地榆苦酒汤试之，终不应，技已穷矣。忽忆寿师此说，乃以磁石细末8钱，生赭石细末5钱，加入滋补药中，一剂知，二剂已。是知药能中病，真有立竿见影之妙。盖赭石即能补血中铁质，以与人身元气相击恋，而磁石吸铁增加人身元气之吸力，且色黑入肾，黑能止血。磁石、赭石二者同用，实有相得益彰之妙。药虽平易，而中含科学原理甚矣。中医之理实包括西医，特患人不精心以求之尔。〔医学衷中参西录（中册）：44.〕

5. 鼻衄

刘某某，男，23岁。1965年1月16日初诊。鼻中出血20余天。现症口渴，鼻燥，心烦，有头晕感，多次服西药无效。脉浮弦数，苔薄黄，证乃肝阳素旺，阳明热盛，治拟清肝泻火，凉血止血，服下药2剂而愈。

治疗方法：用代赭石6g，孩儿茶3g，共研极细末，白开水分2次送服。〔王仕元．黑龙江中医药．1965,（1）：61.〕

6. 齿衄

王某某，女，25岁。1965年1月4日初诊。牙缝渗血，时轻时重已2年余，久治无效。自觉齿龈疼痛。口臭，脉数，苔薄黄，证乃胃火上升，阴虚火浮。治拟清胃降火滋阴止血，服下药3剂痊愈。

治疗方法：用代赭石6g，孩儿茶3g，共研极细末，白开水分2次送服。〔王仕元．黑龙江中医药．1965,（1）：61.〕

丹参

【基原】为唇形科植物丹参的根。

【异名】赤参，山参，紫丹参，红根，紫党参等。

【性味】苦，微温。

【归经】入心、肝经。

【功能主治】活血祛瘀，安神宁心，排脓，止痛。主治心绞痛，月经不调，痛经，经闭，血崩带下，癥瘕，积聚，瘀血腹痛，骨节疼痛，惊悸不眠，恶疮肿毒等。

【临床应用】

1. 脑血栓

周某某，男，61岁，工人。主诉：头痛伴左上下肢障碍半月。在半月前感头部紧缩感，头顶部持续疼痛，未测过血压，约1周后，出现神志模糊，大小便失禁，左侧上下肢活动障碍，于1979年11月22日病情加重而入院治疗。以往有烟酒嗜好，否认有高血压史，入院后诊断：脑血栓形成。检查：神志模糊，大小便失禁，鼻唇沟变浅，伸舌左偏。右上下肢肌力1级，血压18.7/12kPa（140/90mmHg），心肺（–）。

入院后应用低分子右旋糖酐500ml静脉滴注5天，合并用其他药物，如复方芦丁等，症状和体征无改善，以此于11月30日改用丹参10支加5%葡萄糖500ml静脉滴注共20天，用药后第3天病情大有好转。左上下肢肌力提高到Ⅱ级以上，神志清楚，大小便能控制，能回答问题，至第8天，神志完全清楚，能下地走动，生活完全自理。于

1979年12月28日痊愈出院。共住院36天。〔林周纯. 抚州医药. 1980,(3):14.〕

2. 新生儿硬肿症

刘某某，男。1986年12月14日住院，足月顺产，1胎1产。出生后20小时出现双足、双下肢外侧及会阴部硬肿，尤以阴囊明显。体温35.2℃。诊断：新生儿硬肿症（轻度）。给予逐渐复温，保证水分及营养摄入，青霉素预防感染，并用激素、维生素E等。治疗4天，硬肿渐漫延到腹部，第5天加用丹参注射液，3天后硬肿全缓解，第10天痊愈。〔林文华，等. 中原医刊. 1990，17（2）：14.〕

胆矾

【基原】为硫酸盐类矿物胆矾的晶体，或为人工制成的含水硫酸铜。

【异名】石胆，黑石，鸭嘴胆矾，翠胆矾，蓝矾等。

【性味】酸、辛，寒；有毒。

【归经】入肝、胆经。

【功能主治】催吐，祛痛，解毒。主治风痰壅塞，喉痹，癫痫，牙疳，口疮，烂弦风眼，痔疮，肿毒等。

【临床应用】

1. 喉痹

喉闭之疾，极速而烈，前辈传帐带散，惟白矾一味，然或时不尽验。辛丑岁，余侍亲自福建还，沿途多此症，至有阖家十余口一夕并命者。道路萧然，行旅惴惴。及抵南浦，有老医教以用鸭嘴胆矾研细，以酽醋调灌。归途恃以无恐，然亦未知其果神也。及先子守临汀日，钤下一老兵素厚谨，忽垂泣请告曰："老妻苦喉闭，绝水粒者三日，命垂殆矣。"偶药笈有少许，即受之。俾如法用，次日喜拜庭下，云："药甫下咽，即大吐去胶痰凡数升，即瘥。"其后凡治数人，莫不立验。〔历代笔记医事别录：327.〕

2. 失音

周某某，女，53岁，工人。主诉失音94天，于1981年4月17日初诊。患者1月11日下午上班时，因工作上被人错怪，心中十分不快；回家后又与孩子生气，更加郁闷不乐，当夜睡眠不佳，翌日起床后发现张口无音，不能说话。遂就诊于省内几大医院，初因间接喉镜下有声带充血，闭合不严而诊为急性喉炎，口服泼尼松及红霉素未效。以后又疑为精神性声嘶，曾以各种暗示疗法，2%碘甘油直接涂咽部，内服维生素B_6和谷维素，并行针灸治疗，服舒肝泻火之丹栀逍遥散加味数剂，均未收效。乃于3月初来我所门诊就医，始用清热生津、养阴润肺之法，分别以竹叶石膏汤、一贯煎、沙参麦冬汤等加减为治，然声嘶如前。继以疏肝化痰之四逆散加味、四七汤加味等治疗，仍未收效。后又以养阴清热，润肺化痰之百合固金汤加味配以清音丸、猪肤汤（每剂用鲜猪皮100g，加大米粉50g、蜂蜜25g）等医治，然病情如旧。接诊时患者仍语声嘶哑，胸部憋闷且痛，胃脘不适，头昏头痛，口干且苦，舌红苔白，脉滑小弦。证属肝郁化热，痰阻肺窍。以前医不效为鉴，思从痰而治，又据郁痰宜开之则，故以吐法探治。约其次日空腹前来，以胆矾 0.5g，加水至 200ml，嘱其在诊室顿服。服后 1 小时内吐了 2 次，吐出黏痰及胃液约 500ml 后，顿觉胸部憋闷减轻，能发出较低之声。返家后又吐了 2 次，吐后发音基本正常。〔黄亦琦. 山西中医. 1989,(6): 29.〕

D

【备注】胆矾有毒，用量宜慎。内服入丸散以 0.3~0.6g 为宜，外用研末撒或调服，或以水溶化洗眼。由于胆矾的主要成分硫酸铜对胃有刺激性，多服则令人作呕，故体虚者忌服。

当归

【基原】为伞形科植物当归的根。

【异名】干归，云归等。

【性味】甘、辛，温。

【归经】入心、肝、脾经。

【功能主治】补血和血，调经止痛，润燥滑肠。主治月经不调，闭经腹痛，癥瘕结聚，崩漏；血虚头痛，眩晕，痿痹，肠燥便难，赤痢后重；痈疽疮疡，跌仆损伤等。

【临床应用】

1. 蛊毒

夷方有蛊毒之害，须袖中尝带当归，遇饮食讫。即咀嚼少许。若有毒则即时呕吐。无不安然矣。〔续名医类案: 539.〕

2. 遗尿

翟某某，女，16 岁。患遗尿病 9 年，曾采用多种方法治疗无效，经用当归注射液穴位注射治疗，取肾俞、膀胱俞、中极穴，每穴注入 0.5ml，手穴遗尿点注射 0.1ml，注射 1 次后未再发病，经观察随访 3 余年，未见复发。

治疗方法：取全当归 500g，洗净后用凉开水浸泡 24 小时，再用蒸馏水或凉开水冲洗 2~3 次，切碎后放入锅内；第 1 次加蒸馏水 3000ml，煮沸半小时，用 2~3 层纱布过滤，再加蒸馏水 3000ml。用上述同样方法煎煮 1 次，将 2 次滤液合并，滤液采取直接煎煮或水浴加热法，蒸发至 700ml；冷却后，加入 95% 乙醇 1200ml，边加边搅拌；加完乙醇后，在常温下静置 12 小时，吸取上层澄清液，将澄清液采用直接加热或水浴加热法回收乙醇，再加蒸馏水 1000ml，即成 50% 的溶液；然后用 3 号无菌滤斗过滤分装，进行高压灭菌消毒备用。使用前用注射用水稀释至 5%，选用 5~10ml 注射器，用 4 ½~5 ½ 号针头。右手将注射器执笔式准确滴刺入肾俞、大肠俞、膀胱俞、关元、中极、三阴交、遗尿点（手针穴位，掌面小指第 1、2 指关节横纹中点处）。每次选穴 3~4 个，上述穴位可交替选用。每个穴位可注入当归液 0.5~1ml，每天注射 1 次，如注射 1 周后，仍无效果，可停用。治疗时，要注意无菌操作，以防感染。注射时，体位要舒适，注射用具药详细检查，手法不宜过重，以免在操作时发生折针现象。儿童体弱时，选穴要少，注入量要酌情减少。注射后一旦收效，即可停针，不必采用加强与巩固治疗。在治疗过程中，患者若出现越针越尿的现象，应立即停用穴位注射疗法。〔汤传钧. 赤脚医生杂志. 1977,(4): 21.〕

3. 上消化道出血

孟某，男，54岁。患者有十二指肠球部溃疡史，此次因黑便半个月加重3天而收住院。入院曾用酚磺乙胺、八号止血粉、肾上腺色腙、白药精、紫珠草溶液及输液输血等治疗，出血仍未止。后住院当天解黑便5次，质稀，量约300ml，大便隐血试验强阳性，血红蛋白70g/L，红细胞2.3×10^{12}/L。入院后用单味当归粉治疗，每次4.5g，每天3次，翌日大便成形，但仍为黑色。第3天大便隐血呈阴性，1周后出院。〔蒋一鸣. 辽宁中医杂志. 1982,（6）：40.〕

按语：本案先用众多止血药不效，出血日久不止当考虑有瘀血阻滞，瘀不去则血不归经。当归有活血止血之功，治疗瘀血出血是其所长，故本案用之能止血。应该注意的是，一旦当归止血起效后，不宜久用，而应改益气健脾善后。

4. 溺血

一人年四十余，得溺血证，自用当归一两酒煮饮之而愈。后病又复发，再用原方不效，求为诊治，愚俾单用鸦胆子五十粒，冰糖化水送下而愈。后其病又复发，再服鸦胆子方，两次无效，仍用酒煮当归饮之而愈，夫人犹其人，证犹其证，从前治愈之方，后用之有效有不效者，或因血证之前后凉热不同也，然即此亦可知当归能止下血矣。〔医学衷中参西录（中册）：71.〕

按语：本证之溺血证，先用当归止血，先效后不效，再改用鸦胆子，也先效后不效，又改用当归而有效。张氏推测法其理为前后凉热之不同，笔者推测为前后出血之病机不同，前者可能为血瘀出血，故用当归活血祛瘀，瘀去则止而见效，后血瘀已去，再用当归不效，改用鸦胆子收敛止血而见效，久涩有瘀，再次发病时仍用鸦胆子不效，用当归活血祛瘀而血止见效。从治疗过程中可看出同一症候病机不同则选药也应该有异，否则不能起到治疗效果。

5. 经期发热

马某，女，40岁，1989年2月14日就诊。半年来，每次月经来潮即出现低热（37.8℃左右），一直持续至经后4~5天方止。经西医妇科检查，原因未明，建议中医治疗，屡服育阴清热，益气养血而未效。诊时停经9天，身热已退，观患者形体瘦弱，面色无华，自述周身乏力，不耐操劳，时有肢体麻木，皮肤如蚁行感，纳谷不香，食量尚可，月经按期而至，但量少，一般2天即净。每发热时，自觉面部升火，夜寐不宁，舌稍显瘦小，色淡，脉细数无力，脉证合参，当属经气俱亏，血虚发热无疑，治当以形精兼顾，填精补血之法。

治疗方法：当归15g，生姜15g，羊肉60g，以水同煮，待肉烂去当归、生姜，吃肉喝汤。每天1剂，连服12剂，病情大减，饮食有味。连服24剂，体力大增，月经再潮，热已消退，嘱停药。至今未复发，身体健康。〔宋传荣. 实用中医内科杂志. 1990,（3）：31.〕

按语：长期低热或低热周期性发作，中医认为有气虚、血虚及血瘀之不同，若妇科低热又宜先从血虚或血瘀考虑。本案病机分析清晰，用当归生姜羊肉汤治之十分对症。羊肉汤为血肉有情之品，能大补阳气精血，当归养血和血，生姜醒脾开胃，三者配伍，后天之本能保，精血化生不断，故经期低热自除。

D

6. 闭经

一少妇，身体羸弱，月信一次少于一次，浸至只来少许，询问治法，时愚初习医术未敢疏方，俾每日常用当归八钱煮汁饮之，至期所来经水遂如常。由此可知当归生血之效也。〔医学衷中参西录（中册）：70.〕

按语：当归是妇科调理经血之常用药。前人称之为“妇科专药”，能调理冲、任、带三脉，善补血，和血，现代研究也认为本品含维生素 B_{12} 和叶酸类物质，能补血，促进子宫发育，其煎液对在位子宫有兴奋作用，能促进子宫有节律收缩，故本案以单味当归治疗闭经取得显效。

倒扣草

【基原】为苋科植物粗毛牛膝的全草。

【异名】倒勒草，撮鼻草，铁马鞭，倒刺草，倒挂草等。

【性味】苦、辛，寒。

【归经】入肺、肾经。

【功能主治】清热，解表，利水，活血。主治感冒发热，痢疾，疟疾，喉痛，脚气，淋病，水肿，跌打损伤等。

【临床应用】

慢性腰肌劳损

杨某某，男，49岁，农民。1977年11月6日因上山劳动，不慎腰肌挫伤，引起腰肌劳损，疼痛较剧，走路困难，大小便亦觉痛甚。11月7日来我站就诊，给予倒扣草100g，嘱其加瘦猪肉60g，冰糖30g煎服。服药后，即觉腰肌酸痛大减，于11月8日自觉症状消失，参加生产队劳动。

治疗方法：倒扣草50~100g，猪瘦肉60g，冰糖30g。水煎服，每天1剂，分2次服。〔林青. 福建医药杂志，1979，（6）：30.〕

灯心草

【基原】为灯心草科植物灯心草的茎髓或全草。

【异名】虎须草，赤须，灯心，灯芯草，碧玉草等。

【性味】甘、淡，寒。

【归经】入心、肺、小肠经。

【功能主治】清心降火，利尿通淋。主治淋病，水肿，小便不利，湿热黄疸，心烦不寐，小儿夜啼，喉痹，创伤等。

【临床应用】

1. 流行性腮腺炎

范某某，女，3岁。双侧腮腺肿痛，伴发热。诊断为流行性腮腺炎。经检查流行性腮腺炎压痛点在第4胸椎上，用灯火疗法烧灼1次，没用其他药物治疗，3天后即愈。

治疗方法：首先让患儿俯卧在检查床上或端坐，暴露背部，检查者用右手拇指从轻到重按压患儿的胸椎，从第1胸椎到第12胸椎逐节按压，上下反复3次，以触探压痛点（一般流行性腮腺炎压痛点在第4至第7胸椎的其中1个胸椎上)，把压痛点找到后做好标记。用3cm长的灯心草，一端蘸菜油，然后在离患儿背部约4~5cm处点燃灯心草，迅速呈垂直方向向患儿压痛点烧灼1下。烧1次即可。〔罗昌秀，等. 赤脚医生杂志. 1978,(2): 10.〕

2. 小儿夜啼

王某某，男，6个月。1985年6月11日来诊。患儿因肺炎入院，第5天晚上，突然烦躁不安，夜啼不已，经检查未见异常。诊见患儿面红，口渴咽干，烦躁不安，舌尖红，脉数。诊断为小儿夜啼。即予下法治疗，翌日其母来告，整夜仅哭2次，时间亦短，共经3次治疗，患儿夜啼痊愈。随访至今未见复发。

治疗方法：灯心草、香油各适量。将灯心草蘸油点火烧成灰，再将灰搽于小孩两眉毛上，每晚睡前搽1次。〔张化南. 广西中医药. 1988，11 (5): 3.〕

3. 口疮

李某，男，20岁，1983年2月6日就诊。自述口腔内数处溃疡，疼痛甚，不能进食，曾局部涂抹1%G.V.D，和口服复合维生素B及C，肌内注射青霉素1周，但效果不佳，此起彼伏，不断复发。检查见舌尖部有2个米粒大小的黄白色溃疡面，舌左侧、下唇部各有一黄豆大小的黄色溃疡面，下唇右侧口角处有一如芝麻大小的溃疡面，苔质红，苔中略黄腻，辨证为湿阻中焦，心火上炎而生口疮，嘱将灯心草15g用下述方法烧灰涂抹患处，日2次。第3天，患者自述只涂抹该药1次就痊愈了，1个月后随访，未见复发。

治疗方法：将灯心草干品放入生铁小平锅内，放在火上烧，直至锅内药物黄焦，或黄未燃着为止，然后取出研末，涂抹于患处即可。〔朱遵贤. 上海中医杂志. 1985,(3): 34.〕

按语：灯心草有清心除烦、利尿通淋之功，如《药品化义》云："灯心，气味俱轻，轻者上浮，专入心肺，性味俱淡，淡能利窍，使上部郁热下行，从小便而出。"而本案的病机为湿阻中焦，心火上炎，运用灯心草治疗切中病机，故有显著疗效。本品煎汤内服因有清热消肿作用，治疗泌尿系统感染效果也较好，还可以治疗急性咽炎、扁桃体肿大等。

地丁

【基原】为堇菜科植物紫花地丁的带根全草。

【异名】如意草，地丁草，箭头草，独行虎，羊角子。

【性味】苦，寒。

【功能主治】清热利湿，解毒消肿。主治疔疮，痈肿，瘰疬，黄疸目赤，喉痹，毒蛇咬伤等。

【临床应用】

急性蜂窝组织炎

谢某某，男，57岁。1986年4月19日初诊。畏寒高热，全身不适，右下肢大腿内侧有一6cm×6cm局部红肿块，以蜂窝组织炎收入我院。经控制感染，补液，无明显好转，次日清晨配合局部外敷地丁，于当天下午全身症状及局部症状均减轻，连敷5天后症状和体

D

征消失，痊愈出院。

治疗方法：将紫花地丁全草洗净后切碎捣烂，加适量的酒精，然后再根据病变的范围，来确定用药量的多少，一般敷 4~6 小时更换。一般在局部服药后 1~2 小时，病人自觉症状减轻，局部有凉爽感。如果病变属初期阶段，连续敷药 2~3 天后，局部症状体征可消失，但个别病灶较大属中期阶段者，敷药时间可延长至 5~6 天。〔谢方明. 四川中医. 1989，7（1）：40.〕

地肤子

【基原】为藜科植物地肤的果实。

【异名】地葵，地麦，益明，落帚子，铁扫把子等。

【性味】甘、苦，寒。

【归经】入肾、膀胱经。

【功能主治】利小便，清湿热。主治小便不利，淋病，带下，疝气，风疹，疮毒，疥癣，阴部湿痒，头目肿痛，腰胁疼痛等。

【临床应用】

荨麻疹

王某某，女，41 岁。1982 年 2 月 16 日初诊。患荨麻疹 30 余年，四季皆有发生，稍一遇风就遍身瘙痒起块，遇热燥也有发作，但症状较轻，曾多方诊治无效。诊时全身瘙痒，斑块疙瘩遍布，饮食、二便、舌脉均如常。其证惟风字可寻，治宜散风疏泄，予地肤子 60g，水煎服，每天 2 次，服药 3 天后，痒疹减轻，继服 1 周斑消痒止，遇风也不发作。后因感冒复发，症状略轻，仍用原法服药，3 天而愈，后嘱以地肤子煎水代茶常饮，现已 6 年未复发。〔曹安来. 四川中医. 1987，7（2）：37.〕

按语：地肤子能清热利湿，祛风止痒，有抑制皮肤真菌的作用，常用于治疗皮肤瘙痒诸症。本案采用内服法取效，临床上亦可煎汤外洗，常配伍苦参，蛇床子，明矾等，能起相同的疗效。

地骨皮

【基原】为茄科植物枸杞等的根皮。

【异名】杞根，枸杞根，山杞子根，狗奶子根皮，红榴根皮。

【性味】甘，寒。

【归经】入肺、肝、肾经。

【功能主治】清热，凉血。主治虚劳潮热盗汗，肺热咳喘，吐血，衄血，血淋，消渴，高血压，痈肿，恶疮等。

【临床应用】

1. 原发性高血压病

（1）赵某某，女，75 岁。患高血压 20 多年，收缩压 26.7kPa（200mmHg），舒张压 16.0kPa（120mmHg）以上，头晕痛，失眠，走路头重脚轻，不能工作，服本药 1 个疗程后，头晕痛消失，失眠好转，血压下降至正常，维持 1 年多。如过劳睡眠不足血压再升高时，服第 2 疗程，能同样下降，至今已 4 年，服过 3 个疗程，目前能照常做家务。〔罗耀明. 广东医学. 1983，（3）：46.〕

治疗方法：地骨皮 60g，加入 3 碗水煎至 1 碗，盖好后加少量白糖或加猪肉煎煮。隔天 1 剂，服 5 剂为 1 个疗程，必要时加服第2和第3疗程。

（2）高血压病

钱某某，男，64岁。患高血压6年。最高收缩压180~190mmHg，头晕，睡眠欠佳。服本药1个疗程后，血压下降至正常，6个月后因各种繁忙，血压又升高，再服第2疗程后血压3年来稳定正常，症状消失，能继续工作。治疗方法：同上案。〔罗耀明．广东医学．1983，（3）：46.〕

按语：地骨皮乃清虚热的常用药。现代药理研究表明，它有降压的作用，其主要机制是能阻断交感神经末梢及直接舒张血管，且与中枢有关。有人报道用本法治疗高血压病（Ⅰ～Ⅲ期）患者36例，总有效率76%，其中早期（Ⅰ期）3例全部有效；Ⅱ期疗效最低，有效率为62%，所有患者自觉症状都有不同程度的改善，无体位性低血压及其其他副作用。本品若配伍滋补肝肾之品，可巩固疗效。此外，地骨皮煎液对治疗牙髓炎疼痛，各种血症及其消渴病有很好的疗效。

2. 牙关紧闭

患者，男，38岁。不明原因引起牙关紧闭，张不开口，经下法治疗5天而愈（未用针灸）。

治疗方法：新鲜的地骨皮180g，地上落的风柳条一小把，水煎，每天分3次口服，服后发汗。〔梁留堂．河南中医学院学报．1976，（2）：48.〕

3. 手癣

白某某，女，48岁。1977年4月因患尿结石病而住院。因手脱皮严重而要求治疗，患者两手掌心和手指，皮肤粗糙脱皮，冬天裂口已5年，曾用过灰黄霉素等多种药物，暂好几天，后又复发，后用地骨皮30g，甘草15g，煎水外洗，每天1剂，每天洗3~5次，用药1天，两手裂口已起硬痂，用药2天，脱皮已止，裂口基本长平。随访半年未复发。〔傅中西．河南中医学院学报．1979，（2）：10.〕

4. 毒虫叮咬伤

刘某某，男，20岁，职工。1974年8月6日来诊。半小时前，左前臂中段外侧被牛虻螫伤，15分钟后即肿胀，全身发冷，剧烈瘙痒，两上肢麻木。查：全身皮肤焮红，风团遍布，左前臂及鼻翼两侧焮红肿胀无明显。体温37.3℃，血压14.7/10kPa（110/80mmHg）。诊断：虫咬后全身反应。予鲜杞子根60g煎服。10小时后除病灶部尚遗留少许红肿外，余症悉除。〔上海市前进农场职工医院。新医药学杂志．1976，（4）：34.〕

地椒

【基原】为唇形科植物百里香的全草。

【异名】地花椒，百里香，山椒，山胡椒。

【性味】辛，温；有小毒。

【归经】入肺、脾、胃经。

【功能主治】温中散寒，祛风止痛。主治吐逆，腹痛，泄泻，食少痞胀，风寒咳嗽，咽肿，牙疼，身痛，肌肤瘙痒，关节疼痛等。

【临床应用】

急性胃肠炎

高某某，女，48岁，农民。1972

年6月22日上午吃冷肉饭后上山劳动，下午突发剧烈腹痛恶心，呕吐大量液体及未消化食物，腹泻，汗多，腹胀，眼球凹陷，四肢厥逆，脉伏，昏迷。诊断为急性胃肠炎，合并重度脱水，休克。用地椒煎剂1碗灌服，又配合刺人中、百会等穴位急救约20分钟后逐渐清醒，疼痛缓解，第2天即痊愈。

治疗方法：取地椒花或嫩枝叶干品9~12g，或鲜品15~21g，开水浸泡10分钟后煎服，若呕吐甚加灶心土9g。〔志丹县纸坊公社卫生院. 陕西新医药. 1972,(5)：49.〕

【备注】本品有小毒，内服入煎剂用量以9~12g为宜，亦可研末或浸酒服。临床观察发现，地椒正常用量无不良反应，若超过60g，可出现头晕、眼胀、血压稍有升高等反应。

地锦草

【基原】为大戟科植物地锦草的全草。

【异名】地噤，草血竭，猢狲头草，乃花草，三月黄花等。

【性味】辛，平。

【归经】入脾、胃经。

【功能主治】清热解毒，活血，止血，利湿，通乳。主治痢疾，肠炎，咯血，吐血，便血，崩漏，外伤出血，湿热黄疸，乳汁不通，痈肿疔疮，跌打肿痛等。

【临床应用】

1. 赤痢

李某某，男，46岁。于1976年7月因食隔夜猪肉，腹泻每天7次。伴有腹痛，肛门灼痛，发热口渴，体温38.7℃，泻下血样黏液便，舌红，苔黄，脉滑数。化验大便常规：红细胞(++)，脓细胞(+)。属热胜于湿。用地锦草15g，白糖30g，白开水冲服，服药2剂，化验大便正常，3剂而愈。〔戚维发. 天津中医学院学报. 1986,(1)：31.〕

2. 白痢

杨某某，男，42岁。1976年8月因饮啤酒及食凉菜，腹痛并泻，每天10余次，下肢无力，泻下为白色脓便，苔白腻，脉濡数。此属湿盛于热。化验大便，脓细胞(++)。用地锦草15g，红糖30g，白开水冲服，服药3剂治愈。〔戚维发. 天津中医学院学报. 1986,(1)：31.〕

3. 赤白痢

(1)张某某，女，32岁。1963年7月患赤白痢疾每天数十次，里急后重，舌白脉数，服合霉素及中药芍药汤2剂仍无显效，给服新鲜地锦草180g，煎服1剂，即腹痛止而里急除，共服2剂痊愈。

治疗方法：红丝草(地锦草)全草新鲜者每用120g，干者用60g(儿童酌减)，以水3碗，煎成1碗，顿服。挟食者加焦米炭12g，久痢伤津，舌质红绛，服红丝草止痢后，续服麦冬汤，脾虚而大便仍见溏薄者，继服参苓白术散；脾肾阳虚，可酌服四神丸温补脾肾以善后。〔程徐达. 浙江中医杂志. 1966，9(4)：10.〕

(2)马某某，男，成人。就诊前每天脓血便数十次，腹痛甚。经治疗2天后痊愈。

治疗方法：将鲜地锦草（全株）洗净，用500g置于30%的乙醇1000ml内，浸泡24小时，然后把鲜地锦用手搓碎，混合，过滤，装瓶备用。成人20~25ml，每天3次。〔张淑玉．河南中医学院学报．1976,（4）：52.〕

（3）王某某，女，41岁。1977年2月突然发热，腹胀坠痛，每天泻10次，里急后重，肛门灼痛，体温39℃，泻下脓血赤白相杂，苔黄脉数。属湿热并重，化验大便红细胞（++），脓细胞（++）。用地锦草20g，红白糖各20g，服药4剂愈。〔戚维发．天津中医学院学报．1986,（1）：31.〕

4. 小儿疫毒痢

（1）叶某某，男，2岁。1986年8月10日初诊。因吃熟透西瓜后，先解稀便，后解脓血便，每天达10余次。大便检查：白细胞（++++），红细胞（++++），脓细胞（+）。先用抗生素、呋喃唑酮等药治疗，2天后，便次减至每天5~6次。2周后，每天大便仍有3~4次。大便检查：红细胞（+），白细胞（++）。遂改用鲜地锦草30g，加白糖后水煎服，次日痢止，连用2剂后，经2次大便检查均未发现异常，乃告愈。〔兰燕．四川中医．1987，5（4）：22.〕

治疗方法：鲜地锦草50g，白痢用红糖，红痢用白糖炒后水煎2次服，每天1剂。5岁以下用量酌减。

（2）李某，男，5岁。1986年10月26日就诊。因吃红薯，夜间复又受凉，引起大便泄泻含有黏液，每天10余次。乃嘱其用地锦草50g，红糖炒后水煎服，2剂痊愈。

治疗方法：鲜地锦草50g，白痢用红糖，红痢用白糖炒后水煎2次服，每天1剂。5岁以下用量酌减。

地榆

【基原】为蔷薇科植物地榆的根及根茎。

【异名】白地榆，水橄榄根，山红枣根，赤地榆，岩地芨等。

【性味】苦、酸，寒。

【归经】入肝、大肠经。

【临床应用】

1. 细菌性痢疾

陈某某，男，44岁。1971年夏天，患少腹阵发性胀痛，解稀大便，伴有血丝胶冻样物，滞下坠胀，每天4~6次。曾在某医院诊断为细菌性痢疾。曾给予氯霉素、土霉素、呋喃唑酮等药物治疗，仅能缓解症状，药停则腹泻如故，延绵月余不愈，而来我院求治。舌质淡红，苔黄润，脉象弱而微兼数象。即取地榆鲜茎叶60g，分2次煎服。服后腹痛坠胀停止，便中血液及胶冻样物消失，大便成形遂愈。〔卢彩垣．四川中医．1985，3（6）：20.〕

2. 功能性子宫出血

（1）程某某，女，31岁，医生。1973年9月剖腹产后，三个多月经血不断，色鲜红，量多，西医诊断为功能性子宫出血。曾用各种止血药均无效，而求治于中医。投地榆苦酒煎2剂。当晚服1剂，次日血止。患者因劳动，下午又流少量血，又进1剂而愈。以后月经正常，至今5年余，始终无复发。

治疗方法：地榆250g，醋500g，煎服。〔刘玉茹．吉林中医药．1981，(1)：32.〕

（2）徐某某，女，17岁，学生。月经淋漓不断5个多月，量时多时少。服地榆苦酒煎3剂而愈。后用八珍益母汤加减以善其后。〔刘玉茹．吉林中医药．1981，(1)：32.〕

D

3. 月经量多

郭某某，女，43岁，1990年1月7日就诊。月经过多10年余，10年来，月经周期提前，经期延长，8年前妇检及B超发现子宫增大如孕4个月，原因不明。本次月经持续10余天未净，量多，色鲜红，少许血块，伴手足心热，两颧潮红，胸胁胀痛，腰膝酸软，舌红苔少，脉细数。辨证：月经过多（肝肾阴虚），使用地榆醋煎15ml，日服3次，次日出血减少，第4天止。善后：滋肾养肝调经，服一贯煎加味(《柳头医话》)10余剂，随治半年，经期、量、周期基本正常。

治疗方法：地榆20~40g，用食醋300~500ml，煎前醋泡半小时，微火煎30~60分钟，过滤待冷即可服用，每次10~20ml，每天3~4次，一般1~2天即有止血作用，最长4天。〔廖中辉．四川中医．1991，9（3）：39.〕

按语：本案患者月经量多，系肝肾阴虚，虚热内扰所致。地榆有凉血止血之功，故用之取效。唯患者以肝肾阴虚为本，血止，则当以滋肾养肝善其后。《圣惠方》中有以地榆醋煎治本病的记载："治妇人漏下赤色不止，令人黄瘦虚弱：地榆二两，以醋一升，煮十余沸，去渣，食前稍热服一合。"此可借鉴。

4. 胃溃疡

赵某某，男，42岁，干部。胃脘痛已8年余，经常胃痛吞酸，食后2小时许痛作，冬春较剧，便难不爽。3年前经钡餐检查确诊为胃小弯溃疡。去年曾吐血，今又发作，量多盈盂，色紫成块，口干欲饮，苔黄质红，脉弦。证属胃有郁热，迫血妄行，予地榆汤以凉血止血。生地榆45g，水煎服，2剂。

二诊：药后胃部颇适，吐血渐止，苔黄稍化，质红略淡，脉小弦。前法既合，继进2剂并用生地榆60g，延胡索30g，乌贼骨30g，共研细末，每服3g，每天3次，食前服，以善其后。4个月后，钡餐检查，壁龛已告愈合。〔朱步先．朱良春用药经验：103.〕

按语：地榆能泻火解毒，并有敛疮作用，常用于治疗皮肤溃烂、烫伤等证，本案用以治疗胃溃疡病，乃变法也，然其理一也。通过本案，足见作者思路之奇，用药之妙！

5. 慢性阑尾炎急性发作

刘某某，男，62岁，农民。1986年9月18日诊。主诉：2年前患急性阑尾炎，当时不愿做手术治疗，某医院以保守疗法治愈。后复发2次，均经输液抗炎而缓解。近因劳累过度又复发，已输液2天未缓解，特求中医诊治。诊见面黄少华，形瘦体弱，右下腹（麦氏点）有明显压痛和反跳痛，恶心，呕吐，小便黄，大便溏黏，体温38℃。脉沉滑而弦，舌质紫暗，苔白。诊为肠痈（慢性阑尾炎急性发作）。乃垢浊久羁，传道瘀阻，血气瘀滞，邪势留恋。治宜凉血散瘀，蠲除病灶。拟生地榆 300g，浓煎如饴，每天进 1 剂，分温 3 服。上方进 1 剂，发热及疼痛均减；2 剂而呕吐止，热退，疼痛消失；3 剂诸患平息，患者霍然顿起。1 年后探访，病情未再反复。〔海崇熙. 国医论坛. 1990，5（22）：28.〕

6. 烫伤

汪某某，30 岁。烫伤脚面，用此药擦之，1 次即愈。另有定县吉某某，50 岁，熬油起火，两手烧伤，疼痛难忍，用此药敷之，立即止痛，10 天痊愈。

治疗方法：将生地榆研成细末，香油调敷患处，可立即止痛。本县中医张在春，30 余年用此治疗烧伤千余人，无不愈。〔定县. 中医杂志. 1959,（2）：116.〕

按语：地榆治疗烫伤，早有记载，疗效显著。有人报道，用此方法对轻度烧伤，烫伤病人能起到预防和控制感染，消除疼痛，促进溃疡面迅速愈合等作用。其机制为，地榆含有鞣质，有较强的收敛性和收缩血管作用，可降低血管的通透性，减少炎性渗出，同时还有明显的抗菌作用，能对抗绿脓杆菌。其治疗方法，除本案介绍的外，亦可用生地榆煎浓液，纱布浸湿敷患处或加煅石膏粉、枯矾研匀，撒于患处，可灵活选用。

吊竹梅

【基原】为鸭跖草科植物吊竹梅的全草。

【异名】吊竹菜，紫背金牛，花叶竹夹菜，二打不死，红鸭跖草等。

【性味】甘，寒。

【归经】入肺、肝经。

【功能主治】清热解毒，利湿。主治咳嗽吐血，淋病，白带，痢疾，痈毒等。

【临床应用】

乳汁不行

农某某，女，24 岁。1968 年 8 月 15 日就诊。产后 25 天未有乳汁，经治未效。诊见颜面苍白，两眼充血，大便秘结，小便稍黄，脉略数。服下方 3 天即有乳汁。

治疗方法：将紫背金牛（即吊竹梅）50g,（干品）洗净，猪肉 50g 切块，加水 750ml 煲至 300ml 左右。每天 1 剂，分 2 次饮汤吃肉。〔李承韩. 广西中医药. 1988，11（2）：5.〕

【备注】吊竹梅有毒，内服入煎剂用量以干品 15~30g，鲜品 60~90g 为宜，或可捣汁服，外用作捣敷。吊竹梅的茎和叶的主要成分是草酸钙及树胶。本品孕妇忌服。

丁公藤

【基原】为旋花科植物丁公藤的根和茎。

【异名】包公藤。

【性味】辛，温；有毒。

【归经】入肺、肝经。

【功能主治】解表发汗，祛风湿，除痹痛，消肿止痛。主治风湿痹痛，半身不遂，跌打肿痛等。

D

【临床应用】

风疾

解叔谦母疾，夜于庭稽颡，闻空语曰："得丁公藤为酒便瘥。"访医及本草注，无识者。乃至宜都郡，见山中老公伐木，问所用。答曰："此丁公藤，疗风尤验。"叔谦拜伏流涕，具言来意。此公怆然，以四段与之，并示渍酒法。叔谦受之，顾视此人，不复知处。依法为酒，母病即瘥。〔历代笔记医事别录：389.〕

【备注】本品有毒，内服入煎剂用量以 3~6g 为宜，亦可浸酒服；外用浸酒外擦，丁公藤功善解表发汗，祛风除痹，过服可引起中毒反应，中毒表现为汗出不止，四肢麻痹等症状，故孕妇忌服。解救方法可用甘草，蜜糖内服解毒和温水洗身。

丁香

【基原】为桃金娘科植物丁香的花蕾。

【异名】公丁香，丁子香，支解香，雄丁香。

【性味】辛，温。

【归经】入脾、肾、胃经。

【功能主治】温中，暖胃，降逆。主治呃逆，反胃，泄痢，心腹冷痛，痃癖，疝气，癣症等。

1. 疟疾

张某某，男，68 岁。每晚发疟疾 1~2 次，是值仲夏炎热之季，加棉被 3 层仍打冷战，中西药治疗罔效。经用公丁香粉于发疟前 1 小时敷脐后，当夜安然无恙，此后未见复发。

治疗方法：取公丁香适量，捣细末，填满脐眼，上贴 6cm × 6cm 的医用胶布 1 块。〔丘文卿. 中国乡村医生. 1990，(1)：35.〕

2. 乳头皲裂

赵某某，女，24 岁。1986 年 6 月 8 日初诊。患两侧及乳头乳颈部皲裂，痛如针刺，婴儿吮乳时更加疼痛难忍，处以下方外敷 3 天而愈。

治疗方法：公丁香 5g，研细末，红糖 5g。将 2 味药放铁勺内加白酒 1 小杯，置于火上炒至干枯，研细用菜油或麻油调敷乳头皲裂处。哺乳时擦去，哺乳后涂药。本方对婴儿无任何毒副反应。〔刘兴汉. 陕西中医. 1988，9（4）：175.〕

冬虫夏草

【基原】为麦角菌科真菌冬虫夏草菌寄生在蝙蝠蛾科昆虫幼虫上的子座和幼虫尸体的干燥复合体。

【异名】夏草冬虫，虫草。

【性味】甘，温。

【归经】入肺、肾经。

【功能主治】补虚损，益精气，止咳化痰。主治痰饮喘嗽，虚喘，劳嗽，咯血，自汗盗汗，阳痿遗精，腰膝酸软，病后久虚不复等。

【毒性】小鼠腹腔注射水剂 30~50g/kg，全部死亡。中毒症状为安静，呼吸变深而慢，随之发生痉挛，呼吸抑制而死。小剂量引起不同程度镇静，以致睡眠，可维持数小时。

【临床应用】

1. 感冒

刘某某，女，34 岁。2 年前由于产

后失血过多，复感风寒致恶风自汗，干咳少痰，多涕多泪，头晕目眩，尤其入冬以后，感冒频频，厚衣叠被，深居简出，治无殊效。经给予冬虫夏草10g，水泡代茶常服，余渣焙干为细粉口服，每次6g，每天2次。共服药200g，病愈身健，追访未曾复发。〔赵风金，等. 山东中医杂志. 1982,（3）：164.〕

2. 咳喘

（1）唐某某，男，61岁。患者从1965年春季起经常咳嗽，吐痰，气喘有哮声，多在冬、春季因感冒而发作，用药可好转。1979年冬因外事出国，由于环境及气候的改变，哮喘发作次数增多，症状加重，发作时憋气难受，不能平卧，需要吸氧，喉头喷雾，肌内注射肾上腺素，方能缓解。1980年回国，诊断为混合性喘息性支气管炎，阻塞性肺气肿，早期肺心病。经用抗生素，激素及时对症治疗好转。1981年4月又入住我院。入院检查：咳嗽，吐泡沫痰，气稍喘，喉中有哮鸣音，一般生活可以自理。双肺叩诊过清音，呼吸音减弱，可闻及散在干性啰音及哮鸣音，心率80次/分，律齐。X线胸片：两肺纹理增多，呈肺气肿征。心电图检查：偶见肺型P波。其他检查未见阳性结果。

尽管中西医协力治疗，仍不能避免病情日趋重笃，发作次数越来越频繁，一次比一次严重，每当发作时，病人呈端坐呼吸，满肺布满干性啰音和哮鸣音，心率达130次/分（平时也有100次/分左右），此时必须吸氧。肌内注射肾上腺素，增强激素和抗生素用量才能缓解。因有胃溃疡出血史，不敢肆用激素，在无法解危情况下，乃于10月6日，每天给冬虫夏草5g，用鸭（鸡）汤炖服，连服几天后，哮喘得到控制，咳嗽大减，精神好转，体力增强。随即停用抗生素，减少激素用量。在气候改变的条件下，哮喘未复发。尤其是脉象的变化更佳，由弦滑数转弦小缓（76次/分）。两肺除偶尔可闻到少许干啰音外，未闻到哮鸣音。心电图在正常范围。观察1个月，临床症状控制而出院。〔胡毓恒. 湖南中医学院学报. 1983,（1）：20.〕

（2）王某某，男，54岁。病人咳喘反复发作15年，尤以冬季为甚，平素咳吐白色泡沫样痰，黏而难以咳出，胸闷，心悸，大便稀溏，纳呆，舌质淡，苔白而腻，脉沉无力。分析病机为心阳不振，肺气不固，脾虚而痰湿不化，治以补肺益脾。嘱病人每至夏秋季服用冬虫夏草研末6g，日2次。服用2年后，病人在入冬时咳喘症状明显改善，随访8年至今，病人不再因冬季诸症复发而住院，且胸闷，心悸缓解，饮食有节，面色润而有泽，精神振作，能料理一般家务。〔沈继民，等. 新疆中医药. 1991，35（3）：36–38.〕

按语：冬虫夏草，中医认为有温补肺脾肾，化痰止咳之功效，现代药理研究表明其有抗菌和舒张支气管，加强肾上腺素的作用，故能治咳喘。冬虫夏草又系滋补强壮之品，能益精气，夏季服用能加强人体正气，增强机体抵抗能力，预防和减轻冬季旧疾的复发。大量临床报道表明，冬虫夏草治疗慢性咳喘有肯定疗效。

D

冬瓜

【基原】为葫芦科植物冬瓜的果实。

【异名】白瓜，水芝，白冬瓜，地芝，枕瓜等，

【性味】甘、淡，凉。

【归经】入肺、大小肠、膀胱经。

【功能主治】利水，消痰，清热，解毒。主治水肿，胀满，脚气，淋病，痰吼，咳喘，暑热烦闷，消渴，泻痢，痈肿，痔漏。解鱼毒，酒毒等。

【临床应用】

血淋

董季兴昔尝为世南言沙随先生，绍兴丙午，苦淋血之疾，两年不愈……偶董阅《本草》，因见白冬瓜治五淋，于是日食三大碗，七日而愈，前此百药皆无效。董，沙随先生之婿也。先生尝书此事于家庙之壁。〔历代笔记医事别录：260.〕

冬青叶

【基原】为冬青科植物冬青的叶。

【异名】四季青叶。

【性味】苦、涩，寒。

【归经】入肺、脾、膀胱经。

【功能主治】解毒，消炎。主治烫伤，溃疡久不愈合，闭塞性脉管炎，急慢性支气管炎，肺炎，尿路感染，细菌性痢疾，外伤出血，冻疮，皲裂等。

【临床应用】

1. 口疮

李某某，男，30岁。下唇黏膜及左颊部各长一溃疡点，直径约2~3cm，疼痛，进食时尤甚。嘱用冬青叶适量嚼碎，压于溃疡面5~10分钟后去除，每日2次。用药1次症状减轻，用药2次症状基本消失。〔李德发. 广西中医药. 1980,（1）：26.〕

2. 烧伤

顾某某，男，43岁。因头面、颈、胸、两上肢被火焰烧伤，4小时后入院，浅Ⅱ度烧伤面积42%，清创后即用四季青水剂涂布，暴露约22小时后干燥结痂。烧伤后10天面部开始脱痂，第14天后所有创面脱痂，均为痂下Ⅰ期愈合。在治疗过程中，创面培养5次，为枯草杆菌，大肠杆菌及白色葡萄球菌。肝肾功能检查正常。

治疗方法：①水剂：适用于Ⅱ度烧伤须早期暴露治疗的创面，经简单清创后涂布（或喷雾），再充分暴露治疗。一般在2~3小时左右便可形成牢固的褐色痂膜。②1号乳剂：适用于Ⅱ度烧伤须早期包扎治疗的创面，经简单清创后，再包扎治疗。也可用于Ⅲ度创面，能使焦痂干燥，防止早期溶解。③Ⅱ号乳剂：Ⅱ度和混合度烧伤痂膜早期脱落的创面或已感染的创面，可用Ⅱ号乳剂纱布作半暴露治疗。如无隔离和保暖条件，可用Ⅱ号乳剂纱布换药，亦有控制感染，促进创面愈合的作用。④四季青糖浆：可供中、小面积烧伤病人内服，有预防全身性感染的作用。⑤四季青注射液：供肌肉或静脉注射，可作为烧伤病人控制全身感染之用。〔南通医学院附属医院烧伤小组. 中华医学杂志. 1973,（4）：217.〕

豆薯子

【基原】为豆科植物豆薯的种子。

【异名】地瓜子，地萝卜子。

【性味】甘，有毒。

【归经】入肺、脾经。

【功能主治】解毒，杀虫。主治疥癣，痈肿，虫疾等。

【临床应用】

1. 湿疹

林某某，男，23岁。1980年6月20日因阴囊，双大腿内上方皮疹，渗液，瘙痒3天，治疗无明显效果而前来就诊。检查见阴囊、大腿内上方大块（左6cm×8cm，右7cm×10cm）红色斑丘疹，并夹有水疱，糜烂，渗液及搔痕，诊断为急性湿疹。按下法用豆薯子酊治疗，当天夜里瘙痒减轻，睡眠较好。3天后局部未见渗液，部分皮疹结痂，第8天皮疹脱屑，无新发疹而治愈。

治疗方法：豆薯子100g，25%乙醇500ml。将豆薯子炒黄，碾碎呈2mm大小，放前述乙醇溶液中浸泡48小时后备用。治疗前先将药加热至微温，湿敷患处，每天2次，每次20分钟，共3天，第4天以后外涂，每天3次。豆薯子有大毒，不能内服。〔林生，等. 中医杂志. 1983，24（10）：76.〕

2. 疥疮

李某某，男，21岁。1982年7月20日入院。主诉：全身性丘疹、水泡、奇痒半年余，加重1周。半年前患者右指间发现丘疹、水泡，继之波及全身，白天瘙痒轻微，夜间奇痒，经某医学院诊断为“疥疮”，给20%硫黄软膏外涂4天未愈，后因症状加重来我队诊治。检查：双指间，上下肢，腋前，胸腹部皮肤呈散在性新旧交杂米粒大小红色丘疹，水泡，伴有搔痕及色素沉着。会阴部，双大腿内上方有脓疱疹，糜烂，渗液（左6cm×8cm，右7cm×6cm）。在左指间新发的丘疹中发现有隧道，并找到疥虫，确诊为疥疮并发感染。按下法用豆薯子酊外涂和湿敷，当天夜里奇痒明显减轻，睡眠较好。3天后局部未见渗液，部分皮疹结痂，9天后全部皮疹脱屑，奇痒消失，无新发疹而治愈，随访半年未复发。

治疗方法：豆薯子100g，40%乙醇500ml。将豆薯子炒黄，碾碎呈1~2mm大小，放前述乙醇溶液中浸泡48小时后备用。治疗前先将药加热至微温，涂患处，每天3次。若并发感染者，将本药加蒸馏水稀释1倍后，在局部作湿热敷，每次15分钟，每天2次，收敛后，再外涂。7天1个疗程，用1~2个疗程。〔李军南. 基层医刊. 1984，4（3）：40.〕

【备注】本品有毒，用宜慎重，忌内服，外用研末调敷。由于所含主要成分为豆薯苷，对中枢神经系统，特别是呼吸中枢有毒害作用。大剂量并能直接作用于心脏而使脉搏变慢。一般内服2~8小时即可出现中毒反应，表现为呕吐，全身软弱无力及神志昏迷，严重者伴小便失禁，呼吸困难，体温下降，口干及四肢冰凉，或呈明显休克状态。

D

D

豆油

【基原】为豆科植物大豆的种子所榨取的脂肪油。

【性味】辛、甘，热。

【归经】入大肠经。

【功能主治】驱虫，润肠。主治肠道梗阻，大便秘结不通等。

【临床应用】

急性肠梗阻

李某某，男，24岁。病前饱餐劳动，入院时腹部剧痛膨胀，呕吐4次，初为食物残渣，后为淡绿色液体，发病后无排气及大便。检查：体温37.3℃，脉搏92次，血压18.7/10.1kPa（140/75mmHg），发育营养中等，心界在4~5肋间，心肺听诊（-），全腹部高度膨胀，阶梯肠型及肠蠕动波明显可见，呈腹鼓响，诊为急性机械性肠梗阻。入院后立即输液，胃肠降压，肛门排气等共历9小时，呕吐及疼痛反见加剧，便用豆油治疗，即用胃管注入豆油350g，15分钟后，患者稍安静，疼痛缓解，10小时即愈。

治疗方法：一般给予豆油350~400g，煎沸后待温热时1次给患者服下，不能口服的则以胃管缓缓注入（如服后立即呕吐则仍给服350~400g）。服后暂停胃肠降压。并绝对禁食。酌情配合其他全身治疗与辅助治疗，如输液，少量盐水低压灌肠，促使患者轻度活动等，一般不应用抗生素。〔王萍，等. 浙江中医杂志. 1959，（4）：〕

独活

【基原】为伞形科植物重齿毛当归、毛当归、兴安白芷、紫茎独活、牛尾独活、软毛独活以及五加科植物食用楤木等的根。

【异名】长生草，独摇草，独滑。

【性味】辛、苦，温。

【归经】入肾、膀胱经。

【功能主治】祛风胜湿，散寒止痛。主治风寒湿痹，腰膝酸软，手脚挛痛，慢性气管炎，头痛，齿痛等。

【临床应用】

产后痉证

妇人疾莫大于产褥，仓促为庸医所杀者多矣。亦不素讲故也。旧尝见杜任作《医准》一卷，其一记郝贡子妇，产4日，瘈疭戴眼，角弓反张。任以为痉病，与大柴胡汤，独活汤而愈。政和间，余妻才分娩，犹在褥中，忽作此症，头足反接，相去几二尺。家人惊骇，以数婢强拗之不直。适记此方，而药囊有独活，乃急为之。召医未至，连进几剂，遂能直，医至则愈矣。更不复用大柴胡汤，不可不广告人。二方皆在《千金》第三卷。〔历代笔记医事别录：305.〕

杜衡

【基原】为马兜铃科植物杜衡的根茎及根或全草。

【异名】马蹄香，马细辛，南细辛等。

【性味】辛，温；有小毒。

【功能主治】有散风逐寒，消痰利水，活血，平喘，定痛之功效。主治风寒感冒，痰饮喘咳，噎膈，水肿，风湿，跌打损伤，头痛，龋齿痛，痧气腹痛等。体虚多汗，咳嗽咯血及孕妇忌服。

【毒性】长时间给猫及家畜以少量，则引起磷中毒样的肝，肾脂肪变性，对犬给予0.75g则发生呕吐，犬的致死量，皮下注射或内服均为1g/kg。

中毒表现：本品服用过量可引起头痛，烦躁，出汗，呕吐，黄疸，痉挛等，甚至呼吸中枢麻痹而死亡。

中毒救治：治疗主要是对症处理，包括控制抽搐，呼吸衰竭及中毒性肝炎。除洗胃，导泻外，可肌内注射镇静剂，亦可口服中药生石膏、甘草、绿豆汤以解毒。

【临床应用】

噎膈

陈某某，男，26岁，工人。2个月前每于食后感觉饱闷不舒，继而食之即吐，渐至食不下咽。余见其形容枯槁，肌肤甲错，二便欠通，脉沉细，舌苔灰燥。初拟“启膈散”佐以祛痰之药，并嘱其用马蹄香12g，浓煎加些醇酒常服，病情逐渐好转，后不续服马蒂香，诸症消失，恢复健康。〔陈龙川. 福建中医药. 1961，6（3）：25.〕

按语：噎膈一证，为胃与食道病变。初期标实为主，有气结，痰阻，血瘀之不同；后期以本虚为主，有津血枯涸及阳气衰弱之殊。马蹄香有活血，消痰，行气之功，浓煎加酒服，配合启膈散，则诸药合用而力量增强，能治噎膈。然本病后期及素体虚弱者不宜多服久服，因本品有小毒。

杜仲

【基原】为杜仲科植物杜仲的树皮。

【异名】思仙，木棉，丝连皮，扯丝皮，丝棉皮等。

【性味】甘、微辛，温。

【归经】入肝、肾经。

【功能主治】补肝肾，强筋骨，安胎。主治腰脊酸痛，足膝痿弱，小便余沥，阴下湿痒，胎漏欲堕，高血压等。

【临床应用】

肾虚腰痛

饶之城中，有宗子善平，病肾虚腰痛。沙随先生以其尊人所传宋谊叔方，用杜仲，酒浸透，炙干，捣罗为末，无灰酒调下。赵如方制之，三服而愈。〔历代笔记医事别录：261.〕

断血流

【基原】为唇形科植物灯笼草的全草。

【异名】荫风轮，疝藿香，瘦风轮，九层塔，野薄荷等。

【性味】辛、甘、苦，温。

【归经】入肺、胃经。

【功能主治】解表散寒，理气消肿。主治各种出血，白喉，感冒，腹痛，无名肿毒等。

【临床应用】

崩漏

孟某某，女，42岁。患者近10余

D

年来，每次月经来潮不规则，量多，且维持10天左右淋漓不断。病人消瘦，呈贫血面容。这次行经，量比以前更多，行经第2天就诊，给服断血流片，每次3片，每天3次，服药后第2天血量减少，第3天流血停止。

治疗方法：单用断血流片治疗，不合并使用其他止血药物。每天服3次，每次3片（1天量相当于生药30g），一般连服3~5天。功能性子宫出血患者一般在月经开始时口服，少数病人在月经将来时服药。〔安徽省断血流研究协作小组. 新医药学杂志. 1975,（9）：30.〕

E

阿胶

【基原】为马科动物驴的皮去毛后熬制而成。

【异名】傅致胶，盆覆胶，驴皮胶。

【性味】甘，平。

【归经】入肺、肝、肾经。

【功能主治】滋阴补血，安胎。主治血虚，虚劳咳嗽，吐血，衄血，便血，妇女月经不调，崩漏，胎漏。

【临床应用】

1. 臁疮

何某某，男，72岁。1983年5月10日初诊。右足内踝上15cm处溃疡已5年，屡经中西药物治疗无效。现溃疡面3cm×3cm大小，疮面溃流脓水，气味臭秽，疮疡四周呈红口状，皮肤色素沉着，肉芽紫黯。此湿热下注，瘀血凝滞。清洁创面后，用阿胶1块烘软压平如钱币薄厚，用剪刀修剪和创面一样大小，盖贴于创面上，外盖纱布，胶布固定。2天后复诊，见创面明显缩小，肉芽见红活，疮面已闻不到臭秽气味。以上法共治疗3次，溃疡愈合，3年来未发作。〔盛德甫. 临证资料摘编. 1988，1（2）：35.〕

2. 淋巴结核

朱某某，男，50岁。1986年3月初诊。左颈部淋巴结核破溃已半年，一直未敛，观疮口凹陷，遂用五五丹外擦，1周后结痂愈合，但1个月后患处又破溃流脓，以阿胶烘软捻成条，插至瘘道底部，用药后患者感到疼痛，但能忍受，经治疗2次，疮口愈合。〔盛德甫，等. 浙江中医杂志. 1987，22（1）：16.〕

3. 疮疡

吴某某，女，36岁。1986年3月9日初诊。右腋窝部化脓溃破后，2个月来溃疡流脓水，刻诊，疮口凹陷，四周皮肤紫黯，触之有硬结，以阿胶烘软，搓成与疮口差不多大小的柱条，插入疮口，治疗2次，告愈。〔盛德甫，等. 浙江中医杂志. 1987，22（1）：16.〕

4. 乳漏

朱某，女，27岁。1975年初诊。左乳晕处生痈，切开引流后已3个月，疮口一直未敛，形成瘘管。以阿胶条插入，不意1次而愈。〔贾美华，等. 浙江中医杂志. 1987，22（1）：17.〕

5. 手足抽搦症（甲状旁腺功能低下）

刘某某，女，46岁，1977年9月10日住院。该患者自1950年由于生气和惊吓，开始知觉异常，四肢发麻，刺痛，进而手足搐搦僵直，各关节屈曲痉挛，严重时全身骨骼肌，平滑肌均呈痉挛状态，且呼吸困难，日渐加重。1960年经某医院确诊为甲状旁腺功能低下。经用钙剂，中药等多种治疗，只能缓解。查体：耳勃氏现象及渥斯提克氏现象均呈阳性。实验室检查：血Ca^{2+}5.0mg%。

治疗方法：用阿胶15g，每天2次水冲加温内服，用药后自觉舒适，3天后手足及全身不抽搐，步态恢复正常，渥斯提克氏现象弱阳性，多年无月经，现又来潮，共服2000g，临床治愈出院。〔巩成勤，等. 辽宁医药. 1979，（2）：3.〕

按语：甲状旁腺功能低下是一种比较少见的内分泌性疾病，常因为甲状腺，甲状旁腺手术或颈部广泛性手术，或颈外照射，放射性碘治疗，乳腺癌的甲状旁腺转移等原因致甲状旁腺功能受损，甲状旁腺激素（PTH）分泌减少，导致血钙水平降低，发生低血钙性抽搐。西医用PTH及钙盐治疗只能暂时缓解症状。本案用阿胶烊化冲服治疗该病取得如此好的疗效，证明阿胶纠正负钙平衡，恢复正钙平衡的作用是十分显著的，值得深入研究，同时还治愈三年多闭经，说明其确有养血补血调经之功能，为补血之第一要药。

阿胶的辨认：质量好的阿胶，表面呈棕黑色或乌黑色，平滑有光泽，对光照射，半透明，质坚脆易碎，无腥臭味，且经夏不软。一般公认山东东阿县阿胶为地道药材。服用时可用黄酒或开水烊化冲服，每次4.5~10g。

6. 产后抽搐

一妇人，产后七八日发搐，服发汗之药数剂不效，询方于愚。因思其屡次发汗不效，拟不宜再发其汗，以伤其津液。遂单用阿胶一两，水融化，服之而愈。〔医学衷中参西录（上册）：358.〕

按语：产后发搐即产后痉证，主要因产后失血伤津，心脏血虚，筋脉失于濡养所致，亦可因产时创伤，感染邪毒直窜筋脉而引起，治宜育阴养血，柔肝息风。阿胶味甘性平，有滋阴补血，止血的作用，故可治产后血虚，虚风内动而致的抽搐。

莪术

【基原】为姜科植物莪术的根茎。

【异名】蓬莪莁，蓬莪茂，莁药，蓬莁，羌七等。

【性味】苦、辛，温。

【归经】入肝、脾经。

【功能主治】行气破血，消积止痛。主治心腹胀痛，癥瘕，积聚，宿食不消，妇女血瘀经闭，跌打损伤疼痛等。

【临床应用】

1. 子宫颈癌

（1）高某某，57岁，家庭妇女。阴道流血性白带4个月。妇科检查：外阴正常，宫颈消失，整个子宫呈凹陷性糜烂约2cm×2cm，质硬，接触出血。宫体后倾后屈，正常活动差。双侧主韧带呈条索状，增粗未达盆壁，宫颈组织病理检查鳞形细胞癌。临床诊断：子宫颈癌Ⅱ期溃疡型。门诊治疗4个月，先后用复方莪术粉1g，每天1次，子宫颈喷撒，共90次；莪术注射液5~10ml，每天1次，局部瘤体注射，共15次，子宫颈变光滑，子宫体活动好。双侧主韧带变软，子宫颈病理组织检查，癌细胞消失。现已停药5年以上，自觉症状及身体检查正常，已参加正常劳动。〔辽宁省莪术研究协作组. 医学研究通讯. 1976，（4）：16.〕

（2）郑某某，29岁，阴道流血行白带1年。妇科检查：外阴正常，阴道通畅，子宫颈上唇见2cm×3cm溃疡，下唇见 1cm×2cm 增生，质硬。接触出血，子宫大小正常，活动差，右侧主韧带增厚未达盆壁，左侧主韧带增粗。子宫颈病理组织检查，鳞癌Ⅱ，临床诊断：子宫颈癌Ⅱ级溃疡型。门诊治疗 1 个半月，用 0.5% 莪术结晶 5~10ml，每天 1 次，共 28 次；莪术栓剂 1~2 枚，每天 1 次，共 19 次，子宫颈局部变光滑，子宫体活动好，右侧至韧带变软，子宫颈病理组织检查，癌细胞消失，现已停药观察半年。〔辽宁省莪术研究协作组. 医学研究通讯. 1976,（4）：16–19.〕

按语：莪术性善走散，能破血逐瘀，消积散聚，可用于癥瘕积聚的治疗。现代药理研究也表明，莪术有抗肿瘤作用，故本案用以宫颈癌治疗能取效。一般认为本品治疗早期宫颈癌疗效较好，无明显毒性，可使病人避免手术与放疗的痛苦。此外，本品亦可用于卵巢癌，淋巴肉瘤，黑色素瘤，白血病，肝癌，胃癌，肺癌及子宫肌瘤，良性乳腺瘤等。常配伍三棱，墓头回，石见穿，王不留行，穿破石，黄芪，白术等。需要注意的是，莪术乃破削之品，多用久用有耗气伤血之弊，故宜中病即止，不宜久用。体质虚弱者，可佐参、芪之类健脾补气，攻补兼施。

2. 霉菌性阴道炎

张某，女，34 岁。患霉菌性阴道炎 3 年，白带量多。曾用制霉菌素及氯己定栓剂治疗，未见好转，来院求治，患者否认既往有任何病史，月经规则，已婚，孕一产一，带节育环。查体：全身状况一般。妇科检查外阴发育正常，阴道通畅，黏膜充血，有多量黏稠豆渣块白带，宫颈轻度糜烂。子宫后位，正常大小，左侧附件增厚，压痛（+），右侧附件正常，镜检白带查到霉菌。诊为霉菌性阴道炎，宫颈糜烂。每晚睡前将莪术油阴道栓置入阴道内 1 支。连用 5 次后，白带减少，镜检白带未查到霉菌。继续用药 2 个疗程。以后每次月经后，均复检白带，皆未查到霉菌。

治疗方法：莪术油阴道栓剂系用姜科莪术的饮片中提取的莪术油（挥发油）为原料制成的栓剂，每晚睡前置入阴道深部 1 支，连续用药 5 次后，取白带涂片镜检霉菌，用药 10 次为 1 个疗程。〔张惠俭，等. 辽宁中医杂志. 1985,（12）：37.〕

鹅不食草

【基原】为菊科植物石胡荽的带花全草。

【异名】石胡荽，野园荽，地芫荽，鸡肠草，鹅不食等。

【性味】辛，温。

【归经】入肺经。

【功能主治】祛风，散寒，胜湿，去翳，通鼻塞。主治感冒，寒哮，喉痹，百日咳，痧气腹痛，阿米巴痢，疟疾，疳泻，鼻渊，鼻息肉，目翳涩痒，臁疮，疥癣，跌打损伤等。

【临床应用】

百日咳

（1）钱某某，女，6 岁。1958 年 10 月 8 日初诊。家属代诉：咳嗽已历二旬，早晚为甚，痉咳阵作，咳时呕吐，饭后也吐，每咳连呛数十声，涕泪交替，极为痛苦。

检查：除眼睑浮肿，右眼巩膜充血，潮红外，其他体征阴性。未发现其他物理症状。体温37.5℃，诊断为百日咳。给予异烟肼、咳舒糖浆等先后就诊数天，体温翌日已复正常，痉咳未见减轻。1周后又复来就诊，据诉昨日又发热，阵发性痉咳，迄今未见稍愈，晚上尤烈，每咳必吐。实验室检查：白细胞2.5×10^{10}/L，淋巴细胞0.65，中性粒细胞0.35，遂即投予鹅不食草糖浆60ml，分8次，每天4次。10月22日复诊，据家属告诉，症状显著改善，痉咳松懈，次数锐减，以前次药量给服，24日复诊，临床症状基本消失。

鹅不食草百日咳糖浆配制法：采拔鲜鹅不食草250g，除去杂草与污物，用水洗净，盛入罐中，加水700ml文火煎至500ml；100ml煎液约等于鹅不食草50g，过滤后以本煎液500ml配糖浆500ml，全液为1000ml加入1g苯甲酸（为0.1%比例），俾资防腐，以便贮存，本品20ml约等于鹅不食草生药10g，本品为淡橙黄色半透明体之浆液，味甘。

治疗方法：1周岁儿童每天服20ml，分4次服，如夜间痉咳较剧之病孩可留1次午夜服下。3周岁者服30ml，5岁以上者可酌加40ml（约等于生药20g），1岁以下者照周龄酌减。〔长汀县中西医结合医院儿科．福建中医药．1959，（2）：7.〕

（2）郭某某，女，4岁。1958年9月25日初诊。诉述十数天前患咳嗽日见增剧，为阵发性，晚上尤剧，咳时涕泪交流，脸红，耳赤，声嘎，呕吐，数日前开始咯血，自后每咳必吐血液。

实验室检查：白细胞1.75×10^{10}/L，淋巴细胞0.60，中性粒细胞0.40，余从略。体检：发育中等，营养欠佳，面色苍白，眼睑浮肿，颈淋巴有黄豆大之硬结，听诊肺部可闻粗糙干性啰音，腹部略胀，叩诊呈浊音，余为阴性从略。诊断百日咳。治疗：给予氯霉素500mg，分4次服，每4小时1次，翌日患者未再复诊。10月19日第2次前来门诊，据诉因上次药价昂贵不能负担，且味苦不易吞服，半数被吞，半数被吐，故未见效力，停诊20余日改服中药与草药均未见效，乃仍阵发性剧咳痉咳呕吐，咯血如喷，状极惊人，故再来就诊，即给予“鹅不食草糖浆”60ml（约等于生草30g），分8次，2天分服。21日复诊，症状显著好转，痉咳减轻，呕吐亦减，咯血亦减少，再投以“鹅不食草糖浆”60ml分2天服。24日复诊，听诊啰音大部不能闻及，继续治疗，第8日临床症状基本消失。〔长汀县中西医结合医院儿科．福建中医药．1959，（2）：7.〕

鹅涎

【基原】为鸭科动物鹅的唾液。

【功能主治】主治误吞稻刺塞喉及小儿鹅口疮。

【临床应用】

稻芒着喉

夷坚志云，小儿误吞稻芒者，咽喉肿不能出者，名曰谷贼。惟以鹅涎灌之即愈。盖鹅涎化谷相制耳。〔续名医类案：536.〕

鹅血

【基原】为鸭科动物鹅的血。

【性味】咸，平；微毒。

【功能主治】和胃降逆，解毒。主治噎膈反胃，胸腹诸虫血积，并涌吐胃中瘀结；外用解箭毒。

【临床应用】

噎病

武昌小南门献花寺老僧自究者，病噎食，临终，谓其徒曰："我不幸罹斯疾，胸臆间必有物为祟，歿后剖视，乃可入殓。"其徒如教，得一骨如簪形，取置经案。久之，有兵帅借寓。一日，徒者杀鹅，其喉未殊，偶见其骨，取以挑刺，鹅血溅骨，骨立消。后其徒亦病噎，因前事悟鹅血可疗，数饮之，遂愈。因广其传，以方授人，无弗愈者。〔历代笔记医事别录：253.〕

F

番茄枝叶

【基原】为茄科植物番茄的新鲜枝、叶。

【性味】甘、酸，微寒。

【归经】入肝、脾经。

【功能主治】清肠止泻。主治泄泻，痢疾等。

【临床应用】

急性细菌性痢疾

患者余某某，男，19岁。1959年6月30日上午6时初诊。主诉：昨天上午腹痛，稀便，下午又有红白冻样便，一夜大便8~9次，发热，头痛，口渴，今日早晨1小时内大便4次，腹痛，坠胀。检查：体温39.6 ℃，精神不振，两颊潮红，舌有白苔，腹有压痛，大便肉眼观察为脓血黏液，粪便显微镜检查，脓球（+++），红细胞（++），巨噬细胞0~3，蛔虫卵0~1。治疗经过：当即投以番茄枝叶煮剂60ml，每2小时服60ml，当天下午体温下降至38.2 ℃，排便由10多分钟减至2小时1次。夜12小时后患者安睡受凉，下半夜又排便8~9次。7月1日上午6时检查，体温又上升至39.4 ℃，1小时排便2次，腹坠痛，头痛，口渴，即加重药量每2小时80ml，当天晚上8时体温下降至38 ℃，排便减至2小时1次。7月2日上午6时体温下降至37.1 ℃，腹痛及里急后重减轻，粪便镜检红细胞（+），脓球（+），巨噬细胞消失。7月4日大便2次，一切症状消失，粪便转为黄色，继续服药1天恢复健康。在治疗期间除服用大量葡萄糖水，用索密痛2片外，未服其他药品。

治疗方法：将番茄茎、枝、叶洗净切碎，按500g加水1000ml比例（加甘草15g亦可），煮开3小时，冷后纱布过滤，压出全部药液，每500g番茄枝叶可得600ml。口服。成人每天6~10次，昼夜服，每次服60~80ml。老幼可服。〔邓卓振. 中级医刊. 1960,（5）：16.〕

番石榴叶

【基原】为桃金娘科植物番石榴的叶。

【性味】酸、涩，温。

【归经】入大肠、小肠经。

【功能主治】收敛止泻。治疗泄泻，痢疾，湿疹，创伤出血等。

【临床应用】

糖尿病

徐某某，女，40岁。1974年11月初诊。外阴瘙痒4月多，疲乏无力，体重减轻，面部皮肤有紫色色素沉着，但三多症状不明显，化验血糖11.88mmol/L，尿糖（+++），肝肾功能基本正常，诊断糖尿病并发皮肤黑变病，在一般控制饮食下用D860治疗，每天3g，连续1个半月，病情无好转，且三多症状逐日加重，又改用盐酸苯乙双胍治疗，历时5个多月，症状不改善，血糖仍在9.55~13.88mmol/L，胆固醇7.25 mmol/L，于1975年改用降糖片一号治疗，每天3次，每次2g，并配合控制饮食治疗，主粮每天400g，分3餐吃，治疗2周，三多症状基本消失，体力增强。体重增加，面部色素沉着大部分消失，复查血糖8.44 mmol/L，尿糖均在 -~±。坚持服药，1976年3月复查空腹血糖为7.24 mmol/L，餐后2小时血糖为11.10 mmol/L，胆固醇4.84 mmol/L，恢复全日工作，病情稳定。1976年5月再复查空腹血糖6.27mmol/L，餐后2小时血糖为7.9mmol/L，1976年8月改用消渴饮治疗，每天1罐分2次服，治疗中多次复查血糖在5.67~8.10mmol/L左右，尿糖稳定性（-），已连续用药14个月，偶有胃部不适感，未见有其他副作用，定期复查肝功能，均无明显变化，治疗中控制主粮外，副食品仅适当限制。

降糖片制法：①用鲜绿色番石榴叶晾干，取干叶30kg加水过药面煮沸2小时过滤，保存其滤液，然后再将其滤渣加水煮沸1小时，过滤，保存滤液，反复2次后弃去药渣，合并3次滤液浓缩成膏状。②再取鲜干叶10kg打成粗粉作填充剂。将①②项混合干燥，再打成能过100~200目圆筛的细粉，然后用10%细粉做成颗粒，干燥后加0.3%硬脂酸镁作润滑剂压片，每片含量为0.5g。用法：成人每天3次，每次2.5~3.5g，饭前1~2小时服。

消渴饮制备法：取生果230g，将全果连皮带核用压缩机压碎，打成糊状后，粗略去核，并加水稀释成24%的果汁，同时加入8.5g罗汉果煎液混合，分装于100g容量的罐头盒内，密封后在100℃下加热10分钟杀菌消毒。用法：成人每天1~2罐。分3次饭前1小时服。〔广西医学院糖尿病科研组. 新医药学杂志. 1978,（4）: 34.〕

番薯藤

【基原】为旋花科植物番薯的茎叶。

【异名】红苕藤，番苕藤。

【性味】甘、涩，微凉。

【功能主治】收敛止血，清肠通便，通乳汁。主治吐泻，便秘，便血，血崩，乳汁不通，痈疮等。

【临床应用】

便秘

张某某，男，32岁。习惯性便秘半年。照下方服药7天，大便通畅，并养成每天定时大便的习惯，半月后痊愈。

治疗方法：每次用新鲜红薯叶500g，以花生油15g，盐适量炒熟当菜吃。一般便秘每天服1次，习惯性便秘每天服2次，连续服用，常可见效。服药期间忌食辣椒、酒等辛热之品，及茶、咖啡等饮料。〔潘文昭. 广西中医药. 1978,（1）: 28.〕

番泻叶

【基原】为豆科植物狭叶番泻或尖叶番泻的小叶。

【异名】旃那叶，泻叶，泡竹叶。

【性味】甘、苦，寒。

【归经】入大肠经。

F

【功能主治】泄热导滞。主治热结便秘，积滞腹胀等。

【临床应用】

1. 急性胰腺炎

唐某某，女，27岁。入院时间1980年12月14日。该患者入院前2天，因劳累过度，突感心窝部及左胁下持续性疼痛，阵发性加剧，放射至左肩背部，呕吐3次均为胃内容物或胆汁，大便未解，小便黄。曾在当地治疗，疼痛未见缓解。检查：尿检淀粉酶512单位，血常规白细胞总数1.24×10^{10}/L，中性0.81，体温37.8℃，心率94次/分，血压17.3/9.3kPa（130/70mmHg），心窝部及左胁下压痛明显，腹平，肠鸣音稍减弱。诊断：急性胰腺炎。收住院治疗。投番泻叶15g，开水200ml冲泡后，冲服，每天服2次。当夜大便3次，便量多，自觉症状亦减轻。次晨，继服1次。16日复查：尿淀粉酶8单位，血常规，体温均正常，自觉症状消失，痊愈出院。

治疗方法：病情轻者，番泻叶10~15g，用开水200ml，冲服，每天2~3次。病情重者，除口服外，再配番泻叶15g，开水冲成200ml，保留灌肠，每天1~2次（呕吐者，以保留灌肠为主）。不管病情轻重，以得泻为度。凡病程较长或呕吐频繁，或不能进食者可适当补液。〔蔡学熙．吉林中医药．1983，（4）：29.〕

2. 便秘

（1）魏某某，男，45岁。胸腰段脊椎压缩性骨折，伤后3天不大便。腹部胀满不适，难以入眠。给予番泻叶10g泡水饮服后，6小时后排便，腹部舒适。之后排便正常，饮食增加。

治疗方法：将番泻叶5~10g泡在150ml开水中，15分钟后弃渣1次服下，数小时后即可排便。多数服1次见效。如便秘时间过久者，隔半小时后再泡服1次。亦可用开水泡药代茶饮用，直至排便已。〔阎宝森，等．吉林中医药．1990，（5）：27.〕

（2）朱某某，男，62岁。患者因急性胆囊炎伴胆道结石，行胆囊切除。胆总管切开取石，“T”型管引流术后，7天未解大便，自觉腹中胀满不适，时有腹痛，不思饮食，口干，小便短赤。查：T：38.2℃，白细胞1.38×10^{10}/L，中性0.79。苔黄干燥，舌质红少津，脉滑数。当时给予果导8片，分2次服用，服后未解大便。最后给番泻叶10g泡开水饮用（每次200ml），3次后大便得下，便后自觉全身舒适。〔唐林森．云南中医杂志．1987，8（1）：38.〕

（3）李某某，男，26岁。患者被灼伤颜面、胸部及右前臂，面积约15%，为Ⅱ~Ⅲ度烧伤，住院10余天来未解大便，口干，小便短赤。查：T：39.4℃；白细胞1.58×10^{10}/L，中性0.83。苔干燥而黄有裂纹，舌质红绛少津，脉数。给予果导4片一次服用，4小时后仍无任何便意，又给温水500ml灌肠，仅解出少量液体，自觉腹胀难忍，呻吟。改用番泻叶10g泡开水服用（每次30ml），2次后（不足4小时）解出大量硬结大便及水分，病人自觉舒适入睡。〔唐林森．云南中医杂志．1987，8（1）：38.〕

（4）患者，男，74岁。因心悸，胸闷2天，经心电图检查诊断：广泛前壁急性心肌梗死，于1990年11月3日入院，入院后第2天发现已5天未解大便，经用番泻叶3g沸水冲服，5小时后解出成形大便。

治疗方法：番泻叶3g，用沸水250ml冲泡当茶饮并留渣，6小时后未解大便者，渣再次用沸水150ml冲饮。24小时内未解大便者，可再用1剂，48小时内未解大便者为无效。〔林梅芬，等. 福建中医药. 1992,（3）：60.〕

3. 肠系膜淋巴结病变

（1）曹某某，女，38岁。腰痛1年余，1972年3月拍腹部平片，疑为左输尿管结石，于4月3日作I.V.P.检查。在造影前1天晚上8时服番泻叶6g泡茶2大杯，当晚及翌日晨共排便3次。造影前先拍全腹平片，见升结肠及乙状结肠有少量积气，无积粪阴影，两肾及腰大肌均显示清晰，肾盂、肾盏在造影片上也显示良好，诊断为肠系膜淋巴结钙化。〔徐同株. 新医药学杂志. 1973,（12）：29.〕

（2）顾某某，女，46岁。因左臀瘘管，下腹肿块，耻骨触痛，于1972年4月5日拍骨盆片。4日晚10时服番泻叶茶剂，5日晨8~9时排便2次。拍片结果，无明显粪便阴影，积气很少。X线诊断为右坐骨结核及肠系膜淋巴结结核。

治疗方法：取干燥番泻叶3~6g，用开水1000~1500ml，浸泡5~10分钟，去渣，泡液类似浓茶，呈深棕色，在钡餐后10小时1次服下。服药后12~14小时，即钡餐后22~24小时作腹部透视或拍片检查。妊娠或经期妇女减量服用或禁服。〔徐同株. 新医药学杂志. 1973,（12）：30.〕

4. 回乳

王某，女，21岁。孕7月，经雷夫诺尔引产出1死婴。产后4天起，双乳肿痛，乳汁量多，服已烯雌酚、维生素B_6及炒麦芽回乳均无显效，求赐良法。症见：两乳房胀满，触痛明显，挤压乳头有乳汁流出，色白质较稠，量中等。饮食尚可，二便自如。给予番泻叶每天4g，嘱加开水150~300ml，泡10分钟后分2~3次服。连服4天，乳汁已断。服药期间除有轻度腹痛便稀外，再无不适感。〔李明，等. 四川中医. 1989，7（12）：28.〕

按语：单味番泻叶用于回乳属变法，临床报道少见，然而对体质壮者可试用。已故台湾中医倪海夏认为乳腺癌的发生就是由于陈旧的乳汁不能通过肠道排出而累积所致。所以他认为妇女保持大便的通畅非常重要，对于防治乳腺疾病有积极意义。前案还有通便的大豆油回乳有效的报道，同样本案例从另一个角度解释了番泻叶为什么可用于回乳。对于脾胃虚寒者宜慎用。

5. 目赤眵泪

曾遇一在西藏工作的干部，其两目微赤，而两眦常有大量眼眵壅结，视物昏花不清，给予番泻叶30g，嘱其每日2~3g，泡水代茶饮之，尽剂而病愈大半，又服30g，则两目完全恢复正常。〔中医研究院广安门医院. 医语医论荟要. 第1版. 北京：人民卫生出版社. 1982:137.〕

按语：中医认为目眵壅结多属肺经实热。又因肺与大肠相表里，泻大肠即可清肺热。本品入大肠而泄热导滞，故可导肺经实热下行，从大便而解，所以能治目赤眵泪之证。使用方法，可用开水浸泡代茶，甚为方便。至于用量，一般宜在3g以下，因小量使用可清肠胃之热而开胃，过量使用则会导致恶心、呕吐、腹痛、腹泻等症状出现。

F

翻白草

【基原】为蔷薇科植物翻白草的带根全草。

【异名】鸡腿草，鸡距草，鸡脚爪，土人参，茯苓草，郁苏参等。

【性味】甘、苦，平。

【归经】入肺、大肠、胃经。

【功能主治】清热，解毒，止血，消肿。主治痢疾，疟疾，肺痈，咯血，吐血，下血，崩漏，痈肿，疮癣，瘰疬，结核等。

【临床应用】

1. 肺痈

先父郁川患肺痈病，日吐腥臭脓血碗许，神昏，气喘，脉微，经中西医治疗无效。后自己试用下药治疗，数剂后，神清气顺，计服年余而愈。

治疗方法：翻白草30g，猪肺1个，酒水各炖一炷香，取汤服。〔王亨瑛. 福建中药. 1964,(6)：40.〕

2. 腹泻

楼某某，女，78岁。1982年5月5日入院。转移性右下腹疼痛伴发热呕吐1天。查：右下腹压痛反跳明显，白细胞2.82×10^{10}/L，中性：0.92，淋巴：0.08。西医诊断：急性阑尾炎，局限性腹膜炎。予氯霉素、四环素等抗炎药物治疗。5月8日开始，腹泻频繁，难以计数，化验室检查为涕样便，有革兰氏阳性球菌。予氨苄青霉素治疗无效。因年高体弱，病情危重，遂邀余会诊。诊见：精神怠倦，闭目不语，目眶下陷，脉象细数，舌质偏红，苔薄白干。急则治其标，予翻白草粉，每次3g，每天3次吞服。西药同上。进药2次后，大便次数顿减，第2天仅5次，第3天止泻。〔戴关荣. 中医杂志. 1984，25（1）：48.〕

3. 急性细菌性痢疾

黄某某，男，46岁。1972年9月12日因腹痛，腹泻，伴里急后重初诊。体温38.5℃，精神萎靡，皮肤弹性差，四肢厥冷，心肺（－）。腹稍膨隆，肝脾未触及，左下腹压痛明显，肠鸣音亢进，大便脓血样，每天20~30次。患者发病已有3天。大便化验WBC（+++），RBC（++），脓细胞（+++）。患者拒绝住院，笔者给予翻白草干品30g，每天2次煎服。次日检查：体温正常（37.1 ℃），腹痛轻微，大便次数大为减少，里急后重已不明显，开始进食，精神也大有好转。第2、第3天又服2剂痊愈。第4天去县医院复查，大便已正常。

治疗方法：鲜翻白草根或全草60或干品30g。小儿剂量酌减。每剂分早晚2次用文火煎服。第1次加水约300ml，煎至150ml，第2次加水约200ml，煎成100ml。急重患者或中毒

性痢疾，可每天服2剂，分4次服。昏迷患者不能口服的，可鼻饲给药。〔吴成善. 中原医刊. 1984,(4)：14.〕

饭包草

【基原】为鸭跖草科植物饭包草的全草。

【异名】竹叶菜，马耳草，竹菜，火柴头，千日晒等。

【性味】苦，寒。

【归经】入大肠、胃经。

【功能主治】清热解毒，利水消肿。主治小便不通，淋漓作痛，赤痢，疔疮肿毒等。

【临床应用】

急性乳腺炎

刘某某，女，19岁。1960年11月9日来院初诊。主诉在分娩后21天，左乳有桂圆核大的硬结1块，出现发冷发热已3天。诊视：左乳房红肿热痛，皮肤紧张压痛，即以饭包散外敷，第二天复诊，疼痛消失，局部已软化，再敷药1剂，以后未来诊，经访视已基本痊愈。

治疗方法：新鲜饭包草叶、苗300g，用水洗净，阴干，石臼中捣烂，加入甜酒酿30g拌匀，捏成碗口大，敷贴于患处，每天换2次（孕妇忌用）。〔龚亨阳. 江西医药. 1961,(7)：32.〕

防风

【基原】为伞形科植物防风的根。

【异名】铜芸，茴芸，百枝，屏风，风肉，车防风，旁风等。

【性味】辛、甘，温。

【归经】入膀胱、肺、脾经。

【功能主治】发表，祛风，胜湿，止痛。主治外感风寒，头痛，目眩，项强，腹泻，风寒湿痹，骨节酸痛，四肢挛急，破伤风等。

【临床应用】

腹泻

（1）冯某某，男，31岁，农民。1988年10月3日初诊。因感受风寒，当晚遍身瘙痒，黎明腹泻数次，经乡医治疗瘙痒减轻，黎明腹泻久治不应。历3个月。西医诊断为过敏性肠炎，治疗不效。检验：均为正常。患者头昏，四肢酸楚，纳食正常。每天黎明即腹泻2~3次，大便水粪夹杂或呈粥状，舌苔黄腻，脉弦。证属：风寒入络传里，下迫大肠。治以祛风，散寒，燥湿。

治疗方法：防风20g，生姜5片。水煎服。每天1剂。5剂效应，黎明仍有便意，继服5剂，诸症悉除。〔任德勋. 中国乡村医生. 1992,(8)：19.〕

（2）程某，女，农民。1991年3月5日初诊。因腹泻10日始求医，治疗症减，惟遗留触及风寒即腹泻。历2年余。近2个月，病情加重，终日卧床避触风寒以免腹泻之苦。检验：血、大便均为正常。患者体胖，面色皖白，纳食正常，触及风寒即腹胀，肠鸣，泻利窘迫，大便呈粥状，舌苔白腻，脉缓。证属：风、寒、湿杂至，大肠传道失司。治以祛风，散寒，除湿。方药：防风18g，水煎服，日1剂。服3剂药后，周身汗出而黏，腹部舒适，腹泻症减。效不更法，继服5剂，诸症悉除。随访

未见复发。〔任德损. 中国乡村医生. 1992,（8）：19. 〕

按语：任氏单用防风治疗腹泻久不愈者，可谓善用此药者。防风性平味甘，中医认为辛以祛风，甘以和中，温以祛寒，治疗触及风寒即泻之证，则药证相投。如果患者寒邪偏甚，尚可加用生姜、大枣等药。防风单用治疗久泻非常法，乃灵活变通之法，确能启迪思路。

F

肺形草

【基原】为龙胆草科植物双蝴蝶的嫩幼全草。

【异名】铁交杯，石板青，四角喜，花蝴蝶，胡地莲等。

【性味】辛，寒。

【归经】入肺经。

【功能主治】清肺止咳，解毒消肿。主治肺热咳嗽，肺痨咯血，肺痈，肾炎，疮痈疖肿等。

【临床应用】

肺痈

王某某，男，18岁。1948年春季患肺痈，发热咳嗽，胸部刺痛，鼻塞不闻香臭，咳出黏液如脓血，呼吸不利，夜睡不安，经某医院治疗无进步。后即改用肺形草200g，用水煎服，连服6天，病势日减，其后用养阴清肺调治，结果痊愈，并无遗留其他病症。〔李健原. 上海中医杂志. 1957,（1）：25. 〕

枫杨树叶

【基原】为胡桃科植物枫杨的树叶。

【异名】麻柳叶。

【性味】辛，大热；有毒。

【归经】入肺、胃经。

【功能主治】清热解毒，杀虫止痒。主治痢疾，疥癣，龋齿，脓疱疮等。

【临床应用】

1. 细菌性痢疾

（1）杨某某，男，14岁。发热，腹痛，里急后重，脓血便日20余次，曾用呋喃唑酮、氯霉素等治疗4天未见效。后在门诊用鲜枫杨树叶30g煎服，服药1次便次即减少，连服3天痊愈。

治疗方法：用鲜枫杨树叶30~60g（干叶15~30g）煎水400ml左右，1天分2次服。小孩酌减，浓煎少量多次分服，服药时除少数病人引起呕吐外，余未见明显副作用。〔朱良志，等. 江苏医药. 1976,（3）：42. 〕

（2）顾某某，男，20个月。因高热，腹泻次数频繁难记，稀水黏液便伴呕吐1天多，于1974年9月16日诊为“小儿痢疾”入院。白细胞总数13.6×10^9/L，中性0.77，淋巴0.20，酸性0.03。住院7天，先后用新霉素、氯霉素、黄连素及补液等治疗，症状未见明显好转，且口腔出血多个口疮。出院后单用鲜枫杨树叶30g，浓煎分4次服，1天后症状明显好转，2天后所有症状均消失。〔朱良志，等. 江苏医药. 1976,（3）：42. 〕

2. 脓疱疮

邱某某，女，1岁。全身性蚕豆大脓疮，溃烂流黄水，发热，烦渴，尿黄，食欲差，经中西药物内服、外擦，并注射抗生素均无显效，反复发作持续月余。经按下法外洗1次后，疮口全部干燥结痂，第2次后痂皮脱落痊愈。

治疗方法：取枫树嫩枝叶及果实各500g，以2脸盆水熬成1脸盆水洗澡(如果不是全身性的只洗局部也行)。药汁不宜太热，且药汁禁忌入口。〔江西赣州市中医院革委会医务组. 中草药通讯. 1972,(2)：59.〕

蜂胶

【基原】为蜜蜂科昆虫中华蜜蜂等所分泌的黄褐色或黑褐色的黏性物质。

【性味】辛、甘，无毒。

【归经】入肺、脾经。

【功能主治】主治鸡眼，胼胝，跖疣，寻常疣等。

【临床应用】

带状疱疹

潘某某，女，50岁。于1981年5月9日初诊。开始右胸背部有蚁爬感，继而剧痛且出现有水泡。检查：沿右侧第4肋至胸背部有8簇水疱，呈带状分布，水疱透明，有红晕，同侧腋窝淋巴结如花生米大有触痛，诊断为带状疱疹。给予蜂胶酊局部涂布，每天1次，3天后，疼痛明显减轻，疱疹缩小，第4天疼痛消失，5天疱疹干涸痊愈，随访1年无复发。

治疗方法：蜂胶15g，加入95%乙醇100ml内，浸泡7天不时振荡，用定性滤纸过滤后即可得蜂胶酊。用棉签蘸蜂胶酊涂患处，每天1次，涂药期间注意保持局部皮肤干燥。疗效：46例均治愈，用药最短3天，最长7天，疱疹即干涸痊愈。〔庸全贤，等. 河北中医. 1984,(3)：23.〕

蜂蜡

【基原】为蜜蜂科昆虫中华蜜蜂等工蜂分泌的蜡质，经精制而成。

【异名】蜡，蜜跖，蜜蜡。

【性味】甘、淡，平。

【归经】入脾、胃、大肠经。

【功能主治】解毒，生肌，定痛。主治急心痛，下痢脓血，久泻不止，胎动下血，疮痈内攻，久溃不敛，水火烫伤，皮肤瘙痒等。

【临床应用】

荨麻疹

(1)患者，女，33岁。1990年10月6日初诊。患瘾疹3个月余。严重时伴失眠，纳差，恶心及头晕头痛。曾先后在多家医院就医，诊断为慢性荨麻疹，口服氯苯那敏、盐酸异丙嗪片，静脉注射葡萄糖酸钙皆不能根治。刻诊：症见体困身倦，神疲躁急，周身刺痒，疹瘾满布，一抓痕可见。舌淡红，苔薄白，两脉沉细。诊断：瘾疹。属气虚血燥，虚风外扰。治以益气养血，祛风润燥。药用黄蜂蜡12g，温开水溶化送服，每天2次，连服1周，诸恙悉平。随访半年无复发。〔汪明忠. 实用中医内科杂志. 1993,(1)：8.〕

(2)患者，女，30岁。1992年10月初诊。患瘾疹2个月，发作有时，以早晚或遇冷则剧。伴失眠，头晕，头痛，心烦易怒。曾在陆军某医院诊断为慢性荨麻疹。先后静脉注射氯化钙，口

F

服阿司咪唑片，时好时发，且为其副反应所困扰。刻诊：颜面潮红周身片状瘾疹可见，布满抓痕，舌淡红苔薄白，两脉浮缓。诊断瘾疹，属营卫不和，风湿之邪客于肌卫。投桂枝汤4剂，疗效欠佳，乃投蜂蜡12g，温开水溶化送服，每天2次，连服5天诸症全消。随访5个月无复发。

F

治疗方法：蜂蜡12g，温开水溶化送服，每天2次。〔汪明忠. 实用中医内科杂志. 1993,（1）：8.〕

蜂蜜

【基原】为蜜蜂科昆虫中华蜜蜂等所酿的蜜糖。

【异名】石蜜，石饴，食蜜，蜜糖，蜂糖等。

【性味】甘，平。

【归经】入肺、脾、大肠经。

【功能主治】补中，润燥，止痛，解毒。主治肺燥咳嗽，肠燥便秘，胃脘疼痛，鼻渊，口疮，汤火烫伤，解乌头毒等。并促进疮口愈合。

【临床应用】

1. 胃溃疡

王某某，男，25岁，军人。1953年2月25日入院。患者主诉胃痛吐酸，有时吐血及解黑色大便已1年9个月。1949年，患者由东北随军南下，因常吃干粮而开始吐酸，是年9月在广西突然发生1次上腹部烧灼样疼痛，吐出黑色血约200ml，当时头晕目眩，四肢乏力，住入军医院治疗，症状逐渐消失，出院继续工作。1950年冬参加抗美援朝，因战时生活紧张，饮食不调，吐酸症状复发，并偶有腹痛。但仍坚持工作，直至次年5月食后呕吐，间或混有血迹，并感大便干燥，解出时为黑色硬便，饮食大减，体力不支。乃转回祖国某陆军医院治疗，在该院曾先后接受后奚皮氏治疗，组织疗法，溶血疗法，封闭疗法以及对症治疗。历时年余，症状未获减轻，而转入本院治疗。

入院时检查：发育中等，营养不良，呈慢性衰弱病容，表情抑郁，全身消瘦，皮肤干燥松弛，舌被黄苔，心音弱，肺呼吸音粗糙，肝脾不肿大，腹壁凹陷紧张上腹部显著压痛，腹肌反射消失。实验室检查：红细胞4.0×10^{12}/L，白细胞8.4×10^{9}，中性0.78，淋巴0.20，单核0.02，红细胞沉降率第1小时末为14mm，黄疸指数4单位，康氏反应阴性，大便坚硬，色黄，隐血（+++），胃液分析：总酸度为102U，胃肠钡餐检查：胃小弯处发现壁龛。

入院后输入葡萄糖生理盐水及维生素C、维生素B，又作组织埋藏3次，不断使用制酸剂，但均无明显功效，于是决定给予蜂蜜口服，鉴于患者常常呕吐，故每次先以30ml炖温服之，每天服3次。2周后呕吐减轻，乃加至60ml 1次，又服1周，大便转软，呕吐更减，于是每次加至90ml，5周后，大便通畅（呕吐消失），腹痛骤减，饮食日增，身体渐复，查体无病症发现，大便匿血无。胃液总酸度84U，观察半年，未曾复发，于1954年6月出院。

治疗方法：无呕吐者，每天给3次，

每次 90ml，在热水中炖温或冲入开水中空腹时服之；有呕吐者，每服 30ml，吐血患者不必温热服之。服用蜂蜜的总量，当视其病情而定，服用见效的，可服至症状消失为度，如服用 3 周毫无效果者，则不必再服。在服用蜂蜜期间，一般治疗药品均暂停使用，但葡萄糖，维生素等营养剂可以例外。〔徐春为. 上海中医药杂志. 1957，6（5）：19.〕

2. 术后创伤感染

刘某某，男，23 岁。因转移性右下腹疼痛 3 天，伴发热 1 天，于 1984 年 10 月 1 日入院，当日下午在腰麻下行阑尾切除手术，术后诊断为急性化脓性阑尾炎穿孔。手术后第 5 天切口疼痛，创面红肿，查有波动感，即拆线扩创引流，创面为 6cm × 2cm，深达腹外斜肌腱膜，经采用青霉素抗炎的同时，创面无明显脓液，采用蜂蜜换药，2 天见肉芽组织生长良好，换药至术后 15 天创面愈合。

治疗方法：在应用蜂蜜前正确地换药，如伤口应引流通畅，注意无菌操作，彻底除去污物，清除坏死组织等。然后在清洗的创面上涂上薄薄一层市售不煮沸蜂蜜，窦道伤口用清洁蜂蜜纱条填入，外盖消毒敷料，蜂蜜不浸透外层纱布为宜。分泌物少的创面每天或隔天换药 1 次，分泌物多每天可换药 1~2 次，直到创面愈合。对于开放性损伤（指手术切口或其他开放性损伤），同样上药前清洗创面干净后，再于肌层及皮下涂蜂蜜适量，然后按解剖逐层缝合，盖上敷料，按期拆线即可。〔王兴根，等. 中国乡村医生. 1993，(2)：28.〕

3. 角膜炎

诸某某，女，66 岁，退休工人。患者诉右眼因患白内障曾于 9 年前在本市某医院施行手术。术后因创口愈合不良，虹膜脱出，再次入院施行创口修补术。术后视力下降，不能数指，又因瞳孔上移，曾给予虹膜剪开术。随后因右眼红痛加剧，眼压逐渐升高，诊断为继发性青光眼。应用降眼压药物才使症状缓解。自 1985 年 7 月起，因右眼反复红痛日益加剧，曾去本市各大医院求医，均诊断为“大泡性角膜炎病”，但经多方医治均告无效，后到我科求治，要求摘除眼球，门诊医生认为是该手术适应证，故于 1985 年 10 月 7 日收住入院。检查：右眼视力，光觉，光感定位各方均佳。球结膜轻度睫状充血，角膜荧光素染色为大片细点着色状，表面粗糙。有大小不等的囊泡，分布广泛，实质层水肿，内皮变性，前房清，鼻上方虹膜根部离断，瞳孔散大约 6mm，形态不规则。眼部外科 10 度，眼压为 14.57mmHg，玻璃体浑浊，眼底模糊不清。

入院后经用丙种球蛋白及眼片，氯霉素眼药水，50% 葡萄糖，纯甘油滴眼，以及鸡蛋膜覆盖角膜治疗，疗效不明显，角膜囊泡仍时发时破，右眼视力：光觉。于入院后第 8 天，使用新鲜蜂蜜滴眼，每天 4 次，滴后第 2 天，患者即诉右眼疼痛略有减轻。至滴后第 4 天，疼痛明显减轻，但角膜囊泡无明显改变。滴后第 8 天，患者眼痛基本消失。角膜大泡变平，小囊泡减少，荧光素染色范围缩小，前房清晰。视力增至数指 150cm（戴自家眼镜）。停服降眼压药物后，眼压一直正常。于 1985 年 10 月 24 日出院。嘱继续用蜂蜜滴眼。出院 1 个月左右后，角膜囊泡完全消失。据 2 年零 3 个月的随访，患者出院后因自动停滴蜂蜜复发一次外，均无出现眼痛。自觉视力稍有提高，右眼视力达到 0.02（戴镜），荧光素染色阴性。角膜有散在性斑衣，无新生血管植入。

讨论：国内外大泡性角膜病的治疗，一般用高渗葡萄糖或纯甘油滴眼，或戴角膜接触镜，或施行角膜移植术、结膜瓣遮盖术、眼球摘除术三种手术中的一种。但是，滴高渗溶液不能消除角膜大泡，症状得不到缓解；戴角膜接触镜有异物感；至于角膜移植术因角膜营养不良，植片难成活，无复明希望；结膜瓣遮盖术及眼球摘除术，大多数患者难以接受。

我们考虑到大泡性角膜病是一种以内皮变性到基质水肿液及上皮水肿，从而导致囊泡形成的特殊的角膜变性。它伴有严重的角膜营养障碍，故反复出现囊泡，而蜂蜜中有 180 多种不同的物质，是一种高度复杂的糖类混合物。其中糖类占蜂蜜总量的 3/4，此外还有花粉、氨基酸、色素、有机酸酵素、激素、维生素、矿物质和转化酶淀粉酶、葡萄糖氢化酶等。在近几十年的科研实践中，蜂蜜作为内外科等多种疾病的辅助药物，对大泡性角膜施以蜂蜜后，改善了角膜的营养，促进了创面的愈合，因而收到良效。

有人猜测，蜂蜜会是一种良好的培养基，易生长细菌和霉菌。实际上，蜂蜜不但含有丰富的营养，而且经实验证明有抑菌和抗菌性能。这种抑制作用是葡萄糖氢化酶在其对蜂蜜葡萄糖作用并形成葡萄糖酸内酯（与葡萄糖酸平衡时）所产生并积聚在稀释蜂蜜里的过氧化氢所引起。由于蜂蜜的高浓度和酸性，不同病原菌放入蜂蜜中就被杀死。蜂蜜不仅对大泡性角膜起到了治疗作用，同时也预防了混合感染。另一方面，实验还表明：蜂蜜的渗透压约为高渗葡萄糖的 2.5 倍，这也是蜂蜜滴眼后囊泡迅速变平的原因之一。蜂蜜的矿物质与人体血液中含量近似。而它的 pH 为 5，和 0.5% 金霉素眼药水相似为弱酸性。因此滴眼后稍有痛感但能承受。几秒钟后即好转，而后变为舒适感，未发现过敏及副作用。

通过观察发现，认为本疗法与单独使用西医疗法比较，具有疗效显著，疗程短，方法简便，药源丰富，费用低廉，安全可靠，无毒副反应，患者乐于接受，便于推广等特点，是治疗该病的新方法。〔倪蕊芝. 中国西医结合眼科杂志. 1989，7（2）：68.〕

4. 水蛭咬伤阴道出血

凌某某，13 岁，1990 年 7 月 6 日初诊。其母代述当天下午 5 时 20 分左右，与同学一道到渠里游泳，约 6 时 30 分回家后感到阴部疼痛，瘙痒，裤子上段被鲜血染湿，裤衩处有一条蚂蟥。家人惊慌失措，遂携来我院就诊。诊见：情绪紧张，面红，阴道有血液流出，色鲜红，余无不适。据病史及查体所见，排除月经初潮，确诊为水蛭咬伤阴道出血。即予本法治疗，10 分钟后血止病愈。

治疗方法：患者平卧位，以红汞消毒外阴部，取无菌导尿管徐徐插入阴道，将 80% 的蜂蜜 15ml 经导尿管缓缓注入阴道内，患者保持平卧半小时。〔李春华，等. 广西中医药. 1993,（1）：12.〕

凤尾草

【基原】为凤尾蕨科植物凤尾草的全草或根。

【异名】井口边草，山鸡尾，凤凰草，井茜，石长生等。

【性味】淡、微苦，寒。

【归经】入肾、胃、大肠、心、肝经。

【功能主治】清热利湿，凉血止血，消肿解毒。主治黄疸型肝炎，肠炎，菌痢，淋浊；带下，吐血，衄血，便血，尿血；扁桃体炎，腮腺炎，痈肿疮毒，湿疹等。

【临床应用】

急性尿路感染

王某某，女，31 岁，已婚。1973 年 8 月 16 日初诊。主诉：发热畏寒 2 天，腰部有酸胀感，即见小便淋痛，尿频尿急。小便检查：脓血球（++），蛋白（+）。经服下方 2 剂，症情显著减轻，小便疼痛基本消失，3 天后小便送检转阴。

治疗方法：凤尾草（凤草厥）全草 30~60g，冰糖 15g，浓煎内服，每天 2 次，连服 3~5 天。〔夏治平，等. 江苏医药. 1975,（1）：79.〕

凤眼草

【基原】为苦木科植物臭椿之果实。

【异名】椿荚，樗荚，凤眼子，樗树凸凸，春玲子等。

【性味】苦、涩，寒。

【归经】入大肠、肾经。

【功能主治】清热利湿，杀虫止痒，止血止带。主治痢疾，肠风下血，尿血，淋证，阴痒，崩漏，白带，遗精，阳痿等。

【临床应用】

1. 痢疾

泊宅编云，姚祐自殿监迁八座，母夫人病痢，诸药不效。令李昂筮轨草，有真人指灵草之语，一日登对，上讶其色瘁，具以实奏，诏赐一散子，数服而愈，仍喻只炒椿子熟末米饮下。〔续名医类案：172.〕

2. 偏头痛

杨某某，女，71 岁，本院家属。偏头痛 30 余年。1986 年 11 月 15 日，因右侧头部剧烈跳痛，恶心，呕吐，继而昏迷被急送医院，诊断蛛网膜下腔出血，经抢救治疗 2 周，神志清醒，但头痛仍在，甚或波及左侧，伴呕恶，给以凤眼草 3g，以下法服 1 剂痛减，连服 10 天症状消失，痊愈出院。至今头痛未复发。

治疗方法：凤眼草 3~5g，加水 200ml 煮沸 2 分钟，滤汁，分 2 次温服，每天 1 剂。须注意，该药煎逾 10 分钟则味苦涩，性寒，善清下焦湿热，对头痛效差。〔韩铁山. 国医论坛. 1989，4（13）：22.〕

F

F

3. **血淋**

胡某某，男，35 岁，干部。1965 年患血淋，经针药治疗，效果不佳。现症：小便热涩，色紫红，淋沥不止，小腹痛如刀割，舌质淡，尖赤，苔黄，脉数。尿检：红细胞（+++）。处以小蓟饮子加减，水煎，每天服 2 次罔效。改用单味凤眼草 30g，用开水浸后饮服，每天 3 次。3 日后，痛涩减轻，小便较前通畅。共用 30 天，病愈。追访至今，未见复发。〔刘翘弛. 吉林中医药. 1985,（6）：24. 〕

4. **外阴瘙痒**

高某某，女，56 岁，于 12 月 12 日初诊。主诉及现病史：外阴部瘙痒，夜间不能入睡，时有头胀痛，胃部不适，便秘，视物不清。过去史：阴部瘙痒，经中医诊治使用坐药 30 多年，效果不大，因阴部瘙痒难忍，曾用剪子刮剪，出血后方止，30 年来一直没有间断使用坐药，41 岁停经，分娩 10 胎，健存 5 胎。检查：阴道壁有腐蚀瘢痕，子宫体正常，子宫颈萎缩，其他无异常。滴虫阴性。诊断：围绝经期伴有外阴瘙痒。处置：凤眼草煎剂冲洗，经治疗 4 次后，自觉阴部作痒减轻，夜间睡眠良好，胃部仍不适，便秘，遂服胃肠药，继续冲洗，现外阴瘙痒感消失，一切无异感，自己仍要求治疗。

治疗方法：用中药凤眼草 200g，加水 1200ml，煎成 300ml，分为 3 等分，每次用 100ml，用时加开水 200ml，略加温与体温相同，否则恐有不适感，冲洗时用扩阴器将阴道壁充分扩张，将前后穹窿及褶皱处冲洗干净（未婚者在冲洗器上安一导尿管冲洗）。共冲入 250ml，将剩余 50ml 冲洗外阴部，用消毒棉球将外阴擦干，后置一棉球于阴道口，以防残余水分污染内衣，每天 1 次，10 天为 1 个疗程。每于月经后 3~4 天检查，追踪 2 个月，该药煎成后，最好立即使用，否则可贮于冰箱内（4℃左右），以免影响疗效。〔崔慧忠. 中级医刊. 1958,（3）：43. 〕

5. **滴虫性阴道炎**

梁某某，23 岁，女工。检查证明系 3 个月妊娠，子宫颈糜烂，阴道发红，分泌物多，呈白色泡沫样，检查滴虫（+），经冲洗 1 个疗程后，检查滴虫（–），追踪相当于 2 个月经期后复查皆为阴性，同时糜烂减轻，胎儿亦无妨碍，患者无有任何不适之感。〔崔慧忠. 中级医刊. 1958,（3）：43. 〕

佛甲草

【基原】为景天科植物佛甲草的全草。

【异名】火烧草，佛指甲，半枝莲，铁指甲，狗牙半枝等。

【性味】甘，寒。

【功能主治】清热，消肿，解毒。主治黄疸，痢疾，咽喉肿痛，痈肿，疔疮，丹毒，烫伤，蛇咬伤等。

【临床应用】

1. **皮肤硬结**

贾某某，男，36 岁。1987 年 2 月 6 日因患Ⅲ型肺结核入院。臀部肌内注射链霉素，7 天后患部出现灼痛，并可摸及如鸽蛋大小之硬结皮肤红肿，不能平卧。经采用佛甲草外敷3次告愈。

治疗方法：采集新鲜佛甲草（全草），洗净捣碎，加少量食醋敷患处，也可在夏季收集全草，洗净晾干，碾成细粉，装瓶备用。用时加食醋调敷患部，外用无毒塑料膜或消毒纱布包扎，每天1次。伴有发热及全身症状者，加用青霉素等抗生素治疗。〔张仁惠. 四川中医. 1991，9（7）：37.〕

2. 静脉炎

杨某某，男，18岁。1984年7月12日初诊。患者半月前因食物中毒伴感染性休克入院。输血后，右下肢静脉及小隐静脉周围出现红肿灼痛，并扪及索条状块，曾用硫酸镁外敷无效，触痛明显，改用佛甲草外敷，2次获愈。〔张仁惠. 四川中医. 1991，9（7）：37.〕

3. 疖肿

刘某某，男，42岁。1990年8月29日初诊。患者颈后生一痈疖大小约2cm×3cm，颈不能转动，可见有多个脓头，周围皮肤红肿热痛，畏寒，体温38.9℃，便秘，尿赤，先用青霉素静脉滴注，口服增效联磺片等药5天无效。改用佛甲草外敷5天痊愈。

治疗方法：采集新鲜佛甲草（全草），洗净捣细，加少量食醋敷患处，也可在夏秋季采集全草，洗净晾干，碾成极细末，装瓶备用，用时加食醋调敷患部，外用无毒塑料膜或消毒纱布包扎，每天1次。伴有发热等全身症状者，加用青霉素等抗生素治疗。〔张仁惠. 四川中医. 1991，9（7）：37.〕

伏龙肝

【基原】为久经柴草熏烧的灶底中心的土块。

【异名】灶中黄土，釜下土，釜月下土，灶心土。

【性味】辛，温，无毒。

【归经】入脾、胃经。

【功能主治】温中燥湿，止呕止血。主治呕吐反胃，腹痛泄泻，吐血，衄血，便血，尿血，妇女妊娠恶阻，崩漏带下，痈肿溃疡等。

【临床应用】

呕吐

患者，男，诊所会计员。1957年的夏天，患急性肠胃炎，剧吐剧泻一昼夜，已严重脱水，因服药后即吐，西医医生主张停药，让胃休息，听其自然恢复。我觉得西药不行，还有中药，便到邻居家土灶里掘取灶心土（伏龙肝）1块，有小鸡子大，放入碗内捣碎，冲入开水，捣了几下，等粗渣沉淀后，将土黄色浑水倒入另一碗中，趁温喝下。病人一口气将其喝完，竟未再吐，痊愈后，病人追述说："那药真香。"这只有在胃气大虚的情况下，才能觉得味香。〔李克绍. 山东中医杂志. 1981,（1）：62.〕

芙蓉叶（花）

【基原】为锦葵科植物木芙蓉的叶。

【异名】拒霜叶，木芙蓉花（叶），铁箍散，地芙蓉花等。

【性味】辛，平。

【归经】入肺、肝经。

【功能主治】凉血解毒，消肿止痛。主治痈疽焮肿，缠身蛇丹，烫伤，目赤肿痛，跌打损伤等。

【临床应用】

1. 肺痈

郑某某，男，46岁。患咳嗽，胸前第3肋骨间（肺募穴）隐隐作疼，曾经西医治疗无效。经常吐腥臭痰，鼻塞不闻香臭，有时右鼻流出脓血样腥臭脓液，脉数而实。经用下法治疗后，次晨吐出腥臭痰甚多，第3天病减大半，连服1周而愈，迄今无复发。

治疗方法：木芙蓉花每次干者24~30g，鲜者30~60g，每天2次，每次以冰糖15g为引煎服。〔曾昭贵. 福建中医药. 1959,（6）：35.〕

2. 乳腺增生

某女，两乳房结块已数月，逐渐增大，结块变硬，被诊断为乳腺增生。用鲜芙蓉花一把，捣成泥，加蜂蜜和匀，敷患处，用半年，次年芙蓉花再开时再敷，2次而愈。〔黄志. 浙江中医杂志. 1989,（11）：5.〕

3. 疮毒

周某，男，23岁。1984年9月12日初诊。患急性右侧腹股沟淋巴结炎近10天，已相继用过多种抗生素及中草药，肿痛有增无减，活动受限，行走剧痛。诊见：右侧腹股沟处可见一个5cm×3cm大小肿块，红肿热痛，身热便干，舌红苔薄。脉数。实验室检查：白细胞11.8×10/L，嗜中性白细胞0.79，淋巴细胞0.19，单核细胞0.03。按下法外敷，每天换一次。中药仙方活命饮加减3剂，每天1剂煎服，1周后告愈。

治疗方法：取新鲜芙蓉花或叶加食盐少许捣至极烂外敷，每天换1次。如天气炎热干燥时，1天中可再换。〔刘远坝. 陕西中医. 1990，11（9）：419.〕

4. 瘢痕疙瘩

王某某，男，19岁。1988年7月21日初诊。两年前胸部粉刺反复发作半年，并出现黄豆大小的结节6个，无明显自觉症状，未经治疗，半年后结节逐渐增大，轻度瘙痒。检查：胸部见6个小包块，其中一个似核桃大，其余的约蚕豆大小，色淡红及暗红，稍有触痛，诊断为瘢痕疙瘩。经用下法治疗25天，包块完全消退，自觉症状消失，随访1年未复发。

治疗方法：端午日采芙蓉叶，不拘多少，阴干，研细末备用，用时以清茶调成糊状涂患处，每天数次。次日须洗尽原药痂再涂，有少数损害，涂药3~24小时局部有淡黄色黏液溢出，用干棉球拭去即可，不妨碍用药。〔刘远坝. 陕西中医. 1990. 11（9）：419.〕

茯苓

【基原】为多空菌科真菌茯苓的干燥菌核。

【异名】茯菟，茯灵，松腴，绛晨伏胎，茯兔，云苓，松苓等。

【性味】平、甘，淡。

【归经】入心、脾、肺经。

【功能主治】渗湿利水，益脾和胃，宁心安神。主治小便不利，水肿胀满，痰饮咳逆，呕哕，泄泻，遗精，淋浊，惊悸，健忘，失眠，脱发等。

【临床应用】

1. 心悸

友人竹芷熙曰："嵊而居县地固多山，有葛溪口，嵊东山名也。本层峦叠嶂，峰回水绕之所，吴化聚族而居，约四五十家，以种苓为业，其种苓之法，秘而不宣，虽亲戚不告焉。新嵊药肆间，茯苓皆出于是。春间吴氏之媳病，盖产后月余，壮热口渴不引饮，汗出不止，心悸不寐，延余往治。病人面现红色，脉有滑象，急用甘草、麦冬、竹叶、柏子仁、浮小麦、大枣煎饮不效；继用酸枣仁汤，减川芎加浮小麦、大枣，亦不效；又用归脾汤加龙骨、牡蛎、萸肉则仍然如故。当此之时，余束手无策，忽一人进而言曰：'何不用补药以缓之。'余思此无稽之谈，所云补药者，心无见识也，姑漫应之。时已届晚寝之时，至次日早起，其翁奔告曰：'予媳之病昨夜用补药医痊矣。'余将信将疑，不识补药究系何物。乃翁持渣来见，钵中有茯苓四五两。噫，茯苓焉，胡为云补药哉？余半晌不能言。危坐思之，凡病有一线生机，皆可医治。茯苓固治心悸之要药，亦治汗出之主药。仲景治伤寒汗出而渴者五苓散，不渴者茯苓甘草汤。伤寒厥而心下悸者宜先治水，当服茯苓甘草汤。可知心悸者汗出过多，心液内涸，肾水上救入心则悸，余药不能治水，固用茯苓以镇之。是证心悸不寐，其不寐由心悸而来，即心悸亦从汗出而来，其壮热口渴不引饮，脉滑，皆有水气之象，今幸遇种苓家，否则汗出不止，终当亡阳，水气凌心，必当灭火，是谁之过欤？余引咎而退。"观竹君此论，不惜暴一已之失，以为医界说法，其疏解经文之处，能将仲景用茯苓之深意，彰彰表出，固其析理之精，亦见其居心之厚也。夫仁人之后必冒，君之哲嗣名余祥，青年英发，驰名医界，时与愚有鱼雁往来，其造就未可量也。〔医学衷中参西录（中册）：119.〕

2. 眩晕

湖北天门县崔兰亭来函云：民国十九年，四十八师李团长夫人，头目眩晕，心中怔忡，呕吐涎沫，有时觉气上冲，昏愦不省人事。军医治以安神之药无效，继又延医十余人皆服药无效，危险以至极点。生诊其脉，浮而无力，视其形状无可下药，恍悟四期《衷中参西录》茯苓解中，所论重用茯苓之证，当可挽回此证。遂俾单用茯苓一两煎汤服之，服后甫五分钟，病即减轻，旋即煎渣再服，益神清气爽，连服数剂，病即痊愈。后每遇类此证者，投此方皆可奏效。〔医学衷中参西录（中册）：120.〕

按语：本案患者头目眩晕，心悸怔忡，呕吐涎沫，辨证当属痰饮上犯，而茯苓为健脾利水之圣药，固重用茯苓治疗，十分对症，疗效明显。然眩晕一证又有肝阳上亢，气血亏虚，肾精不足之分，不可一概以痰饮论之，需仔细辨证。治疗上，梅尼埃病眩晕多可参本案单味重用茯苓治疗，也可配伍他药共治。

3. 妊娠水肿

陈某，女，28 岁。患者妊娠 5 个月。曾做 B 超检查，确诊为双胎，出现双下肢水肿，手按有凹陷，行步不便，纳呆，便溏，舌苔薄白，脉缓。诊为妊娠水肿（脾虚型）。给予红鲫鱼一条（260g），茯苓 60g，水煎服，每天 1 剂。共服 5 剂而治愈。观察 2 个月未见复发。

治疗方法：红鲫鱼 1 条（250g 左右），茯苓 60g。先把鲫鱼洗净去鳞，除掉鱼鳃和内脏。加入茯苓和清水 1000ml，用文火煎成 500ml，分 2 次温服。每天 1 剂，连服 20 天。〔张达旭. 临证资料摘编. 1990，3（4）：20.〕

按语：妊娠水肿属中医"子肿"范畴。西医学认为其部分是由于妊娠 20 周后增大的子宫影响下肢血液回流所致，更多的是由于营养不良如低蛋白血症、贫血等导致。而鲤鱼含有丰富的蛋白质和游离氨基酸，中医认为又有补益五脏、利水消肿之功效，再加上茯苓能健脾利水，两者合用扶正健脾利水之功更宏，治妊娠水肿能取得较好的疗效。

4. 脱发

张某某，男，21 岁，学生。1988 年 8 月 22 日初诊。患者系脱发病，右耳后如鸡蛋大斑秃 3 个，连接成片，渐成光秃，余即投以一味茯苓饮，内服 3 个月，新发已生。

治疗方法：白茯苓 500~1000g，研为细末。每天 2 次，每次 6g，白开水冲服。连续服药 2~3 个月，以发根生出为度。以此治疗中青年脱发。〔葛汉枢. 中国乡村医生. 1991，（10）：35.〕

5. 斑秃

（1）刘某，男，23 岁，工人。患者头顶上如核桃大圆圈，毛发脱落，连接成片，而成斑秃。舌淡苔薄，脉濡。投以"一味茯苓散"1500g，60 天后来诊，余观其秃发处已发根丛生，属基本治愈。嘱继服"一味茯苓散"300g，以巩固疗效。

治疗方法：茯苓 1000~1500g，研为细末。每服 10g，温水送服，每天 2 次，不要间断，坚持服 2~3 个月，以发根生出为度。〔李有才. 上海中医药杂志. 1985，（9）：29.〕

（2）吴某某，男，35 岁，工人，1987 年 5 月 30 日来诊。患者系脱发病，头顶上如五分硬币大圆圈，连接成片，渐成光秃。曾服胱氨酸、维生素 B_6、生发精及生姜片外擦，终未见效。心情懊恼，忧郁，后停用上药，改用茯苓散内服月余，新发已生。

治疗方法：白茯苓 500~1000g，研为细末，每天 2 次，每次 6g，白开水冲服，连续服药 2~3 个月，以新发生出为度。茯苓得松之余气而生，甘淡而平，能养五脏之真气，其性先升后降。〔葛汉枢. 中国乡村医生. 1991，（10）：35.〕

按语：茯苓治疗脱发曾见于岳美中老中医医案中。岳老认为用茯苓治疗脱发其病机应是：发为血之余，脾虚水湿内阻则气血生化不足，发失所养，加之水湿上凌湿润发根，而使头发易于脱落。从病案中可见患者舌淡苔薄，脉濡，有脾虚湿阻之象，固以茯苓单味健脾利湿而效。

6. 白发，瘢痕

吴兴莫君陈，著书名《月河所闻》，载王驸马师约，年四十九，髭发白，医教之服茯苓，每日称二两，以代晚食。其法咬咀之，蜜水洒过，小甑微蒸令润。匙炒，时以少汤咽之，每次不过半盏。服已三年，极康强，善饮酒。杨次公服 20 年，每日服一弹丸。茯苓华山为上，其次东山，谓京东诸山。茯苓久服之，颜色悦泽，能灭瘢痕。(抱朴子)云：任子季服茯苓十八年，玉女从之，能影能彰，不食谷。灸疤灭，面生光玉泽。〔历代笔记医事别录：429.〕

浮小麦

【基原】为干瘪轻浮的小麦水淘浮起者。

【异名】浮水麦，浮麦。

【性味】甘、咸，凉。

【归经】入心、脾、肾经。

【功能主治】益气除热，补心止烦，敛汗，利小便。主治骨蒸虚热，妇人劳热，心烦，自汗，盗汗等。

【临床应用】

盗汗

王某某，男，20 岁。患肺结核，脓气胸入院。有盗汗史 4 年，每于疲劳后出现，自 1958 年 7 月起，食欲减退，身体日渐消瘦，咳嗽胸痛，寐后即有盗汗。因咳嗽加剧，呼吸急促，痰中带血而入院，除经抗痨药治疗外，还给予胸腔抽气抽脓，肺部病变逐渐好转，但入睡后全身盗汗淋漓，衣被皆湿，给予浮小麦穞豆衣煎剂连续 3 天，盗汗即告停止，以后继续治疗肺结核 20 多天，未见盗汗复发而出院。

治疗方法：浮小麦，穞豆衣各 15g，加水 200ml，煎至 100ml，每服 50ml，每天 2 次。如能在临睡前服用，疗效更加显著。

治疗结果：治疗 57 例患者，病种虽不相同（计肺结核咯血 29 例；结核性胸膜炎 12 例；神经衰弱 2 例；消化性溃疡 1 例；肺脓肿 4 例；肝肿大 1 例；肠伤寒恢复期 2 例；破伤风 1 例；风湿性关节炎 1 例；支气管肺炎 2 例；脊髓炎 1 例；鼻咽部肿瘤转移 1 例），但都系体虚产生不同程度的盗汗，均以浮小麦，穞豆衣 2 味煎剂不做任何加减，每天 1 剂，有 55 例达到止汗目的，有效率达 96%，其中疗程最短的只服 1 剂，盗汗即止；最长的 8 天，一般服用 4~5 天即停止盗汗。服用后无效的 2 例，体温均高达 39 ℃以上，持续不退。是否本方剂对高热患者的盗汗均不起作用，有待继续观察。〔嘉兴市第一医院中医科. 浙江医学. 1960,(4)：181.〕

福参

【基原】为伞形科植物大齿当归的根。

【异名】建人参，建参，土当归，土人参等。

【性味】辛、苦、甘，温。

【归经】入肺、脾经。

【功能主治】温中健脾。主治脾胃虚寒泄泻，虚寒咳嗽等。

【临床应用】

泄泻

陈某某，女，15 岁。患儿于 8 天前突然发生腹痛泄泻，初下稀软粪便，继即腹痛自愈，但泄泻仍频，每天 10 多次，粪稀，色淡灰，或混着不消化物，口渴，食欲不振，精神疲倦。检查：面色苍白，腹膨，肠鸣，舌白苔腻，脉缓而小，此乃脾虚泄泻之证。遂用鲜福参15g，冰糖10g，按下法服下，1次治愈。

治疗方法：鲜福参15g，冰糖10g（随福参用量适当加减）。将福参根切片以旧墙土炒至参焦，加初沸过的饭汤100ml，入冰糖炖1小时，饭前温服，一般成人用30~45g，小儿每岁3g，5~8岁用16g，9~12岁用25g，13~16岁用28g，17~18岁用30g。〔黄登高．福建中医药．1964，（3）：42.〕

附子

【**基原**】为毛茛科植物乌头（栽培品）的旁生块根（子根）。

【**性味**】辛、甘，热；有毒。

【**归经**】入心、脾、肾经。

【**功能主治**】回阳救逆，散寒止痛。主治阴盛格阳，大汗亡阳，吐利厥逆，心腹冷痛，脾泄冷痢，脚气水肿，小儿慢惊，风寒湿痹，痿躄拘挛，阴疽疮漏及一切沉寒痼冷之疾等。

【**临床应用**】

1. 中寒阴证

一富翁患中寒阴证，名医盈座，最后延御医吴至。诊之曰：非附子莫救，但忘携来。令人之市拣极重者3枚，生切为1剂，计重3两，投之，重医吐舌，潜裁其半，以半两为剂进之，疾遂已。吴复诊曰：何减吾成药也。问之，知减其半。曰：噫嘻，吾投3枚，将活3年也，今止活年半耳。后年余，复病而卒，脉药之神如此。〔名医类案：22.〕

2. 癥瘕

洪拱年7岁时，胁间忽生肿毒，隐隐见皮里一物颇肖龟形，微觉动转，其掣痛不堪。德兴古城村外老医见之，使买鲜虾为羹以食，咸疑以为疮毒所忌之味，医竟令食之。下腹未久痛即止。喜曰："此乃鳖瘕也，吾求其所好以尝试之尔。"乃制一药如疗脾胃者，而碾附子2钱投之，数服而消。明年病复作，但如前补治，遂绝根。〔历代无名医家验案：99.〕

【**备注**】本品有毒，内服：煎汤3~10g，久煎或丸散剂。外用：研末调服，附子含有乌头碱，中毒除与剂量过大，煎煮时间过短，以及机体对药物的敏感性等有关外，与药物品种及服法亦有密切关系。

中毒表现与乌头基本相同，如口唇，肢体发麻，恶心，呕吐，心慌气促，烦躁不安，甚至昏迷，间或抽搐，严重者心跳，呼吸暂停，心电图显示室性早搏而呈阿一斯综合征。中毒者如能及时抢救，一切均可恢复。

蝮蛇

【**基原**】为蝮蛇科动物蝮蛇去内脏的全体。

【**异名**】反鼻蛇，草上飞，灰地匾，草上飞等。

【**性味**】甘，温；有毒。

【**归经**】入心、脾、肾经。

【**功能主治**】祛风攻毒。主治胃痉挛，遗尿，麻风，癞疾，皮肤顽痹，瘰疬，痔疾以及一般肿毒，创伤溃烂久远等。

【临床应用】

神经性皮炎

孙某某，女，35岁。1964年开始颈后皮肤剧痒，出现圆形或多角形皮疹。1969年以来皮肤增厚变硬，剧痒难寐，随即发展到两侧肘窝。诊断为神经性皮炎，过去用多法治疗无效。1970年于我站用蝮蛇香油膏每天2次外搽。半月后，皮肤完全恢复正常。继续坚持用药半月，至今未复发。

治疗方法：蝮蛇1条，香油500ml，将活蝮蛇放到装有香油的瓶内浸泡，封口埋在阴凉处65cm深地下，3个月后取出应用。主治：神经性皮炎，颈淋巴结结核（已溃者）等症。用法：外擦患处，每天2次，严禁内服。〔张所文. 辽宁医药. 1977,（5）: 47.〕

覆盆子

【基原】为蔷薇科植物掌叶覆盆子及插田泡等的未成熟果实。

【异名】覆盆，乌藨子，小托盆，竻藨子等。

【性味】甘，酸，平。

【归经】入肝、肾经。

【功能主治】补肝肾，缩小便，助阳，固精，明目。主治阳痿，遗精，溲数，遗溺，虚劳，目暗等。

【临床应用】

1. 青盲

治目暗不见物，冷泪浸淫不止，及青盲，天行（时令传染）目暗等疾，取西国草，一名毕愣伽，一名覆盆子，日曝干，捣极细，以薄棉裹之，用饮男乳（指男孩子的母乳）汁，浸入人行八九里久（约1小时）；用点目中，即仰卧，不过三四日，视物如少年。禁酒，面，油物（并是热性食物）。〔历代无名医家验案：246.〕

2. 烂缘风眼

潭州赵太尉家乳母，苦烂缘风眼近二十年。有卖药老媪过门，云："此眼有虫，其细如丝，色赤而长，久则滋生不已，吾能谈笑除之，入山取药，晚下当为治疗。"赵使仆阴尾之，见媪沿道掇丛蔓木叶，以手挦碎，送口中咀嚼，而留汁滓于小竹筒内。俄复还，索皂纱蒙乳母眼，取笔画双眸于纱上，然后滴药汁渍眼下缘。转眄间虫从纱中出，其数十七，状如先所云。数日再至，下缘肉干如常人，复用前法滴上缘，又得虫十数。家人大喜，后传于医者上官彦诚，遍呼邻仄村妇病此者验试，无不立差。其药乃覆盆子叶一味。〔历代无名医家验案：246.〕

G

干姜

【基原】为姜科植物姜的干燥根茎。

【异名】白姜，均姜，干生姜。

【性味】辛，热。

【归经】入脾、胃、肺经。

【功能主治】温中逐寒，回阳通脉。主治心腹冷痛，吐泻，肢冷脉微，寒饮喘咳，风寒湿痹，阳虚吐、衄、下血等。

【临床应用】

痰饮

（1）一妇人，年30许。身形素丰，胸中痰涎郁结，若碍饮食，上焦时觉烦热，偶服礞石滚痰丸有效，遂日日服之。初则饮食加多，继则饮食渐减，后则一日不服，即不能进饮食。又久服之，竟分毫无效，日仅一餐，进食少许，犹不能消化。且时觉热气上腾，耳鸣欲聋，始疑药不对症。求愚诊治，其脉象浮大，按之甚软。愚曰：“此证心肺阳虚脾胃气弱，为服苦寒攻泻之药太过，故脉象如斯也。”拟治以理饮汤。病家谓，从前医者，少用桂、附即不能容受，恐难再用热药。愚曰：“桂，附原非正病证治心肺脾胃之药，况又些些用之，病重药轻，宜其不受。若拙拟理饮汤，与此证针芥相投，服之必无他变。若畏此药，不敢轻服，单用干姜5钱试服亦可。”病家依愚言，煎服干姜后，耳鸣即止，须臾觉胸次开通。继投以理饮汤，服数剂，心中亦觉凉甚。将干姜改用1两，又服20余剂，病遂除根。〔医学衷中参西录（上册）：141.〕

（2）愚在沧州贾官屯张寿田家治病，见有制丸药器具，问用此何为？答曰：“舍妹日服礞石滚痰丸，恐药铺治不如法，故自治耳。”愚曰：“礞石滚痰丸，原非常服之药，何日日服之。”寿田谓：“舍妹素多痰饮，杜塞胃脘作胀满，一日不服滚痰丸，即不欲进食，今已服月余，亦无他变，想此药与其气质相宜耳。”愚再三驳阻，彼终不以为然。后隔数月，迎愚往为诊治，言从前服滚痰丸饮食加多，继则饮食渐减，后则一日不服药即不能进食，今则服药亦不能进食，日仅一餐，惟服稀粥少许，且时觉热气上浮，耳鸣欲聋，脉象浮大，按之甚软，知其心肺阳虚，脾胃气弱，为服苦寒攻泻之药太过，故病证脉象如斯也。拟治以理饮汤（系干姜5钱，于术4钱，桂枝尖、生杭芍、茯苓片、炙甘草各2钱，陈皮、厚朴各半钱）。寿田谓：“从前医者用桂、附，即觉上焦烦躁不能容受。”愚曰：“桂、附原非正治心肺脾胃之药，况又些些用之，病重药轻，宜其不受，若拙拟理饮汤，与此证针芥相投，服之必效，若畏其药不敢轻服，单用干姜5钱试服亦可。”于斯遂单将干姜5钱煎服，耳即不鸣，须臾觉胸次开通，可以进食。继投以理饮汤，服数剂后，心中渐觉甚凉，遂将干姜改用1两，甘草、厚朴亦稍加多，连服

20余剂痊愈。〔医学衷中参西录（中册）：94.〕

甘草

【基原】为豆科植物甘草的根及根状茎。

【异名】美草，蜜草，蕗草，粉草，灵通，国老，甜草，甜根子等。

【性味】甘，平。

【归经】入脾、肺、胃经。

【功能主治】和中缓急，润肺，解毒，调和诸药。炙用，主治脾胃虚弱，食少，腹痛便溏，劳倦发热，肺痿咳嗽，心悸，惊痫；生用，主治咽喉肿痛，消化性溃疡，解药毒及食物中毒等。

【毒性】甘草毒性甚低。但如长期服用，能引起血压升高和水肿。甘草次酸能抑制豚鼠甲状腺功能，有降低基础代谢的趋势。

【临床应用】

1. 支气管哮喘

孙某某，男，24岁，农业干部。于1957年8日24日入院。主诉咳嗽喘息已16年。于8岁患麻疹后咳嗽气喘吐黏痰起，时常发作，以夏秋时最多见，在天气转凉时感寒，或吃鱼虾腥味食物时则易发，发作时咳嗽哮喘，头部多汗，不能平卧，经一般治疗可控制。近2年因工作疲劳，发作次数变多，发作时气急，胸部不舒，经常咳嗽，吐白泡黏稠痰，曾住院用一般止喘药及组织疗法，症状稍有改善，近一月更为剧烈，住某医院治疗十余天，给麻黄素、氨茶碱等无效，乃转入我院。检查：体温37℃，脉搏100次/分。呼吸26次/分，血压15.5/10kPa（115/75mmHg），发育正常。实验室检查：血红蛋白86g/L，红细胞4.36×10^{12}/L，白细胞8.8×10^{9}/L，中性粒细胞0.55，淋巴细胞0.31，嗜酸性粒细胞0.14，血氯化钠89mmol/L，X线胸透无异常发现。患者住院时情况尚好，惟有咳嗽气喘，胃纳不佳，平卧时更感胸部不舒，检查系典型支气管哮喘症。入院后服西药未见好转。8月26日给甘草粉治疗，停服其他药物，甘草粉每次5g，每天3次。至第3天病情逐渐改善，体温脉搏呼吸亦逐渐正常，行走无气喘现象，服药第10天听诊两肺支气管笛音完全消失，步履活动与常人无异，住院18天未有其他不良反应，出院后继续服药甘草，至10月4日门诊检查，血压20/10.7kPa（150/80mmHg），无水肿现象，服药期间哮喘未发作过，虽跑步快亦不感气喘，因血压升高停服甘草，停药第3天血压恢复正常，至目前未再复发。〔绍兴市第二医院．浙江中医杂志．1958，（2）：8.〕

2. 十二指肠球部溃疡

王某某，男，25岁，已婚，军人。无烟酒嗜好。于1955年7月，因上腹部疼痛，吐酸，呕吐，不能坚持工作，而入院就医，常空腹或晚上腹部疼痛，饭后感到舒适，经X线检查，钡餐透视，诊断为十二指肠球部溃疡，在住院期间曾采用西皮氏疗法和配合食饵疗法及盐酸普鲁卡因内服等，共住院70余天，上腹部疼痛及吐酸减轻，呕吐次数减少，但终未根治其溃疡灶，患者因

G

G

未见效而坚持出院工作3个月左右，见胃痛，吐酸，呕吐现象逐渐加重，于1956年10月4日再次入院治疗。检查：发育好，营养中等，右上腹部有明显压痛，肝脾未触及，白细胞 7.0×10^9/L，中性粒细胞0.68，血红蛋白140g/L，红细胞 3.54×10^{12}/L，大便检查无寄生虫卵发现，隐血试验阳性，治疗前X线钡餐检查十二指肠球部溃疡仍然存在。当时即采用甘草汤180ml饭前空腹服，每天3次，并配合2%盐酸普鲁卡因20ml，每天3次内服，连续治疗40天。在开始15天，患者自觉症状好转，呕吐停止，仅偶有吐酸现象，上腹部疼痛亦觉好转，仅有轻微隐痛，治疗30天后，临床症状基本消失，经40天治疗结束后，X线复查溃疡全部愈合，共住院50天，于11月24日归队工作。〔赵亚东. 浙江中医杂志. 1957,（11）：21.〕

3. 消化性溃疡

周某某，男，40岁。有五年以上胃病史，经常胃区隐痛，嗳气，吞酸，间或吐饮，有轻微的上腹及背脊部压痛。曾解过黑便。每次症状发作时用制酸、镇痛剂等口服，仅暂时减轻痛苦。去秋发作严重，经对症治疗及服用中药多剂，病情如故。X线检查诊断为消化道溃疡，大便隐血试验阳性，患者即在家中服用甘草汤，每天1剂，连服40天，未加用其他药品。病员自觉服药后胃区渐舒，食欲转佳，疼痛呕吐等症状消失。疗程结束后透视复查，未发现胃及十二指肠有任何实质性病变。

治疗方法：每天用甘草总量270g，整枝切片，加水1200~1500ml，用文火煎1~2小时约煎至540ml为止。然后用纱布滤过即成。分3次服用。每天早、中、晚饭前半小时，温服，疗程中忌刺激性食物，食盐以每日不超过5g为宜。〔路民生. 中级医刊. 1959,（1）：47.〕

按语：中医学认为消化性溃疡的发生，虽然与情志失调、饮食不节等诸多因素有关，但脾胃先虚是发病的根本环节。无论是精神因素，饮食因素或脏腑传变，脾胃不虚则邪无可乘。西医学也认为胃黏膜局部损伤可能与自身消化有关。甘草可补益心肺，缓急止痛，对组织胺引起的胃酸分泌过多有抑制作用，并能缓解胃肠平滑肌痉挛。临床报道对消化道溃疡有较好疗效。因甘草具有皮质激素样作用，长期大量服用可引起水肿或血压升高，故慢性肾炎及高血压病人不宜服用。

4. 血小板减少性紫癜

何某某，男，12岁。10天前齿龈出血，病逐渐出现皮肤瘀点，伴少量鼻衄，头晕乏力，时有心悸，唇淡舌红，脉细缓。经检查诊为血小板减少性紫癜。予甘草汤6g，早晚各服1剂，诸证渐消。连服21天，以后未再复发。

治疗方法：单味甘草，煎汤口服。用量每日12~20g，早晚分服，疗程10~50天。停药后复发者可继续服药。〔钱伯琦. 浙江中医杂志. 1988，28(2):78.〕

按语：血小板减少性紫癜是临床常见的一种出血性疾病，其发病多与免疫有关。患者血液中存在一种抗血小板抗体，血小板破坏过多而血中含量减少，引起紫癜。此外，毛细血管功能障碍也是发病的一个重要因素。本病属中医

“血证”范畴。概括其病机，可有火逼血行，气不摄血等。甘草具有补益心脾之气，泻火解毒之功，并具有皮质激素样抗炎及抗变态反应作用，能抑制毛细血管通透性，且能降低免疫记忆细胞数和产生抗体的细胞数。以此可用于血小板减少性紫癜。

5. 急性血吸虫病

李某某，男，30岁。16天来持续发热，全身无力，日3~4次，无脓血便，持续右上腹疼痛，病程间曾发生奇痒呈团的风疹块，近几日有较重咳嗽，1个月前曾有河水接触史，以往无慢性便血下痢和咳嗽史。检查：发育营养中等，一般情况尚可，头颈部正常，无全身淋巴结肿大，皮肤及黏膜未见皮疹，胸部除两肺呼吸音粗糙外无异常，腹软，平坦，肝在肋下3指，软，明显触痛，脾在肋下1指，软，触痛不著，神经系统无异常，血红蛋白100g/L，红细胞3.7×10^{12}/L，白细胞28.2×10^{9}/L，中性粒细胞0.14，淋巴细胞0.11，单核细胞0.02，酸性粒细胞0.73，嗜酸细胞绝对值计数13.85×10^{10}/L，血沉66mm/h，小便常规阴性，大便常规发现姜片虫卵，大便孵化实验阳性，水试验及蚁醛试验均阳性，找血幼丝虫3次阴性，找疟原虫阴性，肝功能有轻度损害现象，X线检查，有两肺充血现象，无结核史。入院后持续发热，大量出汗，发热高达39 ℃，先给予己雷琐辛驱虫排出姜片虫40条，在诊断上疑及有热带性嗜酸细胞增多症，故曾进行0.5卡巴胂治疗，每天2次，持续3天无效。后确定为急性血吸虫病后，当即采用甘草粉治疗，体温逐步下降，8天后热退正常，全身情况逐步好转，1周后，甘草粉量减半，再持续1周后停药，观察1周后无变化方出院。追踪2个月无复发。

治疗方法：甘草粉用量每天30g，分3次口服。退热后减半，连续1周后停药，使用期间停用抗生素及其他主要药物，总疗程15~20天。〔赵衡哲，等. 浙江中医杂志. 1958,（7）：11.〕

6. 水肿

开原王姓幼童，脾胃虚弱，饮食不能消化，恒吐出，且小便不利，周身漫肿，腹胀大，用生甘草细末与西药白布圣各等分，每服1钱，日3次，数日吐止便通，肿胀皆消。〔医学衷中参西录：63.〕

7. 尿崩症

某男，24岁，山东人，已婚，建筑工人。因烦渴，多尿，多饮4年，于1957年5月20日入院。4年来自觉饮水量逐渐增加，尿量也随之增加，近三四个月来症状更加显著，体重减轻，但饮食如常。无结核病史。入院检查：中等消瘦，营养一般，血压16/10.1kPa（120/75mmHg）。各部检查均正常。实验室检查：血红蛋白94g/L，红细胞4.84×10^{12}/L，白细胞6.45×10^{9}/L。尿比重1.010。尿糖、蛋白均阴性。血糖4.83mmol/L。康华氏反应阴性。脑脊液：白细胞4个，氯化物138.77mmol/L。颅底照片正常。眼底及视野正常。2.5%生理盐水试验尿量无改变。加压素试验阳性。

入院时出入水量维持在8000ml左右，6月6日做腰穿，出入水量在一周

G

内下降至6000ml左右。6月15日开始试用甘草粉治疗，每天4次，每次5g，用药后症状改善，出入水量维持在4000ml左右，直至7月6日出院为止。出院后照常工作，服用期间除血压稍升高18.7/12kPa（140/90mmHg）外，无其他反应。出院后患者自行继续服药，追踪观察半年，一切正常。〔英红，等. 中华内科杂志. 1959，7（12）：1169.〕

8. 遗尿

刘某，男，30岁。换遗尿症甚久，日则间有遗出，夜则数遗无间，良以为苦，医咸以为肾气虚损，或温肾滋水而用桂枝附地黄汤，或补肾固涩而用固阴煎；或以脾胃虚寒而用黄芪建中汤、补中益气汤。其他如鹿茸、河车之类，均曾尝试，有效有不效，久则依然无法治。吾见服诸方于证尚无不合，何以投之罔效？细诊其脉，右部关寸皆弱，舌白润无苔。口淡，不咳唾涎，口纳略减。小便清长而不时遗，夜为甚，大便溏薄。审系肾、脾、肺三脏之病，但补肾温脾之药，服之屡矣，所未能服者，肺经之药耳。复思消渴一证，肺为水之高源，水不从于气化，下注于肾，脾、肾而不能制约，则关门洞开，是以治肺为首要，而本证亦何独不然？本证病缘于肾，知有温肺以华水治法，又甘草干姜汤证原有遗之源，更为借用之依据。遂给予甘草（炙甘草）24g，干姜（炮透）9g，日2帖。3日后，遗尿大减，涎沫亦稀。再服5日而诸证尽除。然以8日服药16帖，竟愈此难治之证，诚非始料所及。〔李培生. 伤寒论讲义：63.〕

9. 蚕豆病

林某某，男，50岁。共约吃了150g鲜蚕豆，翌日即全身皮肤，白睛黄染如橘色，小便短簧，发热神疲，饮食少纳，时欲呕吐，苔薄黄，舌偏红，脉弦略数。拟生甘草200g，水煎3次，每天服1剂。一剂后，小便量增多，继进2剂而瘳。3年后随访。患者及大女儿以后又吃蚕豆而患此病，亦仅服2天浓甘草煎剂获愈。〔谢胜臣，等. 江西中医药. 1986，(2)：24.〕

10. 癔症

温某某，女，23岁。1969年4月10日初诊。因遇趣事，喜笑不休，有时哈哈大笑，有时嘻嘻自喜，面色红润，纳呆，自汗，昼夜不安寐。舌淡有芒刺，苔薄白，脉沉弦而数。证为情动心火，肝阳遂元。治宜清心火，平肝阳。方以甘草60g，水煎，分3次服。每天1剂。结果1剂知，2剂已，3剂病蠲。1年后随访，未复发。〔王海江. 河北中医. 1992，14（1）：10.〕

11. 癔症口渴

吴某某，女，32岁。1970年1月5日初诊。哭笑无常2年。咽干，烦躁，有时打骂父母。大小便不避亲属。近3个月，口渴加重，渴饮无度。曾在省医院诊断为癔症性口渴。消瘦，面色微黄少华，表情淡漠，咽干口渴，声音嘶哑，心烦易怒，腹胀，纳呆，失眠。月经先后无定期。大便秘，小便频数。舌鲜红，苔薄黄，脉沉数无力。证属劳伤心脾，心火独炽，脾胃津液耗竭，不能上布咽喉。处方：甘草60g，水煎服，每天1剂，共12剂痊愈。〔王海江. 河北

中医. 1992，14（1）：257.〕

12. **虫证**

生甘草5钱，煎汁半杯温饮之，入咽即吐。初中蛊毒入腹未久，其虫未生，得吐即出矣。如恐未尽，再煎5钱服之，加麻黄半盏更妙。〔续名医类案：539.〕

13. **药毒**

明永乐间（公元1403~1424），御医盛寅晨直御医房，忽昏眩欲死，募人疗寅，莫能应。一草泽医人应之，一服而愈。帝问状，其人曰："寅空腹入药房，猝中药毒，能和解诸药者甘草也。"帝问寅，果然。乃厚赐之。〔历代无名医家验案：92.〕

14. **药物过敏反应**

方某某，男，7岁。1985年12月25日晚初诊。幼儿因咳嗽，趁大人不在家时，自行取复方盐酸异丙嗪片止咳糖浆，一次服用100ml，遂烦躁不安，大声吼叫，胡言乱语，时而安静，沉默不语，病情甚急。笔者恰巧遇此，而邀愚为之处方：生甘草30g，生绿豆250g，合煎浓汤灌服。次日早晨，患儿家属告知，昨晚患儿灌服甘草绿豆汤后，逐渐安静入睡。晨起无恙，并照常上学。〔仲虎才. 中医函授. 1987，(3)：封三.〕

15. **链霉素中毒**

患者，男，58岁。1988年8月25日因慢性支气管炎伴发感染，肺气肿，肌内注射链霉素1周后出现口唇发紫，耳鸣，耳闭症状。又一患者，男，67岁。1988年6月28日因结核性胸膜炎，肌内注射链霉素1个月后出现眩晕，恶心，唇麻等症状。二者均考虑属链霉素中毒反应。分别给予甘草15g，煎汁代茶频饮。2天后，上述症状均消失告愈。〔王玉琴，等. 四川中医. 1989，7（4）:81.〕

按语：甘草为中药解毒之要药。在无特殊解毒药时，可用于治疗中毒症状。其解毒机制可能为甘草酸和甘草次酸对毒物有类似葡萄糖醛酸的解毒作用，此外，甘草酸对毒物尚有吸附作用，能减少毒物吸收。

16. **马钱子中毒**

王某某，男，56岁。退休干部。患原发性高血压，脑动脉硬化已10余年，血压持续在22.7/14.7kPa（170/110mmHg）左右。经常头晕，兴情急躁，易怒语謇，肢体麻木，舌淡苔白，脉弦滑。曾在省、地、县医院服多种中西药物，效不显。闻民间乡医有高见，于是求之治疗。医者以祛风活血之法，拟麻黄30g，马钱子150g，没药10g，乳香10g，研细末，装胶囊，每次5粒，每天3次，温开水送服。患者有宿疾数年，欲愈之情迫切，望重剂而取效，将上药总量的1/2于1987年11月16日上午9时冲服，当日10时30分先出现周身颤栗，双下肢尤甚，胸部气憋。继而面部潮红而抽搐，说话困难，下肢屈曲痉挛不能活动。急求笔者视之。观其症状与原疾不相合，询其长子，乃知服上药1时30分，查方看病，知马钱子中毒所致。

查体温37.5 ℃，脉搏弦滑而数，110次/分，呼吸30次/分，血压24/16kPa（180/105mmHg）。神志清楚，但不能说话，肢体颤栗，下肢屈曲而不能伸直。生甘草，俗称"国老"，解百药之毒。于是，嘱其子以生甘草一味120g，1剂2煎，加水120ml煮15分钟后取汁，不分昼夜，24小时内连进4剂，频频送服。40分钟喝完1剂2煎约700ml，诸症始缓。中午12时，已服完第2剂，面颈部肌肉抽筋感明显减轻，说话吞咽明显好转，下肢屈曲痉挛亦缓解，能扶持上厕所解小便。午后4时已顺利服完3剂。唯觉周身疲困无力，余无异常。翌日康复如常。〔阎念斌. 陕西中医函授. 1989,（6）：35.〕

17. 婴儿口疳

程某某，女，2岁，1987年11月25日初诊。患儿口腔黏膜广泛溃疡，兼见几簇水泡，龈肿，疼痛，烦躁，拒食，每年发病2~3次。郑州市儿童医院诊断为疱疹性口炎，虽历用锡类散和抗生素，每次病程仍持续2周以上。查其指纹紫红，舌质嫩红，尿黄赤，便秘。遂书，生甘草5g，2剂，水煎，频服，2天痊愈，患儿失眠复常。至今年，未复发。〔师大庆. 四川中医. 1989，7（5）：3.〕

甘蓝籽

【基原】为十字花科植物甘蓝的种子。

【异名】甘蓝，蓝菜，西土蓝，包心菜，洋白菜等。

【性味】甘，平。

【归经】入肝、脾、肾经。

【功能主治】补骨髓，利五脏六腑。利关节，通经络中结气，明耳目，健人，少睡，益心力，壮筋骨。主治黄毒，去心下结伏气等。

【临床应用】

嗜睡症

苏某某，男，58岁，农民。因右侧偏瘫，语言不利而住院治疗。一周来一直嗜睡，呼唤可醒，但转眼又入睡，有时唤醒喂食，尚未咽下，又打瞌睡，二便有时失控，经用中西医治疗乏效。以后取甘蓝籽50g，3天后，患者精神转佳，白天嗜睡见好转，二便已能自控，一周后精神振足，嗜睡消失，夜寐安稳。

治疗方法：取甘蓝籽30~50g，放砂锅内炒香，然后研为细末，瓶贮备用。服用方法是早晨和中午随进食饭菜时各服一汤匙（约2~3g），午后及夜间忌服。一般连用7~10天即可见效，见效后需继续间断服用2周左右，以巩固疗效。查：《胡洽百病方》载有甘蓝籽“甚治人多睡”一语，相信此验方由来有据。〔赵振兴. 浙江中医杂志. 1986，21（10）：470.〕

甘松

【基原】为败酱科植物甘松香或宽叶甘松的根茎及根。

【异名】香松。

【性味】甘，温。

【归经】入脾、胃经。

【功能主治】理气止痛，醒脾健胃。主治胃痛，胸腹胀满，头痛，癔症，脚气等。

【临床应用】

背部奇痒

张某某，男，65岁。从1988年9月开始，每天深夜12时背部奇痒，搔抓难禁，天明起床即止，经中药草内服外用罔效，西药抗过敏亦只能暂快一时。余嘱用下方如法熏洗，连用 6 天痊愈。随访 3 个月无复发。

治疗方法：甘松 100g 加水 1000ml，文火煎取 800ml（盖严勿令泄气），取药液于下午 6 点和夜里 12 点两次熏洗患部，每次 1 小时。〔谈恩文．国医论坛．1991，5（5）：35.〕

甘遂

【基原】为大戟科植物甘遂的根。

【异名】主田，重泽，苦泽，甘泽，陵蒿，甘蒿等。

【性味】苦、甘，寒；有毒。

【归经】入脾、肺、肾经。

【功能主治】泻水饮，破积聚，通二便。主治水肿胀满，留饮，结胸，癫痫，噎膈，癥瘕积聚，二便不通，气逆咳喘等。凡气虚，阴伤，脾胃衰弱者及孕妇均忌服。

【毒性】古医籍记载甘遂有毒，主要是指它的峻下及伴随的一系列副反应而言。甘遂的泻下成分能强烈刺激消化道黏膜，使之发生充血、水肿甚至糜烂等反应，并促其蠕动引起峻泻，同时产生恶心，呕吐，腹痛，甚至心悸，头晕，血压下降。

中毒救治：一般使用中如发现较大副作用，只要停药即可逐渐缓解。若反应较大，可做对症处理及支持疗法。如口服蛋清或活性炭以保护胃肠黏膜并吸附药物。泻下脱水可静脉输液，恶心呕吐甚者可肌内注射盐酸甲氧氯普胺，血压下降可加用升压药等。

【临床应用】

肝硬化腹水

张某某，男，工人。1971 年 8 月 12 日入院患肝硬化腹水如鼓，大便不解，小便不利。用下方外敷肚脐，3 小时小便自利。以后调理肝脾而腹水消尽治愈。

治疗方法：甘遂适量研末，连头葱白及根共捣烂。脐部先用陈醋涂擦，以防止感染和刺激皮肤，然后将上药适量外敷以纱布覆盖固定。常用于消腹水，治疗大腹水肿。〔张孟林．赤脚医生杂志．1977：（9）：43.〕

按语：甘遂能泻下逐水，主治水肿、鼓胀、胸胁停饮等症。临床可用于治疗肝硬化腹水，胸腔积液，肠梗阻等。但甘遂“性阴毒，虽善下水除湿，然能损耗真气，亏竭精液”，其有效成分不溶于水，故不入汤剂。本例研末外敷脐部，即可发挥泻下逐水之功效，又可避免消化道刺激等毒副反应，值得一试。

甘蔗

【基原】为禾本科植物甘蔗的茎秆。

【异名】藷蔗，干蔗，接肠草，竿蔗，糖梗。

【性味】甘，寒。

【归经】入肺、胃经。

【功能主治】清热，生津，下气，润燥。主治热病伤津，心烦口渴，反胃呕吐，肺燥咳嗽，大便燥结等。

【临床应用】

疟疾

卢绛病疟且死，夜梦白衣妇人谓绛

曰："子之疾食蔗即愈。如言果瘥。"

【备注】温疟，瘅疟之类，确须用甘寒补液法的，所以不因其迷信，而记存于此。〔历代无名医家验案：13.〕

橄榄

【基原】为橄榄科植物橄榄的果实。

G

【异名】橄榄子，橄核，忠果，青果，青子等。

【性味】甘、涩、酸，平。

【归经】入肺、胃经。

【功能主治】清肺，利咽，生津，解毒。主治咽喉肿痛，烦渴，咳嗽吐血，菌痢，癫痫，解河豚毒及酒毒。

【临床应用】

1. 细菌性痢疾

陈某某，男，30岁。于1959年6月18日晚上8时20分入院。主诉：入院前3天傍晚，突感腹部不适，泻稀薄便3次，旋即腹痛，下白浓样便，有里急后重，伴有畏寒发热，次日便次增至20多次，食欲降低，来院前未接受任何治疗。既往无痢疾史。检查：体温39.8 ℃，脉搏96次/分，呼吸22次/分，面容憔悴，舌被白黄厚苔，精神软弱，咽壁充血，扁桃体不肿大，心肺正常，腹软，肝脾未触及，肠鸣音亢进，脐围及乙状结肠有敏感，压痛，索状硬物可及。实验室检查：血红蛋白100g/L，红细胞4.96×10^{12}/L，白细胞11.2×10^{9}/L，中性粒细胞0.74，淋巴细胞0.25，酸性粒细胞0.01，大便镜检：红细胞(+++)，白细胞（++），黏液（+++），巨噬细胞（+），阿米巴（-），粪便培养舒密斯杆菌生长。

治疗经过：入院后即给予100%橄榄煎剂25ml，加维生素C 200ml，每天4次，连服3天即停止观察，除因腹痛剧烈并用颠茄合剂内服外，未给其他抗痢药剂。病人于服药后4个小时内体温即恢复正常。次日便内出现少量粪便，第3天腹痛消除，里急后重缓解，第4天下软粪，仅见便围有微量黏液，第5天便成形，镜检红细胞（-），白细胞（-），黏液大便于7日内由26次逐渐递减 为12、2、4、4、1、1、1次，6月22、23、25日，连续3次培养均为阴性，于6月25日上午出院。

治疗方法：取新鲜橄榄连核100g，加水200ml，放入砂锅中用文火煨煎2~3小时，煮取100ml（即1∶1煎液），用消毒纱布过滤压榨，取其液体应用。一般给予口服法或兼保留灌肠。成人每天服3~4次，每次25~30ml，并可根据年龄及体质情况酌量增减，连续服至便性恢复正常，每日在1~2次后停止，一般疗程为5天，如便性未见改善，培养阳性者，则兼施保留灌肠，每天1~2次，连续3天。灌肠液采取1∶2的橄榄煎液，每天100ml。〔梁秀峰. 浙江医学. 1960,（3）：141.〕

2. 鱼骨鲠喉

杨某某，男，6岁。1989年5月28日晚，因食鱼不慎鱼刺鲠喉，其母前来邀余诊治。患儿诉喉中有刺痛感，吞咽时疼痛加剧，呈急性痛苦病容。即取橄榄18g，打碎如法煎汁咽服，当晚咽服4次，次日药未尽，喉中刺痛不适感即消失，吞咽如常而愈。

治疗方法：橄榄 18g，加水 600ml，煎至 400ml 即可。每隔 30~60 分钟咽服药汁 1 次，每次服 20~60ml。〔杨成华. 四川中医. 1989，7（12）：32.〕

岗松

【基原】为桃金娘科植物岗松的全草或根。

【异名】扫卡木，扫把枝，松毛枝，蛇虫草，鸡儿松，长松等。

【性味】苦，寒。

【归经】入肝、肾经。

【功能主治】祛瘀，止痛，利尿，杀虫。主治跌打损伤，风湿痛，淋病，疥疮，脚癣等。

【临床应用】

麻风

释晋明，齐州人，久止灵岩，晚游五台，得风疾。眉须堕，百骸痛溃，哀嚎苦楚。忽有异人教服岗松。明不知识。复告之曰："长松生古松下，取根饵之，皮色如荠苨，长三五寸，味微苦类人参，清香无毒，服之益人，兼解诸虫毒。"明采服旬日，毛发俱生，颜貌如故。〔历代无名医家验案：205.〕

狗肉

【基原】为犬科动物狗的肉。

【性味】咸，温。

【归经】入脾、胃、肾经。

【功能主治】补中益气，温肾助阳。主治脾肾气虚，胸腹胀满，鼓胀，浮肿，腰膝软弱，寒疟，败疮久不收敛等。

【临床应用】

瘴疠

翩阅《客座新闻》载：洞庭贺泽民，按察云南时，出巡腾冲等处讨贼，因染瘴疠，腰股发热，有监生杀犬煮馈之，令空心恣食，饮酒数杯，即去溺溲，少倾清利，其胀渐退，盖犬肉能消瘴也。然则粤人之嗜犬，殆寓药饵于饮馔间也，未足为怪。〔著园医药合刊：74.〕

G

狗尾草

【基原】为禾本科植物狗尾草的全草。

【异名】莠，光明草，阿罗汉草，狗尾半支，谷莠子等。

【性味】淡，平。

【归经】入肝、胃经。

【功能主治】除热，祛湿，消肿。主治痈肿，疮癣，赤眼等。

【临床应用】

寻常疣

朱某某，男，45 岁，农民。1976 年 3 月初诊，患者鼻梁正中线左侧旁开 3cm 处，长一枚面积为 2.3cm × 2.3cm 的疣目已 2 年，右手指近腕关节处长一颗 1.8cm × 1.7cm 疣目已 1 年余。经用下法穿刺一次即愈，至今未发。

治疗方法：取新鲜狗尾草草茎约 1.5cm，用捻转平刺法从疣目的底部贯穿疣体。

注意事项：①选择有花穗的新鲜草茎。②必须贯穿疣目底部正中线，并将草茎两端暴露在疣目外部，各 1mm 左右。③需将草茎保留在疣基底部 5~7

天，直至疣目自行脱落。④穿刺前需将穿刺部位用净水清洗，穿刺后在疣目尚未脱落前不能蘸水浸渍，以防感染。〔徐永华．湖北中医杂志．1991：（1）：32．〕

枸杞子

【基原】为茄科植物枸杞或宁夏枸杞的成熟果实。

【异名】苟起子，甜菜子，杞子，红青椒，枸蹄子等。

【性味】甘，平。

【归经】入肝、肾经。

【功能主治】滋肾，润肺，补肝，明目。主治肝肾阴亏，腰膝酸软，头晕，目眩，目昏多泪。虚劳咳嗽，消渴，遗精等。

【临床应用】

1. 高血压眩晕

武某某，男，48 岁，干部。1989 年 6 月 3 日就诊。主诉：头痛目眩反复发作 7 年余。患者有高血压病史 7 年，常服用复方降压片、复方丹参片、地巴唑等，血压常在 20~20.5/12~14kPa（150~155/90~105mmHg）间波动。1989 年 5 月 27 日心电图示左心室肥大。血脂分析示，总胆固醇 6.8mmol/L，甘油三酯 1.4mmol/L。近 3 个月来，患者因出差频繁劳累过度致头昏目眩加重，两颧潮红，饮食尚好，大便干结 2~3 日一次，小便如常，舌质红，苔薄黄脉弦。《内经》云："诸风掉弦皆属于肝。"患者病程已久，肝阳本亢，耗伤肝阴，清宫失养，则见头昏目眩。嘱其进低脂饮食，勿劳累，引用枸杞酒。5 个月后追访患者，头昏目眩基本消失，已停服复方丹参片，复方降压片及地巴唑等。配合口服地奥心血康 0.2g，每天 3 次，现在血压常在 18~20/11.5~12kPa（135~150/85~90mmHg）之间。

治疗方法：干枸杞子 200g，洗净，剪碎，放入细口瓶内，加 60 度白酒约 300ml 瓶口密封。每天振摇 1 次，1 周后即可开始饮用，边饮边添加白酒（约 20ml）。每天晚餐或临睡前饮用 10~20ml。〔奚社苗．全国首届中药方剂开发应用学术研讨会论文集．1992：32．〕

2. 对口疔

潘某某，女，48 岁。颈后生一对口疔，周围红肿直径约 5cm，疼痛不止，畏寒发热。予枸杞子 30g，热水浸透与鲜猪肉 90g，均切碎，混合捣成泥状（或绞肉机内绞 2 遍），摊于患处，包扎固定，每 4~6 小时更换 1 次药泥。1 小时后疼痛大减，敷药 3 次后脓水流出甚多，嘱再敷药时留 1 小孔以便流脓。连敷 3 日，痛肿消退，7 日而愈。〔蒋立基，等．中医杂志．1985，26（5）：69．〕

3. 蛇头疔

张某某，女，29 岁。右膝关节外下方生一疖肿已 3 天，约 4cm × 5cm，局部红肿疼痛，体温 38.4C。予枸杞子 15g，烘脆研细末，凡士林 50g，加热熔化，倒入枸杞粉，拌匀呈软膏，分 3 次摊在不透水纸上敷于患处，包扎固定，每天换 1 次，3 天而愈。〔蒋立荃，等．中医杂志．1985，26（5）：69．〕

4. 疖肿

张某某，男，32 岁。右膝关节外下方生一疖肿已 3 天，约 4cm × 5cm，局部红肿疼痛，体温 38.4℃。予枸杞子 15g，烘脆研细末，凡士林 50g，加热熔化，倒入枸杞粉，拌匀成软膏，分 3 次摊在不透水纸上敷于患处，每天换药 1 次，3 天而愈。〔蒋立基，等. 中医杂志. 1985，26（5）：69.〕

5. 烫伤

宜某某，男，8 岁。左前臂，左大腿部被开水烫伤 3 小时。创面见散在大小不等水泡及皮肤脱落，渗液较多，总面积达 12%，主要是浅Ⅱ度。予枸杞子 40g，烘脆研细末，麻油 120g，加热至沸，离火倒入枸杞粉，搅匀，以消毒药棉蘸浸药油涂于患处，局部包扎，隔 6 小时换药 1 次。半小时痛减，8 小时痛止。5 天而愈。〔蒋立基，等. 中医杂志. 1985，26（5）：69.〕

按语：枸杞子本为补肾益精，养肝明目之要药，外用于皮肤疖肿烧烫伤等，实为发前人未发之处也。其疗效机制是否与所含之烟酸、抗坏血酸等成分能促进创面愈合有关，尚不得而知。不过枸杞子无毒副作用，但试无妨。

6. 慢性腰肌劳损

马某某，男，60 岁，干部。1992 年 3 月 21 日就诊。主诉：腰酸腰痛 2 年余。2 年前患者有腰扭伤史，2 年多来患者常觉腰酸腰痛，经伤骨科检查，诊为腰肌劳损。腰椎摄片未见明显异常。曾先后用过补肾壮骨丸，外敷许氏伤膏，腰酸腰痛时有减轻。因长期服药患者食欲不振，要求调换服药剂型。观其舌质红，苔少，脉细弦，综合病史，本证显然为肾气不足，腰腑失养。遂予枸杞子酒长期饮用。半年后其子来告，患者腰酸腰痛已 2 个月未发。

治疗方法：干枸杞子 200g，洗净，剪碎，放入细口瓶内，加 60 度白酒约 300ml 瓶口密封。每天振摇 1 次，1 周后即可开始饮用，边饮边添加白酒（约 20ml）。每天晚餐或临睡前饮用 10~20ml。〔奚社苗. 全国首届中药方剂开发应用学术研讨会论文集. 1992，11：32.〕

7. 玻璃体浑浊

朱某某，女，54 岁，教师，1989 年 10 月 16 日就诊。主诉：两眼视力模糊，有飞虫样症半年余。患者半年前出现两目干涩，视物不清，或有重影，或有飞虫样症。经检查诊为：①老年近视；②玻璃体浑浊。曾口服维生素 C、维生素 B_1、中药杞菊地黄丸，肌内注射透明质酸酶，使用氨肽典点眼液，疗效不显。刻诊：患者饮食可，二便畅，舌质红，苔薄白，脉弦细。年逾七七，肾气渐衰，肾阴不足，肝肾阴亏，目失所养，故见视弱目痛。嘱其饮用枸杞子酒，2 个月后患者两眼飞蚊症消失，视力恢复正常。

治疗方法：干枸杞子 200g，洗净，剪碎，放入细口瓶内，加 60 度白酒约 300ml 瓶口密封。每天振摇 1 次，1 周后即可开始饮用，边饮边添加白酒（约 20ml）。每天晚餐或临睡前饮用 10~20ml。〔奚社苗. 全国首届中药方剂开发应用学术研讨会论文集. 1992，11：32.〕

按语：枸杞子为滋补肝肾之良药，常用于肝肾阴虚之腰膝酸软，头晕目眩，视力减退等。上诉例证患者虽然所患疾病不同，临床表现各异，但究其实质，均为肝肾阴虚所致。故用枸杞子治

G

疗，药合病机，收效颇佳。

8. **内热**

愚自五旬后，脏腑间阳分偏盛，每夜眠时，无论冬夏床头置凉水一壶，每醒一次，觉心中发热，即饮凉水漱口，至明则壶中水已所剩无几。惟临睡时，嚼服枸杞子一两，凉水则可少饮一半，且晨起后觉心中格外镇静，精神格外充足。即此以论枸杞，则枸杞为滋补良药，性未必凉而确有退热之功效，不可断言乎？〔医学衷中参西录（中册）：111.〕

9. **养生保健**

枸杞子，逐日择红熟者，以无灰酒浸之，蜡纸封固，勿令泄气，两月足，取入砂盆中，研烂滤取汁，同原浸之酒入银锅内，慢火熬之，不住箸搅，恐粘住不匀，候成饧，净瓶密贮。每早温服2大匙，夜卧再服，百日身轻气壮，积年不辍，可以羽化。〔医学衷中参西录（中期）：112.〕

G

菰米

【基原】为禾本科植物菰的果实。

【异名】菰粱，安胡，茭米，黑米，茭白子等。

【性味】甘，寒。

【归经】入脾、肝、肺经。

【功能主治】解热毒，除烦渴，利二便。主治烦热，消渴，黄疸，痢疾，目赤，风疮等。

【临床应用】

野菰中毒

洪某某，男，22岁。1959年9月2日，误食白色野菰，至9月5日发生腹脐部绞痛，腰痛如折，头晕眼花，心乱，谵语，失眠，下肢麻痹，口唇发绀，全身抽搐，呼吸困难。应用菰王汤治疗，每天30g，服药后，症状逐渐消失，连服10天，痊愈。

治疗方法：取菰王（一种可供食用的又老又大的菰）15~30g，煎汤，每天2次，连服至症状消失。〔挣仲明. 福建中医药. 1960，5（6）：26.〕

按语：菰米，是一种容易混淆的食物和中药。有一种菰米是禾本科菰属多年生宿根水生草本植物菰结的种子。菰生于湖泊中，结的果实像米，皮呈黑褐色。因雕喜欢吃其种子，古人也叫雕菰米。食用菰米在中国有3500多年历史。此外现在美国有一种人工种植的菰米称为野米。本案中的菰米应该是茭白，为禾本科植物菰的花茎受茭白黑粉的刺激而形成的纺锤形肥大的菌瘿，既可食用也可以药用。《本草拾遗》认为其有去烦热、止渴、除目黄、利大小便、止热痢、解酒毒等功效。本案用于解野菰中毒，机理不明，仅作参考。

骨碎补

【基原】为水龙骨科植物槲蕨、中华槲蕨、石莲姜槲蕨、崖姜、光亮密网蕨以及骨碎补科植物大叶骨碎补、海州骨碎补等的根茎。

【异名】猴姜，胡狲姜，石毛姜，过山龙，石良姜等。

【性味】苦，温。

【归经】入肝、肾经。

【功能主治】补肾，活血，止血。

主治肾虚久泻及腰痛，风湿痹痛，齿痛，耳鸣，跌打闪挫，骨伤，阑尾炎，斑秃，鸡眼等。

【临床应用】

1. 遗尿

（1）常某，男，24岁。1978年12月25日初诊，自述自5岁起至今每夜尿床，曾有多方医治无效。症除遗尿外，伴腰困，身倦乏力，精神萎靡不振，舌淡，苔白，脉沉细弱。投药9剂痊愈。

（2）徐某某，男，11岁。1978年1月5日初诊。患儿自小至今夜尿床，甚至1夜2次，打骂或经恐吓后尤甚。脉微弦，舌淡，舌苔薄白，余无其他不适。投药6剂痊愈，半年后追访未复发。

治疗方法：取骨碎补500g，食盐50g，水2500ml。先将水倒入容器中，再加入食盐搅匀，待溶化后放入骨碎补，浸泡12小时后烙干，研末。3g量1剂，每晚睡前用淡盐水冲服1剂，3天为1个疗程，一般1~3个疗程基本痊愈。为巩固疗效，遗尿愈后，可继服3剂。〔雷征. 内蒙古中医药. 1986,（1）: 37.〕

按语：中医认为，遗尿症多与肾虚有关，用骨碎补治疗遗尿症，即取其补肾及涩精止遗之功。但需注意遗尿症的发生与多种因素有关，在药物治疗同时尚需配合精神心理治疗，方可收到更好的效果。

2. 斑秃

周某某，女，37岁。头发脱落，头部逐渐光秃已半年。诊为斑秃。曾经多次服药治疗无效。经下法治疗1周后，脱发部位开始长出新发，病告痊愈。

治疗方法：每次用新鲜骨碎补50~100g，切成薄片后蘸盐外涂患处，每天搽3次。〔吴文全. 广西中医药. 1981,（2）: 28.〕

3. 鸡眼

姜某某，男，24岁，工人。1963年7月初诊。去冬两足掌生鸡眼，今春经某卫生所用手术切除，但1个月后复发，右足掌5个，左足掌3个，大者如黄豆，小者如绿豆，触之痛甚，经用本法治疗后，半月痊愈。半年后追访未复发。

治疗方法：骨碎补9g，碾粗末，浸泡于95%的乙醇100ml中，泡3天即成。用时用温水将足部鸡眼或疣子洗泡柔软，用小刀削去外层厚皮，再涂擦骨碎补乙醇浸剂，每2小时1次，擦后略有痛感，几分钟后消失，连续4~6次，每天至多10次。〔张金盛. 中医杂志. 1964,（8）: 37.〕

4. 药物性耳聋

池某某，女，53岁。1983年4月10日初诊。因患右上肺结核，每日肌内注射链霉素1g，连续注1个月后，出现两侧内耳胀痛，耳鸣，眩晕。停用链霉素20天后，眩晕好转，但耳胀、耳鸣、耳聋仍未减轻。内服骨碎补20g煎剂，5剂后症状减轻，10剂后症状消失。〔郭爱群. 河北中医. 1988,（3）: 37.〕

5. 顽固性皮炎

陈某某，女，56岁。1989年1月1日就诊。1982年患全身性皮炎，腰以上为著，背部及双上肢尤甚。疹子瘙痒难忍，夜晚加重，用开水洗后稍缓片刻。血液、尿常规检查一切正常。曾经西医多次抗炎抗过敏内服外搽，加中药养血除风、清热解毒之剂间断治疗半年之久无效。现症：背部及双上肢皮疹破溃流黄水，患部周围皮肤裂口，瘙痒难耐，烦躁不安，痛苦不堪。即给予骨碎补治疗，3 天后症状大减，破溃皮肤逐渐愈合。搽至 7 天（一芽鲜品石毛姜末搽完），患部破溃和周围皮肤裂口恢复如常。3 个月后追访无复发。

G

治疗方法：鲜骨碎补（石毛姜）一芽，菜油少许。先将骨碎补刮去绒毛，用土碗盛少许菜油，将石毛姜在碗内磨汁，然后用温水洗净患部，再用棉签蘸汁搽患部，1 天 3~5 次即可，至痊愈为止。〔陈孝先. 四川中医. 1989，7（9）：38.〕

按语：《中国医学大辞典》载："骨碎补能疗恶疾，蚀烂肉，杀虫。"全国高等医药院校第四版教材《中药学》云："骨碎补鲜品折断搽癣，有一定疗效。"用上述方法治疗皮肤顽癣，无毒副作用，方法简便，患者可自行一试。

6. 链霉素中毒

李某某，女，51 岁。患支气管哮喘并急性感染。在使用链霉素治疗初期，即感唇周发麻，加服维生素 B_6 20mg，每天 3 次。连续链霉素治疗 15 天，除唇周发麻加重外，并有四肢发麻，下肢肌肉震颤，尤以足跟震颤明显，行走步态不稳，眩晕，恶心，听力减退，视物不清。诊断为链霉素毒性反应。即停用链霉素，每天肌内注射维生素 B_6 100mg，并同时口服维生素 B_6 20mg，每天 3 次。半月后仍有头晕，视物不清，行走步态不稳等。停用维生素 B_6，改用单味中药骨碎补治疗，每天 25g 煎服，1 周后症状明显减轻。连续服药 1 个月后完全治愈。

治疗方法：按患者体重及体质的强弱，用药量为 20~40g，每天 1 剂，水煎分 2 次服。在使用骨碎补治疗过程中，未发现有不良反应出现。亦不影响链霉素对原发病的治疗效果。〔李惠思. 新疆中医药. 1990，32（4）：37–38.〕

按语：骨碎补治疗链霉素毒性反应，机制尚不明确。临床报道，对已知有链霉素毒性反应病史者，用链霉素同时使用骨碎补可防其毒性反应，已出现毒性或过敏反应者，则可用骨碎补治疗。

瓜蒂

【基原】为葫芦科植物甜瓜的果蒂。

【异名】甜瓜蒂，瓜丁，苦丁香，甜瓜把等。

【性味】苦，寒；有毒。

【功能主治】吐风痰宿食，泻水湿停饮。主治痰涎宿食，壅塞上脘，胸中痞鞭，风痰癫痫，湿热黄疸，四肢浮肿，鼻塞，喉痹等。

【临床应用】

1. 喘证

信州老兵女，3 岁，因食盐虾过多，齁喘。喘之急，乳食不进，贫无可召医治。一道人过门，见其女喘不止，教使取甜瓜蒂七枚，研为粗末，用冷水半盏许，调澄，取清汁呷一口，如其言，饮竟，即吐痰涎若胶粘状，胸次既宽，齁

喘亦定。少日再作，又服之，随手愈。凡三进药，病根如扫，此药味极苦，难吞咽，谓之曰甜瓜蒂苦，诚然。〔名医类案：93.〕

2. 癫狂

浙江一妇人癫狂不止，医以瓜蒂半两为末，每1钱重，井花水调满1盏投之，遂得大吐，吐后熟睡，勿令惊动，自此无恙。〔续名医类案：521.〕

瓜蒌

【基原】为葫芦科植物栝楼的果实。

【异名】果裸，泽巨，天瓜等。

【性味】甘、苦，寒。

【归经】入肺、胃、大肠经。

【功能主治】润肺，化痰，散结，滑肠。主治痰热咳嗽，胸痹，结胸，肺痿咯血，消渴，黄疸，便秘，痈肿初起等。

【临床应用】

1. 肺心病

郭某某，女，50岁。患肺心病17年，持续咳嗽，天寒加重，不得平卧，腹胀，颜面四肢浮肿，喘鸣音满屋皆可闻之。多年来经祛痰止咳，氨茶碱内服及中药等各种治疗无效。检查：唇紫，桶状胸，两肺满布哮鸣音，舌胖紫少苔，脉弦滑。予静脉注射瓜蒌注射液12ml，每天1次，第3天能平卧，不觉喘，第7天哮鸣音消失，通气功能检查有进步。注：每2ml安瓿内相当于生药10g。〔黄献章，等. 北京中医. 1984,(1)：23.〕

2. 结胸

邻村高鲁轩，邑之宿医也。甲午仲夏，忽来相访，言弟之三子年13岁，于数日之间，痰涎郁于胸中，烦闷异常，剧时气不上达，呼吸即停，目翻身挺，有危在顷刻之状。连次用药，分毫无效，敢乞往为诊视，施以良方。时愚有急务未办，欲迟数点再去，彼谓此病已至极点，若稍迟延恐无及矣。于是急于前往诊视，其脉关前浮滑，舌苔色白，肌肤有热，知其为温病结胸，其家自设有药房，俾用瓜蒌仁4两，炒熟，捣碎，煎汤两茶盅，分两次温饮下，其病顿愈。隔数日，其临高姓童子，是愚表侄，亦得斯症，俾用新炒蒌仁3两，苏子5钱，煎服，亦一剂而愈。盖伤寒下早成结胸，温病未经下亦可成结胸。有谓瓜蒌力弱，故小陷胸汤中必须伍以黄连、半夏始能建功者。不知瓜蒌力虽稍弱，重用之则转弱为强，是以重用之至4两，即能随手奏效，挽回人命于顷刻也。〔医学衷中参西录（中册）：91.〕

3. 痰厥

一童子，年十四，得温病。六七日间胸膈痰涎壅滞，剧时堵塞咽喉，两日上翻，身躯后挺，有危在顷刻之势，其脉关前洪滑有力。其家固设有药坊，愚因谓其父曰：此病虽剧，易治耳。用新炒瓜蒌仁4两，用新炒取其气香，捣碎，煮汤一大碗，分两次服下即愈矣。盖彼时荡胸汤，犹未拟出也。其家人闻愚言，相私计曰：如此重病，而欲用药一味治愈矣，先生果神仙手，盖誉之而实疑之也。其父素晓医理，力主服之，尽剂而愈。隔数日，其邻家童子亦患此症，用新炒瓜蒌仁3两，苏子5钱，亦1剂而愈。〔医学衷中参西录（上册）：276.〕

G

4. 痢疾

胡大卿一仆患痢五色，遇杭州一道人，教用大熟瓜蒌，煅存性，出火毒，为末，作一服，温酒服之，遂愈。〔历代无名医家验案：68.〕

5. 癃闭

绍兴刘驻泊汝翼云：魏部知明州时，宅库之妻患腹胀小便不通垂殆。随行御医某人治此药，令服遂愈。瓜蒌不拘多少焙干，研为细末，每服3钱重，热酒调下；不能饮者，米饮调下，频进数服，以通为度。〔续名医类案：508.〕

6. 产后尿闭

李某某，女，25岁，本院护士。1991年4月5日初诊。3月29日产后出现小便不通，大便闭结，内服中西药及外用热敷、按摩、坐浴等引尿法，均不能奏效。刻诊：8天来小便点滴不通，每日须依导尿管，外用热敷，口服酚酞片，外用开塞露，大便仍不下，脐腹胀作痛，坐卧不安，纳食不能，舌淡少苔，脉沉细无力。此为产后失血伤津，阳气外泄之证，治宜温阳化气，润燥生津。处方：天花粉30g，山药15g，附片5g，水煎服，早晚饭后各1次。4月6日复诊：大便已通，小便仍点滴未出。查舌苔薄黄，脉沉，余思患者有妊娠过程中因顾虑剖腹产而忧思气结，气机不畅致上窍闭塞下窍不通，此病不在肾，而与肺气失于宣降，不能通调水道有关，故当用下病上治提壶揭盖之法。遂用全瓜蒌60g，如法煎水，保暖坐浴30分钟后，患妇周身汗出，小便顺利排出，此后小便一直通畅。

治疗方法：全瓜蒌30~60g，加水5000ml，煎至4000ml，温度适宜后坐浴，时间30分钟，以汗出为佳。冬季注意保暖。〔张荣英，等. 国医论坛. 1992，34（4）：30.〕

7. 脏躁

余姓妇，年逾30，尚未生育。因性情急躁，又善感多虑，故婚后数年，时呈神志不安的症状。以后发作加剧，呈狂躁证象。服西药镇静剂，能减轻病势，但不能控制其再次发作，某次在发作时，邀余一视，细审其发作剧时，总在月经来潮期间。发作前伴头晕、胸痞、干呕、痰多、心烦、大便秘结等症状。此时扬手掷足，善笑昏谵，诊脉弦滑有力，舌苔白滑。因思沈尧封《女科辑要》所载蠲饮六神汤主治证候，颇与此证相合。遂作痰饮治，与六神汤合黄连温胆汤，并间服礞石滚痰丸。数服后，症状渐轻，神志清醒，但一有所感，仍不能控制其再次复发。于此荏苒半年之久，病家坚持设法治根。因思此证当是痰饮癖结，积于上脘，用涤化痰饮药能暂平，得苦寒攻下剂能暂通，然不能直捣窠臼，近除其根。考古人治狂实证，有使吐下并用之法，如张子和《儒门事亲》所载者是。此妇年壮体健，证实脉实。况又时当仲春，气主升达，此时施用吐法，直捣病巢，当有一定的疗效。因趁其发而未剧之时，用土方苦瓜蒌蒂10g，研末，用水煮开后，俟温，灌下。服1次未见动静，服2次即呕出清水痰涎甚多。自经过呕痰后，胸廓感觉较快。狂躁症状未发。唯精神疲乏，神气困顿，以涤化痰饮与扶脾和胃药合用调理，月余始复元。以后月经来

潮，未见复发，次年怀孕生育一孩，后竟无恙。〔李培生. 中医杂志. 1990，31(2)：5.〕

贯众

【基原】主要为鳞毛蕨科植物粗茎鳞毛蕨，蹄盖蕨科植物蛾眉蕨，球子蕨科植物荚果蕨，紫萁科植物紫萁，乌毛蕨科植物乌毛蕨、苏铁蕨、狗脊蕨等的根茎。

【异名】萹符，贯节，贯渠，贯中，贯钟等。

【性味】苦，凉；有毒。

【归经】入肝、胃经。

【功能主治】杀蛔、绦、蛲虫，清热，解毒，凉血止血。主治风热感冒，温热斑疹，吐血，衄血，肠风便血，血痢，血崩，肠道寄生虫等。

【毒性】贯众能麻痹随意肌（包括心肌），对胃肠道有刺激，严重时导致呕吐，腹泻，还能引起视力障碍，甚至失明。中毒时引起中枢神经系统障碍，震颤，惊厥及延脑麻痹。孕妇、虚弱患者、小儿、消化道溃疡者皆禁用。

【临床应用】

1. 钩虫病

蔡某某，女，50岁。1980年5月初诊。因头昏乏力，心悸气短，少食，不能参加正常劳动1年余，经当地医院诊断疑为“风心病”。查：神清，贫血貌，脉虚数128次/分，舌质淡，双肺呼吸音清晰，心率整齐，心前区闻及收缩期杂音Ⅱ～Ⅲ级，血压14.7/9.3kPa（110/70mmHg），肝肋下1cm，脾未扪及，腹水征（－），下肢浮肿（＋），血红蛋白30g/L，大便集卵钩虫卵0~2。诊断为钩虫病，继发性贫血，贫血性心脏病。

治疗方法：生贯众粉10g，每天2次饭前服。连服5天共100g，然后每天3次饭后服“生血片”3片，10天后复诊，钩虫卵阴性，1个月后再诊，症状基本消失，心前区杂音Ⅰ～Ⅱ级，血红蛋白95g/L，大便找钩虫卵阴性。〔金霞华，等. 中医函授通讯. 1987,(6)：38.〕

2. 食道上段梗阻

王某某，女，21岁，农村妇女，一向健康，吞咽顺利，从无噎膈难下史，因就餐时吃了一块牛肉，未经细嚼，即行咽下，梗阻了食管上段，当是出现恶心呕吐（因已梗阻无物吐出），口中痰涎不断外溢，同时伴有胸骨柄后面疼痛，且向颈根周围辐射等症状，当地公社医院治疗无效。经我院放射科钡餐食道造影，显示钡餐到达食管上段4~5cm处停滞不下，五官科检查气管及喉部无异常，注射阿托品企图以胃管插入食道将牛肉送入胃又失败。阻塞后7小时，体温38℃，脉搏88次/分，有轻度脱水貌，其余体检均正常。因滴水难下，经予静脉注射，并予抗生素预防感染。当时估计食道受阻部分，可能有水肿发炎，未敢应用食道镜，期补充体液，消炎退肿后，异物自下。但观察24小时，情况未见改善，看来保守成功的希望很少，动手术未免又小题大做，遂大胆应用中药贯众汤（贯众9g加水300ml，煎成浓汁50ml），含咽，开始一点也咽不下，经1小时左右已略

G

能顺咽，待第1剂50ml药吃完，已能微饮开水，恶心疼痛大减，已能吃软食，体温也下降，乃停用抗生素，至第6天能进普通饮食，钡餐造影，证明食道畅通无阻，并无病征发现，至第7天出院。〔李慕恒. 浙江医学. 1961，11（12）：498.〕

3. 急性乳腺炎

王某某，女，25岁。乳房红肿热痛已半月。曾注射青霉素及服药等，皆无明显好转。1972年6月1日来诊。经检查乳房有明显红肿热痛，并可触及硬块，无波动感。用贯众120g，水煎服1剂后症状减轻。第2天继服后硬块软化，服3剂后治愈。

治疗方法：贯众新鲜根茎30~120g，或干药15~30g，洗净后煎服或泡茶喝。日服1剂。〔林祖庚. 赤脚医生杂志. 1977，（8）：34.〕

4. 急性睾丸炎

陈某某，男，15岁。3天前患流行性腮腺炎，继发两侧阴囊肿胀，有下坠感，并有头痛，恶心，高热40℃，小便短，黄而不畅。检查：两侧阴囊红肿，皮肤紧张光亮，睾丸增大，质硬，压痛明显。舌苔白腻，脉弦数，以急性睾丸炎收住院。给予贯众当茶饮，病情2天减半，4天痊愈出院。

治疗方法：贯众60g，去毛洗净，加水约700ml，煎至500ml。每天早晚各服250ml，或分次当茶饮服。〔林其昌. 中医杂志. 1981，22（8）：13.〕

按语：贯众能清热解毒，有抑菌及抗病毒作用，临床上可用于热毒痈肿，痄腮等证。急性乳腺炎及急性睾丸炎等皆属中医热毒痈肿范畴，故可用贯众治疗。

5. 乳糜血尿

孟某某，女，33岁。1990年11月8日初诊。患者10月因外感发热致使小便混浊如米泔，尿出后不久变成冻状块状物。西医用右旋咪唑等药物治疗不效。刻诊：面色㿠白，神疲怠倦，气短懒言，肢体困重，腰膝酸软，口干不渴，小便如故，尿时微痛，大便尚可。舌淡红，苔白厚微黄，脉细数。乳糜尿试验阳性，尿蛋白（+++），红细胞（++）。证属湿热下注型血型“尿浊”。治宜清热解毒，除湿止血。药用生贯众30g，醋炒贯众炭30g，4剂。每天1剂水煎服。服药期间忌食高脂肪食物。15日复诊，患者诉药后2剂见效，3剂即愈。复查乳糜尿试验阴性，尿蛋白（–），红细胞（–）。令其取上药1剂，研细末，早晚各3g冲服。随访半年，未再复发。〔袁春意. 中医杂志. 1992，33（1）：59.〕

按语：本例尿浊属中医“湿热下注”。贯众生用可清热解毒，除湿杀虫，醋炒则偏于收敛，止血。生熟同用，共奏清热解毒，止血之功效。

圭

【基原】为矿物软玉的碎粒。

【异名】玉，玄真。

【性味】甘，平。

【归经】入肺经。

【功能主治】除胃中热和喘息烦满，止渴，润心肺，助声喉，滋毛发，养五脏，止烦满等。

【临床应用】

麻风

广东蜑户，以舟为家，捕鱼为业，沿海皆有之。一蜑户在海中摸得一物，长约六七寸，色黑，不识何物。香山县小榄村某裁缝店以米一斗易之。店左邻某，织布为生，见此物尤滑，思持此打磨布甚佳，以铜钱五百文购之，日以磨布，久则黑色渐退，玉质莹然，知为玉，遂宝惜之。有识之者曰，此圭也。某闻之，益加宝惜，缀于衣内，朝夕不离身，人无有问之者，群笑为宝燕石之续耳。某固有麻风疾，自佩此圭，病亦不发，然以为疾自愈，不疑为圭也。后年老不能织布，往省城内双门底摆摊，贩卖小物，此圭亦杂置诸杂种。有苏州客见而售去，获银三百两，自庆善价，大喜过望。不久，麻风复发，始知数十年不发者，圭之力也。追悔不及，寻卒。此香山县逸亭何公朝魁，为余言如此。按《大戴礼》曰："玉在山而木润。"《玉书》云："生于山而木润，产于水而流方。"《淮南子》称为"天地之精"。有青琅玕治身痒、火疮、痈疡、疥瘙、死肌等症。琅玕，亦玉粪也。《天宝遗事》载杨贵妃含玉咽津，以解肺消。王莽遗孔休玉曰："君面有疵，美玉可以灭瘢。"又玉能使尸不朽，古来发冢，见尸如生者，其身腹内外，无不大有金玉。合观众说，玉之功用可见矣。盖玉性本润，复沉匿海中几千百年，海水咸，咸泻热润燥，软坚解毒，定痛止痒。咸水浸沃既久，其功自胜常玉数倍。麻风，本湿热不正之气所成，血热皮燥，得玉气润之，所以不发，理或然与?〔历代笔记医事别录：243.〕

龟板

【基原】为龟科动物的甲壳。

【异名】龟甲，神屋，龟壳，龟筒，龟下甲等。

【性味】咸、甘，平。

【归经】入肝、肾经。

【功能主治】滋阴，潜阳，补肾，健骨。主治肾阴不足之骨蒸劳热，吐血，衄血，久咳，遗精，带下，腰痛，骨萎，阴虚风动，久痢久疟，痔疮，小儿囟门不合等。

【临床应用】

淋巴结核

李某某，男，5岁。其母诉，从1957年开始发现患儿颌下生硬疙瘩，逐渐增多，形成串联，经大同市人民医院及矿务局医院诊断为淋巴结核，经用链霉素、异烟肼及鱼肝油丸内服，不见效果，后遂逐渐溃成瘘管，经外用各种药膏及其他疗法也不封口，最后到我站门诊部治疗，当时检查，颌下有六七枚鸽卵大淋巴结肿大，互相粘连，形成串球状，并有几处溃烂面，创口带有多量绿色脓样分泌物及干酪化腐败组织，分泌物带有腥臭味。胸部透视，右侧肺叶上部及中部有片状边缘不清的阴影，右肺门阴影增加。当即试用龟板膏治疗，每隔1天换药1次，发现用药1次后，创口内分泌物逐渐减少，创口痂皮脱落，肉芽组织新生，创口洁净。为了加速其治疗效果，缩短疗程，我们同时并用了链霉素注射及异烟肼、鱼肝油丸等内服，作为辅助疗法，并对未溃破，已接近成熟的病灶，也外敷龟板膏，结果很快地吸出浓汁，促进了早期愈合。

治疗方法：龟板研细粉，与凡士林或香油调配，即成。对已溃破或已形成瘘管的病灶，如发现创口肉芽不好，不必腐蚀和剪平，也不用除去创面结痂，只要用生理盐水或双氧水洗涤创口，就可敷膏。对没有溃破已有溃破倾向的淋巴结核病灶，也可在病变部位敷膏。一般平均换药 6~7 次就可痊愈。对未溃破的病灶，敷膏也能很快吸出脓液，并促进其早期愈合。〔袁凤珠．中级医刊．1960，(5)：34.〕

鬼针草

【基原】为菊科植物鬼针草的全草。

【异名】鬼钗草，鬼黄花，婆婆针，鬼骨针，盲肠草等。

【性味】苦，温。

【归经】入肝、脾、胃、大肠经。

【功能主治】清热，解毒，散瘀，消肿。主治疟疾，痢疾，肝炎，急性肾炎，胃痛，噎膈，肠痈，咽喉肿痛，跌打损伤，蛇虫咬伤等。

【临床应用】

1. 细菌性痢疾

候某某，男，20 岁。1975 年 7 月 4 日晨突患下痢脓血，里急后重。中午服此药，渐有好转，当晚即痊愈。

治疗方法：取新鲜大叶鬼针草 120g，加水 2 碗，煎成 1 碗，去渣，加糖 30g（红痢用白糖，白痢用红糖，红白痢相间者用红、白糖各 15g），1 次服。一般 1 次即愈。用此方治疗细菌性痢疾 21 例，均取得了良好效果。〔侯太永．河南中医学院学报．1976，(3)：49.〕

2. 腹泻

贾某某，男，11 个月。入院前 20 天开始腹泻，每天 10 多次，稀水样，含奶瓣，无脓血，吐奶水，曾在外院用过氯霉素、胰酶及黄铋散治疗效果不明显。体检：发育营养差，面色苍白，精神萎靡，舌淡苔白，脉象细弱。中医诊断：脾虚泄泻；西医诊断：①迁延性消化不良；②营养不良 I 度。入院后，单用 40% 鬼针草糖浆每次 10ml，每天 3 次，第 2 天大便共 2 次，糊状，第 3 天变成软便，第 4 天痊愈出院。〔西安市人民医院．新医药学杂志．1978，(6)：42.〕

3. 慢性阑尾炎

邬某某，男，25 岁，司机。自诉于 1952 年发现右下腹部抽痛，间歇性发作，经中西医治疗未见效果，嗣后局部疼痛自行减退，因此继续工作。1953 年偶因睾丸鞘中积水，在南平医院进行手术，该院军医拟再切除阑尾，但患者情绪紧张，不同意进行连续开刀，故乃中止，未几创口愈合出院。手术不久，右下腹部疼痛发作，时轻时重。患者个性素强，认为尚能坚持工作，乃不予医治，但在工作中稍一震荡或饭后步行，则下腹回肠部痛楚不适。

1957 年 11 月，来院门诊，体温正常，血检白细胞 7.5×10^9/L，自诉其他无异常，唯有右下腹部抽痛而已，当时诊断为慢性阑尾炎，给以盲肠草（即鬼

G

针草）（干品）45g，分2次煎汤和牛奶服，此外未投任何药品，连续服用此药1周，腹痛逐渐减轻，且无副作用发生，至同年12月复查，局部无压痛，症状全部消失，本例只服盲肠草9剂，以后再追踪未见复发，五年沉疴，得此药而愈。

治疗方法：每次15~30g，鲜草剂量45g，煎液内服或加冰糖，蜂蜜。与牛乳180g同服，疗效更加。

附："鬼针草"，闽南俗名"盲肠草"，茎高2~3尺，呈四方形，叶对生，为卵圆形，顶缘有锯齿，为三出二回羽状复叶，春末开花色白，花后结实，夏秋间采茎叶供药用，功能消炎解毒，对慢性阑尾炎、痢疾、咽喉肿痛、噎膈反胃等有效。并可外治蜘蛛、蝎、蛇咬伤。〔林孝德. 福建中医药. 1959,(2)：42.〕

桂枝

【基原】为樟科植物肉桂的嫩枝。

【异名】柳桂。

【性味】辛、甘，温。

【归经】归心、肺、膀胱经。

【功能主治】发汗解肌，温经通脉。主治风寒表证，肩背肢节酸痛，胸痹痰饮，经闭，癥瘕等。

【临床应用】

喘逆

一妇人，年20余，因与其夫反目，怒吞鸦片，已经救愈。忽发喘逆，迫促异常，须臾呼吸停顿，气息全无，约十余呼吸之顷，手足乱动，似有蓄积之势，而喘复如故。若是循环不已，势近垂危，延医救人，皆不知为何病。后余诊视其脉，左关弦硬，右寸无力，精思良久，恍然悟曰：此必怒激肝胆之火，上冲胃气，夫胃气本下行者也，用肝胆之火冲之，转而上逆，并迫肺气亦上逆，此喘逆迫促所由来也。逆气上干，填塞胸膈，排挤胸中大气，使之下陷。夫肺悬胸中，须臾无大气包举之，即须臾不能呼吸，此呼吸顿停所由来也（此理参观第四卷升陷汤后跋语方明）。迫大气蓄积而通，乃上达胸膈，鼓动肺脏，使得呼吸，逆气遂仍得施其击撞，此又病势之所以循环也。《神农本草经》载，桂枝主上气咳逆，结气，喉痹，吐吸（吸不归根即吐出），其能降逆气也可知。其性温而条达，能降逆气，又能升大气可知。遂单用桂枝尖3钱，煎汤饮下，须臾气息调和如常。夫以桂枝一物之微，而升陷降逆，两擅其功，以挽回人命于顷刻，诚天之生斯使独也。然非亲验者，又孰信其神妙如是哉。继用参赭镇气汤，去山药、苏子，加桂枝尖3钱，知母4钱，连服数剂，病不再发。此喘证之特异者，故附记于此。〔医学衷中参西录（中册）：85.〕

过坛龙

【基原】为铁线蕨科植物扇叶铁线蕨的根茎或全草。

【异名】铁线草，黑骨芒，秧居草，铁线蕨，黑脚蕨等。

【性味】苦、辛，凉。

【归经】入肝、大肠、小肠经。

G

【功能主治】清热利湿，消瘀散肿。主治腹泻，痢疾，急性传染性肝炎，淋病，各种血证，跌打损伤，烫伤疔疮，乳痈等。

【临床应用】

急性乳腺炎

白某某，女，24 岁，1981 年 6 月 8 日初诊。左侧乳房红肿疼痛 2 天。患者生产第 13 天，忽然感觉全身不适，伴有头痛，四肢困倦。次日清晨左侧乳房疼痛剧烈，伴发热恶寒，恶心呕吐，来院就诊。诊见体温 39.5℃，左侧乳房红肿，除局部有明显压痛外，尚无液动感。左腋下淋巴结肿大如杏子，有压痛。伴口苦口干，尿黄而短少。舌质淡红，苔薄黄，脉弦数。诊为乳痈。即以黑脚蕨全草 50g，冰片 3g，共研细末外敷患处，翌日，体温降至正常，肿块缩小，疼痛停止，头痛、恶心、困倦等症状也消失，而病告痊愈。

治疗方法：黑脚蕨全草 50g，冰片 3g，共研成细末，用热水将药调成糊状，趁热外敷患部。如外敷之药干后可取下再以热开水调匀，再敷上。〔黄梅生. 广西中医药. 1988，11（3）：33. 〕

H

孩儿茶

【基原】为豆科植物儿茶的枝干或茜草科植物儿茶钩藤的枝叶煎汁浓缩而成的干燥浸膏。

【异名】乌爹泥，乌丁泥，西谢。

【性味】苦、涩，凉。

【归经】入心、肺经。

【功能主治】清热化瘀，止血，消食，生肌，定痛。主治痰热咳嗽，消渴，吐血，衄血，尿血，血痢，血崩，小儿消化不良，牙疳，口疮，喉痹湿疮，及时行瘟疫等。

【临床应用】

口疮

（1）孙某，女，19 岁，学生。1980 年 4 月 12 日初诊。患者素有胃病，并经诊断为“慢性胃炎”。近十余天生口疮，口腔疼痛不能进食，不能咀嚼食物，病后曾在某医院服药打针无效。检查：舌部，两颊黏膜及咽部有米粒至黄豆大的溃疡 5~6 处，边缘充血，心肺腹部无异常。给予孩儿茶粉末治疗，嘱回家涂抹患处，2 天后复查，溃疡已愈合，并自述只涂抹 1 次就痊愈了。经随访未再复发。〔孔令举，等．中医药学报．1988，（5）：40.〕

（2）刘某某，8 个月，1976 年 10 月 12 日初诊。患口腔溃疡已五六天，不能进食已 2 天，曾肌内注射青霉素，口服维生素 B、维生素 C 均效果不佳，此起彼伏，反复发作。查：舌尖，舌下及左侧口角有绿豆大及蚕豆大之溃疡四五处，下唇左侧黏膜处有米粒大的黄白色溃疡面，边缘红色，余未见异常。嘱将孩儿茶粉末涂抹于患处，次日复查，溃疡处愈合。后经随访，未见复发。

治疗方法：将孩儿茶干品研末装瓶备用，用时取出，用消毒棉签蘸药涂抹于患处，适量，每天可涂抹 2~3 次，吞下无碍。〔孔令举，等．中医药学报．1988，（5）：40.〕

海带

【基原】为大叶藻科植物大叶藻的全草。

【异名】海乌蔺，海草，昆布，纶布等。

【性味】辛，温；有毒。

【归经】入肺、胃、脾、大肠经。

【功能主治】清热解毒，软坚散结。主治瘴疟，急剧吐泻，肠伤寒，风湿痛，疝气，赤白带下，瘰疬，疔疮，疥癣，蛇、犬、蜈蚣咬伤，狂犬病等。

【临床应用】

1. 瘰疬

治一妇人，在缺盆起一瘰疬，大如小橘。其人亦甚强壮无他病，俾煮海带汤，日日饮之，半月之间，用海带 2 斤而愈。〔医学衷中参西录（上册）：376.〕

2. 腱鞘囊肿

（1）李某某，女，31 岁，教师。

1982年2月发现右脚侧有一指头大肿核，呈圆形，表面光滑，皮色如常，不觉疼痛，推之稍有移动。县医院诊断为“腱鞘囊肿”。因患者不愿手术乃延余诊治。

我即嘱其试用海带，每天250g，加水炖煮，当茶饮用。可放清油和食盐少许，切不可放猪油，并在日常生活中忌食油腻。半月后肿核变软，变小如豆大，1个月后完全消失，随访多年未见复发。〔张世成. 四川中医. 1985，3（5）：4.〕

（2）刘某某，男，21岁，农民。1983年9月发现左手食指关节处有一豆大肿核，呈条状，不红不痛，继后逐渐长大，来余处诊治。我即介绍服食海带。月余后肿核消失，半年多未见复发。〔张世成. 四川中医. 1985，3（5）：40.〕

按语：海带作为软坚散结之品在临床用于治疗瘰疬、瘿瘤、水肿已有悠久历史。《本草经疏》谓其：“咸能软坚，其性润下，寒能除热散结，故主十二种水肿，瘿瘤，聚结气，瘘疮。东垣云：瘿坚如石者，非此不除。正咸能软坚之功也。”腱鞘囊肿属中医痰核范畴，故用海带治疗亦有佳效。案中所忌用之品，可从。

海蛤壳

【基原】为帘蛤科动物青蛤等几种海蛤的贝壳。

【异名】海蛤，蛤壳等。

【性味】咸，平。

【归经】入心、肺、肾经。

【功能主治】清热利水，化痰软坚。主治热痰咳嗽，水肿，淋病，瘿瘤，积聚，血结胸痛，血痢，痔疮，崩漏，带下等。

【临床应用】

1. 咳嗽

宋徽宗妃，病痰嗽面肿。李昉御治之，久不效，惧诛，忧泣无计。忽闻市人有卖药者云：“一文一帖，吃了今夜便得睡。”李市之，恐其性悍，先自试。无他，乃并三服为一服，进之。妃当夜嗽少止，肿亦消。帝大悦，赐直万金。李不知何方，伺得市人，重价求之。乃蛤壳毁粉，色淡碧，少加青黛，以淡虀水点麻油数滴调服。按本草，即蛤粉也。〔历代笔记医事别录：237.〕

2. 哮喘

一小儿盐哮喘嗽，用海螺蛸刮屑研细末，以白糖蘸吃愈。〔名医类案：191.〕

3. 交骨不合

天士儿妇生产后，交骨不合，投药罔效。天士适践一物有声，拾视之，蛎壳也。即煎汤与服，顿愈。盖蛤之属形皆两片相合，性本喜合不喜开，其转合之窃亦与人骨窍相类，故以类相求耳。〔历代笔记医事别录：305.〕

海螵蛸

【基原】为乌贼科动物无针乌贼或金乌贼的内壳。

【异名】乌贼骨，乌贼鱼骨，墨鱼盖。

【性味】微温，咸。

【归经】入肝、肾经。

【成分】本品主成分为碳酸钙

（80%~85%），并含壳角质，黏液质，少量氯化钠，磷酸钙，镁盐等。

【功能主治】有除湿，制酸，止血，敛疮之功。治疗胃痛吞酸，吐，衄，呕血，便血，崩漏，带下，血枯经闭，虚疟泻痢，阴蚀烂疮。

【临床应用】

1. 慢性化脓性中耳炎

（1）代某某，女，11 岁。患右侧耳漏 3 年余。近来右耳外流脓液增多。闻有恶臭，流湿枕头和衣领，伴有头痛，食欲减退，精神不振，听力减退。经用海螵蛸治疗 1 周后，症状大减，继续治疗 1 周而愈，至今 1 年未见复发。

治疗方法：取海螵蛸洗净，淡水清漂，然后日晒夜露至无腥味而又干燥时入药。研成细末，取 2~3g，加入香油适量或加冰片少许，调成糊状液体备用，先用生理盐水棉球洗净耳内脓液，擦干，然后滴入药液 2~3 滴，每天 1~2 次，连续一周，最多不超过半月可见效。〔朱久之. 湖北中医杂志. 1982,（6）：13.〕

（2）路某某，45 岁。患中耳炎已数年，流脓腥臭，听力减退。取煅乌贼骨少许，研为细末，加入适量芝麻油调成稀糊状，每次治疗前将油糊滴入耳内 1~3 滴，每天 2 次，3~7 天即愈。1 个月后随访，患耳内未见流脓，听力也有所改善。〔刘学勤. 浙江中医杂志，1966，9（4）：11.〕

2. 阴茎头溃疡

张某某，男，58 岁。1990 年 4 月 28 日诊。1 个月前患上感发眼结膜炎，服用复方磺胺甲恶唑片，银翘解毒丸，次日上感与结膜炎虽减轻，但夜晚入睡时先觉周身瘙痒，继之觉阴头部灼热痒痛。翌日见其右侧起一黄豆大水泡。某医院诊断为磺胺药过敏，口服氯苯那敏、维生素 C 片，并将泡挑破，涂以紫药水。经治 1 周，身痒消失，然阴头起泡处反而溃烂渗水，服龙胆泻肝汤，外敷云南白药粉以生肌愈溃，治数天亦无效。后又几度更医，溃烂加剧。刻诊：阴头肿大如核桃，疼痛难耐，溃烂面大如蚕豆，中间凹陷而渗黄水，兼有心烦失眠，脉数。病在外者，法当治外。外和则内可安。药用乌贼骨，1 天疼痛止，2 天肿胀消，3 天溃烂愈，而后结痂。

治疗方法：乌贼骨 30g（洗净晒干，研为细末），以白蜂蜜适量调和，敷患处，敷以纱布裹之，露出溺孔，每天早晚各敷 1 次。〔王恒熙. 四川中医. 1992,（9）：38.〕

按语：乌贼骨即海螵蛸，能除湿敛疮。《纲目》有“研末敷小儿疳疮，痘疮臭烂，丈夫阴疮……同麝香吹耳治聤有脓耳及耳聋”的记载。外用治上述诸证，简便有效而安全。

海芋

【基原】为天南星科植物海芋的根茎。

【异名】野芋头，观音莲，羞天草，天荷，隔河仙等。

【性味】辛，温；有毒。

【归经】入脾、大肠经。

【功能主治】清热解毒。主治瘴疟，急剧吐泻，肠伤寒，风湿痛，疝气，赤

H

白带下，瘰疬，疔疮，疥癣，蛇、犬、蜈蚣咬伤，狂犬病等。

【临床应用】

肠伤寒

黎某某，男，31岁，农民。1975年8月5日入院。患者因持续高热10天而入院，自诉入院前10天开始发热，疲乏无力，食欲减退，于当地卫生站多次服药（药名不详），高热持续不退，病情日渐加重。以往身体健康，无特殊传染病史，未做过预防注射。

入院检查：体温40.8℃，脉搏85次/分，呼吸平顺。神清，精神不振。巩膜皮肤无黄染，口唇干燥，舌被白苔，心肺（-），腹平软，肝肋下1cm，脾肋下0.5cm，质软，无压痛。神经系统无特殊发现。实验室检查：红细胞3.1×10^{12}/L，血红蛋白76g/L，白细胞6.4×10^{9}/L，中性粒细胞0.68，淋巴细胞0.30，嗜酸性粒细胞0.02。肝功能：黄疸指数2u，凡登白氏实验直接反应：（-），间接反应（-），胆红素4μmol/L，TTT13 u，CFT（-），GPT423 u。肥达氏反应："O" 1∶320，"H" 1∶60，"PA"（-），"PB"（-）。

治疗经过：从8月7日起按下述方法服用野芋头，6天后体温降至正常，临床症状消失，继续服药至8月19日，该患者要求出院。出院后再服药1周，后随访无复发。

治疗方法：①按肠伤寒护理常规护理。②体温过高者适当进行物理降温或药物降温。③失水或中毒症状严重者，酌情给予补液。④生野芋头，每天250g，切成薄片，加大米少许，炒至米变黄色，然后加水煮沸半小时，弃渣取液，每天分2~3次服。出院后继续按此法服药7天。〔黄增进. 中医教学. 1976,（3）：45.〕

【备注】野芋头不宜生食，否则会引起中毒。为了除去野芋头的有毒成分，用药时必须将其切成薄片，加入大米炒过，煮沸时间不得小于半小时。如照此处理尚有轻度中毒症状出现，可饮米醋或生姜解毒。

中毒表现：皮肤接触汁液发生瘙痒；眼与汁液接触可引至失明；误食茎或叶引起舌喉发痒、肿胀、流涎，肠胃灼痛，恶心，呕吐，腹泻，出汗，惊厥，严重者窒息，心脏麻痹而死。

解毒方法：皮肤中毒者可用醋酸或醋洗涤；误食中毒服蛋清、面糊，大量饮糖水或静脉滴注葡萄糖盐水。腹痛可肌内注射吗啡。惊厥注射镇静剂，继服溴化钾或吸入乙醚。民间用醋加生姜汁少许共煮，内服或含漱。（《南方主要有毒植物》）。

海参

【基原】为刺参科动物刺参或其他种海参的全体。

【性味】温，咸。

【归经】入心、肾经。

【成分】本品含甾醇、三萜醇、黏蛋白及糖蛋白等，其中成分有抑制霉菌作用，食用干海参含水分21.55%，粗蛋白55.51%，粗脂肪1.85%，灰分21.09%，钙118mg%，磷22mg%，铁1.4mg%，每千克干海参含碘6000μg等。

【功能主治】有补肾益精，养血润燥之功。治疗精血亏损，虚弱劳怯，阳痿梦遗，小便频数，肠燥便血。凡脾胃虚衰，痰多，泻，痢，滑精者慎用。

【临床应用】

再生障碍性贫血

李某某，女，18岁。因月经过多，自觉乏力，心悸，腹胀，头晕眼花，低热，到某医院治疗。血液化验：血红蛋白35g/L，红细胞3.50×10^{12}/L，白细胞1.8×10^{9}/L，血小板30×10^{9}/L，诊断为再生障碍性贫血。曾以中西药治疗1年余无效，改用本方治疗1个疗程后，血红蛋白上升至82g/L。连续治疗3个疗程，血液化验：血红蛋白105g/L，红细胞4.95×10^{12}/L，白细胞3.30×10^{9}/L，血小板$5\ 0\times10^{9}$/L，自觉症状消失，能恢复日常工作，随访3年未复发。

治疗方法：海参（干品）50g，大枣10只，猪骨200g，加水炖服。每天1剂，10天为1个疗程。每个疗程间隔2~4天。〔刘辉明，等. 广西中医药. 1984，（2）：17.〕

按语：再生障碍性贫血是多种原因引起的骨髓干细胞、造血循环损伤及免疫机制改变，造成骨髓造血功能衰弱，出现以全血细胞减少为主要表现的疾病。本病分急、慢两型，属中医“虚劳”“血证”范畴，西医治疗主要采用雄性激素、肾上腺皮质激素及骨髓移植术等，有一定疗效。中医治疗首重补脾补肾，益气养血等方法。海参补肾益精，养血润燥，与大枣、猪骨髓配合使用，有补肾填髓益精生血作用，故对本病有一定效果。

旱莲草

【基原】为菊科植物鳢肠（金陵草）的全草。

【异名】墨旱莲，鳢肠等。

【性味】甘、酸，凉。

【归经】入肝、肾经。

【功能主治】具有滋阴益肾，凉血止血之功效。治疗吐血，咯血，衄血，尿血，便血，血痢，刀伤出血，须发早白，白喉，淋浊，带下，阴部湿痒等证。脾胃虚寒，大便泄泻者忌服。

【临床应用】

1. 血红蛋白尿

龚某，男，20岁，罗城人，1978年8月28日初诊。因患“伤寒”病，用西药合霉素引起溶血，体温39.5~40.8℃，血色素2天内由110g/L降至45g/L，血红蛋白尿强阳性。经输血及碱性液，激素等治疗未见好转。经中西医会诊后，决定停用合霉素。我提出试用此药治疗，遂取鲜墨莲500g，捣烂加冷开水100ml冲汁服用，药后10小时，酱色样尿逐渐变淡，12小时后尿色正常。尿pH值遂成碱性。查血红蛋白尿转阴性，溶血停止。〔徐富业. 广西中医药. 1989，1（6）：5.〕

按语：墨旱莲，《本草求真》称其：“专攻入肝入肾，为止血凉血要剂。”可见有滋养肝肾，凉血止血之功效。本案以单味墨旱莲治愈药物性溶血引起的血红蛋白尿，说明其确有控制溶血之功，且鲜汁冲服较于干品煎服有更好的疗效。

2. 胆道蛔虫病

李某某，女，8岁。患儿于剑突下

阵发绞痛，呕吐清水2天，曾内服中西药物（名称不详）无效。后来送某医院留医治疗，诊为胆道蛔虫病，用酸醋2斤，分4次服完后，绞痛停止，再用鲜旱莲草80g，猪小肠1尺，水煎加食盐适量内服，第二天排出蛔虫20余条，病愈出院。

治疗方法：鲜旱莲草80~150g，猪小肠1尺，水煎服，每日1剂，连服2天，有良好的驱虫效果。〔陆书诚. 广西中医药. 1987,（4）：37.〕

H

3. 顽固性口腔溃疡出血

李某某，女，29岁。近3年来下口唇反复溃疡出血，出血后见精神萎靡，肢软乏力，头昏等。近日口腔溃疡出血加剧，几乎半月出血1次，出血量增多，经多次治疗，效果不佳。特来求治，诊时正值出血，张老（张介安）当即用鲜旱莲草一把（30~50g）洗净，用干净纱布包好捣烂取汁，将药汁涂于出血处，片刻血止。嘱回去后照前法用之，并服清胃火、泻肝热中药3剂，此后病人未来复诊，以为无效。4个月后，病人因它病求治，问口唇出血如何？回答以愈。〔袁希波. 武汉市中医医院院刊，1982年，（1）：24.〕

按语：旱莲草为治疗出血性疾病的要剂。根据历代文献记载，单味药既可治疗吐血，咯血，鼻衄，肠风脏毒下血不止，小便溺血，热痢，血淋，还可治疗妇人赤白带下及头痛，白喉，肾虚齿痛等，均有很好疗效。陆氏以本品治疗胆道蛔虫病的方法独特，先服酸醋2斤，“蛔得酸则伏也”，后以旱莲草驱蛔杀虫以治本，标本缓急使用昭然。关于应用本品之宜忌，《本草正义》指出：“鳢肠入肾阴而生长毛发，又能入血，为凉血止血之品。又消热病痈肿。但纯阴用事，非阳盛之体不宜多用，脾虚泄泻尤忌。凡劳怯诸证，阴虚火旺者，不可以此等阴药专治其标，须与补中健脾之剂，相辅成功，乃为万全无弊之策。”此论可从！

䓘田藨根

【基原】为蔷薇科植物茅莓的根。

【异名】茅莓根，虎波草根。

【性味】甘、苦，平。

【归经】入肝、肾经。

【功能主治】清热解毒，祛风利湿，活血消肿。主治感冒高热，咽喉肿痛，风湿痹痛，肝炎，肾炎，尿路感染，结石，水肿等。

【临床应用】

水肿

胡某某，女，31岁，全身水肿，两眼看不见，奄奄一息，经用该草，3次肿消病愈。

治疗方法：䓘田藨根120g，把根粗皮去掉，二重皮捣碎，炒干淬醋，再炒再淬，一连3次后，将草用纱布包好敷在天庭穴，以后随肿退到哪里敷到哪里，退尽为止。〔龙溪县中医药学术研究小组. 福建中医药. 1959,（2）：封三.〕

诃子

【基原】为使君子科植物诃子的果实。

【异名】诃黎勒，诃黎，随风子。

【性味】苦、酸、涩，温。

【归经】入肺、胃、大肠经。

【功能主治】敛肺，涩肠，下气。主治久咳失音，久泻，久痢，脱肛，便血，崩漏，带下，遗精，尿频等。

【临床应用】

脱肛

王某某，男，45岁。1981年5月10日初诊。患脱肛5余年，反复发作，便后脱肛，且出血，不能下床活动，纯服医药疗效不佳。后服诃子末2剂，痊愈。随访1年未见复发。〔范桂荣. 石河子医药. 1982,(3)：76.〕

何首乌

【基原】为蓼科植物何首乌的块根。

【异名】地精，首乌，交藤，夜合，红内消，马肝右等。

【性味】苦、甘、涩，微温。

【归经】入肝、肾经。

【功能主治】补肝益肾，养血祛风。主治肝肾阴亏，发须早白，血虚头晕，腰膝酸软，筋骨酸痛，遗精崩带，久疟久痢，慢性肝炎，痈肿瘰疬，肠风痔疾等。

【临床应用】

1. 养生保健

（1）有江西人刘姓，久寓滇省，须已过腹，而黑且润，其面目犹如童子，人不解其故，疑其蓄须何若是之早，因询其年龄，应曰再度花甲而又四年矣。问者疑其戏言，然念初见不应作诳语，因不再问。时有旁坐者曰：汝疑刘君谑耶？彼实非伪言，彼今年124岁矣。因询其何能若是，刘君曰：言之甚长，君不厌烦，请举实以告。余于康熙末年来滇，彼时已四旬有余，须发半白。体力亦龙钟，一日偶至一熟识之药材行闲谈，适有乡人持一已成人形之何首乌，至行求售，其状较初生之婴孩略小，百体俱全，与小儿无异，索价银数百两，行主以无人愿售辞，乡人持之他地，甫下阶，即倾跌，所持何首乌亦着地瓦碎，白浆横流，浓厚如蜜，余习闻此物能延年益寿，乃俯身贴地，将白浆尽食之，乡人仅将断碎之空壳持去。余食后即归，腹饱不思饮食，至次日腹痛甚，连泻三日，不能饮食，人皆笑余曰：子欲成仙，今已辟谷，行将羽化矣。余以为将泻死，嘱同人备后事，至第四日泻止，遂能食，半月后精神焕发，须发返黑，龙钟者改为强健矣。今虚生八十余年，故已百二十四岁，子何矣耶！此清嘉庆初年事也。闻后人至道光初年始卒，实年百四十六岁云。〔著园医药合刊：105.〕

（2）何首乌，本名夜交藤，因何首乌服而得名。何首乌者，顺州南河县人，祖能嗣，本名田儿，生而阉弱，年58，无妻。醉卧野中，见田中藤两本异生，苗蔓相交，久久而解，解合三四。田儿心异之，掘根持问乡人，无能识者，遂曝干捣末，酒化服，七日而思人道，百日而旧病皆愈。10年而生数男，后改名能嗣。又与子庭服，皆寿160，首乌服药130岁。〔续名医类案：476.〕

2. 桡神经损伤

（1）张某某，男，10岁。玩耍时跌

H

伤左肘关节，于 1986 年 11 月 18 日（伤后次日）入院。查：一般情况可。左肘关节肿胀，疼痛，有骨异常活动，可闻及骨擦音，腕下垂，拇指不能外展，伸指无力，X 线片示左肱骨髁上骨折。追问病史，患者在跌伤时左上臂触及木棒。诊断：左肱骨髁上骨折并桡神经损伤。处理：骨折复位即日内服何首乌，骨折临床愈合后配合桑枝外洗。经 3 个月服药后检查：患者桡神经恢复达治愈标准。

治疗方法：何首乌 30g，水煎内服，每早、晚各一次。1 个月为 1 个疗程。停药 1 周后，继服第 2 个疗程，以此类推。每天配合桑枝水熏洗 1 次，同时进行功能锻炼。〔傅鹏霄. 中华中医骨伤科杂志. 1988，4（1）：35.〕

（2）患者唐某某，男，4 岁。被母猪咬伤右上臂，伤口开放，于 1985 年 4 月（伤后当日）入院。查：患者呈休克状态，右上臂中段有 5cm × 5cm 伤口，桡神经外露未离断，腕下垂，拇指及伸指功能消失，X 线片示右肱骨中段粉碎骨折。处理：抗休克，清创，骨折用银丝固定。术后感染，继而形成骨髓炎。桡神经挫伤 3 个月后无功能恢复迹象。于 1985 年 9 月开始服何首乌，配合桑枝水外洗，5 个月后随访，桡神经基本恢复主要功能，达显效标准。〔傅鹏霄. 中华中医骨伤科杂志. 1988，4（1）：35.〕

荷花

【基原】为睡莲科植物莲的花蕾。

【异名】莲花，水花等。

【性味】苦、甘，温。

【归经】入心、肝肾经。

【功能主治】活血止血，祛湿消风。治疗跌打损伤，天泡湿疹，乳头皲裂等。

【临床应用】

乳头皲裂

雪某某，女，25 岁。小孩吮乳后乳头皲裂流血，疼痛。用鲜荷花瓣醋渍贴于患处，每天 3~5 次，经 4 天后痊愈。

治疗方法：用小碗盛醋 100~150g，将荷花瓣不拘多少放入醋内浸渍半小时即可。患处用淡盐开水洗净拭干，将醋渍荷花瓣贴患处。每天换药 3~5 次（上药后稍有刺激感），治疗 5~10 天可愈。〔吴日雄. 赤脚医生杂志. 1975,（8）：45.〕

按语：《河北药林》曾有荷花“揉碎贴肿毒，促脓肿吸收”语,《日用本草》谓其能“涩精气”，可见荷花治疗乳头皲裂的机制，一在于其清热解毒，活血祛风；二是其收涩之力，再加上醋的解毒生肌，从而促进创面的愈合。其法简易可行。

荷叶

【基原】为睡莲科植物莲的叶。

【性味】苦、涩，平。

【归经】入心、肝、脾经。

【功能主治】清暑利湿，升发清阳，止血。主治暑湿泄泻，眩晕，水气浮肿，雷头风，吐血，衄血，崩漏，便血，产后血晕等。

【临床应用】

疥疮

县中陈某家有使女，生广疮。求治于方上道人，其方只用荷叶一味煎浓汤当茶，日逐饮之，尽量而止，不过六七日即愈。亲试甚验。〔历代无名医家验案：200.〕

荷叶蒂

【基原】为睡莲科植物莲的叶基部。

【异名】荷鼻，莲蒂。

【性味】苦，平。

【归经】入心、肝、脾经。

【功能主治】清暑祛湿，和血安胎。主治血痢，泄泻，妊娠胎动不安，失眠等。

【临床应用】

失眠

王思中治周氏患发热咳嗽，以阴虚内伤治愈剧，经月不得眠。王诊之曰：此谓悬饮，乃郁热所致，气不升降，则汤液停积，渐成饮囊。法当开郁行气。每剂用荷叶蒂7枚，一服而酣睡，数日平复。〔续名医类案：529.〕

褐多孔菌

【基原】多孔菌科多孔菌属真菌。

【异名】青柄多孔菌。

【性味】微苦，淡平。

【归经】入心、肝、肾经。

【功能主治】调节血压，改善心肌功能，活血化瘀，益肾壮阳，强筋化骨，增强人体免疫功能，促进新陈代谢。主治高血压，低血压，风湿性心脏病，关节炎，跌打损伤瘀血肿痛，阳痿不举或举而不坚等。

【临床应用】

1. 跌打损伤

李某，男，48岁。1984年冬初，不慎左脚无名趾被石头砸伤，趾头肿如台球状，瘀血紫黑，剧痛，经服褐多孔菌，每晚临睡150~200ml，首次服后，疼痛大减，2次后疼痛消失，同时出现口渴，一次饮水多达1500~2000ml，尿亦随之增多，第3天消肿，紫黑瘀血消失，亦无口渴之感。

治疗方法：每500ml普通白酒，可放入菌片50~100g，经常晃动，泡1个月后可服用。〔刘超. 中医药信息. 1986,（3）：24.〕

2. 阳痿

某男，32岁。阳器不举已3年，乃至夫妇失和，双方均感十分痛苦，虽经多方求治，服用补肾壮阳之品甚多，而未见疗效，1977年7月14日，服用褐多孔菌500g，嘱每晚临睡前服50~100ml，服用期间禁忌房事，服完病愈。

治疗方法：可做煎剂或泡酒服用。煎剂每剂用菌片15~25g，与桂、附、苍术各12~15g配佐，可提高疗效，立名褐多孔菌汤，水煎早晚空腹服；泡酒：每500g普通白酒，可放入菌片50~100g，经常晃动，泡1个月后可服，每晚睡前可饮25~50ml甚至100ml。并可根据酒量，不必拘泥，可达微有醉意，酒量大者疗效尤佳，无毒副作用。〔刘超. 中医药信息. 1986,（3）：18.〕

H

鹤虱

【基原】为菊科植物天名精或伞形科二年生植物野胡萝卜的果实。

【异名】鹄虱，鬼虱，北鹤虱等。

【性味】苦、辛，平；有毒。

【归经】入脾、胃、大肠经。

【功能主治】杀虫。主治蛔虫、蛲虫、绦虫等多种寄生虫病。

【临床应用】

钩虫病

欧某某，男，54 岁，农民。治疗前头昏，眼花，心跳，耳鸣，疲倦，食欲减退，气促，面有菜色，全身浮肿。粪便检查：钩虫卵（+++）。服鲜鹤虱总量 450g 后，小便次数增多，每天 20~23 次。食欲增加，气促、耳鸣、心跳症状减轻，面部、两手、腹部、大腿浮肿完全消退。经 3 次粪便培养，钩虫卵均为阴性。

治疗方法：鲜鹤虱草（摘花子），干的用 24g，为成人一次量。5~10 岁服 1/3；10~15 岁服 2/3，每隔 5 天服 1 次，连服 3 次为 1 个疗程，把生鹤虱放入锅内，加水两倍，煎 3~4 小时，去渣过滤。再将药液慢火浓缩为浓药汁，停火候冷使用。早晨空腹 1~2 次分服。〔何介元．中级医刊．1960，(4)：14.〕

黑大豆

【基原】为豆科植物大豆的黑色种子。

【异名】乌豆，黑豆，冬豆子。

【性味】甘，平。

【归经】入脾、肾经。

【功能主治】活血，利水，祛风，解毒。主治水肿胀满，风毒脚气，黄疸浮肿，风痹筋挛，产后风痉，口噤，痈肿疮毒，解药毒等。

【临床应用】

1. 糖尿病

（1）沈某某，男，48 岁。1982 年 3 月 4 日入院。主诉：多食易饥，多饮，多尿，消瘦半年。患者以往形体肥胖，近半年来，诸证加重。伴咽干，大便干结。舌红苔黄，脉滑数。查尿糖（++），空腹血糖 14.65mol/L。证属消渴（胃火炽盛，燥热内伤）。治宜清热泻火，养阴保津。方用玉女煎随症加减。服药 7 剂，每天饮水量及尿量较前减少。尿糖化验（+++）。空腹血糖 14mmol/L。多食易饥仍然不减。于是，嘱其增加豆类食品。从 3 月 16 日起，每天进食水煮黑大豆一碗（黑大豆 120g），服至第 4 天出现腹泻，每天行 3~4 次，常规检查无异常发现。因腹泻故停服中药。腹泻期间，每天尿糖化验逐渐下降。10 天后尿糖（+），空腹血糖降至 8.23mmol/L，消渴症状明显减轻。随着饮食减少，腹泻亦止。仍然进食大豆，共计 1 个月，三多症状消失，血糖恢复正常，痊愈出院。3 个月后随访未见复发。

注：本例在用大豆作主食出现腹泻后，三消症状消失，血糖下降，尿糖转阴。其作用机制有待今后进一步研究。〔胡全满．四川中医．1987，5（2）：52.〕

（2）康某，男，40 岁，厨师，1968 年 5 月就诊。自述 1967 年 2 月出现喝水多，吃饭多，大小便也增多。化验尿糖（+++），中西医治疗年余效果不著，现症口苦咽干，头晕眼花，烦躁，腹胀，多梦，烦渴，食欲亢进，周身无力。

查：面色苍黄，形体消瘦，头发全部脱光，眉毛，腋毛均脱落 2/3，舌质淡红，瘦薄无苔，脉沉细稍微。实验室检查：尿糖（+++）。治疗以黑豆为主食，将黑豆磨面做面条，烙饼，包饺子，长豆芽等。1 天 3 餐，每天吃黑豆约 500g，连服 3 个月，自觉症状好转过半，已长出部分新发，面见红润，体质恢复，尿糖（++）。继用上法，逐渐好转，共 200 天，吃黑豆约 100kg，毛发已全部长出，发色乌黑，满面红光，体质健壮，已正常上班。化验尿糖(－)，至今 15 年来身体一直健康。〔刘跃驰. 河北中医. 1984,（1）：40.〕

2. **晕厥**

王某，女，31 岁。1987 年 3 月 10 日初诊。月经来潮过多，猝然眩晕仆倒，牙关紧闭，不省人事，面色㿠白，不能言语，诊其脉，微而细，证属血晕。急取黑大豆 60g，炒焦去皮，加水 30ml，煎取 100ml，灌下。10 分钟后即发出呻吟声，旋即苏醒。〔朱灿营. 浙江中医杂志. 1992,（7）：295.〕

3. **羊毛疔**

濮阳传云：万历丁亥（1587），都人身生泡瘤，渐大痛死者甚众。道人传一方：以黑豆荞麦为粉涂擦，毛落而愈，名羊毛疔。〔历代无名医家验案：196.〕

4. **自汗、盗汗**

陈某，女，挡车工。自汗盗汗病史 10余年。其表现为整日出汗，动辄大汗淋漓，不论白昼与黑夜，春夏秋冬亦皆然。全身各脏器大多已经现代仪器检查过，无阳性体征发现，终日汗流浃背，衣衫潮湿，冬日冷风一吹便颤颤畏寒。中医予补气、滋阴、固涩未见效果。我嘱她买 2kg 黑大豆，随便煮汤作粥，反正吃吃试试，只会有利而无弊，心中不踏实，想不到 1 个月后病人来复诊，说 2kg 黑豆全吃光，吃到 1kg 时出汗便明显减少，现在已完全恢复正常。真是奇迹，以后我又用黑大豆治疗好几例自汗盗汗病人。〔王启生. 食品卫生. 1991,（5）：17.〕

5. **脓疱疮**

陈某，男，5 岁。头面部及四肢生脓疱疮已 3 月余，初为透明水疱，如蚕豆，绿豆大小不等，抓即破溃，流脓，脓水流到之处又出现新的水疱。曾用过青霉素等抗生素治疗，仍反复不愈。经用本方治疗 10 天而愈。

治疗方法：将生黄豆 60g 炒熟，研成极细末，加入花生油 15g 与之调成稀糊状。用时将此药涂于疮面上，每天 2~3 次，一般用药 1 周左右即愈。〔钟以林，等. 广西中医药. 1982,（3）：5.〕

6. **经漏不止**

吴某，女，30 岁。1964 年 3 月因流产出血，其后经漏不止，时多时少，经用西药止血片 17 天血止。近 20 天来因劳累过度又下血如注，经输液和口服仙鹤草素片，肾上腺色腙片，维生素 K 和中药胶艾四物汤加减，治疗 8 天仍出血不止，于4月就诊。症见面色苍白，心烦不寐，自汗，口渴喜热饮，食欲不佳，舌淡苔薄白而干，舌尖红，脉细数无力。

治疗方法：黑豆500g，干醋500ml。先将黑豆用温水浸泡30~60分钟，而后放入锅内加老干醋，开锅后煮30分钟。每次嚼吃黑豆100g，每天3次，500g醋煮黑豆服完后出血量大减，守方共服醋豆1.5kg，历时5天出血全止，精神好转，食欲增加，为巩固疗效，改为每次服50g，每天2次，共服醋豆4.5kg，历时45天，体质恢复正常，红光满面，追访19年未复发。〔刘跃驰. 河北中医. 1984,(1)：40.〕

H

7. 带下

张某，女，38岁，农民。患带下证3年，淋漓不断，恶臭，初为白色，后为黄色。患者面苍黄，唇淡，自汗，下肢浮肿，四肢酸懒无力，食欲不振，脘腹胀满，夜寐多梦，小便次数多，大便溏，舌质淡，苔薄白，脉沉弱。

治疗方法：土炒黑豆，每服100g，每天2次，服7天后白带减少，改为每服50g，每天3次。共服42次痊愈，追访4年未复发。〔刘跃驰. 河北中医. 1984,(1)：4.〕

按语：黑豆治病，多从治肾取功。李时珍谓："黑豆入肾功多，故能治水，消胀，下气，制风热而活血解毒，所谓同气相求也。"同样，以之治疗肝肾阴虚之眩晕，肾虚火热之消渴，心烦阴虚之汗证，肾虚，冲任之脉失于固涩之带下崩漏诸证莫不为然。

黑豆取效的关键在于制法、服法和用量。论制法，有"生平，炒温，煮寒"之说，而以盐煮，醋调，黄土炒则功效同中有异。盐咸入肾，使药力直达肾中治消渴；醋调，即取醋之酸涩收敛，更借其活血祛瘀之功治崩漏不止；黄土炒黑豆，脾肾同补，治疗虚寒带下证，确为良法。论服法，根据病之不同，或煮汤，或嚼服，或为豆芽、豆腐作饭用，或研粉调敷，灵机活泼，不拘一格；论用量，本品性缓无毒，量小则无益，非量大不能成事，药专则效宏。一药之多用，见机行事，此乃单方治病之精髓矣！以上诸法，值得借鉴学习。

又黑豆有"解百毒"之说，李时珍云："古方称大豆解百毒药，予每试之，大不然，又加甘草，其验乃奇，如此之事，不可不知。"谨记之以为参考。

8. 梅尼埃病

张某某，男，38岁。工人，患眩晕3余年。经北京、保定等医院分别诊断为梅尼埃病，中医药治疗2年仍时轻时重，近几个月来病情加重，天旋地转，曾几次晕倒，面色苍黄，口苦咽干，心慌自汗，健忘失眠多梦，两胁发胀，急躁易怒，脘腹胀满，四肢无力，腰酸痛，大便干，小便赤，舌质鲜红，苔薄腻，脉弦细。

治疗方法：黑豆500g，食盐30g，加水1kg，煮八成熟，开始每服100g，日服2次，服1个月后改为每服30g，每天3次，服至6个月诸症消失，食欲增加，面色红润，正常上班，至今7年仍健康。笔者用盐煮黑豆治疗眩晕18例，11例病愈，3例好转，4例无效。〔刘跃驰. 河北中医. 1984,(1)：40.〕

黑大豆叶

【基原】为豆科植物大豆的叶。

【性味】甘，平。

【归经】入脾、肾经。

【功能主治】止血，解毒。主治血淋，蛇咬等。

【临床应用】

再生障碍性贫血

马某某，男，26岁。患者因反复鼻衄，历时半年，本次因鼻衄不止，而于1977年6月23日入某医院治疗。先后用卡络磺钠、维生素K、垂体素及维生素B_{12}、甘精，并静脉滴糖盐水、水解蛋白等物，又先后输血700ml，在住院15天中，先后作血常规检查5次。血小板：第1次为24×10^9/L，最后1次为42×10^9/L，中性粒细胞0.32~0.38。住院期间，主管医生考虑是“白血病”。患者因经济困难，加之疗效并不显著，乃于1977年7月7日出院。诊断为：“血小板减少症”。

患者回家后，疗养休息3月余。在此期间用过中药10余剂。复因鼻衄加重，于1977年11月30日赴地区医院住院治疗。患者表情淡漠，贫血貌皮肤苍白，左下肢可见1.5cm×1.5cm之瘀斑。心尖搏动在第3肋间锁骨中线外2cm处。搏动范围广泛，有可疑的细震颤。心率为96次/分。心尖区可听见Ⅲ级以上粗糙的吹风样收缩期杂音向腋下传导。并闻及柔和的隆隆样舒张期杂音（较局限），余无异常发现。化检：血红蛋白低于20g/L，红细胞0.47×10^{12}/L，白细胞2×10^9/L，中性粒细胞0.42，淋巴细胞0.58，血小板26×10^9/L，网织细胞0.013，出血时间8分，后未止。印象为：①再生障碍性贫血？②白血病？住院期间除做过3次血常规检查外，同时做过2次骨髓象检查。诊断为：再生障碍性贫血。住院9天，因疗效不佳而出院。回家后，约1个月左右复又大量鼻衄，病势垂危。限于经济困难采用单方治疗：单味大豆叶，每天100g，煎汤代茶频服。经服此药1个月后，饮食增进，未再鼻衄，患者因觉此汤难以下咽而停药。未几，复又鼻衄，仍照前述煎汤服用，连服半年后方停药。停药后至今未再衄。

患者于1979年即参加农业劳动，现身体健壮，体重约60kg，能挑75kg左右之重物，同时未再患过其他疾病。〔陶晋安，等. 四川中医. 1983,(3)：29.〕

黑塔子根

【基原】为柿科植物福州柿的根。

【异名】油柿根。

【性味】苦、涩，微寒。

【归经】入肺、胃、大肠经。

【功能主治】清热，凉血，通络，利水。主治肺热咳嗽，吐血，肠风下血，便秘，水肿鼓胀等。

【临床应用】

1. 急性肾小球肾炎

王某某，女，17岁。1987年3月11日初诊。近半月来咽痛，6天前出现颜面浮肿。刻诊：发热，恶寒，眼睑颜面浮肿，双下肢水肿过膝，胫前压之深陷没指，尿少，每天约300ml，尿黄，时作咯痰声，咽红，左侧扁桃体Ⅱ度肿大，舌淡红，苔腻稍黄，脉弦数。

实验室检查：尿蛋白（++），红细胞（++），白细胞（+），颗粒管型（+），血沉56mm/h，尿素氮、肌酐正常，西医诊断：急性肾小球肾炎。中医证属风水。处方：黑塔子根100g，水煎300ml，早晚服，日1剂。服2剂后，尿量日达1000ml，水肿减轻，发热恶寒消失，第45天尿检，血沉恢复正常，病愈，随访半年未复发。〔程哲. 四川中医. 1990,（2）：15.〕

2. 便秘

李某某，男，45岁。1988年6月24日初诊。便秘2年，一般5~6天解干燥大便一次，腹部微胀，近半年来服番泻叶或果导片均无效，舌质淡红，舌苔稍腻，脉弦，直肠镜检无异常。证属大肠经郁热。

治疗方法：黑塔子根150g，水煎250ml，早晨空腹服，傍晚解干燥大便一次，稍感困难，以后每天150g，早晨空腹服，连用30天后，每天大便1~2次，呈糊状，无便难感，停药观察30天，仍每天大便一次，随访3个月未见便秘。〔程哲. 四川中医. 1990,（2）：15.〕

黑芝麻

【基原】为胡麻科植物脂麻的黑色种子。

【异名】胡麻，巨胜子，油麻，黑脂麻等。

【性味】平，甘。

【归经】入肝、肾经。

【功能主治】补肝肾，润五脏。治疗肝肾不足。虚风眩晕，风痹，瘫痪，大便燥结，须发早白，妇人乳少等。脾弱便溏者勿服。

【临床应用】

呃逆

黄某某，男，48岁，教师。1982年1月2日初诊。见呃逆频频，呃声洪亮，患者身体健壮，自诉除呃逆外，无其他不适，曾以旋覆代赭汤、丁香柿蒂汤方加减治之，并给予阿托品、地西泮等四药治疗，药后呃逆如故。又用针灸治疗，也不能控制。1月5日半夜12时许，患者偶服黑芝麻数匙（黑芝麻炒熟，杵碎，拌入白砂糖），食后呃逆即止，便安静入睡，次日中午呃逆又发，晚8时又服黑芝麻数匙，食后呃止。第3天晚7时左右再次发作，按原法服黑芝麻，食后呃逆停止，非常灵验。此后未再发。〔姚永年. 上海中医药杂志. 1982,（9）：34.〕

按语：黑芝麻常用以养生保健，或以治疗肝肾精血亏虚诸证，而本案以之治疗呃逆则少有报道。古代有“香以治呃”说，用油肉桂治疗呃逆的记载，推测炒香黑芝麻治愈呃逆是否也是其香味作用，其机制有待进一步阐明。

红孩儿

【基原】为秋海棠科植物裂叶秋海棠的全株。

【异名】石莲，红天葵，虎斑海棠，半边莲，红齿莲等。

【性味】甘，寒。

【归经】入肺、脾经。

【功能主治】清热解毒，润肺止咳，散瘀消肿。主治感冒咳嗽，肺结核咯血，风湿骨痛，腰痛，消化不良，跌打肿痛，疔疮等。

【临床应用】

1. 缺铁性贫血

程某某，从小择食，常头昏，血红蛋白72.5g/L，红细胞2.1×10^{12}/L，骨髓穿刺证实为缺铁性贫血，服铁剂12天复查2次血常规均未改善。加服红孩儿粉10天复查，血红蛋白上升至91g/L，红细胞3.3×10^{12}/L，以后停服铁剂，仅服红孩儿1周后，复查血红蛋白上升至107g/L，红细胞3.5×10^{12}/L，疗效显著。

治疗方法：①煎剂：红孩儿块根500g，煎成水剂2500ml，每次20ml，每天3次或每天9~15g。②粉剂：每次1~3g，每天3次或装胶囊内。③片剂：每片0.3g，每次1~2g，每天3次。〔中国人民解放军第一七五医院．中草药通讯．1971，(2)：42.〕

2. 肺结核咯血

徐某某，慢性纤维空洞性肺结核，曾多次大咯血，均用普鲁卡因、仙鹤草素、维生素K等止血，但咯血仍持续半月左右，此次应用红孩儿煎剂2次后，继服粉剂1剂后愈。〔中国人民解放军第一七五医院．中草药通讯．1971，(2)：42.〕

3. 崩漏

(1) 霍某某，月经一贯过多过频，近来更严重，每次行经10余天，血量甚多，伴有贫血，此次行经第2天就诊，服红孩儿粉，当天下午流血减少，5天干净。〔中国人民解放军第一七五医院．中草药通讯．1971，(2)：42.〕

(2) 吴某某，产后80余天阴道反复流血不止，曾在其他医院经多种方法无效，用红孩儿单方治疗，服药后即流血减少，5天痊愈。〔中国人民解放军第一七五医院．中草药通讯．1971，(2)：42.〕

H

红花

【基原】为菊科植物红花的花。

【异名】红蓝花，刺红花，草红花。

【性味】辛，温。

【归经】入心、肝经。

【功能主治】活血通经，祛瘀止痛。主治经闭，癥瘕，难产，死胎，产后恶露不行，瘀血作痛，痈肿，跌打损伤等。

【临床应用】

1. 厥证

陆严，奉化人，以医术行于时。新昌徐氏，为妇病产，不远二百里，舆致之。乃门，妇已死，但胸膛间犹微热。陆入视之，良久曰："此血闷也。能捐红花数十斤，则可以活。"主人亟购如数。陆乃为大锅以煮之，候汤沸，遂以三木桶盛汤于中，取窗格藉妇人寝其上。汤气微，又复进之。有顷，妇人动指，半日遂苏。盖以红花能活血故也。〔历代笔记医事别录：303.〕

2. 跌打损伤

王某某，男，20岁，打篮球时左脚严重损伤，伴有皮下瘀血，疼痛，肿胀，睡不能寐，服镇痛药疼痛方能减轻。X线拍片骨质无损坏，软组织损伤。用下述方法涂于患处，6小时候疼痛减轻，1天后不需服用镇痛药物，可以入眠。2天后患处肿胀明显消退，连用药4次，8天后自由行走，告愈。

治疗方法：取红花、白酒等量，视受伤面积而定，用50~60度白酒将红花拌匀，以挤压红花时有酒渗出为宜，用火点燃，燃烧时搅拌均匀，见红花表面变黑，无红色为宜，盖灭，待温度适宜涂于白布上，贴敷于患处。如皮肤破损先清创再贴。如有出血者，红花一部分可延长燃烧时间，先敷于出血处，再以剩余部分涂于患处。每天3~5次，连续敷用2天。

体会：红花系活血化瘀、消肿止痛的药物，其配伍的方剂很多，应用颇广……在前人的启示下，本人经过多年实践研究，采用单一用药以酒为引的方法，用红花炭防止渗出，用酒消肿引经，又能促进组织的血液循环，使红花更快起效。红花药源广，经济。此方法简单，效验，易于应用，企同道验之。〔胡旭升. 中医杂志. 1991，32（11）：58. 〕

3. 腰扭伤

牛某某，男，26岁。1987年3月25日初诊。3天前因搬重物不慎扭伤腰部，疼痛剧烈，活动受限。腰椎拍片无骨质改变，诊断为“腰软组织扭伤”。曾用西药和变频理疗不效。诊见局部压痛明显，舌质淡红，苔薄白，脉弦紧。给予下方治疗，1次好转，3次痊愈。随访1年后无后遗症。

治疗方法：红花10g，鸡蛋2个，食用油适量。将鸡蛋打在碗内，放入红花搅拌均匀，用油炒热（不加盐），一次食用，每天1次。〔耿守旭. 四川中医. 1989，7（3）：35. 〕

4. 瘀血腹痛

张仲景治妇人六十二种风，乃腹中血气刺痛，以红蓝花酒治之，红花一味，以酒一大碗，煎减半顿服一半，倾之再服。〔续名医类案：312. 〕

5. 带下

一僧治蔡大伊内人，崩中，带下赤白，用暮头灰一把，酒水各半盏，通便半盏新红花一捻，煎七分，卧时服，日进一服，久则三服愈。〔历代无名医家验案：159. 〕

红天葵

【基原】为秋海棠科植物紫背天葵的球茎或全株。

【异名】紫背天葵，红叶，散血子，龙虎叶，夜渡红等。

【性味】甘，凉。

【归经】入肺、胃经。

【功能主治】清热凉血，活血解毒。主治暑热高热，肺热咳嗽，咯血，跌打损伤，血瘀疼痛，疮毒疥癣，水火烫伤等。

【临床应用】

急性乳腺炎

方某某，35岁。产后9日，左侧乳房上方有一硬块，肿痛明显，按之无波动感，发热恶寒，舌红苔薄黄，两脉弦数。用鲜红天葵10g，洗净后切成薄片，

以适量黄酒分 3 次吞服，治疗 3 天，热退肿消。〔张秉娟. 浙江中医杂志. 1984, 19（1）：39.〕

荭草

【基原】为蓼科植物红蓼的全草或带根全草。

【异名】游龙，红草，红蓼，水莲棵，九节龙等。

【性味】辛，凉；有毒。

【归经】入肺、肝经。

【功能主治】主治风湿性关节炎，疟疾，疝气，脚气，疮肿等。

【临床应用】

慢性风湿性关节炎

（1）袁某某，女，28 岁。7 年前患腰痛及腹腔两侧痛，每于月经前数日发作，随着经行逐渐加重，至月经后自然减轻，近年来移于经后，且全身偏右，自肩肘等关节至腰、髋、膝、踝、脚跟，均有较重疼痛，步行时着力偏于左侧，最近左侧也有较轻症状出现，给予荭草流浸膏（每毫升合生药 1g）每天 100ml，2 次分服，共服 6 天。此后除过度疲劳有轻微症状出现外，自觉较过去舒服，继续服至痊愈。〔张东. 浙江中医杂志. 1957,（5）：209.〕

（2）韩某某，男，41 岁，农民。自诉幼时曾受寒湿全身骨痛，饮食行为均感困难，春夏温暖症状略减，深秋即感严重，中间有两个寒季完全瘫痪，曾服草药有所好转，但每年因气候变化影响，仍不断发作，近来左侧脊部及两脚疼痛尤甚，受凉或走路较多时，两脚强直，局部热痛微肿，每天下午有腰痛及举动费力感，给以荭草干叶 500g，每次 100g，煎水，2 天 1 剂，服后症状大减。〔张东. 浙江中医杂志. 1957,（5）：209.〕

（3）许某某，女，47 岁。原有髋关节痛已近 10 年，去年延及右肩关节，今年 4 月，肘、腕及指等关节也痛无停歇，且逐渐加重，给予新鲜荭草枝叶 450g，切碎分 2 次煎服，隔天 1 次，服后 3、4 日即见轻快，继以每次 250g 煎服，3 天 1 剂，又服 2 次，半月后除手指关节尚存轻微麻木钝痛外，亦无其他症状存在，又以干燥花穗隔 2 天用 100g 煎服，继服 5 次痊愈。〔张东. 浙江中医杂志. 1957,（5）：209.〕

厚朴

【基原】为木兰科植物厚朴或凹叶厚朴的树皮或树根。

【异名】厚皮，重皮，赤朴，烈朴等。

【性味】苦、辛，温。

【归经】入脾、胃、大肠经。

【功能主治】温中，下气，燥湿，化瘀。主治胸腹痞满胀痛，反胃，呕吐，宿食不消，痰饮喘咳，寒湿泻痢等。

【临床应用】

1. 腹胀

愚 20 余岁时，于仲秋之夜，每至申酉时腹中作胀，后于将作胀时，但嚼服厚朴六七分许，如此两次胀遂不作。盖以秋金收令太过，至腹中气化不舒，

申酉又是金时，是以至其时作胀耳。服厚朴辛以散之，温以通之，且能升降，其气化是以愈耳。〔医学衷中参西录（中册）：79.〕

2. 失明

《暗室灯》载一洗眼神方云：山西太守药景明失明19年。忽有神人传一灵方，用厚朴5分，清水1碗，煎至5分，洗之即愈。复为山东莱州守。未洗之先，须斋戒洗浴，将洗之际，须迎日先焚香，每天3次，其方已传七代，治好者指不胜数。其方简便易行，必有益也。日期为正月初三日，二月初六日，三月初三日，四月初五日，六月初四日，七月初二日，八月初九日，十月初三日，十一月初四日，十二月初四日。〔历代笔记医事别录：329.〕

鲎壳

【基原】为鲎科动物东方鲎的甲壳。

【异名】鲎鱼壳，鲎甲。

【性味】辛、咸，平。

【归经】入肺、肾经。

【功能主治】

肋软骨炎

汪某某，女，60岁。1988年11月19日初诊。主诉右胸肋疼痛1周，继见双侧疼痛难忍。1周前曾在西医院外科就诊，诊为肋软骨炎，予局部封闭治疗，第1次注射后，症状明显缓解，5天后上述症状又发作，再次封闭治疗，反见双侧胸肋痛，疼痛加剧。患者表情忧郁，表情痛苦，两侧胸肋疼痛拒按，自觉胀满不适。拟诊为：胸痛，治以活血化瘀，行气止痛，用血府逐瘀汤加减。药后症减，1周后疼痛消失。然而2周后，上症再次复发，仍予辨证治疗，不能根治。转而用单方，药名为鲎，系海洋生物，市场均有出售，其壳功效：软坚散结，镇定安神，取壳之尾尖部，磨水服，每天2次，连服3天症状消失，随访4年未见复发，又用此药治疗此病15例，均获良效。〔张永平. 福建中医药. 1991，22（2）：11.〕

狐肉

【基原】为犬科动物狐的肉。

【性味】甘，温。

【归经】入脾、胃经。

【功能主治】补虚暖中，解疮毒。主治虚劳健忘，惊痫，水气黄肿，疮疖等。

【临床应用】

蛊毒

有病蛊者，梦一道人示颂云，似犬非犬，似猫非猫，烹而食之，其病自消。偶有狐入其室，杀而烂烹食之，腹自消。〔续名医类案：338.〕

胡椒

【基原】为胡椒科植物胡椒的果实。

【异名】味履支，浮椒，玉椒。

【性味】辛，热。

【归经】入胃、大肠经。

【功能主治】温中，下气，消炎解毒。主治寒痰食积，脘腹冷痛，反胃，呕吐清水，泄泻，冷痢，并解食物毒等。

【临床应用】

1. 银屑病

某女，33岁，工人。1986年4月12日初诊。1年前患感冒后，全身出现散在性斑点，钱币状不等的脱屑性红斑，奇痒，抓之脱屑并有出血点，经几家医院确诊为银屑病，用多种药治疗取效甚少。经用冰白粉敷于耳穴治疗2个疗程，全身皮疹消退无其他不适，随访3年未见复发。

治疗方法：将白胡椒100g研细面过筛，高压消毒后加入冰片20g，调匀装瓶密封备用。取75%乙醇局部消毒，术者用左手拇指挟固耳廓，指尖抵住选割点，用磁器薄片在定位处纵行切口，切口长约0.2~0.3cm，出血滴即可，而后将药粉敷于上面，用胶布贴盖，每3~4天割治1次，7次为1个疗程。〔陈述德，等. 天津中医. 1990,（3）：13.〕

2. 蛔虫病

8岁女孩，因腹痛而疑为蛔虫所致。处方：川椒6g（药房错拿成胡椒6g），煎后分2次服，服后未见毒性反应，而于48小时排出蛔虫33条，患儿腹痛顿失而转安。〔穗颖. 山西中医. 1991，7（4）：39.〕

3. 小儿腹泻

（1）陈某某，女，5岁。腹泻不止，每天泻10余次，或稀或溏，已5天，面黄不润，舌苔薄白。用胡椒粉装入肚脐内，以满为度，贴上4cm×6cm的胶布，隔天换药1次，1次减轻，2次痊愈。〔刘学勤. 浙江中医杂志. 1966，9（4）：11.〕

（2）程某某，女，13个月。1982年12月23日入院。反复腹泻月余，每天大便7~8次，呈蛋花样，尿少，食欲不振，脸色苍白，神倦，舌苔淡白。经治疗腹泻仍不止，用胡椒粉敷神阙穴；第2天大便减少到2次，糊状；第3天，大便成形，食欲增加；继用药2天而出院。〔陈鸿立. 浙江中医杂志. 1987，22（12）：539.〕

（3）黄某某，男，9个月，1964年11月27日入院。其母代诉：腹泻呕吐已4天，每天6~7次，曾在某卫生所治疗无效，当日口渴尿少。检查：体温37.2℃（肛），粪检肉眼观察呈蛋花样，镜检未发现寄生虫卵及原虫，脂肪球（+），给服糖椒散，每次1g，每天3次，连服2天而愈。

治疗方法：白胡椒1g，葡萄糖粉9g合成。1岁以下每次0.3~0.5g，3岁以下每次0.5~1.5g，一般不超过2g，每天3次，连服1~3天为1个疗程，有脱水者适当补液。〔夏宗骏. 江西医药. 1966，（4）：192.〕

（4）龙某某，男，5个月。1964年11月17日入院。母代诉：腹泻水样便，每天7~8次，伴呕吐，曾服药无效。检查：体温37.2℃（肛），眼部有轻度凹下，口唇干燥，心肺（-），粪检未找到寄生卵及原虫，脂肪球（++），遂给服糖椒散0.3g，每天4次，连用2天痊愈（曾补充体液）。〔夏宗骏. 江西医药. 1966，（4）：192.〕

H

胡萝卜英

【基原】为伞形科植物胡萝卜的茎叶。

【性味】甘、辛，平。

【归经】入肺、肾经。

【功能主治】利水消肿。

【临床应用】

水肿

邹某某，男，16岁，学生。1954年10月，患全身性水肿，经与五皮饮等利尿消肿药，历1个月余而愈。1955年春，病又复发，仍与前药无效。遂与胡萝卜英500g，蒸熟服食，第1天服后尿量显著增加，次日水肿大减，连续服用1星期（共服胡萝卜英5kg多），症状完全消失。〔马冠祥．上海中医药杂志．1956，（1）：23．〕

按语：胡萝卜英入药用甚少记载，现代研究亦很少，从本案可知该药有消肿利水之功，肾炎病人可作为辅助性治疗药物，消除水肿，用药量须大，量小恐无效。

H

胡桃肉

【基原】为胡桃科植物胡桃的种仁。

【异名】虾蟆，胡桃仁，核桃仁等。

【性味】甘，温。

【归经】入肾、肺经。

【功能主治】补肾固精，温肺定喘，润肠。主治肾虚咳喘，腰痛脚弱，阳痿，遗精，小便频数，石淋，大便燥结等。

【临床应用】

1. 久泻

沈某某，女，56岁。1987年10月13日初诊。患慢性泄泻10年，屡治无效，便溏不实，时轻时重，神疲乏力，腰酸溲频，苔薄，脉细无力。证属久泻脾肾亏虚，宜益肾健脾止泻，予熟胡桃肉20g，每天2次嚼服，连服2个月，十年之泻竟瘥。〔孙雪松．四川中医．1989，7（10）：21．〕

2. 便秘

李某某，男，69岁。1988年11月5日初诊。患便秘之疾余年，大便燥结数日方行，腹无痛楚，纳可寐佳，口干稍渴，苔薄脉细。乃年高肠燥，传导失司所致，宜润肠通便。用生胡桃肉（去皮）30g，每天2次嚼服，经治20天，大便如常，访视半年便秘不作。〔孙雪松．四川中医．1989，7（10）：21．〕

3. 泌尿系结石

黄某某，男，34岁，农民。因左腰腹部间歇性疼痛10余年，加重半月于1958年4月17日入院求治。

患者于10年前起左腰腹部即有酸痛，疼痛向右下腹部放射，并有大小便下坠感。排尿时有小砂子自尿道外口排出，大小如鱼子或黄豆，排出后腰腹部酸痛即停止。以后每年发作数次，近半月来发作频繁，疼痛加剧，经多种治疗无效而来院求治。

检查：患者心肺正常，左侧腹部向下沿输尿管方向有轻度压痛，左肋脊角区有叩痛。小便检查：色深黄，微混，蛋白微量，尿酸结晶（++），未发现红细胞。拟诊为左肾及输尿管结石，采用胡桃仁制剂治疗，每天2次，每次半剂，服药后，左腰腹部胀痛逐渐减轻。当天下午排尿时有许多棕色粉末沉淀排出，服药2剂后停药，药后第4天，尿道外口排出一长1.8cm，宽0.5cm的棕黄色结石。此后腰部胀痛完全消失，痊愈出院。

治疗方法：用香油200g，将胡桃仁200g炸酥，再与冰糖200g一起磨碎，最后放入香油内拌均匀即成1剂，每天服1剂，分2次服。〔熊俊华．中级医刊．1959,（12）：21.〕

4. 牛皮癣

薛某某，颈部、面部、阴部患有此病（牛皮癣）已历11年，经中西医吃药打针或外搽，均未见效。患部日益扩大，痛苦异常，最近治愈后，欢喜得手舞足蹈。

治疗方法：用鲜核桃外面的薄皮趁湿在癣疮上用力搽，每天3~5次，一般只需5~10个核桃，约需10~20天即可。如果没有新鲜核桃，可在核桃成熟时摘回，剥下绿皮晒干，煎水洗患部，也能同样收效。〔薛宝田．中医杂志．1958,（4）：267.〕

按语：胡桃仁治疗体虚便秘为常法，治疗肾虚久泻则为变法。尽管《得配本草》有“泄泻不已者禁用（胡桃仁）”之诫语，然该药性热，能入肺肾，虚寒久泻亦当为其所主之证，可能是胡桃仁双向调节作用的具体表现。

胡桃仁治疗泌尿系结石，早在民国张锡纯氏就提出“其性能消坚开瘀，治心腹疼痛，砂淋，石淋，杜塞作疼，肾败不能漉水，小便不利”。有人认为胡桃仁可能有溶石作用，对于泌尿系各部之结石，一般在服药后数天即能一次或多次排石，且较服药前缩小变软，成分溶解于尿液中食呈乳白色。二十世纪五六十年代这方面报道很多，仍需深入研究。而鲜核桃仁皮治疗牛皮癣亦为简便实用之法，可以一试。

胡桃枝

【基原】为胡桃科植物胡桃的嫩枝。

【性味】甘，温。

【归经】入肺、肾经。

【功能主治】活血消肿散结。主治瘰疬，疥疮，癌肿等。

【临床应用】

咽喉癌

患者，女，54岁。于1975年5月患病。初起自觉不适，咽干，异物感，后逐渐加重，声音嘶哑，咽喉肿痛，咽吐沫疼痛加重。同年9月，病情恶化，不能说话，不能进食，咽喉出现不能忍受的骨刺鲠塞样疼痛，蛋黄大的肿块长于颈部。9月12日到中国医大就诊，确诊为喉癌并右侧颈淋巴结转移。病理报告为喉鳞状上皮癌（病理号12850），该院拟予手术及放射治疗。均被患者拒绝。

患者回家后每天用核桃枝嫩皮120~210g加鸡蛋2个，连煮3次，其煎汤共为药，频饮，并食鸡蛋。此方连用3个月疼痛消失，说话语言恢复正常，肿块基本消失。随后减量服用，9个月后基本痊愈。〔卢顺，等．辽宁医药．1979,（6）：14.〕

H

葫芦茶

【基原】为豆科植物葫芦茶的全草。

【异名】牛虫草，追颈草，百劳舌，金剑草，螳螂草等。

【性味】苦、涩，凉。

【归经】入胃、肺、大肠经。

【功能主治】清热利湿，消滞杀虫。主治感冒，咽痛，肺部咯血，肠炎，痢疾，黄疸，风湿关节痛，钩虫病，妊娠呕吐，小儿疳积，疮疖等。

H

【临床应用】

1. 滴虫性肠炎

肖某某，男，24岁，农民。腹泻稀烂泡沫样黏液便1个月余。患者于1个月前在田间劳动，饱食生沙葛后，翌日出现腹泻，排稀烂便伴少许黏液，日趋严重，最多一天达30余次，大便逐渐变泡沫状黏液为主，有里急后重。曾服西药氯霉素、克泻痢疾宁、土霉素、磺胺类，肌内注射依米丁1个疗程和服中药多剂，症状不改善，发现毛滴虫，确诊为毛滴虫肠炎。

治疗方法：用葫芦茶100g，水煎至50ml，经纱布过滤后，保留灌肠，每天2次。3天后腹泻明显减少，里急后重改善，继续治疗5天，大便1次，黄色稀烂，无黏液，大便检查未发现毛滴虫。以后每天灌肠1次，连续5天治疗以巩固疗效，多次大便检查无毛滴虫发现，现查1年多无复发。〔林华简．广东医药．1981，(8)：9.〕

2. 荨麻疹

邓某某，女，40岁，患瘾疹5年余，每感风寒即发。用本方嘱其发作时煎水外洗。经间断使用5剂后，竟获痊愈。随访7年，从未复发。

治疗方法：葫芦茶100g，食盐20g，加水2000ml，煎至1500ml，过滤，盛于盆中温洗。每天1剂，温洗2次。〔陈海潮．四川中医．1989，(12)：34.〕

槲实

【基原】为壳斗科植物槲树的种子。

【性味】苦、涩，平。

【归经】入脾、肾、大肠经。

【功能主治】涩肠止痢。主治痢疾，泄泻，小儿佝偻病等。

【临床应用】

肠炎

王某某，男，8个月。腹泻5天，每天5~7次水样兼蛋花样便，呕吐1~2次。诊为肠炎，曾服土霉素、胃蛋白酶、复方磺胺甲恶唑治疗3天，腹泻愈剧。给槲实粉0.5g，每天3次口服，服后1天腹泻次数减少至每天3~4次，3天后，每天1次成形便。

治疗方法：给患儿口服自制槲实粉。用量6个月以内每次服用0.5g，每天口服3次；6个月~3岁，每次服1g，每天口服3次。〔李中国，等．吉林中医药．1987，(5)：21.〕

虎耳草

【基原】为虎耳草科植物虎耳草的全草。

【异名】石荷叶，金钱吊芙蓉，老

虎耳，佛耳草，猫儿草，猪耳草等。

【性味】辛，寒；有毒。

【归经】入肺、胃经。

【功能主治】祛风清热，凉血解毒。主治风疹，湿疹，中耳炎，丹毒，咳嗽吐血，肺痈，崩漏，痔疾等。

【临床应用】

荨麻疹

陈某某，女，10岁。1990年12月17日初诊。因患荨麻疹在地区医院住院3天，经用氯苯那敏、地塞米松，输液治疗无效。患儿皮肤瘙痒（以四肢为著）难忍，烦躁苦闷，即令其父上山扯鲜虎耳草捣烂外搽患处。仅用药1次，治疗不足1天，临床症状全消，除抓痕外，未留任何痕迹。〔李绍华．四川中医．1992,（4）：44.〕

虎头蕉

【基原】为兰科植物金线兰的全草。

【异名】金线莲，金石松，金不换，什鸡单，金线虎头椒等。

【性味】甘，平。

【归经】入肝、脾、肾经。

【功能主治】祛风舒筋，止血通淋。主治糖尿病，腰膝痹痛，吐血，血淋，遗精，肾炎，膀胱炎，小儿惊风，妇女白带，毒蛇咬伤等。

【临床应用】

1. 糖尿病

刘某某，男，45岁。患者自觉尿量增加，每天15~16次，色黄，味臭，有泡沫，呈果汁样，食欲增加，肌肉消瘦，头痛，烦渴，失眠，两腿酸痛，精神萎靡，就诊某医院给注射胰岛素，内服维生素A，未见好转。体检：发育中等，营养较差，体弱消瘦，慢性病容，神志清晰，精神萎靡，肤色苍黄，尿糖（+++），诊断为糖尿病。

治疗方法：金线莲6g，冰糖30g水煎，每天服1次，连服4天后，尿量显著减少，口渴减轻，尿糖（++）。继服3天后，口渴、头痛、失眠均消失。照上方再服3天后，尿糖检查（+），续服4天，症状全部消失。〔张维璜，等．福建中医药．1961，6（3）：27.〕

2. 急性膀胱炎

王某某，男，30岁，工人。患者1周来尿意频数排尿时觉得刺痛，尿白色带有黏液，偶尔流出脓液混合少量血尿。夜间不能入睡，头痛，畏寒，发热。诊断为急性膀胱炎。

治疗方法：金线连6g，冰糖30g，水煎服，连服6天后，主治全部消失。经1年追踪调查，未见复发。〔张维璜，等．福建中医药．1961，6（3）：27.〕

虎杖

【基原】为蓼科植物虎杖的植物根茎。

【异名】大虫杖，苦杖，酸杖，酸桶笋，鸟不踏等。

【性味】苦，平。

【归经】入肝、脾经。

【功能主治】祛风利湿，破瘀通经。主治风湿筋骨疼痛，湿热黄疸，淋浊带下，妇女经闭，产后恶露不下，癥瘕积聚，痔漏下血，跌打损伤，烫伤，恶疮癣疾等。

【临床应用】

1. 急性黄疸型肝炎

杨某某，女，28 岁。1978 年 3 月 23 日初诊。巩膜及周身皮肤黄染，纳差，恶心，肝区痛，乏力 5 天，实验室检查：黄疸指数 107μ，麝浊 8μ，谷丙转氨酶 615μ。肝右肋弓下 1cm，质软，触痛明显，收治入院。每天给予虎杖 90g，煎浓汁 300ml，分 3 次服，治疗 25 天肝功能完全恢复正常，肝不大，于 4 月 20 日基本痊愈出院。

治疗方法：成人每天用虎杖 90g，加水煎浓至 300ml，3 次分服，小儿依次减量，一般连服 2~3 周甚至数月，直至症状消失，肝功能恢复正常，再巩固治疗数周。〔朱山有. 湖北中医杂志. 1983,(4)：13.〕

2. 烧伤绿脓杆菌感染

祖某某，男，22 岁，学生。洗澡时滑入开水池中，致双下肢、臀部、会阴Ⅰ度阴囊等烫伤 43%（Ⅰ度 10%，浅Ⅱ度 28%，深度 5%）。急诊入院后烫伤部位给予清创，包扎，同时配合全身治疗，补液，抗生素，血浆，给予单间病房。病室消毒，每天 2 次，保持室内温度在 18℃左右。创面每天更换 1 次敷料，用 1∶2000 新洁尔灭消毒，“康复新”覆盖创面，第 3 天，患者阴囊部感染，渗出液为黄绿色，第 6 天，患者右大腿也出现黄绿色分泌物。同时病人体温高达 40℃。查血：白细胞 14.2×10^9/L，中性粒细胞 0.77。根据药敏报告，更换对绿脓杆菌感染有效的抗生素，暴露右下肢，创面改为“虎杖液”清洗，湿敷。48 小时后，阴囊及右下肢创面绿色分泌物逐渐减少，色变浅，1 周后，感染创面绿色分泌物完全消失，并有肉芽生长，这时创面由“虎杖液”改为“康复新”湿敷，抗生素同样使用，24 小时后换药又见创面出现绿色分泌物，继而再改用“虎杖液”湿敷，2 天后绿色分泌物逐渐由绿色变为黄绿色，最后消失。继续使用“虎杖液”湿敷，直至上皮组织生长好，患者共住院 43 天。

治疗方法：取虎杖 200g 加水 500ml 放入砂罐中，用文火熬煎至 200ml，去掉虎杖根渣，将虎杖浓汁倒入无菌罐中，将盖子盖严，防止污染放置冷后备用，使用时暴露患处，操作时用两把无菌镊子将浸入“虎杖液”中的无菌纱布取出，轻拧少许，以液体不往下滴为宜，轻轻沾去创面脓性分泌物，然后用“虎杖液”湿敷创面。脓性分泌物多时，每隔 10 分钟就清洗湿敷 1 次，脓性分泌物少，每 20 分钟或 30 分钟 1 次，逐渐改为每天 2 次。本例绿脓杆菌感染创面应用“虎杖液”共 10 天。〔万里明. 南京中医学院学报. 1989,(3)：6.〕

3. 霉菌性阴道炎

陈某某，女，26 岁，已婚。外阴瘙痒，白带多，乳豆腐状已一年余，白带涂片镜检霉菌（+++），用下法治疗 1 个疗程，主治减轻，至第 3 个疗程症状消失。阴道镜检复查霉菌阴性。

治疗方法：取虎杖根 100g，加水 1500ml，煎取 1000ml，过滤，坐浴 10~15 分钟，每天 1 次，7 天为 1 个疗程。〔李武忠. 四川中医. 1986，4（11）：26.〕

琥珀

【基原】为古代松科植物的树脂埋藏地下经久凝结而成的碳氢化合物。

【异名】育沛，琥魄，江珠等。

【性味】甘，平。

【归经】入心、肝、肾经。

【功能主治】有镇静安神，散瘀止血，利水通淋之功。治疗惊风癫痫，失眠，小便不通，妇女经闭，产后瘀滞，跌打损伤等。有阴虚内热及无瘀滞者忌服。

【临床应用】

前列腺肥大

杨某某，男，66岁。半年来，小便淋沥，小腹胀痛连及会阴。肛门指检为前列腺肥大。经中西医治疗无效，前来我院门诊，予琥珀粉70g，服1个疗程后，主症减轻，再给70g，服完2个疗程而愈。半年后随访，未见复发。

治疗方法：取琥珀为末，早晚各服5g，温开水送服，每服7天为1个疗程。〔汤秉恭. 四川中医. 1990,(9)：38.〕

按语：中医认为老年前列腺肥大是由湿热瘀血聚结，阻塞尿道所致。用琥珀粉活血祛瘀利尿通淋，甚为对症。《本草逢原》指出“琥珀，消磨渗利之性，非血结膀胱者不可误投”。对体质虚弱者，可配合补脾益肾之剂，以防伤正。琥珀入药，一般用入丸、散剂而不入汤剂。

花椒

【基原】为芸香科植物花椒的果皮。

【异名】大椒，秦椒，蜀椒，汉椒，川椒，巴椒等。

【性味】辛，温。

【归经】入脾、肺、肾经。

【功能主治】温中散寒，除湿止痛，杀虫，解毒。主治积食停饮，心痛冷痛，呕吐呃逆，咳嗽气逆，风寒湿痹，泄泻痢疾，疝痛齿痛，蛔、饶虫病，阴阳疥疮等。

【临床应用】

1. 腹痛

张忠顺盛夏调官都城，苦热，食冰雪过多，又饮木瓜浆，积冷于中，遂感脾病之疾，药不释口，殊无退证。累岁，适一道人曰：“但取汉椒21粒，浸浆水盆中，一宿洒出，还以浆水吞之。”张如所戒，明日，椒才下腹，即脱然，更不复作。〔历代无名医家验案：44.〕

2. 胆道蛔虫病

（1）1979年夏末傍晚，西王孝村一老妪携其女来诊，14岁，首言其父早逝，家境贫穷，在家治病已花去60余元，并无效验，恳请先生为之施治。听其言，怜其苦，察其状，乃蛔虫所扰。庸医不识，乱投止痛之品，殊不知，蛔虫不驱，其痛无终日。随慰之，可不住院，亦可不花钱。即行见效。老妪面露喜色。将信将疑。余入厨房取食醋250g，花椒10余粒，借火煮开，候温饮下。1小时后，其女胃脘痛止，面露笑容，日将落，嘱早归。越数月，其子由津来院致谢，相谈一刻即辞。

1984年秋末，陈湾村张峰之子患此疾，3日来腹痛经治未果，邀余一视。听其所述，实为胆道蛔虫，故未去，只

告知此法，当夜即愈，未再复发。〔偏方奇效闻见录：27.〕

（2）施某某，女，27岁，农民。1982年3月7日就诊。主诉剑突下阵发性绞痛，疼痛时转辗不安，呻吟不止，有“钻顶”样感，并呕吐胃内容物2次，内有蛔虫1条，诊断为“胆道蛔虫病”。曾使用解痉止痛剂，痛仍不解，经口服“花椒油”后，8分钟疼痛消失，1天后服驱虫药驱蛔虫近20条，1年后随访未复发。

药物组成：花椒60g，食油100g（以豆油，菜油为佳），将食油置铁锅内炼熟后，投放花椒，以文火煎熬，约煎3~5分钟，闻到较浓的花椒味时，离火冷却，滤去花椒即成“花椒油”。〔吴玉华，等. 新疆中医药. 1989，26（2）：25.〕

3. 蛔虫性肠梗阻

胡某某，女，6岁。主诉脐周围阵发性腹痛1天，呕吐1次，无大便及肛门排气3天，伴有发热。入院时体温38.1℃，有轻度脱水貌，胸部检查（–），腹软，满腹可触及团状及索条状包块多个，按之可变形，肠鸣音亢进，无气过水声。处理：花椒麻油1剂顿服。服后未再发生腹痛，也未有呕吐，当天夜间自动大便1次，解出蛔虫17条，于观察1天后腹痛消失出院。

治疗方法：将花椒中杂质及椒目除去，称取10~30g（随年龄大小酌情增减），取麻油125ml，置锅中文火加热，再将花椒倒入锅中至呈焦黄色为止，离火冷却，滤出花椒。1次或分2次服完，2次服药间隔为2~3小时。〔镇江地区人民医院. 江苏医药. 1975，（4）：62.〕

4. 疝证

有人阴冷，渐渐入内，阴囊肿满，昼夜痛闷不已，用上好川椒为末，帛包裹囊，如不觉热，炒热更烘，内煎大蓟汤汁服妙。〔续名医类案：476.〕

5. 牙痛

昔率为乐靖主簿者，蛀牙痛不可忍，号呼之声彻于四邻，用药不效，有丐者献一方，用之即安。以汉椒为末，及巴豆一粒，同研成膏，饭为丸如绿豆大，以锦裹安在蛀牙孔处，立效。〔历代无名医家验案：262.〕

6. 漆性皮炎

李某某，男，32岁。因搬运盛漆的木桶后，发生过敏性皮炎，全身瘙痒异常，曾服可太敏、泼尼松，外搽氟轻松软膏，未见明显效果。后改用下方治疗，洗1次瘙痒明显减轻，洗3次病告痊愈。

治疗方法：川椒40g，研成粗末，加入2000ml水充分浸泡后，煮沸，取滤液稍待凉后，用毛巾蘸液浸洗患处，每天早晚各1次，每次半小时。治疗期间注意事项：①切勿擅自乱搽外用药。②禁用肥皂，热水洗涤，淋浴。③忌食油腻、辛辣、刺激及血腥等食物。④多饮开水，多食青菜。〔林有壬. 广西中医药. 1981，（5）：44.〕

按语：花椒油的制法以上两案基本相同，但治疗小儿蛔虫病则应根据患儿体质，年龄使用适当的剂量，以免发生不良反应。花椒油治疗蛔虫病的机制，有人认为是花椒油中的有效成分使蛔虫严重中毒而达到制蛔止痛的目的。关于治疗胆道蛔虫病，吴氏认为食油进入十二指肠后能刺激肠黏膜产生胆囊收缩素，经血液循环作用于胆囊，使胆囊收缩，胆道括约肌反射性舒张肌松弛，加之十二指肠蠕动，牵连被杀灭的虫体排出胆道。如伴有胆道感染，则应加用消炎解毒药控制感染。

花椒根

【基原】为芸香科植物花椒的根。

【性味】辛，热；微毒。

【归经】入脾、肺、肾经。

【功能主治】散寒止痛，解毒杀虫。主治肾与膀胱虚冷，血淋有瘀等。

【临床应用】

外伤出血

乡人善拳勇者，来闽告状，为兵士所拦，以马箠击额上，流血不止，采树根捣烂敷之，3日即愈。问之则花椒根是也。又言此药不但治伤，兼能治多年风气，以酒水煎服，其效如神，皆《本草》所不载。〔历代笔记医事别录：290.〕

花蕊石

【基原】为变质岩类岩石含蛇纹石大理岩的石块。

【异名】花乳石。

【性味】酸、涩，平。

【归经】入肝、肺、胃经。

【功能主治】化瘀止血。主治诸血证，及产妇血晕，死胎包衣不下等。

【临床应用】

狂证

一人气心风，即是痰迷心窍发狂，用真花蕊石煅黄酒淬1次，为细末，每服1钱，黄酒下。〔续名医类案：552.〕

槐豆

【基原】为豆科植物槐的果实。

【异名】槐实，槐子，天豆，槐连豆等。

【性味】苦，寒。

【归经】入肝、大肠、心经。

【功能主治】清热润肝，凉血止血。治疗肠风泄泻，痔血崩漏，血淋血痢，阴疮湿痒等。脾胃虚寒及孕妇忌服。

【毒性】本品有一定的毒性。动物实验显示：①能使家兔红细胞减少；②能使人、猪、兔的红细胞凝结，种子、荚、果肉均有含抗A、抗B、抗H凝集素等。苏联人有研究认为槐豆酊剂毒性不大，小剂量对人体有兴奋作用。

【临床应用】

乳糜血尿

陈某，女，27岁，1987年12月13日初诊。患乳糜血尿5年余，时轻时重。5年来间断服用中西药治疗，效果不佳，近因烦劳过度，病情渐甚。诊见：小便混浊呈粉红色，甚则结成黏冻样凝块，上有浮油，尿时尿道灼热，头晕耳鸣，腰膝酸软，舌质红，脉弦数，乳糜试验阳性，经用下方连服1个月，小便转清，头晕耳鸣，腰膝酸软诸证消失，乳糜试验转阴。为巩固疗效，令其再服药2个月，2年后随访未见复发。

治疗方法：取生槐豆30g（鲜者更佳），放入热水瓶内，加滚开水500ml，泡 1 个小时后，以此代茶饮服 1 天，7 天见效，1 个月可获愈或完全缓解。此期服用，无毒副作用。〔杨华，等. 吉林中医药. 1992,（6）: 34.〕

按语：《本草经疏》认为槐豆为“苦寒纯阴之药，为凉血要品，故能除一切热，散一切结，清一切火”，因而脾胃虚寒者忌用。又有本草书认为槐豆有润肝补肾养血作用，能“益肾清火，专滋肾家津枯”，《梁书》载“庾肩吾常服槐实，年七十余，发鬓皆黑，目看细字”。

关于毒性，《别录》认为槐实“咸寒，无毒”。《本草蒙荃》也认为其“味苦辛咸，气寒无毒”。而现代研究认为本品有一定毒性，建议读者在使用本药时，如有不适，应立即停药，以免发生意外。

槐花

【基原】为豆科植物槐的花朵或花蕾。

【异名】槐蕊。

【归经】入肝、大肠经。

【功能主治】清热，凉血，止血。主治便血，痔疮出血，尿血等诸血证，赤白痢疾，风热目赤，痈疽疮毒，并可用于预防中风等。

【临床应用】

舌衄

有士人无故舌出血，仍有小穴。医者不晓何疾。但曰此名舌衄，用槐花炒为末，掺之而愈。

【备注】槐花苦平无毒，是止血的要药，不论吐血，鼻血，便血，尿血，血崩等，皆能治之。《朱氏集验方》也有“舌衄出血，槐花末敷之即止”的记载。〔历代无名医家验案: 23.〕

槐叶

【基原】为豆科植物的叶。

【性味】平，无毒。

【归经】入肝、肾经。

【功能主治】清热解毒，凉血止血。主治惊痫，壮热，肠风下血，痔疮，尿血，疥癣，湿疹，疔肿等。

【临床应用】

慢性湿疹

某连队战士，左下腿慢性湿疹，曾在门诊部长期治疗又住院 18 天仍未痊愈，改用槐叶泥直接外敷，第 2 天，患者原终日渗黄水，散布着多处浅在糜烂而瘙痒的创面（7cm × 7cm）已全部干燥结痂，且痒感消失，5 天后痊愈。

治疗方法：取新鲜之槐叶两把，置于沸水中洗净，然后捣烂如泥状。用药前先用温开水洗净患部，再将已制成的槐叶泥敷围其上，最后再盖纱布敷料并包扎，每天更换敷料 1 次（因槐叶泥一般在 24 消失内即干燥）。〔盛胜. 中医杂志. 1959,（5）: 327.〕

獾油

【基原】为鼬科动物狗獾的脂肪油。

【异名】獾子油。

【性味】甘、酸，平。

【归经】入肺、大肠经。

【功能主治】祛湿解毒，润肠通便。

主治肠中梗阻，痔疮，疥癣，烫伤，冻疮等。

【临床应用】

肠梗阻

张某某，男，60岁，农民。1984年6月劳动时突然腹痛，阵发性加重，恶心呕吐。在当地卫生所注射阿托品，庆大霉素后，腹痛减轻，次日腹痛加重，腹胀，呕吐频繁，且不排气不排便。证见腹部膨隆，叩诊鼓音，无移动性浊音，压痛，反跳痛，未触及明显包块，肠鸣音亢进，呈高调气过水声。实验室检查：红细胞 4×10^{12}/L，白细胞 11×10^{9}/L，中性粒细胞0.82，淋巴细胞0.18。X光检查：腹部可见多个阶梯状液平面。在严密观察的同时，给动物獾油40ml，2小时后，腹痛不减，又给药60ml后，自觉肛门少量排气，并解少许黏液便。阵发性腹痛间隔时间延长，又继续观察治疗至第2天，解出稀黏液便约5000ml，又观察4天，病人进食正常，X线腹部透视，梗阻消除而痊愈。

治疗方法：以獾的脂肪，文火炼油，过滤冷却后，放阴凉干燥处密封备用。每次口服最少20ml，最大100ml，同时配合抗生素备用。〔李永高，等. 陕西中医. 1989，10（4）：174.〕

黄柏

【基原】为芸香科植物黄柏或黄树皮的树皮。

【异名】檗木，檗皮，黄檗等。

【性味】苦，寒。

【归经】入肾、膀胱经。

【功能主治】清热，燥湿，泻火，解毒。主治热痢，泄泻，消渴，黄疸，痿躄，淋浊梦遗，痔疮便血，赤白带下，骨蒸劳热，目赤肿痛，口舌生疮，疮疡肿毒等。

【临床应用】

1. 肺结核

张某某，男，26岁，干部。主诉：发热，咳嗽，胸痛已1个月。现病史：于1953年5月发病，咳嗽，咯血约5~6ml，经某医院诊断为浸润型肺结核。于1954年9月入本院疗养，曾用异烟肼等抗结核药物治疗，病变吸收，于1955年11月治愈出院。1958年8月25日，患者因发热，咳嗽，胸痛，复查两肺野有新鲜浸润病灶出现，再入院治疗。入院检查：体格营养中等，微热，脉快，右胸部呼吸运动减弱。听诊有湿啰音，口音纯正，其他无异常。实验室检查：痰内结核菌阳性，白细胞 6.6×10^{9}/L，中性粒细胞0.69，淋巴细胞0.29，大单核细胞0.02，血沉16~35mm/1h。胸部X线片可见右肺中上野有广泛的，新鲜的云絮状阴影，边缘不整，境界不清，左肺尖部有边缘模糊的斑点状阴影，心肺正常。

治疗经过：入院后经一系列检查，诊断为浸润型肺结核。经病案讨论研究，决定用黄柏浸膏治疗。经治疗3周后，热度消失，咳嗽减轻，食欲增加。10月30日胸部透视检查，病变显著吸收。1959年1月26日拍片检查，病变几乎完全吸收，仅有少量条状阴影，一切化验已趋正常，于1月31日出院复工。

H

治疗方法：以黄柏浸汁滤过，干燥成粉末，装入胶囊，每天量为3g，分3次餐后服，3个月为1个疗程。〔锦州市紫荆山结核病院中医药研究小组. 中级医刊. 1959,（11）：53.〕

2. 急性细菌性痢疾

（1）徐某某，男，43岁，1955年7月22日入院。主诉：昨天下午起病，发冷发热，恶心，腹泻，有剧烈腹痛和里急后重感，大便昨晚即间隔4~5分钟1次，至今晨10时许已50~60次。检查：体温39.6℃，脉搏100次/分，呼吸35次/分。营养尚可，精神萎靡，呈苦闷状。舌被淡白苔，心肺正常。腹软，肝脾未触及，上下腹压痛剧烈，乙状结肠可触及兼压痛，神经系统阴性。实验室检查：白细胞7.25×10^9/L，大便红白黏液样，脓球（+++），红细胞（++），培养检到弗氏痢疾杆菌（治疗后第6日及第8日复查均为阴性）。

治疗方法：入院后，即投于黄柏干浸膏，每天4次，每次0.4g。除维生素B、维生素C外，未兼用或改用任何药物。治疗后第2天（7月23日），体温降至正常，大便减为每天10余次，24日7次，25日3次，此后每日均1~2次。治疗后第4天（36日），大便肉眼观察已完全成形，镜检亦无黏液或红白细胞，但培养痢疾杆菌仍为阳性。里急后重于25日尚存，26日始消失。于7月28日、31日2次培养报告均转阴性而出院。共住院9天，用药总量为14.4g。

黄柏亦如黄连味苦，煎剂粉剂均非所宜。本院将其制成干浸膏，分装胶囊，利于病人吞服。口服，每天3~4次，每次0.4g，继续服至症状体征消失及大便培养痢疾杆菌2次阴性后。小孩用量减半。

黄柏干浸膏的提制法：将其分次投入渗滤桶中。渗滤桶于临时用，宜先用经溶媒湿润的酒精棉一团轻轻按住出口处上面，以免生药粉末流入橡皮管中，阻碍渗滤。每次投入药物后，用木槌或大瓶盖将其均匀压平，投毕，用滤纸或纱布将上面掩盖，次将橡皮管提起或夹住，悬置高处，缓缓添加适量的溶媒，使之高出生药上面数厘米，加盖放置12小时后，将橡皮管放下或去夹，使溶媒自出口处缓缓流出，每分钟约3ml左右，在流出过程中，须随时自上面补充溶液，使生药有效成分充分析出。最初流出的800ml，含成分较浓，可另器保存，此后流出的溶液逐渐变浅，终为无生药气味而色泽亦甚浅，此时可将续得的滤液（一般约为3000ml）用精制棉过滤，滤液放水浴上蒸发至浓稠为度，再加入最初的800ml浸出液。继续蒸发至500ml左右，加入2%固体石蜡，充分搅拌放冷，将石蜡凝结后，除去石蜡，溶液再继续蒸发至干燥。每千克生药可得干浸膏约130g，用时将其细研，分装胶囊内。〔洛龙江，等. 中医杂志. 1957,（9）：487.〕

（2）吴某某，男，40岁。于1989年8月中旬患泄泻，每天排便约10次。开始排稀便，量较多，后来便量少，呈黏液状，肛门灼痛，有里急后重感。用西药不见好转，每日仍排便4~5次，故来门诊求治于中医。下腹疼痛，烦热口渴，大便有里急后重感，仍为黏液便。

舌苔黄腻，脉滑数。治宜清热解毒，祛湿止痢。用黄柏煎剂灌肠，共治疗5天，告愈。

治疗方法：黄柏50g，加水1500ml，浸泡30分钟后，再煎20分钟，过滤，取黄柏煎剂备用。治疗时，行清洁灌肠，连续7天为1个疗程，一般经过1~2个疗程，即可告愈。〔韩朝阳. 中医函授通讯. 1986,（2）：24.〕

3. 烧伤

刘某某，男，52岁，工人。柴油火焰烧伤颜面部，颈双上下肢及胸部3天，由他院转入我院。查：体温39.4℃，脉搏124次/分，创面布满脓苔，渗出较多，边缘红肿。总烧伤面积约47%，均为Ⅱ度。白细胞21×10^9/L，中性粒细胞0.91。创面细菌培养为大肠杆菌。清拭创面后，喷黄柏榆树皮浸泡液，口服清热解毒方剂。治疗3天后体温降至38℃，6天后体温、血常规正常，创面培养阴性。10天后停服清热解毒方剂。2周后创面大部分痂下愈合。33天完全治愈出院。创面无瘢痕，四肢功能正常。

黄柏榆树皮粉浸泡液的配制：取黄柏，榆树皮内皮晒干，粉碎后过120目筛，取其粉末按1∶2混合配制（黄柏粉1份，榆树粉2份）放入80%乙醇内浸泡，乙醇需超过粉末两横指。48小时后或更长一些时间加压过滤，过滤液存入瓶内封闭备用，粉末可以反复浸泡2~3次，但浸泡要较第1次时间长。

治疗方法：创面早期清创后，Ⅱ度烧伤或入院时已感染的创面采用黄榆浸泡液喷或涂，不要过厚或过多，2~4小时1次，用至结痂为止，创面完全暴露，痂皮10~14天即可自行脱落，痂下愈合。若治疗过程中出现痂下积脓，可局部引流，继续应用黄榆浸泡液，Ⅲ度创面外涂后有保痂作用。〔王宗良. 吉林中医药. 1987,（2）：7.〕

4. 慢性化脓性中耳炎

刘某某，女，3岁。1983年3月5日初诊。左耳道流脓已1年，曾用滴耳油、氯霉素治疗，但每遇感冒则复发。查：左耳道流清汁淡浓，腐臭，耳部轻度红肿拒按，微发热，烦躁，纳差，指纹暗红，舌尖红，苔薄白。下法治疗2天脓净痛止，再治3天痊愈。追访3年余，从未复发。

治疗方法：取黄柏30g，加水250ml，慢火浓煎半小时，滤去渣浓缩至20ml。先用双氧水将患耳道脓液洗净，拭干后，滴入上药，每次2~3滴，每天3次。〔杜正尧. 四川中医. 1987，5（4）：16.〕

黄豆浆

【基原】为豆科植物大豆种子制成的浆汁。

【异名】豆浆，豆腐浆。

【性味】甘，平。

【归经】入肺、脾经。

【功能主治】补虚润燥，清肺化痰。主治虚劳咳嗽，痰火哮喘，便秘，淋浊，肺痈等。

【临床应用】

肺痈

田某某，男，58岁。咳嗽胸痛近半年，咯吐大量脓血，其痰腥臭，体型消瘦，口咽干燥，被诊为肺痈。以黄豆适量，水浸后磨浆，滤去豆渣，即用生黄豆浆，每天3次。每次约服30ml，10天后热退痰少，20天后难以吞咽而停服，诸证迅减，康复而愈。〔贾铭. 浙江中医杂志. 1989，24（6）：285.〕

黄瓜种汁

【基原】为葫芦科植物黄瓜果实中的种汁。

H

【异名】胡瓜，王瓜，刺瓜。

【性味】甘，凉。

【归经】入脾、胃、大肠经。

【功能主治】除热，利水，解毒。主治小儿热痢，烦渴，咽喉肿痛，火眼烫火伤等。

【临床应用】

1. 烧伤

李某某，男，26岁，大队电工机械手。汽油着火将右手背烧伤，面积如火柴盒大，水泡破溃，红肿，痛极难忍。用黄瓜种汁涂抹，立即止痛。每天涂抹2~3次，1周后即愈合。〔刘桂芳. 赤脚医生杂志. 1975,（3）59.〕

2. 蜂螯伤

李某某，女，56岁。曾被蜂蜇胸襟部，红肿痛，用黄瓜种汁涂抹后立刻止痛，红肿也不扩散而愈。

治疗方法：将老黄瓜切开，掏出瓜子及瓤，并用纱布包上挤压，过滤，取原汁装瓶备用，用时蘸取外涂患处。〔刘桂芳. 赤脚医生杂志. 1975,（3）59.〕

按语：黄瓜为寻常之物，用以治疗轻度烧烫伤，蜂虫叮咬，实为简洁便利之方法。但对烧烫伤面积大，程度重者，还须到医院积极治疗。

黄槿

【基原】为罂粟科植物小花黄槿的全草。

【异名】断肠草，黄花鱼灯草，粪桶草，石莲等。

【性味】苦、涩，寒；有毒。

【归经】入肝、肺、胃经。

【功能主治】杀虫，解毒，清热，利尿。主治疥癣，肿痛，目赤流水，暑热泻痢，肺病咯血，小儿惊风等。

【临床应用】

流行性腮腺炎

黄某某，女，12岁，1983年12月18日初诊。自诉突然发热头痛，精神不振，恶心呕吐，经到某医院对症治疗效果不明显。诊见双侧腮腺肿胀，疼痛，体温39℃。诊断为流行性腮腺炎。按下法用药，服1剂后，体温恢复正常，两侧腮腺明显消肿，服3剂痊愈。

治疗方法：黄槿根二层皮20g，水煎，每天服3次。〔林桧文. 广西中医药. 1987，10（4）：4.〕

黄荆叶

【基原】为马鞭草科植物黄荆的叶。

【异名】蚊枝叶，白背叶，姜荆埔姜叶，姜子叶。

【性味】甘、苦，平。

【归经】入脾、肺、大肠经。

【功能主治】解表清热，利湿解毒。

主治感冒，中暑，吐泻，痢疾，黄疸，风湿，跌打肿痛，疮痈疥癣等。

【临床应用】

1. 急性细菌性痢疾

王某某，男，33岁，工人。7月27日入院。主诉：7月25日下午起病，开始畏寒发热，全身不适，呕吐，腹痛，腹泻，起初排水样便，随后便量减少，次数增多，每小时2~3次，纯为脓血黏液，在排便前腹部特别疼痛，排便中和排便后有严重的里急后重。入院检查：体温39.2℃，急性重病容，神志清晰，有轻度脱水征，心肺正常，肝脾未扪及。腹稍凹陷，左下腹有压痛，沿结肠较显著。舌较干燥，有苔，口渴，尿量减少，大便纯为脓血黏液，实验室检查：红细胞（++），白细胞（+），脓球（+++），培养检出痢疾杆菌。

入院后给予流质饮食，用单纯黄荆叶煎剂治疗，每天3次，每次40ml，未用其他任何药物。至第2天体温降至正常，大便次数骤减，第2天仅3次，无脓血，仅带少量黏液，腹痛和里急后重轻微。第3天大便稍稀，无黏液和脓血，临床症状全部消失，大便镜检正常，第4天治愈出院。

治疗方法：新鲜黄荆叶250g，洗净，入锅内，加水800ml，煎煮1.5小时，取出煎液，浓缩至100~200ml（成人一天量），每天3次，每次30~40ml。天热药液宜坏，过两天不宜再用。如用干黄荆叶，需按新鲜量折算。〔唐昶明. 中级医刊. 1960,（7）：8.〕

2. 脚癣

曾某某，农民。患脚癣已数年，脚趾奇痒，天热步行后尤甚，影响睡眠，屡因奇痒而用手猛擦，以至渗出水液或出血。趾间皮肤擦破后，形成破溃之糜烂，疼痛碍于步行。检查趾间皮肤有白色腐败之表皮附着，去掉表皮后，其下为红色的潮湿面。经每晚用黄荆叶浸液泡洗一次，4天后痒感消失，趾间皮肤趋于正常，6天后痊愈。以后每隔3天浸泡1次，迄今未再复发。

治疗方法：每晚睡前取新鲜黄荆叶250g，置面盆中，加开水至浸没黄荆叶为度，至水现淡绿色时，加温水至半盆，然后两脚浸其中5~6分钟，浸后用于布擦净。一般浸洗5~6天后即可痒止痊愈。如用鲜黄荆叶直接涂于趾间，每天1~2次，亦有同样效果，但有轻微疼痛，擦处皮肤略灰黑色，几分钟后即退。〔潘心悟，等. 中医杂志. 1963,（8）：34.〕

黄荆子

【基原】为马鞭草科植物黄荆的果实。

【异名】布荆子，黄金子。

【性味】辛、苦，温。

【归经】入肺、脾、胃经。

【功能主治】祛风，除痰，行气，止痛。主治感冒，咳嗽，哮喘，风痹，疟疾，胃痛，疝气，痔漏等。

【临床应用】

细菌性痢疾

刘某某，男，30岁。1982年8月21日初诊。患者于昨晚出现腹痛，腹泻，大便呈黏液脓血样，伴里急后重，恶寒，头痛，全身不适，恶心呕吐，不欲食欲，舌质红，舌苔黄腻，脉弦数。检查：体温 38.5℃，呈急性病容，左下腹压痛，无反跳痛及肌紧张，肝脾未触及，大便脓细胞（+++），白细胞（++），红细胞（++）。大便培养：佛氏痢疾杆菌（+）。西医诊断：急性细菌性痢疾，中医诊为湿热痢疾。用黄荆子片治疗，每次服 4g，每天服 3 次，服药 24 小时后，体温降至正常，症状减轻，服药 3 天，症状全部消失。2 次复查大便，镜检及细菌培养均为阴性。1982 年 12 月随访未复发。

H

治疗方法：黄荆子适量，晒干或焙干，研成细末，压制成片，每片重 0.5g。每次口服 4g（小儿酌减），每天 3 次。

讨论：急性痢疾属于中医痢疾范畴。多为湿热或寒湿之邪与气血搏结，壅滞大肠损伤肠络所致。黄荆子为马鞭草科植物黄荆的果实，性温而不燥，味苦而不伤胃，具有行气调血，理气止痛，祛湿健脾等功能。曾取黄荆子煎液，用试管抑制法进行药物试验，在浓度为 1∶40 的培养基中，痢疾杆菌不生长。因此，黄荆子治疗痢疾，不论寒湿证或湿热证皆可运用。

临床观察黄荆子片治疗急性痢疾 73 例，其治愈率为 94.5%，有效率 98.6%，比呋喃唑酮组疗效好，且症状消失快，疗程短，远期疗效无复发，无明显毒性及副作用。笔者认为用黄荆子治疗菌痢是一行之有效，符合简、便、廉的治疗方法。〔宁俊华，等. 广西中医药. 1986，10（4）：4.〕

黄精

【基原】为百合科植物黄精、囊丝黄精、热河黄精、滇黄精、叶黄精等的根茎。

【异名】龙衔，太阳草，鹿竹等。

【性味】甘，平。

【归经】入脾、肺、肾经。

【功能主治】补中益气，润心肺，强筋骨。主治虚损寒热，肺痨咯血，病后体虚食少，筋骨软弱，风湿疼痛，风疠癣疾等。

【临床应用】

肺结核

徐某某，男，已婚，27 岁，技工。1959 年 10 月 24 日入院，自幼即有慢性咳嗽，1959 年 6 月曾咯血 2 次，约 200ml，即在家休养，并内服对氨基水杨酸钠，异烟肼，至 9 月份发高热，在职工医院摄片检查，发现病变恶化，转来本院治疗。入院初午后体温在 37.4℃~37.6℃之间，夜间盗汗，剧烈咳嗽，痰是黄色脓样，每天约有 20~40ml。检查：听诊心音亢进，P2 ＞ A2，右上中有明显的湿性啰音，中部有笛音，左侧第 4 前肋以上肺泡呼吸音减低，血沉 19mm/h，痰涂片阳性。1959 年 10 月 28 日摄 X 线胸部平片右上中呈片状的雾状阴影，中部有 2cm × 2.5cm 透明区，边缘不整，下部为片状阴影，左上中有大小不等的点状阴影。诊断为浸润型肺结核溶解播散期，结核菌（+）。于 1959 年 11 月 5 日开始内服黄精膏，至 1960 年 1 月 20 日摄片检查，两侧病灶显著吸收，空洞已不明显，血沉1mm/h，痰集菌3次阴性。当时因黄精膏短缺，改用对氨基水杨酸钠，异烟肼巩固治疗，观察3个月，证实病灶完全消失，空洞已闭合，临床症状痊愈，于1960年4月20日出院工作。

治疗方法：用清水洗净，切碎，加水5倍，置锅中，用文火煎熬24小时，过滤弃渣，然后将滤液再用文火缓慢煎熬，并不断搅拌，以防烧焦，待熬成浸膏状，冷却，装入有色大口瓶中备用。一般2.5kg黄精可制成黄精膏0.5kg，即每毫升相当于黄精5g。每天4次，每次10ml。

黄精具有很强的抗菌作用，其抗菌谱相当广泛，包括革兰阳性菌、革兰阴性菌、真菌、酵母菌及抗酸菌等。除对病原菌有抑制作用外，尚能增强全身功能，其治疗肺结核的机制与这两种作用具有密切关系。据杨泽光报道，黄精是抗菌力最强的中药，实验证明对嗜酸杆菌有抑制作用。〔冯玉龙. 浙江医学. 1960，(4)：163.〕

黄连

【基原】为毛茛科植物黄连、三角叶黄连、峨眉野连或云南黄连的根茎。

【异名】王连，支连。

【性味】苦，寒。

【归经】入心、肝、胃、大肠经。

【功能主治】泻火，燥湿，解毒，杀虫。主治时行热毒，伤寒，热盛心烦，痞满呕逆，菌痢，热泻腹痛，肺结核，吐衄，下血，消渴疳积，钩虫病，百日咳，咽喉肿痛，火眼口疮，痈疽疮毒，湿疹，汤火烫伤，高血压等。

【临床应用】

1. 急性支气管炎

李某，18岁，1958年11月15日因发热咳嗽咯痰2天入院。2天前受凉后晚上即开始发热，咳嗽，咯泡沫状痰，肺脓样，不带血。门诊测体温40.2℃，以往无慢性咳嗽史。检查：两肺布满干啰音。实验室检查：白细胞18.5×10^9/L，中性粒细胞0.81，X线透视：两肺下部纹理增粗，痰培养：柠檬色葡萄糖球菌，枯草杆菌及奈瑟氏菌，涂片有阳性革兰氏双球菌及杆菌。诊断为急性支气管炎。入院后体温已正常，第1天注射青霉素10万单位，每6个小时1次，次日又改服黄连素每次1g，每6小时1次。第3天开始减轻，啰音减少，第4天痰量减少，治疗8天后，咳嗽已基本消失，肺内无啰音，X线胸透在治疗后第6日肺野已正常。〔张定凤，等. 中华内科杂志. 1959，7(9)：900.〕

2. 大叶性肺炎

患者，男，26岁。1958年11月8日因咳嗽5天，畏寒发热1天住院。5天后受凉开始流鼻涕，咳嗽，无痰，服复方乙酰水杨酸无效，2天前在门诊检查咽略充血，心肺正常，1天前开始咳嗽剧增，并出现畏寒发热。入院前4小时开始右下胸痛咳嗽及深呼吸时剧增。既往史无特殊。检查：体温38.8℃，血压13.6/9.9kPa(100/75mmHg)，发育营养中等，无啰音。心肺正常，腹阴性。实验室检查：白细胞13.2×10^9/L，中性粒细胞 0.79，尿常规阴性，痰培养 3 次均有肺炎双球菌生长，血培养阴性，X 线透视证实为右中叶大叶性肺炎，经用黄连素每次 1.5g，每 6 小时 1 次，4 小时后体温开始下降，12 小时降至正常，胸痛减轻，3 天后胸痛消失开始减轻。6 天后 X 线复查，肺部阴影消失，白细胞减至 6.2×10^9/L，8 天后痊愈出院。〔张定凤，等. 中华内科杂志. 1959，7（9）：900.〕

H

3. 心律失常

男，44 岁。心房颤动右心衰。入院后采用洋地黄类药物。给服黄连素 0.3 g/ 次，每天 3 次，5 天心衰好转，心房率从服药前 510 次 / 分降至 400 次 / 分，心室率从服药前 120 次 / 分下降到 80 次 / 分。〔牛树森. 雅安医药. 1985,（2）：25.〕

4. 急性胃肠炎

王某某，女，58 岁。因腹泻、腹痛伴呕吐 1 天而就诊。患者于 1 天前开始腹泻，次数多而无法计数，脐周腹痛，为阵发性，较剧，伴频繁呕吐，为胃内容物及黄绿色液体，在大队保健室用过阿托品、针灸、土霉素等无效。检查：T37℃，P104 次 / 分，BP17.3/10.7kPa（130/80mmHg），一般情况差，神志清，痛苦面容，失水貌，呻吟不止，颈软，心肺（–），腹软，脐周有轻压痛，无反跳痛，肝脾未及,NS(–)。大便常规：稀，黄，黏液（–），脓球（+）。诊断：急性胃肠炎。入院后，立即给补液，患者仍吐泻不止，烦躁不安，当即用黄连素作天枢、内关穴位注射后 5 分钟，腹泻呕吐停止，腹痛消失，观察 1 天痊愈出院。〔胡俊夫，等. 江苏医药. 1976,（3）：42.〕

5. 肠伤寒

王某，男，18 岁，工人。因发热发冷全身酸痛 9 天，于 1958 年 12 月 8 日入院。9 天前渐感全身不适，发冷，发热，有微汗，全身酸痛，伴头昏，头痛，食欲不振兼恶心但无呕吐。有腹胀无腹痛，腹泻每天 1~2 次，大便黄黑色稀，无脓血，小便较黄。检查：体温 39.6℃，脉搏 88 次 / 分，无重脉，呼吸 22 次 / 分，发育营养尚可，急性病容，神志清楚。胸部见 2 个玫瑰疹。两腮潮红，舌被白苔，咽喉微红，扁桃体不大。心肺无特殊发现。腹软无压痛，肝脾不肿大。实验室检查：入院时白细胞 5.1×10^9/L，中性粒细胞 0.78，淋巴细胞 0.22，红细胞 3.37×10^{12}/L，血红蛋白 70g/L。肥达氏反应阴性，滴度逐渐上升。12 月 8 日与 18 日两次血培养伤寒杆菌均为阴性。大便培养为阳性。

治疗方法：入院的第 3 天，即开始黄连素治疗，每次口服 0.15g，每天 3 次，共 18 天。体温由弛张热、间歇热经 8 天后降至正常，症状消失，食欲大增，大便培养 3 次均为阴性，共住院 25 天，痊愈出院。〔赵存真. 中华内科杂志. 1959，7（8）：518.〕

6. 败血症，肾盂肾炎，肾结石

陈某某，女，23 岁。1958 年 11 月 4 日因发热，尿频，尿痛 2 天入院。患者于 2 天前突有下腹剧烈绞痛，半天后出现寒战发热，伴有尿频，每天小便 20 余次，尿道有刺痛感。1 年来常有尿急尿频发作，有时伴有血尿，但无发热，未经特殊治疗。检查：发育营养中等，神志清楚，体温 40℃，血压 14.7/10.7kPa（110/80mmHg），皮肤未见瘀点及化脓性感染，咽微充血，扁桃体不肿大，颈软，心肺正常，腹软，肝肿大在肋下 1cm，脾未扪及，左肋脊角有叩痛。实验室检查：血红蛋白 107g/L，红细胞 3.46×10^{12}/L，白细胞 12.05×10^{9}/L，中性粒细胞 0.97，淋巴细胞 0.03。尿常规：蛋白质（++），白细胞 4~8 低倍视野，红细胞阴性。大便常规正常，尿培养无细菌生长，血培养及骨髓培养有金黄色葡萄球菌生长，血浆凝固酶试验（+），尿浓缩找结核杆菌 3 次阴性，腹部平片，左肾结石可疑。诊断为败血症，肾盂肾炎，肾结石。入院当天即予口服磺胺噻唑 1 天，共计 4g，发热与尿频未见减轻，且出现大量血尿，尿镜检除红细胞充满视野外，无磺胺结晶发现，旋即改用黄连素 1.6g，每 6 小时 1 次，第 2 天体温即见下降，3 天后退至正常，一般情况显著好转。用药 5 日后，尿频、尿痛消失。尿检恢复正常，乃于用药 10 天后停药出院。〔张定凤，等. 中华内科杂志. 1959，7（7）：704. 〕

7. 急性扁桃体炎

王某，女，20 岁。1958 年 11 月 1 日因发热咽痛住院。起病时有畏寒，吞咽时咽部疼痛，过去无类似发作史。检查：体温 39.6℃，神志清，无皮疹，耳鼻（-），咽部充血，两侧扁桃体均极度肿大，超出咽前柱 1.5cm，上敷有黄白色脓点。颈软，心肺正常，肝脾未扪及。实验室检查：白细胞 12.6×10^{9}/L，中性粒细胞 0.88，尿有微量蛋白及少许白细胞，咽拭培养有肺炎双球菌与柠檬色葡萄球菌，X 线透视心肺正常。诊断为急性扁桃体炎。经用口服黄连素，每次 1g，每天 4 次，体温于第 2 天降至正常，咽痛减轻，扁桃体逐渐缩小，4 天后痊愈出院。〔张定凤，等. 中华内科杂志. 1959，7（9）：100. 〕

8. 慢性化脓性溃疡

（1）傅某某，男，24 岁，干部。左下腿溃烂流黄水年余，在乡间经各种土法治疗未愈，近来创口发痒，流黄水结血痂，后到县卫生院曾用过高锰酸钾水冲洗，敷石英酸纱布，高渗盐水纱条等治疗 10 多天未见好转，改用黄连纱布，外敷黄连膏。连续 2 天获得完全愈合，互补形成瘢痕。〔姚文辉. 中医杂志. 1957，（4）：174. 〕

（2）郑某某，女，2 岁。右上肢内深层溃烂流脓 5 个月在发病时曾找当地中医用丹药治疗无效，来卫生院门诊，初步印象是结核性溃疡，上 P.A.S. 纱条及碳酸纱条治疗 1 个月余未愈，才改用黄连洗剂，内上黄连纱条十余天，脓液逐渐减少而终于收口愈合。

外用黄连之配制方法：①黄连粉：即将川黄连磨成极细之粉末，作伤口撒布用。②黄连纱条：即将 50% 黄连煎剂浸泡细纱条，作脓疡引流时用及外贴用。③黄连软膏：以细黄连粉 50g，调入 1 磅凡士林内（加热混匀）作外敷用。④黄连洗剂：以 10% 黄连煎剂内加以 4% 硼酸，用药棉作疮口清洁用。

小结：黄连不仅是中医常用的内服药，也是中医常用的外科药物。明李士材《本草图解》论黄连能“祛湿热而理疮疡”。张山雷氏谓黄连在“疮疡一科世人几视为阳证通用之药”。

西医各种急性外科脓疡善于消毒手术治疗，及使用特效抗生素，因此疗效显著，但对一般慢性脓性溃疡，确无良好治疗方法。基于上述情况，我院外科运用中药黄连对20余例慢性溃疡患者，实施试验性治疗，发现均有显著之效果。〔姚文辉．中医杂志．1957,(4)：174.〕

9. 慢性瘘管

张某某，男，成年，干部。1961年7月24日初诊。主诉：3个月以前，左髋关节外侧，患有如鸡蛋大之肿胀，破溃后流出清稀脓液，中有干酪样块状物，以后分泌物时多时少，患部无痛，创口曾假性愈合，两次经手术切开排脓，已形成死腔及瘘管，用西药治疗无效。检查：左髋关节外侧，有4cm×5cm之肿块，表皮灰暗，触之较硬，中有瘘管口，直径0.5cm，肉芽组织呈苍白色，管腔深3cm，内有死腔3cm×3cm，轻按时有清稀如米汁样分泌物少许排出，重按时患部有压痛，营养中等，骨骼及关节正常，心肺检查未见异常。诊断：慢性瘘管（结核性）。

治疗方法：7月24日，用消毒的塑料软胶管，长15cm，粗0.2cm（直径），安装在适宜的消毒注射器针头上，吸入1%黄连素液3ml（可视瘘管腔大小而吸入适量药液），在患部皮肤消毒和无菌操作基础上，将塑料软管插入瘘管腔底部，灌入药液后，缓慢拔出胶管，药液存留于内，外盖消毒敷料包扎之。治疗过程中无不良感觉。7月25日二诊：患者感到局部灼热不适，除去敷料后，排除浓稠的分泌物，患部自觉舒适，管口肉芽组织新鲜，周围肿胀缩小，治疗同上。7月26日三诊：分泌物少量，肉芽红活，管腔缩小（1cm×1cm），患部皮肤润泽，肿块变软，行走无痛，治疗同上。7月27日四诊：瘘管内无分泌物，管腔已基本闭合，只注入0.5ml药物，换药包扎。7月30日，瘘管痊愈，行动自如，无不良感，愈合70多天，经随访观察未复发。〔孙克勤．江西医药．1961,(12)：22.〕

10. 多发性疖肿

徐某某，女，26岁，助产士。背部有半年未愈的多发性疖病。检查发现除背部有几处色素瘢痕以外，尚有3cm×3cm的红、肿、痛的肿块两个，有针头大小的脓口，周围坚硬，全身检查无特殊发现。过去曾用了360万单位青霉素，3g链霉素，20g左右的磺胺类药物，亦试用了一次链霉素，盐酸普鲁卡因等周围封闭疗法，当疖肿波动明显时，患者拒绝做手术切开排脓，致使病人经久未愈。试用黄连纱布盖创及内服黄连浸膏后，10天即见痊愈。治愈后的近期效果良好。3个月未见复发。

治疗方法：生黄连，80℃烘干，磨细粉，95%乙醇湿拌，静待几小时后，投入渗滤筒。再以95%乙醇作溶媒浸渍48小时，开始缓缓渗滤（每分钟平均速度2ml），使有效成分充分滤出，到渗液苦味不强，颜色甚淡为止。普通500g生药可集1200ml渗滤液，再将渗滤液在水浴上蒸馏回收乙醇，以供下次渗滤再用（回收率约80%）。然后将回收乙醇后的黄连液提取一部分按原生药的比例加入糖浆，即可配成10%“黄连糖浆”。其余大部分黄连液放在水浴上的蒸发皿中，浓缩成糖浆状，然后加固体石蜡，并继续加热使石蜡熔化，不断搅拌，取下冷却直至石蜡复行凝固，将其除去（使黄连脱脂），再行浓缩，直至呈半固体状态为止。此时分下列两方面处理：①将此半固体状的黄连加淀粉，使干燥后制成黄连浸膏，等于原生药的半量为度磨成粉末装入胶囊；②再加95%乙醇滤去沉淀，以除其他杂质，将滤液放水浴上再蒸馏回收乙醇，加水稀释成“5%黄连溶液”，过滤，消毒后，可使用。〔钱致和，等．中级医刊．1959，(12)：37.〕

11. 阴囊湿疹

王某，男，19岁，学生。1989年10月18日初诊。昨日阴囊瘙痒，睡后渐甚，难以忍受，抓破后流黄色汁样水。阴囊后方见不规则皮损7处，有点状渗出液和抓痕，腹股沟淋巴结肿大，脉数，舌红苔黄腻。此乃湿热下注。拟黄连粉6g，枯明矾4g，冰片少许，共研细和匀，擦揉阴囊。第2天水止痒渐失。〔陈寿永．安徽中医学院学报．1991，10(2)：48.〕

12. 夏季皮炎

谢某某，男，32岁，干部。1990年8月17日初诊。昨日骑自行车烈日下往返50多公里，汗出先多后少，回来后两下肢发红，有小丘疹，瘙痒难忍，脉浮大，舌红苔黄薄而腻。此乃暑热外熏，汗滞腠理。予黄连粉10g，加陈茶汁调擦，自觉清凉，后渐出汗，疹消痒止。〔陈寿永．安徽中医学院学报．1991，10(2)：48.〕

13. 脓疱疮

（1）马某某，女，67岁，家属。颈部瘙痒，抓后见有红疹，3天后起豆粒样大小水疱，且逐渐长大，疱壁紧张饱满不易破，疱液清，脉浮数，苔黄薄而腻。先用消毒针刺破水疱，用干棉球蘸去疱液，然后用黄连粉敷之，2天后结痂脱落而愈。〔陈寿永．安徽中医学院学报．1991，10(2)：48.〕

（2）王某某，男，13岁，学生。1989年7月20日初诊。2天前右手背起粟米大丘疹10多个，甚痒，逐渐形成脓疱疮，状若小豌豆，根绕红晕，脉浮，苔黄薄。此乃湿热壅聚肌表。先用消毒针逐个刺破脓疱，再用隔夜茶洗净脓液，外用黄连粉敷之，结痂脱落而愈。〔陈寿永．安徽中医学院学报．1991，10(2)：48.〕

（3）李某某，女，6岁。1985年7月10日初诊。述其半月前耳后及后头部有十多个黄豆大小丘疹，瘙痒焮热疼痛，继则破溃流黄水，黄水所过之处又有新疹出现。经用西药（不详），外涂无效。查：后头部，两耳后及颏下均有散在红丘疹，小如黄豆，大如指头，双耳后溃烂流黄黏水，瘙痒热痛。舌尖红，苔薄黄，脉稍数。诊为脓疱疮。属湿热毒盛。用黄连粉10g，渗水处干撒，余处用麻油调涂。第2天，渗水减少，痛痒减轻。共用药3次，结痂而愈。

治疗方法：黄连适量，粉碎后过100目筛，备用。患处水多者干撒药物粉。渗水少者用麻油适量调涂，频频闻于鼻中，亦能立见效验。

14. 目赤肿痛

（1）黄连治目之功不必皆内服也。愚治目睛胀痛者，俾用黄连淬水，趁热屡用棉花瓣蘸擦眼上，至咽中觉苦乃止，则胀痛立见轻。又治目疾红肿作痛者，将黄连细末调以芝麻油，频频闻于鼻中，亦能立见效验。〔医学衷中参西录（中册）：104.〕

（2）除某某，男，21 岁，工人。1957 年 5 月 29 日来院初诊。主诉眼痛 20 多天，检查所见符合急性结膜炎症状。经 5% 黄连液冲洗后，第 2 天就诊时充血完全消失，无分泌物可见。

治疗方法：用川连 50g，以水洗净后加清水 1000ml，又煮至 250ml，再取其液与前液混合滤过后备用。所制溶液浓度为 5%。

体会：①制剂的保存时间问题：黄连煎剂正如其他中药的煎剂一样，保存时间不能太长，如果发现液面有白色漂浮物或其液体发黏（即有拉丝现象）即表示已经发酵变质，不能应用，根据我们经验，一般可保存一周左右不变坏，但为更长一点时间的贮放，是否可以放入适量的硼酸在内，有待以后研究。②洗眼煎液一定要经过过滤，不能有任何渣粒在内，以免引起刺激。③ 5% 黄连煎液洗眼点眼皆无任何不适感觉，不引起刺激现象，若同 5% 磺胺噻唑软膏点眼并用，则效更佳。〔张士信. 中医杂志. 1958,（3）：191.〕

（3）王某某，女，21 岁，学生。1988 年 9 月 21 日初诊。昨晚左眼突然痛痒交作，流泪难睁，畏光羞明。今晨起床眼眵甚多，白睛红赤（网状充血）。脉浮数有力，舌红苔薄黄。此乃心火上炎。予黄连粉 5g，陈细茶一撮，共放入茶杯内，加滚开水泡约 5 分钟，揭开杯盖，置患眼于其上熏之，以有热感而不烫为度，药液冷却后用层纱布过滤去渣，用滤液反复洗患眼。仅治 2 次，即告愈。〔陈寿永. 安徽中医学院学报. 1991, 10（2）：48.〕

（4）雷某某，男，24 岁。1956 年 11 月 27 日初诊。主诉：两眼发红，两天来眼眵很多，经检查视力双眼 1.0，睑球结膜急性充血，左眼稍严重，角膜尚无明显浸润。初步诊断：急性结合膜炎。以黄连眼浴施行治疗，每天 2 次，第 2 天复诊，诉说症状减轻，早上眼眵已很少，检查结膜充血稍退。经继续眼浴 1 天后，症状已完全消失，仅结膜尚遗留少许充血痕迹。患者以后未来就诊。〔姚文辉. 上海中医杂志. 1958,（10）37.〕

（5）胡某某，女，16 岁，学生。1956 年 12 月 4 日初诊。主诉：左眼发红，不适流泪达 3 天，检查视力双眼 1.0，左眼球结膜外眦局限性充血，角膜缘三点钟处有一小疱。诊断为：疱疹性角膜结膜炎。以黄连眼浴施行治疗，每天 2 次。连续 3 天后，疱疹消失，充血减退，而获痊愈。〔姚文辉. 上海中医杂志. 1958,（10）：37.〕

（6）刘某某，女，47 岁，家庭妇女。1956 年 12 月 10 初诊。主诉：左眼红痛，流泪畏光，视力模糊已 7 天。检查视力：右眼 0.5，左眼 0.3。右眼系砂眼 VI3 及角膜云翳，曾在数月前作内翻矫正手术；左眼砂眼 VI2，有轻度内翻倒睫。角膜上 1/2 处有炎性浸润及浅层溃疡，舌状血管翳以至角膜中央，角膜周围睫状充血；虹膜及前房尚无明显变化。初步诊断：左眼砂眼性角膜炎。施行黄连眼浴每天 3 次并以磺胺噻唑眼膏包扎患眼；内服核黄素 10mg，每天 3 次。共治疗 6 天。患眼充血消退，除视力稍模糊外，其他刺激症状基本消失。1 周后，行左眼内翻矫正手术，复查左眼视力已恢复至 0.5（遗留角膜薄翳）。〔姚文辉. 上海中医杂志. 1958,（10）: 37. 〕

15. 外伤性角膜溃疡

向某某，男，29 岁，建筑工人。1957 年 10 月 8 日初诊。左眼飞入异物后，红痛畏光已 3 天。视力检查右 1.0，左 0.6，右眼仅轻度砂眼。左眼角膜 4~5 点钟处有一浅层溃疡，周围睫状充血，未发现异物。初步诊断：左眼外伤性角膜溃疡。施行黄连眼浴每天 2 次，并上以青霉素眼膏包扎，内服核黄素，并配合施用眉弓封闭 2 次，5 天后痊愈，局部充血及刺激症状消失，溃疡面有上皮新生，视力左眼增至 0.8。〔姚文辉. 上海中医杂志. 1958,（10）: 38. 〕

16. 慢性中耳炎

周某某，患左耳慢性中耳炎，时间有 8~9 年之久，耳道未断流脓淌水，在部队注射、服药、冲洗等，久未治愈。来所用黄连溶液点滴治疗 4 次后，因路途较远不易往来，配给黄连溶液一瓶 10ml 带回自滴治疗，仅 10 天治愈。

治疗方法：取川黄连 10g，硼酸粉 3g，加蒸馏水 100ml，煎熬 1 小时后过滤，在滤器上加蒸馏水至 100ml，盛入瓶中，密塞，煮沸消毒半小时备用。〔胡益三. 中医杂志. 1957,（9）: 456. 〕

17. 急性中耳炎

（1）刘某某，男，4 岁。1985 年 8 月 15 日初诊。其父诉说：8 月 1 日患感冒发热不退，后经他院治疗烧退，不就耳内突然爆发肿痛，耳根耳窍亦肿痛如针刺，几天后耳内流出黄色稠脓。查其体温正常，苔黄脉数，上证是由于湿热实火之邪未能及时外泄，毒归耳窍所致。用生黄连 10g，煎成 40% 黄连液 25ml 滴耳。3 天后诸证消失而告愈。〔王力行. 陕西中医函授. 1989,（3）: 19. 〕

（2）冯某某，女，成人。1983 年 9 月 12 日怀孕。9 月时突然右耳肿痛，耳内如蝉鸣，听觉不灵，流出清白稀脓水 2 天来诊。查：面红，手、脚心发热，大小便正常，脉弦细。此乃肝肾阴亏，虚火上炎引起。立即给予生黄连 10g，嘱其煎成 40% 黄连液 25ml 滴耳，3 天愈。追访至今未复发。

治疗方法：生黄连 10g，加水约 100ml，文火煎至 25ml，去渣澄清，倒入事先洗净备用的空眼药水瓶内，即成 40% 黄连滴耳液。每次滴入耳内 3~4 滴，每次滴 3 次而愈。〔王力行. 陕西中医函授. 1989,（3）: 19. 〕

按语：黄连水滴耳治中耳炎，可在局部发挥燥湿、解毒、清热、抗菌作用，奏效快而安全。另外，单味黄连治疗急性肠炎，痢疾等也有非常好的效果。

18. 妊娠恶阻

川连 9~10g，苏叶 6~9g，两味煎汤，呷下，治疗恶阻。1985 年 3 月，薛庄中学校长袁俊才携其妻李焕生来诊。入门即吐，自云妊娠2个月，呕吐不止，亦不能食。查舌苔滑腻，舌质赤甚，脉细数。随处此方2剂，如法呷服。服后呕吐即止，同年9月生一女婴。〔偏方奇效闻见录：41.〕

19. 猩红热

患者，男，12岁。1956年4月16日入院。主诉：4天前起病，喉痛，发热（旋即减轻），昨见红疹，甚痒，食欲，大便正常。检查：体温39℃，脉搏80次/分，呼吸20次/分，发育营养均中等，面部略潮红，舌苔淡润，咽部充血，扁桃体红肿明显，躯干皮肤弥漫性红疹，压之褪色，四肢不显著。实验室检查：白细胞数12.1×10^9/L，中性粒细胞0.67，淋巴细胞0.23，大单核细胞0.06，嗜酸性粒细胞0.04，咽拭培养溶血性链球菌（+），猩红热快速试验（+），尿胆素尿胆元（+），白细胞（+），大便正常，无寄生虫卵。

治疗方法：入院后给服黄连干浸膏（每0.25g，相当于生药1g），每天3次，每次0.3g，至4月25日，加用5%黄连液滴鼻，每天4次，每次10滴。此外加服维生素B、维生素C。体温于翌日开始降至37.4℃，但此后仍上下于37~38℃，至9日开始归正常，白细胞4月22日为21.2×10^9/L，中性粒细胞0.63，淋巴细胞0.32，大单核细胞0.01，嗜酸性粒细胞0.04，4月28日为白细胞6×10^9/L，中性粒细胞0.55，淋巴细胞0.38，嗜酸性粒细胞0.07，喉拭溶血性链球菌：4月22日（+），4月26日（－），体征方面：4月17日全身均有红疹，咽红肿，扁桃体肿大，4月19日杨梅舌明显，疹消退，自诉仍有喉痛。4月20日咽喉肿剧，扁桃体上显小白点，4月23日，咽部充血消退，扁桃体仍略红肿，无白点，4月28日，体检正常，自诉无不适，但未见落屑出院。〔陈宗棠，等. 浙江中医杂志. 1957,（4）：145.〕

20. 小儿腹泻

沈某某，女，2岁，因腹泻2天初诊。大便为黄绿色蛋花汤样稀便，每天6~7次，无红白胨胨，不发热，无呕吐。体检：一般情况可，神清，咽（－），无明显失水，颈软，心肺（－），腹软，肝脾未及，NS（－）。印象：单纯性消化不良。治疗：用黄连素作天枢、足三里穴封，每穴1ml。不用其他药物，嘱适当控制饮食，2天后随访，据家长称，自1次穴封后未再腹泻，一般情况良好。

治疗方法：成人用黄连素2ml（相当于2mg）。儿童每穴1ml。根据患者的胖瘦情况灵活掌握药物注入的深度，天枢穴：成人约2~4cm，儿童1~2cm；四肢穴位可适当加深，一般用7号针头，进针后，将药液较快注入穴位的肌层（注意天枢穴不进腹腔，不在皮下），这些可以加重酸、麻、胀、重的针感，以提高疗效。取穴位准确。每天1次，治愈为止，若有呕吐可加内关。若有失水应配合输液，发热可适当加些抗生素，对单纯消化不良，一律不用抗生素。〔胡俊夫，等. 江苏医药. 1976,（3）：42.〕

21. 婴儿湿疹

姜某某，男，3个月。1989年7月13日初诊。哭闹不休，两颊潮红伴多形性皮损，且有少量渗出液，予黄连粉5g，炉甘石1g，共研极细末，面部扑之，3天后告愈。〔陈寿水．安徽中医学院学报．1991，10（2）：48．〕

22. **白喉**

王某某，21岁，女，干部。以咽痛，发热3天为主诉而入院。当时体温38.9℃，全身无力，食欲不佳，咽腔充血明显，两侧扁桃体肿大，被有白膜不易擦去，颈部淋巴结微有压痛，患者曾与白喉病人接触。入院后以黄连梗口含浸漱，并同时喷射黄连粉，第2天体温降至38.3℃，第3天体温下降至正常，一切症状减轻，局部明显好转。第4天全身及局部症状消失，观察2天，连续培养3次阴性后出院。

适应证：①凡白喉病患者，病程未超过24小时者；②虽病程超过24小时，但体温在38℃以下，一般情况较佳，局部未形成大块白膜者，38℃以上的患者，除黄连梗口含浸漱以外，同时用10%黄连梗浸液喷射咽腔或以黄连粉喷射；③儿童不会口含浸漱者，一律用10%黄连梗浸液（黄连粉）。

治疗方法：①相当于火柴棒长短粗细的黄连梗8根，置于口内浸漱，每天3~4次，每次1小时，然后将黄连梗吐出。②10%的黄连梗浸液，系以黄连梗10g，加水100ml，浸泡48小时后滤出，煮沸，放凉后，以喷雾器喷射口腔，每天3~4次，其操作方法犹如进行咽腔麻醉。③黄连粉系自黄连根制成纯粉。用喷雾器直接喷于咽腔，每天3次。〔河南医学院传染病科．中医杂志．1959，（2）：85．〕

23. **脚癣**

患者，男，26岁。1984年7月间感右脚第5趾间瘙痒，搔之白皮脱落，趾间糜烂，潮湿。曾用癣药水、四环素之类治疗，皆罔效，意欲听之任之。一天偶用漱口之黄连浸泡液，以棉签蘸之擦洗患处，是夜瘙痒大减，得安卧。复如法使用1周，痒止疮愈而新生。

治疗方法：黄连10g，用开水250ml浸泡，冷却备用。洗净患处，用消毒棉签蘸浸泡液涂之，每天早晚各1次，如有剧痒，可用浸泡液棉签擦洗，不得以手乱搔，治疗期间必须保持患处清洁干燥，不得穿胶鞋，多穿布底鞋。〔李国星．湖北中医杂志．1988，（5）：56．〕

按语：脚湿气好发于夏之季，盖长夏湿土当令，天暑下蒸，湿热合邪，次疾由生。黄连善清热燥湿，故治疗脚湿气可获效。

黄牛粪

【基原】本品为牛科动物黄牛的粪便。

【异名】牛洞。

【性味】苦，寒。

【归经】入肝、脾经。

【功能主治】利水消肿，清热解毒。治疗水肿，恶疮，黄疸，消渴，小儿夜啼，烧烫伤等。

【临床应用】

1. **慢性肾炎水肿**

金某某，男27岁。患者浮肿已3月余，始起头面浮肿，即则波及全身，步行时呼吸困难，腹胀，小便短少，忌盐后胃纳减退，曾经中西药物治疗无效。检查：发育正常，营养欠佳，全身明显浮肿，尤以下肢及腹水明显。血压18.4/10.7kPa（135/80mmHg），心肺正常，肝脏未触及。实验室检查：血常规呈轻度贫血常规，尿化验：比重1.002，酸性，糖（-），蛋白（+++），管型颗粒（++），透明（++），白细胞、红细胞少许，酮体（-），诊断为慢性肾炎。嘱取黄牛粪放瓦盖上烘干研细，加入等量红糖，每次内服60g，2~3天1次，连服5~10次。服后尿量大增，3剂后肿即退净，连续忌盐4个月，未见复发，于5个月后来复诊时，经尿常规检查无异常发现，证明肾炎已痊愈。现已参加工作。〔王家驹. 浙江医学. 1960，15（6）：245.〕

H

2. 烧伤

唐某，男，11岁。左脚烧伤，局部皮肤起水泡，红肿疼痛，经用本方治疗，2天痊愈。

治疗方法：黄牛粪焙干成灰，装瓶备用。治疗时，用植物油调匀涂患处，每天数次，至愈为止。〔唐桂德. 广西中医药. 1981，（4）：11.〕

按语：黄牛粪治疗水肿，古人早有经验，《梅师方》有“黄牛粪1升，绞汁饮，溲利瘥，勿食盐”治疗水肿溲涩的记载。《简易方》有黄牛粪干末研糊丸治疗湿热黄疸的经验。可见黄牛粪确有清热利湿，利水消肿的作用。李时珍说：“牛屎散热解毒利溲，故能治肿、疸、霍乱、疳痢、伤损诸疾。烧灰则收涩生肌拒毒，故能治痈疽、疮瘘、烂痘诸证也。”故以之治疗烧烫伤自然效佳。

黄芪

【基原】为豆科植物黄芪或内蒙古黄芪等的干燥根。

【异名】黄耆，百本，绵黄耆，箭芪，独根，二人抬，戴糁，戴椹，独椹，王孙，百药绵等。

【性味】甘，微温。

【归经】入肺、脾经。

【功能主治】生用：益卫固表，利水消肿，托毒生肌。主治自汗，盗汗，血痹，浮肿，痈疽不溃或溃久不收；炙用：补中益气。主治内伤劳倦，脾虚泄泻，脱肛，气虚血脱，崩带及一切气衰血虚之证等。

【临床应用】

1. 胸中大气下陷

（1）沧州陈家林董氏女，年20余，胸胁满闷，心中怔忡，动则自汗，其脉沉迟微弱，右部尤甚，为其脉迟，疑是心肺阳虚，询之不觉寒凉，知其为胸中大气下陷也。其家适有预购黄芪一包，俾用一两煎服之，其族兄捷亭在座其人颇知医学，疑药不对症，愚曰：“勿多疑，倘有差错，余职其咎。”服后，果诸病皆愈，捷亭疑问而曰：“《本经》黄芪原主大风，有透表之力，生用则透表之力益大，与自汗症不宜，其性升而能补，有膨胀之力，于满闷证不宜，今单用生黄芪30g许，而两证皆愈，并心中怔忡亦愈其义何居？”答曰：“黄芪诚有透表之力，气虚不能逐邪外出者，用于发表药中，即能得汗，若其阳强阴虚者，误用之则大汗如雨，不可遏抑，惟胸中大气下陷，致外卫之气无所统摄而自汗者，投以黄芪则其效如神，至于证兼满闷而亦用之者，确知其为大气下陷，呼吸不利而作闷，非气郁而作闷也，至于心与肺同悬胸中，皆大气之所包举，大气升则心有所依，故怔忡自止也，童生闻之，欣喜异常曰："先生真我师也。"继加桔梗 6g，知母 9g，又服 2 剂以善其后。〔医学衷中参西录（中册）：28.〕

（2）奉天大东关于氏女，年近三旬，出嫁而孀，依于娘门。其人善英文英语，英商之在奉者，延之教其眷属。因病还家，夜中忽不能言并不能息，其同院住者王子岗系愚门生，急来院叩门求为挽救，因向曾为诊脉，方知其气分甚弱，故此次直断胸中大气下陷，不能司肺脏之呼吸，是以气息将停而言不能出也。急为疏方：用生箭芪 30g，当归 12g，升麻 6g，煎服。须臾即能言语，翌晨，异至院中，诊其脉沉迟微弱，其呼吸仍觉气短，遂用原方减升麻之半，又加山药、知母各 9g，柴胡、桔梗各 4.5g（此方去山药，即拙拟升陷汤，载处方编中四卷，（专治大气下陷）连服数剂痊愈。〔医学衷中参西录（中册）：29.〕

2. 肝阳不振

曾治有饮食不能消化，服健脾暖胃之药百剂不效。诊其左关太弱，知系肝阳不振，投以黄芪（其性温升，肝木之性亦温升，有同气相求之义，故为补肝之主药）30g，桂枝尖 9g，数剂而愈。又治黄疸，诊其左关特弱，重用黄芪煎汤，送服《金匮》黄疸门硝石矾石散而愈，若是者皆其明征也。〔医学衷中参西录（中册）：308.〕

3. 肿胀

陆定圃《冷卢医话》载：海宁许珊林观察，精医理。官平度州时，幕友杜某之戚王某，山阴人。夏秋间，忽患肿胀，自顶至踵，大倍常时，气喘声嘶，大小便不通，危在旦夕，因求观察诊之。令以生黄芪 120g，秫米一酒盅，煎一大碗，用小匙逐渐呷服，至盏许，气喘稍平，即于一日间服尽，移时小便大通，溺器易三次，肿亦随消，惟脚面消不及半。自后仍服此方。黄芪自 120g 至 30g，随服随减，佐以祛湿平胃之品。两月复元，独脚面有钱大一块不消。恐次年复发，劝其归，届期果患前证，延绍城医士诊治，痛诋前方，以为不死乃是大幸。遂用除湿猛剂，十数服而气绝，次日，将及盖棺，其妻见两目微动，呼集众人环视，连动数次，复用芪米汤灌救，至满口不能下，少顷眼忽一睁，汤俱下咽，从此便出声矣。服黄芪至数斤，并脚面之肿全消而愈。观察之第，辛未曹部，谓此方治验多人，先是嫂吴氏，患子死腹中，浑身肿胀，气喘身直，危在顷刻，余兄遍检名人医案，得此方遵服，便通肿消，旋即肿下，一无所苦。后在平度有姬顾姓，患肿胀脱胎，此方数服而愈，继又治愈数人，王某更在后矣。盖黄芪实表，表虚则水聚皮里膜外，而成肿胀，得黄芪以开通水道，水被祛逐，胀自消矣。"〔医学衷中参西录（中册）：88.〕

4. 上消化道溃疡

林某某，男，29 岁。患者胃脘反复闷痛已 3 余年，经上消化道钡餐透视拟诊为：十二指肠球部溃疡伴慢性胃炎，服过大量复方氢氧化铝、胃得乐、胃仙U、乐得胃等西药，症状虽能缓解，但不能根除。1986年10月5日嘱他采用饮食疗法，当时证见：胃脘不时闷痛，嗳气，伴胀满，饥饿时痛甚，喜按喜暖，神疲乏力，夜寐欠佳，舌质淡红，苔薄白，脉细缓，中医辨证属于脾胃虚寒证。治宜健脾温中。方用“黄芪羊肉汤”，每天1剂，停服其他中西药，治疗3个疗程。症状明显好转，胃脘疼痛消失，食欲增进，夜寐转佳，面色红润。以后每年入冬时，连服黄芪羊肉汤1个疗程，巩固疗效，至今患者胃痛未曾复发。

治疗方法：以黄芪30g，羊肉150g。将羊肉洗净，切小块，加黄芪置于蒸锅内，蒸熟或炖熟，1天1罐，1次或分2次吃肉喝汤，1个疗程7天，连服2个疗程。以此治疗虚寒型胃脘痛或水肿病。〔傅莲清．福建中医药．1992，(5)：36.〕

5. 内痔

陈某某，男，59岁。1987年11月3日初诊。患内痔已经10年，便后痔核脱出，须用手托方可复位。肛门下坠感，少气懒言，神疲乏力，舌淡脉弱。3个月来，每次大便痔疮出血，出血量近100ml，大便软，经中西医治疗，均未见效。用黄芪30g，嘱煎汤去渣煮粳米粥空腹服，服粥1剂后，血止，药尽3剂，一月未见出血。〔陈振智．四川中医．1989，7(2)：12.〕

6. 肺痈低热

王某，男，36岁。高热咳嗽，痰稠黄，味腥臭，带有血丝。西医诊为肺脓肿。治疗后高热虽退，但仍有低热，余症未减，食欲不振，缠绵月余不愈。苔略黄稍腻，脉滑而弱。按肺痈破溃，气虚不愈论治。用生黄芪250g，水煎服。连服5剂，胸闷减，黄痰少，饮食增。

按语：黄芪有托毒生肌之功。《日华子本草》言其“助气壮筋骨，长肉补血，破癥瘕，治瘰疬……”治疗乳痈、肺痈等病，可能与其扩张血管以改善病灶区血液循环，同时增强巨噬细胞系统功能有关。

7. 慢性腹泻

张某，患慢性腹泻5年，每因感寒或进食油腻而复发，大便稀液，或黏滞不爽，每天7~8次，肠鸣隐痛，胃纳不佳，苔薄，脉虚弱。此为中气虚损，不能运化水谷而致腹泻。予炙黄芪200g，煎服代茶饮。连服10剂腹泻止，大便正常。〔李树铭．辽宁中医杂志．1984，(10)：9.〕

按语：中医认为慢性腹泻病人多与脾胃虚弱，升降失司有关。黄芪为补中益气之良药，用于慢性腹泻，可使中气振奋而泄泻自止。

8. 低热

宋某，女，15岁。几年来每逢夏季则低热，纳减形瘦，口渴多饮，面色淡黄而白，便溏，苔薄，脉细弱。予炙黄芪150g，水煎代茶饮，连服7剂，低热渐退，食欲增进，诸证悉平，此后每逢夏季末未再发作。〔李树铭．辽宁中医杂志．1984，(10)：9.〕

按语：原因不明低热属中医“内伤发热”范畴。以气血阴阳亏虚，脏腑功能失调，气血痰湿郁滞为基本病机。近年研究证明内伤发热患者细胞免疫及体液免疫功能低下。黄芪可通过补益气血，温养脾胃，而奏甘温除热之效。可能与其调节免疫功能亦有关系。

9. 水肿

毛某，男，46岁。患慢性肾炎3年，曾用中西药物治疗，时好时坏，几来四肢颜面浮肿，按之凹陷，胸闷，喘息不得卧，纳呆，脉沉而虚。此乃中气虚惫，无力行水，用炙黄芪250g煎水，每天3次。经服10余剂尿量递增，浮肿渐消。经调理月余，诸证尽除而愈，尿检正常。〔李树铭. 辽宁中医杂志. 1984，(10)：9. 〕

按语：黄芪有抗实验性肾炎的作用。慢性肾炎多与肺、脾、肾三脏功能失调有关。脾虚无力行水，肺虚通调失司，肾虚封藏失职，以至水湿内停而致水肿。黄芪可补中气，益元气，温三焦，壮脾胃，并能利水消肿，故为治疗慢性肾炎之常用药。

10. 消渴

《绍兴医学报》载有胡适之者，以勤力用功过度，得消渴症，就治于京都协和医院，西医云是糖尿病证，不可为矣。胡君归，殊焦灼。盖因西医果素有名，信其言之必确也。其友谓可请中医一治。胡谓中医无科学系统，殊难信用。友曰，此证西医治已来年，与其坐以待毙，曷必不屑一试也。胡勉从之，中医至，诊毕曰，此易事也，可服黄芪汤，若不愈唯我是问。故服后，病竟霍然愈。后西医问之，托人介绍向中医取所用黄芪化验，此时正在化验中也。〔医学衷中参西录（中册）：35. 〕

按语：中医认为消渴病基本病机为饮津亏耗，燥热偏盛。黄芪补气健脾而生津，并有降血糖作用，因此为糖尿病常用之药。《千金方》即有黄芪汤治消渴的记载。

11. 乳痈

张某，女，36岁。左乳房红肿胀痛，按之硬，肿块如鹅卵大，局部灼热。舌苔略黄，脉虚大而数。予生黄芪200g，水煎服，连服2剂后，灼热疼痛明显减轻，包块见软，又服5剂痊愈。〔李树铭. 辽宁中医杂志. 1984，(10)：9. 〕

按语：《本草正》有“黄芪，生者微凉，可治痈疽；蜜制性温，能补虚损”。故治疗痈疽、疮疡，以生黄芪为宜，还可酌加穿山甲、忍冬藤配合治疗。纵观以上诸案，单用黄芪必须量大才可以发挥药专效宏之功。

黄土

【**基原**】为黄土。

【**别名**】好土，好黄土。

【**性味**】甘，平。

【**归经**】入心、脾、胃经。

【**功能主治**】有和中解毒之功。治疗中毒吐泻、痢疾、痈疽肿毒。

【**临床应用**】

婴幼儿腹泻

李某，女，10个月，因受凉而腹泻，大便每天10余次，呈蛋花样，且杂有奶瓣和少量黏液，伴腹胀肠鸣，体温38℃，舌苔薄白。予黄土60g，煎取澄清液，待温给患儿喂服，经服1天后，大便次数减少，体温下降，连服3天，大便次数、性状恢复正常，其他症状完全消失而痊愈。

治疗方法：①腹泻1周以内者，挖

H

取地下深层有黏性的洁净细腻黄土块1块（约重60g），放在瓦罐中，加水两小碗（约300ml），煎成1小碗时离火，待澄清取其上面澄清液，分3~5次给患儿温服，每天1剂，通常1~3剂可愈。②腹泻1周以上者，取黄土约60g捏成团，放在柴火灶内烧红，取出装入瓦罐中，加水两小碗，煎至1小碗时离火，待澄清取其上面澄清液，分3~4次给患儿温服，每天1剂，通常3~4剂可愈。〔李根胜．内蒙古中医药．1985,（3）：18.〕

按语：小儿脾胃薄弱，受冷受热，护理不当，易致脾胃违和，升降失司而见腹泻呕吐，泄泻日久，更易造成小儿营养不良。黄土味甘而气和，能安和脾胃，正如《本草再新》谓其"开胃健脾，消食利湿，补中益气"，治疗小儿脾胃患疾最为相宜。久泻用炙黄土，意加强其温中之功。药用黄土应取清洁水未被污染者为佳。暴泻者最好到医院输液治疗，以免延误病情。

黄药子

【基原】为薯蓣科植物黄独的块茎。

【异名】黄药，黄药根，木药子，大苦。

【性味】苦，平。

【归经】入心、肝经。

【功能主治】凉血降火，消瘿解暑。主治吐血衄血，喉痹瘿气，疮痈瘰疬等。

【临床应用】

甲状腺肿大

曹某某，女，52岁。于1971年6月发现脖子胀大，经有关医院诊断为甲状腺肿。经服黄药子酒500g后，肿物消失，复诊时已痊愈，随访至今未复发。

治疗方法：黄药子60g，白酒500g，用广口玻璃瓶装酒浸泡黄药子，5天后即可，取滤液密封备用，成人每服30g，每天2次，早晚服，恢复正常后，即停止饮用。如不能饮酒者，可在药酒内酌量加开水服。〔曹良举．赤脚医生杂志．1977,（9）：15.〕

回心草

【基原】为真藓科植物红大叶藓的全草。

【异名】大叶藓，铁脚一把伞。

【性味】淡、微苦，平。

【归经】入心经。

【功能主治】安神镇静。主治心脏病心慌，心悸，神经衰弱，精神病等。

【临床应用】

失眠

王某某，女，23岁。患者2年前被牛撞到，此后惊悸不已，经常彻夜难眠，白天头昏晕，四肢酸软，欠温自汗，常感心慌，心跳，面色皖白，舌质淡，苔薄白，脉沉细而迟，时见代脉。属气血两虚，心神不宁。

治疗方法：取回心草70g，胡椒35粒（捣碎），上药入鲜猪心内，炖3小时，连汤带猪心同服，每天3次，服10帖，症状消失。3个月后随访，未见复发。〔翟昌礼．云南中医杂志．1982，3（3）：35.〕

茴香

【基原】为伞形科植物茴香的果实。

【异名】小茴香，土茴香，野茴香，谷茴香，大茴香等。

【性味】辛，温。

【归经】入肾、膀胱、胃经。

【功能主治】温肾散寒，和胃理气。主治寒疝少腹冷痛，肾虚腰痛，胃痛呕吐，干湿脚气等。

【临床应用】

1. 输尿管结石

李某，男，31岁。以“输尿管结石”入院。摄腹部平片见右侧第2肋骨端内侧，相当于肾区内有1cm大小阴影，右腰4~5椎旁有0.5cm×0.7cm阴影。诊断：①右输尿管下端结石。②右肾结石。即行服小茴香水，配合电针肾俞、水道，每天1次。治疗第2天感到下腹持续隐痛，阵发性加重，并放射会阴部。继续治疗，于第5天上午排小便时感到阴茎痛，随后排出结石2枚。一枚0.5cm×0.5cm×0.7cm，一枚0.2cm×0.2cm×0.2cm，以后疼痛缓解，摄片复查阴影消失，痊愈出院。

治疗方法：取小茴香20g，开水泡15分钟，过滤，取水（共1700ml）晨7时、7时半、8时共饮500ml，8时20分再饮200ml。9时~9时20分电针气海、水道或关元、肾俞（患侧），每天1次，可连续5天，休息2天后，重复进行，门诊患者可不用电针。〔王宁渝. 四川中医. 1984，2（3）：封三.〕

2. 嵌顿性腹股沟疝

姜某某，男，15个月，于1959年12月8日下午7时急诊入院。据患儿父母口述，近2天来患儿吵闹啼哭，不能进食，不解大便，右侧阴囊肿大，阵发性剧烈腹痛，咳嗽发热。出生后第4个月就发现右侧阴囊有一肿物，每当哭闹时即可突出，休息平卧时即自行回纳，此次脱入阴囊已3天，不能回纳，经某人民医院诊断为右侧嵌顿性疝。嘱患者转入我院手术治疗。入院时检查：体温37.5℃，脉搏104次/分，患儿烦躁不安，痛苦病容，有脱水征，眼窝下陷，皮肤干燥，咽部充血，Ⅱ度扁桃体肿大，心肺正常，腹部隆起，有弥漫性压痛，腹肌不紧张，肠鸣音亢进，右侧阴囊有患儿拳头大小之肿物，皮下环紧张，不能摸到，无法回纳，白细胞：1.76×10^{10}/L，中性粒细胞0.82，淋巴细胞0.18，诊断为右侧嵌顿性腹股沟疝。当晚8时给服小茴香9g，浓煎成150ml，一次服下，服后20分钟发现阴囊肿物变软，皮下环松弛，给以阴囊肿物处用手轻轻按摩，并行热敷，随即自动回纳腹腔，服药后50分钟自解大便1次，腹肌变软，腹痛消失，次晨即痊愈出院，出院时嘱如再发，随即来手术治疗，至今已1年余，未见复发。〔姜炳新，等. 江苏中医. 1962,（1）：27.〕

3. 睾丸鞘膜积液

（1）陈某，男，30岁。左阴囊肿大已3年，无压痛，时大时小，经某医院诊断为鞘膜积液，检查有血丝虫，并进行乙胺嗪治疗无效。检查：身体正常，左阴囊肿大约15cm×6cm×4cm，质坚

H

韧，无压痛，有透明性。诊断为鞘膜积液。经服下述方剂 1 个疗程。1 周后复诊，左阴囊及睾丸与健侧已无明显差别，痊愈。

治疗方法：小茴香 15g，食盐 3.6g，共炒为焦末，再加青壳鸭蛋一粒，同煎为饼。睡前用酒送服，4 天为 1 个疗程。休息 5 天，再服第 2 个疗程。〔傅子钧. 福建中医药. 1960，5（4）：7.〕

（2）陈某某，男，45 岁，农民。患阴囊肿大已 5 年，无压痛。2 年前经晋江专区第二医院诊断为左睾丸鞘膜积水并行翻转手术，病有好转。但阴囊皮肤变厚，呈红暗色，有橡皮糖感觉，无压痛，肿大约 25cm × 15cm，睾丸正常。经服上述方剂 1 个疗程后，阴囊显著向上缩小，皮肤呈暗褐色并有脱屑；第 2 个疗程后阴囊逐渐变为柔软，服药至 4 个疗程阴囊只剩拳头大，皮肤稍硬而已。

昏头鸡

【基原】为鳞毛蕨科植物山地贯众的根茎。

【异名】鸡脑壳，鸡公头，铁狼鸣，小贯众，鸡头凤尾等。

【性味】苦，微寒；有小毒。

【归经】入肝、大肠经。

【功能主治】清热解毒，凉血息风，散瘀止血，驱钩、蛔、蛲诸虫。主治感冒，热病斑疹，痧秽中毒，疟，痢，肝炎，肝阳眩晕头痛，吐血便血，血崩，带下，乳痈瘰疬，跌打损伤等。

【毒性】昏鸡头中毒可引起头痛、眩晕、恶心、呕吐等消化道及神经系统症状。除用 0.5% 高锰酸钾洗胃催吐外，可根据情况对症处理。

【临床应用】

1. 咯血

（1）史某某，女，34 岁。患“风心”病二尖瓣狭窄心衰伴咯血周余，自觉心慌，腹胀，食少，每天咯血约 100ml，心率 120 次 / 分。双肺底少许湿性啰音，经多方治疗，虽有一定疗效，但仍每周咯血 50ml，改用昏头鸡后，咯血当日好转，3 天止血，继续巩固周余出院。

（2）刘某某，男，24 岁。患支气管扩张已 10 年，伴肺部感染 3 天，突然咯血约 300ml。检查：一般尚可，体温 38℃，心率 118 次 / 分，双肺有少许干、湿性啰音，血压正常，曾用多种方法治疗 40 天，未能止住咯血，改用昏头鸡，两天咯血即止，后又咯血，再服，次日即止。继续巩固 5 天而愈。

治疗方法：每天用药 60g，煎成约 300ml，分 3~4 次内服。〔赵棣华. 浙江中医杂志. 1977，3（1）：20.〕

2. 消化道出血

某某，女，38 岁。患上消化道出血半天。早上劳动后发生心悸，上腹部不适，曾昏倒过 2 次。面苍白，四肢冷，出汗，解鲜褐红色大便血块约 800ml。急诊：既往无胃痛及泛酸史，血红蛋白 69g/L，红细胞 2.40×10^{12}/L，大便隐血试验强阳性。经昏头鸡治疗后，第 5 天大便转黄，继续观察 10 天未见便血而出院。

治疗方法：昏头鸡每天用量 60g，一般用煎剂，煎成约 300ml，分 3~4 次

内服。止血后再继续服 4~5 天以资巩固。〔赵棣华. 浙江中医杂志. 1977，3（1）：19.〕

按语：小贯众能凉血，散瘀，止血。可用于衄血，吐血，便血，崩漏等症。对于出血量不多者可使用，而对急性大量出血则需中西医结合抢救。另外本药有小毒，使用时不可过量。

火麻仁

【基原】为桑科植物大麻的种仁。

【异名】麻子，麻子仁，大麻仁，大麻子，白麻子等。

【性味】甘，平。

【归经】入脾、胃、大肠经。

【功能主治】润燥滑肠，通淋活血。主治肠燥便秘，消渴热淋，风痹痢疾，月经不调，疥疮癣癞等。

【临床应用】

痢疾

30 多年前，余曾治一黄姓病人，年 18 岁。患腹痛下痢 3 天，经前医治疗未效。就诊时症状为：腹部剧痛，里急后重，下赤白黏液无粪，日夜如厕 70~80 次。舌红，苔黄腻，脉沉实而数。检其前方，为芩、连、硝、黄等味。据云，服后见水泻数次，而腹痛未稍减，仍纯下赤白。余思，此证乃热郁积滞，前医用清热药涤法，取其通因通用，治法尚无不合，但何以未效？初以为症重药轻，因乃步前剂稍事加减，与芍药、黄芩、黄连、枳壳、厚朴、山楂、槟榔、大黄等味，服后症状依然。翌日再用原方并吞服香连丸，症状仍毫无改善。筹思再三，因忆及少年时，随先祖耀辰公侍诊，见其治赤白痢疾，常用一味麻子饮，每获良效，遂为处麻仁 30g，嘱浓煎频服，服后不久，腹痛渐轻，下痢次数渐减，当日午后 2 时许即能入睡，直至次日清晨始醒。醒时下溏泥样粪便甚多，臭气难闻。便后索食，诸证若失。〔范笑山. 福建中医药. 1961，6(3)：封底.〕

火炭母草

【基原】为蓼科植物火炭母草的全草。

【异名】火炭毛，乌炭子，运药，山荞麦草，黄鳝藤等。

【性味】酸、甘，凉。

【归经】入肝、胃经。

【功能主治】清热利湿，凉血解毒。主治泄泻痢疾，黄疸，风热咽痛，虚弱头昏，小儿疰夏，妇女白带，痈肿湿疮，跌打损伤等。

【临床应用】

急性肾炎

林某，男，突然出现发热，微恶寒，自服退热药。第 3 天出现眼睑浮肿，咽喉痛，小便赤涩而来就诊。检查：体温 37.8℃（腋下），咽喉部红肿。尿检：尿蛋白定性（++），红细胞（++），白细胞少量，颗粒管型（++）。诊断：急性肾炎。用下药治疗 3 天后诸证消失，小便复查转为正常，随访 3 个月，未见复发。

治疗方法：取本品鲜叶 30~50g，洗净晾干切细，与 1~3 只鸡蛋搅拌。先将少许菜油放入锅中烧沸去泡，然后加入本品，用文火烧至成块即毕，待热度适

口时一次食用。每天 1 次，同时禁食辛辣、食盐、鲜鱼类之物。〔林汝山. 浙江中医杂志. 1992,(2): 82.〕

火秧竻

【基原】为大戟科植物金刚纂的茎。

【异名】霸王鞭，阿黎树，羊不揩，龙骨刺，火虹等。

【性味】苦，寒；有毒。

H

【归经】入肝、胃、大肠经。

【功能主治】消肿，通便，杀虫。主治鼓胀，急性肠胃炎，肿毒，疥癣，鸡眼等。

【临床应用】

鸡眼

李某某，男，成人。右足底生一鸡眼如豌豆大，局部按压疼痛，行走不便，曾手术治疗 2 次，后又复发，经用此法治疗 3 天，鸡眼消失，至今 3 年未见复发。

治疗方法：用鲜火秧竻茎 3 寸长，剖成两半，中间放入一些食盐后再合回，用小铁线扎紧，放入火炭中煨热，解开铁线用剖开面熏灼患处。每天 2 次，轻的用 2 天，肿的用 3~4 天，鸡眼即可自行逐渐消失。〔陈一策. 广西中医药. 1980,(3): 14.〕

【备注】据《南方主要有毒植物》载："火秧竻，树液中的树脂有毒。中毒症状：皮肤与树液接触，引起皮炎，起水疱；树液入眼，可致失明；误食昏迷，肌肉颤动。解救方法：皮肤发炎或起泡时，可用清水洗涤或给予止痛剂。误食后，服蛋清、牛奶、面糊，注意口腔的保护和清洁，静脉注射葡萄糖盐水，保温，注射兴奋剂对症治疗。"

J

鸡胆汁

【基原】为雉科动物家鸡的胆汁。

【性味】苦，寒。

【归经】入肺、胆经。

【功能主治】具有消炎，止咳，祛痰，解毒，明目之功效。治疗百日咳，慢性支气管炎，小儿癫痫，砂淋，目赤流泪，耳后湿疮，痔疮等。

【临床应用】

1. 百日咳

鸡苦胆治百日咳未见经传，然见诸报载多矣，名医不察，庸医亦鲜用之，余留心于是多年，经治30多例，无不愈者，其法将活鸡宰杀，取出肝脏，用手将附着在肝上的苦胆小心摘下，预先备好白糖一勺，将胆汁沿胆总管挤入白糖上，白糖逐渐变成深绿色，随即用温水送服。1~2岁小儿，每服1胆，3~6岁小儿每服2胆，均收捷效。

1973年冬，余之三子王军圣，4岁，患百日咳月余，其症顿咳，昼轻夜重，咳重时流泪呕吐，甚是痛苦。欲用此法，而自家无鸡，同村刘世伟得知，亲抱2只公鸡至，并云此鸡当杀，余初不解，问其故。刘云听邻人说三子有病，须用鸡胆，遂有此举，余甚谢，出资以偿，刘拒而去之。思之，乡人憨厚也，永不当忘，随杀鸡取胆，照法服下，即夜咳止，至今未复作。〔偏方奇效闻见录：16.〕

2. 中耳炎

吴某，男，9岁。患中耳炎3年余，听力减退，患耳溢脓，时发时止，经多种滴耳剂治疗无效，使用鸡胆汁滴耳，滴完两枚鸡胆汁后获愈，随访2年未复发。

治疗方法：取鲜的鸡胆汁贮存瓶内。治疗时用吸管吸取胆汁滴患耳，每天3次，每次1~2滴。〔陈钢. 湖北中医杂志. 1984,(3)：16.〕

按语：鸡胆汁为苦寒之药，具有清热解毒止咳化痰之功效，对于百日咳有较理想的疗效。另据临床报道，鸡胆汁还有如下功效：①治砂石淋沥。稚鸡胆15g，鸡矢白30g研匀，温酒服3g，以利为度。②治尖砂眯目。鸡胆汁点之。

鸡蛋

【基原】为雉科动物家鸡的卵。

【异名】鸡子，鸡卵。

【性味】甘，平。

【归经】入肝经。

【功能主治】滋阴润燥，养血安胎。主治热病烦闷，燥咳声哑，目赤咽痛，胎动不安，产后口渴，下痢，烫伤等。

【临床应用】

1. 高血压病

孙某某，64岁，离休干部。长期患高血压，肾结石，尿血等病，仅服3个醋蛋，血压就稳定在16/11kPa（120/85mmHg）[原25/18kPa(190/135mmHg)]，连服5个醋蛋，腰痛消失，小便多次化验正常，满头白发逐渐变黑。

治疗方法：取9度米醋（其他优质食醋也可）180ml装入广口瓶（杯）内，然后将1只新鲜生鸡蛋洗净，用酒精消毒后浸入醋内，浸泡3天后，用筷子在容器内将鸡蛋敲碎，把醋蛋液分5~7天服完，每天1次，（约26~36ml）清晨空腹服用。每次需约加冷（温）开水3~5倍。加适量蜂蜜（食糖亦可），可改变酸苦味，且疗效更好。软蛋皮最后弃掉。醋蛋液切勿煮沸后服用，以免破坏营养，影响疗效。用两只容器相隔3~4天浸泡1只鲜生鸡蛋，即能保证服用的连续性。〔尹奎，等. 中医临床与保健. 1989,（1）：52.〕

J

2. 寻常疣

（1）俞某某，女，8岁，学生。左足背有豌豆大刺瘊4颗已有6个月，表面粗糙不平，淡黄色，夏天经常感染发炎，碰破出血并疼痛。既往未施任何治疗，于1967年9月22日来诊，经用上法食醋蛋1次，10天后刺瘊自行内消痊愈，无遗留痕迹，随访观察7年余未见复发。

治疗方法：①取新鲜鸡蛋（或鸭蛋）7个，食用醋（镇江香醋或白醋）50~70ml备用，先将蛋洗净，入锅内煮熟或蒸熟，捞起后放在冷水中凉15分钟，剥去蛋壳，每个蛋用竹筷刺6~10个小孔，再夹成四等分，装入杯内，然后加入食用醋50~70ml，拌匀后加盖2~6小时备用。②或将7个鸡蛋蒸成蛋羹，再加食用醋50~70ml，拌匀后食用即可。将配好的醋蛋，空腹1次食用，如因胃纳差，可在当天内分作2~3次空腹食用。服食忌用食盐，酱油调味拌服或服碱性药物，否则会影响疗效。加食用1次未效者，隔日再服1次，一般食用1次多可见效。〔江西省珠湖农场医院，等. 新医药学杂志. 1976,（11）：28.〕

（2）刘某某，12岁，学生。面部患有扁平疣1年之久，数额达近百个，经多方治疗无效。改用本法治疗后，扁平疣逐渐减少，连续治疗约20天，症状完全消失，至今未再复发。

治疗方法：取米醋或当地优质食醋1瓶，鲜鸡蛋1枚（红皮或白皮均可，最好是有性鸡蛋更好）。先将洗净鸡蛋翻入玻璃瓶内，倒入米醋150~180ml，盖紧，经48小时，蛋壳被软化，仅剩薄皮包着胀大的鸡蛋，用筷子将蛋皮挑破，使蛋清，蛋黄与醋搅匀即可使用，每天涂擦2~3次。〔夏桂兰. 中国乡村医生. 1992,（10）：42.〕

（3）孙某某，男，23岁。3年来双手足背部生满疣赘，能计数就有320余颗，基底部已结为饼状，劳动中经常破溃，曾在某某专区医院皮肤科诊断为寻常疣而治疗无效，后经食用醋鸡蛋法治疗，1周后疣赘开始脱落，2周后大部脱光，为巩固疗效继续服用1周。1年后追访未复发。方用新鲜鸡蛋煮熟后，敲碎蛋壳，浸入食醋（镇江醋）中24小时，于每日清晨空腹服蛋2枚，并服食醋2匙，连服2~3周。〔顾天培. 江苏医药. 1977,（9）：29.〕

3. 喉痛

友人齐自芸曰：平阳何汉卿游戎患喉痛。医者治以苦寒之药，愈治愈甚，渐至舌硬。后有人教用棉籽油煎生

鸡蛋，煎至外熟，里仍微生，每天服2枚。未10日遂大愈。〔医学衷中参西录(上册)：372.〕

4. **喉风**

赵晴初曰：鸡蛋能去喉中之风。余治一幼童喉风证，与清轻甘凉法，稍加辛药，时止时发。后有人教服鸡蛋，顶上针一孔，每日生吞一枚，不及十枚，病愈不复发。〔医学衷中参西录（上册）：372.〕

5. **鼓膜穿孔**

林某某，男，25岁，干部。自诉：在3月28日，右耳受到气枪冲击，当场感到麻木，不疼痛，但伴有耳鸣，接电话时感到右耳听力减退，当即到卫生院检查，诊断为鼓膜破裂，未做处理。4月4日到我科检查治疗，见右耳鼓膜右下方，有如绿豆大的穿孔，内无浓汁，鼓膜稍充血。音叉试验右耳传导性耳聋。4月5日用鸡蛋内皮进行鼓膜修补。经30天，鼓膜长好，听力恢复，耳鸣消失。

适应证：①中耳炎所引起的鼓膜穿孔。患者无全身症状。局部检查：中耳腔内光滑，无肉芽，已2个月无脓汁，咽鼓管通气功能正常。治疗中央性穿孔，成效较大。②外伤所致的鼓膜穿孔，无感染即可修补。

治疗方法：取一新鲜鸡蛋，打破蛋壳，用消毒剪刀剪取鸡蛋内皮1块与鼓膜等大，放于0.1%依沙吖啶液中浸泡10分钟待用。患者外耳道消毒，用棉卷子蘸10%硝酸银液涂抹鼓膜穿孔的四周后（目的是刺激组织生长），立即将剪下的鸡蛋内皮紧贴于鼓膜上，外耳道内则用浸有0.1%依沙吖啶液的细小纱条堵塞，以防鸡蛋内皮移动。将鸡蛋内皮贴在鼓膜上，主要是起桥梁作用，使耳膜得以生长。〔陈照球. 中级医刊. 1960,（6）：43.〕

6. **牙周炎**

肖某，男，31岁。1982年1月4日就诊。素性刚燥，喜嗜烟酒，5天前受凉后头痛伴左下牙龈疼痛，服西药出现过敏反应，改服中药未效，来我处求治。诊见左腮漫肿连颊，口臭气热，龈肉红肿，牙周溢血，舌质红，苔黄而干脉洪数。证属胃肠积火，循经上炎，热郁血络所致。予下方3剂，肿消痛除。随访1年未见复发。

治疗方法：取白酒100ml，鸡蛋1个，将白酒倒入瓷碗内，用火点燃白酒后，立即将鸡蛋打入白酒中，不搅动，不放任何调料，待火熄蛋熟，晾冷后1次服下，每天2次。一般病轻只服1次，病重者服3次即可告愈。凡属实热证的牙周炎，屡用屡效。〔龙社华. 广西中医药. 1983，6（6）；封三.〕

按语：对于鸡子的性味功用，《本草经疏》认为："味甘气平，无毒……能除热，故主痫痉及火疮，并治伤寒少阴咽痛。"而《本草便谈》则认为："和合熟食，亦能补益脾胃，生冲服之可以养心营，可以退热潮。"因而可以用它来治疗喉风、牙周炎，外用治疗疣赘。

鸡蛋黄

【基原】为稚科动物家鸡的蛋黄。

【异名】鸡子黄，蛋卵黄。

【性味】甘，平。

【归经】入心、肾经。

【功能主治】滋阴润燥，养血息风。主治心烦不得眠，热病痉厥，劳伤吐血，呕逆，下痢，胎漏下血，烫伤热疮湿疹，小儿消化不良等。

【临床应用】

1. 下肢溃疡

王某某，男，27岁。由于小腿中部碰伤而致顽固性溃疡，创面有脓性白膜，边缘且有腐肉形成，基底发硬，发病已1个月之久。曾用自血点滴治疗，但未得到良好效果，后用卵黄油涂布，经更换2次即达痊愈。

治疗方法：①制法：将鸡蛋煮熟，剥去蛋壳，除去蛋白，取蛋黄于铁勺内搅碎用火烤炼，待其熬成黑色即见卵黄油流出。根据我们的经验，每个卵黄可炼4~5ml油，将炼出的油倾入已消毒之容器内，冷后即可应用。②用30%高锰酸钾液或0.9%氯化钠液将创面洗净，除去痂皮，待水分蒸发后，即将卵黄油厚厚地涂在创面及创缘，再用纱布敷裹（以4~6层为宜），待3~5天换一次药。③注意事项有：严格遵守无菌操作，为防止湿疹复发，可在创面撒布一层氧化锌粉；适当休息，避免过劳。〔姜喜迪，等. 中级医刊. 1956,（1）：66.〕

2. 烫伤

（1）张某某，男，78岁。患胆囊炎住院。因素体虚弱，经常感冒和反复胆道感染，住院期间热敷不慎将小腿烫伤，烫伤处皮肤坏死面积逐渐扩大，形成溃疡。诊见坏死皮肤下有分泌物，周围皮肤呈暗红色，肿胀疼痛，溃疡久不愈合，外敷鸡子黄油1周后伤口结痂，无渗出物，肿胀消退，经治疗3个月痊愈。

治疗方法：①将煮熟的鸡蛋去皮及蛋清，把蛋黄放入勺内，在火上炒至油出，装入瓶中备用。②用棉棒蘸蛋黄油涂于溃面上，然后覆盖凡士林细纱条，用无菌纱布包扎，每天换药1次。〔高彩英. 山西中医. 1987,（5）：8.〕

（2）张某，9岁。开水烫伤两脚背（右脚深Ⅱ度烫伤，左脚浅Ⅱ度烫伤），肿胀疼痛，均有水泡。经涂用鸡子黄油每天3~4次，3天后烫伤处表面即成一薄膜痂皮，第5天结成干痂，第8天痂皮开始脱落，停止用药，11天后痂皮完全脱落而痊愈，未留瘢痕。〔陈伟民. 中医函授通讯. 1986,（12）：607.〕

3. 湿疹

（1）王某，男，34岁。两耳廓内外及耳后发生红斑，不就即出现小水泡，以后逐渐融合成大水泡。局部红肿，有浅在性糜烂，结黄色及带血色痂皮。来诊时诊断为急性湿疹，涂敷黄油2次后，渗出液即止。共治疗6次而愈。〔薛宗振. 上海中医院杂志. 1960,（5）：239.〕

（2）李某某，男，23岁。主诉：在1954年8月2日左股骨上端内侧红肿，并有痒痛感，继而形成小疱疹，出黄水，渐结成痂，奇痒难忍，久经治疗无效。患部覆盖有坚硬的黄痂，痂底有黄色脓液，创面约有3cm×5cm大小。诊断为湿疹。以0.3%过锰酸钾洗净患部（除去脓痂），以卵黄油涂布，5天后患部分泌液逐渐减少，痒痛大部消失，并有新生组织，遂又涂布1次。遗憾的是

患者由于任务急迫而离开本所，没有继续进行观察。治疗方法等同前案。〔姜喜迪，等. 中级医刊. 1956,(1)：66.〕

（3）徐某，男，21岁，工人。患病已8~9年，开始在两前臂，继延至上臂，两臂均有浅层炎性症状，并有渗出液、鳞屑、皮肤变厚和瘙痒等症，曾在某医院用多种方法治疗，时好时发，总未治愈。来诊时即用蛋黄油搽敷，两次后痒止，继续治疗10余次而痊愈。

蛋黄油制法：将鸡蛋煮熟，去壳与蛋白，取蛋黄放于铁勺内搅碎用火烤炼，待其熬成黑色即见卵黄油流出。根据经验，每个卵黄可炼4~5ml油。将油盛入消毒容器内，冷后即可取用。

治疗方法：用生理盐水将创面洗净，除去痂皮，待水分蒸发后，即将该油厚涂于创面与创缘。用4层纱布敷盖，每天或隔天换药1次。〔薛振宋. 上海中医药杂志. 1960,(5)：239.〕

4. 慢性肝炎

孙某某，男，47岁。1966年4月22日初诊。患肝炎1年余，肝功能一直不正常，3天前检肝功能，谷丙转氨酶500单位以上，硫酸锌浊度18单位，麝香草酚浊度12单位，黄疸指数10单位。延王师诊之：肢疲乏力，体倦纳少，右胁时痛，小便发黄，舌偏红，苔薄白，脉缓。遂服卵脂发煎10天，复查肝功能，谷丙转氨酶100单位以下，硫酸锌浊度10单位，麝香草酚浊度6单位，黄疸指数7单位。鸡子黄滋阴润燥养血，头发消瘀利水道。本方见于刘禹锡《传信方》乱发鸡子黄膏，外用治热疮，王师移用于慢性肝炎，取得满意效果。

治疗方法：鸡蛋500g，头发30g，两味相合锅中共熬，发消去渣得液，每服4g，每天3次。〔徐义潮. 浙江中医杂志. 1992,(4)：185.〕

5. 头癣

朱某，男，5岁。1973年6月18日诊，头部白癣3处，大如蚕豆，疮痂瘙痒，脱屑，渗黏水，已3月余，经用蛋黄油外擦，5天后疮痂渐脱而愈。至今未见复发。〔夏治平，等. 江苏医药. 1975,(1)：79.〕

6. 皮肤溃疡

患者，男，25岁。于1954年9月12日在股骨上段内侧生一疖肿，经排脓后，患者因出差，途中又因敷料脱落摩擦而成溃疡。返回后即来所就诊，在溃疡面上布满有着脓性和带有血色的渗出物和腐血，基底发硬，边缘清楚。先用硫酸铜腐蚀周围腐肉，再用油纱布作保护性治疗，先后治疗十几天，始终未达治疗目的，且使病程延长到20天左右。于是采用卵黄油涂布创面治疗，5天即痊愈。

制法：将鸡蛋煮熟，剥压蛋壳除去蛋白，取蛋黄放于铁勺内搅碎用火烤炼，待其熬成黑色即见卵黄油流出。根据经验，每个卵黄可炼4~5ml油。

用法：用0.3%高锰酸钾液或0.9%氯化钠液将创面洗净，除去痂皮，待水分蒸发后，即将卵黄油厚厚地涂在创面及疮缘，再用纱布裹敷（以4~6层为宜），每3~5天换药一次。〔姜喜迪，等. 中级医刊. 1956,(1)：66.〕

7. 婴幼儿腹泻

女，1岁半。因腹泻在家肌内注射

庆大霉素 1 周，服黄连素 5 天（均用常用治疗量）不见好转，后改用口服呋喃唑酮合 TMP 共治疗 20 天，效果不好来院就诊。嘱回家用蛋黄油治疗，随访经治疗 2 天而愈。

治疗方法：将鸡蛋煮熟取蛋黄，文火烤成油，1 次 1 个蛋黄油，每天 2 次，一般 2~3 天可愈。〔贾云义. 山东医药. 1982,（7）：4.〕

8. 旋耳疮

李某某，男，6 岁。患旋耳疮 6 个多月，久治不愈。患处经常流黄水，痛痒难忍，耳根裂一深沟。如法涂鸡子黄油 6 天，痊愈。

J

治疗方法：将鸡子煮熟，取鸡子黄放入新铁勺内加火炼油。油成后倒在干净器皿内，冷后加冰片少许（每个鸡子黄油可加冰片 2g）。将油涂于疮面，每天 2 次，至愈为止。〔马志刚. 山西中医. 1986,（2）：44.〕

按语：古代文献早有用鸡子黄油治疗疾病的记载。如《千金方》有鸡子黄油“主除热，火灼，烂疮，痉”等，可见鸡子黄油有清热收敛作用。现代研究表明，鸡子黄油含有大量维生素，蛋白质等，对创伤有保护和营养作用。故对烫伤、湿疹、头癣、旋耳疮有良好的治疗效果。

慢性肝炎属于中医的“阳黄”或“阴黄”范畴，一般病程长，反复发作，经久不愈，既有邪实——湿热、寒湿、血瘀、气滞一面，又有正虚——气、血、阴、阳不足的一面，治疗颇为棘手。多数医家认为其用药，疏泄不宜太猛；清热不宜太寒；祛湿不宜太燥；养阴不宜太腻；健脾不宜太补。用鸡子黄油和头发治之，其具有滋阴养血而不滋腻，活血而不峻猛，这样补而不留邪，去邪而不伤正，使疾得复。

此外，鸡子黄油尚有补脾益胃，收敛止泻之功，故用于治疗婴幼儿腹泻也有佳效。

鸡蛋清（鸡子白）

【基原】为雉科动物家鸡的蛋白。

【异名】鸡卵白，鸡子清。

【性味】甘，凉。

【归经】入肺经。

【功能主治】润肺利咽，清热解毒。主治咽痛目赤，咳逆，下痢疟疾，烧伤，热毒肿痛等。

【临床应用】

1. 蜈蚣入腹

张冲虚者，吴人，善医，多奇效。有道人就灶炊火，一蜈蚣伏火筒中，误吸入腹，痛不可忍，延张治之。张命碎鸡子数枚，取其白倾碗中，令服之。良久，问曰：“痛少定未？”曰：“似定矣。”索生油与咽下，须臾大吐，则鸡子与蜈蚣缠束而下。盖二物气类相制，入腹则合二为一矣。人服其得医意云。〔历代笔记医事别录：147.〕

2. 烫伤

梁某某，男，6 岁。1974 年 5 月 3 日上午，患儿因坐入开水桶内而烫伤，于 11 日收住入院。检查：腰部，双臀部，两大腿上 2/3 段及会阴部均有大小不等水泡，大部融成片，部分水泡破溃，总烫伤面积为体表总面积的 20%，其中Ⅰ度烫伤占 30%，Ⅱ度烫伤占 70%。

处理：盐酸哌替啶 12.5mg 内服，按下法处理，床上铺无菌巾，用暴露疗法。伤后第 8 天，痂皮部分脱落，第 12 天脱痂面积占创面之 75%，次日出院。出院后第 7 天随访，痂皮全部脱落，愈合良好，无瘢痕。8 月份随访，除局部色素较淡外，余无异常。

配制方法：根据烧伤面积的大小，取新鲜鸡蛋一至数枚，将鸡蛋外壳用碘酒、酒精或 1% 新洁尔灭消毒，然后用消毒镊子在鸡蛋一端开个小孔，把蛋清倒入消毒碗内待用。亦可在此蛋清中加入抗生素（按一个蛋清加注射液四环素 50mg 的比例调匀备用。或根据创面细菌培养和药物敏感试验的结果，选用敏感抗生素配用，亦可调入清热解表，止痛收敛的中药粉应用）。为了减少疼痛，还可以适当加入些麻醉药，如普鲁卡因之类，但在用前要先做皮肤过敏试验。

治疗方法：先用 1% 新洁而尔灭清洗创面，除去污染脱落的泡皮，对完整的水泡则在低位处作多孔引流放出泡液，不去泡皮。再用生理盐水冲洗创面，用无菌纱布将创面水液轻轻吸干，用消毒过的毛笔或无菌棉球蘸鸡蛋清涂于创面，待稍干后再涂一次，这样连涂 3~5 次，直至创面形成一层薄膜为止。一般都采用暴露疗法（要保持室内清洁），亦可采用半暴露疗法（即在创面上覆盖一层消毒纱布）。如创面干燥发生裂口，有渗液或新的水泡，仍按上述方法处理。如发生部分感染，可采取蚕食疗法，清洗创面后，继续用上法涂以鸡蛋清。如发现痂下有感染者，应当剪去痂皮，用抗生素溶液湿敷 2~3 天，待创面清洁后，仍可按上法调涂，使其再结成痂，直至痂下愈合。如伤员有发热等全身症状，尚需配合全身治疗。〔王在于，等. 赤脚医生杂志. 1975,（4）: 18.〕

3. 过敏性眼睑湿疹

周某某，男，1956 年 6 月 13 日初诊。主诉：两眼发红已 5 天，眼眵很多，眼内发痒，羞明异物感觉。检查：两眼睑球结膜充血，睑结膜乳头增生，球结膜水肿，角膜无异常，其他各部分亦无病变，当时诊断两眼为急性结膜炎，局部以硝酸银外涂，青霉素眼药水每 2 小时滴眼一次，磺胺噻唑眼软膏涂眼，每天 3 次，病人于第 2 天复诊，告诉眼病加重，眼不能睁开，而且还感觉到眼睑皮肤特别发痒，当时检查，两眼球结膜高度充血水肿，眼睑皮肤红肿，按之粗糙不堪，乃怀疑可能系青霉素过敏，于是局部改用磺胺醋酸眼药水，氧化锌软膏涂眼，3~5 天后病情没有好转，其眼睑皮肤及附近面部都发生粟粒大小疱样湿疹，同时角膜表面亦发现点状浸润，病人感觉眼睛糊涂，眼皮发痒不堪忍受，在这种情况下，仍以氧化锌软膏涂眼，但改用金霉素眼药水，每隔 2 小时滴眼 1 次，同时给予维生素制剂内服，这样连续一个多星期，没有多大好转。8 月 7 日，改用治疗方法，单用鸡蛋白外涂，每天 8~9 次，第 2 天复诊，病人发痒情况减轻，眼睛舒适，以后配合局部治疗，病情迅速消退，如此治疗半月而愈。〔姚芳蔚，等. 浙江中医杂志. 1957,（7）: 21.〕

鸡骨草

【基原】为豆科植物广东相思子的带根全草。

【异名】黄头草，大黄草，假牛甘子，红母鸡草，猪腰草等。

【性味】甘，凉。

【归经】入肝、胃经。

【功能主治】清热解毒，舒肝散瘀。主治黄疸肝炎，胃痛，乳痈，瘰疬，跌打损伤，瘀血疼痛等。

【临床应用】

病毒性肝炎

（1）陈某某，女，6岁。于1959年10月5日初诊。主诉食欲减退已4天，每晨吃得很少，人不高兴，无发热史，大小便正常，所在幼儿园肝炎常发生。体征：发育正常，神志清楚，精神较差，体温脉搏正常，皮肤巩膜无黄疸，心肺无体征，肝剑突下二横指，边缘压痛及肝区叩击痛，脾（–），其他无特殊发现。实验室检查：血常规无异常，尿常规无改变，胆红素（–），尿胆原弱阳性。肝功：脑磷脂絮状试验（++++）/24小时，麝香草浊度试验12单位，麝香草絮状试验（+++）/24小时，高田氏试验（+），碘液试验（–），黄疸指数5μ。即投以鸡骨草内服，3天后症状改变，连服1个月。复查脑磷脂絮状试验（+）/24小时，肝肿缩小。治疗后2个月复查：肝功正常，肝肿消失。

治疗方法：每天用鲜鸡骨草120g（或干燥60g），加红糖60g煎服，每天2次分服，儿童用量减半，或按年龄大小计算，服至症状消失为止，如中途出现副作用应即行停药。〔王家驹．浙江中医杂志．1960，（4）：167．〕

（2）李某某，男，36岁。主诉上腹隐痛已3天，开始有发热，而后即胃口不好，而无恶心呕吐等现象。昨天发现尿黄，以往无胃痛史，与肝炎接触史不清。检查：发育正常，营养正常，神志清楚。精神尚好，体温，脉搏正常，血压15.5kPa（115mmHg），颜面轻度浮肿，皮肤巩膜轻度黄染，心肺无体征，肝与乳中线内能摸到约1cm大，质尚软，压痛，边钝，肝区叩击痛明显，脾（–），实验室检查：红细胞3.65×10^{12}/L，血红蛋白75g/L，白细胞6.3×10^{9}/L，中性粒细胞0.67，淋巴细胞0.30，大单核细胞0.02，酸性粒细胞0.01，尿常规无异常发现，胆红素（+），尿胆原弱阳性，肝功：脑磷脂絮状试验（+++）/24小时，麝香草浊度9单位，麝香草絮状（+++）/24小时，高田氏试验（+），碘液（–），硫酸锌浊度15μ，黄疸指数25μ，凡登白试验直接阳性，间接阳性。投以鸡骨草内服，第2天浮肿消退，患者称服药后尿量大增，黄疸减退，胃口渐好，第8天，黄疸退清。连服3周，肝功基本正常，2个月后复检，肝功正常。〔王家驹．浙江中医杂志．1960，（4）：167．〕

按语：肝炎属于中医“胁痛”范畴，其发病机制为湿热中阻，影响肝胆疏泄功能，胆汁外溢所致，因而治疗上要以清热利湿，疏肝利胆为原则。《常用中草药手册》认为鸡骨草具有“清热利湿，舒肝止痛，治疗急性肝炎、肝硬化腹水之功”。因此用之治疗肝炎能取捷效。

目前该药在临床上已作为治疗急性肝炎的常用药之一。

鸡内金

【基原】为雉科动物家鸡的干燥砂囊内膜。

【异名】鸡肶胵里黄皮，鸡肶胵，鸡肫内黄皮，鸡黄皮，鸡食皮等。

【性味】甘，平。

【归经】入脾、胃经。

【功能主治】消积滞，健脾胃。主治食积胀满，呕吐反胃，泻痢，疳积，消渴，遗尿，喉痹乳蛾，牙疳口疮等。

【临床应用】

1. 食积

沈阳城西龚庆龄，年30岁。胃脘有硬物堵塞，已数年矣。饮食减少，不能下行，来院求为诊治，其脉象沉而微弦，右部尤甚，为疏方用鸡内金30g，生酒曲15g，服数剂硬物全消。〔医学衷中参西录（中册）：133.〕

2. 胃柿石

王某某，女，7岁。于1987年12月13日因食柿后上腹包块27天就诊。患儿于11月5日午餐后2小时食软柿6个，即感上腹饱胀不适，晚间发现上腹部有一约拳头大小无痛性包块，日后见包块大小无变化，饮食量减少。既往健康。检查：一般情况良好。皮肤黏膜无出血点。浅表淋巴结无肿大。心肺（–）。剑下偏左可扪及一鹅蛋大小包块，质较硬，边界清楚，无压痛，可推动。肝脾肾（–），NS（–），血常规，出血、凝血时间及血小板均正常。全消化道钡餐透视，胃体部充盈缺损，呈椭圆形，大小约11cm×7cm，其中央有散在钡结点，全肠充盈及排空良好。

治疗方法：予单味鸡内金（生）10g，研粉顿服，每天1次，连服3日。服药次日起先后3天排出7个柿团碎块，大如胡桃，小如枣，质较脆。每次排便前有剧烈腹痛，余无不良反应。4天后复查痊愈。〔王维克，等. 宁夏医学杂志. 1988，（5）：286.〕

3. 肾结石

尝治蒋氏患者，男，46岁。因右侧腰部阵发性疼痛，反射到同侧大腿内侧，伴有尿频、尿急、尿痛等症，病已8年。X线摄片后，诊断为右肾多发性结石，最大者为绿豆大，伴有少量积水，用下述方法治疗，服药5天即感右侧肾区疼痛厉害，当天晚上便排出砂石5枚；继服10天又排出若干小砂粒，用药15天后，经X线摄片复查，右肾肾盂未见结石，随访5年，未见复发。

治疗方法：将鸡内金烘干，研末成粉，用玻璃瓶装好备用。使用时将鸡内金15g倒入杯内，冲300ml开水，15分钟后即可服用。早晨空腹服，1次服完，然后慢跑步，以助结石排出。〔蒋孜苏. 临证资料摘编. 1988，（2）：34.〕

4. 小儿疳积

友人毛先阁治一孺子，自两三岁时腹即胀大，至五六岁益加剧，面目黄瘦，饮食减少，俗所谓大肚痞也。仙阁见拙拟其颐饼方后载，若减去芡实，可治小儿疳积脾胀，大人癥瘕积聚，遂用其方（方系生鸡内金细末90g，白面250g，白砂糖不拘多少，和作极薄小

饼，烙至焦熟，俾作点心服之），月余痊愈。〔医学衷中参西录（中册）：134.〕

5. 小儿单纯性消化不良

张某某，女，18 个月。因腹胀，腹泻已 2 个月来所就诊。患儿在 2 个月前因饮食不当，出现腹胀，腹泻，每天 6~7 次，便稀，黄色，带有不消化的食物残渣及黏液，食欲不佳，有时呕吐，身体日渐消瘦，眼窝下陷，无抽搐及其他症状。检查：患儿发育正常，营养欠佳，轻度脱水，皮肤干燥，松弛，弹性欠佳，皮下脂肪稀少，舌表面有少量白苔，心肺正常。腹部膨满，胀气，肝、脾未触及。大便化验检查结果：浅黄色，稀便，伴有不消化食物，黏液细胞（+++），脓球细胞（++），其他无特殊所见。诊断：单纯性消化不良。给予鸡内金内服，每天服 1 个，经服 4 天后，大便完全恢复正常，腹胀消失，食欲增加，身体渐胖。精神佳良，经过 2 个月观察一切均佳，体重增加 2kg。

治疗方法：每天服鸡内金 1 个（服粉剂约 1.4g），可加少许白糖，每个疗程可服 5~10 个。〔牛文阁. 中级医刊. 1960,（6）：60.〕

6. 积聚

奉天大东关史仲埙，年近四旬，在黑龙江充当警察署长，为腹有积聚，久治不愈，还奉求为诊治。其积在左胁下大径三寸，按之甚硬，时或作痛，呃逆气短，饮食减少，脉象沉弦。此乃肝积肥气之类，俾用生鸡内金三两，柴胡一两，共为末，每服一钱半，日服三次，旬余痊愈。〔医学衷中参西录（下册）：133.〕

7. 尿频

张某某，男，72 岁。患者以慢性支气管炎，肺气肿合并肺部感染于 1986 年 5 月 5 日入院。经抗生素等治疗，病情好转后出现小便频数，每天可达 15~16 次，每次尿量不多，并时常遗尿裤内。各种化验均无阳性所见。诊断为老年性多尿。

治疗方法：鸡内金焙干，研末，每次 5g，每天 3 次，冲服，连服 2 周，每天小便 4~5 次。停药观察半年未见复发。〔穗来成. 山西中医. 1987,（4）：36.〕

按语：《医学衷中参西录》认为："鸡内金，鸡之脾胃也，中有瓷石、铜、铁皆能消化，其善化瘕积，气化不能升降，是以治胀满，用鸡内金为脏器疗法，若再与白术等合并用，为消化瘕积之要药，更为健运脾胃之妙品，脾胃健壮，益能运化药力以消积也。不但能消脾胃之积，无论脏腑何处有积，鸡内金皆能消之。"鸡内金有健运脾胃之功效，脾胃居中焦，中焦为升降之枢，升降有序，气机调畅，气血运行有常，故积与聚可消，是故临床可以用来治疗痞积、积聚之疾；《本草经疏》记载："肶是鸡之脾，及消化水石之所，其气通达大肠、膀胱二经，有热则泄热遗溺，得微寒之气则热除，而泄痢遗溺自愈矣。"因鸡内金入膀胱经，具有固涩之功，因而对遗溺有效。

鸡肉

【基原】为稚科动物家鸡的肉。

【性味】甘，温。

【归经】入脾、胃经。

【功能主治】温中益气，补精填髓。主治虚劳羸瘦，中虚纳呆食少，泄泻下利，消渴水肿，小便频数，崩漏带下，产后乳少，病后虚弱等。

【临床应用】

1. 小儿麻疹热毒内陷危证

龙某，女，4岁。1973年春季患麻疹，发热3天后，疹子出现1天，忽而隐没，旋即出现呼吸急促，烦躁不宁，口唇青紫，肢冷脉微，体温下降之危候。曾用青霉素、链霉素等治疗，难救垂危。邀余会诊，急令家人捉鸡一只，依下法敷于胸部，并以芫荽水擦洗，约2小时许，危候即见缓解，约7小时后，胸背隐现出疹子，患儿即转危为安。

治疗方法：活鸡一只（公母皆可），将鸡肚上毛扯掉，剖开腹部，趁热敷于患儿胸部，由一人用手握住但应避免有风。如有芫荽菜鲜品60~100g（干品减半），煮水趁热用毛巾浸药擦浴全身，疗效更好。如病情严重，鸡敷冷后，可再换一只鸡，经治的7例中有3例用过2只鸡。〔朱必泉．湖北中医杂志．1982，（2）：14.〕

2. 骨折

用未退胎毛小鸡1只，生捣如泥，入五加皮末，和匀敷患处，接骨如神。用五加皮120g，雄鸡1只，黑者更妙。去毛，连皮、骨、血合五加皮捣烂敷患处，用布包裹，1周时揭去，不可太过时，内自完好。再用五加皮150g，用酒浓煎，尽量饮，醉，熟睡为妙。〔历代笔记医事别录：288.〕

鸡屎

【基原】为稚科动物家鸡粪便上的白色部分。

【异名】鸡矢白，鸡子粪，鸡粪。

【性味】咸、苦，凉。

【归经】入膀胱经。

【功能主治】利水泻热，祛风解毒。主治膨胀积聚，黄疸，淋病，风痹，破伤风，筋脉挛急等。

【临床应用】

1. 流行性出血热

彤某某，男，16岁，农民。1985年1月5日入院。6天前患者出现发热头晕，全身持续性隐痛，在当地按“感冒”治疗无效。3天来上述症状加重，并出现尿量减少（每日约400~500ml），呈肉眼血尿，排柏油样大便，呕吐咖啡色液体。检查：体温39.6℃，脉搏96次/分，血压12.8/8.0kPa（95/60mmHg），神志清楚，酒醉貌。双腋下及软腭处有散在出血点，双眼球结膜充血水肿，心肺无异常，全腹有轻度压痛，双肾区有叩击痛。实验室检查：血红蛋白120g/L，白细胞11.2×10^9/L，中性粒细胞0.66，血小板51×10^9/L，尿蛋白（++），红细胞满视野，大便潜血（+）。血液生化：尿素氮48.55mmol/L，钠117.9 mmol/L，氯化物141.85 mmol/L，钙1.85 mmol/L。流行性出血热间接免疫荧光抗体1∶1280~1∶5120。诊断为流行性出血热重型（少尿期）。经中西医综合治疗3天，每天尿量一直在400ml以下。于1月11日起用鸡矢白散酒制剂连服4天，

J

尿量每天增至1000ml，5天后进入多尿期。于1985年1月19日出院。

治疗方法：冬月干鸡矢白约500g，加入白酒1500ml，用文火煎煮至酒味消失，并出现鸡矢的特殊气味后过滤装瓶备用。用时每次口服100ml，每天3次。〔于海珍，等．国医论坛．1990，5（20）：29．〕

2. 肿胀

一人肚腹四肢肿胀。用干鸡矢一升炒黄，以酒醅3碗，煮1碗，滤汁饮之，名牵牛酒。少顷，腹中气大转动，利下，即脚下皮皱，消也未尽；隔日再作，仍以田赢两枚，滚酒沦食白粥，调理而愈。其人牵牛来谢，故以名方。〔历代无名医家验案：48．〕

3. 膀胱结石

丁某某，男，29岁。1974年7月15日初诊。主诉：患尿痛，排尿困难约1周，疼痛之极，X光片示膀胱结石。

治疗方法：①内服：鸡屎白10g，炒黄研细分3次白酒送服。②外用：瓦上松10g，合葱茎3寸捣烂加温，热敷关元穴。申时施以内外同治之法，戌时排出大量尿液并砂石，腹痛顿止。次晨尿路通畅，诸病若无。追访10余年未复发。〔邢玉春．内蒙古中医药．1986，（1）：39．〕

4. 肝硬化腹水

李某某，女，43岁，农民。患肝硬化腹水年余，于1979年8月来诊。患者形体消，腹部膨大如鼓，按之坚满，青筋外突，腹壁皮肤紧张光亮，食益嗔胀，胸痞嗳气，头晕乏力，动则心悸气急，小便短少，大便秘结，下肢呈凹陷性水肿，脉沉而弦，舌苔白，边有紫瘀。此系肝失调达，气血郁滞，经络瘀阻，水气停留，遂成水鼓。予鸡矢白酒饮服之，服后，腹中气大转，作鸣，水泻多次，当日浮肿见退。3天后，腹部青筋减退，纳食增加，病势大有起色，又服3剂，腹水消尽，继用济生肾气丸与六君子汤调理而安。

治疗方法：公鸡1只，用大麦连喂4~5天，取下鸡粪1碗，炒黄色，白酒1碗浸鸡粪，然后入水煎，沥去渣，饮之。〔刘长天．国医论坛．1986，（1）：48．〕

按语：流行性出血热是由于感染了出血热病毒引起的传染病，其发展过程分为发热期、低血压休克期、少尿期、多尿期、恢复期等五期。而中医认为其属于温病，少尿期为邪热下注，温热蕴结下焦，膀胱气化不利，水道阻塞，因而尿少，尿闭，治疗用鸡矢白散清热利尿，解毒，取得了较好的疗效，值得进一步研究。

肝硬化腹水属于中医“膨胀”，时由于多种原因导致肝、脾、肾功能失调，气、血、水积腹中而形成，其病程长，正气已虚，不耐利水、破血逐瘀之峻药，否则损伤脾胃，或脉络破裂出血加重病情。本案用轻轻分利之鸡矢，借助白酒之行散活血，而达到利水不伤脾胃，活血不伤络之效，可以为鉴。

鸡矢藤（叶）

【基原】为茜草科植物鸡矢藤的全草及根。

【异名】斑鸠饭，清风藤，主屎藤，臭藤根，牛皮冻等。

【性味】酸、甘，平。

【归经】入肝、脾、肾经。

【功能主治】祛风活血，止痛解毒，消食导滞，除湿消肿。主治风湿疼痛，腹泻痢疾，脘腹疼痛，气虚浮肿，头昏食少，肝脾肿大，瘰疬肠痈，无名肿毒，跌打损伤等。

【临床应用】

1. 胆道蛔虫病

梁某某，胆道蛔虫病引起腰部剧痛，肌内注射鸡矢藤注射液 6ml，10 分钟疼痛消失。

治疗方法：①提取：取新鲜鸡矢藤 10g，切碎捣烂置蒸馏器内，加水过药面，文火蒸馏，收集蒸馏液至无明显气味为止，配置时注意密封，防止挥发。②精制：将收集蒸馏液重复蒸馏 1~2 次，最后收集近似饱和蒸馏液 2000ml，放置冰箱或室温静置 1 周，使杂质沉淀，经 4 号漏斗过滤。③分装：将精制滤液分装于 2~5ml 安瓿瓶，封口，煮沸消毒 30 分钟备用。〔中国人民解放军 75 部队卫生队. 赤脚医生杂志. 1972，试刊：39. 〕

2. 坐骨神经痛

冯某某，患坐骨神经痛 1 年余，经用针刺，封闭，安乃近注射，效果不显，采用鸡矢藤注射液 2ml 加入 10% 葡萄糖 8ml 作痛点和穴位注射，每天 1 次，3 天临床症状消失，半年来未见复发。〔中国人民解放军 75 部队卫生队. 赤脚医生杂志. 1972，试刊：39. 〕

3. 外伤疼痛

李某某，左前臂压伤，疼痛剧烈。经包扎固定后，肌内注射鸡矢藤注射液 4ml，15 分钟疼痛减轻。X 光透视发现左尺，桡骨粉碎性骨折，进行复位固定，2 小时后疼痛又加剧，再注射 4ml，约 10 分钟止痛，安静入睡。〔中国人民解放军 75 部队卫生队. 赤脚医生杂志. 1972，试刊：39. 〕

4. 肱骨外上髁炎

赖某某，男，30 岁。患者右上肢肘关节外侧疼痛 2 个多月，严重影响操作。在各医院曾先后使用过普鲁卡因加醋酸氢化可的松混悬液进行局部封闭治疗 10 次，普鲁卡因加维生素 B_{12} 局部注射 9 次，肌内注射撒痛风注射液配合口服复方安乃近、抗炎松、泼尼松等多种药物治疗，结果均无效。检查：患者右侧肱骨外上髁处压痛剧烈，网球肘试验（即旋臂屈腕试验）阳性，诊断为肱骨外上髁炎（又名红绕滑囊炎或网球肘）。经采用隔鸡矢藤叶艾灸治疗，疼痛逐日减轻，共灸治 6 次而痊愈。随访 1 年未复发。

治疗方法：取鸡矢藤的鲜叶，捣烂备用（临用时新鲜配制，置于适当容器内并加盖。如较干燥时，可酌加少许水湿润）。灸法：术者先用手指仔细地触诊被检查病人的患部（必要时用蘸有龙胆紫溶液的棉签画圈标出其压痛范围）。接着取捣烂了的鸡矢藤叶紧密地贴敷在患部（压痛点）皮肤上，使成为大约 3~5cm 厚的药层。然后点燃艾条，隔鸡矢藤叶（药层）按常法施行回旋悬灸，烘至有能耐受的温热感透入患部深处，并维持约 3~5 分钟后，即去掉被烘得较干的药层，重新更换敷上湿药又如上法继续施灸（一般更换湿药 2~3 次即可），每天灸治 1 次。直至痊愈为止。

注意事项：不同品种的鸡矢藤叶，其效果可能有显著差异，故采集时须选择揉碎后臭气味特别浓厚者，其疗效较佳。贴敷药层勿太薄或太厚。术者可用手指加压使其紧贴患部皮肤。施灸时，需常询问患者的感觉，以便及时调整艾火与药层的距离，防止烫伤并维持使艾灸之温热感深透入患部内即效果较佳；反之，如温热感仅停留在皮肤表面，则效果较差。注意勿灸烫过度，尽量避免起水泡；如发生水泡，可用消毒针头刺破并涂以龙胆紫溶液次日仍可继续灸治。如果患部面积较大时，应首先灸治原发痛点或压痛最剧的患处。〔许永炎. 新医药学杂志. 1977,（1）：28. 〕

J

5. 背部疼痛

王某某，男，39 岁，渔民。患者左上背部疼痛半年多，近月来疼痛加剧而来就诊。患者曾自用消炎镇痛膏和伤湿止痛膏等外贴治疗，均无明显效果。检查发现其左肩胛骨上部边缘的肌肉有显著压痛活动肩及上臂部可致上述局部疼痛加剧。诊断为肩胛骨上部附着肌肉慢性劳损。采用隔鸡矢藤叶艾灸治疗 1 次后即有好转，灸治第 2 次后疼痛明显减轻，共灸治 5 次而痊愈。随访半年无复发。〔许永炎. 新医药学杂志. 1977,（1）：28. 〕

6. 软组织损伤

符某某，女，20 岁，护士。患者睡眠时将头部枕压在右上肢肘部，醒后感觉肘窝处疼痛，活动前臂可引起肘窝处剧痛。于发病 1 天后检查，可见从其右侧肘窝中央至肱骨内上髁之范围内局部压痛剧烈。诊断为肘部软组织损伤。经按摩治疗 2 次无效。改用隔鸡矢藤叶艾灸治疗 1 次后，患部疼痛显著减轻，灸治第 2 次后即基本治愈，共灸治 3 次而痊愈。

治疗方法：术者先用手指仔细地触诊检查病人的患部（必要时用蘸有龙胆紫溶液的棉签画圈标出其压痛范围）。接着将新鲜捣烂的鸡矢藤叶紧密地贴敷在患部（压痛点）皮肤上，使成为大约 3~5mm 厚的药层。然后点燃艾条隔鸡矢藤叶（药层）按常法施行回旋悬灸，烘熏至有能耐受的温热感透入患部深处，并维持约 3~5 分钟后，即去掉被烘得较干的药层，重新更换，敷上湿药又如上法继续施灸（一般更换湿药 2~3 次即可）。每天灸治 1 次，直至痊愈为止。〔许永炎. 新医药学杂志. 1977,（1）：29. 〕

按语：《李氏草秘》认为鸡矢藤叶："煎洗腿足消风寒湿痛，拘急不能转舒。"其具有祛风散寒，活血止血之效，现代药理研究和临床观察也证明其具有明显的止痛作用。药物气味越浓，止血效果越好。而软组织损伤一般认为是多种原因而致的筋脉损伤，气血运行不畅，不通则痛，在治疗上止痛、行气活血当为首先考虑，用鸡矢藤叶治之故能取效。另外，有些患者用药后，从呼吸和尿中闻到鸡矢藤味，可能与其含有一种挥发性物质，由呼吸道和尿道排出之故。

鸡眼草

【基原】为豆科植物鸡眼草的全草。

【异名】掐不齐，人字草，公母草，小薯片，妹子草等。

【性味】甘、辛，平。

【归经】入脾经。

【功能主治】清热解毒，健脾利湿。主治感冒发热，暑湿吐泻，疟疾，痢疾，传染性肝炎，热淋白浊等。

【临床应用】

婴幼儿腹泻

（1）郭某某，男，9个月。1984年8月29日初诊。20天前因患“痢疾”服西药治愈，后又反复发生腹泻。来诊时便下如注，身热口渴，体温38.8℃，小溲短少，肛周焮红，纳少泛恶，哭啼不已，脉数，舌质尖红，苔薄白少津。用鸡眼草30g，水煎顿服。1剂后诸证减轻，连服3天痊愈。随访半年未见复发。〔李武忠. 四川中医. 1986，4（10）：15.〕

（2）青某某，男，2岁。1985年9月12日初诊。出生后2个月余即患腹泻，大便从未正常过，屡经治疗，但仍时轻时重。昨日起大便水泻，每天达10余次，中夹未消化食物，腹痛，哭啼不安，形体消瘦，苔白厚腻，腹软。治疗：予鸡眼草50g，水煎频服，服3天后，症状减轻，连服10天痊愈，随访至今未复发。〔李武忠. 四川中医. 1986，4（10）：15.〕

积雪草

【基原】为伞形科植物积雪草的全草或带根全草。

【异名】连钱草，地钱草，马蹄草，崩口碗，地棠草，土细辛，铜钱草，半边月等。

【性味】苦、辛，寒。

【归经】入肝、脾、肾经。

【功能主治】清热利湿，消肿解毒。主治痧气腹痛，暑泻，痢疾，湿热黄疸，砂淋血淋，风疹疥癣，疔痈肿毒，跌打损伤等。

【临床应用】

1. 火器伤

（1）朱某某，男。右上臂贯通枪伤，入口及出口各有一1cm×1cm创面，伤道深12cm，中度感染，经一般换药37天，创面入口1cm×1cm已愈合，出口仍留有深6cm的窦道，肉芽生长缓慢，乃改用积雪草软膏纱条换药，内服积雪草片，每天60mg，7天后窦道及伤口完全愈合。

治疗方法：①复方积雪草软膏：积雪草提取物1%，新霉素0.1%，醋酸氢化可的松0.5%，凡士林加至100%，外用制成纱布条。②积雪草软膏：积雪草提取物1%，羊毛脂5%，石蜡5%，凡士林加至100%，外用常用纱布条。③积雪草片：每片含积雪草提取物10mg，每次服2片，每天服3次。

以此治疗火器伤伤口，由于火器伤伤口均有感染，故主要用复方积雪草软膏，瘢痕疙瘩则应用积雪草软膏，一些难治病例，则伍用积雪草片内服。〔靳士英，等. 云南中医杂志. 1981，2（2）：31.〕

（2）谢某某，男，右小腿炸伤，右胫腓骨开放性粉碎性骨折，胫骨大块缺损并碎骨片坏死，合并有产气杆菌等多种细菌感染。小腿前面伤口15cm×21cm×4cm，肌肉广泛坏死，贫血高热。经清创，中西医结合治疗，感染控制，伤口缩小至 9cm×3cm，但因死骨未完全彻底清除，伤口未能愈合。小腿背面伤口，用一般换药 28 天，石膏固定 52 天，伤口仍为 4cm×9cm，乃改用复方积雪草纱条换药 19 天愈合。〔靳士英，等. 云南中医杂志. 1981，2（2）：31.〕

（3）李某某，男。右前臂炸伤，左尺骨开放性粉碎性骨折，左尺桡神经损伤，异物存留，伤口 4cm×4.5cm×1cm 中度感染，有大肠杆菌生长，经一般换药 16 天，感染基本控制，作点状植皮 11 天后皮片基本愈合，但创面有渗液，轻度感染，皮肤生长缓慢，乃用复方积雪草软膏，10 天后创面完全愈合。

积雪草软膏组成：积雪草提取物 1%，新霉素 0.1%，醋酸氢化可的松 0.5%，凡士林加至 100%，外用制成纱条。〔靳士英，等. 云南中医杂志. 1981，2（2）：31.〕

按语：关于积雪草的临床应用，《神农本草经》认为："主大热，恶疮，痈疽，浸淫，赤熛，皮肤赤，身热。"因而可以用它治疗疮疡痈疽，跌打损伤等；其他还可以用于治疗腰痛。其作用可能与其含积雪草苷的镇定安静作用有关。另外据临床报道还可以治疗腰以下疾病：①治疗小便不通，用积雪草 30g，捣烂贴脐，小便通即去药。②治肝脏肿大，用鲜积雪草 300g，每次 30~50g，煎水服。

2. 小儿暑疖

庄某，男，3 岁。1984 年 8 月 12 日初诊。仲夏以来，头面部长出 5~6 个疖肿，初起局部发红，旋即疖肿突起，高出皮肤，灼热疼痛，肿势呈圆形，质软，大便干结，日一行，小便短赤，舌红苔薄黄，指纹紫。诊为小儿暑疖。遂用积雪草 30g，煎汤代茶饮；外用鲜品一把，捣烂绞汁，加粘香少许调匀，涂于患处，2 天后疖肿全部消失。

治疗方法：鲜积雪草 30~60g（干品减半），水煎去渣加冰糖适量代茶饮另用鲜品适量捣烂绞汁，加中药粘香少许调成糊状，敷于患处。〔庄慧国. 四川中医. 1989，7（3）：13.〕

3. 经期腰痛

苏颂治一女子，忽得小腹中痛，月经初来便觉腰间切痛连脊间，如刀刺锥刺，痛不可忍。众医不别，谓是鬼祟，妄服诸药，终无所益，其疾转增，省察前状相当，即用积雪草药。夏五月正放花时之采曝干，捣节为糁，每服 2 方寸，和好醋二小合，平日空腹顿服，即每日 1 服，以知为度。〔续名医类案：472.〕

吉祥草

【基原】为百合科植物吉祥草的带根全草。

【异名】洋吉祥草，解晕草，广东万年青，竹叶草，松寿兰等。

【性味】甘，凉。

【归经】入肝、脾、肾经。

【功能主治】清肺止咳，理气解毒。主治肺热咳嗽，吐血便血，跌打损伤，疮毒赤眼，疳积等。

【临床应用】

蛊毒

新州郡境内有药，人呼为吉财，解

诸毒及蛊，神用无比。昔人有偿至雷州途中遇毒者，其奴吉财得是药，因以奴名名之，实草根也。类芍药，凡人遇毒，夜中潜取二三寸，或剉或磨少加甘草，诘甘煎饮之，得吐即愈。欲传将服是药，不欲显言，故云潜取。或云昔有黑媪病蛊，其子为小胥，邑宰命以吉财饮之，暮乃具药，及旦，其母谓曰：吾梦人告我，若饮是且死，亟去之，即仆于地，其子又告县尹，县尹固令饮之果愈。岂中蛊者，亦有神若二竖哉。〔续名医类案：539.〕

鲫鱼

【基原】为鲤科动物鲫鱼的肉或全体。

【异名】鲋。

【性味】甘，平。

【归经】入脾、胃、大肠经。

【功能主治】健脾利湿。主治脾胃虚弱，纳少无力，痢疾，便血，水肿，淋漓，痈肿，溃疡等。

【临床应用】

前阴病

一妇人孀居十余载，阴器作疮生虫，含忍不言，后阴器蚀烂，已蚀内脏，尪羸热作渴，脉洪而数，询其痒痛日久，阴器黑腐，小水不禁，内脏已坏，不可用药，彼苦求治，曰："痒者虫也，痛苦损也。先用鲫鱼数枚，以香料糁炙鱼熟。以丝棉薄裹纳入阴中，类之良久。"取出红虫，长者一寸，短者5~6分，细如丝线，约20余条。置温汤中，摇摆片时方死，彼家欢悦，以为可治。曰：再取再有，生化无穷，强投养血诸药。终竟不应而死。〔续名医类案：478.〕

夹蛇龟

【基原】为龟科动物夹蛇龟的全体。

【异名】呷蛇龟，啖蛇龟，摄龟，鸯龟等。

【性味】甘，寒；有毒。

【归经】入肝、肾经。

【功能主治】滋阴清热，软坚散结。主治骨痨，痨热骨蒸，崩漏带下，小儿囟门不合，久疟，痔疾，瘰疬，喉蛾等。

【临床应用】

骨结核

（1）凡某某，女，23岁。素来健康，近半年来形体逐渐消瘦，面色萎黄，自觉乏力，午后发热，入夜盗汗，右髋关节疼痛，屈伸不利，并逐渐肿胀，周围肌肉萎缩，初诊时关节抽脓700ml，脓片镜检发现抗酸杆菌，确诊为右髋关节结核，给予抗痨治疗，每周抽脓一次，连抽3次，症状无明显好转，改用夹蛇龟粉后，服至2周能步行10余里路，1个月后自觉体力好转，局部痛减，脓液已少，继服夹蛇龟，停用抗痨药，3个月后，全身和局部症状消失，未留任何功能障碍，为巩固疗效，继服半年后停药，至今已12年，未复发。〔赵国仁. 浙江中医杂志. 1982，17（1）：30.〕

（2）俞某某，女，35岁。1年多来长期不规则发热，消瘦，盗汗，脊椎中段疼痛，皮色不红不热，俯仰不利，以后患处逐渐肿起，皮色微红，推之软绵，推之不动，疼痛。经摄片确诊为第11胸椎结核，局部骨质破坏，服异烟肼等抗痨药，热度长期不退，且症状逐渐加重，服夹蛇龟粉，体温逐渐下降，3个月后第1个窦道收口，能下床活动或做轻便的家务活，服至10个月，一切症状消失，至今13年未复发。

治疗方法：将夹蛇龟用黄泥封固，炭火中煨至焦黄，然后去黄泥及杂肠，连壳带肉研末，密封待用，每次1匙，约3~5g，每天2次，黄酒吞服。〔赵国仁. 浙江中医杂志. 1982，17（1）：30.〕

J

夹竹桃叶

【基原】为夹竹科植物夹竹桃的叶。

【异名】拘那麦，水甘草，九节肿，白羊桃等。

【性味】苦，寒；有小毒。

【功能主治】强心利尿，祛痰定喘，镇痛祛瘀。治疗心力衰竭，喘息咳嗽，癫痫，跌打损伤肿痛，闭经，皮肤瘙痒等。

【毒性】其毒性类洋地黄。毒性反应不仅与剂量高有关，而且与病人耐受程度及敏感性密切有关。

中毒表现：主要表现为胃肠功能紊乱及心律不齐。症见恶心呕吐，食欲下降，腹痛腹泻；个别人可见头晕，怠倦，指尖及口唇发麻，思睡，暂时性痴呆，紫斑，少数有心律失常，如期前收缩，传导阻滞，房颤。

中毒救治：胃肠道反应可能与消化道受激惹有关，并不是中毒，继续服药可消失，但要慎重，需要与洋地黄过量相鉴别。如出现中毒症状，需要立即停药，给予适当的对症处理。①呕吐严重可用氯丙嗪，腹泻可用鞣酸蛋白。②心律失常配合补钾，运用苯妥英钠、利多卡因，如出现慢性心律失常，可用阿托品0.5~1.0mg皮下或静脉注射。

【临床应用】

1. 心力衰竭

（1）某主妇，39岁。因咳嗽气促2年，全身水肿3周，咯红色泡沫痰3天，两次住院。既往史无特殊可述。

入院检查：发育正常，营养中等，神志清醒，合作，半坐卧位，颜面及全身显著水肿，唇指明显发绀，呈急性重病容。血压20.5/16.0kPa（155/120mmHg），颈静脉充盈。两肺底有湿罗音，心尖搏动在第五肋间锁骨中线外隐约可见，无震颤，心界向左下扩大呈主动脉型，心尖区可闻及吹风样收缩期杂音，主动脉瓣区第二音大于肺动脉瓣区第二音。腹围99cm，腹部有明显液波感及移动性浊音，肝脾触诊不满意。两下腋潮红，高度凹陷性水肿。静脉压1814Pa。臂至舌循环时间35秒，臂至肺20秒。

入院诊断为高血压性心脏病合并心力衰竭，当天即给予夹竹桃叶粉0.4g，次日0.2g。治疗第2天，水肿明显消退，平均每天小便量为2387ml，出院与住院时腹围减少32cm，体重减轻16.5kg，静脉压降至932Pa，循环时间臂至舌未改善，臂至肺由20秒缩至15秒。治疗第5天一般情况好转，心力衰竭已基本控制。〔杨景宽，等. 中华内科杂志. 1959，7（5）：451-455.〕

按语：本品具有强心利尿作用，现代药理研究具有强心苷作用。本案为高血压性心脏病合并心力衰竭，故用之取效。另外，本品还可以用于治疗心肌梗死，动脉硬化性心脏病，梅毒性心脏病，有心绞痛症状的心力衰竭等，也有效果。对于夹竹桃临床制剂与服法较多，且不统一。一般将夹竹桃叶烘干后，研粉装入胶囊或制成片剂。服法有下列几种：①第1天用0.2~0.3g，分2~3次服，病情好转后，每天0.05~0.1g，至症状消失后停药。②夹竹桃化剂量为0.3~0.6g，皆于1~2天内完成，维持量每日0.1g。③每次0.1g，最初日服3次，1~2天后，改为每天2次，2~3天后，改为每天1次，根据病情掌握给药次数和给药时间。

（2）某男，23岁，未婚。因心悸，气促，下肢间隙性水肿2年，症状加剧5~6个月入院。入院时体检：急性病容，端坐呼吸，神志尚清楚，皮肤及巩膜轻度黄染，但无皮下出血点或结节，全身水肿，尤以双下肢及阴囊为明显，颈静脉怒张，颈动脉搏动增强，两肺基底有湿性啰音。心向双侧扩大，心率强弱不等，节律极不规则，两尖瓣区有收缩期吹风性杂音，及舒张期隆隆性杂音，脉搏短细，血压16/9.3kPa（120/70mmHg），腹膨胀，有移动性浊音，肝在肋下7.5cm，质较硬，有轻度压痛，脾未触及，膝反射减弱。

入院后诊断为风湿性心脏病，二尖瓣狭窄，闭锁不全，充血性心力衰竭，心房纤维性颤动。立即给服夹竹桃叶粉0.2g，6小时后再服0.3g，翌日服0.1g，第3天服0.2g，以后每天0.1g维持量，直至出院，共服夹竹桃粉2.2g，患者经夹竹桃粉治疗后，症状明显好转，心率迅速减慢，小便量增加，平均每天小便量为1867ml，最高达7800ml。肺基底啰音第8天消失，心力衰竭在11天内基本控制，水肿第19天完全消退，体重减轻12.5kg，住院3周出院。〔杨景宽，等. 中华内科杂志. 1959，7（5）：451.〕

（3）患者，男，42岁。因心悸，气促，咳嗽，下肢水肿不能平卧10天，症状加剧1天入院，入院时体检：急性重病容，端坐呼吸，唇指发紫，烦躁不安，神志清醒。右下肺有湿罗音。心向左扩大，心律整，无明显杂音，血压22.4/14.1kPa（165/105mmHg）。腹稍胀，无移动性浊音，肝右肋下6cm，软，有压痛，脾未扪及。下肢有凹陷水肿，膝反射存在。入院时主要表现为心力衰竭，立即注射毒毛旋花子苷K 0.25mg，50分钟后内服夹竹桃粉0.2g，以后每隔4小时服0.1g，第1天共服夹竹桃粉0.66g，第2天又服0.4g，第3天服0.4g，是日下午开始有期外收缩出现。第4天患者思睡，动作迟缓，表情淡漠，期外收缩比以前增多，即作心电图检查，为多源性多发性期外收缩，偶有二及三联律出现，认为系夹竹桃中毒，遂停止应用。第5天上午期外收缩消失，下午又给夹竹桃粉0.05g内服，期外收缩又出现，第6天患者神志清醒得多，期外收缩次数减少。以后每天用夹竹桃粉0.05~0.1g维持量，期外收缩至第8天完全消失，心率衰竭基本控制。水肿消退，肺底啰音消失，肝缩小不能扪及，住院第11天发现心间区有舒张期隆隆样杂音，风湿性心脏病之诊断，遂得以确定。住院共22天，用夹竹桃粉共19.5g。

材料及用法：我院采取湖南长沙产红花夹竹桃之不老不嫩的绿叶，用湿布抹拭后于60~70℃低温烘干，磨成粉末，过筛称量后，装入胶囊，以供使用。用量：成人每天0.3~0.4g，分2~3次内服。第2~3天，每天0.2~0.3g，分2~3次服用。如发生疗效，可减为每天0.1g或0.05维持量，持续到症状完全消失后酌情停药。如认为有再出现心力衰竭症状可能时，可持续维持一段时间。〔杨景宽，等. 中华内科杂志. 1959，7（5）：451. 〕

J

2. 奇痒症

花某某，女，28岁。1987年11月初诊。左手背皮肤奇痒1个月余，已用消炎，抗生素及软膏等内服外敷治疗鲜效。现症：左手背皮肤瘙痒难忍，呈持续性，皮肤稍红，无痛感，舌红，苔腻，脉数。用夹竹桃叶治疗2天后，左手背奇痒顿减，持原方续洗3剂而愈。

治疗方法：夹竹桃叶3片放入盆中，然后倒入开水500ml，待水颜色变入浅黄色时，趁热外洗患处，每天2次，每次15分钟。〔杨景宽. 四川中医. 1990，(2):43. 〕

按语：用夹竹桃叶煎水外洗治疗皮肤瘙痒症在皮肤科极为常用，究其机制，可能与其具有镇静作用有关。

假地豆

【基原】为豆科植物密子豆的全草。

【异名】假番豆。

【性味】淡，凉。

【归经】入肝、脾经。

【功能主治】解毒消肿，利水清热。主治发热，小便癃闭，砂淋，白浊水肿等。

【临床应用】

流行性乙型脑炎

沈某，女，6岁。1960年7月14日入院。患者自1960年7月13日发病。发热，头顶强直，昏睡，烦躁，手足稍痉挛。检查：体温39.8℃，眼稍斜视，对光反应迟钝，腹壁反射消失，膝腱反射迟钝，克匿克氏征阳性，巴彬斯基氏征阳性。血检：白细胞1.36×10^{10}/L，中性0.78，淋巴球0.22。脑脊髓液检查：无色，细胞数34，中性0.23，淋巴0.77，蛋白（+），糖2.22~2.8mmol/L，氯化物正常。脉象洪实，唇红，舌苔黄薄干燥，经中西医会诊，诊断为乙型脑炎。用晒干假地豆60g，水4碗浓煎半碗。服药后诸证均有减轻。第2天再服1剂，体温下降至38.8℃，神志转清，手足痉挛停止，脉转缓，舌不干，第3天热退至37.9℃，神志清楚，项部软，能安睡，仍用假地豆60g煎汤内服，第4天体温退至37.3℃，诸证再减，脉缓舌净第5天体温正常，精神活泼，再用假地豆30g，煎汤服，患者即恢复健康而出院。〔方受福. 福建中医药. 1965，(4)：11. 〕

豇豆壳

【基原】为豆科植物豇豆的荚壳。

【性味】甘，平。

【归经】入脾、肾经。

【功能主治】镇痛，消肿。主治腰痛，乳痈，泻痢等。

【临床应用】

腹泻

陈某，男，1岁。1991年8月7日入院。腹泻稀水便，日10余次，伴发热，体温39℃，呕吐，口渴，尿短，烦躁不安，入院后经补液，对症治疗2天，体温正常，脱水基本纠正，腹泻每天仍10余次，用单味豇豆壳50g，如法煎服。1剂后，大便减至5次，2剂而愈。

豇豆为一年生草本植物。据《本草纲目》记载：本品气味甘、咸，平，无毒。功能：理气和中，补肾健胃。主治吐逆泻痢，小便频数。用法：取当年干豇豆壳50g，用冷水浸泡半小时后，加水200ml，煎至60~80ml，分2~3次口服，治疗秋季腹泻每获良效。〔赖丁兴. 浙江中医杂志. 1992,(6)：26.〕

僵蚕

【基原】为蚕蛾科昆虫家蚕蛾的幼虫感染白僵菌而僵死的干燥全虫。

【异名】白僵蚕，僵虫。

【性味】辛、咸，平。

【归经】入肝、肺、胃经。

【功能主治】祛风解痉，化痰散结。治疗中风失音，惊痫，头风，喉风喉痹，瘰疬结核，风疹瘾疹，丹毒，乳腺炎等。

【临床应用】

1. 多发性疖肿

楼某，男，40岁。1973年12月5日就诊。患者自1970年10月以来，腰、腹、背及大腿等部位反复出现疖肿，此愈彼起，缠绵3年不愈。西医诊断为"顽固性多发性疖肿"，予青霉素，四环素，红霉素等治疗，无明显效果。中医曾投以仙方活命饮，五味消毒饮，阳和汤等方出入治之，亦无效验。诊见腰腹、臂、大腿等部位有大小疖肿28处，小者如黄豆，大者如核桃，质硬，红肿疼痛微痒，予僵蚕粉口服，并对其中较大疖肿以金黄软膏加冰片外敷，用药3天后，疖肿逐渐消失，治疗1周后全部消退，嘱继服僵蚕粉1周后以巩固疗效。随访6年未见复发。

治疗方法：僵蚕（研粉）10g。每次以温开水送服1.0g，每天2次。若直接吞服有恶心呕吐者，则将僵蚕粉装入胶囊服用。疖肿全部消退后，继续服药1周以巩固疗效。对较大疖肿以金黄软膏调适量冰片粉外敷。治疗期间忌食辛辣食物。〔李芳. 广西中医药. 1983, 6(4):5.〕

2. 舌下囊肿

黄某，男，5岁。1985年7月6日就诊。舌下长有一肿物已半个月，症见言语不清，口流涎沫，不思饮食，西医诊断为"舌下囊肿"，拟手术治疗，于是其父邀余诊治，检查舌下见一实质性肿物，状若莲花，形如小舌，触之即痛，中医名病曰："重舌"，乃心脾蕴热，复感风邪，邪气相搏，循经上结于舌而成。经用僵蚕末少许，晨幼儿啼笑之际，吹入舌根，每天3次，连续3天，舌下肿物自行开为两瓣，再继续吹药数次，舌下肿物消失而愈，1年后随访，未见复发。

治疗方法：僵蚕粉末少许吹入舌根，每天3次，3天后可见效，而后须继续吹用，至重舌消失而愈。〔王旭球. 广西中医药. 1989，12（5）：3.〕

3. **胎垢**

周某，男，3天。1989年2月8日诊。小儿出生后，身上皮肤如蛇皮鳞甲，触之不碍手，吮乳正常，舌红，苔薄，余无特殊，余下方治疗6天后痊愈。

治疗方法：白僵虫30g，去嘴，加水约1500ml，煎成药液，待凉至温热时，用纱布蘸药液外洗皮肤，洗后勿用清水冲洗，每天1次，一般1周可愈。〔秦亮. 国医论坛. 1990，5（23）：47.〕

J

按语：僵蚕的临床应用较广，各家论述较多。《玉楸药解》有："活血通络，祛风开痹，口噤牙痛，瘾疹风瘙，烧研酒服，能溃痈破顶，又治血淋崩中。"因而僵蚕可以用来治疗疖痈、重舌、胎垢等症。僵蚕源广价廉，使用方便，临症不妨一试。

接骨草

【基原】为豆科植物舞草的枝叶。

【异名】红母鸡草，红毛母鸡，壮阳草等。

【性味】苦，平。

【功能主治】祛瘀生新，舒筋活络。浸酒服，能强壮筋骨。主治风湿骨痛，叶主治跌打损伤、骨折等。

【临床应用】

痢疾

黄某某，男，24岁，农民。1984年5月2日初诊，腹痛腹泻半天，自发病至就诊时已大便5次，量少，为脓血便。有里急后重，脐部阵发性疼痛。伴畏寒发热，无呕吐。小便短赤，体温38.5℃，急性病容，表情痛苦，腹平软，脐周有中等压痛，肠鸣音增多，肝、脾未触及，舌质红，舌苔黄腻，脉滑数，大便镜检有大量脓细胞及红细胞，未见阿米巴原虫。中医诊断为湿热型痢疾，即给红接骨草30g，水煎顿服，6小时后复煎服1次，患者服药后4小时腹痛减轻，腹泻停止，体温降至36.2℃，用药2天，病告痊愈。观察1个月无复发。

治疗方法：红接骨草30g（鲜品60g），每天1剂，每天服2次，每次均加水2小碗，剪取1小碗，顿服。小儿用量减半。5天为1个疗程。

疗效标准：痊愈：为治疗5天内，症状全部消失，大便成形，次数正常，大便实验室检查无异常表现，随访1个月无复发。好转：为服药5天内症状减轻，大便次数明显减少，但大便仍有少量脓血黏液或呈水泻。无效：用药1个疗程病情未见任何好转。

疗效结果：按上述标准，65例痢疾痊愈；61例好转；2例无效；29例泄泻全部治愈。痊愈患者用药最多1天，最长5天。用药过程未见不良反应。〔龙绍孙. 广西中医药. 1991，14（5）：207.〕

金边龙舌兰

【基原】为龙舌兰科植物龙舌兰的叶。

【异名】金边莲，金边假菠萝，龙舌兰。

【性味】甘、微辛，平。

【归经】入肺、脾经。

【功能主治】润肺化痰止咳。主治虚劳咳嗽，吐血，哮喘，斑秃等。

【临床应用】

斑秃

赵某，女，32岁。素健，突然发生数处圆形或类圆形，境界清楚之脱发。脱发处皮肤光滑，经医院皮肤科确诊为“斑秃”。口服胱氨酸，各种维生素以及祛风、活血、滋养肝肾中药，局部涂擦鲜姜、生蒜、920（维生素）药膏，并有苍耳子、白鲜皮、防风、苦参、蛇床子、川椒之类中药外洗，还有梅花针局部刺激，紫外线局部照射法等，前后治疗4个多月不见效。后经友人得知复方金边龙舌兰可治脱发症，遂按下法配制，用完1剂即生出黄和白色细微头发，并逐渐变黑变粗，继又配制1剂，巩固疗效。目前脱发全部长出，黑粗如前。

治疗方法：金边龙舌兰叶3张，白矾6g，酸醋（红醋为佳）250ml，新鲜生鸡蛋4个。先将金边龙舌兰叶捣碎包入纱布内挤汁于器皿中，将白矾研成粉末，把鸡蛋的蛋黄取出，然后将250ml酸醋放入铁锅或砂锅内，煮沸后放入白矾粉末和金边龙舌兰汁，放毕迅速将锅由火上取下（白矾和金边龙舌兰汁不可久煮，以防有效成分破坏），待锅内药液冷却后再将生鸡蛋黄搅碎倒入，即得复方金边龙舌兰汁，可贮于瓶内，封口，置阴凉处备用。用棉签蘸药涂脱发处，每天2~3次。使用时应震摇药瓶混匀药液。

备注：①本证可能与神经营养障碍有关，但某些药物（谷维素等），某些疾患（内分泌障碍等）也可造成，应予确诊。②精神因素很重要，若消除顾虑，用本法治疗毛发新生较快。③忌用碱性强之肥皂洗头，勿用过密梳子梳头，以防对新生发不利。④本方药源丰富，经济简便，疗效显著。按其配伍初步分析：金边龙舌兰叶含辛辣挥发油，可刺激毛发新生。白矾、醋酸具有抑菌防腐作用，可使药液久贮。鸡蛋黄含多种维生素及其他营养物质，具有滋养毛发作用。〔胡觉明. 广西中医药. 1978,(3):44.〕

金不换

【基原】为防已科植物华金干藤的块根。

【异名】独角乌柏，石琴薯，山乌龟，地乌龟，地不容。

【性味】苦，寒。

【归经】入肺、胃、大肠经。

【功能主治】清热解毒，健胃止痛，消肿散瘀。主治外感咳嗽，咽痛，口舌生疮，呕吐腹泻，痢疾胃痛，痈疽肿毒，跌打损伤等。

【临床应用】

肺结核咯血

（1）患者，男，26岁。1958年11月1日入院。患慢性纤维空洞性肺结核，结核菌（+），伴中等量咯血，4个月前经治疗3天后，咯血停止。近因剧咳，突又咯血7天，估计总共咯血约2200ml，在此期间，除一般疗法外，曾用垂体后叶素（每次10单位静脉注射，1天2~3次，共15次），输血3次（共1200ml），施行人工气腹2次（终压+9，+10），咯血仍然不止。最后，服金不换叶煎剂100ml，咯血停止。以后每天服金不换叶煎剂1~2次，持续4天，虽咳嗽较剧，亦未再咯血。

治疗方法：每次采金不换7~10余片（约相当于15~30g），洗净后加水100ml左右，煮沸，煎成草绿色溶液服用，每天1~3次，持续至咯血停止后数天。〔王一丁，等. 浙江医学. 1960,（4）：172.〕

J

（2）朱某某，男，41岁。1960年3月3日初诊。咯血1个月余，曾去某医院治疗，诊为肺结核溶解期，注射链霉素内服异烟肼片，12天后依然身热不退咯血不止，故用鲜金不换90g煎服，连服2天，血止热退，1965年又咯血仍服本品，咯血又止。〔虞延栋. 浙江中医杂志. 1966，9（5）：8.〕

（3）患者，男，30岁，1959年12月8日入院。病浸润型肺结核，结核菌（+），伴中等量咯血。住院后咯血持续12天，共用垂体后叶素15次，每次10国际单位静脉注射（包括滴注2次）；0.5%普鲁卡因8~16ml静脉注射7次，白及粉每次2g，每天3次，共12天；金不换煎剂100ml，每天2次，共4天，皆无显效。住院第8天曾人工气腹，注气2次共900ml（终压+8，+9），以后仍每天咯血200~300ml。患者情绪焦急，面色苍白，软弱，用金不换根60g和猪肉180g炖服后，未再咯血，同时觉喉部清凉，呼吸舒畅。

治疗方法：金不换根30~60g，加猪肉200~300g炖服。为了消除金不换对胃的刺激，可加用红枣数枚，或甘草，糖浆等调味品剂。〔王一丁，等. 浙江医学. 1960,（4）：171.〕

按语：肺结核是一种慢性虚损性疾患。其病程长，反复发作，经久不愈，病久入络则血脉瘀阻，血不循经而出血，因而在治疗结核咯血同时，适当运用活血药物，有助于尽快止血，否则一味止血，只能加重血瘀，导致出血不止或加重。金不换有散瘀之功，可使瘀除脉畅，血液循经，即散瘀止血法。再用血肉有情之猪肉，有养阴补血之功，二者合用可使出血得止，阴血得补，标本兼治。

金钱草

【基原】为报春花科植物过路黄的干燥全草。

【异名】真金草，走游草，铺地莲。

【性味】甘、咸，微寒。

【归经】入肝、胆、肾、膀胱经。

【功能主治】利湿退黄，利尿通淋，解毒消肿。主治湿热黄疸，胆胀胁痛，石淋，热淋，小便涩痛，痈肿疔疮，蛇虫咬伤。

【临床应用】

1. 黄疸

李某某，男，52岁，农民。患黄疸病，自诉业已3余年，全身皮肤，巩膜均呈黄色，小便短赤，精神疲倦，面及四肢腹部带些微肿，经中西医治疗乏效，后用金钱草30g洗净煎汤煮瘦猪肉

120g 内服，计七八天黄疸及浮肿均退清痊愈。

治疗方法：金钱草 30g（鲜的），瘦猪肉 120g，煎汤去渣内服，连服七八天以黄疸浮肿退清为止。〔陶斯盛. 福建中医药. 1959,（4）：44.〕

2. 慢性胆囊炎

沈某某，男，44 岁。患慢性胆囊炎急性发作，于 1965 年 3 月 13 日门诊，即用金钱草 30g，大枣 10 枚煎服，共 25 天即愈，半年后随访未再发。〔虞廷栋. 浙江中医杂志. 1966，9（5）：8.〕

3. 胆结石

（1）王某某，男，35 岁。于 1952 年曾做手术，自胆囊内取出结石 12 枚。1955 年病状复发，经协和医院诊断为胆道结石，再次手术，并切除了胆囊，曾输血 7000ml，数年来健康未曾复元。1957 年 1 月病又复发，右上腹剧痛，寒热恶心，5 天后出现周身性黄疸，黄疸指数上升，1 个月后为 50 单位，2 个月后为 90 单位，3 个月后高达 120 单位，皮肤瘙痒异常。3 个月中，用各种中西医疗法无效，经苏联专家诊断为胆道结石建议手术，因患者病情严重，肝胆粘连甚重，医师及病人均对手术顾虑，遂决定先试服金钱草，每天煎服 250g，服药后第 6 天，一切症状完全消除并恢复工作，至今一年半来，一切均甚正常。〔中医研究院附属医院外科. 中医杂志. 1958,（11）：749.〕

（2）孙某某，男，70 岁。于 1957 年因胆囊穿孔腹膜炎入协和医院，当时病情危重，仅作胆囊造瘘术，术后胆道碘酒造影显示总胆管扩张，并有阴性结石 1 个，术后 20 天出院，出院后 5 天，右上腹再发剧痛，胆红素 21.4mg，10 天后病情好转，转来我院服用金钱草（每天 100~250g），服药后无任何临床症状，肝功能也恢复正常。血化验及血尿常规检查均未见任何异常改变，因而未造影复查，现患者已出院，追查 1 年 1 个月，一般情况良好，无任何临床症状，肝肾功能及血尿常规均正常。〔中医研究院附属医院外科. 中医杂志. 1958,（11）：749.〕

（3）齐某某，男，32 岁。于 1957 年 10 月入院。主诉 4 年来右上腹疼痛，于 1956 年先后作外科手术两次，切除了胆囊、总胆管，诊断为广泛性肝胆管砂样结石。根本非手术所能解决。患者遂带着总胆管引流管来我院。

入院前 4 个月来每 10 天左右，必有右上腹痛，发热，黄疸等发作，每次数小时至 1 天，每次冲洗引流管时，有结石甚多。入院后，黄疸指数 15 单位，胆红素 27.36umol/L，凡登白试验直接阳性。胆道造影：肝胆管阴性结石甚多（约有 20 枚以上）。患者每天服金钱草 250g，已服用 8 个月，原有的每 1~2 星期必然出现右上腹疼痛、发热、黄疸等症状，仅出现 2 次（1 次因金钱草中断未服）。服用金钱草一个时期以后冲洗引流管时冲出的黑硬石块减少，甚至看不到，而多为红色松碎的絮状物，4 个月以后，冲洗液较清亮，肝肾功能正常，肝胆管造影情形减轻。6 个月以后再拍片，右侧的肝管支结石阴影消失，其他肝管支扩张情况明显减轻。此病例为西医（世界上）无法治疗的肝内胆管结石。但服用金钱草 8 个月后，从临床症状上看，疗效显著，照片也显著进步。〔中医研究院附属医院外科. 中医杂志. 1958,（11）: 749.〕

4. 慢性肾炎及膀胱炎

黄某某，男，24 岁，农民。患者经常头痛，早上眼睑及下肢浮肿，四肢无力，容易疲倦，近半个月来偶尔小便带血刺痛，尿色深红，尿量减少，经中西医治疗无效，后来我院就诊，诊断为慢性肾炎和膀胱炎。

治疗方法：金钱草 60g，冰糖 30g，连服 3 天后尿量增加，尿道刺痛消失。上方连服 4 天，尿蛋白（++），面部浮肿消退，再服 6 天后，下肢浮肿亦消，尿蛋白(+)，又服 10 天后，尿蛋白(–)，症状全部消失。〔张维璜，等. 福建中医药，1961，6（3）: 27.〕

J

5. 输尿管结石

张某某，男，38 岁，已婚，干部，于 1959 年 6 月入院。主诉：1 年来时觉左腰部断续性闷痛，休息后则愈。2 天前左上腹突发阵发性绞痛，约半小时至 2~3 小时发作一次，历时数分钟至数十分钟逐渐消退，并向左下腹放射。发作时几乎不能忍受，坐卧不安，出冷汗，并有时恶心呕吐，大便不通，经服用中药与注射止痛针等无效，疑为肠梗阻，来院治疗。

体检：绞痛发作时，出冷汗，四肢厥冷，闭目切齿，呼痛不已。肺野清晰，心界无扩大，心率正常，无杂音。腹部平软，肝脾未触及，肠蠕动音减弱。四肢脊柱正常，肛门直肠指诊阴性。肾脏未摸到，左侧脊肋三角区有叩击痛，左侧输尿管区域压痛明显。实验室检查：红细胞 4.45×10^{12}/L，血红蛋白 125g/L，白细胞 11.65×10^{9}/L，中性 0.73，淋巴 0.26，嗜伊红 0.01。康氏反应（–），尿液黄色透明，酸性反应，比重 1.0020，蛋白(+)，糖(–)，管型(–)，脓球少许。红细胞 5~81/ 高倍镜。

诊断：左侧输尿管结石。

治疗：即给金钱草煎液冲调蜂蜜内服，配合左侧肾囊封闭 1 次与大量喝水，翌日绞痛缓解，第 3 天临床症状全消，连服 21 天无不良反应，间有砂粒样沉渣随尿排出。住院 3 星期，腹部 X 线透视未发现结石阴影，一切好转出院到门诊随诊观察。

处方：金钱草 90g，蜂蜜 45g。

制法：取鲜金钱草 90g，加水 1000ml，贮瓷罐内，以文火煎取浓液 600ml，装瓶备用。药渣再加水 3500ml，煎取 3000ml，装于热水瓶中备用。

服法：以第 1 次煎液 200ml 冲蜂蜜 15g，1 次服下，日服 3 次。第 2 次煎液代茶喝，1 天喝完。〔高善润. 福建中医药. 1961，6（4）: 42.〕

6. 膀胱结石

许某某，男，57 岁。于 1958 年 3 月 8 日来院初诊，主诉：40 多天来，小便时发生剧烈刺痛，并放射到会阴部、龟头及腹部等处，有时尿线细小或成点滴，甚至中断不通，有时稍变位置又能继续排尿，尿液浑浊，经晋江专区第二医院检查，诊断为膀胱结石，言须住院手术治疗，患者因怕行手术而来我院就诊，患者身体强健，面部表情痛苦，站立及走路均作稍弯腰姿势，阴茎睾丸无异常发现。当天给以春泽汤加牛膝1剂，服后无效，第2天改用石淋通口服，每天3次，每次10片，饭后服，连服3天，12日复诊，述服药后小便时常感有细小异物从尿道内随尿排出，并有剧烈刺痛由尿道逐渐移至龟头，排尿时须用力，仍给予石淋通口服，此后患者2~3天来院门诊1次，述服药后小便情况有好转，并不时有排出如细小砂石之异物颇多，3月30日起由于我院石淋通片用完，遂改用导赤散、萆薢分清饮、春泽汤加味等药。至4月18日又继续给以石淋通片7天口服量，4月30日复诊述：服完上药，病已痊愈，遂再给予石淋通片7天量，以巩固疗效。“石淋通”即金钱草所制的片剂，每片含量0.2g。〔庄敬仲. 福建中医药. 1958,（8）：33.〕

7. 带状疱疹

王某，右侧腋下带状疱疹，延至脐部，红肿疼痛，搔破溃烂，流水不止，用大叶金钱草适量，放瓦片上煅灰研末，麻油调搽局部，每天2~4次，4天痊愈。〔崔玉奎. 浙江中医杂志. 1986,（7）：306.〕

8. 小儿夏季热

（1）杨某，男，3岁。夏季发病，患儿发热已1个多月，形体日趋消瘦，口渴尿多，饮食减退，精神萎靡不振，肢体倦怠，嗜睡不喜动，脉濡弦，已住院2个星期，曾用抗生素及解热剂等效果不显，每天午后仍然发热，体温38.8~39.2℃，用鲜金钱草一把加冷开水半盅，擂成糊状，过滤去渣，取汁半小碗，每隔1~2小时服5汤匙，2天后，其热全退，精神好转，调理1周出院。〔杨树庭. 江西医药. 1965,（5）：804.〕

（2）张某，女，5岁。夏天患病，发热已半个多月方来初诊。患儿每天早热暮凉，沉睡喜眠，饮食欠佳，头身发热，口渴思饮，小便清长，时有微黄。检查：发育营养一般，心肺无异常。即采用鲜金钱草一把，擂取浓汁，每2小时服5汤匙，第2天，热退身凉，调养数天而愈。〔杨树庭. 江西医药. 1965,（5）：804.〕

（3）陈某某，男，10岁。患夏季病，精神不振，口渴引饮，身热不退，午后更甚，体温38.2~39℃已2个星期。近有微咳，泄泻，小便清长，肢体怠倦，嗜眠多睡。发育营养中等，心肺正常。肺浮弦而滑。经服鲜金钱草浓汁3天，热全退，精神显著好转，食欲增进，几天后健康如常。〔杨树庭. 江西医药. 1965,（5）：804.〕

按语：金钱草对肝胆病、泌尿系统疾病有疗效。但究诸病之病因无不责之于湿热，如肝炎、胆囊炎、胆结石、肾和输尿管结石，均为湿热内蕴，气滞于内，日久不去，或煎熬津液成石，或胆汁外溢为黄疸。对于小儿夏季热，中医认为小儿脏腑娇嫩，易虚易实，易寒易热，在夏季暑湿当令，暑湿外袭，影响脾胃功能，脾运失健，水湿滞留，郁遏化热而为病，也是湿热作祟。故治疗湿热之邪为患的疾病时，必须清热利湿，使湿邪从下而出，所谓“治湿不利小便，非其治也”。金钱草具有清热利湿，利小便的作用，用之治疗上述疾病是非常对症的。

金荞麦根

【基原】为蓼科植物金荞麦的根块。

【异名】天荞麦。

【性味】酸、苦，寒。

【功能主治】凉血消瘀，祛湿解毒。治疗吐血，衄血，红白痢疾，崩带，痛经，风湿痹痛，疮疖，烧伤等。

【临床应用】

1. 肺脓肿

凌某某，男，13岁。患者于1972年7月11日入院。患儿8天前发热，左侧胸痛，略咳，曾在当地医院注射青霉素40万单位×6支，发热不退，咳嗽加剧，痰不多，有臭气。检查：体温38.5℃，无呼吸困难，心率略快，律齐，无杂音，两肺呼吸音粗糙，无啰音。实验室检查：白细胞1.05×10^{10}/L，中性0.76，淋巴0.24，血红蛋白92g/L，血沉70mm/h。入院时胸片：左上肺第1~3前肋见有4cm×5cm圆形影，内有透亮区及液平面，诊断："肺脓肿"。

治疗经过：入院后服"肺痈药水"（取金荞麦块根去须，切成薄片250g，加水1250ml，置于瓦罐内，以竹箬封口，隔水文火蒸煮3小时，最后获得棕色液体约100ml，加防腐剂即成），每天3次，每次30ml，第2天即退热。住院13天，于1972年7月24日出院。出院时胸片：左上肺有2cm之透亮区，无液平，周围有少量炎症病变。1972年8月11日来院复查，经摄片：左上肺炎症已吸收，仅留一环形透亮区。〔南通第三人民医院肺脓疡科研小组. 中医药研究参考. 1974,（10）：26.〕

2. 原发性痛经

王某某，女，24岁，工人，未婚。痛经9年余，每次月经来潮前2~3天，开始有下腹部疼痛，乳房作胀，伴有恶心，呕吐，月经量少，有血块。每发需服索米痛片，卧床休息，曾多次求医，效果欠佳。1983年5月开始用该药治疗。服用1个疗程后，症状完全消失，随访5年，未见复发。

治疗方法：金荞麦根50g（鲜品70g）为1剂，正常月经来潮前3~5天用药，每次连服2剂，每剂煎服2次，每次约服200ml，连服2个月经周期为1个疗程。〔高开泉. 中医杂志. 1984，31（8）：39.〕

按语：痛经的发生，其实质为气血失调，不通则痛，故治疗以通调气血为主，以达到通则不痛的目的。金荞麦根具有消瘀作用，用它治疗痛经切中病机。在月经期间应注意辨证求因以治本，选择补脾或益肾或调肝的方法使气血调和，气血流通，经血畅行则痛经可愈。

金丝杜仲

【基原】为卫矛科植物云南卫矛的根茎。

【异名】黄皮杜仲，棉杜仲。

【性味】苦，温；有毒。

【归经】入肝、肾经。

【功能主治】舒筋活血，止痛。主治跌打损伤，风湿疼痛等。

【临床应用】

皮肤过敏反应

（1）徐某某，男，24岁，战士。1964年某天行军途中，外感风寒，头痛发热鼻塞，服用阿司匹林后，不久即呈“酒醉”貌，继则头颈部出现血管神经性水肿。脉浮滑洪大，时值深秋，山道旁卫矛随手可摘，遂取其茎翅60g，熬汤液二胶木碗。下午6时服后，一夜消肿。除小便黄赤和量少许增多外，无任何不适感。〔董欣兵. 新医药学杂志. 1978,（4）：39.〕

（2）陆某某，男，28岁，船工。生漆过敏，1975年某天接触生漆，皮肤当即出现荨麻疹状皮疹，并伴发小水泡，上午9时用卫矛30g，煎汤1碗，服后3小时，皮疹开始消退，下午又服1剂，红疹尽消，仅剩水泡10余枚，迁延数天而愈。〔董欣兵. 新医药学杂志. 1978,（4）：39.〕

金线草

【基原】为蓼科植物金线草的全草。

【异名】重阳柳，蟹壳草，毛蓼，白马鞭，一串红等。

【性味】辛，温。

【归经】入肾、胃经。

【功能主治】祛风除湿，理气止痛，止血，散瘀等。治疗咯血，吐血，便血，风湿痹痛，水肿，血崩，经期腹痛，产后血瘀腹痛，跌打损伤等。

【临床应用】

慢性肾炎及膀胱炎

黄某某，男，24岁，农民。患者经常头痛，早上眼睑及下肢浮肿，四肢无力，容易疲倦，近半个月来偶尔小便带血刺痛，尿色深红，尿量减少，经中西医治疗无效，后来我院就诊。诊断为慢性肾炎及膀胱炎。

治疗方法：金线草6g，冰糖30g，连服天后，尿量增加，尿道刺痛消失，上方连服4天，尿蛋白（++），面部浮肿消退。再服6天后，下肢浮肿亦消，尿蛋白(+)。又服10天后，尿蛋白(–)，症状全部消失。〔张维黄，等. 福建中医药. 1961，6（3）：27.〕

按语：各种淋证日久不愈，或反复感受外邪，或疲劳过度，易致肾气耗伤而成劳淋。劳淋不已，终至脾肾受损，脾虚不能运化水液，肾虚开合失司，水液内停，泛溢肌肤则为水肿。其发病机制虽然如此，但临床却缺少灵验有效的治疗方法。金线草理气活血，祛风利水，合冰糖润肺养阴，治疗慢性肾炎取得疗效，其为肺肾同治之法。此法拓宽视野，为临床治疗慢性肾炎提供了新的手段。本病后期应着重从肺、脾、肾三脏调养，以防复发。

金钥匙

【基原】为紫金牛植物朱砂根的根。

【异名】山豆根，土丹皮，青红草，珍珠伞等。

【性味】苦、辛，凉。

【归经】入肺、胃经。

【功能主治】清热消毒，散瘀止痛。主治上呼吸道感染，扁桃体炎，急性喉峡炎，白喉，丹毒，淋巴结炎，劳伤吐血，心胃气痛，风湿骨痛，跌打损伤等。

【临床应用】

白喉

王某某，女，19岁。于1959年2月19日因咳嗽，咳痰，恶寒，头痛等3天而入院。入院前曾服磺胺药等治疗无效。入院时检查：体温37℃，发育正常，营养中等，神志清楚，无急性病容与气急现象，两侧扁桃体肿大，上有白膜不易抹去。白细胞总数15.6×10^9/L，中性0.79，淋巴0.18，大单核0.03。小便检查：白细胞（++），上皮细胞（++）。咽涂片找到白喉杆菌。入院后即服用金钥匙煎剂，每次15g，每天4次，并青霉素肌内注射及维生素B、维生素C内服，第3天伪膜全部脱落，症状消失，咽拭白喉杆菌培养阴性，至第6天痊愈出院。

治疗方法：金钥匙成人每天服4次，每次30g，小孩按年龄约每岁每次3g，参照身体具体情况为增减，制药方法与一般中药相同，用瓦罐煎煮，煎煮前先把药物捣碎，加水适量约煎1小时。以药汗蒸出为度。〔吴潮庆，等. 浙江医学. 1960，(4)：221.〕

按语：金钥匙性味苦辛凉，具有清热解毒，散瘀止痛等功效，据现代药理研究，本品对金黄色葡萄球菌及白喉杆菌有抑制作用，用金钥匙治疗切中病机。另据报道金钥匙还有如下作用：①治疗上呼吸道感染，扁桃体炎，淋巴结炎。取金钥匙9~15g煎服，或研末蜜丸，每次6~9g，每天2次。②治疗跌打损伤。取金钥匙9~15g水煎或冲黄酒服。取治疗流火。金钥匙3~6g，水煎，调服。

金银花

【**基原**】为忍冬科植物忍冬的花蕾。

【**异名**】忍冬花，银花，苏花，双花，鹭鸶花等。

【**性味**】甘，寒。

【**归经**】入肺、胃经。

【**功能主治**】清热解毒。主治温病发热，热毒血痢，痈疡，瘰疬，痔漏等。

【临床应用】

1. 蕈毒

崇宁间，苏州天平山白云寺五僧行山间，得蕈一丛甚大，摘而煮食之，至夜发吐，三人急采鸳鸯草生啖，遂愈。二人不肯啖，吐至死。此草蔓藤而生，对开黄白花，傍水处多有之。治痈疽肿毒有奇功，或服，或敷，或洗皆可。今人谓之金银花，又曰老翁须。〔历代笔记医事别录：343.〕

2. 大叶性肺炎

（1）吴某某，男，33岁，已婚，工人。咳嗽带有白痰已有1个多月，近7天来恶寒，发热，胸痛，头痛，气喘，腰痛，食欲大减，咳嗽加剧，咯出黄红色痰。检查：体温39.7℃，脉搏108次/分，呼吸24次/分，发育，营养中等，神志清晰，气促，皮肤潮红，气管居中，颈软，心无异常，肺右侧呼吸扩张度减弱，右中肺触颤增强。自右前第3肋间起叩诊浊音，右背中部叩诊浊音，浊音区内呼吸音减弱，语颤增强，且有湿性啰音，右前浊音区有管性呼吸音，腹软，肝未触及，脾在左季肋下一横指，质软，光滑，无压痛。X线透视：右肺野中底部见大片模糊阴影。实验室检查：白细胞 1.00×10^{10}/L，中性 0.78，淋巴 0.22，血沉 98mm/h，尿检正常，粪检发现蛔虫卵少许。经给金银花水剂 90g，每天分 3 次服，连服 6 天，体温在服药 4 小时后开始下降，28 小时后降至正常，服药 12 小时后胸痛明显减轻，服药 15 天后全部症状消失而愈。〔林惠添．福建中医药．1961，6（5）：44.〕

（2）陈某某，男，23 岁，农民。1959 年 10 月 16 日入院。咳嗽已 4 天，畏寒，发热，头痛，胸痛深呼吸时加剧。体检：体温39.4℃，脉搏92次/分，呼吸 18 次 / 分，血压 15.7/8.0kPa（115/60mmHg），发育、营养中等，神志清晰，巩膜无黄染，项软，胸右侧呼吸扩张度稍减弱，右上肺之下伴语颤及触颤增强。叩诊浊音，呼吸音减弱，背部右上肺之下伴有少数湿性啰音，右前上胸部亦有散在湿性啰音。左上腹隆起，脾在左季肋下 6cm，质硬，面滑，边钝，无压痛。X 光透视：右上肺下半见模糊之云片状阴影。实验室检查：白细胞 11.8×10^{9}/L，中性 0.79，红细胞 3.93×10^{12}/L，血红蛋白 70g/L，血沉 50mm/h，痰中革兰氏阳性球菌少许，未检到结核杆菌。粪中发现蛔虫，鞭虫卵各少许。尿检正常。经给金银花水剂治疗，每 3 小时服 30g，每天 4 次。服药后 12 小时体温降到正常，24 小时后胸痛完全消失，36 小时后咳嗽消失，食欲增进，48 小时后白细胞 9.1×10^{9}/L，中性 0.73，住院第 7 天胸部 X 光透视，右肺部云片状阴影全部消失，血沉 25mm/h，一般症状消失而愈。〔林惠添．福建中医药．1961，6（5）：44.〕

按语：肺炎属于中医“温病”范畴，温病在其病理演变过程中按卫气营血传变，在其辨治上也按卫气营血辨证施治。邪气在卫分用银花起到辛凉解表，使温邪从表而去；在气分，邪热炽盛用之达到清热解毒之功效；邪在营血用银花，以起透热转气之效，在肺炎整个治疗过程中银花都起到极其重要的作用，结合现代药理研究，金银花具有抗菌作用，因而用金银花治疗肺炎能够取效。

另外，金银花还可以治疗下列疾病：①治疗痈疽发背初起：金银花 60g，当归 10g，煎服。②治疗一切内外痈疽：金银花 20g，甘草 10g 水煎顿服；能饮酒者酒煎服。

金樱子

【基原】为蔷薇科植物金樱子的果实。

【异名】刺榆子，刺梨子，金罂子，山石榴，棠球等。

【性味】酸、涩，平。

【归经】入肾、膀胱、大肠经。

【功能主治】固精涩肠，缩尿止泻。主治遗精，遗尿，小便频数，脾虚泻痢，肺虚喘咳，自汗盗汗，崩漏带下等。

【临床应用】

子宫脱垂

周某某，37 岁。婚后生过 4 胎，均

平产。1958 年 10 月生产第 8 天因背东西后小腹下垂不适，以后在体力衰弱或强度劳动或高声喊叫时，即有子宫下垂，发病后即腰酸背痛，全身无力等症状，经妇检：子宫Ⅱ度脱垂，无会阴破裂，给予金樱子煎剂 1 个疗程后，即无下垂感，行走已复正常，体力劳动后已无其他感觉。

治疗方法：取干燥金樱子 5kg，加水 10000ml，冷浸 1 天，次日将药物和浸出液一起武火煎煮 1 小时，取该汁，再以原药渣加水 5000ml，煎煮半小时后取药汁，去渣混合两汁，浓缩成 5000ml，每 1000ml 加红糖 500g，每天 120ml，早晚两次用温开水冲服，连服 3 天为 1 个疗程，间隔 3 天，再服 3 天为第 2 个疗程。〔瑞安县仙降公社除害灭病工作队. 浙江中医杂志. 1960,（3）：126.〕

筋骨草

【基原】为唇形科植物毛缘筋骨草的全草。

【性味】苦，寒。

【归经】入肺、胃经。

【功能主治】清热凉血，退热消肿。主治肺热咯血，乳痈，扁桃体炎，咽喉炎，跌打损伤等。

【临床应用】

乳痈

陈某，女，26 岁。右侧患急性乳腺炎，体温 39.5℃，乳汁不通，患部红肿疼痛，欲有化脓之势，肌内注射青霉素兼口服四环素已数月，仍不能减轻症状。用下法，每天内服外涂各 1 次，3 天治愈。

治疗方法：①外涂：将筋骨草鲜叶洗净，加少许食盐、米饭，捣烂，涂于患处（凡是红肿的地方都要涂），先用纱布压住，再用橡皮膏粘住，每天换药 1 次。②口服：将筋骨草鲜叶约 30g 捣汁约 1 汤匙，加少量酒，温服，每天 1 次，空腹服。〔郭养清. 赤脚医生杂志.（2）：23.〕

锦灯笼

【基原】为茄科植物酸浆的全草。

【异名】灯笼草，苦耽，天泡草，红娘子，山瑚柳等。

【性味】酸、苦，寒。

【归经】入肺、肝、脾经。

【功能主治】清热解毒利尿。主治骨蒸潮热，热咳，咽喉肿痛，黄疸水肿，痢疾，天疱疮，丹毒等。

【临床应用】

急性扁桃体炎

（1）高某，男，3 岁。于 1971 年 6 月 11 日住院。高热 2 天，体温 39.4℃，伴有咽痛，流涕，咳嗽食欲减退，尿黄，大便干燥。检查：咽部充血，扁桃体Ⅱ度肿大，两侧有散在如绿豆大小渗出物，两颌下淋巴肿大压痛，心、肺、腹未见异常，舌苔薄黄，脉数。实验室检查：白细胞 1.54×10^{10}/L，中性 0.69，单核 0.01，咽拭培养：大肠杆菌生长，临床诊断：急性化脓性扁桃体炎，颌下淋巴结炎。入院后即给予锦灯笼注射液肌肉注射，每次 2ml，每天 2 次，24 小时后，体温下降至37.6℃，48小时后体温正常，咽部脓栓消失，颌下淋巴结压痛也明显减轻。复查白细胞9.2×10^9/L，中性0.50，淋巴0.43，单核0.04，酸性0.03。〔北京中医学院儿科. 新医药学杂志. 1973,（1）：18.〕

（2）王某某，男，4岁。于1971年6月11日住院，高热1天，体温39.1℃，咽痛，稍咳嗽，食欲尚可。检查：咽部充血显著，扁桃体Ⅲ度肿大，两侧散在脓性渗出物，心、肺、腹未见异常，舌苔白，脉数。实验室检查：白细胞1.67×10^{10}/L，中性0.86，淋巴0.15，咽拭培养未见致病菌生长，临床诊断：急性化脓性扁桃体炎。住院后给予锦灯笼注射液肌内注射，每次2ml，每天2次，24小时后体温降至38.6℃，48小时后体温正常，咽部疼痛及脓性渗出物均消失，复查后白细胞7.1×10^9/L，中性0.36，淋巴0.62，嗜酸0.03，痊愈出院。〔北京中医学院儿科. 新医药学杂志. 1973,（1）：18.〕

（3）高某某，男，3岁。于1971年6月11日住院。高热2天，体温39.4℃，伴有咽痛，流涕，咳嗽，食欲减退，尿黄，大便干燥。检查：咽部充血，扁桃体Ⅲ度肿大，两侧有散在如绿豆大小渗出物，两颌下淋巴肿大压痛，心、肺、腹未见异常，舌苔薄黄，脉数。入院后即给予锦灯笼注射液肌内注射，每次2ml，每天2次，24小时后，体温下降至37.6℃，48小时后体温正常，咽部脓栓消失，颌下淋巴结压痛也明显减轻。

注：锦灯笼注射液（原生药煎液），每安瓿2ml，每毫升相当于1g原生药。〔李秋英. 北京中医. 1986,（3）：31.〕

（4）孔某某，男，6岁。于1973年3月15日初诊。高热3天，体温39℃，伴有咽痛。查体：咽部充血，扁桃体Ⅲ度肿大，两侧散在脓性渗出物，心、肺、腹未见异常，舌苔白，脉滑数。临床诊断：急性化脓性扁桃体炎。在门诊给予锦灯笼1号肌内注射，每次1.5ml，每天2次，48小时后体温下降至38℃，脓点明显减少，注射4天后，体温正常，咽部脓点消失。

注：锦灯笼1号注射液（原煎液提取物）每安瓿1.5ml，每毫升含5mg提取物（相当于0.9g原生药）。〔李秋英. 北京中医. 1986,（3）：31.〕

荆芥

【基原】为唇形科植物荆芥的全草。

【异名】假苏，鼠实，姜芥，四棱杆蒿，稳齿菜等。

【性味】辛，温。

【归经】入肺、肝经。

【功能主治】发表祛风理血；炒炭止血。主治感冒发热，咽喉肿痛，中风口噤，吐衄便血，崩漏，产后血晕，痈肿疥疮瘰疬等。

【临床应用】

1. 中风

荆芥穗为末，以酒调下2~3钱，凡中风者，服之立愈。前后甚验。是日顺儿疾已革，以酒滴水中，调一服服之，立定。真再生也。〔历代笔记医事别录：239.〕

2. 蓐风

产妇为风寒所侵，身热头痛，两眼反视，手足瘈疭，名曰蓐风。用荆芥穗一味，新瓦上焙干，为细末，豆淋酒调下 2 钱即愈。古人隐括其名曰："举卿古拜敬。"盖用韵之切语。"举卿"为荆，"古拜"为芥。王肯堂《续医说》，端履。

此方最佳，余尝举以语人，全活者亦不少矣。或曰气体虚寒者奈何？余曰：于十全大补汤中加此味以配之，则并行不悖矣。〔历代笔记医事别录：306.〕

J

九节茶

【基原】为金粟兰科植物接骨金粟兰的枝叶。

【异名】草珊瑚，观音茶，接骨木，九节风，草珠兰等。

【性味】辛，平。

【归经】入肺、大肠、小肠经。

【功能主治】抗菌消炎，祛风除湿，活血止痛。主治肺炎，急性阑尾炎，急性胃肠炎，痢疾，风湿疼痛，跌打损伤，骨折等。

【临床应用】

1. 慢性胃炎

李某，男，37 岁。上腹部疼痛反复发作 12 年，加剧 1 个月而入院。每当冬春气候寒冷时则发作，伴有反酸，嗳气，常服药物，疗效不显。入院前经纤维胃镜检查被诊断为慢性胃炎及十二指肠球炎。入院后，给予草珊瑚（即九节茶）饼干治疗，于服后第 6 天疼痛明显减轻而消失，而其他症状在服饼干后在第 3 天消失。1 个疗程后以显效出院。

草珊瑚（九节茶）具有消炎、清热、解毒和舒筋活血的作用，对常见的呼吸消化系统的炎症疾患具有较好的疗效。〔陈瑜贞．江西中医药．1986，（2）：13.〕

2. 血小板减少性紫癜

患者，女，38 岁。皮肤紫癜，牙龈出血，月经量多，时轻时重，历时 4 年余。入院骨髓穿刺检查诊断为原发性血小板减少性紫癜慢性型。既往用辅酶 A 肌内注射好转，但疗效短暂。1978 年 2 月就诊，全身皮肤紫癜，牙龈出血，血小板计数 50×10^9/L，出血时间 1 分钟，凝血时间 2 分钟，继服肿节风片（即九节茶片）600 片，至 1980 年 7 月 15 日随访时未见复发。〔贵溪制药厂．江西医药．1983，（1）：15.〕

3. 阑尾炎

林某某，男，25 岁，工人。右下腹持续性疼痛 1 天余，伴发热。曾在卫生所按阑尾炎应用青、链霉素等治疗未效，于 1970 年 12 月 17 日急诊入院。检查：体温 38℃，右下腹压痛，反跳痛明显，局限性腹肌紧张，但未触及包块。实验室检查：白细胞 23×10^9/L，中性 0.97。诊断：急性化脓性阑尾炎。当晚煎服九节茶 100g。第 2 天腹痛减轻，体温降至 36.7℃，白细胞 8.2×10^9/L，中性：0.66。治疗过程中饮食照常，为配合其他治疗。住院 3 天，痊愈出院。随访至今未见复发。〔卢纯亮．广西中医．1978，（4）：28.〕

4. 口腔溃疡

张某某，女，63 岁。自诉自 1979 年口腔黏膜溃疡反复发作（每月数次），经中、西医治疗，无明显疗效。1983年4月9日来院初诊时见唇，颊部黏膜散在性绿豆大小溃疡多个，剧痛，进食困难。患者经常把草珊瑚药物牙膏涂在溃疡面上，数分钟后，疼痛减轻以至消失，溃疡面一般3天左右愈合，至今未见复发。〔俞荣兴. 江西医药. 1983,(5)：43.〕

5. 牙龈炎

卢某某，女，47岁。于1983年3月28日就诊。患慢性牙龈炎20余年，症状表现为牙龈出血，口臭明显，全口牙龈出血不同程度充血，组织增生明显，牙结石+~++。曾经多方治疗，疗效不佳。自应用草珊瑚药物牙膏治疗后，1周左右牙龈出血减少，肿胀好转。尔后，我们又给患者做了洁齿术，4月26日复查，已基本痊愈。〔俞荣兴. 江西医药. 1983,(5)：47.〕

6. 冠周炎

杨某某，男，31岁，医师。于1983年5月12日就诊。主诉昨晚起右下后牙剧痛。检查：近中斜位阻生，远中1/3龈瓣覆盖，牙龈充血、肿胀，开口和吞咽疼痛，乃将草珊瑚药物牙膏涂于冠周牙龈肿胀处。经涂数次后，疼痛减轻。5月13日复诊疼痛已基本消失。5月14日复查冠周牙龈充血、水肿消退，疼痛消失。〔俞荣兴. 江西医药. 1983,(5)：47.〕

7. 急性挫伤

杨某某，女，36岁。左脚背及大踇指被石块击伤，局部肿痛，皮下瘀血，行走艰难，经九节茶熏洗1天后，第2天肿痛大减，继续熏洗2次共3天，疼痛血肿消失，行走如常。〔胡望程. 江西. 1975,(5)：58.〕

九头狮子草

【基原】为爵床科植物九头狮子草的全草。

【异名】接骨草，土细辛，万年青，绿豆青，蛇舌草等。

【性味】辛，凉。

【归经】入肺、胃经。

【功能主治】祛风清热，化痰解毒。主治风热咳嗽，气喘，吐血，小儿惊风，喉痛，疔毒乳痈，头痛头晕。

【临床应用】

头痛、头晕

吴某某，男，67岁。以前曾患过头晕、头痛，1975年冬复发，不能起床已3月。自觉房屋旋转，头痛如绳系状。用九头狮子草1把（约30g），切细煮鸡蛋吃，每天2次。服2次后，能起床烤火；服3次，能干一些轻微劳动。第4天去访时，已能上山放羊。1976年5月再度随访，未见复发。〔韦天伯. 赤脚医生杂志. 1977,(9)：11.〕

九香虫

【基原】为蝽科昆虫九香虫的干燥全虫。

【异名】黑兜虫，瓜黑椿，蜣螂虫，打屁虫，屁巴虫等。

【性味】咸，温。

【归经】入肝、肾经。

【功能主治】理气止痛，温中壮阳。

主治胸膈气滞，脘痛痞闷，呕恶，腰肾亏损，腰膝酸楚，阳痿等。

【临床应用】

1. 呕粪

镇江府徐守臣之母，年逾六旬，忽患粪从呕出，诸医不效。请薛一瓢诊视，曰："熟思此病不特胃气上逆，并且必由气乱于中，大肠传导失司，现在却无的对之方，急切不能施治，容缓数日再当造署。"归而翻诸所藏，并无有此一症，而又无此一方。一日，遇一虎撑先生，问以有无治法？云："有吾师能治之。"薛问令师安住？云往南郊。遂往见老翁，翁以药末十服授之，问是何名？曰："一味通幽散，乃蜣螂虫也。"归而往诊之，先以五服治之而病愈，不一月又发，更与五服，乃断其根。〔历代无名医家验案：113.〕

2. 毛细血管瘤

王某，女婴，50天，1972年7月初诊。其母代诉出生后发现左食指皮肤上一点小红，越长越大，本院外科诊断为毛细血管瘤。动员其年龄大些后行手术治疗。病家恐其瘤欲渐大，故延中医诊治。检查：患儿左手食指中节拇指侧有一红肿块，中间布满红色血丝，高出皮肤，长约1cm，宽约2cm，包围了食指中节的3/4，如下法外涂九香虫。半月后完全消失，未留一点痕迹。随访12年未复发。

治疗方法：捕捉九香虫若干，盛于纸盒或瓶中备用，同时以镊子2把，一把夹住九香虫前半部，另一把夹破虫体尾部，挤出其腹腔内容物，涂在血管瘤上，视血管瘤面积大小，涂布均匀为度。每天3~4次，连用数天，无毒副作用。最快7天治愈，最长1个月。〔潘大理. 中医杂志. 1987，28（11）：40.〕

按语：血管瘤就其病机而言，属血瘀之证，因此治疗上要运用行气活血化瘀法。九香虫有行气活血之功，气为血之帅，行气则血行，因而对血管瘤有治疗作用。九香虫煎服用3~6g或入丸散。

另外据报道，用甘遂60g，甘草60g，二药分别研粉加水成膏，用毛笔先蘸甘草膏涂瘤体以外四周，继用另一支毛笔蘸甘遂膏涂在瘤体上，二膏之间处须相距一线，如此日涂3~4次，也可治疗血管瘤，临床不妨一试。

韭菜

【基原】为百合科科植物韭的叶。

【异名】草钟乳，起阳草，懒人菜，长生韭，壮阳草等。

【性味】辛，温。

【归经】入肝、肾、肠、胃经。

【功能主治】温中行气，散血解毒。主治胸痹，噎膈反胃，吐血，衄血，尿血，痢疾，消渴，痔漏，脱肛，跌仆损伤，虫、蝎螫伤等。

【临床应用】

1. 胸痹

古有患胸痹者，心中急痛如锥刺，不得俯仰。蜀医谓"胸府有恶血故也。"遂取生韭数介，捣汁令服之，即果吐出胸中恶血，遂才瘥。〔历代无名医家验案：40.〕

2. 噎膈

（1）一人食必曲下膈，梗涩微痛，

脉右甚涩而关沉，左却和。此污血在胃脘之口，气因郁而为痰，此食物所致，询其去腊日，饮刮剁酒3盏，遂以生韭汁半盏，冷饮细呷之，尽三觔而愈，已上三人，皆滞血致病而脉涩应之，乃噎膈之渐也。〔名医类案：40.〕

（2）清代金溪一书贾患噎，向杨素园乞方。思韭菜上露水善治噤口痢，或可旁通其意。其人亦自知医，闻之甚悦，遂煎千金苇茎汤加入韭露一半，时时小啜之，数日竟愈。〔历代无名医家验案：50.〕

（3）一人咽膈间，常觉物闭闷，饮食妨碍脉涩稍沉，形色如常，以饮热酒所致，遂用生韭汁，每服半盏，日三服，至二觔而愈。〔名医类案：87.〕

（4）一贫叟病噎膈，食入即吐，胸中刺痛。或令取韭汁，入盐梅卤汁少许，细呷得入渐加（此条乃真噎症，治法亦佳），忽吐稠涎数升而愈。此亦仲景治胸痹用薤白，皆取其辛温，能散胃脘痰饮恶血之义也。(《本草纲目》)

3. 消渴

昔有消渴者日饮数斗，刘完素以生姜自然汁1盆，置之密室中，具罂杓于其间，使其人入室，从而锁其门，病人渴甚，不得已而饮之，饮尽渴减，得《内经》辛以润之之旨。又《内经》治渴以兰除其陈气，亦辛平之剂也。秦连副云："有人消渴，引饮无度，或令食韭苗，其渴遂止，法要吃三五两，或炒或作羹。无入盐极效，但吃得十斤即佳。"〔续名医类案：203.〕

4. 鼻衄

（1）李某某，男，13岁。鼻衄3年余，每年炎夏病情加重，屡经中西医治疗无效。改服本方2剂而愈，5年来未见复发。

治疗方法：鲜韭菜根30g（干品15g）。去尽泥土后（勿洗，泡），加水250ml，煎至100ml，加红糖10g，分2次服。〔蒋富．广西中医药．1981,（5）：32.〕

（2）赵某某，女，18岁。每逢月经来潮即出现鼻衄，已3载，多次按逆经治疗无效。后连用上方3剂而愈，7年来未复发。

5. 气胸

孔某某，男，31岁。因针刺而致气胸，用鲜韭根120g，拧汁，加净水适量，打荷包鸡蛋3个，分3次服完，治疗3天而愈。〔贾铭．浙江中医杂志．1989,24（11）：525.〕

6. 外伤肿痛

刘某某，男，9岁，学生。1991年5月13日初诊。患儿于4天前因在2米高处跳下，右足跌伤，不能行走，疼痛，局部肿胀和皮下瘀血，第一跖骨基底部压痛，拍片：第一跖骨基底部有一骨折线，无错位，受伤后第1天给予舒筋活血片及跌打丸，治疗4天效果不佳，来院就诊后经用鲜韭根240g水煎外洗，6天后肿胀及瘀血消失，继续外洗，疗程13天，第一跖骨基底部压痛消失。

治疗方法：鲜韭菜根240g，加水3000ml，煎至2500ml，过滤，外洗或外敷均可，受伤48小时以内，将煎液冷却，敷于患处；受伤48小时以后趁热煎洗或外敷，每天早晚各1次，每次约30分钟，2天更换1次药液。疗程：

最短者6天，最长者45天，平均14天。〔朱立国. 上海中医药杂志. 1993,（3）：3.〕

7. **误食铁丝**

杨某某，男，5岁。其母代诉：误食铁丝（约火柴棒大）一段已8小时，经X线透视，铁丝已达小肠中段。立即给患儿吃韭菜250g，用法是将韭菜洗净，切成10~15cm长的小段，稍加油皆炒至半熟，吃时不用细嚼，吃后约9小时，铁丝随大便排出。铁丝排出时呈“6”型，被韭菜缠裹着。据廖医生介绍，过去曾用此法治疗过两例误食铁钉的小孩，均安全排出。〔赵庆林. 中医教学. 1976,（3）：50.〕

8. **误吞针头**

程某某，女，4岁，本院家属。患儿因流感高热40℃，其母为让患儿退热，于1977年7月31日上午，用安乃近稀释液予以滴鼻，不慎将7号针头掉入口内，因患儿烦躁哭闹，迅速将针头吞下，于当天中午及下午4点作胸腹透视均证实针头停留于胃内。为此，已做好手术准备，但考虑患儿年幼，恐难承受此手术，故想改中医治疗。

我即试用韭菜内服治疗，于当天中午及晚上给患儿服韭菜约250g。用法：将鲜韭菜切成1.5~3.0cm长，用开水烫成半生半熟，拌白糖适量给患儿分2次服下，服后无特殊不适。第2天中午患儿解大便1次，其母亲发现针头被韭菜叶紧裹着随大便排出。〔李祖安. 四川中医.1983，1（6）：43.〕

9. **漆疮**

陈某，女，与漆具接触后，颜面与手臂背部肿胀潮红，瘙痒异常。用鲜韭菜250g，捣烂用纱布包裹，轻按患处，每天数次，3天而愈。〔浙江中医杂志. 1989，24（8）：381.〕

酒

【基原】为米、麦、黍、高粱和曲酿成的一种饮料。

【性味】甘、苦、辛，温。

【归经】入心、肝、脾、肺、胃经。

【功能主治】通血脉，御寒气，行药势。主治风寒痹痛，筋骨挛急，胸痹，心腹冷痛等。

【临床应用】

1. **霍乱**

汪訒庵尝病腹中啾唧，经两月，有友人见招，饮以芦稷烧酒，一醉而积疴畅然。注：芦稷最能和中，煎汤温服，治霍乱如神。〔续名医类案：468.〕

2. **伤食**

薛立斋治一人食粽，烦闷作渴，大便欲去不去，用消导药不应，以白酒曲炒为末，温酒调服2钱。俄顷腹鸣，粽下而安。一人食水晶团子过多，肚腹胀痛，亦治以此方而愈。〔续名医类案：198.〕

3. **中寒**

汪应宿见一木商，自云曾经五月放树，久立风雨淫地，衣服尽濡。患寒热交作。遍身胀痛，欲人击打，莫知为何病。服药罔效，忽思烧酒。热饮数杯。觉腹中畅快。数饮至醉良愈。此为中寒淫，医莫能察识耳。〔续名医类案：22.〕

4. **痘（天花）**

某友之幼子，年五龄，出痘，毒重而死。有旧仆人甚勤谨，精于酿事，其女子归后，亦思曲蘖生涯，请父以旧仆与伊家主酿事，父与之。因闻幼弟患痘，即使旧仆往探，仆至而幼子适死，舁之厅堂，眠椅上，用席遮之。父对仆曰："余家为痘症凶险，一连五六昼夜，上下大小未曾安枕，从皆敝倦。是子生前常喜尔扶抱玩要，今已死，着尔看守一宵，明早买棺敛埋。尔素性爱酒，新酒已成，俱在缸内，尔可尽量而饮。"仆应命。守至二更，寂寞独坐，自觉孤寒，取酒烹而饮之。饮之半酣，思死者生时常常同饮，曰："宁我一人独酌乎？"将席移开，以酒灌死者之口，缓能润下。因自饮一杯，灌死者一杯，直至酩酊，自缩至桌下横睡，而至死者不管矣。黎明，主人起，负钱欲出买棺，见仆已醉倒，而死者所遮之席已去。骂曰："酒鬼！酒鬼！令尔管尸，而任尸露睡，糊涂极矣！"呼之不醒，急至尸间，见脸上陷之痘，颗颗分明起来，口有气而手能动矣。唤妻出看，喜极，复抱进房调养。次日，头面手足周身上下，痘竟密洒如珠。越数日，溃烂，臭不可闻，人劝延医，曰："生死有命，医者无能为也。"渐之溃烂结痂，月余脱落之疤，大于糊脸。惜乎！美如冠玉小子，变为烂臭麻子矣。此皆由是子之气体弱，而痘毒重，不能发越于外，毒攻其心，无有不死。乃以新酒灌之。得助其气而托其毒，毒出而心怡，心怡而人苏矣。今之为医者，第以毒重者其火必旺，于是以寒剂以泻火，峻药以攻毒，殊不知体弱者非内托不可，攻毒则体愈虚，泻火则毒愈陷，是不死之人而速使之死也。庸医杀人，深为可惨，余故载此一事，以为痘家准绳焉。〔历代笔记医事别录：314.〕

5. 马肉中毒

马痛死者不可食，食之杀人，而肝为甚。医书云："马，火畜也，有肝而无胆，木脏不足，故食其肝者死。"《史记》云：秦缪公之马，野人得而食之者三百余匹。吏欲法之，缪公曰：君之不以畜产害人。吾闻食马肉者不饮酒伤人，乃皆赐酒而赦之。予近见里人葛恒斋食马肉湩伤，以煮酒入盐饮之可愈，然则酒诚可以解马毒也。〔历代笔记医事别录：345.〕

6. 黄蜂叮咬

患者，女，35岁。上山劳动被黄蜂叮咬头、背、臂、手多处，肿痛明显。自用四川省平昌县酒厂生产的小角楼酒外涂，2小时后疼痛减轻，2天后肿胀亦消。〔林金俤. 福建中医药. 1990，21（6）：47.〕

【备注】适量饮酒对健康有一定的帮助，可促进全身血液循环，驱除寒气，但过量会引起酒精中毒，对大脑、肝脏等会产生损害。急性中毒者可出现兴奋、烦躁不安、呕吐或昏睡不醒等。除送医院治疗外，对症状较轻者，可饮胡萝卜汁、浓茶或绿豆汤以解之。

J

菊花

【基原】为菊科植物的头状花序。

【异名】节花，甘菊，家菊，甜菊花，药菊等。

【性味】甘、苦，凉。

【归经】入肺、肝经。

【功能主治】疏风，清热，明目，解毒。治疗头痛，眩晕，目赤，心胸烦热，疔疮，肿毒等。气虚胃寒，食入泄泻之病，宜少用之。

【临床应用】

1. 中心性视网膜脉络膜炎

殷某某，男，27岁。以腰腿痛入院，后诉伴右眼视物模糊月余，无眼病史，要求治疗。经请眼科大夫会诊为右眼中心性视网膜脉络膜炎，用三磷酸腺苷、肌苷、维生素B_1、维生素B_6、维生素B_{12}等药治疗50天无改善，而腰病已愈出院，余嘱用下方，2个月后患者特来喜告，服下方3次后眼疾已愈，无复发。

治疗方法：菊花30g，猪心1只，将菊花塞在猪心内，加水适量，不用佐料，文火慢煲，熟透为宜，去渣吃肉喝汤，每3天1次，一般3~5次可愈。〔钟国城. 临证资料摘编. 1990，3（3）：42.〕

按语：菊花性凉，味甘苦，具有疏风、清热明目、解毒之功效。猪心具有滋阴、养血、安神之功。二药合用滋阴养血，明目。而中心渗出性视网膜脉络膜炎一般为肝肾阴虚，用猪心、菊花治疗中心性渗出性视网膜脉络膜炎，切中病机，故临床取效，不妨一试。

2. 头痛

梁某某，男，21岁，干部。患者自幼头晕目眩，记忆力差，每天下午头闷头重异常，医治多处无效，后推荐其自购菊花1kg，作药枕用，半年后述其症消失。〔梁少奎. 中药通报. 1985，(9)：44.〕

按语：菊花入肺、肝经，其有疏风、清热明目、解毒之功。其气味轻清，但不燥烈，上行头目，疏风清热，平肝火，息内风，抑木气之横逆，故菊花有“克制风木，为祛风之要药”之说，所以菊花药枕可以治疗头痛。因而《本草经百种录》曰：“凡芳香之物，皆能治头目肌表之疾。但香则无不辛燥者，惟菊花不甚燥烈，故于头目风火之疾，尤宜焉。”临床上有报道可以治疗以下疾病：①治疗疔疮。白菊花，甘草各20g。水煎顿服，渣再煎服。②治疗目生翳。白菊花、蝉蜕等份，为散，每次用3~6g，入蜜少许，水煎服。

菊花叶

【基原】为菊科植物菊的叶。

【异名】容成。

【性味】辛、甘，平。

【归经】入肺、肝、胆经。

【功能主治】清肺，平肝胆，明目。主治头痛，目眩，目赤肿痛，疔肿，痈疽等。

【临床应用】

1. 下肢溃疡

陶某某，男，35岁，木工。1957年3月因发湿疹，引起右下肢胫前中部糜烂溃疡，1年半未愈，溃疡似银花大小，流黄色分泌物，分泌物流至健康皮肤后，该处即发生痒感，溃疡内有坏死肉芽组织，刮除易出血，疼痛剧烈。经以“菊液”纱布条湿敷周余，创口分泌大减，创口清洁，疼痛减轻。可见新生肉芽组织，溃疡面缩小，每用药后患者感觉创口凉爽，如此隔天交换敷料1次，10次愈合。

治疗方法：①制法：取鲜菊花叶若干，以净水冲洗两次，然后浸入70%乙醇中30分钟，取出晾干，将晾干的菊叶置于已消毒的瓷缸内，倾入适量生理盐水浸泡6小时，将已浸渍好的菊叶置杵钵内杵成泥浆，过滤后即得深绿色带有清香的液体，倾入消毒烧瓶内，经高压消毒30分钟，放置备用。②用法：先以过氧化氢清洗伤口，如疖痈深部脓肿，应以1∶5000之高锰酸钾液清洗，再以无菌棉球拭擦，然后敷上“菊叶”纱布条，盖上消毒敷料固定。每天换药1次。换药几次后，则见溃疡内脓性物显著减少，疼痛显著减轻，创口清洁，肉芽组织新生，渐次愈合。〔刘定川. 上海中医药杂志. 1960,(5): 212.〕

2. 瘩背

李某某，男，26岁，工人。瘩背生于右肩胛内侧，属“上瘩背”，局部红肿疼痛，有形寒发热头痛等症，切开排脓后，以浸湿“菊液”纱布条填塞，每天1次，用药至第5天，脓性物大减，疼痛逐渐消失，炎症减退，连续换药10天即愈。〔刘定川. 上海中医药杂志. 1960,(5): 212.〕

治疗方法：同前“下肢溃疡”案。

菊三七

【基原】为菊科植物三七草的根。

【异名】土三七，金不换，紫三七，水三七，血三七等。

【功能主治】破血散瘀，止血消肿。主治咯血，吐血，跌打损伤，创伤出血，产后血气痛等。

【临床应用】

1. 咯血

李某某，男，23岁。1975年12月24日突然咯血200ml，伴烦闷胸痛，咳嗽月余入院。经X线检查，发现右肺上野及左肺均有密度不均片影。诊断为“浸润型肺结核”，经用肾上腺色腙、仙鹤草素、V2、维生素K、链霉素、异烟肼等抗结核及止血治疗，咳嗽减轻，咯血停止，但仍有低热。1976年9月10日又连续咯血3天，约100ml，又用前方止血剂，静脉滴注垂体后叶素10单位，咯血停止，痰中仍带血丝。12月6日又一次咯血约80ml。8~9日又连续咯血约400ml，乃又服前方止血剂及抗血纤溶芳酸；10日又咯血150ml，继用前方止血剂，口服白及粉、云南白药、复方地锦草煎剂。12月14日又连续咯血两次共250ml。又加服瓦松三七液10ml，1天2次，至12月15日，每天连续咯血40~60ml，继用各种中西止血剂无效。患者面色苍白，呼吸困难，精神紧张，病情危重。16~17日共咯血约900ml，血压11.3/8.0kPa(85/60mmHg)，仍用中西医止血剂均无效，改用中草药“菊三七”枝叶鲜品250g，煎汤内服，一夜未咯血，次日咯血200ml，继服菊三七枝叶干品50g煎服，咯血停止，又以同样剂量连服2天，早晚各50g，煎汤内服，巩固疗效，未见不良反应，此后1年未见咯血，效果满意。在继用抗痨药物治疗下，病情恢复良好。

讨论和体会：①菊三七系菊科植物，别名“水三七”“三七草”“土三七”，中医认为有行瘀止血消肿定痛作用。主治跌打损伤，创伤出血，吐血咯血，产后气血痛，通治五劳七伤，痈疮肿疡，外用。②本例患者连续咯血13天，咯血总量达2000ml，体重不足45kg，咯血总量近机体血液量的一半。中医文献记载："菊三七"其鲜根及叶可捣烂供外用，亦可内服。本例患者垂危中试用其枝叶干品，剂量加大3~10倍，获得较其他中医止血药满意的效果。虽仅1例证明其叶大剂量煎剂内服有良好止血效果，无毒副作用。〔赵芳. 新疆中医药. 1988，23（3）：54.〕

J

2. 腰扭伤

倪某某，男，61岁。以往曾有腰扭伤史。今因夏收扬麦，用力过猛，旧伤复发，腰部剧烈疼痛，经内服菊三七粉，外敷菊叶三七茎叶，治疗7日痊愈。

治疗方法：①内服：菊叶三七根，不拘量，焙干，研细末。每次服3g，温开水兑白酒少许送服。每天3次，连服3~5天。②外敷：菊叶三七鲜茎，叶适量，洗净，捣烂如泥。加醋少许调匀，做成药饼直接敷于患处，纱布包扎，每日换药1次。〔王庭兆. 赤脚医生杂志. 1976,（5）：21.〕

橘皮

【基原】为芸香科植物福橘或朱橘等多种橘类的果皮。

【异名】陈皮，贵老，黄橘皮等。

【性味】辛、苦，温。

【归经】入脾、肺经。

【功能主治】具有理气调中，燥湿化痰之功效。治疗胸腹胀满，不思饮食，呕吐哕逆，咳嗽痰多。亦解鱼蟹毒。气虚及阳虚者不宜，吐血者慎服。

【临床应用】

1. 冷积

橘皮宽膈降气，消痰逐冷有殊功，他药多贵新，唯此种贵陈，须洞庭者最佳。外舅莫强中知丰城县，得疾，风食已，辄胸满不下，百方治之不效，偶家人辈合橘红汤，取尝之，似有味，因连月饮之。一日，坐厅事，正操笔觉胸中有物坠入于腹，大惊目瞪，汗如雨，急扶归，须臾，腹疼利下数块，如铁弹子，臭不可闻，自此胸次廓然。盖脾之冷积也。抱病半年，所服药饵凡几种，不知功乃在一橘皮，世人之所忽，岂不可察哉！其云：橘皮去穰，取红一斤，甘草、盐各四两，水五碗慢火煮干，焙捣为末点服。又古方，以橘红四两，炙甘草一两，点末为汤，名曰二贤散，以治痰，特有验，盖痰久为害，有不可胜言者。世医惟知用半夏、南星、枳实、茯苓之属，何以语此。〔历代笔记医事别录：416.〕

按语：《本草经疏》有："橘皮，主胸中瘕热逆气……辛能散，苦能泄，温能通，则逆气下，呕咳止，胸中瘕热消矣。"胸腹中冷积，非辛不散，非苦不降，非温不通，而橘皮辛、苦、温俱，具有辛开、苦降、温通之功效，故冷积可愈。

2. 呃逆

李某某，女，33岁，1963年4月8日初诊。呃逆连声已3天，惟睡中暂停，醒后随即呃声如故，烦躁不安，舌淡，苔白，脉缓。王师用橘皮60g，水煎服，1剂即止。此仿《金匮要略》橘皮汤，橘皮行气降逆止呃，但味辛性温且用量甚重，燥热内盛及阴津亏少之人忌用。〔徐义潮. 浙江中医杂志. 1992，(4)：185.〕

按语：呃逆为胃气上逆动膈所致。其病理因素虽有寒热虚实之不同，但总为胃气上逆。橘皮能够降逆气，调气健脾，宽中舒膈，故《本草汇言》称之为："橘皮总属气之珍……盖味辛善散，故能开气；味苦善泄，故能行痰；其气温平，善于通达，故能止呕，止吐……而治病以调气为先，如欲调健脾者，橘皮之功居于首焉。"用橘皮止呃逆，切中病机，故临床取效。

3. 烫伤

顾某某，男，32岁。双目失明，夏季赤足误入火灰中，双脚烫伤，面积达全身5%左右，浅Ⅱ度，局部红肿、糜烂，渗出液中夹有血性，疼痛剧烈，涂此药后即感疼痛缓解，每天涂药4~5次，创面逐渐干燥，结痂，于第6天基本治愈。

处方：橘的成熟新鲜果皮适量。

制法：将新鲜橘皮洗净切碎，捣烂，装入瓶中密封，待其液化至水样或糊状备用。

用法：先以冷盐开水或双氧水清洁创面，再用药棉吸干水分后，涂上药液，1日数次，一般不需包扎。如有大泡者，可先用消毒针头挑破水泡后再涂药，泡小者涂此药后，可自行消退。

适用范围：物理性Ⅰ度至浅Ⅱ度烧伤。〔张缓海. 赤脚医生杂志. 1975，(4)：11.〕

按语：橘皮，具有抑制细菌的作用，同时其中含有大量维生素，故有防治烧伤感染，促进伤口愈合的功效。对大面积深度烧伤应及时送医院治疗，以免延误病情。

苣荬菜

【基原】为菊科植物苣荬菜的全草。

【异名】荬菜，野苦菜，苦荬菜，取麻菜，苦葛麻等。

【性味】苦，寒。

【归经】入胃、肺、大肠、小肠经。

【功能主治】清热解毒，补虚止咳。主治菌痢，肠痈，喉炎，虚弱咳嗽，内痔脱出，白带等。

【临床应用】

食物中毒

张某某，男，25岁，农民。因吃咸泥溜子中毒，上吐下泻，肚子疼。用下法治疗。患者只吃了1小把新鲜苣荬菜，肚子不疼了，吐泻止住而获愈。

治疗方法：取新鲜苣荬菜1把，去根，洗净后生吃。适应证：海产品中毒，毒蘑菇中毒。〔周喜胜. 辽宁医药. 1976，(3)：37.〕

锯耳草

【基原】为茜草科植物锯耳草的全草。

【异名】锯锯藤，猪殃殃。

【性味】甘、辛、苦，平。

【归经】入膀胱经。

【功能主治】具有清热解毒，活血

通络，利尿止血之功效。治疗跌打损伤，阑尾炎，筋骨疼痛，尿血，下颌腺癌，乳腺癌等。

【临床应用】

下颌腺癌

李某某，女，48岁。1969年10月发现右侧下颌部有一蚕豆大肿块，初起不痛，硬如石，渐增大如拳，推之不动，皮色如常，局部胀痛，放射至头、面部，张口困难，吞咽不利，经注射青霉素、链霉素，内服异烟肼、小金丹、阳和汤等中西药治疗无效，后经县医院诊断为“下颌腺癌”，无法治疗，建议转院，患者病情逐渐恶化。自1970年春开始用锯耳草每日（鲜品）约250g，绞汁加红糖冲服，其药渣捣烂加糖外敷，20天后肿块变软缩小，继服3个月，肿块基本消失，半年后身体康复，并能参加劳动。1971年4月患者左侧乳房发现1个拇指大肿块，日益增大，压痛，又服锯耳草，坚持每天干品30g，水煎服，1个月后肿块全消，至今未复发。该病员虽未做病理检查确诊，但经省、地、县三级医务人员多次走访调查，一致认为是“下颌腺癌”。〔嘉铭. 新医学. 1972,（9）：26.〕

按语：关于肿瘤的病因病理，西医学的阐述不尚明确。中医认为其发病多与正气虚弱，气滞痰瘀等因素有关，治疗上兼顾正气同时运用理气、活血、化瘀之药。用锯耳草治愈下颌腺癌为人们用中草药治疗肿瘤提供了可以借鉴的经验，值得临床进一步检验与研究。

卷柏

【基原】为卷柏科植物卷柏的全草。

【异名】豹足，神投时，回阳草，万年松，长生不死草等。

【性味】辛，平。

【归经】入肝、肾经。

【功能主治】生用破血，炒用止血。生用，主治闭经，癥瘕，跌打损伤，腹痛，哮喘；炒炭用，主治吐血，便血，尿血，脱肛等。

【临床应用】

胃溃疡

王某某，男。患胃溃疡10余年，曾经多方治疗，当时能缓解疼痛，但未能持续长久，后用卷柏60g，猪肚1个，共炖，熟后分3次吃，连续用15次。钡餐检查未见明显溃疡面。〔朱启新. 浙江中医杂志. 1989，24（9）：429.〕

决明子

【基原】为豆科植物决明的成熟种子。

【异名】草决明，羊明，马蹄决明，狗屎豆，还瞳子，假绿豆，羊角豆，野赤豆，夜拉子等。

【性味】苦、甘，凉。

【归经】入肝、肾经。

【功能主治】清肝，明目，利水，通便。主治高血压，肝炎，肝硬化腹水，习惯性便秘，风热赤眼，青盲，雀目等。

【临床应用】

1. 高脂血症

（1）孙某某，男，46岁。冠心病，服用益寿宁及肌醇片2年，其血清胆固醇先后为：9.07、8.17、7.25、6.22、9.84、11.50mmol/L。取决明子片剂，每天3次，每次5片，每2周测定血清胆固醇分别为：6.32、4.66、4.45mmol/L。

（2）吴某某，男，42岁，冠心病。用药前血清胆固醇量为6.99 mmol/L，用15g决明子水煎服，分2次口服，每10天测胆固醇量为5.957、5.962、6.050 mmol/L、后改用30g水煎服，血清胆固醇为3.73、4.144 mmol/L，现继续观察中。〔佳木斯医学院附属医院“三病”科研组. 医学研究通讯. 1974,（1）：30. 〕

2. 高胆固醇血症

张某某，女，49岁，冠心病。治疗前空腹血清胆固醇分别7.41 mmol/L，服药15天及30天血清胆固醇分别为3.63、3.94 mmol/L。停药1个月后上升至6.73mmol/L，再服药后下降到4.3mmol/L。

治疗方法：决明子30g或15g水煎，分2次服。或制成决明子糖浆或决明子水剂服用。〔佳木斯医学院附属医院“三病”科研组. 医学研究通讯. 1974,（1）：30–42. 〕

按语：高脂血症的发生与患者的遗传因素，饮食生活习惯关系密切。临床研究报道决明子具有降低血清胆固醇的作用，但是停药后又逐渐升高，为达远期疗效，需要长期服药维持。其用量与疗效关系密切，量少不能达到治疗作用，一般用量15~30g为宜，使用本药后可以改善头晕、头痛、乏力等症状，其副作用发生不到10%，主要表现为腹胀、腹泻与恶心，多见于服药初期，不影响继续服药，可自行消失。

3. 麦粒肿

李某某，男，25岁，1990年8月13日诊。半年来两目反复发作麦粒肿，经疏风散热凉血剂，耳尖放血，脊背充血点挑刺等治疗均无效，时愈时发，脉弦稍数，舌质红，苔薄黄。服草决明煎剂1剂后，头目觉爽。3剂后眼睑浮肿消退，睫毛根部红肿消失，随访半年未复发。

治疗方法：草决明30g，加水1000ml，煎至400ml，1次服下，每天1剂。小儿酌减。〔王德华. 四川中医. 1992,（7）：49. 〕

按语：决明子乃厥阴经正药，《药性论》有决明子“除肝家热”的记载，肝开窍于目，故可以之治疗肝火上炎的目赤肿痛及麦粒肿。

爵床

【基原】为爵床科植物爵床的全草。

【异名】爵卿，香苏，赤眼老田草，蜻蜓草，苍蝇翅等。

【性味】咸、辛，寒。

【归经】入肝、胆经。

【功能主治】清热解毒，利湿消滞，活血止痛。主治感冒发热，咳嗽，喉痛，疟疾，黄疸，肾炎浮肿，筋骨疼痛，小儿疳积，痈疽疔疮，跌打损伤等。

【临床应用】

热淋

王某某，女，46岁，农民。1973

年4月15日初诊。患者自述昨天下午劳动中，突感腰痛，继之小腹坠胀疼痛，尿赤，尿急，尿频，每天数十次，尿道灼热，疼痛难忍，脉弦数。小便检查：白细胞（+++），红细胞（++），蛋白（+）；上皮细胞（+++）。诊断：热淋。

治疗方法：爵床草（干品）100g，煎煮3次合并药汁150ml，每次服50ml，每天3次，每日1剂。服后，尿急、尿频、尿痛等症状消失。尿检：白细胞（–），蛋白（–）。再以上方3剂继续服用，以巩固疗效。随访至今未见复发。〔刘绍义. 云南中医学院学报. 1981，（2）：24.〕

J

K

杠板归

【基原】为蓼科植物杠板归的全草。

【异名】犁头刺藤，雷公藤，霹雳木，龙仙草，鱼尾草等。

【性味】酸、苦，平。

【归经】入肝、肺、脾经。

【功能主治】利水消肿，清热活血，解毒。主治水肿，黄疸，泄泻，疟疾，百日咳，淋浊，丹毒，瘰疬，湿疹，疥癣等。

【临床应用】

带状疱疹

（1）朱某某，女，49岁。1985年5月12日初诊。患者因左前胸及左侧背部发红，疼痛如灼，求诊西医，先按“浅表神经炎”用维生素B_1、维生素B_{12}，板蓝根等治疗2天，罔效，且患处出现小如米粒，大如黄豆样水疱，灼热疼痛，夜间尤甚。再经西医复诊，诊断为“带状疱疹”。由笔者改用下法治疗1天，即感疼痛减轻，用药4天而愈。

治疗方法：将杠板归鲜草的叶及嫩蔓洗净后放入器皿中捣烂，取汁，加入食用菜油适量（每10ml药汁加入1ml），搅匀。用此汁外搽患处，日搽数次。一般用药1天后即见显效，3~5天痊愈。〔刘志兵．四川中医．1985，3（8）：485.〕

（2）刘某某，男，28岁，干部。1988年9月16日初诊。右胸、胁、背沿第8肋密集分布粟粒大小疱疹，疱疹簇生成团，间以正常皮肤，疱浆清，基底红晕、灼痛，曾服中药及肌内注射青霉素，症情无改善。余诊为带状疱疹。嘱用下法外敷，每天2次，次日复诊，诉敷药后有清凉感，半天止住了疼痛。第3天见疱疹已平。

治疗方法：取杠板归新鲜全草（无鲜品时干品亦可）50~100g，捣烂加醋调和成泥状，敷于患部然后在其上用干净塑料膜剪成带状覆盖药面，用胶布固定。每天换药1~2次。〔张毓华．湖北中医杂志．1991,（1）：14.〕

苦豆子

【基原】为豆科植物苦豆子的全草及种子。

【异名】布亚。

【性味】苦，寒；有毒。

【归经】入胃、大肠、心经。

【功能主治】清热燥湿，止痛，杀虫。主治急慢性痢疾，胃脘痛，吞酸，湿疹，顽癣，疮疖，皮肤感染，溃疡，白带等。

【临床应用】

皮肤炭疽

（1）患者，男，2岁。近2天畏寒，发热，纳呆，哭闹不安，腹痛，腹泻，脓血便，每天4~5次。检查：体温38℃，心率100次/分，呼吸平稳，腹软，轻度压痛，颜面部可见红色斑丘疹数处，中心部有黑点，周围有水疱。分泌物涂片检查，找到革兰氏阳性短粗竹节状杆菌。粪便涂片检查，红细胞(+)，白细胞（++），吞噬细胞少许。经细菌培养有史密斯痢疾杆菌生长。诊断：急性细菌性痢疾并发皮肤炭疽。予口服苦豆子片，每天3次，每次1片。服药后第2天退热，腹泻次数减少，第4天症状消失。同时观察到颜面部水疮吸收，局部干燥。继续服用本药7天（共服药20片），创面黑痂脱落痊愈。

治疗方法：苦豆子全草浸膏糖衣片（片重0.33g），成人每天3~4次，每次2片。儿童按年龄酌减。服药期间停用其他抗生素。

K

（2）患者，男，50岁，维族，农民。因4天前吃了病羊肉，全身不适，无力，微热，颌下淋巴结肿大，颜面部分出现红色斑丘疹12处，最大处黑色创面约0.5cm×1cm大小，周围红肿，高出表面，并有小水疱。闻讯我防治队用药治疗本病，特来驻地诊断。经服苦豆子片，每天3次，每次2片，3天后随访，有6处创面皮肤干燥，水疱吸收，服药7天（共用药40片），全部创面黑痂脱落痊愈。

治疗方法：同前。〔许显福. 中级医刊. 1982,（2）：30.〕

苦瓜

【**基原**】为葫芦科植物苦瓜的果实。

【**异名**】锦荔枝，癞葡萄，红姑娘，菩达，凉瓜等。

【**性味**】苦，寒。

【**归经**】入心、肝、肺、脾、胃经。

【**功能主治**】清热涤热，明目，解毒。主治热病烦渴引饮，中暑，痢疾，赤眼疼痛，痈肿丹毒，恶疮等。

【**临床应用**】

1. 带状疱疹

陈某某，女，5周岁。于1984年7月11日来院初诊。症见疹起腰肋部，如红粟，大小不等，形如云片，有的成对，蔓遍及全身和头面部。瘙痒疼痛，起水疱，抓破流水处呈糜烂状，用下述药物治疗，每天上药2次（上、下午各1次），连用数次即愈。

治疗方法：苦瓜（无全瓜用叶）或杠板归（新鲜全草）适量，捣烂绞汁调雄黄末适量敷之。〔陈谓树. 福建中医药. 1986，17（1）：5.〕

2. 扁平疣

陈某某，男，25岁，工人。患者6年前生扁平疣，疣体呈浅褐色，密布脸部，曾用过多种中西药品治疗，均未获救，于1983年曾用酸苦瓜20余片而获痊愈。随访2年未复发。

治疗方法：取生青苦瓜剖开去籽，放入酸菜水中浸泡1周后取出切碎，在油锅中炒1分钟，盛入盘中作菜食用。每天2次，每次60g，连续食用半月可获痊愈。〔李湘云. 中医杂志. 1986，27（1）：19.〕

苦蒿

【**基原**】为菊科植物苦蒿的全草。

【**异名**】克可日。

【**性味**】苦，寒。

【功能主治】清热解毒，活血消肿。主治痈疽肿毒，疖疮，关节炎等。

【临床应用】

齿衄

赵汝隆治一官病齿衄，日流血数升，诸医束手，隆摘苦蒿，令细嚼立愈。〔续名医类案：290.〕

苦壶卢

【基原】为葫芦科植物葫芦的果实。

【异名】苦匏，蒲卢，苦瓠，约壶等。

【性味】苦，寒。

【归经】入肝、胃经。

【功能主治】利水消肿。主治水肿，黄疸，消渴，癃闭，痈肿，恶疮，疥癣等。

【临床应用】

水肿

朱丹溪治一人患跗肿，渐上膝足，不可践地，头面遍身肿胀，用苦瓠瓤实捻如豆大，以面裹一沸，空心服7枚，至午当出水1斗，3日水出不止，大瘦乃瘥，须慎口味。〔续名医类案：336.〕

苦楝（根）皮

【基原】为楝科植物苦楝或川楝的根皮或干皮。

【异名】楝皮，楝根木皮，双白皮。

【性味】苦，寒；有毒。

【归经】入胃、大肠、小肠经。

【功能主治】清热，燥湿，杀虫。主治蛔虫，蛲虫，风疹，疥癣等。

【临床应用】

1. 消渴

临川人渴，岁更十名医不效。尝坐茶坊，见道人行乞，漫呼与茶，又具饮。问其："有何术？"曰："无所能，只收得几道药方耳。"其人喜，复问："有治消渴方乎？"曰："正有之，用麝香，苦楝根，虽困顿一二日，然疾可治。"乃延留之，方服药，下虫三四条，状如虫而真红色。以语道人，曰："尚有食虫三条，不必再服，恐取尽则困不可支。"（此语却合内经"大毒治病，衰其大半而止"之意。）自此渴顿止，卧而将理，再宿脱然。〔历代无名医家验案：36.〕

2. 蛔虫病

（1）罗某某，男，11岁。因蛔虫引起不全肠梗阻，经服此药后，第2天大便解出40~50条蛔虫，肠梗阻症状消失，恢复健康，经服此药治愈，不胜枚举。

治疗方法：①先将新鲜苦楝根表皮上污泥洗净，不可去皮（200g）；用刀切成短条：置铁锅内，再加入水500ml，用火熬煎，煎成200~300ml药汁，去渣备用（此为一剂）。②每晚睡前顿服1剂，连服3个晚上为1个疗程。红糖溶于开水内为引，在服药之前，先喝几口红糖水。③剂量：15岁以上，每日服1剂；2~5岁，每日服1/3剂；5~10岁，每日服1/2剂。年龄以周岁计算，以此类推。〔王佩. 中级医刊. 1958,（12）：14.〕

（2）罗某某，男，62岁。检查：发

K

育正常，经粪便检查发现蛔虫卵，诊断为蛔虫病。服药经过：第 1 次给服 65% 根皮液 100ml，无效。第 2 次给服 80% 根皮液 150ml，仅觉腹部稍有胀满感。第 2 天清晨又服第 3 次 100% 根皮液 100ml，空腹顿服，经 2 小时许觉腹鸣，微有腹痛，胃部不适感，但仍能照常工作，约经 1 小时许，以上症状逐渐减轻而消失，并排出一些稀黄色粪便，当天下午 4 时（第 1 次）排虫 28 条，第 2 天清晨（第 2 次）排虫 18 条，第 2 天下午（第 3 次）排虫 12 条，第 3 天中午（第 4 次）排虫 11 条，总计排虫 69 条。第 5 天大便复检，未发现蛔虫卵。

治疗方法：①按 1∶10 比例（即 500g 根皮加 5000ml 水）把根皮放入锅内急火煎熬，密盖，待水熬成暗褐色后即可。如欲含量 100% 浓度，则将水熬成与根皮等量。待冷后，滤渣，装入有色瓶贮备（密封）。②剂量：成人 80% 浓度 200~250ml，或 100% 浓度 150~200ml 最适宜。〔赵国镛. 中级医刊. 1959,（6）：45.〕

（3）肖某某，男，61 岁。检查：发育正常，当时患者因急性肠炎，住院治疗，每天腹泻十余次，经大便检查发现蛔虫虫卵，因有文献介绍服苦楝根皮驱蛔虫毫无禁忌，即给服 80% 根皮液 250ml，清晨顿服，当天下午排虫 20 余条，第 2、3 天陆续排虫 51 条，总计 71 条，无副作用。现精神体力均较前有显著进步。

治疗方法：同前案。〔赵国镛. 中级医刊. 1959,（6）：45.〕

【备注】苦楝皮对人体具有毒性，其副作用一般在服药后 1~6 小时出现，通常表现为头晕，头痛，思睡，恶心，呕吐，腹痛等；发生率很高，持续时间约数分钟或 1~3 小时，最长可达 16 小时，症状可自行消失。严重反应或严重中毒者，可出现呼吸中枢麻痹，类似莨菪类植物中毒症状及内脏出血，中毒性肝炎，精神失常，视力障碍等，严重者可出现死亡。出现上述中毒现象多为药物过量或机体的特殊敏感性所致，故临床应严格掌握用药剂量（常用量为 6~10g，小儿限量为鲜品 30g，干品 15g）。

中毒救治：在全身未出现痉挛时可催吐，洗胃，必要时导泻，服鸡蛋清、面糊及活性炭，饮糖水或注射葡萄糖液，出现痉挛时可用解痉剂对症治疗。

苦楝子

【基原】为楝科植物川楝的果实。

【异名】金铃子。

【性味】苦，寒。

【功能主治】有除湿热，清肝火，止痛，杀虫之功。治疗热心痛，胁痛，疝痛，虫积腹痛等症。

【毒性】苦楝有毒，中毒症状为恶心呕吐，腹泻，呼吸困难及心悸等。成熟核果的毒性较未成熟者大。毒性成分可能是毒性蛋白质。

【临床应用】

瘌痢头

何某某，女，22 岁，1983 年 2 月来诊。患者秃疮蔓延整个头皮，融合成片，结有黄色厚痂，除头的边缘有 1 圈长发外，其余都脱光。检查时，秽气四溢。当即用药棉浸高锰酸钾洗头，边洗边剥厚痂，然后又换矾水浸洗，直至厚痂剥尽，露出淡红色头皮。当即用自制苦楝子油膏擦涂头皮，嘱其回家每 2 天洗 1 次。治疗 40 天后，即告痊愈，并生新发。

制法：单味苦楝子焙焦研末，伴和熟猪油等份，治疗瘌痢头有效。〔陶培泽．江苏中医．1966,（1）：21.〕

按语：苦楝子性寒，味苦，有毒，本案用之，取其清热燥湿，杀虫之功。且现代药理研究报道，苦楝子的乙醇浸液，对若干常见的致病性真菌在体外有较明显而确定的抑制作用，热水提取物也有抗真菌作用，但水煎剂，效力较醇浸剂为弱。因此，苦楝子治疗头癣等真菌感染时，用乙醇制剂可提高疗效。

苦参

【基原】为豆科植物苦参的根。

【异名】苦骨，川参，凤凰爪，牛参。

【性味】苦，寒；有小毒。

【归经】入肝、胃、大肠、小肠经。

【功能主治】清热，燥湿，杀虫。主治热毒血痢，肠风下血，黄疸，赤白带下，小儿肺炎，急性扁桃体炎，痔漏，脱肛，皮肤瘙痒，疥癞恶疮，阴疮湿痒，瘰疬，烫伤，疳积等。

【毒性】苦参碱对冷血和温血动物均可引起痉挛和麻痹呼吸中枢的作用。如注入家兔耳静脉，家兔开始出现畏惧不安，接着四肢无力，痉挛抽搐，最后呼吸困难，当剂量达到 0.133g/kg 以上时死亡。

【临床应用】

1. 心律失常

（1）陆某某，男，50 岁，工人。半年来发现高血压，心电图频发室性期前收缩，伴有心慌气短及不典型心绞痛史。临床诊断：冠心病，可疑心绞痛，心律失常（频繁室性期前收缩形成二联律、三联律）。曾先后用过普萘洛尔、苯妥英钠、普拉洛尔均无效。1975 年 6 月 3 日第一次来我院门诊治疗，当时查血压 18.7/10.7kPa（140/80mmHg），心率 80 次 / 分，心率呈二联律、三联律，开始用苦参注射液每天 2 支（4ml），2 周后自觉早搏似减少，但临床检查心率仍呈二联律、三联律。后加大苦参注射量，改为每天 4 支（8ml），第 2 周病人自觉早搏减少，听诊 2 分钟内心率规整。已观察 6 个月，室性期前收缩消失（仅有一次病人因过累自觉早跳复发约 4 小时，但以后消失）。苦参注射量从 11 周开始减为每天 2 支，加用口服苦参片每天 21 片。后来一直用此量维持，病人情况良好，自觉及临床检查，心率均规整，工作量从半天增加到基本全日工作。〔北京医学院第一、三附属医院．中医药研究参考．1976,（1）：18.〕

（2）郭某某，女，51 岁，干部。10 年来有心律紊乱病史（房性阵发性心动过速及多发性室性期前收缩），每次发作心动过速均伴有明显冠状动脉供血不全症状。于 1972 年 5 月 19 日来我院就诊。临床诊断为冠心病，心绞痛，心律失常（房性阵发性心动过速及频发室性

K

期前收缩）。每次心绞痛发作的诱因均为心律失常，故曾用多种中西药治疗，如普拉洛尔（心得宁）、普萘洛尔（心得安）、苯妥英钠、奎尼丁、普鲁卡因酰胺、毛地黄、甲氧明（美速克新命），大量镇静剂如地西泮、奋乃静等，但均不能控制心动过速及室性期前收缩发生，一般每周发作 1 次心动过速，每天持续有室性期前收缩。自 1975 年 6 月 3 日开始服用苦参片，每天 18~20 片，当时合用普拉洛尔，用药后第 6 周自觉室性期前收缩明显减少，临床检查 2 分钟听诊心脏心律整，此后 4 个月临床检查室性期前收缩均消失。病人自觉用药后第 4 个月期前收缩完全消失，阵发性心动过速亦未发作，并停用普拉洛尔，已维持 2 个月未发作心动过速。

K

此病人为难控制的心律紊乱，曾用多种中西药物无效，经用口服苦参治疗（每天 21 片）4 个月。心动过速及室性期前收缩完全控制，但是能否继续巩固其疗效，有待今后进一步观察。〔北京医学院第一、三附属医院．中医药研究参考．1976,（1）：18.〕

（3）刘某某，34 岁，教师。患者于 1975 年 11 月 3 日因心律不齐入院。一年来发现心悸，胸部不适，因当时有家庭问题发生，以为是精神因素所致，故未被重视。但仍有胸闷，心悸，乏力，自觉心跳不规律，去医务室就医，发现期前收缩转来我院。发病前无感冒史，既往无咽痛风湿病史。检查：发育正常，肺（–），肝脾未及，营养良好，无黄疸，淋巴结不大，心界不大，心率 90 次 / 分，有早期收缩，无杂音，血压正常，下肢无浮肿。患者疲倦，心悸，多梦，睡眠差，脉细、结，尺脉弱。中医辨证：气阴两虚。血红蛋白 124g/L，白细胞 4.15×10^9/L，尿（–）。胆固醇 2.93mmol/L，眼底未见异常，心电图安静时窦性心律，多源性期前收缩，运动后消失。IgG 0.1608g/L，蛋白电泳：A 0.69g/L，$\alpha_1$0.008g/L，$\alpha_2$0.014g/L，β0.098g/L，γ0.163g/L，嗜异性凝集试验阴性，超声心动图未见异常。临床诊断：功能性多源性期前收缩。治疗：第 1 天每次服苦参片 5 片，共 3 次，第 2 天后每次服苦参片 10 片，每天 3 次，服药 17 天后期前收缩完全消失。〔北京医学院第一、三附属医院．中医药研究参考．1976,（1）：18.〕

2. 频发性室性早搏

（1）王某某，男，34 岁，工人。因发热，咳嗽，心悸 7 天于 1977 年 4 月 1 日入院。检查：体温 38.7℃，脉率 120 次 / 分，血压 14.7/9.3kPa（110/70mmHg），心律不齐，有频发性室性早搏呈二、三、四联律，每分钟出现早搏在 30 次以上。经四环素、链霉素等抗菌治疗 4 天后，体温降至正常，咳嗽减轻，但仍心慌，胸闷，心电图复查室性早搏仍多。即以苦参煎剂口服，每天 2 次，每次 5ml，5 天后心慌，胸闷明显减轻，心脏听诊未闻及早搏，心电图复查无早搏，仅为窦性心律不齐。继服苦参煎剂 3 天，病自觉症状消失，临床检查无早搏，心电图复查为窦性心律。同年 4 月 12 日痊愈出院，出院后 1 周来院复查心律正常。

治疗方法：①苦参煎剂：取苦参生

药，水煮3次，合并煎液，浓缩，加单糖浆调味即成，每100ml含苦参生药30g。②苦参片剂：取苦参生药，首次加8倍水，第2次加6倍水，第3次加4倍水，共水提3次。浓缩至稠膏状，再加适当淀粉制成颗粒压片，每片含苦参生药1.5g，苦参煎剂每天上、下午各服1次，每次50ml；或以苦参片剂每天服4次，每次5片，以上两种服法仅服1种，每天服苦参生药量为30g，连服2~4周不等或更长些。少数病例曾服3个月以上。〔胡克．新医药学杂志．1978，（7）：42.〕

（2）宋某，男，42岁，农民。因心慌，头晕，胸闷，乏力，不能从事农业生产3个多月。起病后经普萘洛尔（心得安）、普拉洛尔（心得宁）、利血平、10%氯化钾口服及中药炙甘草汤加减等治疗不见好转而来我院就诊。查见脉率65次/分，心率82次/分，心律不齐，有频发性早搏，无杂音。血压19/9.5kpa（145/70mmHg），两肺及肝脾未见异常。心电图报告为窦性心律，频发性室性早搏，大部分形成三联律。自1977年5月11日以苦参片剂口服，每天4次，每次5片，连服一周后，以上症状明显好转，复查心电图显示偶发性室性早搏。继服苦参片两周，心慌头昏胸闷消失，心电图复查2次均为窦性心律，未发现室性早搏，经反复听诊也为正常心律，可参加农业生产劳动，并担任生产队长工作。〔胡克．新医药学杂志．1978，（7）：42.〕

3. **阵发性心房颤动**

邢某某，男，48岁。因阵发性心悸6年，加重1年，于1982年8月12日就诊。1976年9月因喝酒后出现心悸，之后每逢劳累或情绪紧张时心悸复发，休息片刻则自行缓解。自1981年7月起，每逢吞咽食物（包括喝开水）时发生心悸，吞咽过后片刻心悸消失。心悸时多次心电图均为心房颤动（下称房颤），曾用多种药物治疗无效而来院就诊。体检：脉率78次/分，血压16.7/10.3kPa（125/75mmHg），心浊音界不大，心率78次/分，律齐，各瓣膜区无病理性杂音，肺（–），腹软，无腹壁静脉怒张及腹水征，肝、脾未扪及，四肢，脊柱无异常，神经系统检查未发现病理特征。血常规、肝功能及尿常规均未发现异常，X线检查：心肺正常，食管钡餐检查未发现病变。心电图正常。令其喝温开水漱口，旋即感到心悸，即刻描绘心电图为房颤表现，15分钟后又转为窦性心律。用同样方法不同日重复3次均如上述。诊断：阵发性心房颤动。

治疗方法：先分别给常规量普萘洛尔（心得安），地高辛及炙甘草汤治疗2个月无效。后改用苦参30g水煎服，每天1剂，连服5天后，再吞咽食物或喝开水时，心悸不再发生。重复上述方法不同日描记3次心电图均为窦性心律。为巩固疗效又连续服药10天，以后未再用药。随访14个月房颤未再发生。

体会：本例体检，心血管系统检查及食管钡餐检查均未见器质性病变，实验室检查亦未发现异常数值，故吞咽时引起房颤的机制，可能为吞咽食物时食管的蠕动波刺激其临近的心房肌所致，或系通过神经反射引起支配心脏的自主神经系统暂时功能失调所致。苦参抗心律失常的有效作用机制，可能与抑制异常起搏点有关。从本例能较快治愈的情况分析，除上述有效作用机制外，还可能与苦参具有直接快速折断心房肌肉多处微型折返的作用有关。〔刘进. 中西医结合杂志. 1985,（6）：365.〕

按语：《百草百种录》云："苦参专治心经之火，与黄连功用相近。但黄连似去心脏之火为多，苦参似去心脏小肠之火为多，则以黄连之气味清，而苦参之气味浊也。"以上诸案均以苦参清热之功，清心脏小肠之热，使心悸安，胸闷除而获良效。

K

4. 口疮

周某某，男，40岁。昨日起脑后颈部起疙瘩，疼痛，颈侧辗转不便，伴有低热。邻居告诉他是"对口疮"，即来我处治疗，连用苦参根外敷，4天痊愈。

治疗方法：鲜苦参根去泥，洗净捣烂。用鸡蛋清搅如糊，未溃者满涂之，已溃者四周敷之，中心留顶。〔周道明. 江西中医药. 1981,（1）：封三.〕

按语：《滇南本草》载："苦参，凉血，解热毒，疥癞，脓窍疮毒。疗皮肤瘙痒，血风癣疮，顽皮白屑，肠风下血，便血。消风，消肿毒，痰毒。"本案中，正取苦参凉血，清热，解毒之功，使热毒祛，痈疽除，诸证痊愈。

葵菜

【基原】为锦葵科植物冬葵的全草。

【异名】冬葵，东葵菜，滑菜，滑肠菜，冬苋菜等。

【性味】甘，寒。

【归经】入大肠、小肠、膀胱经。

【功能主治】清热，行水，滑肠。主治肺热咳嗽，热毒下痢，黄疸，二便不通，丹毒，金疮等。

【临床应用】

丹石毒

毛公弼，守细州，病泻痢，久不愈，及罢官归，遂碣庞安常求医。安常诊之曰："此丹石毒作，非痢也。"乃煮葵菜一釜，命公弼食之，且云当有所下。明日安常视之曰："毒未去。"何食几何？才进两盂。安常曰："某煮此药，开合铢两自有制度不尽不可。"于是再煮强令进之，已乃洞泄斑斓五色。安常视之曰："此丹毒也，疾去矣，但年高人久痢疾，又乍去丹毒，脚当弱，不可复饵他药。"因赠牛膝酒两瓶，饮尽，遂强如初。〔历代笔记医事别录：124.〕

葵花

【基原】为菊科植物向日葵的花叶。

【异名】向日葵花。

【功能主治】祛风明目，清热解毒。主治头昏，面肿，牙肿，烧烫伤等。

【临床应用】

烫伤

（1）《镜花缘》说部征引浩博，所载单方，以之治病辄效。表弟周莲史太史士炳为余言之，因录其方以备用。余母周太儒人喜施方药，在台郡时求者甚众。道光癸卯夏，有患烫火伤，遍身溃烂，医治无效，来乞方药。检阅是书中方，用秋葵花浸麻油同涂，时秋葵花方盛开，依方治之，立愈。用采花贮油瓶中，以施人，无不应手获效。〔历代笔记医事别录：333.〕

（2）张某某，女，12岁。徐某某，男，9岁。两孩童均被开水烫伤手、前胸，面积约5%~10%，呈深Ⅱ度烫伤，起许多水疱。以秋葵油外用，每天2~3次，7~10天愈，未感染。〔江苏省句容县亭子公社卫生院. 赤脚医生杂志. 1975,（5）: 35.〕

（3）张某某，男，32岁。煮石灰时不慎跌落石灰坑中，两下肢臂以上Ⅱ度烫伤，入院后伤面皮肤呈黑褐色，大小水泡连成片，部分表皮脱落，疼痛不已。使用秋葵油膏后疼痛很快消失，每天涂擦2次，3天后水泡干瘪，创面新鲜，10天后痊愈出院。治疗期间疮面暴露，无化脓现象。〔江苏省句容县亭子公社卫生院. 赤脚医生杂志. 1975,（5）: 35.〕

L

蜡梅树叶

【基原】为蜡梅科植物蜡梅的树叶。

【异名】蜡木，岩马桑，臭蜡梅。

【性味】辛、甘、苦，温。

【归经】入肺、胃经。

【功能主治】解毒生津。主治热病烦渴，胸闷，咳嗽，烫火伤，癣等。

【临床应用】

癣

（1）黄某某，男，28岁。半年前左手前臂患有钱癣（大小不等数块），反复发作，剧痒。曾用氟轻松、皮炎平霜等药膏治疗2个月，无效。予用梅叶酊治疗，每天涂药4次，用药2天后，患部感到舒适；第3天奇痒顿减，继续用药3天，病告痊愈。

治疗方法：取蜡梅树鲜叶（嫩叶更佳）100g，洗净，敲碎或剪碎，装入干净大口瓶内，然后加入60%乙醇300ml，密盖，浸泡7~10天左右，用消毒纱布滤去药渣，然后将滤液（梅叶酊）装瓶密盖，放阴凉干燥处备用。用时用温开水洗净患部，然后用消毒棉签蘸取药液，涂擦患部，每次用药均应反复涂擦数次，最好1天用药1~3次，直至治愈。本方适用于治疗体癣、足癣。〔胡金曼. 浙江中医杂志. 1992,（3）：118.〕

（2）王某，男，48岁。右颈部患有一块5cm×6cm的环形体癣，呈浅红色斑，边缘清楚，周围有鲜红色小丘疹，中心覆盖白色鳞屑，奇痒难忍，已3年多，曾用5%水杨酸酒精治疗，效果不佳，改用本药治疗4次痊愈，随访2年未复发。

治疗方法：取蜡梅树鲜叶（嫩叶更加），每次8~10片，洗净敲碎或用手揉碎备用，用温开水洗净患部后并用手轻轻抓痒，使局部有微热感，再用上方反复涂患处，每天1~2次，直至痊愈。此方适合治疗体癣、股癣、手癣。〔胡金曼. 浙江中医杂志. 1992,（3）：118.〕

辣椒

【基原】为茄科植物辣椒的果实。

【异名】番椒，秦椒，辣茄，辣虎，腊茄等。

【性味】辛，热。

【归经】入心、脾经。

【功能主治】温中，散寒，开胃，消食。主治寒滞腹痛，呕吐，泻痢，冻疮，疥癣等。

【临床应用】

1. 狗咬伤

侯某某，男，45岁，农民。1964年3月被狗咬伤于外踝上5寸光明穴处，流血，疼痛。当时用红汞液涂抹消毒，撒辣椒粉于敷布贴于伤口包扎，每天交换1次，5天伤口愈合参加生产劳动。

治疗方法：将成熟辣椒摘掉晒干，研成细粉备用。咬伤部常规消毒，或压迫止血。然后将干辣椒粉撒于敷料上包扎（可以净布代用），每天或隔天更换1次。〔李德祥. 黑龙江中医药. 1966,（4）：29.〕

2. 指疔疮

杨某某，男，23岁。1981年3月4日就诊。左手中指尖端肿胀焮痛两昼夜，腋温37.3℃，患者无怕冷发热感。取红皮辣椒2个，桐油30ml，分3次加油更换，第1次用药后，6小时许痛止，24小时后肿痛完全消失，没有配合其他药物治疗，竟未化脓而愈。

治疗方法：取食料用的红色干辣椒及生桐油各适量（视患处大小而定）备用。如疔疮生在手足指（趾）末端，取完整的辣椒1个，除去蒂、仁，倒入适量桐油，将指（趾）套入，松紧合适地固定椒皮囊口，使油不外溢。如疔不在指（趾）末端，可将辣椒皮去蒂，纵剪成整片，置入桐油内，浸泡约10~20分钟后，敷在疔疮面上，亦可覆盖两层，1~2小时更换1次。如椒皮干燥，可涂抹少量桐油，以保持油润。〔胡天时. 中医杂志. 1982，23（7）：63.〕

辣蓼草

【基原】为蓼科植物柳叶蓼的全草。

【性味】辛，温。

【归经】入肺、大肠经。

【功能主治】消肿止痛。主治肿疡，痢疾腹痛等。

【临床应用】

1. 急性阑尾炎

彭某某，男，24岁。主诉右下腹痛20小时，发热，恶心。检查：体温39℃，右下腹部阑尾区压痛，反跳痛明显，腰大肌试验阳性。实验室检查：白细胞总数1.54×10^{10}/L，中性0.82。以急性阑尾炎蕴热型入院。入院后立即给辣蓼丸内服，12小时后热退，腹痛缓解，24小时后自觉症状消失。服药3天，一切症状和体征消失，痊愈出院。

制法：取辣蓼适量。洗净，晒干，切细碾末，过100孔筛，取粗末加入水适量，水煎两次，过滤得浓汁与细末混合，制成水丸，如梧桐子大，每两约360粒，装瓶备用。

治疗方法：一律内服辣蓼丸，每服12粒，每天3次，温开水送下。〔湖北省鄂城县涂镇公社卫生院科研小组. 新医药杂志. 1978,（1）：9.〕

2. 淋巴结炎

叶某某，男，38岁。左大腿上部肿痛，不能行走半月余，用过青霉素、红霉素、四环素等药无好转，遂来求诊。左腹股沟下缘有一直径约8cm左右的红肿区，局部灼热，无液动感，拟诊为淋巴结炎。用下述方法治疗，连用药3天，肿痛全消。

治疗方法：取新鲜全草洗净甩干，加食盐少许捣烂（如为溃疡创口，则洗净后用0.1%高锰酸钾溶液或0.5%漂白粉溶液浸泡消毒半小时后应用），外敷用纱布包扎，12小时换药1次。如无鲜者，可用干辣蓼草研末，用时取适量，加少许温水使之湿润，再入食盐少许，调匀后用，但效果不及鲜草。〔韩锋. 浙江中医杂志. 1983，18（4）：183.〕

莱菔（萝卜）

【基原】为十字花科植物莱菔的新鲜根。

【异名】葖，芦菔，罗服，萝卜，紫花松等。

【性味】辛、甘，凉。

【归经】入肺、胃经。

【功能主治】消积滞，化痰热，下气，宽中，解毒。主治食积胀满，痰嗽失音，吐血，衄血，消渴，痢疾，便结，偏正头痛等。

【临床应用】

1. 痢疾

L

一人患痢，善食易饥。朱曰：当调补自养，岂可恣味戕贼，令用热萝卜，煮粥，调理而安。〔名医类案：118.〕

2. 胃痛

1963 年 8 月 14 日，余友王国志云：其母胃脘作痛有年，几经治疗未愈，时作时止。今者儿行在外，常忧母病，焦虑不已。前探得一法：大红萝卜 1 个，擦成丝状，加醋适量，砂锅上炒热，装入布袋内，发作时敷于患处，其痛即止。国志以此法治其母之胃脘痛，颇有效验，果告痊愈。时在 1968 年 8 月 10 日也。〔偏方奇效闻见录：4.〕

3. 偏头痛

（1）宋代苏轼闻荆公（王安石，公元 1021~1086）云："仆平昔苦头痛，有道人教云：取生莱菔汁一蚬壳许，注鼻中，移时立效。果验如神。"以此法治人，不可胜数。——《苏沈良方》

（2）裕陵传王荆公偏头痛禁中秘方：用生莱菔汁一蚬壳，仰卧注鼻中，左痛则注之右，右痛则注之左，或注之左右皆可，数十年患，皆二注而愈，荆公云："曾愈数人矣。"〔历代无名医家验案：38.〕

按语：莱菔，即萝卜。《本草纲目》称其为肺、胃、肝、胆经药，故凡有关此脏腑之病变均可选用之。生萝卜性凉清热，味甘滋阴润燥，又能化痰解郁，故巧妙用之可治多种疾病。如用生萝卜加冰糖治久咳不止，取其滋阴润燥，降肺气之功；生萝卜嚼服下气化痰开窍，消滞化积，故治体肥痰多纳呆，手足麻木症有效。生萝卜汁滴鼻孔治疗偏头痛，也取其辛散通络之功也。此外，生萝卜还可运用于反胃呕吐，消渴口干，热痢血痢，口疮，诸淋疼痛的治疗，以及预防胆结石症等。

4. 胁痛

每逢农历四五月间，我乡农民都喜将打籽后的萝卜洗净收回，或悬于房檐之下，或置于楼窗，干后储藏，称"干萝卜"，若遇生气而生病者，即用之顺气。余 20 岁秋，忽患右胁疼痛曾用复方氨林巴比妥、索米痛片以及中药木香、郁金、柴胡、丹参等，其效若无。李某知余患胁痛，曰："气不顺也，何不熬干萝卜服之？"并授余干萝卜 2 枚（约 120g），煎汤 1 碗，或为主药配方，每获卓效。〔杨春成. 四川中医. 1983，1（3）：61.〕

5. 便秘

王某某，男，62 岁。1987 年 7 月 2 日初诊。素患矽肺，咳喘上气，咯痰不利，咽干，胸满，大便秘结 10 余年，时或脘腹胀满，纳差，舌红苔干，脉滑数，曾服麻子仁丸、调胃承气汤等，番泻叶、果导是必备之品。我嘱其服萝卜5kg许，核桃5~6个，鲜姜1~2片，10天后病者深感效佳，月余后诸证大减，食增。半年后追访，咳止，痰消，便通畅，诸证未曾复发。〔赵峰，等. 医古文知识. 1991,（2）：47.〕

6. 癃闭

高星阶言，有人患小便癃闭，腹胀欲死，卧于道上，不能行走，观者如堵墙，顷有李某从此经过，众呼李先生来，现有病人，即祈医治，李某讯一过，曰是不难，快找大莱菔一枚，入火内烧热，将最上一层削去，以免过热，于中挖一槽，乘热合阳其上即愈。如法治之，少顷将莱菔一揭，溺如泉涌，腹胀遂消。此法较用药直捷多矣，故志之。〔著园医药合刊：31.〕

7. 崩漏

（1）诸城友人王肖舫传一治血崩秘方，用青菜莱菔生捣取汁，加白糖数匙，微火炖温，陆续饮至3大盅，必愈。〔医学衷中参西录（中册）：485.〕

（2）李某某，女，24岁。1958年12月初诊。患者月经不规则，每次月经来潮开始3天少腹剧痛，血量少，色黑带块，至第6天则腹痛剧增，大出血不止。经西医打止血针无效，随即改为生莱菔汁治疗，服药后半小时见血止大半，第2天已完全止痛而告痊愈。

治疗方法：生莱菔（青白均可）1500~2000g。制法与服法：将莱菔用清水洗净，切成细丝，用纱布包紧压榨取汁250~300ml，加入白糖30g为1次量，搅匀后炖热温服，早晚各1次。〔陈祖泽. 中级医刊. 1982,（1）：51.〕

（3）丁某某，女，30岁。1964年10月初诊。主诉自产后7个月开始月经复潮后，少腹常痛淋漓不断，时轻时重，今已8年，经多方治疗无效，不能参加劳动。近月来血量比以前增多，行动困难，腹阵痛，即服莱菔汁3天，腹痛愈，流血止，随访10年未见复发。处方与用量、制法与服法，同前崩漏案（2）。〔陈祖泽. 中级医刊. 1982,（1）：51.〕

（4）张某某，女，24岁，已婚，于1986年3月就诊。患者月经不规律，每次月经来潮开始3天，小腹剧痛，血量少，色黑带块，至第6天，则腹痛剧增，大出血不止。经用黄体酮、己烯雌酚、麦角、益母草膏等效果不佳，随即改用生萝卜汁治疗，服药后半小时见血止大半，次早已完全止血而告痊愈。

治疗方法：生萝卜（青白均可）1500~2000g，白糖30g。将生萝卜用清水洗净，切成细丝，用纱布包紧，压榨取汁250~300ml，加入白糖30g为1次量，搅匀后燉热温服，早晚各1次，7天为1个疗程。〔葛汉妮. 中国乡村医生. 1992,（5）：12.〕

8. 鼻衄

（1）陈某某，女，80岁。1986年冬季，因烤火过甚，突然鼻血外溢，量多鲜红，急请余出诊。诊见：鼻出血色红，舌红苔黄，脉浮数。属燥火烘肺，损伤阳络所致。遂取萝卜500g，一半捣汁滴鼻，一半拌白糖水服用，血止。为巩固疗效，嘱其继服1个疗程，未再复发。

L

治疗方法：选白萝卜1个，捣碎取汁100~150g，为1次量，早晚各服1次，7天为1个疗程，按病情缓急可连服3~4个疗程。萝卜性味甘、辛，平、微凉，能清热降火，生津补液，亦能健胃消食，止咳化痰，顺气解毒，故民间有“生消熟补之功”的说法。〔谭玄．吉林中医药．1989，(6)：26.〕

（2）熊某某，男，46岁。1976年4月日诊。患者在劳动中鼻衄不止，大队卫生所用止血针和中药治疗无效，遂去县医院以麻黄素滴鼻及纱布垫塞，血虽暂止，但稍松纱布塞血即流出如初，乃建议求治于中医。余翻阅资料后，告知以生萝卜汁试服，方法如下述，当天止血。因患者失血过多，面色苍白，少气懒言而投以归脾汤加生熟地调治获愈。嗣后患者未再出现鼻衄。

治疗方法：生萝卜3000~4000g，洗净切丝，用干纱布包裹压榨取汁约500ml，加白糖50g，温后分服。儿童量酌减，鼻腔实质性病变以外的各种鼻衄均可服用。一般尽剂可愈。反复发作者宜常服至病愈。对失血过多者，身体虚弱者，血止后，宜从健脾调中，益气养血之剂调治。〔熊育头．四川中医．1987，5(9)：40~41.〕

按语：鼻衄出血和功能性子宫出血，虽病位有上下之分，然用生萝卜汁治疗皆效，缘于“生莱菔汁能救血脱于顷刻，止血而不留瘀”(《全国名医验案类编续编》)。其具体止血机制尚待进一步研究。

9. 豆腐中毒

有人好食豆腐，因中其毒，医治不效。偶更医，医至中途，适见做豆腐之家夫妇相争，因问，云：“妻误将萝卜汤置腐锅，今豆腐不成，盖豆腐畏萝卜也。”医得其说，至病家，凡用汤使，俱用萝卜煎汤或调或咽，病者遂愈。〔历代无名医家验案：93.〕

10. 烟火熏死

辛未冬，德兴西南磨石窑，居民避兵其中，兵人来攻，窑中五百人，悉为烟火熏死。内一李师者，迷闷中，摸索得一冻芦菔，嚼之，汁才咽而苏，因与其兄，兄亦活。五百人者，因此皆得命，芦菔细物，活人之功乃如此……又言炭烟熏人，往往致死。临卧削芦菔一片，着火中，即烟气不能毒人。〔历代笔记医事别录：338.〕

11. 一氧化碳中毒

在上海，治了一位史姓西医患一氧化碳中毒症，比较严重，有幻视、幻想，夜不能卧，出外乱走，心烦虑乱，坐立不安，找路名、门牌都记不清，常在马路上乱转。有时清醒些，自知预后不佳，反而嚎啕大哭。当时我记起一则宋人笔记，大意是：“曾有一村人困遭兵乱，避在山洞中，兵乱在外面纵火熏之，孩子都被熏死，唯有兄弟两人背有一袋鲜萝卜，原想作充饥之用。此时烟呛口燥，遂取嚼之，顿时不畏烟气的呛喉了，分食者几人，等兵去火定，皆得生。”我据这个记载，于前在北京有效的药方中，加地枯萝作为药引，又嘱他多嚼新鲜萝卜和多吃绿豆汤。安定精神，后居于次要的地位。此例疗效之速出人意料。大约此事也有十余年了，这位西医现已正常工作，毫无脑后遗症。

〔历代无名医家验案：94.〕

12. 手足麻木

王某，女，年近七旬。1979年夏，因操办婚事遇挫，气郁不舒。全身困乏，头昏耳鸣，手足麻木，背部酸痛，饮食不佳，脉弦有力。他医用逍遥散、柴胡汤或用藿香正气散等，皆无效。余诊病情，知为气郁，即令取干萝卜1~2枚（约80g），煎汤服，每天2次。2天病减半，4天诸证悉除。〔杨春成. 四川中医. 1983，1（3）：61.〕

按语：所欲未遂，情志不舒每致肝气郁结而见诸多症状，尤以妇女见多。医者以逍遥散、柴胡汤等治疗尚未为对症，然其不效，恐为药量或用法不当所致。干萝卜，不若生萝卜之甘寒濡润，而辛散行气，解郁化痰之功效较之为甚，本案独用干萝卜量达80g，故能取捷效。

13. 久咳

吴某，男，45岁。因干咳，时或痰中带血等（夏季症轻，秋冬较甚），常服百合固金丸、海蛤散、麦味地黄丸、止咳丸、养阴清肺汤加味，5年之久，收效极微。后道听食白萝卜、冰糖可疗此疾，便坚持每天生食白萝卜500g，冰糖60g，连服一冬天，咳止。第2年从7月份起连服数月，至今2年多未见复发。〔赵峰，等. 医古文知识. 1991，（2）：47.〕

14. 舌麻木

陈某，80高龄，鳏独嗜饮，体形肥胖而多痰湿。1981年冬始，舌体麻木，不辨五味，食欲锐减，精神不振，经西医诊治，用丹参片、肌醇等药未见效果。后用民间验方，每日咀嚼生萝卜60g，含汁漱口，数日后能辨五味，半月后，病症全除。〔李良材，等. 浙江中医杂志. 1984，19（3）：17.〕

莱菔子

【基原】为十字花科植物莱菔的成熟种子。

【异名】萝卜子。

【性味】辛、甘，平。

【归经】入肺、胃经。

【功能主治】下气定喘，消食化痰。主治咳嗽，痰喘，食积气滞，胸闷腹胀，下痢后重等。

【临床应用】

1. 泄泻

丹溪治一老人，右手风挛多年。九月内患泄泻，百药不效，右手脉浮大，洪数，此太阴经有积痰，肺气壅遏，不能下降，大肠虚而作泻，当治上焦。用萝卜子擂，和浆水蜜探之。而吐大块胶痰碗许。遂安。〔名医类案：110.〕

2. 痰饮结胸

奉天烟酒公卖局科长许寿庵，年20余，得温病。3~4个月觉中脘郁结，饮食至其处不下行，仍上逆吐出，来院求为诊治。其脉沉滑而实。舌苔白而微黄，表里俱觉发热，然不甚剧，自言素多痰饮，受外感益甚。因知其中脘之郁结，确系外感之邪与痰饮相凝滞也。先投以荡胸汤，两点钟后，仍复吐出。为拟此方，1剂结开，可受饮食。继投以清火理痰之品，2剂痊愈。

治疗方法：莱菔子生者1两，熟者

L

1 两，共捣碎，煎汤 1 大茶杯，顿服之。〔医学衷中参西录（上册）：277.〕

3. 便秘

（1）陈某某，男，63 岁，退休干部。1983 年 11 月 24 日初诊。自诉患便秘 10 余年，大便常 4~5 天 1 次，粪便不甚干硬，但后重窘迫，欲便不得，甚为痛苦。西医诊断为习惯性便秘。长期服用“双醋酚酊”或果导片，初服 2~3 片后有效，后增至 10 余片亦无通便作用。中药“麻子仁”等润肠通便药，初服亦有效，继则无功。患者精神抑郁，胸脘胀闷，食少，噫气频作，形体肥胖，舌质淡红，苔白厚腻，脉象弦滑。血压 20.8/13.5kPa（155/100mmHg）。此症缘由痰湿内阻，气机升降失常，证属气秘。予炒莱菔子 120g，研细末，每天早晚盐开水送服 10g，服至 3 日，矢气频转，大便豁然而下。遂连服 3 个月有余，从此大便成形，畅通无阻，且饮食倍增，精力充沛，血压下降至 19.7/120kPa（150/100mmHg），体重也减轻 4.5kg。〔吴炳章. 四川中医. 1986，4（4）：25.〕

（2）张某某，女，24 岁。因肺脓肿在我院治疗。住院期间，7 天未大便，左下腹扪到明显粪块。我们于下午 3 时给患者口服炒莱菔子 40g，于晚 9 时患者顺利排出软便。

治疗方法：将莱菔子在文火上炒黄（勿炒焦），成人每服 30g，小儿酌减。〔清原县医院. 辽宁医药. 1976,（4）：29.〕

4. 崩漏

王某，女，24 岁，工人。主诉前 2 个月月经量少，本次月经来潮已半月，量多色淡红，质稀，食欲不佳，四肢无力，消瘦气短，舌质淡苔薄，脉细弱，妇科检查排除盆腔炎及肿瘤。诊断：脾虚型崩漏。给予莱菔子每天 120g，水煎分 3 次口服，连服 2 天血止，无其他不适，改服归脾丸 2 周以巩固疗效。〔赵玉梅. 中医药学报. 1987,（2）：封底.〕

5. 消肿止痛

吴某某，男，24 岁。患右腿内侧 1/3 处肿痛，按之可触及直径约 10cm 大小硬肿块，局部皮肤红，压痛明显，右腿屈伸活动不利。用莱菔子 60g 研末，置于磁钵，加米醋适量，调成糊状，文火微热后，涂敷局部，用纱布包扎固定，次日见肿痛明显减轻，如法再施 1 次肿痛消失。〔吴威仗. 福建医药杂志. 1981,（1）：26.〕

6. 回乳

郑某某，24 岁，营业员。因小孩已满周岁，于 1988 年 11 月要求退乳，即以下方 1 剂，翌日乳尽。

治疗方法：炒莱菔子 30g 打碎，水煎分 2 次温服，此为 1 天量。效果不明显时可重复应用。〔孙庆君. 湖北中医杂志. 1990,（4）：16.〕

7. 癃闭

黄履素曰：予家有仆妇，患小便不通之症，时师药以九节汤，腹渐满而终不通，几殆矣。有草泽医人以白萝卜子炒香白汤吞下数钱，小便立通，此予亲见之者。〔续名医类案：508.〕

按语：莱菔子俗称萝卜子，为下气化痰药，用之治便秘一是取其宣通肺气，通调水道，使津液下润肠道；二是取其所含油脂润肠通便，两者相合，故能取捷效。莱菔子还有散瘀消肿止血之功，如《本草纲目》称："醋研消肿毒"，《方脉正宗》用"莱菔子二两，生研烂，热酒调敷治跌打损伤，瘀血肿胀"。故用莱菔醋糊外敷能起消肿止痛之功。莱菔子尚有退乳之功，是否与炒麦芽机制相似仍需研究，但临床上可以一试。

狼把草

【基原】为菊科植物狼把草的全草。

【异名】乌阶、乌杷、郎耶草、小鬼叉等。

【性味】苦、甘，平。

【归经】入肺、胃经。

【功能主治】养肺益肝，清热解毒。主治气管炎，肺结核，咽喉炎，扁桃体炎，痢疾，丹毒，癣疮等。

【临床应用】

痢疾

刘某某，男，2岁。1985年7月12日初诊。患儿痛苦容，体温39.2℃，恶心呕吐，稀糊便，含少量黏液，阵发性腹痛。第2天脓血便并里急后重。实验检查：白细胞总数1.8×10^9/L，大便培养阳性，检出痢疾杆菌。服鲜狼把草煎剂每天30g，连服5天痊愈。

治疗方法：①用单味鲜狼把草或干狼把草治疗痢疾、肠炎。采鲜狼把草200g，加水煎煮浓缩150ml，每天3次，每次50ml。②用干品10g，水煎浓缩150ml，每天3次，每次50ml。③用干品磨细粉取半水煎浓缩成膏，再将膏粉混合压成0.5g的片剂，每天3次，每次10片。④用膏粉混合制成冲剂，每天3次，5g/次。⑤用蒸馏法制成针剂，每天2~3次，每次2ml，肌内注射。一般疗程为3~10天。〔张守泰. 山东中医杂志. 1989,(2): 11.〕

老鹳草

【基原】为牻牛儿苗科植物牻牛儿苗或老鹳草、尼泊尔老鹳草、西伯利亚老鹳草及野老鹳草、块根老鹳草等的干燥地上部分。

【异名】五叶草、五瓣花、五齿耙、鹌子嘴、破铜钱等。

【性味】苦、辛，平。

【归经】入肺、大肠经。

【功能主治】祛风，活血，清热解毒。主治风湿疼痛，拘挛麻木，肠炎痢疾，壅聚，跌打损伤，带状疱疹等。

【临床应用】

1. 肠炎

患者，男，35岁。腹痛腹泻，每天6~7次，无里急后重，确诊为肠炎。服老鹳草汤，每天3次，每次100ml，用药4次即痊愈。

治疗方法：取鲜老鹳草地上全草，切碎，加水7倍以上，浸泡30分钟，弃药渣后浓缩至1∶1浓度（每毫升含生药1g），每次100ml，每天3次，饭前温服。〔中国人民解放军第25医院. 河北新医药. 1978,(3): 50.〕

2. 痢疾

患者，男，33岁，腹痛腹泻，脓血便，里急后重，每天大便10~20次，体温37.8℃，确诊为痢疾。曾用呋喃唑酮、紫参片、黄连素注射液治疗6天，无明显好转。脓血便每天 10 次以上，改用老鹳草汤每天 3 次，每次 100ml，服药 1 天脓血便消退，仅有少量脓液，腹不痛，大便减至 4 次，继续用药 2 天即愈。〔中国人民解放军第 25 医院. 河北新医药. 1978,（3）：50.〕

3. 带状疱疹

李某某，男，28 岁，农民。无明显诱因右侧季肋部大片状皮肤潮红，间有数个密集的水泡群，排列成带状，面积约 20cm × 10cm，伴有右侧胸部剧痛，低热，食欲不振，经中西医治疗 1 周，效果不佳。用下法治疗 3 天即愈。

治疗方法：单味老鹳草 1 把（以鲜为佳，晾干亦可用），将全草茎叶一齐捣烂成浆状。再加入少许食醋调匀成糊状，涂于患处。每天 1 次，3 天即愈。用药后无疼痛，愈后不留瘢痕。〔王贵堂，等. 中国乡村医生. 1992,（1）：36.〕

4. 乳腺增生

杨某某，女，41 岁，干部。因左侧乳房肿块及疼痛 2 年余。1976 年 9 月发现左侧乳房下肿块约 2cm × 3cm，质硬，边界不清，表面不平，于 10 月去北京铁路医院与北京第一附属医院针吸病理检查为良性导管上皮细胞，未见癌症细胞。至 1978 年 9 月肿块增大至 5cm × 6cm，疼痛加重，开始服用老鹳草治疗，服药至 10 天左右疼痛消失，共服药 70 余天，肿块消失。患者多年的慢性胃炎与口疮亦随之好转，随访已 4 年余。〔刘崇典. 中医杂志. 1983，24（9）：30.〕

5. 小儿鹅口疮

陈某某，女，3 岁。1986 年 5 月 18 日就诊。体温 39℃，口腔黏膜白色块状物似奶块，不易剥脱，剥掉白膜可见黏膜面粗糙，无出血，不流涎。在西药抗生素、维生素等治疗无效后的第 4 天，即用老鹳草末调菜油擦患处 5 次，翌日，见有部分白膜脱落，继用 3 天，每天 4 次，共治疗 4 天痊愈。

治疗方法：取老鹳草末 1 份，加适量米泔水（未满 1 周岁者用）或菜油（1 周岁以上儿童）拌成糊状，擦患处。每天 3~5 次。〔刘兴乾. 四川中医. 1987，5（6）：43.〕

按语：小儿鹅口疮系白色念珠菌感染所致，新生儿、体质虚弱及营养不良儿，长期应用广谱抗生素者易致病。中医认为老鹳草有清热解毒作用，故用以治疗本病有效。老鹳草的药用价值逐渐在为人们所认识，目前临床上单味运用治疗急慢性肠炎亦有较好疗效。

老鼠簕

【基原】为爵床科植物老鼠簕的根及茎。

【异名】老鼠怕、软骨牡丹。

【性味】淡，寒。

【归经】入肝、肺、胃经。

【功能主治】消肿散瘀，除痰止痛。主治急慢性肝炎，肝脾肿大，淋巴结肿大，胃痛，哮喘，痄腮等。

【临床应用】

胃柿石

（1）患者，女，学生，13 岁。因上腹部硬性包块，伴有呕吐、腹痛 10 天，于 1986 年 10 月 5 日初诊，病人 13 天前曾吃过柿子 0.25kg，X 线钡餐透视可见胃体内形成桃子状充盈缺损，贴靠胃大弯，边缘较光滑，凸面向下，凹面向上，大小6cm×3cm，推压可移动，无压痛，诊断胃柿石。治用老鼠簕根鲜品60g，加水500ml煎服，每天1次，服药3天后症状消失，钡餐透视显示胃充盈良好，无见块影，小肠畅通。〔孙业义. 广西中医药. 1991，14（2）：53. 〕

（2）患者，女，48岁。1989年10月23日中午空腹吃多了个柿子，下午发生腹痛，呕吐；3天后上腹部出现游走性肿块。某医院多次治疗无效。于12月14日来我院诊治。X线钡餐透视钡影入胃后呈分流，在胃体腔内可见类圆形充盈缺损5cm×5cm，表面不完整，附着条状、斑块钡影，立、卧位观察其位置可变，胃壁柔软，蠕动正常，诊断胃柿石。用本法治疗。服药1天后呕吐止，10天后胃石消失并经钡餐透视证实。

治疗方法：用老鼠簕根鲜品60g，加水500ml煎服，每天1次。

体会：柿子含有胶酶。胶酶经胃液消化后可发生凝固，从而形成胃柿石。本病依据柿子成熟季节、食入柿子病史、临床表现和X线钡餐透视，在基层医药一般可做出诊断。有人把胃柿石分为急性、亚急性和慢性三型，即进食柿子后7天之内发病者为急性，8~29天者为亚急性，30天以上者为慢性。本文报告2例均为急性。经用老鼠簕鲜品，例（1）服3次，例（2）服10次，均获治愈。老鼠簕，性味咸凉，具有软坚散结作用。本文2例效果令人满意，未出现副作用，患者易接受。〔孙业义. 广西中医药. 1991，14（2）：53. 〕

簕苋菜根

【基原】为苋科植物苋的根。

【异名】地筋。

【性味】甘，寒。

【归经】入肝、脾、胃经。

【功能主治】清热利窍，凉血止血。主治阴囊肿痛，痔疮，牙痛，胃痛，十二指肠球部溃疡，跌打损伤，崩漏，带下等。

【临床应用】

十二指肠球部溃疡

（1）黎某某，男，45岁。于1970年6月24日上午9时入院。患者反复上腹痛2年余，当时X线检查证实为十二指肠球部溃疡，入院前7天起持续黑便，潜血试验（++++），临床诊断：溃疡病合并出血。入院体检：腹柔软，上腹压痛，肝脾未扪及，入院后给紫珠草止血治疗，效果欠佳，治疗35天之久，仍持续黑便，后来停用紫珠草，改用簕苋菜根，连用13天，第10天大便黄色，潜血阴性，痊愈出院。 L

治疗方法：采新鲜簕苋菜根250g，洗净切片，放入瓦煲中加水过面，煎熬3~4小时，去渣留汤，浓缩成150~250ml服用，每天1次，也可1次煎熬数人量，加防腐剂贮存，一般不超过2~3天为宜。以此治疗溃疡病出血，具有较好的止血作用。〔广东省海南地区人民医院. 新医学. 1971，（6）：48. 〕

（2）范某某，男，30岁，于1970年8月20日上午7时入院。患者溃疡病史4年多，入院当天凌晨突感头晕，冒汗，旋即呕吐咖啡色液约2碗。下午6时又呕吐1次，内混暗红色血块，大便黑色，潜血（++++），入院体检：体温36.9℃，呼吸20次/分，脉搏90次/分，血压12/7.3kPa（90/55mmHg），心肺（–），腹平。入院采用簕苋菜根治疗，用法同前，连用6天，第2天吐血停止，第4天大便黄色，潜血阴性，胃肠钡餐透视发现十二指肠球部溃疡。〔贾铭. 新医学. 1971,（6）：48.〕

雷公藤

【基原】为卫矛科植物雷公藤的根、叶及花。

L

【异名】黄藤根、黄药、断肠草、红药、红紫根等。

【性味】苦，大毒。

【归经】入心、肝、胃、大肠、小肠经。

【功能主治】杀虫，消炎，解毒。主治风湿性关节炎，类风湿性关节炎，皮肤发痒，带状疱疹及其他自身免疫性疾病。

【毒性】本品有剧毒，内服宜慎。尤其是本品皮肤毒性极大，使用时应严格剥净皮部，包括二重皮及树缝中的皮部分。据有关研究表明，雷公藤对机体的作用有二：一为对肠胃道局部的刺激作用；一为吸收后对中枢神经系统包括视丘中脑、延髓、小脑及脊髓的损害，并能引起肝、心的出血与坏死。

中毒表现：一般中毒症状有头晕、心悸、乏力、恶心呕吐、腹痛、腹泻、肝肾区疼痛、血便等。为慎重起见，对患有心、肝、肾、胃等器质性疾患的病人及孕妇应禁用；对治疗中出现恶心、呕吐、腹痛、肝肾区疼痛，尿中出现蛋白及血清转氨酶不正常时，应立即停药。

中毒解救：中毒后一般急救措施，除催吐肠胃、灌肠、导泻外，可服鲜萝卜汁200ml或炖莱菔子400g，也可用鲜韭菜汁或浓茶、羊血等以解毒。

【临床应用】

1. 支气管哮喘

罗某某，女，37岁，工人。反复喘憋、咳嗽30年，每年入春后易犯，于1986年4月12日就诊。此次因受凉而诱发，经用青霉素、链霉素和咳嗽素10天无效，仍喘息喉鸣，咳嗽，咯少量白黏痰。查体：咽充血，双侧扁桃体Ⅱ度肿大，双肺听诊布满哮鸣音，无湿罗音。白细胞6.5×10^9/L，嗜酸性粒细胞绝对计数0.11×10^9/L，BC 0.77×108/L，血总IgE 340mg/L，特异性IgE（–），诊断为支气管哮喘，嘱停用西药，改用雷公藤每天25g，煎服，1周后症状明显减轻，右下肺仍闻及少许哮鸣音。继服1周后，症状体征均消失，血嗜酸性粒细胞绝对计数0.22×108/L，BC 0.11×108/L，血总IgE1.425mg/L，特异性IgE（–）。巩固治疗1个月，随访半年未复发。〔陈良良. 山东中医学院学报. 1988，12（3）：53.〕

2. 变应性亚败血症

王某某，男，22岁。1978年2月25日入院，1年前开始发热，原因不明，伴关节肌肉酸痛，咽痛，皮疹，体温

39~40℃，某医院用多种抗生素及磺胺治疗无效，用泼尼松合吲哚美辛可使症状减轻，但不能使病情完全缓解，至长期服用泼尼松，减量即症状加重，入院时每天服泼尼松 30mg，体温 38℃，当减量至每天 20mg 时，体温即达 40.3℃，并出现全身关节肌肉酸痛，颈部发现散在性红色丘疹，查心肺肝脾肾无特殊，周围血常规：血红蛋白 110g/L，白细胞 2.05×10^9/L，中性 0.90，血沉 77mm/h，抗“O”333μ，类风湿因子、抗核抗体，红斑狼疮细胞，血和尿培养致病菌均阴性。诊断为变应性亚败血症。

治疗经过：粉背雷公藤饮片每天 30g，文火水煎 4 小时，早晚饭后分服。同时内服复方氢氧化铝及复合维生素 B，每次各 2 片，每天 3 次。泼尼松减量至 25mg/d。治疗 1 周后体温降至正常，皮疹消失，关节肌肉疼痛减轻，周围血常规白细胞 8.25×10^9/L，中性 0.78，泼尼松减至 20mg/d，继续治疗，2 周后症状全部消失，血沉 4mm/h。1 个月后停服泼尼松，做巩固治疗，观察 1 个月，疗效稳定，临床缓解出院。随访 10 个月未复发。〔张存，等. 广西中医药. 1992，15（2）：3.〕

3. 类风湿性关节炎

张某某，男，28 岁，干部。患类风湿性关节炎 4 年。1979 年 12 月 14 日因腰酸胀，左踝趾、右膝及左肩关节肿痛，屈伸不利，活动困难收治住院。诊见脊柱稍前弯，两侧骶骨压痛，左臂活动范围 20 度，不能抬举。右膝弯曲差，双踝跟软组织压痛，左内踝及 2、4 趾关节肿胀，弯腰受限，跳跃步态，血红蛋白 790g/L，红细胞 4.19×10^{12}/L，白细胞 7.20×10^9/L，血沉 108mm/h。双踝关节 X 线正侧拍片显示骨质疏松，关节间隙模糊不清。诊断为混合型类风湿性关节炎，用粉背雷公藤 20g 煎服，每天 1 剂，服药 3 天后关节肿痛明显减轻，步态正常，用量加至 25g，继续治疗 1 个月，右膝及腰部活动功能恢复正常，血沉下降至 6mm/h，治疗 134 天，关节红肿热痛消失，功能活动正常，血红蛋白 850g/L，红细胞 4.78×10^{12}/L，白细胞 7.85×10^9/L，血沉 3mm/h。拍片检查：双膝关节间隙显示清晰，骨小梁正常，关节间隙炎症吸收。为巩固疗效，1979 年 4 月 27 日出院后继续服药 3 个月，随访 2 年未见复发。

治疗方法：粉雷公藤茎枝干品 20~30g，为成人 1 天量，小儿酌减。水适量，文火水煎 3~4 小时，分 2 次饭后温服，一般连续服药至症状及体征消失 15 天后，改为隔天或 3 天 1 剂，并逐渐停药，以后随病情给药巩固疗效。服药至半月症状无改变者为无效。〔李家增，等. 湖北中医杂志. 1982，（3）：37.〕

4. 甲亢突眼症

鞠某某，女，31 岁，农民。多食，多汗，消瘦 4 年。伴甲状腺肿大、突眼，某医院诊断为甲状腺功能亢进。查：T3 4.5mmol/L，T4 186mmol/L，TGA36%，MsA23.6%，不规则服用甲巯咪唑 5mg~30mg/d，甲状腺片 20mg/d 半年余，症状未能改善，1989 年 1 月 15 日来我处就诊。患者体型消瘦，眼球突出，甲状腺肿大如鹅卵。舌淡，苔

L

白细腻，脉滑数，给予雷公藤30g，文火煎3小时，取药汁200ml，分早晚饭后服用5天，无特殊不适，再给予雷公藤40g，按上法服用48天，复查：T3 3.2mmol/L，T4 128.5mmol/L，TGA21%，MsA6%，纳食减少，多汗症状控制，眼球突出明显好转。改用泰州制药厂生产雷公藤多苷片剂量60mg/dl，每天2次，服用3个月，巩固疗效，两次免疫测定复查均正常。〔狄邦盛. 新疆中医药. 1992,(3)：29.〕

雷丸

L

【基原】为白蘑科真菌雷丸菌的菌核。

【异名】雷矢、雷实、竹苓、竹铃芝、木连子等。

【性味】苦，寒；有小毒。

【归经】入胃、大肠经。

【功能主治】消积，杀虫。主治虫积腹痛，疳疾，风痫，阴痒等。

【临床应用】

1. 应声病

宋杨勔中年得异疾，每发言应答，腹中有小声效之，数年后其声寖大。有道士见而惊曰："此应声虫也，久不治，延及妻子。宜读本草，遇虫不应者当取服之。"勔如言，读至雷丸，虫忍无声。乃顿服数粒，遂愈。〔历代无名医家验案：108.〕

2. 肠道寄生虫病

（1）钱某，女，39岁，已婚，农民。于1955年5月13日入院。主诉前数天脐部周围剧痛，恶心呕吐，心悸，食欲减退乏力，请当地医生治疗，诊断为肠寄生虫病（蛔虫、钩虫）。但服药后仍腹痛。既往史：22岁时曾生过孩子，患过肠寄生虫病（不详细）。家族史：22岁结婚，丈夫于4年前患肺结核病死，二子健在，本人一贯从事农业生产。体格检查：头部正常，惟形神消瘦，萎黄乏力。颈部正常，胸部正常，听诊右肺尖呼吸音稍低，叩诊无变化。腹部：脐区有压痛，肝脾未触及，叩诊正常。听诊肠蠕动音存在，四肢无畸形。化验室检查：5月11日大便漂浮检验，有钩虫卵少许。14日验血，计白细胞1.025×10^{10}/L，其中中性0.64，淋巴0.31，单核0.03，嗜酸性0.02。

入院后除一般处理外，14日给四氯乙烯2ml，2次分服，隔1小时服1次，2小时后又给服硫酸镁24g，下午1时又用甘油灌肠。15日即出院。至6月16日再度入院，称服驱虫药后，一般症状依然，现并有寒战发热。实验室检查：小便比重不足，有上皮细胞。血液检查：血红蛋白560g/L。红细胞3.14×10^{12}/L，白细胞7.35×10^{9}/L，其中，中性0.57，淋巴0.30，大单核0.01，嗜酸性0.12。大便漂浮检查，未找到虫卵。第二次入院后，仍按一般处理，给补血药，19日给服雷丸粉40g，分2次，午晚各服1包，临睡时并服镁乳25ml。20日一切症状均好转而出院。以后于6月26日集卵检查，已无虫卵发现。〔邵预凡，等. 上海中医药杂志. 1956,(9)：24.〕

（2）患者本院杨医生，大便检查有钩虫卵。服用四氯乙烯及其他药剂多次，复检总是阳性。给予雷丸粉60g，1天3次分服，2日后再复查大便，已变为阴性。〔邵预凡，等. 上海中医药杂志. 1956,（9）：23.〕

（3）苏某某，男，66岁，农民。1955年6月3日入院。主诉：近2个月来，下肢浮肿，气急心悸无力。起先，足背浮肿，渐漫至小腿以上，早晨消退，步履无力，行动时气急心悸，腹部满闷不适，多食则上腹部胀满，经当地中医治疗后，下肢肿减，其他症状依然，小便次数多而量少，大便正常。既往史：本人一直从事农业生产劳动，无不良嗜好，小时患过麻疹，20多岁时患过伤寒，4年前患全身浮肿，而以下肢为甚，经中医治疗约1年而愈。余无可靠病史。检查：形瘦贫血，营养不良，形神萎黄乏力。头部正常，目多眵，面部浮肿不显，颈部正常，胸部听诊呼吸音减弱，心音有轻度收缩期杂音，腹部柔软，上腹略浮肿，皮肤皱纹有波动，肝肿胀二横指，脾未触及，均无压痛，四肢不显浮肿，指压之无凹陷，膝反射消失。化验室检查：血全检，血红蛋白300g/L，红细胞1.27×10^{12}/L，白细胞5.35×10^{9}/L，其中，中性0.51，淋巴0.21，嗜酸性0.28，小便比重不足，余正常。大便集卵，钩虫卵（+），蛔虫卵（+）。血压17.3/10.7kPa（130/80mmHg）。X线透视，心影呈横位卵圆形，右正中线距离增加，主动脉弓扩张，左心扩大，二侧肺动脉支阴影，略扩张，肺野无病变，右膈轻升。印象：主动脉瓣闭锁不全。

入院后即予常规处理，营养药品补充，于6月4日给雷丸60g，1天3次分服，6月6日又给山道年0.08g，甘汞0.06g，1天3次分服，服后再予硫酸镁20g，6月9日再给雷丸40g分2次服。并用硫酸镁25g。服后无不适现象。病已好转，于6月11日出院，以后6月25日及7月14日复检大便，均未找到虫卵。〔邵预凡，等. 上海中医药杂志. 1956,（9）：24.〕

梨

【基原】为蔷薇科植物的梨、沙梨、秋子梨等栽培种的果实。

【异名】快果、果宗、玉乳、蜜父。

【性味】甘、微酸，凉。

【归经】入肺、胃经。

【功能主治】生津，润燥，清热，化痰。主治热病津伤烦渴，消渴，热咳，痰热惊狂，噎膈，便秘等。

【临床应用】

1. 消渴

（1）一仕人患消渴，医者断其渝日死，弃官而归，中途一医者令急遣人致北梨二担，食尽则瘥，仕者如其言才渴即啖梨，未及五六十枚而病愈。〔名医类案：69.〕

（2）孙某某，男，55岁，患糖尿病十余年，并发高血压、动脉硬化及冠心病，曾多次在新乡市中心医院和我院住院，并2次赴哈尔滨糖尿病研究所治疗，好转后在家休息，期间交替服用消渴丸、玉泉丸、D860、格列本脲片、格列齐特片、锁糖丸等药，从未间断，空腹血糖一直在18mmol/L左右，尿糖

(++++)。嘱其服用河北鸭梨，两餐间有渴感，即食，每天约 1000g，于第 8 天后烦渴无力症状消失，全停降糖药物，于第 14 天后查空腹血糖 8.1mmol/L，尿糖（++)，嘱其以后每周复查，连续 5 次，均未超出此范围，2 个月后能正常上班。〔王世銮. 中国乡村医生. 1993,(2)：29. 〕

（3）杨某某，女，61 岁，农民。患糖尿病 7 年曾多次服用 D860、格列本脲片、玉泉丸、消渴丸，病情时好时坏，本人饮食控制不佳，体型肥胖，并发脑动脉硬化，未吃梨之前，空腹血糖波动在 9.8~12.5mmol/L 之间，尿糖（++++)，接受此治疗 1 个月后，空腹血糖降至正常，尿糖转阴。最近患者讲："3 个多月我吃了 70kg 梨，自觉口不渴，身有力，劳累时偶尔吃一二次消渴丸，完全可维持在正常生活并能多做些家务。"

治疗方法：饭后 2 小时生吃河北鸭梨，每次约 300g，每日 3~4 次，2 周内渐减，至全停降糖药物，收到满意效果。〔王世銮. 中国乡村医生. 1993,(2)：29. 〕

2. 胃柿石

孙某某，男，23 岁，农民。述阵发性胃脘疼痛不适，纳呆食减，嗳气吞酸，时有恶心呕吐，服药罔效。经 X 线钡餐拍片、透视，见胃内有 5cm×6cm 大小的椭圆形荔枝状块影，活动较大，周围胃黏膜未见破损，诊断为"胃柿石症"。检查：剑突下压痛，可扪及一鸽蛋大小包声，边缘较清，质地较硬，推之可移，询问病史，患者于半月前外出做事，途中饥饿，空腹吃软枣 250g 余，2 小时后即感胃脘不适，微痛，伴恶心呕吐，以后症状渐重，不欲饮食，食量显著减少，服药无效而来诊。舌暗红，苔白稍腻，脉弦略滑。正欲辨证施治，一农叟嘱云鲜梨可治此病。患者回家后如法每天生吃鲜梨 500g。2 天后诸证悉减，5 天后疼痛消失，症状豁然。食用半月后，共进鲜梨 10kg 左右，1 个半月后，X 线钡餐拍片复查，块影消失，病告痊愈。〔李明忠，等. 北京中医学院学报. 1989，12（4）：33. 〕

3. 痈疮

湖南一士人过泗州，有解太素脉者，诊之云："公来年有官，然有病也。"士子悚然曰："当得何病？"曰："有痈疽病。"士留五日，求为处一方，脉者竟不能为之，乃指京师某人者，俾访之。士子到京，来年，果登第。求诊脉于医。医问君所嗜何物，答曰："物物皆吃。"医曰："吃果子否？梨正熟。"有某梨者，买二百许，每日食毕，恣啖之。一两旬，复渴医。医问啖多少梨，答云："二百许。"医曰："可喜，今君无事矣然须生疮。"既而三四日间，遍身患大疮，以药调和其内，寻愈。出京过泗州，见向诊脉者。问君得官又官乐，医以何药疗君病。答云："某不病，但生疮尔。"医者诘之，乃以食梨事对，脉者呼其子设香案，望京师而拜曰："不可谓世间无人。"乃志其方。盖以梨发散其痈疽之气，变作浓身疮尔。士子及太素脉者，忘其姓名，唯记京师医者，是大马刘家。〔历代笔记医事别录：276. 〕

4. 怪疾

某郡一士人状若有疾，医苦无聊，莫能名其何等病若。扬州名医杨吉老不能治，士人不乐而退。闻茅山观中一道士，于医术通神，但不肯以技自名，未必为人致力。士人心计交切，乃衣僮仆之服，诣山拜之，愿执薪水之役于席下。道人喜留置弟子中，诲以读经，昼夜只事左右，颐指如意。历两月久，觉其与常隶别。呼扣所从来，始再拜谢过，以实白之。道士笑曰："世间哪有医不得底病，汝试以脉示我。"才诊视，又笑曰："汝使可下山，吾亦无药与汝，但日日买好梨吃一颗；如生梨已尽，则取干者泡汤饮之，仍食其滓，此疾自当平。"士人归，谨如其戒，经一岁而愈。〔历代无名医家验案：107.〕

藜芦

【基原】为百合科植物黑藜芦的根及根茎。

【异名】葱苒、憨葱、山葱、旱葱、鹿葱等。

【性味】苦、辛，寒；有毒。

【归经】入肺、胃经。

【功能主治】吐风痰，杀虫毒。主治中风痰涌，风痫癫疾，黄疸，久疟，泻痢，头痛，喉痹，鼻病，疥癣，恶疮等。

【临床应用】

风痫

张子和云：一妇病风痫，自六七岁因惊风得之，后每三二年间一二作，至五七年五七作，逮三十岁至四十岁，则日作，甚至一日十余作，遂昏痴健忘，求死而已，值岁大饥，采百草而食，于水滨见草若葱状，采归煮熟食之，至五更天觉心中不安，吐痰如胶，连日不止，约一二斗。汗出如洗，甚昏困，三日后遂轻健，病去食进，百脉皆和，以所食葱访之。乃憨葱苗也。即本草藜芦是也。〔续名医类案：526.〕

【备注】本品毒性甚大，但无蓄积中毒现象。有毒部位：全株，以根部毒性较大。中毒症状：口胃发热疼痛，流口水，恶心，呕吐，疝痛，下痢，无力，出汗，意识丧失；严重时便血，脉律不整，震颤，痉挛，谵语，昏迷不醒，最后因呼吸停止而死亡。民间内服葱煎水或用雄黄、葱头、猪油同浓茶冷服，也可解毒。

鲤鱼

【基原】为鲤科动物鲤鱼的肉或全体。

【异名】赤鲤鱼、赪鲤等。

【性味】甘，平。

【归经】入脾、肾经。

【功能主治】利水，消肿，下气，通乳。主治水肿胀满，脚气，黄疸，咳嗽气逆，乳汁不通等。

【临床应用】

浮肿

梁某，40岁，鱼货摊工人。家居临水，又操此业，日与湖光相伴，至秋半忽得两脚浮肿，到处治疗，愈趋严重。半月之间，面浮腹胀，气喘，势甚危重。余亦往诊，与利水通阳、泄浊化气等药，皆无效。复更易数医，均感棘手。适有古田某农民来榕为人耕田，寄寓其家，获悉病情，教其买鲤鱼1尾，放在尿缸中，任其泅游20分钟，取出剖腹去肠肚，再用韭菜连根约二三十株洗净加入，以开水炖熟，连鱼和汁服之。杂病家弗信，未服。越3日，病势益危，不得已死中求活，乃如法制备。初商疑虑，仅服半剂，约2小时，病人尿出甚多，汗渍如浆，腹部舒爽，于是继服之，小便如决，大便亦达，翌日肿退身轻，症状若失。〔吴芝春. 福建中医药；1961，6（4）：封3.〕

按语：鲤鱼治疗水肿，历代文献多有记载。李时珍认为："鲤，其功长于利小便，故能消肿胀……"本案用鲤鱼治疗浮肿有其独到之处，用人尿为引，用韭菜根温肾壮阳利其开合，则利水之力更宏。鲤鱼含有丰富的蛋白质和游离氨基酸等，有人推测其治疗水肿的病理在于补充大量蛋白提高血浆胶体渗透压，此有待进一步研究证实。临床上，运用鲤鱼治疗肝硬化伴见浮肿或腹水，以及慢性肾炎水肿，常获得显著的利尿消肿效果。

L

连翘

【基原】为木犀科植物连翘的果实。

【异名】旱莲子、大翘子、空壳。

【性味】苦，寒。

【归经】入心、脾、胆经。

【功能主治】清热，解毒，散结，消肿。主治发热，小便淋闭，斑疹，痈疡肿毒，瘰疬，痰核等。

【临床应用】

1. 呃逆

（1）李某某，男，24岁。1981年3月15日初诊。1个月前，患者偶发呃逆。近日来遇寒呃甚，响亮有力连续发作，胃脘不舒，食量减少，口和脉缓。曾服西药不效，邀我治。嘱用连翘心60g，炒焦煎水，一服呃止未作。〔中医百花园：83.〕

（2）张某，女，32岁。1981年3月20日初诊。呃逆3天，声洪有力，口臭烦渴，溲赤便难，苔黄脉滑。处方：连翘心60g，炒黄煎水服，1剂而愈。〔中医百花园：83.〕

2. 急性肾炎

徐某某，男，11岁，学生。于1959年4月15日开始全身浮肿，尿红，尿少，头昏，体温36.8℃，脉搏90次/分，血压21.3/16.5kPa（160/125mmHg）。经无盐饮食以及青霉素、链霉素等医治，未见效果，于6月6日来院治疗。体检：病人体温36.5℃，脉搏68次/分，血压18.9/14.1kPa（145/105mmHg）。全身高度浮肿，颜面及双下肢尤为明显。胸部：心界不大，无杂音，心音稍亢进。双肺无变化。腹部：膨胀有移动性浊音，肝脾未扪及，双侧肾区有压痛。其他无异常所见。血化验：血红蛋白610g/L，红细胞2.96×10^{12}/L，白细胞总数1.14×10^{10}/L，中性0.81，淋巴0.17，单核0.02。尿化验：蛋白定性（++），红细胞（++），白细胞（+），颗粒管型（+）。血中非蛋白氮38 mg。诊断：急性肾炎。

治疗：单服连翘每天20g，以文

火水煎成80ml，分3次食前服。忌盐及辣物。服药6天病人无自觉症状，浮肿消失。血压下降至11.5/7.5kPa（85/55mmHg）。尿化验为阴性。停药后每周化验尿1次，连续复查3周，均为正常。〔于成甫. 江西医药. 1961,（7）：18.〕

3. 急性肾炎合并双侧胸膜炎

李某某，男，76岁。患者全身浮肿20余天，尿少，尿红，气短胸闷。体温35.6℃，脉搏86次/分，血压26.7/14.7kPa（200/110mmHg）。体检：颜面及下肢浮肿。胸部：心肺无明显病变。腹部膨胀有移动性浊音肝脾未扪及，其他无异常。血化验：血色素710g/L，红细胞3.20×10^{12}/L，白细胞总数6.0×10^{9}/L，中性0.69，淋巴0.29，嗜酸0.02。血中非蛋白质35mg。尿化验：蛋白定性（+++），红细胞（+），白细胞（+），颗粒管型（++）。胸部X线透视，双侧肋膈角闭锁，呼吸活动稍差。诊断：急性肾炎合并双侧胸膜炎。

治疗：连翘每天20g，文火水煎至150ml，分2次食前服。给予无盐普食。服药2天，尿量增加，胸闷减轻上下肢及颜面浮肿显著消退，血压下降为20/13.1kPa（150/100mmHg），尿化验：蛋白定性（+），白细胞（+），红细胞（+），颗粒管型（+），续服5天，全身浮肿显著消退，无自觉症状。血压为19.2/12.3kPa（145/95mmHg）。尿化验转为阴性，病情基本痊愈。〔于成甫. 江西医药. 1961,（7）：18.〕

4. 肾结核

金某某，男，24岁，职员。1957年患胸膜炎，并有腰痛、血尿等，曾经在我院住院治疗，诊断为胸膜炎合并肾结核。经用链霉素等治疗，胸膜炎已痊愈。但肾结核疗效不显著。病人出院后，又在大连医学院附属医院经肾盂造影等检查，确诊为肾结核。该院曾动员病人行右侧肾摘除手术，病人不同意，后又用链霉素治疗亦未显效验。乃于1960年7月5日来院治疗。检查：体温正常，血压15.7/12.0kPa（115/90mmHg），全身无浮肿，心肺正常。腹部平坦柔软，肝脾未扪及，右侧肾区有压痛，其他均无异常发现。尿化验：蛋白定性（+），红细胞（+），白细胞（+）。诊断：肾结核。

治疗：连翘每天20g，水煎，分3次食前服，服药10天后，腰痛减轻，无血尿，血压12.3/10.4kPa（95/80mmHg），尿化验转为阴性。经门诊观察1个半月，尿化验正常。〔于成甫. 江西医药. 1961,（7）：18.〕

5. 流行性腮腺炎

杨某某，男，9岁。1967年10月24日下午初诊。自诉前几天感觉怕冷，食欲不振，头痛，昨天两边自下方发胀，今晨觉发热、无力。检查：体温38.8℃，耳下前方腮腺部位肿胀发热，有压痛，确诊为流行性腮腺炎。用连翘（干）加食盐少许捣烂敷患处，当晚7时肿退，体温降至36.8℃，次日痊愈。〔蔡永生. 新医学. 1972，3（10）：49.〕

楝花

【基原】为楝科植物川楝或苦楝的花。

【性味】苦，寒；有小毒。

【归经】入肝、大肠、小肠经。

【功能主治】清热，燥湿，杀虫，止痒。主治蛔虫，蛲虫，风疹，疥癣，痱子等。

【临床应用】

细菌性痢疾

嵇某某，女，53 岁。腹痛、腹泻伴里急后重感 3 天，每天大便 10 余次，呈脓血黏液便。曾服呋喃唑酮、合霉素等药，不见效果。给予楝花止痢片每次 4 片，每天 3 次。服药 2 天后症状减轻，至第 3 天诸证消失，临床治愈。

药物与制法：采集将开放的鲜楝花，阴干，取干品 2.5kg，放铁锅中炒黄，粉碎后过120目筛，加125~250g淀粉做黏合剂，再加硬脂酸镁 25g（若无硬脂酸镁，可改用滑石粉 50~100g）制粒压片，每片重 0.5g。

治疗方法：楝花止痢片成人每次服 4 片，10~15 岁每次服 3 片，5~9 岁每次服 2 片，2~4 岁每次服 1 片，2 岁以下酌减，均为每天 3 次，3 天为 1 个疗程。〔李仙鹏，等. 赤脚医生杂志. 1978，(4)：11. 〕

楝叶

【基原】为楝科植物川楝或苦楝的叶。

【性味】苦，寒；有小毒。

【归经】入肝，大肠，小肠经。

【功能主治】止痛，杀虫。主治疝气，蛔虫病，跌打肿痛，疔疮，皮肤湿疹等。

【临床应用】

足跟痛

徐某某，女，76 岁。1985 年 11 月 18 日初诊。患足跟痛，反复发作已 10 余年，每年发作 1~2 次。近来又复发，举步艰难，足跟拒按，不红不肿。用下方治疗，敷 1 次疼痛减轻，敷 2 次疼痛消失，行走如常。半年未见复发。

治疗方法：鲜川楝叶 30~60g，红糖适量，混合捣成膏状，外敷足跟，24 小时后更换。一般 2~3 次疼痛消失。〔宋德明. 四川中医. 1987，5（2）：56. 〕

灵芝草

【基原】为多孔菌科真菌紫芝或赤芝的全体。

【异名】三秀、芝、茵。

【性味】甘，平。

【归经】入心、肝、脾、肾经。

【功能主治】益精气，补虚损，坚筋骨，利关节。主治虚劳，咳嗽，气喘，失眠，消化不良，白细胞减少症，冠心病，急慢性肝炎，崩漏等。

【临床应用】

崩漏

李某某，女，40 岁。自述：由崩转漏，治疗 4 个多月不愈，近 20 天来恶寒，病情加重，从昨天大下血不止，故来院求治。病人面色苍白，唇无血色，舌质淡，无苔水湿，少气懒言，全身浮肿，脉虚细。化验：血红蛋白 50g/L，血小板 150×10^9/L，白细胞 2.3×10^9/L，妇科检查：子宫稍大。病理报告，增生期子宫内膜，西医诊断为功能性子宫出血；中医诊断为气虚血崩。治则：补脾摄血，养心治神。处方：灵芝30g，生姜3g，大枣3枚。煎服法：每天1剂，水煎服，留渣复煎2次，每天服3次。

服2剂下血明显减少，3剂即止，5剂后症状均见好转，共服15剂基本痊愈，改服灵芝糖浆巩固治疗10天停药，2个月后复查月经转为正常。1年后怀孕生1男孩，连续随访6年未见复发。〔刘兴家，等. 山东中医杂志. 1981，创刊号：37.〕

凌霄花

【基原】为紫葳科植物紫葳的花。

【异名】堕胎花、藤罗花、芰花。

【性味】酸，寒。

【归经】入肝经。

【功能主治】凉血祛瘀。主治血滞经闭，癥瘕，血热风痒，酒齄鼻，肠中积实，大小便不利等。

【临床应用】

小儿腹泻

岳某某，男，1岁。因呕吐、腹泻2天来院门诊。患儿2天前出现腹泻，蛋花样大便，每日3~4次，伴有呕吐2~3次后，腹泻渐剧，达每天10多次，均为酸臭之清水样便，腹满厌食，口干，尿短少，体温38.6℃，精神差，指纹紫红已透气关，皮肤弹性差，呈脱水貌，心肺（－），余正常。大便检查：脂肪滴（+++）。诊断：重型婴幼儿腹泻，伴中度脱水。建议住院治疗，由于家属拒绝，即给凌霄花糖浆60ml，每次20ml，每天3次。服药2次后尿量显著增多，大便次数转少，每天2次，且大便成形，食欲增加，精神好转，惟脱水未全纠正，仍给上药继服2天，并予口服补液，共治疗3天，获得痊愈。

治疗方法：①处方：凌霄花根5kg，干姜600g，白糖适量。②制法：上药煎煮2次。第1次加水浸过药面，煮沸2小时，过滤，加入白糖，浓缩至4000ml，加0.3‰尼泊金，装瓶备用。③用法：6个月内的婴儿每次口服5~10ml，每天2~3次；6个月以上每次口服20~30ml，每天3~4次，均应温服。疗程2~3天。〔长门县涂坊公社中心卫生院. 赤脚医生杂志. 1978,（7）：14.〕

L

羚羊角

【基原】为牛科动物赛加羚羊等的角。

【性味】咸，寒。

【归经】入肝、心经。

【功能主治】平肝息风，清热镇惊，解毒。主治热病神昏惊厥，谵语发狂，头痛眩晕，惊痫，搐搦，目赤翳障等。

【临床应用】

1. 喘证

曾治一六岁孺子，出疹三四日间，风火内迫，喘促异常。单投以羚羊角3钱，须臾喘止，其疹自此亦愈。夫疹之毒热，最宜表散清解，乃至用他药表散清解无功，势已垂危，而单投以一味羚羊角，即能挽回，其最能清解而兼能表散可知也。且其能避蛊毒,《本经》原有明之。疫病发斑，皆挟有毒疠之气

也。〔医学衷中参西录（中册）：281.〕

2. 喘逆

壬寅之岁，曾训蒙于邑之仁时，愚之外祖家也。季春夜半，表弟刘铭轩叩门求方，言其子（年 6 岁）于数日间出疹，因其苦于服药，强令服即作呕吐，所以未来询方。今夜忽大喘不止，有危在顷刻之势，不知还可救治？遂与同往观之。见其不但喘逆迫促，且精神恍惚，肢体骚扰不安。脉象摇摇而动，按之无根。知其毒火内攻，而肝风已动也。为其苦于服药，遂但取羚羊角 3 钱，幸药坊即在本村，须臾药至，急煎成汤。视其服下，过 20 分钟即安然矣，其疹此次亦愈。其舅孙宝轩沧州名医也。翌日适来省视，见愚所用羚羊角，讶为仙方（此证于青盂汤下曾略言之）。〔医学衷中参西录（中册）：291.〕

L

3. 中毒性细菌性痢疾

自观尊著后，治得验案二则，敢敬报告。小女一年有余，于夏季忽大便两三次带有黏滞，至夜发热，日闭目昏瞳。翌晨手足惊惕肉瞤，后学断其肝风已动。因忆尊著第五期二卷中，先生羚羊角最善清肝胆之火，且历数其奇异之功效，真令人不可思议，为急购羚羊角尖 1 钱。上午 9 时煎服，至 11 点周身得微汗，灼热即退，为其药甚珍贵，又将其渣煎服 3 次，惊惕亦愈。继服三期五卷滋阴清燥汤 1 剂，泻痢均愈。〔医学衷中参西录（中册）：547.〕

4. 痉证

沧州河务局科员赵春山之幼子，年 5 岁。因感受温热发痉，昏昏似睡，呼之不应，举家惧甚，恐不能救。其脉甚有力，肌肤发热。因晓之曰："此证因温病之气循督脉上行，伤其脑部，是以发痉，昏昏欲睡，即西人所谓脑脊髓炎也。病状虽危，易治也。"遂单用羚羊角 2 钱，煎汤一盅，连次灌下，发痉遂愈，而精神亦明了矣。继用生石膏、玄参各 1 两，薄荷叶、连翘各 1 钱，煎汤 1 大盅，分数次温饮下，1 剂而脉静身凉矣。盖痉之发由于督脉，因督脉上统脑髓神经也（督脉实为脑髓神经之根本）。羚羊角乃其督脉所在，是以善清督脉于神经之热也。〔医学衷中参西录（中册）：236.〕

5. 急性扁桃体炎

沧州兴业布庄刘耀华之幼子，甫周岁，发生扁桃体炎喉证，不能食乳，剧时有碍呼吸，目睛上泛。急用羚羊角 1 钱，煎药多半杯，灌下，须臾呼吸通顺，食乳如常。〔医学衷中参西录（中册）：236.〕

6. 鼻衄

石某某，女，79 岁。素有喘疾，入冬来复感新邪，咳喘又作，经他医治疗后，喘定而喘未全解，2 天后突发鼻腔大腔出血，鼻塞则从口中出，西医曾屡用止血之品，并外用维生素 K，副肾素纱条塞鼻压迫止血，仍不能缓解。观其症，出血如涌，颜色紫黑，烦躁不安，脉虚数，舌质红有芒刺。证属表邪不解，入里化热，灼伤肺金，金伤木侮，肝火上炎，损伤阳络而衄血如注。方拟清肝降气，投羚羊角粉 1g，三七粉 6g，1 付血止，再服症愈，随访年余，未复作。〔孙松龄，等. 河南中医. 1989,（3）：34.〕

7. 上热下寒证

愚在奉时，有安东王姓女学生来院诊病，自言上焦常常发热，下焦则畏寒，且多白带，家中存有羚羊角不知可服否。答以此药力甚大，且为珍重之品，不必多服，可用5分煎服之，若下焦不觉凉，而上焦热见退，乃可再退。后其人服羚羊角数次，不惟上焦热消，其白带亦见愈，下焦并不觉凉，是羚羊角性善退热而又非寒凉之品可知也。〔医学衷中参西录（中册）：237.〕

8. 阳痿

宁夏王某患阳痿20余年，叠治不效，每天面部烘热、烦躁，王老师嘱日服羚羊散2支（每支0.5g），2周后不料亢热诸证得除，且阳痿竟得痊愈。〔钱彦方. 中医杂志. 1990，31（2）：21.〕

9. 便血

内子王氏生平有病不能服药，闻药气味即思呕吐。偶患大便下血甚剧，时愚自奉还籍，彼自留奉，因粗识药性，且知羚羊角毫无药味，自用羚羊角1钱煎汤服之，立愈。〔医学衷中参西录（中册）：237.〕

10. 疹

奉天小北门里淡泊胡同，友人朱贡九之幼女，年5岁，出疹次日即靥，精神骚扰不安，自言心中难受，遂用连翘、蝉蜕、薄荷叶、金银花诸药表之，不出。继用羚羊角2钱煎汤饮之，其疹复出。又将羚羊角渣重煮2次饮之，痊愈。由此可知其表疹外出之力，迥异于他药也。〔医学衷中参西录（中册）：235.〕

11. 疹后余热不退

奉天海关税局文牍陈南雅之女，年六七岁，疹后旬余灼热不退，屡服西药不效。后愚视之，脉象数而有力，知其疹毒之余热未清也。俾单用羚羊角1钱煎汤饮之，其热顿愈。〔医学衷中参西录（中册）：236.〕

12. 口疮

张某某，男，40岁。夙有泄泻溏便之宿疾，时断时续，伴发口疮舌糜，奇痛难忍，不能吃热饭。视其唇颊等处黏膜有散在的圆形小溃疡面，舌尖嫩红有芒刺。辨证为肝脾不调，心经郁热上犯于口，灼腐肌肉所致，方投痛泻复方加味，同时冲服羚羊角粉，每次0.5g，连续服用4次，痛止泻减，疮面愈合，4年未发。〔孙松龄，等. 河南中医. 1989，（3）：34.〕

13. 眼痛

奉天都护（清之护寝陵者）王六桥之孙女，年五六岁，患眼疾。先经东医治数日不愈，延为诊视，其两目胬肉长满，遮掩目睛，分毫不露，且疼痛异常，号泣不止。遂单用羚羊角2钱，俾急煎汤服之。时已届晚九点钟，至夜半已安然睡去，翌日胬肉已退其半。又煎渣服之，全愈。盖肝开窍于目，羚羊角性原属木（谓角中有木胎者不确，盖色似木而质仍角也），与肝有同气相求之妙，故善入肝经以泻其邪热，且善伏肝胆中寄生之相火，为眼疾有热者无上妙药。〔医学衷中参西录（中册）：234.〕

刘寄奴

【基原】为菊科植物奇蒿的全草。

【异名】金寄奴、乌藤菜、六月雪、九里光、苦连婆等。

【性味】苦，温。

【归经】入心、脾经。

【功能主治】破血通经，敛疮消肿。主治经闭，癥瘕，胸腹胀痛，产后血瘀，跌打损伤，金创出血，痈毒焮肿。

【临床应用】

急性黄疸型肝炎

（1）周某某，男，10岁。主诉：不思饮食，精神不振，眼珠黄，尿黄3天，于1972年8月10日初诊。肝功能检查：血清总胆红素2.62mg%，直接胆红素1.4mg%，谷丙转氨酶1190单位以上。麝浊5单位。于8月12日住院。入院检查：巩膜黄染，肝肋下刚触及，有压痛。诊断：急性黄疸型传染性肝炎。住院后口服芦蒿（即刘寄奴）煎剂每次25ml，每天2次，并口服维生素B_1、维生素C及酵母片。8天后症状、体征消失，10天后肝功能恢复正常，共住院11天出院。出院后半个月及1个月两次检查，肝功能均正常。

治疗方法：芦蒿全草（即刘寄奴）（干品）洗净切碎，加水煮沸1小时，取药汁，渣再加水，煮沸1小时，合并药液，浓缩至每500ml药液含生药500g，再加适量防腐剂即制成芦蒿煎剂。成人每天口服2次，每次50~100ml，儿童酌减。以此治疗急性传染性肝炎。〔江苏省盱眙县革委会中草药科研组．新医药学杂志．1973，（6）：18.〕

（2）唐某某，女，17岁。因食欲不振，乏力1周，于1972年11月10日初诊。肝功能检查：血清总胆红素1.5mg%，直接胆红素1.5mg%，谷丙转氨酶1190单位以上。麝浊9单位。于11月13日住院。入院检查：巩膜黄染，肝肋下1cm，无压痛。诊断：急性黄疸型传染性肝炎。住院后口服芦蒿（即刘寄奴）煎剂每次100ml，每天2次，并口服维生素B_1、维生素C及酵母片。8天后肝功能检查：血清总胆红素0.4mg%，直接胆红素正常，谷丙转氨酶119单位以上，麝浊11单位。治疗15天，症状体征及肝功能均恢复正常。〔江苏省盱眙县革委会中草药科研组．新医药学杂志．1973，（6）：19.〕

硫黄

【基原】为硫黄矿或含硫矿物冶炼而成。

【异名】石硫黄、昆仑磺、磺牙等。

【性味】酸，热；有毒。

【归经】入肾、脾经。

【功能主治】壮阳，杀虫。主治阳痿，虚寒泻痢，大便冷秘；外用治疥癣，湿疹，癞疮等。

【临床应用】

1. 阳虚证

愚资禀素强壮，心火颇旺而相火少衰，饮食不忌寒凉，恒畏坐凉处。因此，数年来，常于食前，服生硫黄如黑豆大1块，约4厘（服生硫黄法在第八卷），甚见效验。〔医学衷中参西录（上册）：39.〕

2. 咳喘

（1）一叟年六十有一，频频咳吐痰涎，兼发喘逆，人皆以为劳疾，未有法治。诊其脉甚迟，不足三至，知其寒饮为恙也。投以拙拟理饮汤（在第三卷）加人参、附子各4钱，喘与咳皆见轻而脉之迟仍旧。因思脉象如此，非草木之品所能挽回。俾服生硫黄少许，不觉温暖，则徐徐加多，两月之间，服生硫黄斤余，喘与咳皆愈。脉亦复常。〔医学衷中参西录（上册）：384.〕

（2）一妇人年五旬，上焦阳分虚损，寒饮留滞作嗽，心中怔忡，饮食减少，两腿畏寒，卧床不起已2年。医者见其咳嗽怔忡，犹以为阴分虚损，复用熟地、阿胶诸滞泥之品，服之病亦剧。后愚诊视，脉甚弦细，不足四至，投以拙拟理饮汤加附子3钱，服七八日咳嗽见轻，饮食稍多，而仍不觉热，知其数载沉疴，非程功半载不能愈也。俾每日于两餐之前服生硫黄3分，体验加多，后服数日，其病果愈。〔医学衷中参西录（上册）：385.〕

（3）许某某，男，46岁。咳喘反复发作10余年，遇寒尤甚。近来宿痰复发，咳喘气急，不能平卧，纳谷极少，口干黏不思饮，咳吐白色泡沫样痰。经用青霉素、链霉素，口服氨茶碱、泼尼松等药1周余，未见明显疗效。邀余诊治时，证见：面见无华，唇干紫暗，精神萎靡，表情痛苦，畏寒肢冷，喜着厚衣，咳喘频发，呼吸急促，喉中痰鸣，大便数日未解，小便黄少。舌质淡，苔白厚腻，脉虚重按无力。此属肾阳微，水不化气，逆冲犯肺，肺失肃降之证。治宜益火之源，以消寒水之邪上犯。给生硫黄60g，嘱每次服1.5g，每天2次。服19天后，痰量少。咳喘渐平，精神好转，饮食渐增，二便正常。令照上法再用生硫黄50g。服完后，咳喘未再复发。〔张学安. 四川中医. 1985，3（12）：42.〕

3. 胃痛

张某某，女，43岁。1981年3月13日，胃痛甚剧，辗转反侧，额汗淋漓，四肢厥冷，急诊入院。急用阿托品1支肌内注射，继之以大建中汤合良附丸，急煎频服。翌日疼痛缓解，自诉胃痛已2年余，每受寒凉或恼怒即发，发时痛势较剧，汤水难下，平素常感胃部发凉，喜得温熨，四末亦凉，口中常溢清水，腰膝酸软，小便频数，夜间尤甚，大便稀薄。此属脾肾阳虚，寒凝气滞。宜壮肾火助阳，温散寒凝，给予制硫黄500g，带回服用。每次4g，每天3次。1981年5月29日复诊：药后胃纳良好，胃脘舒适，口水减少，小溲正常。四末转温，大便成形。但初服药时，有大便增多之象，此为阳渐充，阴凝得以温化下趋之佳兆。令再用制硫黄300g，因时值夏令，故嘱其每次量减为3g。1981年8月间，患者遂告病愈。随访1年，病未再发。〔龚振祥. 河南中医. 1983,（4）：41.〕

4. 呕吐

（1）一人年十八，常常呕吐涎沫，甚则吐食。诊其脉象甚迟濡，投以大热之剂毫不觉热，久服亦无效验。俾嚼服生硫黄如黄豆粒大，徐徐加多，以服后觉微温为度。后一日两次服，每服至2钱，始觉温暖。共服生硫黄4斤，始除根。〔医学衷中参西录（上册）：384.〕

（2）一数月孺子，乳汁不化，吐泻交作，常啼号，日久羸瘦。其啼时蹙

L

眉，似有腹痛之意。俾用生硫黄末 3 厘许，乳汁送服，数次而愈。〔医学衷中参西录（上册）：384.〕

5. **反胃**

龚某某，男，56 岁。1978 年 12 月 2 日初诊。自述患病已半年余，朝食暮吐，暮食朝吐。饮食稍有不慎或感受风冷即发。过去经西医诊断为胃神经官能症，屡用西药消炎、镇静，抗呕药物和中药温中健脾、降逆和胃之剂，收效甚微。近日来病情增剧，发作频繁，吐出物皆为不化之物，不甚酸臭。腰酸小便清长，五更泄泻，夜间腿易抽筋，面色皖白，精神疲惫，气短懒言，舌淡，苔薄白而滑，脉沉细迟，右关尺尤甚，此属脾肾阳虚，阳衰不能腐熟水谷，阴寒之邪内停，胃失和降而呕。治宜助阳益火，温补脾肾，脾肾得温，胃气自和，纳运正常。用制硫黄 500g，每次 5g，每天 3 次，饭后用温开水送服。1979 年 1 月 7 日复诊：自述服药后病情大有好转，发作次数明显减少，食欲渐增，身觉有力，嘱其继服 800g，每天 3 次，每次 3g。1979 年 4 月 13 日患者专程来院，欣告病愈。随访 2 年，病未复发。〔龚振祥．河南中医．1983,（4）：41.〕

6. **小儿泄泻**

一孺子 3 岁失乳，频频滑泻，米谷不化，瘦弱异常。俾嚼服生硫黄如绿豆粒大 2 块，当日滑泻即愈，又服数日，饮食加多，肌肉顿长。服后数月，严冬在外嬉戏，面有红光，亦不畏寒。〔医学衷中参西录（上册）：384.〕

7. **五更泻**

吴某某，男，53 岁。泄泻半年，每天 2~5 次，晨起即需如厕，便前肠鸣腹痛，便时下坠，带黏液，伴畏寒肢冷，食少腹胀，神疲乏力，面黄肌瘦，小溲清长。舌质淡，苔薄白，脉沉细弱，历经中西药治疗未效。此系命门火衰，火不生土，温运无权之候。治宜温肾健脾。用生硫黄 2g，饭前嚼服，每天 1 次，10 天后泻次即减少，小溲正常，四肢转温。此乃命火渐振，阴凝得以温化之兆。守法继进，嘱每日服 1.5g，每天 2 次。服 2 个月后，纳谷已正常，面见红润，晨泻得瘥。随访年余，未见复发。〔张学安．四川中医．1985，3（12）：42.〕

8. **久泻**

黄某某，男，39 岁。1985 年 6 月 4 日初诊。患者泄泻 9 年，曾诊为慢性肠炎，经中西医治疗无效，近 1 周又因饮食不节而加重，大便溏薄日行 4~6 次，有白色黏液，食油腻之物加重腹冷痛，神疲乏力，腰膝酸软，四肢不温，纳差，舌淡红苔白，边有齿痕，脉沉细。予生硫黄 2g，每天 3 次，服药当日腹泻加重，但精神佳，腹痛消除，继服 2 天泄泻停止，余症皆除，后理中丸调理 1 周告愈，追访 3 年未复发。〔郑春雷，等．浙江中医杂志．1990，25（1）：35.〕

9. **便秘**

曾某某，男，58 岁，干部。1972 年秋初诊。自 1968 年秋，因恐惧而患大便秘结，并尿失禁，曾住院行灌肠术多次，并服"果导"等及中药增液润肠剂肾气丸、蜂蜜、麻油等均无效而小溲更转频繁，时而失禁，自觉少腹重坠而冷，裤裆长期湿漉，有难言之隐，面色黧黑，消瘦，舌淡少苔，六脉沉迟，两尺不至。余诊为：命火虚衰，肾关失司，治宜强阳固肾。给处方：生硫黄末2g，每晨内服1次（后渐增至每晨4g），服至第5天，大便自下，嗣后每2~3天大便1次，已无所苦，半月后少腹之重坠感消失，且温煦舒适，小溲已能控制，面色光彩似透红色，胃纳亦增，强劲有力，脉见有力，两尺略复，效果圆满，嘱其停药观察，加强调养，半年后访问，患者以药效显著，不忍遽停未尊其嘱，竟又零星服月余，未有任何不良反应，遂恢复全日工作。〔肖德增. 沂蒙中医. 1981,（1）：14.〕

10. 癃闭

唐与正治吴巡检病不得前溲，卧则微通，立则不能涓滴。医遍用通小肠药，不效。唐因问吴："常日服何药？"曰："常服黑锡丹。"问："何人结砂？"曰："自为之。"唐洒然悟曰："是必结砂时铅不死，硫黄飞去，铅砂入膀胱。卧则偏重，犹可溲，立则正塞水道，以故不能通。"令取金液丹三百粒，分为10服，煎瞿麦汤下之。膀胱得硫黄，积铅成灰，从水道下，犹累累如细砂，病遂愈。〔历代笔记医事别录：400.〕

11. 水肿

一叟年近六旬，得水肿证，小便不利，周身皆肿，其脉皆沉细，自言素有疝气，下焦常觉寒凉。愚曰：欲去下焦之寒，非服硫黄不可。且其性善利水，施之火不胜水而成水肿者尤为对症。为开苓桂术甘汤加野台参3钱，威灵仙1钱，一日煎渣再服，皆送服生硫黄末2分。10日后，小便大利，消肿三分之二。下焦仍觉寒凉，遂停汤药单服硫黄，渐渐加多，一月共服硫黄4两，周身肿尽消，下焦亦觉温暖。〔医学衷中参西录（上册）：384.〕

12. 阴寒水肿

陈某某，男，50余岁。1956年因病后患气肿症，经过治疗，上半身肿全退，惟下肢浮肿，拖延3年还未消除。1958年8月前来诊治，见其面部环口黧黑，六脉沉迟。这是脾胃虚冷，丹田无火，火不生土，水失所制，非温暖之药，不能解其寒，非通导之方，不能去其水。乃用硫黄一味，以温寒利气，使寒温气利而水道通调。每天用10g，分作3次开水送服。连服1个月，脚肿全消，精神好转，食欲增进，身体复原。硫黄一药，对下元虚冷者，其效果就有这样显著。〔郭鸿林. 福建中医药. 1960，5（1）：48.〕

13. 遗尿

生硫黄一味，医家多以为味酸、性温、有毒。惟张锡纯谓不然。《医学衷中参西录》有云："盖硫黄原无毒，其毒也即其热也，使少服不令觉热，即于人分毫无损，故不服制熟即可服，更可常服也。"并载医案多例，用治滑泻、水肿、呕吐等症，未见药弊，颇多经验。余以为奇，曾遇一王姓患者，已上初中，苦于每晚尿床，久治不愈，出村念书，甚多不便。余忆此简便廉验之方，试投之，每天枣核大小一块，坚持服药，不料服药1~2日即不尿床，共服250g许，竟告痊愈。后以此方治多人，取效甚速，坚持服用3日以上，未有复发者。以实热火旺为之禁耳。〔王三虎. 陕西中医. 1983，4（1）：44.〕

14. **痹证**

一人年四十，因受寒腿疼不能步履。投以温补宣通之剂，愈后，因食猪头（猪头咸寒与猪肉不同）反复甚剧，疼如刀刺，再服前药不效。俾每于饭前嚼服生硫黄如米秫粒大，服后即以饭压之。试验加多，后每服钱许，共服生硫黄1000g，其证始愈。〔医学衷中参西录（上册）：384.〕

15. **蛲虫病**

李某某，男，5岁。初诊时间：1988年7月13日。患儿其母代述：该儿约半年前常说肛门处发痒，尤其晚间痒得难忍，有时影响入睡。前未注意蛲虫所致，后来看到肛门部有白色似线头粗细，约有半寸左右长短小虫多条，从此后经常晚间取出，也服过驱虫药物，但疗效不显，遂来我院诊治。愚嘱患儿之母按下方应用7天，最近走访，从服药后至今未有发痒，也未发现蛲虫。

治疗方法：取硫黄5~10g，研成细粉末，可分成7~10包，每包用前用香油调成糊状，每晚把调好的硫黄涂在肛门皱裂周围处。每晚涂1次，一般连涂7天治愈，多者10天，最多不超过2周即愈。〔金万斌. 黑龙江中医药. 1988,（2）：38.〕

16. **疥疮**

（1）刘某某，男，24岁，农民。全身痒达5天，腿部已抓破，经我院门诊皮肤科检查，显微镜下发现疥虫。诊断：疥疮。用硫黄洗涤剂回家淋洗，3天后恶痒减轻，5天后恶痒停止，溃破处开始结痂（治疗方法见后案）。〔吴忠安. 中国中药杂志. 1990，15（9）：57.〕

（2）关某某，男，27岁，工人。患者前胸、腹部、腿部等多处恶痒难忍，夜晚不能入睡，胸部腿部已抓破流水，确诊为疥疮后，用硫黄洗涤剂淋洗，5天后恶痒停止，胸部、腹部、腿部溃烂处开始痊愈，治疗同时用硫黄洗涤剂将家中褥、被、衣物全部浸泡冲洗，家中无其他人被传染，本人亦未见复发。

制法：硫黄、石灰按1∶1放入容器内，加水适量，用火煎熬1小时左右，待硫黄、石灰混合成橘黄色液体，然后澄清冷却过滤，将过滤液装于500ml的玻璃瓶内备用。

治疗方法：每次将硫黄洗涤剂200ml倒入洗澡盆内与热水混合后浑身洗，对疥疮处加重淋洗，每天1次，严重者可1天洗2次。〔吴忠安. 中国中药杂志. 1990，15（9）：57.〕

17. **黄水疮**

王某某，男，8岁。1989年7月5日初诊。头部布满粟粒至黄豆大的豆疹、水疮、脓疮，有的用手抓破形成黄血痂。余未见异常。按上方药1次痊愈。

治疗方法：取硫黄、白糖等分，研细混匀备用。先将患者头发剪短，暴露患处，将药粉涂在患处，然后用手揉擦患处约5分钟。用清水洗净即可。〔牛晓寅，等. 中国乡村医生. 1991,（4）：27.〕

18. **早衰**

乾道间，仁和县一吏早衰病瘠，齿落不已。从货药道人求药，得一单方，只碾生硫黄为细末，实于猪脏中，水煮脏烂，同研细，用宿蒸饼为丸，随意服之。两月后，饮啖倍常，步履轻捷，年过九十。略无老态，执役如初。因从邑宰出村，醉食牛血，遂洞下数十行，所泄如金水，自是尫悴，少日而死。李巨源得其事于临安人内医官管范，尝于王枢使言之。王云：但闻猪脂肪能制硫黄，兹用脏尤为有理，亦合服之，久当见功效也。〔历代笔记医事别录：235.〕

柳树皮

【基原】为杨柳科植物垂柳的树枝或根部的韧皮。

【异名】柳白皮。

【性味】苦，寒。

【归经】入肝、胃经。

【功能主治】祛风利湿、消肿止痛。主治风湿骨痛，风肿瘙痒，黄疸，淋浊，乳痈，牙痛，汤火烫伤等。

【临床应用】

1. 急性尿潴留

（1）崔某某，女，40余岁。患肾炎住院。治疗期间排尿困难，内服柳树皮煎剂，服后10余分钟排尿。〔山东省崂山县河套公社卫生院. 赤脚医生杂志. 1978,（1）：25.〕

（2）刘某某，女，50余岁。因患心脏病住院。在治疗期间发生排尿困难，经局部热敷、按摩无效，后给柳树皮煎剂2次，每次10ml，10余分钟后排尿。〔山东省崂山县河套公社卫生院. 赤脚医生杂志. 1978,（1）：25.〕

（3）王某某，女，成人。因有机磷农药中毒（中度），在我院急诊室观察治疗期间，病人出现尿潴留，经内服柳树皮煎剂10ml，10余分钟后排尿。处方：鲜柳树皮2500g，防腐剂适量。水5000ml。制法：取鲜柳树皮刮去外层栓皮，取皮层部分切片，取2500g加水约5000ml，煎煮2小时。过滤，滤液浓缩至1000ml，加防腐剂即可。用法：成人口服每次10ml，每天2~3次。〔山东省崂山县河套公社卫生院. 赤脚医生杂志. 1978,（1）：25.〕

2. 术后尿潴留

黄某某，男，30岁。因十二指肠球部溃疡在全麻下行胃大部切除手术。术后尿潴留，内服柳树皮煎剂10ml，服后10余分钟排尿。〔山东省崂山县河套公社卫生院. 赤脚医生杂志. 1978,（1）：25.〕

按语：柳白皮煎剂治疗术后尿潴留有显著疗效，是因其有清热消肿利尿之功。此治疗方法简便而又捷效，可以试用。古人常有以柳枝煮浓汁半升顿服，治黄疸初始者，亦可借鉴。柳树皮的药用部分是柳枝或根去其木心和外面粗皮，取中间青白色韧皮。

3. 黄水疮

赵宝坤，1969年7月5日，献一方治疗黄水疮。取水边柳树须根（侧根上附着之须根，露在外面，浸于水中者即是），取下洗净，切断，炒黄研面，香油调后，涂于患处。

1969年10月9日，余用此法治刘某某，女，17岁，右口半边黄水疮，发病1个半月，流黄水，蔓延3cm×4cm。左颌下淋巴结肿大如枣。用此法后5天即愈，愈后患处有白色脱屑，1周后消失。〔偏方奇效闻见录：27.〕

柳树叶

【基原】为杨柳科植物垂柳的叶。

【性味】苦，寒。

【归经】入心、脾经。

【功能主治】清热，透疹，利尿，解毒。主治痧疹透发不畅，牙痛，白浊，小便不利，疔疮疖肿，乳腺炎，甲状腺肿，丹毒，烫伤等。

【临床应用】

1. 肾病综合征

周某某，男 21 岁。原发性肾病综合征。收住院给予泼尼松治疗半个月无好转，全身浮肿加重，尿蛋白（+++），即转入市人民医院，给予泼尼松及环磷酰胺治疗 1 个月，仍无好转，全身高度浮肿，尿蛋白（+++），于 1988 年 6 月 9 日自动出院。出院后，在门诊治疗给予倒垂柳树叶治疗，原口服药泼尼松逐渐减量后停用，全身浮肿逐渐消退，尿蛋白逐渐减少，治疗 2 个月，体力完全恢复正常。随访 2 年未见复发。

治疗方法：鲜倒垂柳树叶 250g（干品减半），煮水代茶饮，每天 1 剂。一般 3 个月痊愈，最长者 4 个月痊愈。〔周东升．中国乡村医生．1975,（7）：34.〕

2. 外伤感染

李某某，男，12 岁。右手中指砸伤后感染，指头肿胀，疼痛剧烈，指甲内青紫，甲盖凸起。曾肌内注射青霉素，口服土霉素、四环素，外敷姜黄散软膏仍然疼痛肿胀。为控制感染，建议拔去甲盖而家属又不同意，经外敷柳叶膏治疗，3 次肿胀消退，5 次痊愈，指甲已经完全长好（治疗方法见后案）。〔杨功渠，等．赤脚医生杂志．1975,（1）：36.〕

3. 疖肿

（1）王某某，男，20 岁。颈部患疖肿，反复发作缠绵不愈，曾服长效磺胺，肌内注射青霉素皆无明显疗效，经外敷柳叶膏 3 次即愈（治疗方法见后案）。〔杨功渠，等．赤脚医生杂志．1975,（1）：36.〕

（2）杨某某，男，16岁，腹部生疮，外敷柳叶膏 3 次即愈。

制法：采鲜柳叶或嫩芽用水洗净，加水适量浸煮，2~4 小时后过滤，如此浸煮 2 次，合并 2 次滤液，浓缩成膏状，即可装入瓶中密封备用。

治疗方法：将患处用 75% 乙醇消毒，涂上柳叶膏，然后复以消毒纱布，并用胶布固定。每天换药 1 次。轻者 1 次，重者 2~5 次即愈。

体会：柳叶性苦寒无毒。煎水洗治恶疥、痂疮、马疥、漆疮、疔疮、丹毒及外伤感染。历代《本草集注》《本草纲目》等本草早有记载。《日华诸家本草》明确指出：柳叶“煎膏外敷，能续筋骨、长肉、止痛。主服金石人发大热闷，汤火疮毒，入腹热闷及丁疱”。国内外研究报道亦证实：柳叶中含有水杨苷，因其系一种酚苷类，故有消毒杀菌作用。由于柳叶膏药源广泛，制作简便，而所治又为农村常见病多发病，因此值得推广、使用。〔杨功渠，等．赤脚医生杂志．1975,（1）：36〕

4. 急性蜂窝组织炎

徐某某，右脚背红肿、疼痛，行走困难 2 天。诊断：“蜂窝组织炎”。经柳叶捣烂外敷，次日疼痛缓解，红肿减轻，继续服药2次而愈。

治疗方法：在春、夏季用柳叶或嫩柳捣烂，加入适量75%乙醇或白酒调敷患处。若患者有发热、畏寒、寒战等全身症状者，应适当使用抗菌药物，否则一般不另外加药。

体会：柳叶、柳枝性苦寒而无毒。有退热、杀菌、消肿、止痛、排脓、生肌的功效。适用于疖、痈、蜂窝组织炎、淋巴结炎、乳腺炎及浅表的脓肿等外科感染，疗效确切，较鱼石脂软膏、六合丹为优。据《本草纲目》记载："柳叶气味苦、寒，无毒。主治恶疥痂疮、马疥，煎煮洗之，立愈。又疗心腹内血、止痛，煎水洗漆疮。煎膏，续筋骨、长肉止痛。"又述柳花（絮）、柳枝，柳根主溃疡，逐脓血，止血，治乳痈妒乳、漏疮肿痛、汤火灼伤，洗风肿瘙痒、金创出血等。此为柳叶、柳枝在外科感染中应用提供了依据。〔杨远星. 四川中医. 1984，2（3）：51.〕

龙骨

【基原】为古代哺乳动物如象类、犀牛类、三趾马等的骨骼的化石。

【性味】甘、涩，平。

【归经】入心、肝、肾、大肠经。

【功能主治】镇惊安神、敛汗固精、止血涩肠、生肌敛疮。主治惊痫癫狂，怔忡健忘，失眠多梦，自汗盗汗，遗精淋浊，吐衄便血，崩漏带下，泻痢脱肛，溃疡久不收口等。

【临床应用】

1. 鼻衄

王某，男，62岁。左鼻孔出血约半小时，经用本法处理，约10分钟止血。

治疗方法：取龙骨粉（生、煅均可）适量。令患者仰头，术者卷一个一端粗一端细的纸筒，在粗的一端放龙骨粉少许，并将其置于患者鼻孔处，用力将药粉吹入鼻孔处。〔史大曾. 广西中医药. 1981，（3）：37.〕

2. 遗尿

周某，男，11岁。1985年3月19日就诊。夜间遗尿已3年余。虽经多处求治，始终未愈，时轻时重，甚则一夜可达2~3次。用下方治疗1个疗程后，病情大有好转，此间仅发生2次遗尿，量亦较少。经第2个疗程治疗后，病获痊愈。1年后随访未复发。

治疗方法：龙骨50g，红皮鸡蛋1个。以龙骨煎汤作荷包蛋1个，吃蛋喝汤，每天1次，睡前服，10天为1个疗程。一般治疗1个疗程，个别需要2个疗程。〔王常勇. 广西中医药. 1987，10（2）：27.〕

按语：张锡纯认为龙骨"质最黏涩，具有翕收之力"，故有收敛固涩之功效，临床可治遗尿、遗精、带下，虚汗、崩漏等症。从本案可以看出龙骨治疗小儿遗尿有较好疗效。龙骨尚有平肝潜阳、镇惊安神的功效，还用于高血压、失眠等的治疗，可单味也可配其他药应用。

龙葵

【基原】为茄科植物龙葵的全草。

【异名】苦菜、山辣椒等。

【性味】苦，寒。

【功能主治】清热解毒，活血消肿，利尿，止痒。主治疔疮肿毒，急性肾炎，慢性支气管炎，皮肤瘙痒，带下等。凡虚寒无实热者忌用本品。

【毒性】龙葵碱作用类似皂苷，能溶解血细胞。过量中毒可引起头痛、腹痛、呕吐、腹泻、瞳孔散大、心跳先快后慢、精神错乱，甚至昏迷。澳洲茄碱作用似龙葵碱，亦能溶血，毒性较大。

【临床应用】

带下

官某某，女，35岁，1965年11月5日诊。患者6年前得白带证，经内服中西药，时轻时重，反复不愈。现白带呈凝乳块状，似豆腐渣样，气味腥秽，臭气喷人，阴部瘙痒有抓破痕迹，阴道内有刺痛肿胀，小便时有短涩，日最少换1次内裤，而内裤阴部如白乳胶。头晕眼花，面色苍白，纳谷不香，胸闷腹胀，腰酸发沉时而痛，身疲倦伴四肢无力，苔薄白而腻，脉濡数有力。化验：血红蛋白30g/L，尿蛋白（+++）。证系脾失健运，秽浊下流，乃湿从火化。诊为湿热白带。治以解毒除湿，利尿止痒。药用霜后龙葵全秧，洗净切寸段250g，放盆内200ml凉水，炉火煮开20分钟，端下，局部先熏洗后约30分钟，药液凉后加温继用，每天1剂。7剂后，诸证皆除。化验：尿蛋白（–），血红蛋白100g/L，愈后23年至今健。〔刘耀驰．四川中医．1989，7（5）：41.〕

按语：龙葵性味苦寒，有清热解毒、活血消肿、除湿止痒之功，适合于湿热带下证，临床报道多取良效。霜后龙葵寒凉之性增加，用之效果更佳。治疗白带，本案单用龙葵，亦可配伍白鸡冠花等。治疗宫颈糜烂可以龙葵浓缩煎成膏，涂于带线的棉珠上，将棉球放置在宫颈糜烂处，24小时后取出，每周上药1~2次。另外龙葵也是治疗肿瘤的常用药，可配伍他药治疗恶性肿瘤如卵巢癌、肝癌及纤维肉瘤等。

龙须草

【基原】为灯心草科植物灯心草的全草。

【异名】野席草、野灯芯草、灯心草、野马棕、鬼尖头草。

【性味】淡，寒。

【归经】入心、肾经。

【功能主治】利尿通淋，泻热安神。主治小便赤涩，热淋，肾炎水肿，头昏，齿痛，鼻衄，咽痛，心烦失眠，消渴，梦遗等。

【临床应用】

鼻衄

朱某某，男，7岁。1960年3月15日初诊。鼻衄发作，治疗血止，不治又发。近2年来，面黄肌瘦，用龙须草24g，红枣8枚煎服，连续1个月痊愈，又继服1个月，6年来未复发。〔虞廷栋．浙江中医杂志．1966，9（5）：7.〕

龙牙草

【基原】为蔷薇科植物龙牙草的

全草。

【异名】仙鹤草、施州龙牙草、瓜香草、黄龙尾、铁胡蜂等。

【性味】苦、辛，平。

【归经】入肺、肝、脾经。

【功能主治】止血、健胃。主治咯血、吐血、尿血、便血，赤白痢疾，崩漏带下，劳伤脱力，痈肿，跌打，创伤出血等。

【临床应用】

痢疾

陈某某，男，50岁，农民。1952年6月2日午后，患者开始感觉腹痛，入夜时腹痛增剧，在1小时内连泻稀便3~4次，最后一次呈有黏液带脓血样便，腹痛益剧，且有口渴。小便短小而色红赤如浓茶样，次日病势严重。即用龙牙草数根，煎汤冲冬蜜服，至次日午后，诸症渐愈，休息2天，恢复正常。〔李建颐．福建中医药．1958,（3）：46.〕

龙眼肉

【基原】为无患子科植物龙眼的假种皮。

【异名】益智、蜜脾、龙眼干。

【性味】甘，温。

【归经】入心、脾经。

【功能主治】益心脾，补气血，安神。主治虚劳羸热，失眠，健忘，惊悸，怔忡等。

【临床应用】

便血

一六七岁童子，大便下血，数月不愈，服药亦无效，亦俾蒸熟龙眼肉服之，约日服两许，服旬日痊愈。〔医学衷中参西录（中册）：127.〕

蝼蛄

【基原】为蝼蛄科昆虫蝼蛄的干燥全虫。

【异名】梧鼠、蝼蝈、天蝼、杜狗、土狗等。

【性味】咸，寒。

【归经】入胃、膀胱经。

【功能主治】利水，通淋，消肿。主治水肿，石淋，小便不利，瘰疬，痈肿恶疮等。

【临床应用】

1. 脑血栓后遗症

陈某某，男，49岁。经医院诊断为脑血栓形成后遗症，住院3个月后，左侧身体仍不能自由活动。在家休养期间用此验方治疗，效果良好，现生活不仅能够自理，且能上班从事轻工作。

治疗方法：共需蝼蛄21条，每7条为1付，3付为1个疗程。用法：将蝼蛄焙干研末，用黄酒适量温开后冲服，酒量因人而异，1天服药1付，共服3天。服药期间忌烟、酒，同时要避风，以服药后出汗为最佳效果，高血压患者勿服。〔吴维智．江苏中医．1961,（1）：22.〕

2. 水肿

王某某，女，35岁，农民。于1959年7月发生过浮肿现象，曾在别处治愈出院过春节，当时腹水消失，回家后约半月左右，因劳动和饮食不当，浮肿又起，腹水又生，于1960年7月17日又来住院治疗。检查：营养差，面黄，浮肿，肚大如鼓，有移动性浊音，肝肿大剑突下，约四指，质坚硬，边缘清晰，有压痛击痛，心率 78 次 / 分，心尖有一级收缩期杂音，心率正，肺左上叶呼吸音减低，叩诊音响减低，测其腹围（脐平线）84cm，下肢、面部浮肿等，病人自觉上腹胀闷，气短，头昏，眼花，耳鸣，心悸，四肢无力，腹胀，四肢发麻，强直，活动不灵，外观皮肤浮肿等，按之陷凹，小便一昼夜仅 2 次，月经已有 2 年未来（非妊娠）。诊断：①营养性浮肿；②肝硬化腹水；③肺结核；④贫血。于 7 月 19 日给予口服蝼蛄 6g，分 3 次服，当晚尿 9 次，大便 3 次，稀黄水，面已消肿，腹大为松软，病人饭后已无胀感。第 3 天尿 11 次，大便 1 次，软，下肢浮肿消退明显(+)，面无浮肿，测腹围（脐平线）77cm，较前 3 天缩小 7cm。第 4 天尿 8 次，大便 2 次，呈稀黄水。第 5 天，尿 10 次，大便 1 次稀水，下肢浮肿明显消退，按之无陷凹，测腹围 74cm，又缩小 3cm。第 6 天尿 7 次，大便 1 次，干。第 7 天尿 6 次，大便 1 次，干，腹围 70cm。该浮肿患者共服蝼蛄 4 天，总量 24g，为了巩固疗效，除伙食加强营养支持（多吃豆类、蔬菜、豆腐干、鱼、冬瓜、蛋类），并给予维生素 B_1，每次 2 片，每天 3 次，酵母片每次 4 片，每天 3 次，注射过 4 次 25% 葡萄糖 80ml，维生素 C 4 支（每支 1ml），目前已愈出院。

药物配制：将蝼蛄分为头、身两部分，采用下部分的胸腹作为利尿剂，其制法是：将蝼蛄去其头、爪、翼之后，其余部位用文火焙焦而干脆，然后研为细末，即成蝼蛄粉剂，贮存干燥瓶内或盆内备用。

治疗方法：取蝼蛄粉 6g，分 3 次用开水或米汤送服，其疗效卓越，疗程是服至消肿为止，大约 5~7 天为 1 个疗程，大多数消肿，少数延长至 15 天。

注意事项：①剂量以一般常用量为宜，不必过大，以免失水使患者软弱。②配制时一定要去尽头、爪、翼，采用其腹胸利尿通便。相反则闭二便，会加重浮肿。③浮肿一旦消失，再可服 1~2 天后方可停药，如中途因失水太重，应考虑暂停或妥善适当处理，但忌补充葡萄糖盐水。④有严重消化性溃疡的患者，服后可能出现胃内嘈杂不适感，不必停药。

适应证：各型水肿皆可应用如贫血病、营养性、心脏病、肾脏病、脚气性其他疾病的水肿，均有不同效果，仅是疗程长短而已。〔吴维智. 江苏中医. 1961，（1）：22. 〕

3. 术后尿潴留

谢某某，男，28 岁，工人。患者在腰麻下施行阑尾切除术，术后 3 小时少腹胀痛欲尿，历 4 小时仍不能排出，呻吟不已，给蝼蛄（去头、足、翼）20 只煎汤 1 小碗顿服，腹胀痛随之缓解。

服用蝼蛄后 1~3 小时即开始小便，其量次逐渐增加，在服药后 3~5 天内，利尿通便作用最为显著，而消肿也最明显。

本品性较峻利，故虚弱患者用量宜轻，或伍以补益之品始妥。煎剂每天 9g，散剂每天 1~2g，每天 3 次。〔朱良春用药经验：139. 〕

按语：蝼蛄俗名土狗，为蝼蛄科的一种农业害虫，但入药则有益于人之健康，味咸性寒无毒，入胃、膀胱二经。朱师经过实验观察，证实如需采用蝼蛄利尿，必须去其头、足、翼，倘整体入药，则毫无利尿作用。

4. 髋关节结核

（1）夏某某，男，10岁，学生。1971年5月发病，病初感觉右髋疼痛，食欲差，午后微发热，全身不适，头昏，夜惊痛。经重庆市第九人民医院诊断为右髋关节结核，曾服用过中西药无效，3个月后病情加重，检查：体温37.8℃，痛苦病容，面容苍白，右腹股沟淋巴结肿大如胡豆，右侧髋关节肿胀和运动功能障碍，下肢肌肉呈反射性痉挛和进行性萎缩，疼痛放射到膝关节及股前内侧，臀折变平，皮下脂肪变厚。

患者内服蝼蛄烧鸡蛋1个，早晚各服1个，连服15天后，全身症状消失，髋关节肿胀消失，行走时自觉不痛，关节运动功能正常，患者步行4华里上街镇小学读书，至今3年追访，仍未复发，身体健康，发育正常。〔刘正善. 赤脚医生杂志. 1976，(11)：20.〕

（2）朱某某，男，31岁。1969年8月发病，病初左腿痛，有跛行，夜惊痛。半年后左侧大腿上端外侧出现3个联孔溃疡，脓液恶臭，经重庆市外科医院和西南医院诊断为：左侧髋关节结核，并发瘘管。当时拟截肢，患者拒绝，回家治疗。于1971年3月开始采用验方治疗，35天后脓液消失，瘘管闭合，患者自觉痊愈，停药。至今5年仍未复发。X线透视左侧髋关节间隙变窄，髋臼变浅变平，原股骨头边缘骨头破坏，现已骨性愈合，目前患者略有跛行，但无痛感。愈后已从事农业生产工作至今。

药物介绍：土狗又名蝼蛄、天蝼、仙姑、石鼠、梧鼠等，成田埂土内，雄者善鸣，善飞，雌者不善飞翔。药用雄者为宜。《本草纲目》蝼蛄主治项下有溃疡肿、解毒除恶疮、治瘰疬骨鲠等外科疾病的记载。

治疗方法：每天取用2个蛋（鸡、鸭均可），活土狗4只，清水洗去土狗衣泥，两个蛋的尖端各挖一个小孔，由每个孔塞入2只活土狗于蛋内，用一块湿布或湿纸将蛋孔填塞。再将蛋放入微火烧熟，服时去掉蛋壳和内死去的土狗，单服全蛋，早晚各服1个，如果患者在服蛋期间皮肤出现药疹样反应。即土狗过量，可每次减少至1只。对穿孔流脓的溃疡，每天用食盐水洗涤3次，将脓排尽，用无菌纱布覆盖溃疡面，避免污染。〔刘正善. 赤脚医生杂志. 1976，(11)：20.〕

5. 外伤感染

吴某某，男，42岁，农民。1987年5月在耕田时，左足外踝被划破时，发生感染溃疡，红肿范围5cm×6cm，经口服、注射抗生素10余天，效果不佳，溃烂逐渐扩大，后停用西药，改此膏外敷3次即愈。随访至今未见复发。治疗方法见下案。〔葛汉枢. 中国乡村医生. 1989，(8)：18.〕

6. 痈肿

郑某某，男，14岁，学生。1986年5月右侧近肩部患痈肿，红肿范围

L

3cm×4cm，经用中西药物治疗后，形成溃破，久未收口，后停用中西药物，改用此膏外敷 4 次，结痂而告痊愈，随访至今未见复发。

治疗方法：土狗数只，红糖适量（可以适量防腐剂），将上药捣烂备用，同时将患处用生理盐水冲洗干净，每天或隔天外敷 1 次，用无菌纱布覆盖疮面，3~5 次即愈。〔葛汉枢. 中国乡村医生. 1989,（8）：18. 〕

7. 鸡眼

王某某，女，53 岁。1984 年 3 月初诊，足底生鸡眼已 10 余年，影响走路和劳动，曾用市售“鸡眼膏”贴敷无效，后又进行割治，不久又复发，比原来更大，行路时疼如钉刺，检查见有足跟中心有一圆形角质增生性的硬结，如小扣大，突出皮面，触之坚硬，压痛明显，诊断为鸡眼。使用本法治疗，5 天后痊愈，随访 1 年余，未见复发。

L

治疗方法：患处常规消毒，用手术刀或普通利刀割除鸡眼表面粗糙角质层，以不出血或稍出血为宜，接着取活蝼蛄剪去其嘴，以其吐出的液汁润鸡眼，然后用点燃的艾条或香烟熏其部位，待烘干后包扎。每天 1 次，3 天为 1 个疗程。轻者只需 1 个疗程，重者 2~3 个疗程可痊愈或明显好转。〔夏晓川. 四川中医. 1989，7（3）：40. 〕

漏芦花

【基原】为菊花科植物祁州漏芦或禹州漏芦的花。

【异名】野兰、鬼油麻。

【性味】苦、咸，寒。

【归经】入胃、大肠经。

【功能主治】清热解毒，消肿排脓，下乳，通筋脉。主治痈疽发背，乳房肿痛，乳汁不通，瘰疬恶疮，湿痹筋脉拘挛，骨节疼痛，热毒血痢，痔疮出血，烧、烫伤等。

【临床应用】

烫伤

梁某某，男，4 岁。因洗澡不慎，被开水烫伤背部，起水泡。经用漏芦花麻油搽患处，3~4 天即愈。无瘢痕。

治疗方法：用鲜漏芦花 30g 泡麻油 250ml，时间越长效果越显著。〔朱培忠，等. 四川中医. 1985，3（8）：47. 〕

芦根

【基原】为禾本科植物芦苇的根茎。

【异名】芦茅根、苇根、芦菇根、顺江龙、水蓢蕵等。

【性味】甘，寒。

【归经】入肺、胃经。

【功能主治】清热生津，除烦止呕。主治热病烦渴，胃热呕吐，噎膈，反胃，肺痿，肺痈等，并解河豚鱼毒。

【临床应用】

脓胸

吴某，女，30岁。患者于1984年2月8日突起畏寒、发热，伴左侧胸痛。1984 年 2 月 16 日住院。实验室检查：白细胞 1.98×10^{10}/L，中性粒细胞 0.8，淋巴细胞 0.2。左胸呈突变特征。X 线胸片：右侧第二前肋以下呈一片致密阴影改变，其中可见液平面，余肺纹理增粗。脓液培养未发现结核杆菌。诊断为左侧脓胸。经多种抗生素抗感染及闭式引流，并输血 450ml，住院 40 天，病情好转。3 月 7 日胸片复查，左侧第二前肋以下仍呈一片致密阴影，其中有约 4cm 深之液平面，建议去上级医院治疗，患者因候床于 1984 年 4 月 6 日来我院门诊。检查：体温 38.6 ℃，脉搏 116 次 / 分，呼吸 22 次 / 分，血压 13.3/8kPa（100/60mmHg），发育正常，体型消瘦，呼吸急促，呈慢性病容，心率 116 次 / 分，律齐，无杂音，左肺叩诊呈浊音，呼吸音明显减低，左胸部带闭式引流。实验室检查：血红蛋白 80g/L，白细胞 1.30×10^{10}/L，中性粒细胞 0.8，淋巴细胞 0.16，胸透结果同 3 月 7 日胸片，考虑改用芦根治疗，每天取干根 250g 煎服，用药 1 周后病情好转，体温基本正常，食欲增加，12 天后拔去引流管，连续服芦根月余，自觉症状消失，于 1984 年 6 月 2 日来我院复查，前述症状伴体征消失，胸片复查，左侧胸膜轻度肥厚粘连，病已痊愈。〔湛德根. 湖南中医学院学报. 1992，12（4）：35.〕

芦荟

【基原】为百合科植物库拉索芦荟、好望角芦荟或斑纹芦荟叶中的液汁经浓缩的干燥品。

【异名】芦会、讷会、象胆，奴会、劳伟、龙掌叶。

【性味】苦，寒。

【归经】入肝、心、脾经。

【功能主治】清热，通便，杀虫。主治热结便秘，妇女闭经，小儿惊痫，疳热虫积，癣疮，痔瘘，萎缩性鼻炎，瘰疬，烧烫伤，外科感染等。

【临床应用】

1. 烧伤

患者，女性，42 岁。本人炒菜时不慎烧伤前臂 1/3 处，Ⅱ度烧伤，创面 3cm × 4cm，红肿，有浅绿色恶臭脓液，为绿脓杆菌感染所致，经用龙掌液（芦荟叶液）涂敷，涂敷 1 次后红肿减轻，肿液减少，第 2 次换药，脓液消失，第 3 次开始愈合。治疗方法见下案。〔邱建军，等. 新疆中医药. 1988，23（3）：53.〕

2. 创面溃疡

杨某某，男。1987 年 8 月中旬，因双脚鞋带系得太紧，脚背皮肤擦破后感染，引起表面溃疡，发病后 3 天来我所治疗，此时体温 39℃，腹股沟淋巴结肿大，肌内注射青霉素及局部换药后，淋巴结消肿，但脚背皮肤的溃疡面仍未见明显好转，溃疡面约 3cm × 1.5cm，用磺胺粉一周未见好转，又改用庆大霉素，纱布外敷，数天后，未见好转，但溃疡面加深，周围红肿，中部有脓性分泌物渗出，伴有臭味，曾改用 2% 的利凡诺尔清洗，纱布湿敷，尚无明显好转。

1987 年 11 月 10 日，用龙掌叶（芦荟叶）中段叶瓣捣碎后，涂敷在溃疡面上，第 1 次换药后，溃疡周围红肿减轻，第 2 次换药后，分泌物已减少，第 3 次换药，分泌物消失，第 4 次则溃疡面开始愈合，患者皮肤溃疡长达 4 个月之久，使用龙掌叶治疗仅换药 3 次，

创面便愈合。〔邱建军，等. 新疆中医药. 1988，23（3）：53.〕

3. 甲沟炎

患者，女，28 岁。工作时不慎将右手中指压伤后，引起甲沟炎，数日内红肿加剧，伴有发热 37.5~38.15℃，腋下淋巴结肿大，先用青霉素，体温下降，腋下淋巴肿消失，但中指红肿仍未见好转。后用龙掌叶（芦荟）涂敷，第 1 次周围组织红肿便减轻，第 2 次红肿消退，第 3 次结痂，涂敷 4 次后痊愈。〔邱建军，等. 新疆中医药. 1988，23（3）：53.〕

4. 皮肤溃疡

患者，女，45 岁。1987 年 12 月 10 日颈后部出现多个疖痈，洗澡时不慎将皮肤搓破而成感染，治疗 3 天后无明显疗效，且精神欠佳，口苦，不思饮食，四肢酸痛，夜间不能入睡，1 周后出现低热，头痛如针刺，颈部疼痛难忍，活动受限。检查：体温 38.5~39.5℃，颈后皮肤红肿，有一蚕豆样 1.2~1.5cm 的肿块，耳后及下颌淋巴肿大。12 月 19 日，先敷用鱼石脂软膏 3 天，无明显好转，本人因有小儿麻痹后遗症，拒绝肌内注射抗生素治疗，遂将龙掌叶（芦荟）清水洗净后，泡入 75% 的乙醇中，约 15~20 分钟后，按伤口大小将叶从中间纵行切为二薄片，敷于患处，用纱布、胶布固定，每天换药 1 次。第 2 次换药时，患者自述：夜里不再发热，颈背部疼痛有所缓解，伤口周围红肿减轻，硬肿外发白发软，先以酒精棉球消毒，然后以盐水棉球清洗伤口后，仍敷龙掌叶。第 3 次换药时，见伤口多个脓头脓液已流出，用生理盐水拭净后，局部消毒，用龙掌叶（芦荟）再敷。3 次后病人精神好转，体温正常，饮食有加，颈部可以活动。经 6 次换药后，可见伤口周围红肿消失，筛状脓性分泌物明显减少，再次敷龙掌叶（芦荟）片，换药时见坏死组织自行脱落，患者自述一切恢复正常。〔邱建军，等. 新疆中医药. 1988，23（3）：53.〕

5. 鸡眼

林某某，女，干部。脚底患鸡眼 3~4 年，左足底 5 粒，右足底 3 粒，常疼痛难行走，曾用刮皮和鸡眼膏治疗，只能暂时缓解，给芦荟叶以下述方法贴一周后，炎消痛止，逐渐消失，一年后随访未见复发。

治疗方法：取适量芦荟叶置于鲜童尿或自尿中浸 1~2 小时，取出清水漂洗备用，首次贴药前将患部用温水浸洗，使皮肤软化，用锋利刀片割去表面角质层，然后将芦荟贴在表皮，使内质黏性一面贴患处，外用胶布固定，再以纱布包扎，每晚睡前换药 1 次，轻者连续 3~4 次，重者 6~7 次，即炎消痛止，鸡眼逐渐消失，个别病例未愈者，按上法再贴 1 周即愈。〔王良如. 福建中医药. 1982，2（4）：27.〕

6. 鼻衄

周某某，男，52 岁。鼻衄 6 年，每年逢冬春季发作，发病时两鼻腔交替出血，诊为慢性鼻窦炎，鼻黏膜糜烂。1986 年 4 月来我院就诊。诊见鼻腔干燥，鼻道内附着血痂，面色黝黑，舌红，苔黄糙，口干苦，脉弦。患者平素嗜好烟酒，急躁易怒，证为肝火上炎，刑伤肺络，予龙胆泻肝丸 1 瓶，每次

6g，每日2次，另芦荟粉5g，局部外用，用药后当日血止，续用2周，年余未发。〔王良如. 福建中医药. 1982，2（4）：27.〕

7. 药物过敏反应

患者朱某某，62岁。1982年因腰腿疼，肌内注射硫酸软骨素A，注射15分钟后，突然出现过敏，四肢轻度瘙痒，手抓后引起皮肤糜烂，随后四肢肿胀，疼痛难忍，经用老龙掌叶（芦荟）擦洗2天后，四肢明显消肿，再用嫩叶涂敷，5天后，糜烂处结痂，6天后瘙痒消失，过敏症状消失。〔邸建军，等. 新疆中医药. 1988，23（3）：53.〕

鹿角

【基原】为鹿科动物梅花鹿或马鹿已骨化的老角。

【性味】咸，温。

【归经】入肝、肾经。

【功能主治】温肾壮阳，散瘀消肿。主治肾阳虚衰，腰脊疼痛，疮疡，瘀血作痛等。

【临床应用】

1. 消渴

一人消中，日夜溺七八升，鹿角烧令焦为末，以酒调服5分，每天3次，渐加至方寸匕。〔续名医类案：204.〕

2. 乳腺纤维瘤

贯某某，男，42岁，工人。1978年6月来院就诊。其诉：半年前发现右乳正中肿硬胀痛，逐渐长大，经市第一人民医院外科诊断为乳腺纤维瘤。拟手术治疗，患者执拗不从，求治中医。查：扪右乳正中有一球状直径约2cm肿块，边缘光滑，推之如珠，质硬而不坚，皮色正常，胀重干痛。舌质淡，有齿痕，苔白滑。此证属气滞血瘀，脾阳不振，酿痰成核。即投每付生鹿角50g，水煎黄酒为引送服，每天3次。续服月余，肿块消失平复，余症俱无。追访，迄今5年余，尚未复发。〔李国才. 内蒙古中医药. 1985,（3）：37.〕

3. 急性乳腺炎

郭某，女，21岁。1989年3月2日初诊。患者产后82天，突感恶寒发热，头痛，全身不适，左乳房上方有5cm×5cm的肿块，皮肤红热，压痛明显。舌尖红，苔薄白，脉浮数，二便正常。查：体温38.6℃。血常规化验：白细胞1.6×10^{10}/L，红细胞4.1×10^{13}/L，中性粒细胞0.74，淋巴细胞0.26。取鹿角3g（研粉），如下法服之一次即愈。

治疗方法：鹿角3g（研粉）温开水送服，服后盖被褥取微汗即可，如口服1次不愈者，第2天再服1次，一般连续服2次即可痊愈。〔五会延，等. 中国乡村医生. 1990,（11）：19.〕

鹿角胶

【基原】为鹿科动物梅花鹿或马鹿的角煎熬而成的胶块。

【异名】白胶、鹿胶。

【性味】甘、咸，温。

【归经】入肝、肾经。

【功能主治】补肾阳，益精血，止血。主治肾阳不足，精血亏虚，虚劳羸瘦，腰痛，阴疽，阳痿，滑精，吐血，尿血，妇女子宫虚冷、崩漏、带下等。

【临床应用】

1. 咳嗽

子腾向有嗽疾，端午后吐血一二天，服山羊血及山漆而止血，然病日深，胸胁痛，不可转侧，嗽益甚，夜卧精神恍惚。此非参、芪不能回阳。余先用八味地黄汤二三剂，已有起色，又感冒风寒，用发散药一二剂，汗出甚多，虚弱已极，亟用六君子汤加附子一剂，已愈其半矣。然每为寒邪所致，辄病。余问之，曰背寒，少冷即从背寒至四肢矣！余悟曰："此督脉为病也，须用鹿角胶、鹿茸即愈。从紫廷处觅得两许，始服一剂而精神迥异。此事难知，余滋惧焉。"〔历代笔记医事别录：237.〕

2. 惊悸

一儒者苦学，久困场屋，得痰吐衄盈盆，尪羸骨立，夜卧交睫，即梦斗败争负恐怖之状，不可形容，如是十载，每劳则发，用镇心安神不效，一日读藏气法时论。乃知人魂藏于肝。肝又藏血。作文即苦，衄血又伤，则魂失养。故交睫如此。知非峻补不奏功。乃以酒焙鹿角胶空腹饮之，五天而睡卧安，半月而肌肉生，一月而神气复。始能出户。〔续名医类案：520.〕

3. 少腹积聚

忆在籍时，有人问下焦虚寒治法，俾日服鹿角胶三钱，取其温而且补也。后月余晤面，言服药甚效，而兼获意外之效，少腹素有积聚甚硬，前竟忘言，因连服鹿角胶已尽消。盖鹿角胶具滋补之性，又善通血脉，林屋山人阳和汤用之以消硬疽，是以有效也。〔医学衷中参西录（中册）：343.〕

鹿茸

【基原】为鹿科动物梅花鹿或马鹿的尚未骨化的幼角。

【性味】甘、咸，温。

【归经】入肝、肾经。

【功能主治】壮元阳，补气血，益精髓，强筋骨。主治虚劳羸瘦，精神倦乏，眩晕，耳聋，目暗，腰膝酸痛，阳痿，滑精，子宫虚冷，崩漏，带下等。

【临床应用】

1. 阳虚证

（1）曹某某，男，83岁。就诊日期1976年12月。患者体虚，常易感受表邪，一年咳嗽感冒不断，冬季较甚，怕冷，棉衣四季均穿，不能摸冷水，吃生冷饮食即泻，体瘦，弱不禁风，头昏腰疼，常卧床不起。脉沉迟无力，舌淡胖润。中医辨证：脾肾阳虚，表卫不固。自1976年嘱每年冬令服鹿茸3g，坚持至今，以上症状逐步缓解，感冒基本未发，已不怕冷，除冬季外，棉衣已脱。饮食正常，精神饱满，并能做家务劳动，深感鹿茸确实是老年人强身延寿要药。〔万嘉钟. 云南医药. 1986，7(4):254.〕

（2）陈某某，女，55岁。1980年11月初诊。患者平素畏寒，四肢不温，经常胃痛，便溏，吃蔬菜水果更甚，体重下降，头昏神倦，纳少，既往患有冠心病，脉象沉细无力，舌淡红，薄白苔。中医辨证：脾肾阳虚。自1980年开始每年冬季服3g鹿茸，分3晚用淡盐水冲服，服药后以上症状逐渐缓解，

脉转有力，并能吃蔬菜水果，精神旺盛，体重增加 3kg。〔万嘉钟. 云南医药. 1986，7（4）：254.〕

2. **再生障碍性贫血**

王某，男，28 岁。患再生障碍性贫血。用鹿茸 40g，入黄酒 2kg，浸 1 周后，每日 100ml，分 2~3 次服。20 天后，每日 50ml，早晚分服，服完为止，续服补中药 4 周而愈。〔浙江中医杂志. 1989，24（12）：568.〕

鹿衔草

【基原】为鹿蹄草科植物鹿蹄草或普通鹿蹄草等的全草。

【异名】破血丹、纸背金牛草、大肺筋草、红肺筋草、鹿寿茶等。

【性味】甘、苦，温。

【归经】入肝、肾经。

【功能主治】补虚益肾，祛风除湿，活血调经。主治虚弱咳嗽，劳伤吐血，风湿关节痛，崩漏，白带，外伤出血等。

【临床应用】

1. **肺痈**

《铁笛亭锁记》：余自十八岁咯血，遂成肺痈，痰作五色，腥不可近，唾地隔日，虫蠕蠕然，于是九年大病，且死者数矣。一日可翁师之第三世兄次伯，见予病，言有灵药，治之立愈。明日出枯枝，上缀焦叶三数，验之似作深红色而干者，名鹿衔草，令合由煮之，但饮其液，凡二次，病霍然。今十余年，患不作矣。感良友之情，不能不传其方，以告世之同病者，闻此草多产云南，福建闽亦有之。〔著园医药合刊：28.〕

2. **肝癌**

官某，男，56 岁，干部。自觉右上腹出现包块 11 个月，伴疼痛而往某医院，经医院 AEP 检查阳性，肝穿刺涂片，诊断为肝癌。住院期间由于进行性疼痛出现恶病质而劝其出院。于 1980 年 11 月 1 日到我院诊治。检：体型消瘦，巩膜及全身皮肤黄染、瘙痒。腹部臌隆，腹壁静脉显露。肝于肋下 6cm，剑下 4cm，质硬，表面光滑，叩诊有移动性浊音，双下肢浮肿，全身表浅淋巴结未触及，未见明显蜘蛛痣。脉弦滑数，舌质红，青紫相间，舌根有黄苔。嘱其家属每天用鹿衔草 500g 浓煎，让患者频服。服用 1 月余后，其家属于 12 月 18 日前来取药，并述官某自服鹿衔草后未服他药，配合输液，近来黄疸明显消退，食欲增加，疼痛减轻。再守上方，鹿衔草每天加至 800g，随访治疗观察至 2 月底。〔白树勋，等. 云南中医杂志. 1984，5（3）：54.〕

路路通

【基原】为金缕梅科植物枫香的果实。

【异名】枫实、枫木上球、枫香果、枫果、櫑子等。

【性味】苦，平。

【归经】通行十二经。

【功能主治】祛风通络，利水除湿。主治肢体痹痛，手足拘挛，胃痛，水肿，胀满，经闭，乳少，痈疽，痔疮，疠癣，湿疹等。

【临床应用】

1. 关节炎

（1）陈某某，男，28 岁。患背部拘挛及腰脚部痹疼难伸屈已 1 年余，经服中西药无效，后用下药治疗，服药 2 剂后，背部拘挛消失，再服 2 剂，腰脚部痹痛痊愈。经常参加劳动，未见复发。

治疗方法：路路通，每次用量 24g，每天 2 次，水煎，饭前服，妇女月经过多及妊娠者忌服，以此治疗风湿性关节炎。〔曾照贵. 福建中医药. 1961，6（3）：27.〕

（2）陈某某，男，30岁。周身痹痛，牵引腰部作痛，走路困难，经服用下药 5 剂，恢复健康，投入生产。治疗方法同前案。〔曾照贵. 福建中医药. 1961，6（3）：27.〕

L

2. 耳鸣

王某某，女，46 岁。1984 年 9 月 4 日就诊。耳鸣半年，劳累尤甚。曾用中西药治疗无效。刻下听力减退，头晕神疲，饮食不佳，少气懒言，腹胀便溏，舌淡苔白，脉沉无力。证属脾胃虚弱，清阳不升。先每天用路路通 15g，水煎频服。5 天后，耳鸣渐除，唯头晕、纳呆、腹胀、便溏仍然。予参苓白术散健脾益气，渗湿和胃，调理半月而愈。〔王启俊. 四川中医. 1991，9（12）：48.〕

按语：路路通，顾名思义是四通八达，无所不至，正如《本草拾遗》所谓能“通行十二经”，是中医祛风通络，除湿止痛的常用药，故关节炎之痹痛有良效。王氏用其治疗耳鸣，认为疗效确切，其机制是通过通络利尿作用而使“清阳得以上升，浊阴得以下降，清窍得以荣养”，使耳窍复聪。唯体质虚弱者，妇女妊娠及月经期间当慎用此药。

露蜂房

【基原】为胡峰科昆虫大黄蜂或同属近缘昆虫的巢。

【异名】蜂肠、革蜂窠、百穿、大黄蜂窠、紫金沙等。

【性味】甘、平；有毒。

【归经】入肝、肺、胃、大肠经。

【功能主治】祛风、攻毒、杀虫。主治惊痫风痹，隐疹瘙痒，乳痈，疔毒，瘰疬，痔漏，风火牙痛，头癣，蜂螫肿痛。

【临床应用】

1. 急性乳腺炎

（1）张某某，女，22 岁。1961 年 7 月 16 日上午初诊。患者左侧乳房搏动样疼痛 1 天。伴有头晕，四肢困倦。昨晚因乳房剧痛，发冷发热、恶心呕吐等症状加重，收入外科住院治疗。出院后采取局部热敷，未见改善，今日上午 9 时检查：体温 39.9℃，左侧乳房红肿，触诊硬结面积达 18cm × 6cm，除局部明显压痛外，尚无波动感。左侧腋窝淋巴结肿大如枣，伴有压痛。实验室检查：白细胞总数 1.45×10^{10}/L，中性粒细胞 0.85，淋巴细胞 0.14，酸性粒细胞 0.01。诊断：急性乳腺炎。经用本法治疗，局部配合热敷，次日下午体温即正常，局部炎症明显好转。19 日上午复查，症状：体征全部消失，血常规正常，共服药 3 天，痊愈出院。

治疗方法：先将露蜂房捡净撕碎，放置铁锅中，以文火焙至焦黄（勿至焦黑），取出研为极细末，用细罗筛过后，装入瓶内备用。每次服3g，每4小时1次，1昼夜5~6次，以黄酒30g冲服（加热）。〔杨中学，等．中医杂志．1963，(11)：7.〕

（2）陈某某，女，24岁。于1963年8月3日下午5时就诊。患者右侧乳房红肿疼痛1天半，同时伴有头晕怠倦，四肢无力，因怕化脓开刀前来就诊。当时检查：体温38℃，右乳红肿有硬结，面积达6cm×6cm，局部有压痛。实验室检查：白细胞总数1.14×10^{10}/L，中性粒细胞0.74，淋巴细胞0.26，诊断为急性乳腺炎。给露蜂房粉内服，每4小时1次，以黄酒30g加热冲服，次日上午9时体温降至37℃，症状基本消失，又服药1天，症状和体征全部消失而痊愈。〔杨中学，等．中医杂志．1963，(11)：7.〕

（3）王某某，女，22岁。于1963年8月3日下午5时就诊。自诉左侧乳房肿疼痛2天半，稍有恶心，不思饮食。检查：体温37℃，左侧乳房稍红有硬结，面积达8cm×8cm，压痛明显。血常规：白细胞12.1×10^{9}/L，中性0.8，淋巴0.17，单核0.02，酸性0.01。诊断为急性乳腺炎。给露蜂房粉内服，每次12g，每4小时服用1次，以黄酒30g加热冲服。2天后，症状与体征全部消失，观察半月，未再复发。〔杨中学，等．中医杂志．1963，(11)：7.〕

按语：《本草纲目》云："露蜂房阳明药也。"乳房属阳明经。露蜂房有解毒杀虫之功，有抗炎作用，故常用于乳腺炎的治疗，可获良效。有报道以适量露蜂房粉末黄酒冲服，治疗急性乳腺炎26例，总有效率92.3%，平均治愈时间为2.1天，且服药期间未发现任何副作用。

2. 风火牙痛

严某某，男，50岁。1980年3月2日初诊。多年来，反复牙痛，时有牙龈红肿疼痛，寝食俱废，用露蜂房20g，煎浓汁含漱口，几次即愈。几年来未见复发。〔田业珍．四川中医．1985，3（6）：31.〕

罗布麻

【基原】为夹竹桃科植物罗布麻的全草。

【异名】吉吉麻、泽漆麻、红花草、野茶、罗布欢的尔。

【性味】甘、苦，凉。

【归经】入心、肾经。

【功能主治】清火，降压，强心，利尿。主治心脏病，高血压，神经衰弱，肝炎腹胀，肾炎浮肿等。

【临床应用】

1. 喘息性支气管炎

刘某某，男，63岁，工人。诊断为喘息性支气管炎。咳嗽10多年，每逢冬季发作，近4年加重，夜间不能平卧。经常打针、吃药，最后服氨茶碱收效都不显。吸烟史47年。自吸罗布麻烟之后，自觉症状减轻，甚感痛快，痰由稠变稀，由多变少，喘消失，能平卧。治疗前检查，肺有散在性干啰音，

经过一个半月治疗，啰音消失。〔北京石景山发电厂卫生所. 中医药研究参考. 1975,(2)：30.〕

2. 气管炎

李某某，女，38岁。诊断为慢性气管炎，咳喘7~8年之久，每年入冬加重。咳嗽，气短，发憋，痰多而稠，平素每天吸烟1盒，已24年之久。自1973年12月，中医研究院在我厂进行罗布麻烟治疗，经过治疗烟和预防烟治疗一个半月时间，病人自觉症状减轻，痰明显减少，喘憋消失。原来早晨起床痰又稠又多，经过治疗后，只变成少许稀痰。治疗烟虽然味大，恶心，但疗效大于预防烟。目前尚有咳嗽，但基本上达到临床治愈。〔北京石景山发电厂卫生所. 中医药研究参考. 1975,(2)：30.〕

3. 高血压病

(1)苗某某，女，72岁。自1964年患高血压。症状：头晕，头痛，头胀，心悸，耳鸣，面红，视力模糊，头发热，血压22.7/13.3kPa(170/100mmHg)。每天用罗布麻叶7.5g开水冲服当茶喝，共服3个月，视力模糊消失，除时感头面发热外，其他症状均减轻。血压降至18.7/12.8kPa（140/95mmHg）。〔西北植物研究所. 中草药通讯. 1972,(4)：13.〕

（2）许某某，男，61岁。患高血压30年左右。症状：眩晕，头痛，失眠多梦。血压25.3/16kPa（190/120mmHg）。以罗布麻叶每天2钱为茶用，共服2年左右，中间偶服降压灵。服用结果，前述症状消失。血压降至17.3/12kPa（130/90mmHg）。〔西北植物研究所. 中草药通讯. 1972,(4)：13.〕

4. 心力衰竭

（1）胡某某，患风湿性心脏病、心房纤颤、Ⅱ度心衰。入院时心率140次/分，口服罗布麻根煎剂100ml。2次后心率降为84次/分，症状好转，肝脏缩小，后改用50ml维持，共住院21天出院。〔西安医学院第一附属医院内科. 陕西新医药. 1973,(4)：9.〕

（2）患者女性，患风湿性心脏病、Ⅱ度心衰、心房纤颤。入院后给罗布麻煎剂100ml，每天2次，第2天心率降至58次/分，心电图示毛地黄效应改变，后减量维持在70次/分。

治疗方法：取罗布麻根16g，切碎，加300ml水浸泡12小时，煎煮1小时，得滤液200ml，加入尼泊金乙酯少许即成。〔陕西省冠心病防治研究所. 陕西新医药. 1974,(5)：11.〕

罗勒子

【基原】为唇形科植物罗勒的果实。

【异名】兰香子、光明子。

【性味】甘、辛，凉、平。

【归经】入肝经。

【功能主治】清肝退翳明目，消肿止痛。主治目赤多眵，拳毛倒睫，目翳，走马牙疳等。

【临床应用】

目翳

宋卢州知录彭大辨，在临安暴得赤眼，后生翳。一僧用兰香子（罗勒子），洗晒，每纳一粒入眥内闭目少顷，连膜而出。〔历代无名医家验案：248.〕

萝藦

【基原】为萝藦科植物萝藦的全草或根。

【异名】芄兰、雀瓢、苦丸、鸡肠、白环藤等。

【性味】甘、辛，平。

【归经】入肝、肾经。

【功能主治】补益精气，通乳解毒。主治虚损劳伤，阳痿，带下，乳汁不通，丹毒疮肿等。

【临床应用】

1. 黄蜂叮咬

（1）黄某某，男，70 岁。1972 年 10 月 21 日，后颈被黄蜂螫伤当即取萝藦藤浆汁涂于伤处，肿痛于数分钟后消失。

治疗方法：将新鲜萝藦藤浆汁涂于黄蜂蜇处，每 2 小时 1 次，肿痛消失为止。如出现全身中毒症状，可用萝藦藤 60g 煎服，每天 3 次。〔王庭兆. 赤脚医生杂志. 1975,（7）: 24.〕

（2）管某某，男，4 岁。1973 年 7 月 4 日下午玩耍，捅了黄蜂窝，被黄蜂螫伤面、颈、肩、胸、腹部十三处，蜇处红肿隆起，全身出现中毒症状，4 小时后，来我站用萝藦藤汁外涂，并用新鲜萝藦藤煎服，2 小时后，局部痛止肿消，6 小时后，全身症状消失，痊愈。〔王庭兆. 赤脚医生杂志. 1975,（7）: 24.〕

2. 带状疱疹

梁某某，男，8 岁。自觉左侧腰部灼热、疼痛。检查局部有集簇性绿豆大小水泡。基底潮红，水泡呈带状分布。诊为带状疱疹。按如下方法治疗，点涂 1 天后疱疹开始干结，治疗 3 天痊愈。

治疗方法：将鲜萝藦掐断后的白汁点涂于患处即可。每天 2~3 次。一般涂药 1 天水泡即停止蔓延，开始干结，3~4 天后肿消痛解，结痂而愈。

【备注】带状疱疹俗称“蛇患疮”，即中医所说的“缠腰蛇丹”，由病毒引起。萝藦具有清热解毒、消肿止痛作用，故对带状疱疹有良好效果，此药各地均产，药源丰富，经济简便，无副作用。如冬春季无新鲜萝藦，可用干燥之萝藦切碎后煎水外洗，亦可收效。〔梁兆松. 河南中医学院学报. 1976,（4）: 40.〕

落花生（叶）

【基原】为豆科植物落花生的种子。

【异名】落花参、长生果、落地生、土豆、花生等。

【性味】甘，平。

【归经】入脾、肺经。

【功能主治】润肺，和胃。主治燥咳，反胃，脚气，乳妇奶少，贫血，血小板减少症等。

【临床应用】

1. 噎膈

黄荣木之父黄天保，患噎病，百治不效。偶见食落花生者，取食之，竟不噎，于是恣食之，或煮食当饭，凡饮食内以落花生入之，食即安适。凡半载，病遂愈。〔历代笔记医事别录: 252.〕

2. 耳聋

敝戚王某，年 20 余岁时，忽患耳聋无闻。服生落花生（熟则无效）可愈。

依服斤余，果耳聋若失，又邻左刘姓女，年8岁，亦患耳聋，食生落花生亦愈。〔傅同宾．中医杂志．1976：19.〕

3. **失眠**

（1）刘某某，女，27岁。1990年5月1日就诊。患失眠2日，每晚睡2~3小时，伴头昏，四肢无力，经西药治疗不效。嘱用鲜花生茎尖治疗，连服7天而愈，追访月余未复发。

治疗方法：用鲜花生茎尖30g，放入茶具内，用鲜开水150ml冲泡，每晚睡前1小时服完，一般2~3天可明显见效。〔夏世连．四川中医．1990，（11）：29.〕

（2）任某某，女，31岁，会计。过去病史有乳糜尿、甲亢等。1978年1~2月间，连续1个月基本上未入睡，痛苦异常。曾服用苯巴比妥、安宁、针灸、中药等均不能入睡。用花生叶治疗3天，于每次服药后半小时至2小时可入睡，痛苦消失。随访2年未复发。

治疗方法：花生叶（干品）25~50g，或鲜品50~70g，加水300~500ml，煎沸10分钟左右，取药液200ml，睡前温服，连服3天或3天以上，睡前要排除干扰睡眠的因素，则疗效更好。〔杜泉槐．江苏中医．1980，（4）：封底.〕

4. **假性血友病**

患者女性，3岁，因持续性鼻出血及牙龈出血1年半，近10天加重，于1964年6月15日入院。患儿于生后1岁半开始出现鼻出血及牙龈出血，反复发作，每次持续4~6天，亦有延长至10天，每次出血量不多，可自行停止。有时四肢出现大小不等的青紫斑，数天后自行消失。半年前曾因手指刺伤出血达3天，10天前因头部轻度外伤，皮下出现血肿伴有鼻腔及口腔出血而来院。既往史无特殊可记之处，父亲早年有鼻出血及牙龈出血史，母健康，长兄3岁时因多次出血死亡。祖父母及外祖父母和舅父均无出血史。患儿发育正常，面色苍白，头部有2cm×3cm血肿，左前臂、左肩及臀部可见散在的陈旧性大小不等青紫瘀斑。心脏各瓣膜可闻及Ⅱ级收缩期杂音。血红蛋白90g/L，红细胞2.9×10^{12}/L，白细胞1.24×10^{10}/L，中性0.49，淋巴0.47，单核0.01，杆状0.03，血小板2.4×10^{11}/L，未做质的测定。出血时间2小时后不止，凝血时间14分钟，血块收缩时间、凝血酶原时间、凝血酶原消耗试验、凝血酶原和纤维蛋白原含量均正常，束臂试验阴性。经一般止血剂治疗无效，6月20日输新鲜血10ml，出血停止，6天后头部血肿明显吸收。6月29日两颊黏膜又出现0.5cm×0.5cm大小的血肿3个，鼻腔及牙龈小量出血。出血时间1小时半，凝血时间正常。于7月1日开始用花生米粉治疗。每天口服100g，第3天出血停止，6天后血肿吸收，出血时间20分钟。以后反复间断用花生米粉治疗，服药期间出血时间15~30分钟，停服期间则延长至40~50分钟，凝血时间正常。因为一般情况良好，无出血现象而出院。〔张国振．中级医刊．1965，（7）：439.〕

落葵

【基原】为落葵科植物落葵的叶或

全草。

【异名】天葵、胡燕脂、西洋菜、红鸡屎藤等。

【性味】甘、酸，寒。

【归经】入心、肝、脾、大肠、小肠等。

【功能主治】清热，滑肠，凉血，解毒。主治大便秘结，小便短涩，痢疾，便血肠痈，斑疹，疔疮等。

【临床应用】

阑尾炎

（1）林某某，女，48岁，农民。1957年10月6日初诊。主诉：右下腹阵发性绞痛，已有10小时，初发生全腹不适胀痛，因走路疼痛，逐渐加剧，几乎不动，约1~2小时转移至右下腹，起初畏冷，微热，欲呕，检查体温37.9℃，腹部平坦柔软，右下腹麦氏占有压痛，无硬块，听诊发现肠蠕动音仍存在，嘱自采落葵水煎，和少量黄酒顿服，连服4天，每天1次，后因往城内诊病询问已痊愈。〔范永邦. 福建中医药. 1959,（3）：42.〕

（2）张某某，男，40岁，农民。1957年11月14日下午2时左右初诊。主诉右腹剧痛已2天，初畏寒发热、头痛、全身不适，服止痛片2片无效，腹痛仍持续，右下腹部比较疼痛，右腿不能伸直，若伸直疼痛更剧，呕吐酸水，无恶心。检查体温38.2℃，脉搏84次/分，腹部检查右下腹压痛及抵抗感，肝脾未扪及，腹部肠蠕动音增强，即命作热敷，右腹部每天敷3次，嘱自采生鸡屎藤头（红色）（即落葵）200g，和水煎，口服时加黄酒少许，但一时不能购到酒，而煎水口服，连服6天痊愈。

治疗方法：红鸡屎藤头（即落葵）取其根部，生约200g（干的约100g），和水500ml，煎至250ml。作1次服完，服时加少许黄酒约半茶杯，每天服1次，连服5天为1个疗程，通常5天内就可治好。其功用有治痈肿止痛消炎之效。〔范永邦. 福建中医药. 1959,（3）：42.〕

绿豆

【基原】为豆科植物绿豆的种子。

【异名】青小豆。

【性味】甘，凉。

【归经】入心、胃经。

【功能主治】清热解毒，消暑利水。主治暑热烦渴，水肿，泻痢，丹毒，痈肿，解药毒，酒毒等。 L

【临床应用】

1. 小儿腹泻

王某某，8个月。1990年8月4日开始呕吐、腹泻、大便蛋黄色，每天10余次。乡医用抗生素3天后，呕吐好转，腹泻仍不止，邀余延诊。查：患儿发育好，有轻度脱水，嘱禁喂奶，频饮淡盐水。继用下方仅2次竟止。

用药及方法：绿豆研细粉放入清洁的茶碗内，临用时，用食醋适量调成糊状，外敷双侧涌泉穴，用纱布固定，12小时更换1次，每次10g左右，最多3次痊愈。〔管壮庚. 中国乡村医生. 1992,（8）：36.〕

2. 水肿

一妇人，年四十许，得水肿证，百药不效，偶食绿豆稀饭，觉腹中松畅，遂连服数次，大便大利而愈。有人问愚述其事，且问所以能愈之故。答曰：绿豆与赤小豆同类，故能行水利小便，且其性又微凉，大能滋阴退热。凡阴虚有热，致小便不利者，服之皆有效也。〔医学衷中参西录（中册）：83.〕

3. 口疮

肖某，女，22 岁。口腔溃烂，经常发作已多年，日久不愈，疼痛难忍，冷水热汤难以入口，用绿豆适量，鸡蛋 1 个，把鸡蛋打入碗内，捣散，绿豆经浸泡十几分钟后，煮沸 1~5 分钟，取绿豆冲鸡蛋花饮用，每天早晚各 1 次，3 次而愈，随访 5 年未复发。〔单验方. 浙江中医杂志. 1989，24（7）：333.〕

L

按语：绿豆为寻常食品，甘寒无毒。《本草汇言》称其有“清暑热，静烦热，润燥热，解毒热”之功；孙思邈认为其有“利小便胀满”之效，为清热利湿，清暑解毒要药，故治疗水肿、夏季复发性口疮有较好的疗效。另外，有报道，用绿豆汤治疗肝炎转氨酶升高不降者，亦有较好的效果。

绿矾

【基原】为硫酸盐类矿物水绿矾的矿石或化学合成品。

【异名】青矾、皂荚矾、皂矾。

【性味】酸、涩，凉。

【归经】入肝、脾、肺、大肠经。

【功能主治】燥湿化痰，消积杀虫，止血补血，解毒敛疮。主治黄肿胀满，疳积久痢，肠风便血，血虚萎黄，湿疮疥癣，喉痹口疮，烂弦风眼等。

【临床应用】

痔疮

李某某，男，32 岁，农民。1982 年 8 月 22 日初诊。先便后血，血色紫暗混浊，肛门肿痛流血，历时 5 个月，头眩神疲，服下药 1 料血止而愈。

治疗方法：将黑矾 25g 研为细末，用一个鸡蛋一头打开 1 个小孔，将蛋清蛋黄全部倒出，另一个鸡蛋再打开，将鸡蛋清倒在这空壳内，然后将黑矾装进去，与蛋清混合，用纸将蛋口糊住，再用泥将蛋口包住，放在锅灶顶口处以烟熏之，烈火烧 3 天，文火烧 7 天，取出，去泥碾为细末，分成 7 包，每天早晨空腹服 1 包，以蒸锅水送服，主治内痔及一切便血。〔刘长天. 国医论坛. 1986，（1）：48.〕

葎草

【基原】为桑科植物葎草的全草。

【异名】穿肠草、勒草、黑草、葛葎蔓、来莓草等。

【性味】甘、苦，寒。

【归经】入肺、肾、大肠经。

【功能主治】清热，解毒，利尿，消瘀。主治淋病，小便不利，疟疾，腹泻，痢疾，肺结核，淋巴结核，肺脓肿，肺炎，痔疮及痈毒等。

【临床应用】

1. 包裹性胸膜炎

王某，男，18 岁，学生，1978 年 5 月就诊。起病于 1976 年 3 月，始则恶寒发热，咳嗽胸痛，左侧尤甚，饮食不振。经某医院胸透检查，诊断为左下包裹性胸膜炎，有少量积液。经使用青霉素、链霉素注射，配合服用异烟肼、维生素 B_6 等，治疗1月余，症状有所改善，但胸透检查，结果仍为“左侧包裹性胸膜炎”。继用前法间断治疗2年余，数次胸透结论同前，体形日渐羸瘦，手心如烙，胸胁作痛，纳谷不馨。朱师嘱其用鲜葎草120g煎汤代茶饮，连服1个月，诸症状次第减轻。胸透复查为：左下胸膜肥厚，遂告基本治愈。〔朱良春用药经验：43.〕

2. 颈淋巴结结核

温某，女，30岁。左侧颈部发现有3粒若雀卵大淋巴结结核已1年多，但检查内脏，未发现其他病症，用葎草45g，煎汤内服，连服8天，结核明显缩小，停药一星期后，再与葎草煎服12剂，全部消散，追访至今，未见复发。〔单验方. 浙江中医杂志. 1989，24(4)：189.〕

按语：葎草有清热解毒，消瘀散结之功，现代药理研究亦表明其对结核杆菌有明显的抑制作用，故治疗包裹性胸膜炎和颈淋巴结结核能取得疗效。本品中传统及民间作清虚热药和利尿剂，也外用于痈毒、痔疮等的治疗。现代临床报道对肺炎、肺脓肿、慢性支气管炎、急性肾炎、细菌性痢疾等有治疗作用，且对肝肾功能未见不良影响。

3. 阴囊湿疹

郑某某，男，28岁，工人。患外阴瘙痒数年，经西医确诊为阴囊湿疹。曾用西药氟轻松软膏、克霉唑软膏、绿药膏，及中药黄柏、苦参、蛇床子、花椒、白鲜皮等煎汤外洗不效。春夏剧秋冬瘥。剧则剧痒难忍，虽大庭广众亦搔抓不止，诊其阴囊丘疹遍布，结痂，撕之呈片状脱皮。值其新婚，传染及妻。自述其妻外阴及肛周皆红色丘疹，剧痒难忍，苦不堪言。1989年12月延余诊治。余代其采药一筐，嘱其回家与妻如下法洗，共同洗用，每天1次，治愈为度，3天病告痊愈，至今未发。

治疗方法：鲜葎草150g，加水约5000ml。入非铁容器内浓煎1小时后，入小木盆凉温后将外阴部入内边洗边泡约30分钟。每日1~2次。〔方宗国. 基层中药杂志. 1992,(1)：47.〕

4. 小儿腹泻

周某，男，11个月。1985年9月14日初诊。腹泻水样便3天。大便先为蛋花样，继为绿水样，每日10多次。尿少而黄，便前哭闹，食欲不振，神疲口渴，前囟及两目轻度凹陷。经用吡哌酸、颠茄等治疗2天不效。遂用下法，洗脚1天后大便次数减至每天3次，2天后腹泻停止，尿增，不渴，痊愈。

治疗方法：鲜葎草500g切碎，加水1500ml左右，煎30分钟，滤去药渣。先熏两脚心，待温度适宜时浸泡两脚，每次熏洗30分钟，每天3~4次。下次洗前先加温药液，然后再熏洗。1剂可重复使用3~4次。〔王建国. 四川中医. 1991，9(6)：14.〕

5. 小儿肾炎

谢某，9岁。2天半来面颜及全身浮肿，入院前8天曾因呼吸道感染去过门诊。5天后发现小便茶色，量骤减，小便检查有蛋白，食欲减退，头痛。体检：体温37℃，脉搏100次/分，

L

呼吸30次/分，血压13.3/6.7kPa（100/50mmHg），全身发育正常，营养中等，全身浮肿，面色苍白，小便比重1.016，蛋白阳性，镜检红细胞5~10/高倍，白细胞25~30/高倍，透明及颗粒管型（++），酚红试验42%，腹围59cm，体重23.5kg，小便量24小时内500ml，血液检查非蛋白氮23.92mmol/L，白蛋白54g/L，球蛋白25g/L，血红蛋白107g/L，红细胞4.56×10^{12}/L，白细胞9.3×10^{9}/L。入院后低盐饮食及卧床休息以葎草包敷，下午小便增至7次，量增至1500ml，腹围缩至56cm，用药后第6天小便化验正常，第8天腹围缩小51cm。继续用2个疗程。小便正常而出院。

治疗方法：取新鲜葎草洗净切碎，捣烂，混以盐卤约5%~8%，反复捣成泥，取8~10g，放置于酒杯或小碟内，复置于前脑门部（须剪发）用绷带固定，3天后弃去。另换8~10g，置于上腹中央胸骨剑突下部用绷带固定，又3天后再换8~10g，移置于脐下部趾骨上方，又3天，共9天为1个疗程，可2~3个疗程。〔杭州铁路医院. 浙江中医. 1959，（6）：24.〕

L

M

麻黄

【基原】为麻黄科植物草麻黄、木贼麻黄或中麻黄的草质茎。

【异名】龙沙、卑相、卑盐、狗骨。

【性味】辛、苦，温。

【归经】入肺、膀胱经。

【功能主治】发汗，平喘，利水。主治伤寒表实证发热恶寒无汗。头痛鼻塞，骨节疼痛，咳嗽气喘，风水浮肿，小便不利，风邪顽痹，皮肤不仁，风疹瘙痒等。

【临床应用】

1. 支气管哮喘

王某某，女，6岁。患支气管哮喘已2年。此次发病5天，呼吸困难，双肺闻及哮鸣音，经用氨茶碱等止喘药治疗未获效。后用下方，1剂痊愈，经观察半年，未见复发。

治疗方法：炙麻黄、白糖各50g。将麻黄水煎2次，将两次澄清药液混合在一起，然后加入白糖，待冷后频频服用。每天1剂，分6~8次服完。〔高玲宗. 赤脚医生杂志. 1978,（3）：13.〕

2. 小儿咳喘

卢某，男，2岁。1983年12月7日初诊。其母诉小儿在3天前不慎受凉发热，流清涕，时作咳嗽，次日咳甚喘促，不欲饮食。来时症见：咳嗽气喘，涕泪俱出，指纹淡红在气关。查体温37.4℃。处方：麻黄膏3张，每天1次。2天后，其母来告，孩儿咳止喘平，饮食，玩耍如常。

治疗方法：麻油1850g，铅丹1000g。先将麻油熬至滴水成珠后，再将铅丹放入油中搅拌均匀，再次炼熬至一定的黏稠度，即成膏基。继用70%的麻黄粉、30%的白胡椒粉，混合均匀，在每张药膏的基础上，挑上1小药匙（0.1g），趁热合拢备用。

每次用时将此膏置于酒精灯旁或其他微火上烘热，贴于患儿背部肺俞穴。咳喘甚或年龄稍大患儿每天换1次（1张），症轻或婴幼儿可2天换1次。〔舒忠民. 山西中医. 1987,（1）：32.〕

3. 产后抽搐

东海渔家妇，产后3日，身冷无汗，发搐甚剧。时愚游海滨，其家人造求方。其地隔药房甚远，而海滨多产麻黄，可以采用。遂俾取麻黄1握。同鱼鳔胶1具，煎汤1大碗，趁热饮之，得汗而愈。用鱼鳔胶者，亦防其下血过多，因阴虚而发搐，且以其物为渔家所固有也。〔医学衷中参西录（中册）：358.〕

4. 遗尿

张某，女，21岁，农民。遗尿10余年，四处求医，疗效不稳定。现平均每周遗尿2~3次。嘱每日睡前煎服生麻黄10g，连服1个月。服药期间无遗尿发生，停药观察半年，未出现遗尿。

治疗方法：单味生麻黄水煎1次，去上沫，睡前顿服。5~7岁每次3g，8~15岁每次5g，15岁以上每次10g，

连服 1 个月。〔李玉强. 陕西中医. 1993,（2）: 79.〕

按语：中医认为遗尿乃膀胱气化不固所致，而麻黄能温化膀胱，调其开合，故治遗尿有效。现代药理研究也表明，麻黄能使膀胱三角肌和括约肌的张力增加，麻黄碱使排尿次数减少，足够量甚至导致尿潴留。根据国外报道，麻黄对儿童遗尿症治疗亦有效。

5. 痹证

王某某，男，28 岁，1976 年 2 月 10 日初诊。病者于半月前，在风雪冰冻之际，徒步行走 22.5km 回家过年。第 2 天，双下肢开始疼痛，初不介意，3 天后疼痛加剧，不能下床行走，到医疗站就医，先后服安乃近、独活寄生汤等，疼痛渐减，但双下肢沉重，不能行走，肌肉不仁，遇热稍舒，微肿，脉沉紧，舌质淡，苔白。余用麻黄 50g，清水 1 大碗，武火煎沸 5 分钟，趁热服之，日服 2 次，温服收汗。3 剂后，双下肢沉重感大减，可扶杖行走，再服 3 剂痊愈。〔蔡抗四. 中医杂志. 1992, 33（4）: 5–6.〕

按语：患者暴受风寒之邪，阳气痹阻不通，不通则痛，故见肢体及脉沉紧、舌淡白之寒象。蔡氏重用麻黄 50g，颇有胆识，然用药对症，效如桴鼓。古人称麻黄为发表散寒第一药，有散寒祛风，宣通阳气之功，温服取汗，则寒随汗泄，阳随汗复，而病症去。本案因患者年轻体壮而重用麻黄，但对体质虚弱者及多汗者、失血者，不可用此法。

6. 酒渣鼻

周某，男，42 岁，农民。患酒渣鼻 8 年。鼻尖、鼻翼及面颊部潮红，伴毛细血管扩张，并有红色粟粒大之丘疹，夏季常见脓疱，痒感突出。曾外用氟轻松软膏，硫黄洗剂并配合内服维生素 C、B_6、B_{12} 和土霉素治疗，疗效仍不明显。改服中药 30 余剂，唯鼻尖发热及痒觉减轻。于 1987 年 7 月 22 日开始饮“麻黄酒”，早晚各服 25ml，3 天后鼻翼、鼻尖都出现白色分泌物。8 天后面颊潮红区及鼻翼鼻尖部痒感消失。1 个疗程后，分泌物结痂。15 天后结痂脱落，患处皮肤变为红色。1 个月后，皮色复常，其他症状亦消失，2 年后随访正常。

治疗方法：将麻黄节、麻黄根各 80g 切碎，然后用水冲洗干净，放入干净铝壶内，加进白酒 1500ml，加盖，用武火煎 30 分钟后，置于阴凉处 3 小时，用纱布过滤装入瓶内备用。早晚各服 25ml，10 天为 1 个疗程。〔张和平. 湖北中医杂志. 1991,（3）: 14.〕

按语：酒渣鼻，中医认为其病机多属肺胃积热或瘀血阻滞，且新病多为热，久病多为瘀，治疗以清热解毒散结或活血化瘀为主。本案发病时间较长，且夏季兼夹湿邪而见脓疮等，治疗当以化瘀解毒，祛湿为法。盖酒能活血通络化瘀，麻黄辛温利水祛湿，两者合用则共奏化瘀解毒祛湿之功。

7. 功能性不射精

刘某某，28 岁。1986 年 12 月 7 日初诊。婚后 3 年不育，性交不能射精。检查：外阴发育正常，性生活尚可，10 天左右遗精 1 次，脉弦细。余用麻黄 3g，研末敷脐中，用麝香虎骨膏 1 张贴上，每晚临睡用，连续 7 天，性交可

射精，4个月后其妻喜孕。近年用此法治愈62例不射精患者。〔蔡抗四．中医杂志．1992，33（4）：6．〕

按语：一般认为不射精是由于大脑皮质对射精的抑制加强或脊髓中枢功能衰竭，或是由于不能达到性高潮所致，运用麻黄单味研末敷脐治愈本病，可能与其能引起并增强输精管自发性收缩有关，可进一步研究。

8. 股癣

李某某，男，32岁。1983年7月18日初诊。自诉两大腿内侧患顽癣3年，每于夏月盛暑奇痒尤甚，须用癣药水外搽患处，可缓解片刻。曾服清热、疏风、解毒剂，少效。至秋冬渐愈，夏季又发。

余用麻黄15g，清水1小碗，武火煎沸后5分钟，温服，日服2次，3剂后痒大减，连服10剂痒止，遂停服。未见任何副作用，服药10分钟后，仅见汗出周身，擦干汗后，无任何不适，随访3年，未见复发。近几年先后用此法治愈42例顽癣患者。〔蔡抗四．中医杂志．1992，33（4）：6．〕

按语：顽癣，中医认为乃湿热相搏而成，且以湿为其本，麻黄辛温发汗，能使湿邪从汗而解，故麻黄治顽癣可取效。湿热病邪的盛衰与疾病的发展有密切关系。暑为夏季的主气，多挟湿，盛暑之际湿热交结相搏，则发病或复发，秋冬之际湿热之邪已去，故渐愈。

麻雀

【基原】为文鸟科动物麻雀的肉或全体。

【异名】雀、嘉宾、家雀、瓦雀、树麻雀、老家贼等。

【性味】甘、温。

【归经】入命门。

【功能主治】壮阳益精，暖腰膝，缩小便。主治阳虚羸瘦，咳嗽，哮喘，阳痿，疝气，小便频数，崩漏，带下等。

【临床应用】

1. 百日咳

（1）沈某某，女，14个月。于1965年8月29日起咳嗽，服小儿止咳糖浆未愈，延至9月3日，形成阵发性痉挛咳嗽，每咳一阵，连咳10余声。阵咳时，面红耳赤，涕泪交流，口唇紫绀，伴有呕吐，眼睑浮肿，咳嗽日轻夜重，百日咳症状已极明显。即以西药抗生素治疗，用了链霉素2支，合霉素3支，氯霉素3支，同时服中药天冬合剂3帖，至9月14日症状始终未见减轻。继于9月16日采用民间验方，麻雀肉炖冰糖治愈。计服麻雀3只，每天1只，至9月18日咳嗽完全停止，获得速效。

治疗方法：取活麻雀掼死，去毛及肠杂洗净，麻雀1只用冰糖3钱许，隔水炖烂，连肉服食，每天1只，不拘次数时间，服尽为止。〔姜殿奎．江苏中医．1965，（12）：40．〕

（2）林某某，男，6岁。患病已2周，阵发性痉咳，咳后继而呕吐，颜面浮肿。经给予麻雀炖服，服2次后阵发性痉咳减轻，颜面浮肿消失，续服1次后，症状全部消失而痊愈。

治疗方法：取麻雀1只，先拔掉粗

毛，再在火上烤焦后取其内脏，用水洗净炖服。每天服 1 只，可连服至愈为止。〔陈春荣. 福建中医药. 1961，6(5):8.〕

按语：《本草纲目》云麻雀有"壮阳益气，补五脏不足气"之功效，能起阳道，暖腰膝。由此可见，麻雀为补肾壮阳之品，本案患儿久咳不愈，又伴见颜面浮肿等症，恐为肾虚所致。以麻雀补肾阳，益五脏，故服之有效。至于服法，本例采用以麻雀烤焦，炖服之法。也有报道，以麻雀肉加冰糖炖服，或以麻雀脚烧炭存性，研末温汤送服，可灵活选用。

2. 阳痿

赵某某，男，26 岁。主诉阳痿半年余。经中西药治疗，疗效不巩固。自述其中学时代已有手淫，继而时常遗精。婚后虽能同房，但历时短暂。其妻要求离婚，致性欲淡漠，阳物不起，经服下方 2 周后，性欲初萌，继服 2 个月病愈，为巩固疗效，继用此方 4 个月。随访 2 年未复发。

治疗方法：麻雀 2 只，去毛，置瓦锅中，加水煮熟后，加入黄酒 1 盅，食肉饮汤。每次 1 只，每天 2 次。若系夏季产卵期，可将麻雀肉与麻雀蛋同煮共食，疗效更佳。由于病情轻重、病程长短不同，服后 1~2 周甚至时间更长不等。临床应用数年，无论哪种证型，只要患者坚持服食，一般均能取得满意疗效。〔李明洲. 中国乡村医生. 1989,(6)：24.〕

麻油

【基原】为胡麻科植物脂麻的种子榨取之脂肪油。

【异名】胡麻油、乌麻油、脂麻油、香油、生油。

【性味】甘，凉。

【归经】入大肠经。

【功能主治】润肠通便，解毒，生肌。主治肠燥便秘、蛔虫，食积腹痛，疮肿，溃疡，疥癣，皮肤皲裂等。

【临床应用】

1. 习惯性便秘

赵某某，女，22 岁，工人。1981 年 4 月 1 日初诊。便秘 5 年，引起原因不明，曾服槐角丸、麻仁丸等中西药物只能缓通一时，因长期便秘形成了脱肛，痔核多枚不断脱出，肛裂和长期不愈的肛周炎。经服麻油 50g，每天 2 次，连服 3 日，大便已通畅，后又用高锰酸钾坐浴，肛周炎、肛裂、脱肛痊愈，痔核至今未脱出。〔赵玉海. 陕西中医. 1984, 5(5)：45.〕

2. 压疮

胡某某，女，35 岁。因金黄色葡萄球菌性肺炎并发败血病，1979 年 10 月 9 日住某医院治疗 35 天后，又因骶部 10cm × 15cm，深 2cm 的压疮未愈，11 月 12 日来我院治疗。检查：精神萎靡，消瘦，营养差。右髋关节、右膝关节活动受限，右下肢浮肿，骶尾部可见 10cm × 15cm，深 2cm 的一压疮疮面，疮面组织苍白，水肿。并有部分组织和少量脓性分泌物。

治疗方法：一方面迅速纠正患者的全身营养差状况，另一方面严格按换药操作规程剪用麻油浸泡好的纱布（已消毒）敷入疮面，每天 1 次，换药 13 次，

疮面痊愈。〔游水金. 抚州医药. 1981,(2):61.〕

3. 鹅口疮

一婴儿，患鹅口疮，满口白屑，不时啼哭烦躁不安，取食盐少许用开水冲化，取10ml左右，再放入芝麻油10滴左右，搅拌混合，在每次吃奶、饮水及睡觉前后滴入口内2~4滴，每天7~8次，当天即症状减轻，又滴几天告愈。〔刘学勤. 浙江中医杂志. 1966，9（4）：11.〕

按语：孟洗曾认为麻油有“杀五黄，下三焦热毒气”功效。鹅口疮乃中虚脾胃热毒熏蒸于上所致，用芝麻油清其热毒，故能收效。少佐食盐盖以加强清解毒热作用。

马宝

【基原】为马科动物马胃肠道中所生的结石。

【异名】鲊荅合、马结石。

【性味】甘、咸，凉。

【归经】入心、肝经。

【功能主治】镇惊化痰，清热解毒。主治惊痫癫狂，痰热内盛，神志昏迷，吐血衄血，恶疮肿毒等。

【临床应用】

百日咳

李某某，男，3岁。1988年4月3日初诊。咳嗽月余。近旬加重，阵发而作，发时痉咳不已，涕泪聚下，昼轻夜重，咳末有鸡鸣样回声，先后服用多种中西药不效。查：咽红，舌系带溃疡，心肺听诊无异常。实验室检查：白细胞19×10^9/L，中性0.24，淋巴0.76。西医诊断：百日咳（痉咳期）。中医诊断：顿咳。证由痰热内蕴，时毒外侵，肺失清肃。治拟化痰解痉，肃肺下气。

治疗方法：马宝10g，研极细末，分10次冲服，每天2次。5日后诊，家长诉：小儿药后痉咳缓解，咳嗽偶作，遂以清宣润肺剂3付以善其后。〔周炜. 内蒙古中医药. 1991，10（2）：17.〕

马鞭草

【基原】为马鞭草科植物马鞭草的全草或带根全草。

【异名】风颈草、紫顶龙芽、铁马鞭、铁马莲、狗牙草、红藤草等。

【性味】苦，凉。

【归经】入肝、脾经。

【功能主治】清热解毒，活血散瘀，利水消肿。主治外感发热，湿热黄疸，水肿，痢疾，疟疾，白喉，喉痹，淋病，经闭，癥瘕，痈肿疮毒，牙疳等。

【临床应用】

1. 急性尿潴留

陈某某，男，36岁。10年前发现乳糜尿，经检查发现微丝蚴，服乙胺嗪2个疗程，禁脂肪并全休治疗后，乳糜尿消失。但每因劳累或食膏粱厚味即反复发作。近又见腰部酸胀，排出乳糜尿，并见血尿，置留尿液见有乳糜冻，血凝块。尿检：蛋白(+++)，红细胞(++++)，白细胞（++），尿乙醚实验（+）。2天后突然出现尿潴留，少腹膨胀坠痛。用导尿、止血、抗感染等治疗，仅导出乳糜尿20ml，少腹膨胀未减可能是凝血块或乳糜冻堵塞所致。仅用单味马鞭草60g，

M

水煎，分2次服，每天1剂。服2剂后尿液通畅，服3剂后血尿消失。服4剂后乳糜消失，尿液清长，尿液常规及乳糜试验阴性，减为半量，再服1周巩固疗效。服药期间仅有轻度便溏，少腹微痛。随访半年，能参加劳动，虽进食高脂、蛋白、酒类均未复发。〔张福荣. 福建医药杂志. 1982,（3）：48.〕

按语：《本草拾遗》称马鞭草“主癥癖血瘕，久疟，破血”。《大宝本草》称其能“利小便，平肝泻火”。由此可见马鞭草有化瘀止血，利尿之功。本案患者患乳糜血尿伴急性尿潴留，故用之治疗非常对症而能取效。另有报道，以马鞭草为主，配伍苏叶、青蒿治疗血检阳性但无明显体征的丝虫病人，微丝蚴阴转率达81.4%~90%。

M

2. 霉菌性阴道炎

徐某某，22岁。主诉外阴痒，白带多已10个月。白带涂片发现霉菌，用下述方法治疗1个疗程，治后复查白带霉菌（–），自觉症状完全消失。

治疗方法：马鞭草30g，煎煮后去渣，温液坐浴，浸泡阴道历时10分钟，同时用手指套以消毒纱布放于阴道前后搅动，清洗阴道皱褶，每天1次，5次为1个疗程。〔胡廷溢. 新医药学杂志. 1977,（1）：48.〕

按语：霉菌性阴道炎，中医责之为下焦湿热，病久又多夹瘀，而马鞭草有清热解毒，利湿，化瘀之功，现代药理研究亦表明其有抗菌消炎作用，故本案用之能取显效。

3. 百日咳

患儿陈某某，女，5岁。1973年春，患儿因阵发性痉挛性咳嗽20余天，诊为百日咳。经用多方治疗，效果不佳。后用马鞭草治疗，每天120g，煎服，4天后痊愈。

采制方法：马鞭草于夏秋季采收，洗净，晒干，铡断备用。

治疗方法：取备好的马鞭草（鲜品亦可，但用量加倍），1~3岁9~30g，4岁以上60~250g。加水煎服，每天1剂，分2次服，一般连续服用3~10天。〔肖自学. 赤脚医生杂志. 1975,（3）：52.〕

按语：马鞭草治疗百日咳，乃取其能消炎、抗菌而起效。单味马鞭草还可以治疗乳肿痛，咽喉肿痛、牙周炎、白喉等，然其理一也。

4. 血吸虫病

郝某某，男，26岁。1953年10月发觉有胸腹胀满、头昏，时时泻痢。经检查为血吸虫病，曾经行锑剂治疗而愈，直至1954年2月粪便检查均为阴性。由于职业是水上运输，与河水经常接触，当有重复感染之可能。1956年4月粪便检查为阳性，当时虽无泻痢，但有头昏不适等症状，即予马鞭草胶囊100粒，每天3次，每次3粒。

在服药过程中，并未发现任何反应，服药后先后于1957年7月、9月、11月及1958年3月反复粪便检验4次，均为阴性。〔刘一平. 上海中医杂志. 1959,（4）：22.〕

5. 湿疹

陈某某，男，50岁，工人。头颈部患慢性湿疹4年，每遇夏季发作尤甚。局部红肿瘙痒，搔破后糜烂，黄水淋漓。曾经中西药治疗无效。自用下法外洗数次后消肿，水收痒止。1个月后痊愈，嗣后复发再用本方告愈，至今6年未发。

治疗方法：取鲜马鞭草全草90g，洗净置瓦器中（忌用金属类容器），加水500ml，煮沸，待冷后，外洗患处，每天数次。〔薛维. 江西中医药. 1981,(3):56.〕

6. 脓疱疮

陈某某，男，4岁。头部突然出现红褐色斑疹。继而其中出现绿豆大小水泡，瘙痒烦躁，抓搔溃破后有黄色浑浊液流出，用下洗剂治疗4天后，红斑、疱疹均消失而愈。

治疗方法：将马鞭草500g去泥洗净，煎水600~700ml，涂搽患处或用纱布浸液外敷患处。若有黏稠渗出液或脓痂者，可用淡盐水或双氧水洗干净患处，再用马鞭草煎剂外敷。每天5~6次，一般3~5天即可痊愈。〔涂来恩. 四川中医. 1986，4（6）：42.〕

7. 阴肿

徐某某，女，32岁。1986年4月26日初诊。2日前初觉阴部发痒。近日出现红肿，行走不便。乃嘱患者自采马鞭草800g捣烂取汁，取棉花适量浸药汁外敷阴户，每天3次，连续2日，红退肿消告愈。〔肖志贤. 四川中医. 1986，4（11）：32.〕

马勃

【基原】为马勃科植物脱皮马勃、大颓马勃、紫颓马勃的干燥子实体。

【异名】马疕、马匹勃、灰包菌。

【性味】辛，平。

【归经】入肺经。

【功能主治】清肺利咽，解毒，止血。主治喉痹咽痛，咳嗽失音，吐血衄血，坏疽，外伤出血等症。

【临床应用】

糖尿病性坏疽

孙某，男，70岁。1990年9月6日入院。患者于5年前体检发现糖尿病，尿糖（+）~（+++）之间，半年来右足红肿疼痛，5天来发热高达40℃，右小趾内侧有蚕豆大溃疡局部坏死流脓。跖趾关节处有花生米大小发黑坏死区，踝关节上缘正常皮肤与踝关节下缘黑色坏死皮肤界限不清，创面培养为绿脓杆菌。采用降糖、抗生素、多种方法换药，历时33天，均无明显效果。改用马勃块直接覆盖于创面，胶布固定，每天换药1次，开始3天内，分泌物明显增多，5天后分泌物减少，4周后创面明显缩小，逐渐愈合，住院70天出院。〔杨柳洪，等. 吉林中医药. 1991,(5):10.〕

按语：糖尿病性坏疽是该病后期常见的并发症之一，因高糖抑制白细胞的吞噬功能，加上糖尿病之微血管病变导致血流量减少，妨碍白细胞的游移和抗体分布，故有利于细菌的生长繁殖引起感染。这种感染用一般抗感染治疗效果不理想。而本案运用马勃治疗取得疗效，是因为中医认为其具有止血之功，现代药理研究亦表明其有抗菌和止血作用，这可能是其治疗糖尿病性坏疽的机制。由于马勃有良好的止血功能，临床上还应用于口腔出血性疾患、鼻衄和外伤出血的治疗。

马齿苋

【基原】 为马齿苋科植物马齿苋的全草。

【异名】 马齿草、马苋、五行草、马齿菜、长寿菜、蛇草等。

【性味】 酸，寒。

【归经】 入大肠、肝、脾经。

【功能主治】 清热解毒，散血消肿。主治热痢脓血，热淋，血淋，带下，痈肿恶疮，丹毒，瘰疬等。凡脾胃虚寒、肠滑作泄者勿用。

【临床应用】

1. 细菌性痢疾

王某某，男，7岁。1976年8月7日初诊，其母代诉：患儿腹痛腹泻，大便赤白，臭秽，肛门灼热，欲便而难出，每天10余次，小便短赤。区医院大便化验检查：脓血便；镜检：白细胞（+++），红细胞（++），脓细胞（++）。诊断：细菌性痢疾。予抗生素等治疗4日后，不愿打针、服西药，转以中药治疗。查：症状如前，舌质红，苔黄腻，脉濡。辨证湿热痢。用马齿苋依法治疗4日后，症状大减，7日后诸证消失。大便检查恢复正常。

治疗方法：用马齿苋干品100g（鲜品200g），加红糖500g为1剂，煎汁温服，每天3次，每次1剂，连续治疗，直至症状消失，大便检查正常。〔饶宏孝. 菏泽医药. 1982,（3）：62.〕

2. 便血

赖某，女，51岁。间歇性大便带血15年，每于过度劳累或饮食不当时加剧。曾服药治疗，效差，近5天又便后滴血，色鲜红，量较多，大便秘结，肛门坠胀，有灼热感。取新鲜马齿苋100g，水煎服，1天即便软血止，服药3天，诸证悉平。〔邹桃生. 浙江中医杂志. 1989，24（5）：210.〕

3. 急性肾盂肾炎

张某某，女，31岁。1977年3月18日初诊。自诉：7天前恶寒发热，周身酸痛，腰痛，小便混浊量少，尿频，尿痛，有时排尿困难，尿道口灼热。经县医院做尿常规检查：白细胞（++），红细胞（++），脓细胞（+），蛋白（+）。诊断：急性肾盂肾炎，应用青霉素、链霉素肌内注射，口服消炎、利尿药，4日后，因畏忌打针，转用中药治疗。查：症状如前，舌灰红，苔黄腻，脉滑数，辨证为湿热下注，蕴结膀胱。用后方（马齿苋加红糖方）水煎温服，日4次，每次1剂。2天后热退症减，4天后自觉症状消失，10天后尿常规检查正常。

治疗方法：用马齿苋干品150g（鲜品300g），加红糖50g为1剂，砂锅内水煎，煎沸半小时后，取汁温服，每天4次，每次1剂。经连续治疗，7~14天内治愈。〔饶宏孝. 菏泽医药. 1982,（3）：62.〕

4. 特发性血尿

王某某，男，25岁，农民。1977年2月11日初诊。自诉：1976年秋季农民体育运动会上，患者连续参加赛跑，赛后觉腰部酸胀，疲乏，小便见血，西医诊治予维生素K及止血药，两周后，休息时可缓解，运动后又出现。地区医院作尿检查：白细胞（++），红细胞（+++），尿结核菌培养阴性，诊为特发性血尿。住院 2 个月，完全卧床，予消炎止血药，仍无效，持续血尿 7 个月。感腰脊酸胀，腿软，神倦食少，头晕耳鸣，请余诊治。查：面色微黄，舌质淡红，脉细，辨证为脾肾两亏，用补中益气汤加减，服药 4 剂，疗效亦差。二诊时，试用马齿苋加红糖方，法如下述，连续治疗，7 天后尿色稍有好转，30 天后尿黄色透明，尿检恢复正常。再嘱治疗 7 天，巩固疗效。追踪观察完全恢复正常。

治疗方法：用马齿苋干品 60g（鲜品 120g），洗净切碎，加红糖 30g 为 1 剂，砂锅内水煎，煎沸半小时后，取汁温服。日服 3 次，每次 1 剂。连续治疗，直至症状消失和查尿常规恢复正常。〔饶宏孝．菏泽医药．1982,（3）：62.〕

按语：马齿苋性味酸寒，有清热解毒，凉血止血和利尿通淋之功效，历代医家用之治血淋、血痢等。上两案运用马齿苋治疗便血和特发性血尿取得疗效，即取其上述作用。马齿苋对实热证治疗较适宜，对于虚证，特别是中焦脾胃虚寒证则不宜。另外，马齿苋捣敷或绞汁服还可以治疗多种痈肿、疔、疖，及外伤出血等，以鲜品疗效更佳，惟用量应加倍。

5. 胫疮

武元衡相国（公元前 758~815）在西川，自苦胫疮，焮痒不可堪，百医无效。及到京，有厅吏上一方，用之便瘥也。方用马齿苋捣烂敷上，不过三两遍。〔历代无名医家验案：190.〕

6. 阑尾脓肿

芦某某，男，54 岁，工人。入院前 9 天开始腹痛，检查右下腹有 6cm × 10cm 大一肿块，压痛反跳痛明显，右脚不能伸直，精神软弱，脱水。白细胞 5.6×10^9/L，中性 0.8，经服马齿苋煎液 1 小时后，腹痛消失，压痛减轻，肿块亦略缩小，右脚能伸直，白细胞 5.15×10^9/L，中性 0.77，第 2 天上午压痛不明显，下午能起床行走，镜检白细胞 3.4×10^9/L，中性 0.62，第 3 天肿块缩小至 3cm × 5cm，第 4 天缩至橄榄大，第 5 天肿块基本消失，于第 6 天出院。在治疗开始 3 天中，每天腹泻 2~6 次不等。

治疗方法：干马齿苋叶 500g，煎成 600ml，每 4 小时服 100ml。〔徐水明．浙江医学．1961,（1）：23.〕

7. 丹毒

苏某某，男，27 岁。1976 年 9 月 11 日初诊。患者 6 天前在田间劳动，不慎锄伤左足背，有 2cm × 3cm 伤口，当时搽了红药水。3 天后，突然恶寒发热，头痛，周身不适，伤口肿胀，灼热疼痛，鲜红一片，出现大小不等的浆液水泡。诊为丹毒。采用马齿苋鲜品 500g，洗净捣茸，敷于创面上，外加纱布固定，每次 1 剂，每天 3 次。〔饶宏孝．菏泽医药．1982,（3）：63.〕

按语：本案也取马齿苋清热解毒敛疮之功效。至于用法，既可煎汁内服，亦可捣碎成茸外敷。

8. 湿疹

有一妇人患脐下腹上，下连二阴，遍满生湿疮，状如马瓜疮，他处并无，热痒而痛，大小便涩出黄汁。食亦减，身面微肿。医作恶疮治，用鳗鲡鱼、松脂、黄丹之类药涂上，疮愈热痛甚。治不对，故如此。问之，此人嗜酒贪啖，喜鱼蟹发风等物。急令用温水洗去药膏，烂研马齿苋入青黛，匀涂疮上，即时热减痛痒皆去；仍服八正散。如此五日，减三分之二，自此二十日愈。医曰："此中下焦蓄风热，毒气若不出，当作肠痈内痔，仍常须禁酒及发风物。"然不能禁酒，后果然患内痔。〔历代无名医家验案：191.〕

9. **急性荨麻疹**

卓某，女，18岁，护士。1982年9月中旬因患急性荨麻疹服氯苯那敏等抗过敏药2天无明显好转，静脉注射钙剂中又突然发生头昏，心悸，胸闷，全身冒汗，脉搏渐弱，血压9.0/7.3kPa（75/55mmHg）。即按"过敏性休克"予以处理后，休克虽较快被纠正，但荨麻疹消退片刻后又发，全身瘙痒，后经单独采用马齿苋疗法治疗2天而愈。

治疗方法：每天2次，每次取马齿苋鲜全草200~300g，加水约1500ml，煎沸浓缩至1000ml左右，即内服100ml（小儿酌减），余下药液再加水适量煎沸后捞弃药草，待汤液稍温，即可用之频频擦洗患处，有止痒及消退荨麻疹作用。因马齿苋药性滑利，故孕妇及脾胃虚寒者宜外用而不宜内服。〔林伙水. 福建中医药. 1989，20（4）：52.〕

按语：急性荨麻疹是多因接触过敏源所致的变态反应性疾病。其病理变化为：毛细血管扩张，渗出增加而成疹块（团）。马齿苋全草含大量去甲基肾上腺和多量钾盐，能明显地收缩毛细血管，使渗出液减少故能取效。林氏报道用马齿苋治疗急性荨麻疹56例，均取得明显疗效。

10. **白癜风**

屠某某，女，62岁，退休工人。右小腿先后患白癜风2处，已3年，其面积分别为5cm×3cm和6cm×2cm，经反复治疗未效。并不断扩大。采用下法治疗（外涂马齿苋液及行日光浴外，还常伴马齿苋做菜吃），3个月后痊愈。未见复发。

制法：①马齿苋20g（鲜品加倍），红糖10g，醋70ml，混合后煮沸，过滤，置有色瓶内备用。②将鲜马齿苋洗净，切碎，捣烂，用纱布包好，拧出汁液，装瓶备用（每100ml加硼酸2g，使pH保持在5.1，可久贮使用）。

治疗方法：以上两种配制方法可任选一。①外涂马齿苋液，以棉签（亦可用毛笔或鸡毛）蘸马齿苋液少许涂患部，每天1~2次（最好在晚上睡前涂1次）。②日光浴，患部晒太阳，以每天10分钟开始，逐日增加，至每天1~2小时不再增加。行日光浴时，要注意光感性皮炎的发生。

体会：近些年来，国内外常有报道采用杂草配合日光浴治疗白癜风而取效者。在他人经验的启发下，王某采用马齿苋配合日光浴治疗本病，亦收到较满意的效果。我们在实践中体会到：本方药源广，制备方便，无副作用，易为病人所接受。只要坚持治疗，一般都能取效，如能伴用马齿苋当菜吃，则收效更佳。反之，如不按时、按法治疗，甚至半途而废，则难以收效。

据我们在临床上观察，用本方治疗白癜风，患部肤色一般经历下列几个阶段的变化：①变色期：用药后（包括日光浴）白斑逐渐变红，此期持续5~30天不等；②云状色素期：在颜色变红的基础上，患部皮肤出现残缺不整的云状变化，约在治疗1~2个月内见之；③云状变色期：患部肤色逐渐变为黑褐色，约在治疗1~4个月内见之；④大片云状色素消失期：患部肤色逐渐变为正常，约在治疗3~6个月或以上见之。

马齿苋配合日光浴之所以能治疗白癜风，可能是因为马齿苋含有生物激素，能激活组织，使其渗透性增高，促进皮肤对日光中紫外线的吸收，使人体表皮组织中所含的黑色素原变为黑色素沉着在皮肤表面，从而使患部皮肤逐渐变黑，直至恢复或接近正常颜色。〔李志如，等. 广西中医药. 1978,(4)：38.〕

11. 脚癣

张某某，男，32岁，司机。两足患湿烂性脚癣10余年，1979年6月加重而住职工医院治疗。经用中西药物治疗，不见好转。查：两足各趾间、趾背、足底糜烂红肿，渗出严重，右足甚于左足，患者不能穿鞋，腹股沟淋巴结肿大疼痛，经用鲜马齿苋1000g煮水后洗足，并用马齿苋轻擦脚趾后晒太阳10分钟。用药1周后明显见效，浸洗3个疗程后，临床症状全部消失，至今10余年追访未复发。

治疗方法：临床用鲜马齿苋500g，加水2000ml，煮沸15~20分钟后，倒入盆中，待温浸洗患足，并用马齿苋轻擦患处，每日1次浸泡60~90分钟，浸洗后不用布擦干，可在阳光下晒10分钟或自行晾干，浸洗7日为1个疗程。〔王选圣，等. 中国乡村医生. 1991,(4)：27.〕

12. 百日咳

（1）庄某某，女，4岁。1978年11月5日初诊。8日前始畏寒微热，流涕，轻咳。刻诊：阵发性痉咳，昼轻夜重，咳声高亢，咳已有鸡鸣样回声，咳时面赤腰曲，涕泪俱下，咳出少量黏痰乃止，脉滑稍数，舌红，苔薄黄。诊断：百日咳。药用马齿苋煎服，2剂后咳减，夜能入睡，4剂已痉咳及回声消失，6剂尽症状消失，病告愈。〔庄炁平，等. 四川中医. 1990,(11)：12.〕

（2）陈某某，男，6岁，1988年10月6日就诊。痉咳夜甚旬日，诊为百日咳。曾肌内注射链霉素等治疗，收效不显。刻诊：痉咳夜甚，眼睑浮肿，眼结膜下出血，舌红，苔薄黄微腻，脉弦稍数。嘱用马齿苋煎服，4剂痉咳缓，眼结膜瘀血见消退吸收，7剂后症状体征消失。

治疗方法：取鲜马齿苋200~300g，水煎2次，合并滤液缩至100~150ml，1天分3次口服（年幼者酌减）。每天1剂，7天1个疗程。〔庄炁平，等. 四川中医. 1990,(11)：12.〕

按语：百日咳属中医顿咳、痉咳之范畴。中医认为多系感受时邪疫毒而发病。本案的病机为邪毒袭肺，郁久化痰，炼液为痰，痰热阻肺，气火上冲，故治宜清热解毒，化痰止咳。而马齿苋既能清热解毒，又兼能利湿化痰，敛肺止咳，故用之奏效颇显。

13. 淋证

李某，男，28岁，工人。1991年8月3日就诊。自诉尿频急、尿痛，尿道口红肿有脓性分泌物半月。半月前，因在南方某地出差，与个体旅社服务员发生不洁性交史后，返乡后即见上述诸证。经某个体医生治疗无效，遂来我院。查尿道口分泌物培养发现淋球菌。舌红，苔薄黄，脉弦滑数。即服马齿苋煎剂如下法，连服10天，诸症消失，尿培养3次均为阴性。

治疗方法：马齿苋150g（鲜者加倍），每天1剂，水煎，早晚分服。连服10天为1个疗程，可服1~3个疗程。

〔邹世光. 浙江中医杂志. 1992,（6）：277.〕

按语：淋病是一种淋病双球菌引起的泌尿生殖系统的传染病，多由不洁性交引起。中医认为本病是由于感染娼家秽毒，入于尿管，归于膀胱而化湿，多属湿热毒邪侵犯下焦所致。马齿苋有清热解毒，凉血止血之功效，邹氏运用马齿苋治愈淋病72例，说明马齿苋对治疗淋病确有较好的疗效。

马兜铃

【基原】为马兜铃科植物北马兜铃或马兜铃的干燥成熟果实。

【异名】马兜零、马兜苓，兜铃、水马香果、蛇身果等。

【性味】苦，寒。

【归经】入肺经。

【功能主治】清肺降气，化痰止咳。主治肺热咳嗽，咯血，失音，痔瘘肿痛，高血压等。

【临床应用】

1. 高血压病

患者，女，59岁。发现高血压病已3年多，因近1个月来头昏、失眠伴有夜间面唇部肌肉跳动感逐渐加重，而于1956年3月29日初诊。检查：发育正常，体重肥胖，平均动脉压为25.6/13.2kPa（190/100mmHg），心界不大，律整，主动脉部可闻Ⅱ级收缩期吹风样杂音，主动脉瓣第二音大于肺动脉瓣第二音，肺部清朗，腹部阴性，神经系正常。尿常规化验蛋白（+），红细胞（+），颗粒管型（+），X线胸透示主动脉阴影增宽，眼底检查无异常。诊断：Ⅲ1期高血压病。开始服用马兜铃剂每日20ml，5天后失眠及肉跳感消失，10天后血压下降至19.7/12.0kPa（150/90mmHg），连续服药60天，血压维持在18.9/10.7kPa（140/80mmHg）至21.3/12.5kPa（160/95mmHg）之间；停药20天后，血压仍保持正常18.9/10.7kPa（140/80mmHg）左右。5个月后，因唇部肌肉跳动感，在1956年11月18日复诊，查得平均血压23.7/13.1kPa（180/100mmHg），血压稍有回升，但其后直至1958年2月止，两年来复查血压未再回升，保持在20.0/12.0kPa（150/90mmHg）以下。

治疗方法：将马兜铃500g，捣碎后加入20%乙醇溶液3000ml，置于密闭瓦罐中，时加振荡，浸渍1周后，连罐煎约2小时，加压过滤，得稠棕色味苦的药液约1000ml，待凉后加入1/10量的95%乙醇溶液，摇匀备用。每毫升马兜铃醇浸煎剂合生药约0.5g。其服用剂量12ml，Ⅱ1期病人平均每天约服16ml，大多数Ⅱ2期以后的病人则每用20ml。临用配制时须加入适量的复合乙种维生素液及糖精，使总量成为30ml略甜的混合剂，分3次食后口服。〔钟荣庚. 中华医学杂志. 1960,（2）：15.〕

2. 蛊

食不辍醋，蛊不入肚。又肘后方云：马兜铃藤，能逐蛊从小便出。用至10两，水1斗，酒2升，煮3升，分3服，不瘥更服。上人呼为3百两银药。〔续名医类案：539.〕

3. 梅核气

（1）李某某，男，53岁，农民。多年来每逢情志不畅，就感到咽部有东西哽塞，吞不入，吐不出，嗳气稍松，稍刻复紧，甚则坐卧不安。因患本病多年，患者自知无关紧要，故不就此求医。去年春天，因患支气管炎咳嗽痰多。给以马兜铃治疗，1剂之后，气管炎虽未治愈，梅核气却大为减轻。再服1剂，治愈。〔李居鹏. 赤脚医生杂志. 1977,（11）：12.〕

（2）胡某某，女，48岁。素体痰盛。1976年9月因事生气，自觉咽部有个圆体球哽塞，吞不入，吐不出，并伴有胸闷，咳嗽，痰黏症状。经造影检查，食道未见异常。诊断为梅核气，用下方治疗，3剂而愈。

治疗方法：马兜铃12g，水煎待温慢慢服下，以免引起呕吐。

注意事项：因本病多与情志不畅、肝气郁结有关，所以，要多做思想工作，解决患者不必要的思想顾虑，以利治愈。〔李居鹏. 赤脚医生杂志. 1977,（11）：12.〕

马兰

【基原】为菊科植物马兰的全草。

【异名】紫菊、鸡肠儿、红梗菜、红马兰、灯盏细辛、马兰头等。

【性味】辛，凉。

【归经】入肺、肝、大肠经。

【功能主治】凉血，清热，利湿，解毒。主治吐血，衄血，血痢，剑伤出血，疟疾，黄疸，水肿，淋浊，咽痛，喉痹，痈肿，丹毒，蛇咬伤等。

【临床应用】

急性乳腺炎

向某某，女，21岁，农民。1985年6月7日初诊。患者产后第5天突然发热，乳房肿胀疼痛。诊断：急性乳腺炎。经肌内注射青霉素，外用50%硫酸镁溶液湿敷治疗2天，疗效不显著。诊见患者发热，体温38.7℃，乳房红肿，疼痛拒按，伴头痛身痛，骨节酸痛，身倦困乏，口渴思饮，舌红苔薄黄，脉浮数。检查：白细胞12.3×10^9/L，其中中性粒0.80。证属产后气血亏虚，腠理失密，温邪侵袭，气滞血凝，乳络阻塞，邪热瘀结。治以疏肝通经，通乳散结，用鲜马兰120g，捣烂取汁加适量白糖，一次口服，每天3次，余药渣外敷，2小时更换1次，治疗1天后，体温下降至38℃，诸证减轻，连续治疗 3 天后，乳房肿痛消失，体温、白细胞计数恢复正常，病告痊愈。

治疗方法：鲜马兰 120g 捣烂取汁，加白糖适量口服，每天 3 次，余药渣局部外敷，干后可取药捣烂再敷。若逢冬令，可取马兰干品 60g，加水 500ml 煎至 300ml 分作 3 次口服，余药渣捣烂如上。〔胡献国，等. 中药通报. 1988,(7):52.〕

马铃薯

【基原】为茄科植物马铃薯的块茎。

【异名】洋芋、阳芋、山药蛋、土豆、洋番薯等。

【性味】甘，平。

【功能主治】补气，健脾，消炎。主治腮腺炎，烫伤，皮肤湿疹，静脉炎等。

【毒性】发芽的马铃薯，带有青色的块茎肉中含很小量的龙葵碱，对人体不致有害，但在某些情况下，龙葵碱含量过高，会产生典型的皂碱毒的作用，症状严重。有报道小孩服发绿的马铃薯发生严重胃肠炎死亡者。大鼠试验证明，注射龙葵碱可升高血糖，α- 或 β- 肾上腺素能受体阻断剂均能抑制此作用。

【临床应用】

1. 湿疹

刘某某，男，35 岁。1975 年 3 月 27 日初诊。主诉：两大腿内侧及左臀部广泛性糜烂，流黄水及瘙痒已 2 个月余。曾用磺胺类西药效果不佳，故来就诊。检查：全身除胸背外均有大小不等的密集或散在性的红肿糜烂面及脱屑面，尤以左大腿内侧及膝腘部，右大腿内后侧及右臀部为甚。遂用下法日换 6 次。28 日诊局部糜烂处大部结痂，黄水减少，又用下法连用 3 天，患处完全干燥，新皮形成，瘙痒及脱屑全部消失而愈。后随访未再复发。

治疗方法：取完整鲜马铃薯，洗净去皮捣碎，取其汁液薄敷于患处，每 $10cm^2$ 患面需用 50g，每 2 小时更换 1 次，治愈而止。〔陈树棉，等. 中原医刊. 1989，16（5）：30.〕

2. 淋巴结炎

马某某，男。右脚气感染，引起腹股沟淋巴结炎症，局部红、肿、热、痛，经外敷马铃薯 3 次症状消失。

治疗方法：将新鲜马铃薯洗净去除表皮（亦可留皮）切成薄片（因捣烂易干），外敷于局部，上盖一层油纸防止过快干燥，视病情每日换 2~4 次。〔吴丽江. 基层医刊. 1983，3（5）：36.〕

3. 药源性静脉炎

胡某某，男。诊断：急性胰腺炎。因静脉输入氯化钾，左上肢自手背至肘关节外约 22cm 长的静脉发炎，局部红、热、疼痛剧烈，采用马铃薯切片外敷 2 天，每天 4 次，症状明显改善，在范围缩短至 5cm 以后外敷每天 3 次，用药 3 天症状完全消失。〔吴丽江. 基层医刊. 1983，3（6）：36.〕

按语：马铃薯既是食物又是药物，自从 20 世纪 50 年代起运用于外科，尤其是皮肤疮疡、手术伤口等的治疗，有较好的疗效。在上两例报道中，马铃薯对于湿疹和药物性静脉炎也有明显的疗效，而且治疗方法简便实用，可以一试。

马钱子

【基原】为马钱科植物马钱的成熟种子。

【异名】番木鳖、火失刻把都、苦实、马前、大方八等。

【性味】苦，寒；有毒。

【归经】入肝、脾经。

【功能主治】散血热，消肿，止痛。主治咽喉痹痛，痈疽肿毒，风痹疼痛，骨折。并治面神经麻痹，重症肌无力等。

【临床应用】

1. 膏淋

朱某某，男，45 岁。患者于 1979 年 2 月发现小便混浊，如米泔样，劳累及食高脂餐后，尿浊加重，伴腰酸膝软，神疲倦怠，以后排尿时偶有白黏液堵塞尿道，须用力才能尿出，舌质淡红，苔薄白，脉沉细缓，经各级医院检查：尿中乳糜定性阳性，蛋白（++++），红细胞少许 / 高倍视野，白细胞 1~2/ 高倍视野。泌尿科诊断："丝虫性乳糜尿"，曾予乙胺嗪及服中药治疗，一度好转，但未几又发作，平时不敢吃鱼肉蛋白一类食物，其尿内屡出现乳白色凝块，阻塞尿道，造成排尿困难，胀闷欲死，引起肾或输尿管绞痛。先在本市各大医院及各老中医处治疗均无效，后又到淮安一家专科治疗近半年，服药数百剂，耗资上千元，亦枉然，心灰意懒，失去治疗信心。1991 年 3 月，予用马钱子，炮制后碾细粉末，分成 60 小包，每包 0.3g，每天分 3 次服，治疗 20 天后而愈，随访半年未复发。

治疗方法：所用马钱子均经过炒烫去毛，碾细粉末，一般分成 60 小包，每包 0.3g，每天 3 次分服。以采用小剂量，间断给药，症状缓解后即停药为宜。在实践中观察未遇到中毒现象发生。〔赵开亚，等. 全国首届中药方剂开发应用学术研讨会论文集. 1992,（11）：73.〕

2. 面瘫

罗某某，男，50 岁。患者左侧口、眼突然歪斜，眼睑闭合不全，流泪，口角流涎，语言不清，进食时则滞留于病侧齿缝间。脉浮弦，苔薄白。此为外风中络，治以祛风通络。用下法治疗，未用任何内服药，5 天后即痊愈。

治疗方法：取马钱子 8g，用温热水浸泡 12 小时以上，切成薄片（12~18 片），排列于两张伤湿止痛膏上，贴于患者病侧面部。5~7 天为 1 个疗程。至恢复正常为止。

注意事项：①贴用此药前先将面部皮肤洗净揩干。②须将马钱子剖面贴于患侧面部。③若贴后局部发痒和出现肌肉瞤动，切勿扯掉。〔廖松云. 四川中医. 1984，2（3）：24.〕

3. 无名肿毒

黄某某，1978 年 5 月 12 日上午，右下腿局部突然肿胀，疼痛，皮肤潮红，紧张发亮，有触痛。急用本方治疗，当时肿消痛止，次日痊愈。

治疗方法：取生马钱子数枚，食醋适量，放瓷碗内或瓦片上磨取浓汁备用。使用时，先将患处洗净，用鸡毛或鸭毛蘸取药汁涂搽患处，每日 1~3 次。〔唐桂德. 广西中医药. 1979,（4）：26.〕

4. 疥疮

涂某某，男，23 岁。患疥疮半月，日夜瘙痒不止，全身密布疮点。用马钱子磨醋外搽，3 天后痊愈。以后又有 4 人患疥疮，亦用上方治愈。〔杨德政. 四川中医. 1985，3（8）：封底.〕

5. 缠腰火丹

向某某，女，52 岁。患缠腰火丹，右乳房下及胁背部，丹疮密布，如手掌宽，色赤，大如豆粒，痛如火燎。即用马钱子磨醋外搽，顿觉凉爽痛减，并内服龙胆泻肝汤加减。1 周后痊愈。〔杨德政. 四川中医. 1985，3（8）：封底.〕

6. 脱肛

张某某，男，5 岁。肛门脱出，2 寸有余，红肿不收，已有半月，多方治疗不效，乃用马钱子磨醋外敷，3 日而愈。〔杨德政. 四川中医. 1985，3（8）：封底.〕

7. 痔疮

谭某某，患外痔多年，经常发炎疼痛。经用本方治疗 8 次而愈，至今未见复发。

治疗方法：取生马钱子数枚，食醋适量，放瓷碗内或瓦片上磨取浓汁备用。使用时，先将患处洗净，用鸡毛或鸭毛蘸取药汁涂搽患处，每日 1~3 次。〔唐桂德. 广西中医药. 1979,（4）：26.〕

【备注】马钱子含有番木鳖碱，成人用 5~10ml 即可发生中毒现象。30ml 可致死亡。中毒者初有嚼肌及颈部肌抽筋感，咽下困难，全身不安；然后伸肌与屈肌同时极度收缩而出现强直性惊厥。可用乙醚作轻度麻醉或用巴比妥类药物静脉注射以抑制惊厥，另用 0.05% 高锰酸钾溶液洗胃。

马蹄草

【基原】为毛茛科植物薄叶驴蹄草的全草或根。

【性味】苦，寒。

【归经】入肺、大肠经。

【功能主治】主治痧，跌伤，扭伤等。

【临床应用】

阿米巴痢疾

患者女性，18 岁。于 1959 年 10 月 28 日来门诊治疗。主诉：发热，下腹部疼痛，大便次数增多已 3 天，每天大便 7~8 次，每次腹痛即有便意感，但排出量甚少，排出物为红色黏液便，有里急后重感。检查：除下腹部稍有压痛外，其他无特殊发现。大便检查发现红细胞（+++），脓细胞（+++），并发现有阿米巴痢疾包囊体。诊断：阿米巴痢疾。

治疗经过：投以马蹄草，每天 2 次，每次约 20g。次日即不感到发热，腹痛和里急后重消失，大便次数减少到 4 次，为黄色便，且开始成形，仅有少许黏液和血液混于大便中。继续治疗 4 天后，大便完全正常。大便检查未找到阿米巴原虫而告治愈。连续观察半年均未见有复发征象。本例共服用马蹄草 200g，经 1 个疗程治愈。〔王天任，等. 江西医药. 1962,（5）：12.〕

蚂蚁

【基原】为蚁科昆虫黑蚁的全虫。

【异名】黑蚂蚁。

【性味】咸，平；有毒。

【归经】入肺、肾经。

【功能主治】清热解毒，祛风通络。主治蛇咬伤，疔毒肿痛，关节炎及乳汁不下等。

【临床应用】

1. 类风湿性关节炎

徐某某，女，28岁，工人。1982年4月初诊。1976年8月，因住地震棚2个多月，受潮湿周身关节痛，部分关节红肿、发热，在某医院经治疗，热退后手指、腕、肘关节和膝、踝趾关节明显呈对称性肿胀、疼痛，晨间加剧，活动受限。1977年7月，于北京某医院诊断为类风湿性关节炎。经用激素、吡罗昔康、吲哚美辛等药物疼痛减轻，但生活不能自理。检查：重病容，营养不良，腕、肘、膝、踝、肩关节功能丧失，少数肿胀，血沉5.6mm/h，抗“O”800u。类风湿因子阳性，体温37℃，体重36kg。拟用干蚁粉治疗（予在广西采集的蚁总科蚁科大黑蚁的干体纯蚁粉，每天3次，每次5g），3个月后疼痛、肿胀消失，关节稍能活动，继服地下作巢的红蚁干体粉1个月，再服大黑蚁，用法同上，至1983年3月已能拄拐在室内外活动，关节可以活动，面容渐红润，肌肉渐丰满。至1985年2月，重新回厂工作。

治疗方法：每天3次，每次5g，重症者可加倍。少数久病胃肠功能减弱者，开始服2g，逐渐增至5g。每3个月为1个疗程，应用蚁制剂后，激素及抗风湿药可逐渐减量。〔吴志成. 吉林中医药. 1986,（5）: 8.〕

2. 乳汁不行

张某某，女，30岁。产后乳汁不行，婴儿吮乳长时间方能流下点滴。经其他医院用滋补、通利、开郁药物治疗半月无效，后来我院就诊，经服用下方1次后，乳汁增加，能满足婴儿需乳量。

治疗方法：大蚂蚁蛋9~15g，炒黄，黄酒冲服，微汗，效果良好。一般服1~2次后即可满足婴儿需乳量。〔山东省莱阳县姜岭医院中医科. 赤脚医生杂志. 1975,（8）: 45.〕

麦冬

【基原】为百合科植物沿阶草的块根。

【异名】麦门冬。

【性味】甘、苦，寒。

【归经】入肺、胃、心经。

【功能主治】养阴润肺，清心除烦，益胃生津。主治肺燥干咳，吐血，咯血，肺痿，肺痈，虚劳烦热，消渴，热病津伤，咽干口燥，便秘等。

【临床应用】

水肿

翟某某，女，5岁。1960年4月2日初诊。平素营养差，悉以瓜菜代粮，患儿麻疹起病之前，久已枵腹，致身形消瘦，面有菜色。初其疹迟迟难透，经多方图治，幸而化险为夷，皮疹依次布齐，继而热降身和。惟于开始落屑后，由颜面而周身，渐次浮肿。但皮肤反干涩皱揭，面容萎黄不泽，小便短少黄赤，惟欢笑不减。知饥能食。舌光红欠润，脉细而甚数。欲治其水，惟加强营养。药治宜增阴以配先复之阳。遂书麦冬15g，嘱日服1剂。1剂后，小便陡增，浮肿显减，2日后肿势退净而康复。

【备注】《药性本草》称麦冬“下水”，主“面目肢节浮肿。”故气复及阴虚之肿得麦冬而尿多肿消，是养阴之结果，而非麦冬之能利水。〔石坚如. 中医杂志. 1987，7（28）：22.〕

麦麸

【基原】为禾本科植物小麦磨取面粉后筛下的种皮。

【异名】小麦麸。

【性味】甘，凉。

【归经】入大肠经。

M

【功能主治】主治虚汗，盗汗，泄利，糖尿病，口腔炎，热疮，折伤，风湿痹痛，脚气等。

【临床应用】

糖尿病

谷某某，男，45岁。3年前患有精神刺激史，后自觉心悸，头晕。体弱无力，多饮多尿多食等症状，形体日渐消瘦。今年5月后症状更明显，每次饮水6000ml，体重由3年前58kg降至34kg，视力正常。检查：神志清楚，明显消瘦，心肺阴性，眼底检查阴性，肝肋下3cm，有轻压痛，质中等。无动脉硬化症，除右手中指骨及关节有骨髓炎外，无其他异常。实验室检查：血常规正常。大便有蛔虫卵，尿糖定性（+++），24小时尿糖定量43.3g，空腹血糖20.2mmol/L，糖耐量呈典型的糖尿病耐糖曲线，血胆固醇2.9mmol/L，肝功能正常。入院后给予麦麸饮食治疗，8天后血糖自20.2mmol/L降至16mmol/L，至第13天尿糖转为阴性，第25天血糖降至7.7mmol/L，至入院第28天全身情况好转，体重增加1kg，骨髓炎好转出院。

治疗方法：以3/4量的麦麸，加豆油、菜、鸡蛋少许拌和，做成麦麸团蒸熟代饮食（平均每天需500g麦麸），随病情好转逐渐减少麦麸含量，在整个疗程中不给其他药物或营养物质。〔杨玉生，等. 浙江医学. 1960，5（6）：248.〕

麦芽

【基原】为禾木科一年生草本植物大麦的成熟果实经发芽干燥而成。

【性味】甘，平。

【归经】入脾、胃、肝经。

【功能主治】消食和中，回乳。主治食积不消，脘腹胀满，食欲不振，呕吐泄泻等证，也可用于妇女断乳。

【临床应用】

1. 回乳

王某某，女，25岁。产后孩子死亡，乳房胀痛，要求回乳，随即肌内注射求偶素治疗，连用8天35mg未见效，遂每天用炒麦芽50g水煎，早晚分服，服5天奶回尽。〔刘光汉. 陕西新医药. 1976，（1）：69.〕

按语：炒麦芽在临床上常用于妇女断乳，其回乳作用肯定，唯用量宜大，一般用量在30g以上。其作用机制，有人推测可能与它对内分泌腺，尤其对垂体中叶有重要影响有关。另外，在临床上亦使用生麦芽回乳，或与炒麦芽合用。

2. 胁痛

一妇年近四旬，胁下常常作痛，饮食入胃常停滞不下行，服药数年不愈。此肝不升胃不降也。为疏方用生麦芽4钱以升肝，生鸡内金2钱以降胃，又加生怀山药2钱以培养脏腑之气，防其因升之降之而有所伤损，连服10剂，病遂痊愈。〔医学衷中参西录（中册）：109.〕

3. 气结

一妇人年30余，气分素弱，一日忽觉有气结于上脘，不能上达亦不能下降，俾单用生麦芽1两，煎汤饮之，顿觉气息通畅。〔医学衷中参西录（中册）：109.〕

4. 糖尿病

（1）黄某某，男，49岁，农民。1981年7月4日初诊。从1980年患糖尿病，经治疗好转，近日病复发。诊见：面色黄浮微肿，多饮多尿，多食善饥，头晕乏力，小溲如膏，苔干，脉细。证属燥热结聚，耗伤胰液，而成消渴证，治宜滋阴清热。用猪胰麦芽汤5剂治愈，1984年3月8日随访，病无复发，参加正常活动。〔王建中. 吉林中医药. 1985,（3）：27.〕

（2）曹某某，男，51岁，教师。1980年3月9日初诊。1979年患糖尿病，经住院治疗半年病愈出院。此次病发，经注射胰岛素，出现头晕、乏力、饥饿、汗出、心慌等而停药，转中医治疗。诊见：面色苍白，烦渴多饮，小便频数尿色混浊、多食善饥。自汗乏力，脉细无力。用猪胰麦芽汤6剂治愈。1984年4月追访，无复发。

治疗方法：生猪胰150g，麦芽300g，加水1000~1200ml，煎成600~800ml，当茶温服。每次200ml，渴时即饮。〔王建中. 吉林中医药. 1985，（3）：27.〕

鳗鱼

【基原】为鳗鲡科动物鳗鲡的全体或肉。

【异名】鳗鲡鱼、白鳝、蛇鱼、风鳗、白鳗等。

【性味】甘，平。

【归经】入肝、脾、肾经。

【功能主治】补虚羸，祛风湿，杀虫。主治虚劳骨蒸，风湿痹痛，脚气，风疹，小儿疳积，妇女崩漏，肠风，痔疮，疮疡等。

【临床应用】

痨瘵

（1）有人得劳疾，相因染，死者数人，取病者纳棺中钉之，弃于水，永绝传染恶之患。流之金山，有人异之，引岸开视，见一女子独活，因取置渔舍，多得鳗鱼食之。病愈，遂为渔人之妻焉。〔名医类案（中册）：149.〕

（2）越州镜湖有赵长者家，女年十七八，染瘵疾累年不愈。女谓母曰："妾无由脱此疾，与妾新衣梳裹，仍将棺木盛我，送长流水中，令我清凉逍遥化去。"母曰："不可。"女曰："不依妾言，我即自尽，仍教传染家中不绝。"父母不奈何，乃依此语。有钱清江打渔

M

人赵十，于沙滩见棺木，乃开，见一女子，遂扶棺木抱下船中，与饭开羹。女云："告你逐日与我此羹并饭。我得安后，家中报谢你。"后果获大安，赵十夫妇寻赵长者家，其家大惊喜，问女如何得命？女曰："赵十日日煮鳗羹供我食，食觉内热之病皆无矣。"今医所用鳗煎，乃此意也。

【备注】鳗鱼通常称为鳗鲡，又名白鱓。《本草纲目》说甘平有毒，但常食者未见中毒。综合各家本草所述主治："杀诸虫，治传尸、疰气、劳损。以五味煮食，甚补益。又压诸草、石药毒，不能为害。"《太平圣惠方》有"治骨蒸劳瘦，用鳗鲡2斤，治净，酒2盏煮熟，入盐醋食之"的记录。我亲眼见一疗效；中医研究院同事韦文贵，他是眼科名医，一日，指其子说："这个孩子是鳗鲡救活的。"〔历代无名医家验案：31.〕

满天星

【基原】为泥炭藓科植物细叶泥炭藓的全草。

【性味】淡、微苦，平。

【归经】入肝、胆经。

【功能主治】清热明目，退云翳，消肿。主治角膜白斑，目赤肿痛，乳痈等。

【临床应用】

乳痈

吕某某，女，39岁。1987年6月25日初诊。左乳房疼痛2余年，查：包块3cm×3cm，质韧而不硬，能推动，与周围组织分界不清，乳头溢出液体，腋窝淋巴结不肿大，苔薄，脉迟。曾在某医院注射、口服抗生素，止痛散效果欠佳，经敷下方5付痊愈。随访3年，未复发。

治疗方法：将满天星捣茸，加入适量酒精煨温后敷于乳房上，每天1次。〔杨德明．四川中医．1990，(7)：45.〕

曼陀罗子

【基原】为茄科植物白曼陀罗或毛曼陀罗的果实或种子。

【异名】醉葡萄、天茄子、风茄果、六轴子、醉仙桃。

【性味】辛、苦，温；有毒。

【归经】入肝、脾经。

【功能主治】平喘，祛风，止痛。主治咳喘，惊痫，风寒湿痹，泻痢，脱肛，跌打损伤等。

【临床应用】

腕关节扭伤

田某某，男，22岁，民工。患者于1979年10月22日在施工中将左手扭伤，疼痛难忍，经外贴伤湿止痛膏无效。后来我室治疗。检查：左手腕部肿，压痛明显，活动受限。诊断：左手腕软组织损伤。经用此法治疗1次痊愈。

治疗方法：将曼陀罗实晒干研末撒在普通膏药上贴患处。每贴1次保持5天，2次为1个疗程。每疗程间隔3天。〔杨元慧．河北中医．1986，(1)：48.〕

芒硝

【基原】为矿物芒硝经煮炼而得的

精制结晶。

【异名】盆消、芒消。

【性味】辛、苦、咸，寒。

【归经】入胃、大肠经。

【功能主治】泻热，润燥，软坚。主治实热积滞，腹胀便秘，停痰积聚，目赤障翳，丹毒，痈肿等。

【临床应用】

1. 肾结石

倪某某，男，25岁，农民。2个月前夜间突然发生剧烈腰痛，辗转不安，大汗淋漓，经公社医院用普鲁卡因肾区封闭后疼痛减轻，住某区医院治疗7天疼痛停止。出院后10天疼痛再次发作，弯腰抱腹，难于忍受。在某医院摄片为：右肾区有一米粒大小密度增高阴影，双侧输尿管及膀胱区未见明显结石。尿常规：蛋白（+），红细胞（++）。诊断：肾结石。虽经门诊中药治疗20天，但肾区仍隐痛，不能参加体力劳动，活动后疼痛加重。1982年5月3日来我院诊治。查体：一般情况可，右肾区明显叩痛，尿常规（－）。决定次日摄腹片，当晚9时用芒硝20g，兑水300ml一次服完导泻，夜间2点始觉腰腹疼痛，晨间5点连续小便2次，第2次在小便中途解出豌豆大小结石1颗，显黄色结晶，表面不光滑，质硬。5月4日摄片：肾、输尿管未见阳性结石影。1周后门诊随访，小便中未见再排出结石，腰痛消失，照常参加体力劳动。〔苏代泉. 四川中医. 1985，3（2）：15.〕

按语：运用芒硝治疗肾结石，从本案看属偶然发现，其机制不甚明了。但根据芒硝的药理作用可以推测，芒硝兑水内服后在肠道内形成高渗环境，使肠道内水分增加，引起刺激促进肠蠕动而致泻。在肠蠕动致泻过程中，必然引起迷走神经的兴奋，进而反射性地引起泌尿系平滑肌的松弛、收缩活动，排出结石。

2. 食滞腹痛

郭某，男，42岁。素嗜酒，喜啖香燥。因吃烧酒烤肉烧饼，午后发热，腹中暴痛，手不可近。视其面赤唇红，肌热口渴，便秘溲赤，舌苔黄腻，脉盛而数，知为热壅气滞。乃取大米1500g，加适量新汲水，用力摩擦，得浓汁2大碗，令煮沸，加入芒硝少许。先进1碗，感觉胸腹凉爽，继服1碗。逾时肠鸣下泄，连泻3次，痛止热退。〔林钟藩. 福建中医药. 1964，（2）：45.〕

3. 淋证

王某某，男，64岁。1987年5月4日初诊。3天前感解小便疼痛，淋漓不畅，小腹胀满，经乡医院导尿对症治疗罔效，即转我院治疗。小便化验：蛋白（++），管型（+），红细胞（++），脓细胞（+）。B超显示：前列腺肥大。诊断：老年性前列腺肥大，尿潴留。伴见心烦易怒，口干欲饮，大便已5天未解，舌质红，苔黄而干，脉数。证系湿热蕴结，膀胱闭阻，取芒硝100g，加开水50ml，纱布浸蘸后湿敷小腹部，3小时后解小便300ml，8小时后又解800ml，共治疗10天，小便通畅出院。〔杨德明. 四川中医. 1990，（7）：52.〕

4. 痔疮

傅某某，男，36岁，木工。1988年4月25日初诊。患痔疮10余年。因过度劳累而诱发，痔核脱出肛外不能回纳已 1 周，胀痛难忍，行走艰难。用高锰酸钾、痔疮膏等外用及青霉素肌内注射，敷以热敷推揉，均无效。诊见肛门 7 点处有指头大痔核，暗红质硬，触痛明显，有少许糜烂及分泌物。药用芒硝 150g，开水冲化，用厚敷料浸透，热敷患处（注意药液保温及更新敷料）。每次 20 分钟，每天 3 次。治疗期间卧床休息。敷药 2 次，疼痛减轻，敷药 5 次，痔核收缩并回纳肛门，疼痛消失。〔蒋尤光. 中医函授通讯. 1992,（6）：36.〕

5. 面颊炎性肿块

朱某某，男，58 岁。1987 年 7 月 2 日初诊。左侧面部有一 5cm × 4cm 的肿块，高出皮肤。质硬，局部灼热，压痛明显，口腔科会诊为“面颊炎性肿块”。给予芒硝 50g，加开水 150ml，纱布浸蘸湿敷，5 天后肿块缩小到 1.2cm × 1.0cm。7 天后肿块全部消失而愈。〔杨德明. 四川中医. 1990,（7）：52.〕

6. 疔疮

于某某，女，36 岁。拇指无名肿痛，医生切开引流消毒不严而致再度感染，局部红肿甚剧，6~7 日已达肘部。经口服抗生素，肌内注射青霉素、链霉素、庆大霉素效果不好，疼痛难忍。外现肘关节至指端，肿胀厉害，皮肤鲜红，热甚，扪之烫手。因热毒甚重，除继续使用青霉素肌内注射外，立即购回芒硝 500g，取 200g 溶于大半碗水中；用此液将指端（除伤口外）至肘部全部涂擦，病人顿时自觉清凉，灼热疼痛稍减。嘱其不断撒冷水于上，勿令药液干结。第 2 日红肿消退至手腕。用剩余芒硝兑液再涂 2 次，红肿即完全消退。改用红霉素口服，伤口敷药，10 日内即痊愈。

治疗方法：取芒硝粉适量（多少以红肿之面积定），放入冷开水中配成饱和溶液，用此液涂于红肿之部位上，不时洒水勿冷干，1 天 1 换。一般 1~2 日即能消肿。既经济又方便，无副作用。〔何勤. 四川中医. 1984，2（3）：58.〕

7. 神经性皮炎

陈某某，男，47 岁，1988 年 7 月 14 日诊。患神经性皮炎 2 年，诊见：左下肢小腿外侧有一 20cm × 40cm 的皮肤呈苔藓样改变，质硬如革，边缘清楚，用芒硝 100g，凡士林适量，调成膏状，涂敷患处，每天 1 次，30 天后痊愈。〔张继宗. 四川中医. 1990,（7）：52.〕

8. 急性咽炎

刘某某，男，19 岁，1986 年 12 月 4 日诊。2 天前因着凉，出现头痛，恶寒发热，口干咽痒，自服感冒清后症情缓解。今晨咽痛明显，吞咽困难，查：咽部重度充血，双侧扁桃体Ⅱ度肿大，诊为急性咽炎。遂取芒硝 4g，放入口中含化，随着唾液缓慢下咽，每小时 1 次，治疗 3 天，诸证均除，咽部充血消失，扁桃体Ⅰ度，告愈。〔张继宗. 四川中医. 1990,（7）：52.〕

按语：芒硝性味苦咸寒，中医认为寒能清热，苦能降浊，咸能软坚，现代药理研究亦表明该药具有加强网状内皮细胞吞噬作用和加快淋巴循环生成，消肿止痛的作用。所以案中治疗急性咽炎、神经性皮炎能取得较好疗效。此外，含化芒硝尚可治疗口腔内的其他许

M

多疾患，如压痛、口腔溃疡等；芒硝调膏外涂亦可治疗皮肤疖肿、疔疖、哺乳期妇女急性乳腺炎等。

猫胞衣

【基原】为猫科动物猫的胎盘。

【异名】猫胞。

【性味】甘、酸，温。

【归经】入肝、脾、胃、肺经。

【功能主治】主治噎膈反胃，胃脘痛，哮喘等。

【临床应用】

小儿哮喘

邱某某，生于1951年3月，因娩出时间裸体较久受寒，婴儿即患气喘病，每逢天气转凉即喘咳不止。1953年春，用猫儿胞衣放瓦上用文火焙炙存性，研细末，以黄酒送服，喘咳渐瘥，又服2具，喘咳至今未发。〔杨光汉．浙江中医杂志．1966，9（2）：4.〕

猫肉

【基原】为猫科动物猫的肉。

【性味】甘、酸，温。

【归经】入肝、肾经。

【功能主治】主治虚劳，风湿痹痛，瘰疬恶疮，烫伤等。

【临床应用】

流注

陈某某，男，28岁。1951年10月右股外肌发生肿胀疼痛，继即左锁骨下亦觉肿胀，2~3个月后破溃流脓如注，延至4~5个月胸、背、腿部连发7处，自行破溃流脓，连续3年余。体形消瘦，胃纳减退，不能坐立，虽经中西医多方治疗无效，1955年3月试用家猫肉作羹（杀后去皮及内脏，洗净，入锅中煮烂，加盐、酒、酱油等）内服，食后胃口转佳，服食3只后，精神渐振，体重增加，疮口亦见干燥而愈，迄今年余，未见复发。〔章强中．浙江中医杂志．1957，（11）：10.〕

猫须草

【基原】为唇形科植物猫须草的全草。

【异名】猫须公、肾茶。

【性味】甘、淡、微苦，凉。

【归经】入肺、胃经。

【功能主治】清热祛湿，排石利水。主治急慢性肾炎，尿路结石，风湿性关节炎等。

【临床应用】

肾病综合征

李某某，男，10岁时（1972年8月）因中耳炎引起急性肾炎，经抗菌、利尿治疗好转，后又因患“急性扁桃体炎”，病情复发，虽经中西医治疗效果不佳。1973年11月23日检查：尿蛋白（++++），红细胞（+），白细胞（+），颗粒管型（+），血总蛋白55g/L，白蛋白24g/L，球蛋白31g/L，白蛋白与球蛋白之比0.78∶1，胆固醇5.3g/L。患儿面色苍白，精神不振，厌食，恶心呕吐，尿少黄，眼睑、腹部、阴囊及下肢高度凹陷性浮肿，经儿家医院治疗，诊断：“肾病综合征”。西医采用低盐饮食、抗菌利尿、激素疗法，中医也服过许多健脾温肾利水之方剂，均无效。自1976年3月起，患儿接受草药猫须草（肾茶）治疗。服法每日用干猫须草30g，煎水当茶饮。1周后浮肿明显浮退，连服1个月后浮肿消失，患儿精神好转，食欲增进，尿多且清。实验室检查：尿蛋白（-），红、白细胞（-），颗粒管型（-），血总蛋白64g/L，白蛋白43g/L，球蛋白21g/L，白、球蛋白之比为2∶1，胆固醇2.1g/L。此后间断服猫须草，现已3年未复发。〔吴森. 广西中医药. 1980,（2）：48.〕

猫油

【基原】为猫科动物猫的脂肪油。

【性味】甘，凉。

【归经】入肺、胃经。

【功能主治】主治烧伤、冻疮等。

【临床应用】

冻疮

王某某，女，64岁。1983年12月18日初诊。每年冬季两耳翼均患冻疮，红肿疼痛，并破溃。嘱用下方涂擦患处，每天4~5次。3天后肿痛明显消退，1周后破溃处亦完全愈合。

治疗方法：取猫油（即家猫腹腔内的脂肪），放锅内加热，熬取清油，装入消毒过的容器中，待凝固后取少许涂擦患处。〔吴自强. 四川中医. 1987，5（2）：36.〕

猫爪草

【基原】为毛茛科植物小毛茛的块根。

【性味】甘、辛，温。

【归经】入肝、肺经。

【功能主治】主治瘰疬，肺结核，疟疾。

【临床应用】

1. 淋巴结炎

陆某某，男，19岁，学生。1964年8月，由其兄介绍，同至医寓。自述准备高考期间，复习任务繁重，常昼夜兼读，不暇茶饭。后发现颈部及两腋下不适，有核样物，逐渐增大，活动。高考结束后，其核更大，且伴有低热，适去就医。经医院检查，血沉加快，诊断：急性淋巴结核。经注射青、链霉素2周，低热控制，但肿核不消，唯恐因体检而影响录取。余详案后，遂告一方曰：猫爪草60g，水煎服，或作茶饮，如此3周后，其兄来报云：弟病已告愈。颈部肿大之淋巴结消失。〔偏方奇效见闻录：28.〕

2. 淋巴结肿大

孙某某，男，3岁。1986年12月7日初诊。颈部有数枚花生米大小淋巴结，边缘清楚，表面光滑，按之坚实，推之能动。投小毛茛（即猫爪草）煎服。每次15g，每天1次。前后共服1000g左右，核消如常。〔唐学游. 四川中医. 1989，7（3）：49.〕

毛冬青

【基原】为冬青科植物毛冬青的根。

【异名】乌尾丁、痈树、六月霜、细叶冬青、山桐油等。

M

【性味】淡、微苦、甘，平。

【归经】入心、肺、肝经。

【功能主治】清热解毒，活血通脉。主治风感冒，肺热喘咳，喉头水肿，扁桃体炎，痢疾，冠心病，脑血管意外所致的偏瘫，血栓闭塞性脉管炎，丹毒，烫伤，中心性视网膜炎，葡萄膜炎，以及皮肤急性化脓性炎症等。

【毒性】毛冬青毒性较低，小白鼠静脉注射 LD_{50} 为 920mg/kg。临床上个别病例使用后有消化道反应及头晕、心悸、瘀斑等现象。

【临床应用】

脱疽

（1）章某某，男。50 岁。1978 年 7 月左足大趾发黑坏死。日夜剧痛，初用四妙勇安汤，痛稍减，后改用毛冬青（根、干品）每日 120g 水煎服，并浸泡患肢。共服 20 多斤而愈。〔王玉琴，等. 浙江中医杂志. 1992,（3）：118.〕

（2）吴某某，男，43 岁。1975 年 4 月左足无名趾与小趾发黑坏死，疼痛难忍，单用毛冬青根鲜品，每日 100g，共服 10 多斤而愈。〔王玉琴，等. 浙江中医杂志. 1992,（3）：118.〕

按语：毛冬青，中医认为有清热解毒、活血通脉之功效。又现代药理研究表明，它有减慢心率，增加心输出量及直接扩张外周血管的作用，故常用于治疗脱疽（血栓闭塞性脉管炎）。根据临床报道，有较好的疗效。本品毒性较低，服用比较安全。在治疗过程中若配伍地龙、山楂、三棱、莪术等活血祛瘀之品，可提高疗效。

毛茛

【基原】为毛茛科植物毛茛的全草及根。

【异名】水茛、毛建、猴蒜、天灸、千里光等。

【性味】辛，温；有毒。

【归经】入肝、肾、胃经。

【功能主治】主治疟疾，黄疸，偏头痛，胃痛，风湿关节痛，鹤膝风，痈肿，恶疮，疥癣，牙痛，火眼等。

【临床应用】

1. 急性黄疸型肝炎

王某，男，19 岁，学生。1957 年 10 月 31 日起病，初时恶寒发热，头痛，鼻塞，体温 39.5℃，扁桃腺红肿热痛，结膜充血，第 2 天热退，出现消化系统症状，胃部胀痛，不思饮食，无力。至 11 月 14 日角膜出现黄疸，右肋下肝肿大有压痛，小便黄褐色，经检验尿胆原、胆红素均为阴性，黄疸指数 50u，诊断：急性黄疸型肝炎。随即用毛茛根外用治疗，3 日后黄疸退净，食欲增加，右肋下压痛及疲乏消失，小便转清，1 周后化验结果正常，而渐告痊愈。

治疗方法：采毛茛根数棵洗净泥土，再用冷开水洗 1~2 次，吸干水分加食盐少许，共捣烂，用纱布包裹扎左手腕中央，约 6~8 小时后敷药处，微觉灼痛时取下（时间不宜过长，范围不要过大，否则水泡大至 5~6cm）。局部变成淡红色，另用消毒纱布包扎约 24 小时，如局部起水泡，可用针刺破（或待其自破）。须严格消毒和保护以免腐溃。〔倪

维德．浙江中医杂志．1958,（3）：10.〕

2. 痈肿

刘某，男，16岁。左大腿患痈，经前医用抗生素治疗效果不佳，求诊。患处漫肿无头，红、肿、热、痛。诊断：腿痈（阳证）。用下方敷于腿痈压痛明显处，如铜钱大。晚间敷药，晨起则发泡约16cm^{2}大，顿觉疼痛大减。以常规消毒，刺泡放水，包扎，1天换药1次，5天痊愈。〔张万禄．四川中医．1984，2（6）：14.〕

3. 痹证

赖某，女，40岁。右手腕关节疼痛数年，服药无效。即用下方，敷于疼痛明显处，约贰分硬币大，次晨则发泡有五分硬币大。常规消毒，刺泡放水，包扎，1天换1次，3天痊愈。

M

治疗方法：鲜毛茛、冰糖适量共捣如泥状，洗净患部，将药泥敷在患部适当位置上。如深部脓肿，则敷在脓肿压痛明显处，约铜钱大。关节疼痛亦在疼痛明显处，敷药如贰分硬币大。药物敷上1小时后，即感有如火燎状，再过2小时，揭起药物，常规消毒，刺泡放水，纱布包扎，1天换1次，至泡结痂则病亦愈。〔张万禄．四川中医．1984，2（6）：14.〕

4. 粟疹状眼病

陈某某，男，21岁。1988年4月17日初诊。上午突觉左眼沙涩疼痛，流泪，羞明，并觉全身不适。查左眼白睛外眦有一圆形突起的白色颗粒，如粟米大，边缘充血，遂用毛茛适量，加少量食盐捣烂，捍成黄豆大药团，敷经渠穴（对侧），次日诸证消失。〔范保根．浙江中医杂志．1989，24（10）：470.〕

【备注】毛茛，又名老虎脚迹草，又称铁秤砣草。辛温有毒。作用：解毒消痈，行瘀止痛。外敷面积不可太大，不可内服。

毛花点草

【基原】为荨麻科植物毛花点草的全草。

【异名】透骨消、波丝草、雪药。

【性味】苦、辛，凉。

【归经】入肺、胃经。

【功能主治】通经活血，清热解毒。主治肺病咳嗽，疮毒，痱疹，烫伤等。

【临床应用】

烧、烫伤

（1）姚某，男，5岁。1979年3月4日因右腰背及右臀部烫伤3天，水疱破，发热而初诊。面积达3.5%，已感染，收住院治疗。用雪药草油（洗净阴成半干用菜油浸泡干之雪草，即毛花点草，1周后可用），外擦患处，加抗生素控制感染。住院4天，热退出院。继用雪草油调治1周愈。〔周文彬．四川中医．1985，3（8）：55.〕

（2）江某某，男，17岁，农民。火药烧伤头、面、胸、腹、背及四肢，17小时后入县医院经抢救休克及输血等措施好转后，于伤后4天转来我院。烧伤面积84%（浅Ⅱ度47%，深Ⅱ度31%，Ⅲ度6%），立即于伤面涂雪药草油，配合综合治疗。20天后体温正常，伤面大部愈合，28天后右大腿Ⅲ度伤面出现大小不等的灰白色小点（皮岛），逐渐向四周扩散。经综合治疗2个月痊愈

出院。〔四川省万县专区人民医院外科. 新医药学杂志. 1973,(4):23.〕

毛牵牛叶

【基原】为旋花科植物毛牵牛的叶。

【异名】圆叶牵牛、紫花牵牛。

【性味】苦、辛，寒；有毒。

【归经】入肺、肾、大肠、小肠经。

【功能主治】泻水，下气，杀虫。主治水肿，喘满，痰饮，脚气，虫积食滞，大便秘结等。

【临床应用】

毒虫叮咬伤

芦某，女，23岁，干部。1984年8月15日在室外被虫叮咬后，右外踝处奇痒难忍，有灼痛感，局部红肿鸡蛋大小且坚硬，当时肿胀看不出外踝，随即用毛牵牛叶揉烂，挤汁，轻轻涂于患处，4~5分钟后痒止，第2天肿胀消退如指尖大小。再次涂擦后，肿消痛止，症状消失。

治疗方法：凡接触蚊叮虫咬后，皮肤出现不同程度的红、肿、热、痛，可采用毛牵牛叶，用手揉烂，挤汁，轻轻涂于患处，搽后症状自行消失，不留后遗症。〔张民安. 陕西中医. 1987，8(6)：267.〕

茅膏菜

【基原】为茅膏菜科植物茅膏菜的全草。

【异名】石龙牙草、山胡椒、胡椒草、夏无踪、捕虫草等。

【性味】甘、辛，平；有毒。

【归经】入胃、大肠经。

【功能主治】主治胃痛，赤白痢，小儿疳积，跌打损伤等。

【临床应用】

1. 鹤膝风

任某某，男，62岁，农民。两膝关节漫肿疼痛，难以独立行走（民间称鹤膝风），反复发作已3年。县医院检查为风湿性关节炎。用茅膏菜球根轮流在两下肢内外膝眼、足三里、阳陵泉、阿是穴等处敷贴，1周内病情开始好转。半月后两膝漫肿已退，能独立行走，追访2年未发。〔沈肇荫. 赤脚医生杂志. 1957,(5)：39.〕

2. 腕关节扭伤

夏某某，女，40岁，农民。左手腕关节扭伤5天，初用针刺及伤湿止痛膏外贴未见好转，后改用茅膏菜球根外敷压痛处2次告愈。

治疗方法：茅膏菜球根（鲜）1~3颗（按病情增减）杵碎放在胶布上，敷于患者最明显的压痛点（即阿是穴），以及附近穴位上，外敷6~8小时后除去。皮肤表面可见青紫色小水泡，一般病情在1周内随着小水泡的消退而逐渐好转。轻症外敷1次即可，重症于2~3天后酌情继续敷贴。〔沈肇荫. 赤脚医生杂志. 1957,(5)：39.〕

【备注】有毒部位：叶。中毒症状：叶的水液触及皮肤，引起皮肤烧痛和发炎；家畜误食，引起氢氰酸中毒的症状。解救方法：皮肤接触中毒，用水或鞣酸液洗涤，后敷硼酸软膏；误食可照氢氰酸中毒解救方法对症治疗。

茅瓜

【基原】为葫芦科植物马瓜交儿或茅瓜的块根。

【异名】土白蔹、天瓜、狗黄瓜、金丝瓜、野黄瓜等。

【性味】甘、苦，寒。

【归经】入肺、肝、脾经。

【功能主治】清热化痰，利湿，散结消肿。主治热咳，痢疾，淋病，尿路感染，酒疸，风湿痹痛，喉痛，目赤，湿疹，痈肿等。

【临床应用】

1. 急性胃肠炎

钟某某，男，因发热39.3℃，腹泻，里急后重，在卫生所经抗生素及阿托品肌内注射2天无效，来诊。单用茅瓜根粉6g调冷开水口服，并用3g调凉开水涂脐周，15分钟疼痛消失，腹泻，里急后重也逐步消除，体温逐渐恢复正常。仅服1剂即痊愈。（治疗方法见后“烫伤并发感染”案）〔广东省新丰县卫生工作站. 新医学. 1972,（12）：57. 〕

2. 烫伤并发感染

吕某某，男，6岁，因烫粥跌翻，由胸至足均为Ⅰ~Ⅱ度烫伤。就诊时患者高热，创面化脓感染。用茅瓜根粉内服及外涂，15分钟止痛，仅8天病者痊愈。

治疗方法：取茅瓜根晾干去粗皮研末过筛备用，治疗时将茅瓜根粉3~6g（成人量，小儿酌减）冲冷开水服，或调冷开水外搽患处，每天1~3次。〔广东省新丰县卫生工作站. 新医学. 1972,（12）：57. 〕

【备注】①本品在临床实践过程中，未发现有明显的副作用。②治疗上述疾患时，以中医所说“偏热者”为佳，“偏寒者”疗效较差。③高温会影响疗效，故宜晾干研末冷开水送服。

猕猴桃根

【基原】为猕猴桃科植物猕猴桃的根或根皮。

【性味】酸、微甘，凉；有小毒。

【归经】入肝、肾经。

【功能主治】清热，利尿，活血，消肿。主治肝炎，水肿，跌打损伤，风湿关节痛，淋浊，带下，疮疖，瘰疬等。

【临床应用】

子宫癌术后阴道出血

黄某某，女，66岁。于1976年1月起常感下腹部疼痛，断断续续的阴道出血，有时咳嗽咯血或鼻腔出血，同年7月2日住进三明地区第二医院妇产科，做过子宫摘除手术，于7月28日出院。经福建医科大学病理科检查结果为：“子宫体腺癌”，回家后不久下腹部仍有疼痛及阴道少量出血。来门诊中医科治疗，未用其他药物，单纯给毛花猕猴桃根，每次250g配瘦猪肉200g炖汤服（或配鸡蛋3个），经服半个月（15次）后，下腹疼痛及出血基本消除，陆续用药至12月底，共服药约30kg，诸证悉除，此后下腹部如有疼痛或不适，继服此药，症状即随之解除，随访至1984年4月，已74岁，健康如常人。〔罗汉中. 福建中医药. 1985,（1）：58. 〕

米油

【基原】为煮米粥时，浮于锅面上的浓稠液体。

【异名】粥油。

【性味】甘，平。

【归经】入肺、胃经。

【功能主治】滋阴长力，肥五脏百窍，利小便通淋。主治小便不利，淋证，痢疾，泄泻等。

【临床应用】

1. 痢疾

汪石山治一妇病痢瘦弱，久伏枕，粥食入胃，即腹痛呕吐，必吐尽所食乃止。由是粒食不下咽者四十余日。医皆危之。汪诊曰：病与脉应，无虚也，不劳以药，惟宜饲以米饮。使胃常得谷气。白露节后，症当获安，如期果愈。〔名医类案：120.〕

2. 泄泻

（1）淳于意治齐淳于司马病，切其脉，告曰：当病迥风，迥风之状，饮食下嗌，辄后之，病得之饱食而疾走。淳于司马曰：我之王家食马肝，食饱甚，见酒来，即走去，驱疾，至舍，即泻数十出。臣意告曰：为火齐米汁饮之，七八日而当愈。时医秦信在旁，臣意去，谓左右阁都尉曰，意以淳于司马病为何：曰：以为迥风可治。信即笑曰：是不知也，淳于司马病，法当后九日死。即后九日不死，其家复召臣意，意往，问之，尽如意谕。臣即为一火齐米汁使服之，七八日病已，所以知之者，诊其脉时，切之尽如法，其病顺，故不死。〔名医类案：12.〕

（2）师某某，男，35岁。病者泄泻1年余。延请中西医治疗无效，症见：面黄体瘦，目无神采，纳呆，腹胀肠鸣，入食更甚。后渐日泄无度，完谷不化（尚未见脓血便和黏冻样物），舌红少津，脉沉细数。余曾先后投参苓白术散、附子理中丸、痛泻要方、四神丸、乌梅丸等均未中病。嘱其停服药物少食多餐，饮食调理以观后效。患者自制新鲜小米，每日早晚进食清稀米汤，午用小米干饭。病见日益好转，半月竟获痊愈，迄今未曾复发。

病者深以为奇，求问其理，家父笑曰："患者初时六淫伤脾，运化失职。延误治疗，后又为药物所苦，中焦职司无能，食入即泻，况之药乎！"《素问.脏气法时论》谓："五谷为养，五果为助，五畜为宜，五菜为充，气味合而服之，以补精益气。"考米粥一味，《纲目拾遗》谓："味甘性平，滋阴长力，肥五脏百窍，利小便通淋。"功用合病，投之则中，效非偶然可知。〔赵风全. 山东中医学院学报. 1981,（2）：59.〕

M

密蒙花

【基原】为马钱科植物密蒙花的干燥花或花蕾。

【异名】小锦花、蒙花、黄饭花、疙瘩皮树花、鸡骨头花。

【性味】甘，凉。

【归经】入肝经。

【功能主治】祛风，凉血，润肝，明目。主治目赤肿痛，多泪羞明，青盲翳障，风弦烂眼等。

【临床应用】

外伤

杨某某，男，9岁。因玩弄雷管爆炸致伤。左手除小指无损外，其余四指及掌面均被炸伤。用此方治疗，每天换药1次，12天后伤口痊愈。至今2年余，除拇指留有不明显瘢痕外，余处均无瘢痕。

治疗方法：密蒙花叶以嫩者为佳，鲜用或阴干备用，用量不限，可视伤情而定，用时加香油适量浸润捣绒，外敷患处，每天或隔天1次。〔彭昌武．四川中医．1986，4（6）：48.〕

密陀僧

【基原】为粗制氧化铅。

【异名】弥陀僧、没多僧、炉底、金炉底、金陀僧等。

【性味】咸、辛，平；有毒。

【归经】入肝、脾经。

【功能主治】消肿杀虫，收敛防腐，坠痰镇惊。主治痔疮，肿毒，溃疡，湿疹，狐臭，剑伤，久痢，惊痫等。

【临床应用】

1. 喑哑

李某某，男，34岁，工人。1958年4月山洪暴发时不慎跌入水中，被淹没和冲击一个多小时，获救上岸时已不省人事，后经抢救十多天，由苏醒逐渐能够行走，但始终不能讲话（但哑不聋），多次治疗无效。后经医师张国均处方以五分钱的中药“密陀僧”，在12小时内治愈。

治疗方法：以密陀僧10g，煅熟研成细末，分5次用浓茶调服，每隔4小时服1次，服后好转很快，仅服3次（5月7日下午6时~8日清早），患者就开始讲话了。〔张力才，等．中医杂志．1958，（11）：791.〕

2. 狐臭

孙某某，女，36岁。自幼腋下即有狐臭。经密陀僧治疗1次后，第2天狐臭大减，隔日再用1次，狐臭基本消失。

治疗方法：用面粉做煎饼（约1cm厚），趁热将饼劈开两片，每片放入密陀僧6g，就热急夹于腋下，略卧片刻，药冷了再温热，夹在腋下，数次弃去，隔日再用上法治疗1次，即可收到满意的效果。敷后局部和全身均无不良反应。〔毛维华．中医杂志．1964，（11）：14.〕

磨盘草

【基原】为锦葵科植物磨盘草的全草。

【异名】金花草、磨挡草、耳响草、印度苘麻、白麻等。

【性味】甘、涩，平、温。

【归经】入肺、肾经。

【功能主治】清热利湿，开窍活血。主治泻痢，淋病，耳鸣耳聋，疝气，痈肿，荨麻疹等。

【临床应用】

1. 耳聋

李某某，女，51岁。1977年10月，经常耳聋、耳鸣，曾服多种中西药无效，用下方1周即愈。

治疗方法：干磨盘草60g，猪耳朵软骨1付。两者同煲，加盐少许调服，每天1次，连服1周。〔黄业威. 广西中医药. 1978,(3)：17.〕

2. 眩晕

王某某，女，49岁。患眩晕病3年多。每次发作剧烈，卧床不起，头不能举，眼不能睁，自觉周围环境有定向性转动，伴有恶心、呕吐、多汗、耳鸣、重听、眼球震颤。西医诊断为梅尼埃病。用下方治疗数天痊愈。随访2年未见复发。

治疗方法：磨盘草（鲜根）30g，白糖适量。上药水煎，加白糖调服，每天1剂，连服3~5天。为巩固疗效，可增加剂量1倍，用小鸡1只（宰后剖开洗净，去头、足、翅、内脏），水炖服。〔王贤新. 基层医刊. 1983，3（1)：10.〕

墨旱莲

【基原】为菊科植物醴肠的全草。

【异名】金陵草、莲子草、旱莲草、墨斗草、猪牙草等。

【性味】甘、酸，凉。

【归经】入肝、肾经。

【功能主治】凉血，止血，补肾，益阴。主治吐血，咯血，衄血，尿血，便血，血痢，刀伤出血，须发早白，白喉，淋浊，带下，阴部湿痒等。

【临床应用】

1. 鼻衄

患者，男，青年。儿时就患鼻衄症，十余年来反复发作，每年发作3~5次至10多次不等。服药医治，总要5~7天才暂歇止。此次发作已3天，每次出血量在50ml以上。投本方，1剂衄止，续服6剂巩固疗效，已7年不复发。

治疗方法：旱莲草30g（干品），日1剂，水煎2次分服（能现采鲜品，捣烂冲点开水缓取汁服更好，但用量需加大2倍）。〔黄汝沼. 中医教学. 1976,(4)：50.〕

2. 顽固性口腔溃疡出血

李某，女，29岁。近3年来口唇经常溃疡出血，流血后精神萎靡，肢软无力，头昏。近年来发作次数增多，每半月出血1次，其出血量增多。经多处医治其效不显，特来张老处求治。来诊时正值出血之时，止血是当务之急。张老立即用鲜旱莲草1把，洗净，用干净纱布包好捣烂取汁。将药汁涂于止血处，片刻血止。嘱照上法续用之，并服清胃火、泄肝热之中药3剂。4个月后，病人因其他病来就医，问及口唇出血之事，答曰：用药之后，已经痊愈。〔袁希波. 中国农村医学. 1983,(2)：8.〕

3. 血尿

谢某，男，40岁。1979年5月23日初诊。患者寒热并尿血2天，当地乡村医生给予阿司匹林1天后，尿似酱色并恶心呕吐，遂来求治。查：体温38.8℃，脉数（98次/分），巩膜轻度黄染，四肢有散在性瘀点。血红蛋白85g/L，白细胞19.8×10^9/L，尿隐血试验（++++），肝功能检查显示为溶血性黄疸。用干墨旱莲90g，水煎服，日1剂。药后症状逐渐好转。但治疗4天，酱色尿才变为淡黄色，尿隐血试验转阴

M

性。后期用养阴扶正之品治疗半月余，症状才完全消失。〔徐富业. 广西中医药. 1989，12（6）：5.〕

墨汁

【基原】为松烟和入胶汁、香料等加工制成的墨。

【异名】乌金、陈玄、玄香、乌玉块。

【性味】辛，平。

【归经】入心、肝经。

【功能主治】止血，消肿。主治吐血，衄血，崩中漏下，血痢，痈肿发背等。

【临床应用】

胸膈痛

常州伍某素壮健，方啖饭，忽呼痛倒地，云“胸膈如刀绞”。群医莫治，阅三日，恹恹待毙。一老人过问病情，令磨陈墨汁与啜，痛立止，病如失。云：“记少时邻人患病类此，一老医以此法治愈。”〔历代无名医家验案：46.〕

母草

【基原】为玄科植物母草的全草。

【异名】四方草、小叶蛇针草，铺地莲、四方全草、蛇通管等。

【性味】微苦、淡，凉。

【归经】入肺、胃、大肠经。

【功能主治】清热利湿，解毒。主治感冒，急、慢性痢疾，肠炎，痈疖疔肿等。

【临床应用】

小儿腹泻

吴某某，男，2岁。腹泻2天，大便10余次/日，粪便为蛋花汤样，伴呕吐、腹胀，体温38.2℃，有中度脱水。诊断：婴幼儿腹泻，中度脱水。治疗经过：禁食12小时，给静脉补液1天，用鲜母草60g水煎服，每天2剂。第2天体温下降，呕吐停止，大便次数减少，第3天体温正常，腹泻停止，大便恢复正常。经治疗3次痊愈。

治疗方法：对轻型婴幼儿腹泻（单纯性消化不良）用鲜草30~60g，水煎，分2次服用，每天1剂。重型婴幼儿腹泻（中毒性消化不良）用鲜草60g，每天2剂，均可加少许糖服用。一般用药2~3天。有中度以上脱水及酸中毒者尚需纠正水与电解质紊乱。〔蓝义芳. 赤脚医生杂志. 1975，（7）：22.〕

牡丹皮

【基原】为毛茛科植物牡丹的根皮。

【异名】牡丹根皮、丹皮、丹根。

【性味】辛、苦，凉。

【归经】入心、肝、肾经。

【功能主治】清热，凉血，和血，消瘀。主治热入血分，发斑，惊痫，吐、衄、便血，骨蒸劳热，经闭，癥瘕，痈疡，跌仆劳损等。

【临床应用】

痔疮

杨某某，男，56岁，干部。患内痔20余年，反复发作。此次复发已3天，便后呈点滴状便血，量较多。痔核脱出肛门外约拇指大，不能自行回纳。肛周灼热胀痛。舌红苔黄脉数，服用下方后，第二天便血减少，疼痛减轻。服用10天后，诸证消失。嘱再服1剂以资巩固。至今已3年多未复发。

治疗方法：牡丹皮、糯米各500g，共为细末，和匀。每天100g，以清水调和，捏成拇指大小饼，用菜油炸成微黄色，早、晚两次分吃，连用10天为1个疗程。若嫌硬，可稍蒸软后再吃，一般可用1~2个疗程。适应证：一二期内痔及外痔。〔刘德清. 四川中医. 1987，5（3）：31.〕

牡蒿叶

【基原】为菊科植物牡蒿的叶。

【异名】蔚、布菜、水辣菜、六月雪、白花蒿等。

【性味】苦、酸、甘，寒。

【功能主治】解表，清热，杀虫。主治感冒身热，劳伤咳嗽，潮热，小儿疳热，疟疾，口疮，疥癣，湿疹，皮肤瘙痒等。

【临床应用】

皮肤瘙痒症

牙某，男，60岁。患皮肤瘙痒症3年，皮肤表面未见病变。经多方治疗无效。后用下法治疗10天即愈，随访3年未复发。

治疗方法：鲜嫩牡蒿叶120g，洗净切碎，加油盐适量炒熟当菜吃，早晚各1次，小孩及年老体弱者酌减。〔卢自昌. 广西中医药. 1981,（6）：40.〕

牡蛎

【基原】为牡蛎科动物近江牡蛎、长牡蛎或大连湾牡蛎等的贝壳。

【异名】蛎蛤、牡蛤、蛎房、海蛎子壳、左壳等。

【性味】咸、涩，凉。

【归经】入肝、肾经。

【功能主治】敛阴，潜阳，止汗，涩精，化痰，软坚。主治惊痫，眩晕，自汗，盗汗，遗精，淋浊，崩漏，带下，瘰疬，瘿瘤等。

【临床应用】

瘰疬

一少年，项侧起一瘰疬，大如茄，上连耳，下至缺盆，求医治疗，言服药百剂，亦不能保其必愈，而其人家贫佣工，为人耕田，不惟无钱买如许多药，即服之亦不暇。然其人甚强壮，饮食甚多，俾于每日三餐之时，先用饭汤送服煅牡蛎细末7~8钱，一月之间消无芥蒂。然此惟身体强壮，且善饭者，可如此单服牡蛎，若脾胃稍弱者，即佐以健补脾胃之药，不然恐瘰疬未愈，而脾胃先伤，转致成他病也。〔医学衷中参西录（中册）：68.〕

按语：瘰疬，中医认为多由痰火郁结而成。其发病部位，如《素问病机气宜保命案·瘰疬论》所说："夫瘰疬者，经所谓结核是也。或在耳前后，连及颐颔，下连缺盆，皆为瘰疬。"其治疗当软坚散结，而单味牡蛎有此功效，故治之有效。本案牡蛎单味使用，亦可与浙贝、玄参等配伍以增加软坚散结，化痰

M

开郁之功。近来临床上又用以治疗肝脾肿大，常与丹参、泽兰、鳖甲等配伍使用。

木鳖子

【基原】为葫芦科植物木鳖子的成熟种子。

【异名】木蟹、土木鳖、壳木鳖、漏苓子、地桐子等。

【性味】苦、微甘，温；有毒。

【归经】入肝、脾、胃经。

【功能主治】消肿散结，祛毒。主治痈肿，疔疮，瘰疬，痔疮，无名肿毒，癣疮，风湿痹痛，筋脉拘挛等。

【临床应用】

1. 牛皮癣

李某，女，22岁，农民。初诊时肘部、胫部有一片皮肤状如皲裂，日渐粗糙增厚，皮色变黑，蔓延四旁，3个月后布满全身，痒甚，脱屑，搔之不能释手，诊断：牛皮癣。服中药无效。改用涂木鳖子法，2次止痒，连治1个月而愈。随访1年未再复发。

治疗方法：一般10ml醋研磨木鳖子仁3g，呈糊状，可涂3cm×2cm癣面5~7处。蔓及周身者可分期分片治疗。涂药前患处用盐水洗净，用棉花球或毛笔蘸糊状药汁于睡前涂患处，每日或间日1次。〔山东省莱芜县人民医院中医科. 中医杂志. 1966,（4）：30.〕

2. 流行性腮腺炎

田某，男，8岁，1987年10月4日初诊。发热恶寒3天，两侧颐颌部色白濡肿1天，按之酸痛。食欲不振，小便短赤，苔黄腻，脉滑数。诊为流行性腮腺炎。按下法治疗，第2天发热恶寒消失。两颐濡肿减轻。第3天痊愈。

治疗方法：木鳖子适量去壳取仁，用粗瓷碗或碟，将木鳖子仁加少许清水磨成浆糊状，以棉签蘸涂于患处，每天10余次，干后即涂，保持湿润。〔罗原福. 广西中医药. 1988，11（5）：3.〕

木耳

【基原】为木耳科植物木耳的子实体。

【异名】檽、黑木耳、木檽、耳子等。

【性味】甘，平。

【归经】入胃、大肠经。

【功能主治】凉血，止血。主治肠风，血痢，血淋崩漏，痔疮等。

【临床应用】

1. 脚癣

沈某，女，19岁，学生。1984年7月12日初诊。双脚脚气感染，严重溃烂10余日。曾经当地某医院治疗溃烂面未愈，逐渐扩大。邀余治疗，查体温38.6℃。患处用木耳散调服治疗1次渗出液迅速消失，2次后大部分干燥，结痂，体温正常。前后共4次而愈。随访1年未见复发。

治疗方法：用黑木耳（焙干，去杂质，研为细末）、白糖等量混匀后加温开水调成膏或糊状外用。用前先将患脚用1/5000高锰酸钾水溶液洗3~5分钟后，将水擦干，把调好的药膏均匀地摊敷在感染患处，并用纱布覆盖，每日或隔日换药1次，换3次药为1个疗程。一般2个疗程可愈。在换药1~2次后，大多数患者因药物的收敛吸水作用，患处皮肤干燥皲裂，可改用糊状制剂效果更好。如有发热，体温在38.5℃以上，白细胞总数增高者，可加用广谱抗生素治疗，以防全身感染。〔刘康平．甘肃中医．1992，5（3）：17．〕

2. 崩漏

1979年秋19岁未婚女青年张某某，以功能性子宫出血入妇科。经用止血、调经等治疗方法，仍淋漓不断，其母邀余诊治。认属中医漏证，用黑木耳炭试治，每天3剂，每剂5g。不料服完30g后明显好转，再用60g病愈。〔郭振营．黑龙江中医药．1984，(5)：封底．〕

3. 慢性溃疡

晋某，女，41岁，1979年6月17日就诊。因工作不慎，手部被铁器损伤，局部化脓感染，疼痛难忍。曾在当地公社医院用多种抗生素换药治疗22天，溃疡继续扩大。改用下法治疗4次而愈。

治疗方法：干木耳焙后研细末，加入白砂糖等量拌匀，以温水浸成糊状，用时先将患处洗净，去除坏死组织，将药调敷患处，日换1次。一般4~5次即愈。〔刘康平．广西中医药．1982，(2)：封底．〕

按语：木耳为家常食物之一，同时又是很好的一味药物。如《随息居饮食谱》云："木耳补气耐饥，活血治跌仆伤，凡崩淋血痢，痔患肠风，常食可瘳。"木耳干者萎，水浸后膨胀，木耳疏松后易收缩，加之木耳干燥后收缩皱凸给予肉芽均匀压力，使肉芽过剩部分退平，上皮细胞随着向中心生长，伤口易于愈合。故此，木耳外敷是治疗慢性溃疡的有效而又便捷的方法之一。

木芙蓉叶

【基原】为锦葵科植物木芙蓉的叶。

【异名】拒霜叶、芙蓉花叶、铁箍散。

【性味】辛，平。

【归经】入肺、肝经。

【功能主治】凉血，解毒，消肿，止痛。主治痈疽焮肿，缠身丹毒，烫伤，目赤肿痛，跌打损伤等。

【临床应用】

1. 多发性疖肿

多发性疖肿具有此愈彼起，病久难愈之特点。中医学认为此病是由于湿热火毒蕴于肌肤，痰气瘀血凝结而成。近年来，余运用木芙蓉叶、花捣烂外敷患部治疗本病，疗效满意。如张某某，男，54岁，患多发性颈部疖肿两月余，此愈彼起，曾住院月余，用多种西药均未奏效。余诊见患者颈部红肿，转摇不利，颈部后侧黄豆大小疖肿13个，6个化脓呈黄色，2个已结痂，身无发热，舌红苔黄腻，脉滑。嘱其家属采新鲜木芙蓉叶、花同捣烂，外敷患部，次日红肿减轻，脓头拔除大半，以后每次外敷1~2次，6天后疖肿全部消失。〔胡敏．大众中医药．1989，(4)：18．〕

2. 滴虫性阴道炎

郑某某，35岁，已婚。于1982年6月初诊。诉外阴、阴道痒，伴白带增多2余年，经院外检查为滴虫性阴道炎，治疗未见效，伴尿频、大便稀，2~3次/日，月经量增多。盆检：阴道潮红充血，分泌物（++），呈黄白色泡沫状血性分泌物，有腥味，子宫颈轻度糜烂，潮红充血。阴道与分泌物检出滴虫。经1/1000高锰酸钾坐浴，继用木芙蓉叶洗剂擦洗外阴、阴道6次，于疗程结束后复查1次，月经期后复查2次，均阴性，至今未见复发。

治疗方法：取木芙蓉叶1000g，加水煎至1000ml去渣，冷却后加0.3%苯甲酸防腐，装瓶备用。用法：先用1/1000高锰酸钾坐浴，继用木芙蓉叶洗剂擦洗，每天1次，每5~7天1个疗程，未婚者用导尿管冲洗。〔林浩然．福建医药杂志．1984,（6）：23.〕

M

木瓜

【基原】为蔷薇科植物贴梗海棠的果实。

【异名】楙、木瓜实、铁脚梨。

【性味】酸，温。

【归经】入肝、脾经。

【功能主治】平肝和胃，祛湿舒筋。主治吐泻转筋，湿痹，脚气，水肿，痢疾等。

【临床应用】

脚癣

王某，女，18岁。自述两脚趾红肿，痒痛，流水，脱皮，不能行走已20天。外科诊为脚气感染。经用脚气水，克霉唑癣药水外涂，见效不佳。用下法1剂，共洗7次，肿退痒消。后追访未再复发。

治疗方法：取木瓜100g，加水4L，煎去大半，待药温降至37℃时，泡洗患处，每日洗2~3次。每剂可连续用2天，一般2~7天愈。〔李书润，等．浙江中医杂志．1992,（11）：523.〕

木槿花

【基原】为锦葵科植物木槿的花。

【异名】里梅花、朝开暮落花、篱障花、打碗花、灯盏花。

【性味】甘、苦，凉。

【归经】脾、肺、心包、肝经。

【功能主治】清热，利湿，凉血。主治肠风泻血，痢疾，白带等。

【临床应用】

细菌性痢疾

（1）陈某某，男，成人。于半夜突然腹痛，泻8~9次脓血便。伴有里急后重感，服下述药物2~3剂痊愈。

治疗方法：取鲜木槿花、冰糖各50g，开水炖服，每天1剂。〔林世杰．福建医药杂志．1979,（3）：26.〕

（2）贾某某，男，6个半月。于1959年8月17日因腹泻1月余而住院。患儿于7月初开始腹泻，每天4~5次，有黏液，镜检有白细胞少许，找到巨噬细胞。曾服链霉素5~6天无效。入院后大便培养7次均阴性，常规检查20次，大都有黏液及白细胞。诊断：菌痢。又给服氯霉素7天，磺胺脒3天，鞣酸蛋白3天，金霉素5天，中药4天，均未见效，大便次数反而增加多达10次。于9月10日改服60%木槿花糖浆，次日大便2次，

成形。于9月12日大便正常出院。〔黄士逸. 浙江中医杂志. 1960,(5): 212.〕

木香

【基原】为菊科植物云木香、越西木香、川木香等的根。

【异名】蜜香、青木香、五木香、南木香、广木香等。

【性味】辛、苦，温。

【归经】入肺、肝、脾经。

【功能主治】行气止痛，温中和胃。主治中寒气滞，胸腹胀痛，呕吐，泄泻，下痢，里急后重，寒疝等。

【临床应用】

1. 气痹

大沩山和尚所专治丈夫妇人中风气痹方：南木香锉为细末。好瓜蒌一个，去皮，取子及瓤，研细末，用无灰酒一大盏投之，搅匀取汁，三两次，酒浓无味乃止，煎沸。调木香末带热服。令人按摩病处，卧移时，自能举动矣。大沩云：“气行则风行，气逆则风聚。”甚者不过三五服，大有神验。〔历代无名医家验案: 43.〕

2. 瘴气

樊子盖为武威太守。车驾入吐谷浑，子盖以彼多瘴气，献青木香以御雾露之邪。〔历代无名医家验案: 87.〕

3. 蟹、柿中毒

昔一人食大蟹数枚，误食红柿，至夜大吐，继以血，昏不省人事。同村有知其故者忧之，以木香作饼子，斡开病人口，遂将药灌入，神效。以木香嚼尤妙。〔历代无名医家验案: 87.〕

墓回头

【基原】为败酱科植物异叶败酱、糙叶败酱的根。

【异名】暮头灰、箭头风。

【性味】辛，温。

【归经】入心、肝经。

【功能主治】活血，调经。主治温疟，妇女崩中，赤白带下，跌打损伤等。

【临床应用】

1. 白带

（1）徐某某，28岁，南通县人。白带频来，有时夹杂黄红色黏液，腥臭异常，每天换裤数次，腰际酸痛，有时四肢发冷，腰以下如坐水中。嘱服“墓回头”每次30g，每天2次，服2剂其病若失。〔徐熔. 福建中医药. 1959,(2): 42.〕

（2）柏老夫妻，52岁，白带频下，气味恶臭，右下腹有块隆起。推之可动，经西医诊断：卵巢囊肿。用“墓回头”90g，分3次煎服。服数次后，白带即愈，右腹部的瘤块也小了。〔徐熔. 福建中医药. 1959,(8): 63.〕

2. 血小板减少性紫癜

李某某，男，10岁。患儿于1976年11月因鼻腔反复出血不止，全身紫斑，并伴有精神、食欲不振，面色苍白，在当地医院医治罔效，遂往庆阳地区某医院诊治。查血小板 30×10^9/L，进行骨髓穿刺确诊为特发性血小板减少性紫癜。采用激素及输血疗法，经住院治疗半年，病情无明显好转，鼻衄时作，紫斑未退。1977年7月5日来我院服中药观察，用清热解毒、凉血止血、益气摄血及温补脾肾等法施治，3 月后仍未见显效，复查血小板 28×10^9/L，血红蛋白 50g/L，家长要求出院。回家后，经采集脚汗草鲜品，连根茎去泥土后水煎服，每天约 200~250g，服药 1 周后鼻衄即止，连服 20 余天，全身紫斑消退，后间断服用 3 个月，一切正常，复查血小板升至 200×10^9/L，随访 5 年未见复发。〔余奇英，等. 中医杂志. 1983，24（12）：9.〕

按语：墓回头性味微寒辛，有清热燥湿，止血之功，善治赤白带下和血证。从上两案可以看出确有较好的治疗效果。治疗方法既可煎液内服，又可煎汤外洗，临床可根据疾病灵活运用，本品配伍其他药还运用于治疗尿路感染和急慢性肾炎等疾病。

M

N

南瓜

【基原】为葫芦科植物南瓜的果实。

【异名】麦瓜、番南瓜，番瓜，伏瓜，饭瓜等。

【性味】甘，温。

【归经】入脾、胃经。

【功能主治】补中益气，消炎止痛，解毒杀虫。主治气滞湿阻，消渴，疳积，黄疸，腹胀脘痞，烫火伤，肺痈等。

【临床应用】

扁平疣

王某，女，15岁。面部生小肉疣40多个，暗褐色，小如粟粒，大如米粒。取嫩南瓜一个，用针刺几个孔，少顷即有液体从针孔流出，收集备用，以此液涂患处，每天3~4次，连涂4天，面疣即全部脱落，未留瘢痕。〔吴凡. 浙江中医杂志. 1989，24（9）：429.〕

南瓜蒂

【基原】为葫芦科植物南瓜的瓜蒂。

【性味】甘，平。

【归经】入肺、胃经

【功能主治】有清热解毒，活血，利水之功效。主治痈疡，疔疮，烫伤，对口疮，溃疡，骨鲠喉，血吸虫腹水等。

【临床应用】

1. 乳房癌

雷某某，男，50岁。精神萎靡，肌肉消瘦，消化不良，食欲不振，忽觉乳房部隐隐疼痛，按压时自觉有一椭圆状硬块，如蚕豆大，皮肤不痛不痒，且觉结块日渐胀大，经用南瓜蒂治之肿消。

制剂方法：将已熟透的南瓜由田间采回，长时间阴干（时间愈长愈佳，一般2年即可用），然后将蒂摘下。用时入炭火中煅烧至红，立即取出，急速以瓷碗复其上，使与空气隔绝防止氧化时间长变成灰烬，过约15分钟取出晾冷，研为细末即成。

服法：每次2个，清晨空腹时用烧酒冲服，不能饮酒者可将原酒稀释1倍，如用水服则无效。共服2~3次。〔李霜戒. 中医杂志. 1958,（12）：818.〕

按语：南瓜蒂，性味甘平，本案用之，取其清热、活血之功效，现代药理研究证实，南瓜蒂中提取物可以增强机体免疫力，使IgG、IgA增高，本案使用此药，或许正缘于此。

2. 血吸虫性腹水

沈某某，女，42岁，农民。入院日期1965年3月19日。自1959年开始患腹水到目前为止，已先后反复发作7次，最后一次从去年11月份开始到现在住院时，已有4个月多。曾于太仓东郊联合诊所服中药150剂，并同时服用西药利尿剂，以及注射肝精60针，由于效果不佳，故来此住院治疗。入院时腹水明显，饭后饱胀不适，小便短少，大便每日 3~4 次，质硬，精神尚可，无呕血及黄疸等病史。但去年 11 月 16 日大便过黑血约有半痰盂左右。治疗前体重 46kg，腹围 80cm，一天食量 250g，观察了 3 天的尿量平均每天约 300ml。苔黄，舌苔薄腻，两脉细软。诊断：晚期血吸虫病腹水（顽固型）。

用法：单用南瓜蒂炭，每天 3 次，每次服 0.5g，共服 19 天，在治疗过程中，未用任何西药利尿剂。

治后：体重 41kg，腹围 70cm，一天食量增加到 500g，平均每天尿量为 1820ml，经过用药，休养 61 天，患者腹水全部消失，在 5 月 17 日转本县人民医院外科切脾术后，恢复健康。

治疗方法：

（1）在一只煤油炉上面放一块瓦片，将带柄的南瓜蒂（柄的长度约 1 寸左右）放在瓦片的中心处，等到变成焦黑时立即取下，研成粉末装入瓶中备用，煨的时间不宜太长，否则就会丧失药性，影响疗效。

（2）成年人每天服药 3 次，每次服 0.5g 左右，一般每次用量相当于一只南瓜蒂的粉末，用温开水调和吞下，略有苦味，服药时可以加些红糖，服药时间约 2~3 星期左右。

（3）服药时应注意以下几点：①饮食忌盐；②注意休息，有节制地做些轻微散步等活动；③注意适当的营养（忌吃肥肉）；④帮助病人解决思想问题及具体困难，树立向疾病做斗争的信心。〔昆山县血吸虫病防治站．江苏中医．1966，（3）：29.〕

泥鳅

【基原】为泥鳅科动物泥鳅的肉或全体。

【异名】鳛、鳅、鳅鱼、和鳅。

【性味】甘，平。

【归经】入脾、肺经。

【功能主治】补中气，祛湿邪。主治消渴，阳痿，传染性肝炎，痔疾，疥癣，盗汗等。

【临床应用】

1. 肝炎

1963 年 8 月，余患肝炎，至冬季仍未痊愈。北京 9 号信箱王国正同志告知，活泥鳅可治。每服 7 条。余随邀当时患肝炎者数人（现仅忆及有袁春生、谭立明、石隆保 3 人）由我出面，托京郊黄庄村农民于稻田里挖泥鳅。长约半寸，太大者弃之，每日送来若干条，每条按 1 角计价，付给现款。所有愿用此法者，每人早晨空腹，凉水送下 7 条，连服 3 天，1 周后复查肝功能，皆有不同程度的改善，尤其退黄效果好，故存录。〔偏方奇效闻见录：9.〕

2. 小儿盗汗

（1）刘某某，男，6 岁，入睡大汗淋漓已 3 月。迭经中西医治疗，奏效不显。检查：患者发育正常，营养一般，心肺无异常，肝脾未触及，胸片及各项化验均正常。诊为“自主神经功能紊乱”所致之盗汗。遂用泥鳅鱼治疗，连用 5 天，盗汗控制。随访 1 年未发。

治疗方法：取泥鳅鱼 120~150g，用温热水洗去鱼身黏液，去头、尾、剖腹去内脏，用适量菜油煎至黄焦色，加水适量，煮汤至半碗，加少许盐调味，喝汤吃肉，年龄小者分次服，一般连用5~6天，即可取效。〔木易. 大众中医药. 1988,（2）：17.〕

（2）肖某，女，2岁半。白天或黑夜入睡后即大汗淋漓已2月余，曾经用中西医治疗暂时控制，停药后则复发。发育良好，营养中等，心肺未见异常，肝脾未触及。胸透及化验均未发现异常。诊断为自主神经系统紊乱所致盗汗。用泥鳅鱼治疗3天，盗汗控制，追踪年余未复发。

治疗方法：泥鳅鱼190~120g，用温热水洗去鱼身黏液，剖腹去内脏，用适量菜油煎至黄焦色，加水1碗半，煎汤至大半碗，可用盐调味，服汤即可。年龄小者分次服，每天1次，连服3天。其中鱼肉也可以同时服用。〔林华. 赤脚医生杂志. 1975,（4）：13.〕

按语：盗汗的病因很多，然其病机中医认为多属阴虚内热，虚热蒸津外泄，故治从滋阴敛阳。《滇南本草》称泥鳅能"通血脉而大补阴分"，故煮服能治盗汗症。单服泥鳅还可治疗消渴病、男子阳痿、丹毒等，特别对传染性黄疸肝炎有较好的降转氨酶、退黄疸作用，方法为用泥鳅粉（烘箱烤干，研末）10g，每天3次，食后服。

鸟不宿

【基原】为五加科植物刺楸或楤木的茎枝。

【异名】鸟不踏、刺根白皮、鸟不停、老虎草、昏树。

【性味】辛，温；有小毒。

【归经】入肺、胃经。

【功能主治】追风，行血。主治风湿痹痛，麻风，胃痛，肝炎腹水等。

【临床应用】

麻风性神经痛

王某，男，28岁，务农。晋江县人。于1957年1月入院，入院后经临床细菌检查，诊断为瘤型弥漫支型麻风。入院后给氨苯砜治疗，在治疗期中，常见麻风反应和神经痛。经用酒石酸锑钾、葡萄糖酸钙等治疗，寒热与红斑呈逐渐消退，但常有轻度间歇性神经疼痛。于1959年3月29日，神经剧痛后，面部、四肢出现节性红斑，午后微热。两侧尺神经周围组织红肿，剧痛难忍，给0.2%盐酸普鲁卡因作静脉封闭，口服复方氨基匹林，仅能止痛2~3小时，甚至无效。于4月2日下午给服鸟不宿1剂后，疼痛完全停止。因右侧尺神经及其周围组织肿胀较重，所以仍有轻度疼胀感。3日起床，全部的结节性红斑显著减轻。服药3剂后，神经周围红肿消退，全身的结节性红斑显著减轻。又服3剂后，神经周围红肿消退，全身的结节行红斑全部消没，于4日已照常到山上牧羊。〔麻风治疗研究小组. 福建中医药. 1959,（5）：14.〕

柠檬桉树脂

【基原】为桃金娘科植物柠檬桉的树脂。

【性味】苦，温。

【归经】入肺、胃、大肠经。

【功能主治】消肿散毒。主治腹泻肚痛，痢疾，熬汤洗疗疥，治皮肤诸病及风湿骨痛。

【临床应用】

1. 外伤

陈某某，女，11 岁。从树上摔下头部受伤，伤口约 3cm×1.1cm，大量出血，经处理止血后，敷上药布，每天来点药水 2 次，第 3 天拆开，伤口基本愈合，但表面上还有商量渗出液，又给她上 1 次药，第 5 天随访已痊愈。治疗方法见后。〔黄耀东. 赤脚医生杂志. 1975,（5）：36〕

2. 烧伤

陈某某，男，4 岁。因误拿烧红铁条致手掌面指头都被烧着，烧焦起泡为浅Ⅱ度烧伤，用树脂甘油液涂抹 3 次痊愈。治疗方法见后。〔黄耀东. 赤脚医生杂志. 1975,（5）：36〕

3. 外伤感染

姚某某，男，成人。左脚外踝因外伤化脓感染月余不愈，用树脂甘油液涂抹 3 次即愈。

治疗方法：

（1）药布：将树脂研末加 2~3 倍量的 75% 的乙醇，搅拌促其溶解，静置待其沉淀，然后倾出上层黑红色清液，再将浓茶（20g 茶叶加上 500ml 开水）浸 2 小时后，倒出过滤，按 1 份药液，4 份浓茶的比例加入药液中搅均匀，最后将绷带或纱布浸于混悬液里，至呈深黄色，放在蒸笼（或高压锅）里蒸半小时左右即可应用。此法适用于一般外伤或有轻度感染的伤口。使用时将伤口清洁处理后，服上药布。盖上棉花，用胶布固定即可。

（2）树脂甘油液：将树脂研末放于甘油里，一般 100ml 甘油中加入 25g 树脂，3 天后甘油呈黑红色即得。为了避免纯甘油的吸水与刺激性，可加水适量予以稀释。此法适用于治疗化脓性外伤、烧伤、疮疖、蜂窝组织炎等。清洁创面后，用上药涂抹即可。〔黄耀东. 赤脚医生杂志. 1975,（5）：36. 〕

牛蒡根

【基原】为菊科植物牛蒡的根。

【异名】恶实根、鼠粘根、牛菜。

【性味】苦，寒。

【归经】入肺经。

【功能主治】祛风热，消肿毒。主治风毒面肿，头晕，咽喉热肿，齿痛，咳嗽，消渴，痈疽疮疖等。

【临床应用】

中风

岳鄂郑中丞至颍阳，日食一顿热肉，便中暴风。其甥卢氏有此方：用紧细牛蒡根，取时须避风，以竹刀刮去土，拭净，捣绞取汁一大升，和灼热好蜜四大合，温分为两服，每服相去五六里（行路，约半小时许），初服得汗，汗出便瘥。

【备注】牛蒡辛平祛风发汗，能通十二经络。〔历代无名医家验案：7. 〕

牛筋草

【基原】为禾本科植物牛筋草的

全草。

【异名】千金草、千千踏、牛顿草、扁草、油葫芦草等。

【性味】甘、淡、平，凉。

【归经】入肝、肺、胃经。

【功能主治】清热利湿。主治伤暑发热，小儿急惊，黄疸，痢疾，淋病，小便不利等；并能防治乙脑。

【临床应用】

流行性脑脊髓膜炎

杨某某，男，21岁。1960年3月10日突然恶寒发热，体温39.8℃，后脑部疼痛，脊椎骨亦觉烦痛难以转侧，呕吐，项强向后仰，有时昏迷。初步印象流行性脑脊髓膜炎。经给予牛筋草汤和绿豆汤轮流大量饮服，次诊热度减退，头昏亦瘥，仍照原方再服2次，诸证消失而愈。

治疗方法：牛筋草1500~2500g，绿豆120~150g。取鲜牛筋草根及茎部，洗净切碎，加水煎成浓液1000ml或2000ml，时时频服，再以绿豆汤加食盐少许当茶轮流饮之，小孩依年龄酌减用量，连服1星期。〔张士衡. 福建中医药. 1961，6（5）：8.〕

牛奶

【基原】为牛科动物黄牛或水牛的乳汁。

【异名】牛乳。

【性味】甘，平。

【归经】入心、肺、胃经。

【功能主治】补虚损，益肺胃，生津润肠。主治虚弱劳损，反胃噎膈，消渴，便秘等。

【临床应用】

润肤

记京师一老医人云：市中成桶担卖牛乳，以泡饭食之，则肤革充润。〔历代无名医家验案：124.〕

牛奶浆根

【基原】为桑科植物天仙果的根。

【异名】毛天仙果根。

【性味】甘、辛，温。

【归经】入肺、脾、肾经。

【功能主治】健脾益气，活血，祛风除湿，消肿。主治劳倦乏力，食少，乳难，月经不调，脾虚白带，脱肛，风湿疼痛，跌打损伤，水肿等。

【临床应用】

腹水

袁某某，女，45岁，农民。患腹水15年。治疗前体重45kg，腹脐围94cm，服牛奶浆草10次，总量36g，服后高度腹水全消，体重38kg，减轻9kg，腹脐围71cm，缩小23cm，腹水消退后遗留巨脾在肋下28cm。停药后40天切除脾脏。术后情况良好。治疗后11个月随访，疗效巩固，体重增加9cm，恢复了劳动力。

治疗方法：药用根皮。嫩根皮为黄白色，老根皮为褐黑色，后者疗效较好。根皮粉刺法：选粗大黑根洗净，刮去表面粗皮，抽去木髓心，留下肉质层根皮，晒干，研粉过筛。装胶囊或冲水吞服。成人每晨空腹服3~5g，小儿每公斤体重服0.06g。5~10天为1个疗程。

服药期间及停药后 3 个月禁盐或进低盐饮食。〔湖南省牛奶浆草研究协作小组. 新医药学杂志. 1973,（3）：28.〕

牛唾液

【基原】为牛科动物黄牛或水牛的唾液。

【异名】牛涎、牛口涎。

【性味】咸，凉。

【归经】入脾、胃、肺经。

【功能主治】主治噎膈，反胃呕吐，疣，目睛损伤等。

【临床应用】

寻常疣

于某某，女，7 岁。1973 年初发现右手食指甲桡侧生一个黄豆大的角质化的赘生物，触痛，影响指甲正常生长。某驻军医院诊断为寻常疣，经治无效。后又在中指、拇指、无名指等处长出大小不等的角质化赘生物，屡治不愈。常因拿笔写字而引起疼痛和出血，严重影响学习。1976 年改用牛倒嚼时流出的唾液外涂，经 5~7 次治疗，不到半个月疣全部萎缩脱落而愈。随访 1 年多未见复发。〔于昌贵. 广西中医药. 1980,（1）：5.〕

牛膝

【基原】为苋科植物牛膝的根。

【异名】百倍、怀牛膝、鸡胶骨。

【性味】甘、苦、酸，平。

【归经】入肝、肾经。

【功能主治】生用散瘀血，消痈肿。主治淋病，尿血，经闭，癥瘕，难产，胞衣不下，产后瘀血腹痛，喉痹，痈肿，跌打损伤。熟用补肝肾，强筋骨。主治腰膝骨痛，四肢拘挛，痿痹等。

【临床应用】

1. 功能性子宫出血

赵某某，女，48 岁，已婚。1980 年 11 月 25 日诊为阴道出血，已 40 多天，曾经刮宫及服止血、激素等药，效果不显。近日出血增多，混有紫暗血块，时腹痛，乏力，腰膝酸软，面色萎黄，舌淡有瘀斑，脉细涩。每天用牛膝 30g，水煎分 2 次服，2 天后止血，1981 年 1 月 3 日又出血，复按上法治之，2 天后血止，后随访 10 个月，未见复发。〔袁呈云. 浙江中医杂志. 1982，17（2）：86.〕

按语：功能性子宫出血，中医又称为“宫血”，是以阴道出血量多夹有紫块为其主要特征，且患者伴见腹痛，腰酸膝软，面色萎黄，舌淡有瘀斑，脉细涩等症，证属肝肾阴虚，瘀血内阻，而川牛膝以其苦酸平之性味，有补肝肾、化瘀血之功，且现代药理研究报道本品对子宫有一定的收缩作用，故本案用之取效。

2. 淋证

老人久苦淋疾，百药不效。偶见《集要方》中用牛膝者，服之而愈。〔历代无名医家验案：71.〕

3. 引产

（1）海某某，女，24 岁。于 1984 年 4 月 18 日入院。既往曾人工流产 2 次，第 1 孕 1982 年 5 月孕 11 周人工流产，术后带环。第 2 孕 1983 年孕 9 月人流取环。此次为第3孕。末次月经为1983年3月28日停经24周，要求引产。入院检查：子宫底平脐，余（-）。于3月19日宫腔放置水囊（囊内注水400ml），25小时后取出水囊，宫口开大1cm，宫缩不规则。即用5%葡萄糖水1000ml，加入催产素30μ，连用3天，宫缩规律，宫口开大2cm。停药后宫缩消失。4月23日又用雷夫诺尔100mg溶水6ml注入宫腔，此后宫缩加强，持续3天，宫颈口开大仍为2cm，因宫缩急剧，为防子宫破裂，故给予镇静剂缓解宫缩。3月31日宫颈放入牛膝。次日又用催产素引产。30小时后，宫口开大3cm。观察2天，仍不见进展。4月2日又放置牛膝，3日下午宫缩更剧，晚10时牛膝滑出。查胎膜膨于阴道，行人工破膜术，宫口开大9cm，10时55分胎儿胎盘自然脱出，产后恢复良好。〔高耀洁，等. 河南中医. 1985，(2)：35.〕

（2）王某，女，21岁，农民。1988年3月15日初诊。首次妊娠6个月，偶因感冒服药（不知何药）致腹痛，数月后，经某医院妇检："胎儿腹中窒息，死胎形成。"嘱口服己烯雌酚片数日，待行引产术。患者惧引产，求治于余。询视体质素健，精神尚佳，饮食如故，状若平人。诊脉沉实，舌质略青，苔白。料其胎殒未腐，治贵从速，拟川牛膝90g，水、酒各半碗，浓煎顿服，当日上午9时如法服药，午间腹痛阵作，小腹重坠。下午4时，前后二阴大有窘迫莫待之势，急登厕，羊水暴涌，死胎顺流娩出，将息数日，康复如旧。半年后随访，复妊矣。〔海崇熙. 国医论坛. 1990，5（22）：28.〕

糯稻根

【基原】为禾本科植物稻（糯稻）的根茎及根。

【异名】稻根须、糯稻根须。

【性味】甘、平。

【归经】入肝、肺、肾经。

【功能主治】益胃生津，退虚热，止盗汗，血尿。

【临床应用】

丝虫病血尿

夏某某，男，24岁。广东高要人，工人。于1956年4月2日入院，据云于5天前小便突然变红色，如血样，但较稀薄，每天2~3次，量如平时，无疼痛，5天来每次小便都呈稀血样，无腹痛，间有轻度腰酸，有心悸及咳嗽，咳不多，有少许白痰，起病以来无发热，胃口稍差，大便如常，睡眠也好，昨晚有1次小便发现血块。

过去史：于1953年曾有红色小便，达3~4天，当时小便红色不及现在深，服药后消失。以往有过疟疾史，无久咳咯血史，无全身浮肿史。

检查：发育正常，营养中等，安静合作，头部、颈部、胸部（心脏、肺脏），腹部、四肢、脊柱等一般无异常，外生殖器无畸形，尿道口无水肿及炎症现象。实验室检查（入院）：红细胞 4.49×10^{12}/L，血红蛋白148g/L，白细胞 7.5×10^{9}/L，多核0.70，杆状0.02，淋巴0.23，嗜酸性0.05；小便：

蛋白(++)，红细胞(++)，无丝虫发现，涂片无结核杆菌。4月9日深夜抽血检查，发现有丝虫的幼虫，每毫升内有36条。

住院经过：病人住院后，即进行一次常规检查，按丝虫病得常规护理与治疗，入院（4月2日）后至5月16日用乙胺嗪治疗，病者小便依旧无大改变，复查丝虫计数，每毫升血液中仍含17条。由于患者的建议，便改用中药糯稻根治疗。

治疗方法：糯稻根15g，水煎顿服。服糯稻根第2天，小便色即变淡，以后继服糯稻根（如前法）数剂，小便澄清。再抽血检验血丝虫已呈阴性结果。病人自动出院，出院时小便澄清，无血色或混浊，显微镜下尿液亦无红细胞发现，自诉无特殊不适。〔胡海天. 江苏中医. 1956,(2)：25.〕

N

糯米

【基原】为禾本科植物稻（糯稻）的种仁。

【异名】稻米、江米、元米。

【性味】甘，温。

【归经】入脾、胃、肺经。

【功能主治】补中益气。主治消渴溲多，自汗，泄泻等。

【临床应用】

1. 感冒风寒暑湿

神仙粥方，专治感冒风寒暑湿之邪，并四时疫气流行，头疼骨痛，发热恶寒等症。初得1、2、3日，服之即解。用糯米约半合，生姜5大片，河水2碗，于砂锅内煮一二滚，次入带须大葱白5~7个，煮至米熟，再加米醋小半盏，即于无风处睡之，出汗为度，此以糯米补养为君，姜葱发散为臣，一补一发，而又以酸醋敛之，甚有妙理，盖非寻常发表之剂可比也。屡用屡验，不可易而忽之。〔历代笔记医事别录：229.〕

2. 脱肛

（东垣治）一女子脱肛，用糯米1勺，浓煎饮去米，候温，洗肛温柔。却先以砖1片，火烧通红，用醋沃之，以青布铺砖上，坐肛于青布上，如热，则加布令厚，其肛自吸入而愈。〔名医类案：230.〕

3. 剥脱性皮炎

张婴，出生后4天，1970年12月1日初诊。患儿早产，出生后第3天洗澡时发现腰背臀部皮肤成片脱落赤烂，当天下午经西医诊断为新生儿剥落性皮炎，予口服维生素B_2和维生素C，肌内注射青霉素，脱皮部位涂用龙胆紫。翌日其父延余诊治。患儿后半身皮肤（上至肩胛下角，下至大腿上三分之一）均脱落，患处湿润，臀部新脱皮的部位因未涂龙胆紫，视之宛如剥皮的兔肉，嫩红湿润。婴儿颜面淡黄，口唇淡白，额起皱纹如老翁，哭声低微，间哭时止，吮乳无力，四肢欠温，指纹淡红，呈一派先天不足，气血俱虚之象。即以《医宗金鉴·幼科心法要诀》治初生小儿无皮之法试之。嘱将糯米1500g微炒候冷磨粉过密罗，将米粉均匀地铺一层于被褥上面，将女婴裸体睡卧于米粉上，再将米粉撒一层女婴身上，然后将被褥裹严（头部露出被外），置摇篮中；同时内服十全大补汤，浓煎，药汁与乳汁交替频频喂服。次日复诊，其母谓女婴昨晚安睡，彻夜未啼。揭被视之，女婴脱皮竟有向愈之证；涂龙胆紫部位的皮肤湿润已收，其余脱皮处颜色由鲜红转淡红，未见渗出物，边缘可见新生的嫩皮。余嘱其母更换米粉，卧浴如上法，内服方药益以红参续服。越五日，患婴剥落之皮肤全部再生，吮乳正常，哭啼洪亮。〔李隆映. 湖北中医杂志. 1981,（5）: 49. 〕

4. 婴幼儿腹泻

何某某，男，5 个月。1986 年 10 月 10 日诊。婴儿腹泻已月余。每次换尿布时均有蛋花样稀便，日 8~9 次。曾用抗生素、酵母、胃蛋白酶、启脾丸等多方治疗不愈。经用下法 2 次，大便于 10 月 11 日开始转干，10 月 12 日痊愈。5 个月后追访未复发。

治疗方法：糯米 60g，先用水淘一下，捞出即放置铁锅内，慢火炒至焦黄，捣碎，最好过筛。每次用糯米粉 2 汤匙，放入铁勺内，加水适量，打成稠浆糊。其味香，婴儿多喜食，不食者可加入少许红糖。每次喂几口即可，每天 2~3 次，大便多于 1~2 天内转干。〔申好真. 四川中医. 1987，5（8）: 9. 〕

按语：小儿腹泻之证临床多见，多由脾虚胃弱所致，若久泻不止，易损稚阴稚阳，故当积极治疗。而糯米甘温，有暖脾胃、止虚寒、泻利之功，治小儿腹泻有效。至于治法本案可鉴，将糯米炒至焦黄，不但可增强温补之功，且可增加收涩和芳香醒脾的作用，加红糖则更易上口。

女贞子叶

【基原】为木犀科植物女贞的叶。

【异名】女贞实、冬青子、爆格蚤，白蜡树子、鼠梓子。

【临床应用】

感冒

罗某某，男，41 岁。1987 年 5 月 12 日初诊。劳动后脱衣感受风寒，症见鼻塞身重，喷嚏，流清涕，喉痒，咳嗽痰稀，恶寒，头身痛，无汗，舌苔薄白，脉紧浮。用下方 1 次告愈。

治疗方法：采鲜女贞子枝梢 7 枚，每节留叶 7 片，入碗加净水少许，盖上小碗蒸片刻，取汤加白酒适量温服，药后可盖被汗出为宜。〔伍运煌. 四川中医. 1990,（3）: 14. 〕

O

藕节

【基原】为睡莲科植物莲的根茎节部。

【异名】光藕节、藕节疤。

【性味】甘、涩，平。

【功能主治】止血，散瘀。主治咯血，衄血，尿血，便血，血痢，血崩，外伤血肿等。

【临床应用】

1. 肺病吐血

白莲藕 1 斤，切细丝，煮取浓汁 1 大碗，再用柿霜 1 两熔化其中，徐徐温饮之。以上寻常土物，用之皆能清减肺病。恒有单用一方，浃辰之间即能治愈肺病者。三期第二卷有将鲜茅根、鲜小蓟根、鲜藕共切碎煮汁饮之，名为三鲜饮，以治因热吐血者甚效，而以治肺病亦有效。若再调以柿霜更佳。〔医学衷中参西录（中册）：289.〕

2. 冷痢

孝宗尝患痢，众送不效，德寿忧之。过宫，偶见小药局，道中使询之曰："汝能治痢否？"曰："专对科。"遂宣之至，请问得病之由，语以食湖蟹多，故致此疾。遂令诊脉。医曰："此冷痢也，其法用新米，藕节细研，以热酒调服。"入其法，杵细酒调，数服而愈。德寿乃大喜，就以金杵臼赐之，乃命以官，至今呼为"金杵臼严防御家"，可谓不世之遇。〔历代笔记医事别录：255.〕

3. 血淋

李时珍治一男女病血淋，痛胀祈死。李以藕汁发灰每服 1 钱，服 3 天而血止病除。〔续名医类案：496.〕

P

螃蟹

【基原】为蟹科动物中华绒螯蟹。

【异名】郭索、蜅、河蟹、垭钳等。

【性味】咸，寒。

【归经】入肝、胃经。

【功能主治】有滋肝补肾，散血续伤之功。治疗筋骨损伤，烫伤，产后无乳，强壮筋血等。

【临床应用】

产后无乳

肖某某，女，26岁。产后几天因与家人生气，同时用冷水洗衣服约半小时，数小时后乳汁开始逐渐减少。经中医治疗一周左右无效，服该方时已完全无乳，经用该方1剂即治愈。

治疗方法：取小河中螃蟹120g左右，置铁锅内慢火炒至黄焦，捣碎冲沸水500g，搅拌后弃渣，加红糖30g，趁热服下。服后立即俯卧床上，盖被发汗。注意不能压迫乳房，忌仰卧或侧卧。一般服后数小时乳汁开始增多。若服1剂疗效不显时，次日再服1剂，最多服3剂，即连服3天。〔张次委. 山西中医. 1988,（1）：14.〕

按语：螃蟹入药，古人多以之治疗跌打损伤，骨折筋断，或漆疮疥癣等。如《泉州本草》有合骨散，即以螃蟹焙干研末，每次9~12g，酒送服治疗跌打骨折筋断者。治疗漆疮，可用螃蟹捣烂直接外涂。关于螃蟹配伍宜忌，多数医家认为："不可同红柿及荆芥同食。"偶尔有中螃蟹毒者，可煎紫苏汁或冬瓜汁饮之解毒。本案以螃蟹红糖汤治疗产后乳汁不下，确为捷效之法，可以一试。

胖大海

【基原】为梧桐科植物胖大海的种子。

【异名】安南子、大洞果、胡大海、通大海、大海子等。

【性味】甘、淡，凉。

【归经】入肺、肝经。

【功能主治】清热润肺，利咽，解毒。主治干咳无痰，喉痛，瘖哑，骨蒸内热，吐衄下血，目赤，牙痛，痔疮瘘管等。

【临床应用】

1. 小儿便秘

刘某某，男，两岁半。大便不通三天，食少腹胀，用开塞露则便通，药停如故。遂用胖大海3枚如下法，次日来告，大便通畅。随访1周，大便每天一行。

治疗方法：取胖大海3枚，放在茶杯或碗里，沸水约15ml冲泡15分钟，待其大发后，少量分次频频饮服，一般饮服一天即可大便畅通。〔秦亮. 临证资料摘编. 1990，3（2）：25.〕

2. 急性扁桃体炎

（1）张某某，女，34岁，话务员，1965年10月18日初诊。主诉昨晚值班时因咽喉干燥，喝了凉开水约 300ml，下班后则恶寒，身热咽喉吞咽不适，小便发黄，诊为急性扁桃炎，即用胖大海 8 枚，加沸水泡 20 分钟服药汁，隔 4 小时再泡服，用药两天后复诊，咽痛已减，体温正常，续服 1 天即愈。〔刘福平．浙江中医杂志．1966，9（5）：14.〕

（2）王某某，男，28 岁，教师。1966 年 1 月 9 日初诊。因上体育课，脱去外衣，课后感不适，夜晚咽部疼痛。第 2 天声音嘶哑，有轻微咳嗽发热等症状，诊为急性扁桃体炎，嘱用胖大海 8 枚，沸水冲泡 20 分钟服汁，4 小时后再服上药，每天 4 次，4 天即愈。〔刘福平．浙江中医杂志．1966，9（5）:14.〕

3. 细菌性痢疾

侯某某，男，67 岁。患菌痢 2 天，每天脓血便 10~15 次不等，脉浮数，舌红苔黄。治用胖大海 15g，开水 200ml，将胖大海放碗中冲开。红痢加白糖 15g，白痢加红糖 15g，服汁并食胖大海肉。一般 1~3 剂可愈。〔侯平年．中医杂志．1987，9（28）：45.〕

硼砂

【基原】为矿物硼砂经精制而成的结晶。

【异名】大朋砂、蓬砂、鹏砂、月石、盆砂。

【性味】甘、咸，凉。

【归经】入肺、胃经。

【功能主治】清热消痰，解毒防腐。主治咽喉肿痛，口舌生疮，目赤翳障。骨鲠，噎膈，咳嗽痰稠等。

【临床应用】

1. 呕吐

我夫（退休老中医），1984 年 4 月行胃穿孔修补术，前后 1 年多，经常食后片刻即吐，经多方医治，使用各种中西药皆罔效。1985 年 8 月 11 日，用硼砂口服治疗，呕吐即止。取得了立竿见影的效果，至今从未复发过 1 次。另有 2 例呕吐痰涎病人，服后停止呕吐。

治疗方法：取纯净硼砂 9g，分成 6 包，每次服 1 包，每天 3 次，空腹温开水冲服，连服 2 天。〔伍崇淳．四川中医．1986，4（4）：33.〕

2. 尿潴留

单某某，女，65 岁。患肺心病、心衰于 1979 年 3 月 14 日入院。在住院期间曾一度出现昏迷，尿潴留 5 天，经用中西药如法治疗均不能自主排尿。后改用硼砂散 0.6g，每天 3 次，服 2 日能自主排尿，又继服 2 日而愈，无不良反应。

治疗方法：硼砂 0.3g，装入一个胶囊内。每次口服 0.6~1.2g，每天 3 次。〔刘延清，等．辽宁中医杂志．1980，(5)：44.〕

3. 癫痫

毕某某，男，42 岁。中学教师。于 1954 年（18 岁）夏，夜间乘凉入睡后，突然狂叫一声，昏迷不醒，口吐白沫，四肢抽搐，约 10 多分钟苏醒。醒后除周身疲倦外，四肢、语言皆正常。数月发作 1 次，严重时大小便失禁。经中医诊断为癫痫。服中药（药名不详）、西药苯妥英钠皆无效。病情发展到每月 1 次，有时一星期可发作数次。不仅夜里入睡

P

后发作，白天也发作，每次持续发作20~30分钟方醒。发作后，脑后部疼痛数天，周身筋骨酸痛，四肢乏力，口中乏味，言语不能自主，记忆力减退。如此延续15年之久，屡治罔效。于1969年停服他药，改服月石（硼砂），每日3g，早晚各服1.5g，开水送下。8个月未发作1次。后由于药缺，月余未服药，病又复发。经埋线（药线）、埋药（苯妥英钠）治疗仍无效。于1970年又开始服月石，一直服到1975年停药，从开始服药至今，从未发作1次。由于服月石时间过长，恐对肝脏有害，于1974年5月化验肝功能正常。至今除记忆力差外，其他无恙，仍任教学工作。

治疗方法：每天3g，早晚各服1.5g，开水送下。以此治疗癫痫。〔吕敬重. 河南中医学院学报. 1979,（2）：51.〕

4. 脚扭伤

倪某某，男，52岁。患者于1959年4月1日担粪，突感左脚疼痛，行走不便，卧时亦难转侧，痛处无红肿现象，其他无异常。诊断：闪伤。治疗经过：用硼砂粉点两眼后，患者称痛处有颤抖感觉，很舒服（约3分钟抖止），痛势即减，点至5次后，疼痛消失，行动正常。

治疗方法：硼砂研极细末，瓷瓶贮备用。用消毒过的探针，蘸硼砂粉如米大，点于两眼内角，每隔5分钟点药1次，连续点4~5次。〔王幼泉. 江苏中医. 1959,（4）：38.〕

5. 脂溢性皮炎

高某，男，50岁。1990年12月3日初诊。主诉：头皮脱屑量多，伴瘙痒9年余。检查：头发散在大量白色糠秕状皮屑，头发油腻。诊断：脂溢性皮炎。治疗给予硼砂10g，每3日外洗1次，1次即有效，白屑减少，瘙痒减轻，共外洗6次，头皮屑消失，已无瘙痒，临床治愈。〔孔志风. 中国乡村医生. 1992,（7）：14.〕

6. 口腔溃疡

王某，女，28岁。1985年2月10日初诊。患者8年多来，经常口腔溃烂，有时发于上下唇内，有时发于颊膜、舌缘、咽部，常因情绪紧张或月经周期，或食物机械损伤而诱发，或发1处，或2~3处不等。此次发于饮食之后，历时已4天，右颊及下唇内各发溃疡1处，大如黄豆，覆盖黄色脓液，溃疡周围组织红肿，焮痛，只能进食流汁，伴右下颌淋巴结肿大，压痛。患者平素常心烦少寐，头晕，面色红，舌红，苔薄腻，脉细数。经用本法治疗，2天后患处焮痛消失，4天后溃疡愈合，坚持使用此法，口疮不复发生。

治疗方法：每天以硼砂适量，溶于冷开水中，配制2%~3%溶液，患者以此溶液于饭后漱口或刷牙，坚持长期使用，每天至少2次，最好不间断。〔蒋昌福. 广西中医药. 1991，14（1）：13.〕

7. 鼻衄

孙某某，女，47岁。鼻衄已5天，每天发2~3次，经治不效。舌红，脉细数无力。以硼砂3g水冲服。半日后未再衄血而愈。

治疗方法：硼砂3g，水冲服立效。〔韩志有. 四川中医. 1986，4（12）：47.〕

P

砒石

【基原】为氧化物类矿物砷华的矿石。目前多为毒砂、雄黄等含砷矿石的加工制成品。

【异名】砒黄、信砒、人言、信石。

【性味】辛、酸，热；有毒。

【归经】入脾、肺、胃、大肠经。

【功能主治】劫痰截疟，杀虫，蚀恶肉。主治寒痰哮喘，疟疾，休息痢，痔疮，瘰疬，走马牙疳，癣疮，溃烂腐肉不脱等。

【临床应用】

1. 伤食

陶节庵治一人患病，因食羊血涉水，结于胸中。门人请曰：此病人之不能，吐之不得出，当用何法治之？陶曰：宜食砒一钱。门人未之信也，乃以他药试之，百计不效，卒依陶语。一服而吐，遂愈。门人问曰：砒性杀人，何能治病？陶曰：羊血大，血大能解砒毒，羊肉得砒而吐，而砒得羊肉则不能杀人，是以知其可愈。〔续名医类案：192.〕

2. 胃痛

崔俸庵云：余村有张某者，患胃气疼，业已年余，按时而发，疼不可忍。病人欲自戕者屡矣。余所配胃疼药数种，遍视之无效，遂亦束手。继又思之，此证按时而发，必与脑系有关，然中药之可能治脑患病者，唯信石为最，惜又太毒，因用少许为丸数十粒，令彼服之，由渐加多，不半月而病竟愈。余虽不敢谓此证绝无关系。书曰："若药弗瞑眩，厥疾弗瘳。"信然。〔著园医药合刊：139.〕

【备注】本药使用不当，可致砷中毒。急性中毒症状有呕吐、淘米水样腹泻、蛋白尿、血尿、眩晕、头痛、紫绀、晕厥、昏睡、惊厥、麻痹以至死亡。临床急救时皆用二巯基丙醇（BAL）解毒。

枇杷叶

【基原】为蔷薇科植物枇杷的叶。

【异名】巴叶。

【性味】苦，凉。

【归经】入肺、胃经。

【功能主治】清肺和胃，降气化痰。主治肺热痰嗽，咯血，衄血，胃热哕呕等。

【临床应用】

1. 咳嗽

张某某，男，48岁。1963年10月11日初诊。干咳经月，口燥喉痒，咳不能忍，夜不能得寐。舌边红，苔薄黄，脉稍数。询问前医生已进清肺润燥之剂及西药抗生素、可待因等，罔效。王师投以鲜枇杷叶7~8片，去毛包煎，2剂后咳嗽顿失。枇杷叶为常用清肺止咳药，然后用量一般在3~15g，今用大剂量，并取其鲜者，则力强功著，对风热燥火干咳者最宜。〔徐义潮. 浙江中医杂志. 1992,（4）：185.〕

2. 梅核气

朱某某，女，28岁。1988年1月23日初诊。自述因和丈夫发生口角后，咽下有异物梗阻，吞之不下，吐之不出已

12天，伴胸中窒闷，用枇杷叶30g，刷去绒毛，洗净，煎汁早晚温服，共服6剂，诸症悉平。〔吴权国. 浙江中医杂志. 1989，24（10）：470.〕

3. 断乳

李某某，女，34岁。1983年10月21日初诊。连续3天用“求偶素”等西药断乳无效，乳房胀痛，坐卧不安。当即给服下方。1天后，乳房疼痛减轻。第2天再用此方煎水作茶饮，第3天即无乳汁溢出，胀痛亦消。

治疗方法：老枇杷叶鲜品11~17张或干品60g。将老枇杷叶去毛洗净切碎，加水700ml。用文火煎熬至50~400ml，1天内分3次服完，每天1剂，服至停乳。〔雷啸华. 广西中医药. 19387，10（3）：40.〕

婆婆纳

【基原】为玄参科植物婆婆纳的全草。

【异名】狗卵草、双珠草、双铜锤、卵子草、石补丁等。

【性味】甘，凉。

【归经】入肝、肺、胃经。

【功能主治】强腰固肾，止带。主治疝气，腰痛，白带，肿痛。

【临床应用】

颈部肿痛

唐某某，男，70岁。颈后红肿疼痛，经外敷黄连素软膏，肌内注射青霉素，肿痛不消，痛难忍。后用婆婆纳鲜草捣汁外敷，2天后，肿消痛除，病告痊愈。〔袁忠玉. 四川中医. 5（3）：25.〕

铺地蜈蚣

【基原】为石松科植物垂穗石松的全草。

【异名】收鸡草、筋骨草、水杉、松筋草、蟆蛤草。

【性味】甘，平。

【归经】入肝、脾、肾经。

【功能主治】祛风湿，舒筋络，活血止血。主治风湿拘痛麻木，肝炎痢疾，吐血便血，跌仆损伤，火烫伤等。

【临床应用】

烫伤

黄某某，男，3岁。右前臂全部被刚烧开的粥烫伤，局部出现大水泡。烫伤后即到某市医院留医，经用抗生素、输血、输液以及山枣树皮等治疗1个多月，创面仍糜烂，服黄水流出。后改用下法治疗2天创面即干燥无渗出，治疗7天而愈。

治疗方法：用鲜收鸡草（即铺地蟆蛤)250g，煎水温洗患处，每天2~3次。另用鲜收鸡草放瓦上烧炭，研末，若创面有渗出液，可直接撒布于创面，若创面渗出不多，则调茶油外敷。〔廖之熊. 广西中医药. 1982,（1）：封3.〕

蒲公英

【基原】为菊科植物蒲公英的带根全草。

【异名】旦公英、蒲公草、仆公器、黄花地丁、黄花三七等。

【性味】苦、甘，寒。

【归经】入肝、胃经。

【功能主治】清热解毒，利尿散结。主治急性乳腺炎，淋巴结炎，瘰疬，疔毒疮肿，急性结膜炎，感冒发热，急性扁桃体炎，急性支气管炎，胃炎，肝炎，胆囊炎，尿路感染等。

【临床应用】

1. 胃溃疡

赵某某，男，47岁，干部。患溃疡病8年，先后服胃药几十种，均未能治愈，屡有复发。发则胃痛不止，泛酸，腹胀，空腹加重，屡排黑便，来我院治疗，经钡透证实为胃溃疡3cm×4cm。治疗：停用一切胃药，只用蒲公英冲剂泡服，1周后疼痛明显减轻，黑便消失，反酸停止。3周后行钡透，溃疡缩至2cm×2cm，2个月后复查，溃疡面愈合，嘱其继服之，以善其后，随访3年来未复发。

治疗方法：蒲公英1味为末，每天20g，用开水浸泡30分钟代茶饮，第2天换新药，1个月为1个疗程。〔马凤友. 中医药学报. 1991,（1）：41.〕

2. 胆囊炎

刘某，男，45岁。右胁下疼痛，时寒热，经某医院诊为胆囊炎，因家居农村，时值盛夏，嘱以单味鲜品蒲公英斤余，每天煎服1次，连服10余日痛止，5年来病未再发。〔谢立业. 中医杂志. 1992，33（5）：3.〕

3. 慢性肾炎

方某某，男，8岁。患慢性肾炎已2年余，肿不甚，溲通，长期服用泼尼松，每天15mg，尿蛋白（++）持续不降，一派阴虚之证，资尽未效。遂嘱以单味蒲公英每天100g，水煎分2次服，同时递减激素，半年而愈。〔谢立业. 中医杂志. 1992，33（5）：4.〕

4. 流行性腮腺炎

李某某，男，7岁。因两侧耳垂下肿胀，于1971年3月20日就诊。检查：体温39.5℃，呈急性病容，见左右两侧耳前区及下颌角区肿胀，并向后伸展，直达耳垂前与耳垂下的凹陷，压痛明显，表面灼热，张口困难，影响咀嚼，两侧腮腺红肿，肺阴性。诊断：流行性腮腺炎。经外敷蒲公英鸡蛋清糊剂，于24小时后双侧腮腺肿大明显消退，体温逐渐正常，经外敷3次痊愈。

治疗方法：取蒲公英20~30g,（干品约20g，鲜品约30g，鲜品效果较好）捣碎，加入一个鸡蛋清中搅匀，再加冰糖适量，共捣成糊，摊于纱布上，外敷耳前区及下颌角区的肿胀处，每24小时换药1次，一般2~4次即愈。〔青海省海北军分区卫生科. 新医学. 1972,（10）：49.〕

5. 便秘

（1）张某某，女，8岁。因肺炎住院。患儿半年前患乙型脑炎后经常便秘，大便干硬似羊粪蛋，4~5天大便1次，每次大便1小时余，有时需用手掏出。近月来食欲减退，腹部不适，口干，舌苔黄厚，大便时肛门灼痛、出血。大便镜检无异常发现。用鲜蒲公英90g煎水至1000ml顿服，连服5剂，每天能顺利地解出正常大便1次，上述症状消失，精神、食欲正常。共服药7剂，随访半年未复发。〔谭衡钧. 中级医刊. 1987，22（6）：56.〕

（2）徐某某，女，5岁。因结核性胸膜炎住院。其母诉患儿便秘已3年，多方治疗不愈，经常4~5天大便时困难，腹部难受，肛门灼痛，有时大便表面带血，严重时便后滴血，大便似羊粪状。治疗期间除治疗结核性胸膜炎之外，同时治疗便秘，先后用肥皂条、开塞露塞入肛门，内服泻药，肥皂水灌肠等治疗，结核性胸膜炎治愈，但便秘在停药后又复发，后改用鲜蒲公英90g水煎至100ml，内加适量白糖顿服，服药2天后，比较顺利地解出球形大便数个，连服药5剂，每天正常大便1次，共服药8剂治愈，随访5年未复发。〔谭衡均. 中级医刊. 1987，22（6）：56. 〕

6. **急性乳腺炎**

（1）邓某某，女，26岁。1989年5月20日初诊。患者正值哺乳期，突发左乳房部结块，红肿疼痛，乳汁不畅。发热头痛，舌红苔黄已3天。经肌内注射青霉素，口服索米痛片等治疗乏效。改用下法治疗3天，结块、红肿疼痛、发热头痛等症消失，并能给婴儿哺乳。

治疗方法：取鲜蒲公英100g，煎水服用，每天1剂。外用鲜蒲公英100g，捣敷每天2次，禁烟、酒、辛辣。〔张先华. 四川中医. 1991，9（10）：41. 〕

（2）曾某某，女，26岁。产后10余天，左侧乳房红肿疼痛，乳流不畅，伴有畏寒发热，经用青霉素、四环素等治疗效果不佳，而应用蒲公英外敷，3天后诸症消除，随访未复发。

治疗方法：蒲公英30g（鲜品60g）研成粉末，加热醋调成糊状，摊于敷料上，贴于患处，1天换药1次。〔金魁梧. 四川中医，1985，3（5）：38. 〕

7. **眼疾**

此方得之姻兄于俊卿。言其令堂曾患眼疾，疼痛异常，延医调治，数月不愈，有高姓媪，告以此方，一次即愈。愚自得此方后，屡试皆效，甚是奇异，诚良方也。夫蒲公英遍地皆有。仲春生苗，季春开花色正黄，至初冬其花犹有开者，状类小菊，其叶似大蓟，田家采取生啖，以当菜蔬。其功长于治疮，能消散痈疗毒火，然不知其能治眼疾也。使人皆知其治眼疾也，如此神效，天下无瞽目之人矣。

治疗方法：鲜蒲公英4两，根叶花皆用，花开残者去之，如无鲜者可用干者2两代之。上1味煎汤两大碗，温服1碗。余1碗趁热熏洗。按目疼连脑者，宜用鲜蒲公英2两，加怀牛膝1两煎汤饮之。〔医学衷中参西录：365. 〕

8. **急性扁桃体炎**

周某某，女，成年。咽喉痛发热2天入院，伴头身痛及畏寒。检查：体温39.4℃，咽部高度充血，双侧扁桃体Ⅱ度肿大，有中等量黄色脓性分泌物。白细胞总数12×10^9，中性0.88，淋巴0.12。给予蒲公英冲剂，每天1袋，分4次服，24小时后体温降至正常，头痛、身痛消失，分泌物明显减少，3天后痊愈出院。

治疗方法：全部患者用蒲公英片或冲剂（每片0.5g，15片相当于蒲公英干品30g，冲剂每袋20g相当于蒲公英干品120g）。12岁以上服成人量，每次15片，每日4次，冲剂每次服1/4袋，日服4次，病重者日服6次，小儿酌减，饭后服。或用蒲公英干品，每日250g，病重者每360g，煎水分4次服。个别体温在39.5℃以上者，临时肌内注射柴胡注射液2~4ml。〔刘祥泉. 新医药学杂志. 1977,（8）：8.〕

9. 化脓性中耳炎

张某某，女，17岁。1990年8月24日初诊。患者从7月初双耳道疼痛，继之流脓，西医诊断为化脓性中耳炎，曾用抗生素治疗愈觉加重。现头疼，听力减退，口苦，小便黄赤。望诊：双耳道周围红肿，耳孔满是脓血，面色红赤，舌苔黄厚，舌边尖赤。切诊：脉弦数，颈部可触及2~3个淋巴肿块。嘱其采用新鲜蒲公英如下法施治。3日后再诊，脓血已清，诸症均减，继续治疗3天痊愈。

治疗方法：采用鲜蒲公英的根茎叶花。去枯叶，用清水洗净，置于阴凉通风处将其水分蒸发干净。然后剪成碎片，用洗净的药臼捣成糊状，取出用消毒纱布双层包住用力拧挤，干净器皿接其鲜汁，用滴管吸取，每日早、午、晚滴入耳孔，滴药之前先将耳道脓血清除干净。3~5岁每日用3株，6~10岁每日用5株，10岁以上每日用7株。〔合正本. 中医杂志. 1992，33（5）：6.〕

10. 脓疱疮

石某某，男，8岁。面部起脓疱疮已半月，甚痒，抓之溃破后，黄水淋漓，面部遍结脓痂，曾用中西药内服外敷，效果不显，经用公英枯矾膏敷之3日，疮口收敛，脓痂脱落，5日后痊愈。

治疗方法：枯矾10g，研末，取鲜公英60g，洗净捣碎取汁，调枯矾为糊状，每天敷3次。〔吕芳. 内蒙古中医药. 1985,（3）：37.〕

11. 慢性骨髓炎

吴某某，女，7岁。1960年3月间先发热，继在左侧腿骱弯出现硬结，然后穿溃，久未收口，曾经中西医治疗无效，又去上海检查诊断为：①髂窝脓肿肿；②慢性化脓性骨髓炎。1963年5月2日来诊，诊断为缩脚肠痈，溃经三载，脓水连绵，数孔相串，疮孔深远，苔腻脉数，属正虚不能托邪外达，用蒲公英30g煎汁，放入去壳的熟鸡蛋1个，用文火煎，去渣，吃蛋饮汁，每天1剂，连服45天而愈，无后遗症。〔虞廷栋. 浙江中医杂志. 1966，9（5）：7.〕

12. 痔疮

李某，男，34岁。反复便血伴痔核脱出近8年。此次因过食辛辣，致便时滴血，痔核脱出不能回纳，肛门胀痛而来诊。检查：肛门环形痔核脱出，手托不能回纳，表面分泌物较多，且见两处出血点。诊断为内痔嵌顿并感染。方用蒲公英100g，水煎服，每天1剂；另取蒲公英500g，水煎熏洗。1天后血止，渗出物减少，手托可回纳。3天后症状消失。一般情况良好。随访至今已半年，未再复发。〔邹桃生. 陕西中医. 1987，8（8）：365.〕

按语：蒲公英具有清热解毒的作用，是中医治疗各种热病疮疡的常用药物。目前，蒲公英的临床主治范围更为广泛，例如尚可治疗下列疾病：①慢性胃炎蒲公英15g，酒酿1食匙，水煎两次混合，早中晚饭后服。②胃、十二指肠溃疡病用蒲公英根制成散剂，每天3

P

次、每次 1.5g，饭后服。③先天性血管瘤用鲜蒲公英的叶茎白汁，涂搽血管瘤的表面，每天 5~10 次。以上诸法，皆可一试。

蒲黄

【基原】为香蒲科植物长苞香蒲、狭叶香蒲、宽叶香蒲或其同属多种植物的花粉。

【异名】蒲厘花粉、蒲花、蒲棒花粉、蒲草黄。

【性味】甘、辛，凉。

【归经】入肝、心经。

【功能主治】凉血止血，活血消瘀。生用主治经闭腹痛，产后瘀阻作痛，跌仆血闷，疮疖肿毒。炒黑止血，主治鼻出血，崩漏，便血，尿血，血痢，带下；外治重舌，口疮，耳流脓，耳中出血，阴下湿痒等。

【临床应用】

1. 舌肿

一士人沿汴东归，夜泊村步，其妻熟寐，撼之，问："何事？"不答。又撼之，妻惊起，视之，舌肿已满口，不能出声。急访医。得一叟，负囊而至，用药糁，比晓复旧。问之，乃蒲黄一味，须真者佳。〔历代笔记医事别录：329.〕

2. 外伤性血肿

来某某，男，14 岁。玩耍时左额上头发猛力被同学一拉，次日，伤处出现 4cm×5cm 血肿，外按有明显波动感，当时手术抽出瘀血，加压包扎。2 日后，血肿未消，并向头顶部延伸，取生蒲黄粉 5g，直接撒在肿块上，每天 3 次，连续 3 日，平复如初。〔沈绍英. 浙江中医杂志. 1984，19（6）：257.〕

朴硝

【基原】为矿物芒硝经加工而得的粗制结晶。

【异名】朴硝石、消石朴、朴消、海末、盐消等。

【性味】辛、苦、咸，寒。

【归经】入胃、大肠经。

【功能主治】泻热，润燥，轻坚。主治实热积滞，腹胀便秘，停痰积聚，目赤肿痛，喉痹，痈肿等。

【临床应用】

1. 失眠

奉天财政厅科长于允恭夫人，年近五旬。因心热生痰，痰火淤滞，烦躁不眠，五心潮热，其脉象洪实。遂用朴硝和炒熟麦面炼蜜为丸，3 钱重，每丸中约有朴硝 1 钱，早晚各服 1 丸，半月痊愈。盖人多思虑则心热气结，其津液亦恒随气结于心下，经心火炼灼而为热痰。朴硝咸且寒，原为心经对宫之药，其咸也属水，力能胜火，而又寒能胜热，且其性善消，又能开结，故以治心热有痰者最宜。至于必同麦面为丸者，以麦为心谷，心脏有病以朴硝泻之，即以麦面补之，补破相济为用，则药性归于和平，而后可久服也。〔医学衷中参西录（中册）：78.〕

2. 癥积

吴某某，女，54 岁，农民。1987 年 4 月 3 日初诊。腹胀右胁隐痛 3~4 个月，伴纳差，便硬，尿短少黄赤，面色晦暗，形体瘦羸，肝肋下 3cm，质硬，按之则痛，舌质紫黯，苔薄腻罩黄，脉沉弦。TTT 9 单位，ZnTT 14 单位，SGPT 65 单位，HBsAg 阴性，AFP 阴性，腹部无移动性浊音，此癥积也。急予朴硝 60g 外敷其右胁肋部。3 日后，腹胀锐减，肠鸣辘辘，矢气甚多，大便酱紫色，小便浑浊腥臭异常，知饥索食，令其饮稀米汤。每日仍用朴硝外敷，累计用朴硝 850g。1 个月后，纳增，精神渐佳，腹块缩小，遂停用外治法，以鳖甲煎丸合归脾丸调养善后。3 月后复查肝功能正常，随访至今未复发。〔杨玉蚰. 山西中医. 1991，7（4）：22.〕

3. 癃闭

陈某某，男，67 岁，退休工人。1988 年 3 月 19 日初诊。排尿无力，点滴不爽年余，尿潴留时，曾施行过导尿术。昨晚小便又点滴难下。小腹胀急，面色㿠白，神萎，舌淡苔白，脉沉细。病属癃闭，乃由肾阳不足，气化不及州都之故。患者惧怕导尿，遂急取大蒜头 100g，朴硝 30g，同捣为泥，外敷气海、关元穴，并以热水袋热敷少腹半小时至 1 小时，3~4 小时后腹鸣，小便势如涌泉，腹胀悉除，继则以济生肾气合真武制方，补肾温阳利水而安。〔杨玉蚰. 山西中医. 1991，7（4）：22.〕

4. 乳痛

刘某某，女，27 岁，农民。1986 年 4 月 7 日初诊。两侧乳房肿痛起块 3~4 天，乳汁不出，发热寒战，口渴，舌质红，苔薄黄，脉弦数。证属乳汁郁积，乳络闭塞，欲成乳痛。治用朴硝 50g，外敷乳房，每日换药两次，3 天后肿块消失，乳汁亦通。〔杨玉蚰. 山西中医. 1991，7（4）：22.〕

5. 结膜炎

冯某某，男，45 岁，1982 年 7 月 30 日初诊。两眼红赤，怕热羞明，渐觉灼痛，眵多黏结，舌红苔黄脉数。证属肝胆实热，治宜解毒泻火，清利肝胆。经 10% 朴硝药水冲洗双眼 4 天，即告痊愈。

治疗方法：取朴硝 20g（无朴硝可用芒硝或玄明粉代替），放入已消毒的瓷碗内，加 200ml 白开水沏开（浓度为 10%），待凉后用消毒的棉棒蘸配好的药液洗患眼，每天 3 次，冲洗后休息半小时。〔田艺华，等：中医杂志，1983，24（7）：39.〕

按语：朴硝有泻热之功，《外台秘要》及《简便单方》都有以其滴眼治疗目赤的记载。临床上眼病“外障”目赤肿痛，眵泪黏结，每多用之。据现代研究发现，本药液对病毒、细菌性结膜炎、假膜性结膜炎、急性卡他性结膜炎、流行性结膜炎等均有一定效果。凡中医诊断为暴风客热、天行赤眼证等均可采用。

P

Q

七寸金

【基原】为藤黄科植物地耳草的生草。

【异名】地耳草、田基黄、水榴子、雀舌草、一条香。

【性味】苦、甘，凉。

【功能主治】清热利湿，消肿解毒。主治传染性肝炎，泻痢，小儿惊风，疳积，喉蛾，肠痈，疖肿，蛇咬伤等。

【临床应用】

肠伤寒

（1）陈某某，男，35岁，农民。于1959年8月24日因发热3日入院。于1周前有微热、头晕、全身不适等感觉，但未就医。近3日来症状加剧，食欲锐减，全身发痛，疲劳无力。既往有腹泻及疟疾史。

检查：体温40℃，发育中等，营养欠佳，神志清晰，急性病容，腹部皮肤有散在性玫瑰疹，咽部充血，舌苔白厚，心肺正常。腹部平坦，肝在肋下2cm，质软，无压痛，脾在肋下12cm，质硬，无压痛。

实验室检查：白细胞4×10^9/L，中性0.76，淋巴0.24，血培养有伤寒杆菌生长。大便常规未发现虫卵，大小便培养阴性。

住院经过：入院后观察1天，第2天开始投予七寸金每天60g，4天后体温仍波动于40℃左右，即将七寸金每日加至90g。服药后第8日，体温逐渐降至正常，旋又上升至38.8℃，以后虽略有下降，但仍波动于38℃左右，此时患者精神佳良，食欲明显提高。9月6日始完全无热。因患者生长地方过去有血吸虫病流行，曾考虑合并有血吸虫病，但经3次孵化均阴性。遂继续予七寸金内服至9月25日，一般情况良好，于9月27日出院。〔高墀岩，等.福建中医药，1961，6（4）：1.〕

（2）杨某，女，32岁，农民，于1959年8月24日因发热11天入院。起病缓慢，先有冷感，继而热，伴有全身疼痛、头晕、食欲不振等症状。入院前3天流产1个3个月的胎儿。既往健壮。

体检：体温40℃，发育营养中等，神志清楚，表情淡漠，舌苔白，颈软，心肺正常。腹平软，肝未触及，脾肋下3cm，质硬，轻压痛。

实验室检查：白细胞2×10^9/L，中性0.70，淋巴0.30，血培养无细菌生长，大便培养有正伤寒杆菌生长，小便培养阴性。

治疗经过：入院后诊断为肠伤寒。即给予七寸金每天60g，为预防流产后感染，并给予青霉素8万单位，每天2次肌内注射。3天后体温仍在40℃左右，遂将七寸金增至每天90g，第6天体温降至正常，于9以4日出院，2周后随访，已完全康复。〔高墀岩，等：福建中医药，1961，6（4）：1.〕

按语：肠伤寒，属中医“湿温”范

畴，是伤寒杆菌引起的急性肠道传染病，典型表现为高热、腹痛、便秘或腹泻、肝脾肿大、白细胞总数减少等。湿热病邪是本病的主要致病原因。而七寸金性味苦甘凉，具清湿热、消肿解毒之效，能直接针对病因发挥一定的抑菌和杀菌作用，故用治本病，疗效确定。

七叶一枝花

【基原】为百合科植物七叶一枝花及其数种同属植物的根茎。

【异名】蚤休。

【性味】苦、辛，寒。

【归经】入心、肝经。

【临床应用】

咳喘

龚某，女，40岁，1990年9月就诊。喘咳时作，生活几乎不能自理。经用本品（鲜品）15g，姜枣作引，每天煎服1剂，18天后症状缓解，喘咳减轻，起居如常。〔顾铭康，等．浙江中医杂志，1992，（12）：568.〕

按语：七叶一枝花性味苦辛寒，有清热解毒、化痰止咳之功，临床常用于治疗咳嗽、咯痰、慢性气管炎等病症。据现代药理研究，本品水浸剂可以抑制革兰氏阳性球菌及部分杆菌，故本案用之，可收热清、痰净、咳止、喘定之效。

脐带

【基原】为初生婴儿的脐带。

【异名】坎气。

【性味】甘、咸，温。

【归经】入心、肺、肝经。

【功能主治】益肾，纳气。主治虚劳羸弱，气血不足，肾虚喘咳等。

【临床应用】

1. 感冒

李某，女，50天。1976年10月6日初诊。症见发热（38.6℃），鼻塞，啼哭不安，吃奶时口腔灼热。诊为感冒，服下方3次，每次15ml，次日病愈。治疗方法：脐带2寸加水200ml煎沸10分钟。每服15~20ml，每天3次。〔李文欣，等．四川中医．1972，（12）：46.〕

2. 脐湿

王某某，女，26天。1976年9月6日初诊。脐带脱落后脐孔湿润不干，微红肿，干扑下品2次痊愈。随访5年，未复发。治疗方法：将脐带烧灰存性，干扑于脐部。〔王琰山．四川中医，1990，（5）：23.〕

蛴螬

【基原】为金龟子科昆虫朝鲜黑金龟子或其他边缘昆虫。

【异名】蟦、蛴蛴、应条、土蚕、老母虫。

【性味】咸，微温。

【归经】入肝经。

【功能主治】破血，行瘀，散结，通乳。主治折损瘀痛，痛风，破伤风，喉痹，丹毒，痈疽，痔漏等。

【临床应用】

1. 肝炎

俞某某，男，36岁，干部。患无

黄疸型肝炎已5月余，面色晦滞，神疲纳呆，肝脾肿大，两胁刺痛，有时撑胀，舌质衬紫，边有瘀斑，苔薄腻，脉沉涩。肝脾郁滞，血瘀癖积，治宜疏肝化瘀，而消癥癖。蛴螬60g（洗净、晒干）研细末，装胶囊，每服1粒，每日2次。1周后胁痛定，纳谷增，精神振。2周后肿大之肝脾逐步缩小，舌质紫瘀渐化，脉涩渐利，调理善后之。〔朱良春. 中医杂志. 1982，23（7）：20.〕

2. 小儿支气管哮喘

朱某某，男，6岁。患支气管哮喘5年余，经用抗生素、激素、止咳定喘及抗过敏药物治疗，效果不佳。每3~5天发作1次，冬季每日发作。发作时有哮鸣音，呼吸困难。1977年1月给其用此方治疗2天而愈，同年12月追访，一直没有发作。

治疗方法：蛴螬每岁2只，香油或棉油6g。蛴螬以鸡窝内生长者为佳，杂糟草内生长者亦可。将蛴螬用水洗净，然后去尾中之屎（将尾破口，把屎挤出），香油放锅内滚开后，把蛴螬放入油内炸至黄焦，蛴螬和油一次服完。每日服2~3次，一般2~3天治愈。〔朱国庆. 赤脚医生杂志. 1978,（2）：33.〕

3. 目疾

《孟子》所载陈仲子井上食李事，尝疑螬可以治耳目之病，及阅《晋书》，盛彦之母，失明年久，常挞其婢。婢恨以炙螬啖之，母食之美，后以示彦，彦乃抱母痛哭，然母从此目复明。因阅《本草》，亦云蛴螬汁滴目中，可去障翳，乃知仲子匍匐三咽，不为无谓。〔历代笔记医事别录：321.〕

4. 喉痹

徐某某，男，39岁，农民。2天前寒热，喉痛而肿，继则肿势加剧，今日有窒塞之感，乃嘱其速觅活蛴螬数条，捣取汁滴入喉中，须臾流涎其多，频吐之，喉肿渐消退而愈。〔朱良春. 中医杂志. 1982，23（7）：20.〕

5. 小儿口疮

刘某某，女，3岁。于1963年9月13日抱来我院就诊。其母代诉：患儿生后，无乳喂哺，体虚多病。现患口疮已5天，初起，舌尖生白点，近来逐渐加重，经某医院注射抗菌剂，内服核黄素，外涂龙胆紫液3天，症势未减，不能吮乳，身热无汗，体质疲弱，白疮满口，兼布唇部，喉头泛泛叠起，指破则流血，目突，痰鸣，气急，口不能合，呼吸困难，大便闭，小便短赤，情况危急。

治疗方法：用活蛴螬虫4条，洗净，煎汤频服，每隔6小时煎1次，共煎2次，饮尽后，又煎4条，如法服之。同时又择其肥大者2条，用剪刀剪断，取浆外擦患处，每隔4小时擦一次，不拘日夜。2日后复诊，患儿身热退，痰声止，呼吸正常，大便连解2次黑色黏物，秽臭难闻。疮势由厚白变薄黄，逐渐缩小，边缘转红。已能吮乳，吃糕汤稀饭，仍守原法。又隔2天，症状完全消失，吮乳吃饭，一如常儿。〔左荫董. 江苏中医. 1965,（2）：40.〕

千层塔

【基原】为石松科植物蛇足石松的

全草。

【异名】金钥匙、千金榨、万年杉、千金虫、金不换等。

【性味】辛，平；有毒。

【归经】入肺、胃经。

【功能主治】退热除湿，消瘀止血。主治肺炎，肺痈，劳伤吐血，痔疮便血，白带，跌打损伤，肿毒等。

【临床应用】

1. 喉疾

生长草生墙垣上，结红果，治喉病神效，名金锁匙（又名千层塔）。永嘉张聪以世庙病喉，累日不语，诸药奏不效，忧思不寝，绕庭独步。有里人以解粮至京，与奴有识，因宿相府。窥见，问得之，曰："小人能治。"张曰："当用何药？"曰："玉喉须用金锁匙始开。"张曰："安得此嘉语？殆天启之也。"即令治药，而以奏御。药进稍解，旋进旋效，官大医吏目，赐钞二锭。始来，受扑于邑令，及还，抗礼于庭矣。又吕文安（本）里居，亦病喉绝粒，有樵人过门，闻其故，自陈能治，其家皆笑。相闻唤入，饮药立解，即前草也。吕大喜，令其子中舍蔡阳拜之，曰："是生汝父也。"问："有家否？"曰："有老母，恃柴旦暮耳。"给田一区。问："有妇否？"曰："母且不能瞻，安能增口！"因出诸婢使择，谬指一婢，乃吕所悦者，遂具装奁与之。〔历代笔记医事别录：397.〕

2. 白喉

丁某某，男，19岁。于1959年3月17日因怕冷，发热，咽痛3天而入院。患者同时有咳嗽、头痛、多痰、胃纳不佳等，曾出鼻血1次。入院时体温39℃，发育正常，营养良好，神志清楚，无重病容，两侧扁桃体充血肿大，都附有伪膜。实验室检查：白细胞12×10^9/L，中性0.82，淋巴0.18。小便化验：蛋白（±），白细胞少许，上皮细胞（++）。咽涂片找到白喉杆菌。进院后内服金锁匙（千层塔）煎剂，每天3次，每次25g，合用青霉素及维生素B_1及维生素C，至次日伪膜大部脱落，症状减轻。第3日伪膜已全部消失，无任何不适。第2、3日白喉杆菌培养皆阴性，第4日痊愈出院。〔吴潮庆，等. 浙江医学. 1960,（4）：221.〕

千斤拔

【基原】为豆科植物蔓性千斤拔的根。

【异名】土黄鸡、金鸡落地、老鼠尾、千金吊、牛尾荡等。

【性味】甘、辛，温。

【归经】入肺、心经。

【功能主治】祛风利湿，消瘀解毒。主治风湿痹痛，慢性肾炎，跌仆损伤，痈肿，牙痛等。

【临床应用】

盗汗

（1）曾某某，男，30岁。半月前因小孩患病，操劳过度，遂患盗汗证，每晚发作1次，汗后全身感冷，面色淡黄，神倦怠。口苦，小便黄，脉弦数，舌质边尖红，苔薄黄。用当归六黄汤3剂不效。改用千斤拔。服1剂后盗汗大减，继服1剂病痊愈。

（2）刘某，男，2岁。患者素体虚弱，10月前患盗汗症，每盗汗后则感头昏肢软，口干，不欲饮，脉细弦，舌质红，少津。服千斤拔1剂后，盗汗减半，服2剂后痊愈。

治疗方法：取千斤拔30g，瘦猪肉60g，砂钵内加清水500ml，然后放入锅内隔水蒸50分钟即可。去药渣，食肉喝汤，每天1剂，以此治疗盗汗效果良好。〔黄仲阳．赤脚医生杂志．1979,（7）：4.〕

按语：《植物名实图考》有千斤拔能“补血气”的记载，盗汗一般属气阴亏虚为多，用千斤拔补气养血益阴，可达到止汗的作用。

千金子

【基原】为大戟科植物续随子的种子。

【异名】千两金、菩萨豆、续随子、滩板救等。

【性味】辛，温；有毒。

【归经】入肺、胃、膀胱经。

【功能主治】逐水消肿，破癥杀虫。主治水肿胀满，疥癣疮毒，蛇咬，疣赘等。

【临床应用】

1. 痹证

王某某，男，45岁，工人。自述从1980年秋以来，左肩关节常感到胀痛、酸楚，后来逐渐向左上臂延伸，严重时左手难以上下屈伸。曾多次去伤外科治疗，未见好转。1983年春来我科门诊。经检查系风湿痹痛，用千金子12粒（3粒一组，分4组），杵碎放入4块胶布上，分别敷肩髃、曲池、两个阿是穴，3个疗程后则愈。

治疗方法：千金子去壳2~3粒，杵碎放在胶布上，直接贴在穴位上，第2天更换千金子再贴，2~3次为1个疗程。〔沈绍英．中国农村医学．1990,（4）：41.〕

2. 毒蛇咬伤

王某，女，9岁。1971年7月9日被毒蛇咬伤足踝，经本队卫生室用普鲁卡因局部封闭后，当日送到公社卫生院。检查：患者面色苍白，表情淡漠，神志尚清，呼吸尚好，心肺（–），外踝有4个对称的毒蛇咬伤的牙痕，下肢肿胀严重至鼠蹊部，皮肤呈黑紫色，硬如木头，失去知觉。限于条件嘱转上级医院治疗。翌日下午，又因经济条件所限。背回公社医院求治。此时患者已精神萎靡，全身肿胀，皮肤黑紫至剑突，呼吸表浅而促，心音低钝，神志朦胧。病情十分危重，经院方批准后，于下午6时试用千金子10粒捣烂，米泔水调服1次；结合补液，局部用鸡蛋清调雄黄外涂。至夜12时，患儿神清，精神好转，肿胀渐消。次晨，又同法内服千金子10粒，肿胀继退，患肢活动恢复正常，观察1日痊愈出院。经2次随访，无任何后遗症。〔扬兆庆．河南中医，1982,（6）：27.〕

千里光

【基原】为菊科植物千里光的全草。

【异名】千里及、黄花演、九里光、黄花草、天青红。

【性味】苦、寒。

【归经】入心、肺、肝、胆经。

【功能主治】清热，解毒，杀虫，明目。主治各种急性炎症性疾病，风火赤眼，目翳，伤寒，菌痢，大叶肺炎，扁桃体炎，肠炎，黄疸，流行性感冒，毒血症，败血症，痈肿疖毒，干湿癣疮，丹毒，湿疹，烫伤，滴虫性阴道炎等。

【临床应用】

急性睑板腺炎

邓某某，男，19 岁。因左眼肿痛 4 天，痒痛灼热，畏光而就诊。检查：左眼上睑红肿，有硬疖约 2cm×1.5cm×1.5cm，压痛，睑结膜高度充血，表面粗糙，上有黄色脓点，黏液性分泌物。诊断：左上急性睑板腺炎。即予半干燥之千里光一枝约 50g，嘱其加水煎煮，先以水蒸气熏冲患处，待煎剂温凉后再以洁净之手帕洗涤患眼，每天 2 次。患者回家后约下午 4 时以煎药之水蒸气熏冲 10 多分钟，再洗涤数分钟，晚饭后（约隔 3 小时），即觉患眼已不疼痛，能半睁开视物，睡前再洗涤 1 次，次晨左眼红肿痛已完全消失，前后共熏冲 1 次，洗涤 2 次，仅 14 小时而愈。〔梁儷. 江西医药. 1966,（7）: 374.〕

千屈菜

【基原】为千屈菜科植物千屈菜的全草。

【异名】对叶莲、对牙草、铁菱角。

【性味】苦，寒。

【归经】入脾、胃、大肠经。

【功能主治】清热，凉血。主治痢疾，血崩，溃疡等。

【临床应用】

乳糜尿

陈某某，男，27 岁。自 3 年前开始，每当劳累或吃高蛋白脂类食物时，小便像米汤样，近来每次小便混如米汤，伴有腰痛，身倦无力，小便隐痛，饮食减少。经我院内科确诊为乳糜尿。1976 年 10 月 22 日，来我科用千屈菜治疗。入院时检查：尿乳糜试验阳性，蛋白（++），红细胞（++），脓细胞（+）。服药 1 周后，诸症减轻，尿检查阴性，随访 2 年无复发。治疗方法：取干品千屈菜 30g（鲜品 60g）加水煮沸 20 分钟，煎水约 300ml，加白糖 20g，如为血性乳糜尿，则加红糖适量，早、晚各服 1 次。〔高连昌. 山东医药. 1979,（3）: 35.〕

牵牛子

【基原】为旋花科植物牵牛或毛牵牛等的种子。

【异名】金铃、草金铃、黑牵牛、白牵牛、黑丑、白丑。

【性味】苦、辛，寒；有毒。

【归经】入肺、肾、大肠、小肠经。

【功能主治】泻水，下气，杀虫。主治水肿，喘满，痰饮，脚气，虫积食滞，大便秘结等。

【临床应用】

腰扭伤

刘某某，男，42 岁，医生。有慢性腰肌劳损病史，因担水腰又扭伤不能伸直，十分痛苦。余予以牵牛散 18g，嘱分4次服完。2次后痛消失，腰可伸直活动，继服2次，腰痛痊愈。

治疗方法：生牵牛子、炒牵牛子各4.5g，兑在一起粉碎，分为两份，晚上睡前及早饭前温开水各冲服1份。一般服两份即愈。偶有腹泻，不需处理，药停而止。〔吴明志. 临证资料摘编. 1990，3（2）：39.〕

茜草根

【基原】为茜草科植物茜草的根及根茎。

【异名】血见愁、过山龙、地苏木、五爪龙、拉拉秧子根等。

【性味】苦，寒。

【归经】入心、肝经。

【功能主治】行血止血，通经活络，止咳祛痰。主治吐血，衄血，风湿痹痛，跌仆损伤，瘀滞肿痛，黄疸，慢性气管炎等。

【临床应用】

1. 慢性腹泻

顾某某，男，56岁。患慢性腹泻4年余，每日稀便五六次，无脓血便，伴有腹痛，经服氯霉素、黄连素、药用炭、碱式碳酸铋等药无效，经服茜草根炭2个疗程而愈，随访1年未复发。

治疗方法：茜草根90g，炒炭，研细末，加等量红糖。服法：每天3次（饭前服），每次9g（约一匙），1周为1个疗程。〔徐存安. 江苏医药. 1976，（6）：55.〕

2. 胸膈瘀血证

曾游东海之滨，见海岸茜草蕃生。其他适有膈上瘀血者，俾剖取茜草鲜根，煮汁，日日饮之，半月而愈。〔医学衷中参西录（上册）：347.〕

蔷薇花叶

【基原】为蔷薇科植物多花蔷薇的叶。

【性味】甘，凉。

【归经】入脾、胃经。

【功能主治】有清热活血，生肌收口之功效。治疗痈疽，咽喉疼痛，口腔炎症等。

【临床应用】

慢性口腔炎

曹某某，男，35岁。经常发生口腔炎，口腔前庭、两颊等处黏膜有散在白色小溃疡，周围有红晕，疼痛，说话和饮食都受影响。用核黄素、维C片等治疗8天，效果不显。后改用薇冰散外搽，2次痛减，第3次敷药后溃疡显著好转，治疗4天痊愈。

治疗方法：摘取大红蔷薇花的叶瓣，晒干研末（忌火炒，如冬天无叶，用根亦效），加冰片少许备用。用前先以冷盐水漱口，清洁口腔。然后用薇冰散搽口腔溃疡处。每天搽3~4次，以饭前搽为佳。〔周明道. 广西中医药. 1979，（1）：27.〕

按语：蔷花叶临床多用以治疗外科疮疡痈疽，如《南宁市药物志》载其“捣烂外敷，生肌收口”。还有用蔷薇叶晒干研末和蜂蜜、醋调治疗脓成不溃者。本案以该药与冰片和药外涂治疗口疮溃疡，确有清热解毒，生肌收口之功效。

荞麦

【基原】为蓼科植物荞麦的种子。

【异名】乌麦、花荞、甜荞、荞子。

【性味】甘，凉。

【归经】入脾、胃、大肠经。

【功能主治】开胃宽肠，下气消积。主治绞肠痧，肠胃积滞，慢性泄泻，赤游丹毒，痈疽发背，瘰疬，汤火灼伤等。

【临床应用】

1. 头风

一人头风畏冷，首裹重绵，三十年不愈。以荞麦粉二升，水调作二饼，更互合头上，微汗即愈。〔续名医类案：404.〕

2. 腹泻

扬起云："余壮年患肚腹微微作痛，痛即泻，泻亦不多，日夜数行，两月而瘦怯尤甚。用消食化气药俱不效。一僧授方：用荞麦面一味，作饭，连食三四次而愈，转用皆效。"〔历代无名医家验案：65.〕

茄子

【基原】为茄科植物茄的果实。

【异名】落苏、昆仑瓜、草鳖甲、酪酥、矮瓜等。

【性味】甘、凉。

【归经】入脾、胃、大肠经。

【功能主治】清热活血，止痛消肿。主治肠风下血，热毒疮痈，皮肤溃疡，乳痈等。

【临床应用】

1. 脓肿

詹某某，男，背部肿痛，疮口破溃，有脓不流，腐肉不脱，拟茄子两条，烧酒、开水各半炖熟，半服半敷，4 天后脓腐尽脱，后敷生肌药至愈。〔林更新. 浙江中医杂志. 1990，25（1）：33.〕

2. 寻常疣

王某某，男，10 岁，学生。左手中指甲旁及食指第 3 关节背面各长出黄豆大小的疣 1 个。嘱其按下述方法自己治疗，于 8 天后复查，疣已全部脱离病愈。

治疗方法：将患部用热水洗泡 20 分钟左右，然后用掰开的嫩茄子（茄包较好）往疣上蹭，先轻后重。每日数次，随之患部出现灼热感，一般在 10 天左右疣体自行脱落而痊愈。〔刘毅. 赤脚医生杂志. 1977,（8）：4.〕

3. 乳头皲裂

一妇奶头裂，用秋后嫩茄子绽开头者，阴干，烧为末，水调服，愈。〔历代无名医家验案：163.〕

秦皮

【基原】为木犀科植物苦枥白蜡树、小叶白蜡树或秦岭白蜡树的树皮。

【异名】岑皮、秦白皮、蜡树皮、苦榴皮等。

【性味】苦，寒。

【归经】入肝、胆经。

【功能主治】清热燥湿，平喘止咳，明目。主治细菌性痢疾，肠炎，白带，目赤肿痛，迎风流泪，目赤肿痛，牛皮癣等。

【临床应用】

1. 目赤肿痛

饶某某，男，成人。1973年7月初诊。两目白睛红赤，眼珠、头额刺痛，迎风流泪，眼眵稠黏，口苦而干，小便黄短，纳差，睡眠不安，舌苔黄，脉弦数。脉症合参，诊为天行赤目。良由风热上扰，风火上攻于目所致。疏方以秦皮眼药水一支滴眼，辅以秦皮汤外洗而愈。

治疗方法：秦皮250g，加清水500ml，分煎2次，将2次药液混合再熬煎成250ml，用滤纸过滤排出残渣，灌注空眼药瓶内，每支10ml滴眼。〔高国成. 湖北中医杂志. 1985,(3)：4.〕

2. 蜘蛛疮

钱塘西溪尝有一田家忽病癞，通身溃烂，号呼欲绝。西溪寺僧识之，曰："此天蛇毒耳，非癞也。"取木皮煮饮一斗许，令其恣饮，初日，疾减半；两三日顿愈。验其木乃今之秦皮也。天蛇或云草间黄花蜘蛛是也，人遭其螫，仍为露水所濡，乃成此疾，露涉者亦当戒也。〔历代无名医家验案：217.〕

青黛

【基原】为爵床科植物马蓝，豆科植物木蓝，十字花科植物菘蓝、草大青，或蓼科植物蓼蓝叶中的干燥色素。

【异名】靛花、青蛤粉、青缸花、淀花、靛沫花等。

【性味】咸，寒。

【归经】入肝、肺、胃经。

【功能主治】清热，凉血，解毒。主治温病热盛，斑疹，天行头痛寒热，吐血，咯血，小儿惊痫，疮肿，丹毒，蛇虫咬伤等。

【临床应用】

鼻衄

周某某，男，30岁，职工，已婚。于1959年8月12日初诊。主诉：挖鼻后鼻衄2日。现病史：平时鼻痒，涕多，5日前曾有鼻衄，今晨起突然出血，约有100ml，头昏，四肢乏力。过去史：有肺结核、风湿性关节炎。体格检查：精神不振，颜面苍白，胸部正常，心肺正常，肝脾未及。鼻腔检查：鼻中隔偏左呈c状弯曲，右侧有疣状突起，前下方黏膜糜烂渗血。咽喉、耳（-）。诊断：肺结核、鼻衄。即用青黛粉棉片填入鼻内血止，次日复诊，无出血。〔孙经林. 上海中医药杂志. 1962,(5)：23.〕

青风藤

【基原】为防己科植物青藤、华防己或清风藤科植物清风藤等的藤茎。

【异名】清风藤、青藤、寻风藤。

【性味】苦、平。

【归经】入肺、肾经。

【功能主治】祛风湿，利小便。主治风湿痹痛，鹤膝风，水肿，脚气等。

【毒性】对胃肠道有兴奋作用，主要与组织胺释放有关。青藤碱口服、皮下注射可出现镇静及轻度胃肠反应，但静脉给药，可立即出现血压下降、呼吸困难，此种严重反应1小时后恢复。由于其易致急速耐受，连续用药后，毒性显著减轻。

【临床应用】

类风湿性关节炎

（1）李某某，女，40岁。以全身关节肿痛13年、低热6年来诊。10余年来关节呈游走性、进行性疼痛加重，以指、趾、踝、腕关节罹患最重。指关节肿痛不能持物，踝、趾关节肿痛不能行走，肛窝部有一肿物，使膝关节伸屈受限。长期服泼尼松已13年，2~6片/日，从未间断，因活动受限，由爱人搀扶来诊。

检查：体质消瘦，营养差。慢性痛苦面容，指、趾关节显著肿胀梭形变。腕、踝关节肿痛，活动受限，左肛窝部有一馒头大小的囊状、有波动触痛之肿物，膝关节明显肿胀，血沉75mm/h，类风湿因子（+），X线示骨质密度稀松，关节间隙变窄，右桡骨远端呈囊状破坏。

治疗方法：给予青风藤汤剂治疗，服药30付即停用激素，关节痛减，肿渐消退，功能逐渐好转。服药50付后，持续性肿痛消失，肛部肿物亦见回收消失，偶见关节隐痛，但行走自如并能操持家务，精神食欲明显好转，体力亦有恢复，服药100付后，恢复缝纫工作，血沉下降到5mm/h，X线复查示：关节间隙增宽、清晰、右桡骨远端囊状破坏消失，骨密度普遍提高，现隔日用药半付维持疗效，已恢复全日缝纫工作。〔朱成玲，等. 医药卫生. 1978,（2）：4.〕

（2）张某某，男，50岁。关节疼痛肿胀，反复发作22年，加重1年。从1955年开始四肢关节游走性疼痛，1年后上肢活动不灵，1958年手足关节疼痛加重，伴四肢肌肉缩，持续剧痛，日夜难眠。1962年双膝、双踝肿痛不能着地，双膝僵直不能下蹲，扶双拐行走。近1年来反复低热，手不能拿物，肘不能屈曲，需别人喂饭、助理生活。

查体：痛苦面貌，消瘦，体重37.5kg，发育尚可。血沉100mm/h，类风湿因子（+），X线符合类风湿改变。患者扶双拐行走，双手指关节肿胀成梭形，呈近端弯曲远端伸展样畸形，腕关节肿痛，活动固定，肘、肩关节疼痛，活动受限，肘成屈曲状畸形，膝关节肿。于1976年8月来治疗，服青风藤50剂后疼痛显著减轻，肿胀消退，活动度增加，服100剂后，可杖行走数步；服180剂后，可独立行走，生活自理，血沉下降为4mm/h，X线复查骨密度增高，目前已正常工作。〔朱成玲，等. 医药卫生. 1978,（2）：4.〕

按语：类风湿关节炎，中医称为"顽痹"，多由于风寒湿热等外邪侵袭人体，闭阻经络，气血运行不畅，甚则瘀血戾浊痹阻经络所致。病情复杂，病程迁延难愈。大剂量服用青风藤，以其苦平之性味，取其祛风湿、利小便之效。正如《温岭县药物资源名录》载，青风藤"祛风湿，通经络，治风寒湿痹，鹤膝风，肢节肿痛"。且现代药理报道，青风藤中青藤碱对大鼠甲醛性和蛋清性关节炎有显著的消退作用。故本案用之，疗效显著。

青蒿

【基原】为菊科植物青蒿或黄花蒿的全草。

【异名】蒿、草蒿、三庚草、野兰蒿、白染艮等。

【性味】苦、微辛，寒。

【归经】入肝、胆经。

【功能主治】清热，解暑，除蒸。主治温病，暑热，骨蒸劳热，疟疾，痢疾，黄疸，疥疮，瘙痒等。

【临床应用】

1. 慢性支气管炎

（1）陈某某，男，52岁，工人。于1979年1月6日入院。患者有慢性咳嗽已20年，近5年来症状加剧，伴有气喘，昼夜顿咳，夜间为甚。每日咳出白色泛沫样清稀痰约一小碗，无法胜任日常工作，有吸烟史。

查：患者呼吸喘促，桶状胸，心界不大，律齐无杂音。双肺哮喘音（++），干性及湿性啰音（++），腹部阴性。胸透示双肺纹理增粗，并肺气肿，心电图基本正常，实验室检查肝功能、血常规、小便常规均正常。

住院后经检查诊断为喘息型慢性支气管炎重度，慢迁期，合并肺气肿。中医分型属寒痰、肾虚。第1天痰量约200ml，次日投予青蒿油丸，每日60mg：一日3次，并嘱戒烟，服药6小时后即感胸部松快，气喘减轻。服药第2日，喘息明显减少，夜间能平卧。1周后24h痰量减至40ml，咳嗽显著好转，肺部哮鸣音消失，啰音减少。治疗2个疗程后，症状基本消失达临控阶段，复查心电图、肝功能及血常规均未见异常，遂出院。出院后继续服药30天，以巩固疗效，经随访症状已缓解。

处方：青蒿油20g，食用植物油60g，制成1000丸。〔厦门市医药研究所，等．厦门医药．1990，(3)：40.〕

（2）孙某某，女，36岁，教员。患病多年，一年四季咳喘，行走困难，曾有肺结核病史。诊断为喘息型慢性支气管炎，中医属虚型咳喘。服用青蒿油丸后，咳嗽明显好转，痰量大减，喘息减轻，服药期间活动后不觉气喘。〔刘祥．厦门医药，1980，(3)：101.〕

2. 疟疾

（1）谢某某，女，30岁。1974年7月3日初诊。定时寒热，隔日一作，今日下午寒颤，热，头痛持续6小时，汗出热退，血涂片见间日疟原虫。治以鲜青蒿250g，洗净切碎，加水400ml，煎至300ml，分别于疟发前3小时、6小时各服150ml症状即得控制，未再复发，次日血涂片转阴。〔江苏省高邮县医药科研组．陕西新医药，1975：19.〕

（2）孙某某，女，25岁，1977年7月20日就诊。上午突发寒战，高热，体温40℃，头痛，血涂片间日疟原虫（+），治以青蒿120g，加水煎服，于疟发前3小时1次服，连服2天，第3天愈。〔江苏省高邮县医药研究组，陕西新医药，1973，(3)：20.〕

按语：《本草图经》云："青蒿，治疗疟寒热为最，古方多单用之。"现代药理也明，其对疟原虫有直接杀灭作用。故本案取青蒿煎服乃药证相，疗效确实。

Q

3. **盘形红狼疮**

（1）杨某某，男，50岁，职员。1982年3月20日初诊。于2年前双颊部皮肤起红斑片，融合成大片，表面覆盖皮屑，不易抓掉，日晒后加重，自感微痒或膝关节酸痛，无发热，约经4个月后双颊部皮肤均受累，经某医院按皮炎治疗无效而来院诊治。

检查：血压18.1/12.3kPa（135/95mmHg），体温36.8℃，脉搏76次/分，呼吸18次/分，心肺未见异常，肝脾未触及。皮肤所见，双颊部各见约15cm×7cm大片轻度浸润性红斑，境界清楚，表面轻度角化，部分轻度萎缩，毛囊口角栓形成，有粉着性皮屑，不易拔除。实验室检查：血红蛋白12.6g/L，白细胞7.6×10^9/L，血小板120×10^9/L，出血时间2小钟，凝血时间1分钟，RF（–），ANA（–），狼疮细胞未检出，ESR 6mm/h，C3补体0.64g/L，IgG23.46g/L，IgA46.8g/L，IgM2.6g/L。肝功：TTT 2单位，TFT（–），GPT80单位，血清蛋白电泳r球蛋白240g/L，尿常规正常。诊断：慢性盘形红斑狼疮。

治疗经过：青蒿蜜丸内服，每天3次，每次1丸。1个月后，皮疹部分消退。继续服用，共用药3个月，总量2700g，皮疹全部消失，留有轻度色素减退斑，又继续服用半个月以巩固疗效，随访近1年无复发。药物：北京广安门医院提供的青蒿蜜丸。〔杨进修. 厦门医药. 1985,（1）：17.〕

（2）郭某某，男，34岁，干部。于1976年7月20日因脸部起蝶状红斑5年，前来我院就诊。1971年双侧眼睑部起对称性红斑，角化脱屑，约2个月后消退。3年后于脸颧部，左耳廓前又起3~4片角化脱屑性红斑，经2~3个月后消退，留下一片色素脱落斑。3个月后脸部、胸部又起皮疹。胸部一片皮损消退后留有萎缩性瘢痕，脸部皮疹至今年未见消退，直觉日晒后加重。过去有“肝炎”史。

住院检查：血红蛋白133g/L，白细胞6.7×10^9/L，中性粒细胞0.70。淋巴细胞0.27，嗜酸细胞0.03。红斑狼疮细胞未找到。类风湿因子（–），血沉5mm/h，肝在肋缘下1横指，TTT 5单位，SGPT正常。心肺未见异常，尿蛋白（–）。皮肤检查，脸颊、鼻、胸、背部有多数大小不等、境界清晰之散在角化脱屑性红斑，剥下角化皮屑可见角栓倒刺，胸骨部皮肤有点片状萎缩性瘢痕，约0.2~0.3cm大小，左耳廓前有指甲大小之色素脱落斑。临床诊断，慢性播散性盘形红斑狼疮。病理检查（病理号G13354）：皮肤表皮角化亢进，角栓形成，部分棘细胞层变薄，基底细胞层灶性液化。真皮浅层慢性炎性肉芽组织形成，浸润细胞中以淋巴细胞为主。病理诊断：符合盘形红斑狼疮诊断。服用青蒿蜜丸2个月（共服青蒿生药1000g）后，皮疹消退，留有色素脱落斑。又断续服药2000g，色素完全恢复正常。翌年炎夏未见发疹，但于9月初，因工作外出，日晒过多，又见轻度复发。

治疗方法：将青蒿500g，研为极细末，加蜂蜜1000~1500ml调匀，制成丸剂，每丸9g。每天服4~6丸饭后温水送服。〔庄国康，等：新医药学杂志，1979，

Q

（6）：39.〕

按语：盘形红斑狼疮属结缔组织自身免疫性疾病，主要表现为皮疹，呈慢性局限性，多因热毒炽盛，燔灼营血而急性发作，或阴虚火旺，肝肾不足而迁延不愈。治用苦寒、微辛之青蒿，取其清热、除蒸之效，且现代药理说明青蒿类药物既是干扰素诱生剂，又是免疫调节剂，故本案用之，而获良效。

青酒缸

【基原】为豆科植物小槐花的全草。

【异名】味草、草鞋板、山蚂蟥、蛆草、拿身草。

【性味】苦、凉。

【功能主治】清热利湿，消积，散瘀。主治咳嗽吐血，水肿，小儿疳积，痈疮溃疡，跌打损伤等。

【临床应用】

乳痈

孙某某，女，34岁，1975年6月12日初诊。右侧乳房红肿疼痛2天，乳汁不通，畏寒发热，头痛，烦渴。检查：颜面潮红，右侧乳房红肿，按之灼热有结块，舌稍红苔薄黄，脉浮数。体温39.6℃，血常规：白细胞14×10^9/L，中性0.76，淋巴0.24。西医诊断：急性乳腺炎。予青酒缸草30g水煎服。3剂后，热退，乳房红肿消退而愈。〔方勇. 湖北中医杂. 1987,（2）：23.〕

青木香

【基原】为马兜铃科植物马兜铃及北马兜铃的根。

【异名】马兜铃根、土青木香、云南根、土木香、独行木香等。

【性味】辛、苦，寒；有毒。

【归经】归肝、脾、胃经。

【功能主治】行气解毒消肿。主治胸腹胀痛，痧症，肠炎下痢，高血压，疝气，蛇咬伤，痈肿，疔疮，皮肤瘙痒或湿烂等。

【毒性】青木香粗制剂毒性较马兜铃低，可引起全身痉挛，瞳孔先大后小，肌肉松弛，呼吸抑制，最后心跳停止。

【临床应用】

高血压病

（1）张某某，女，21岁，未婚。因心悸、气急、头晕、下肢浮肿而入院。1年前因前述症状曾在门诊求治，诊断为高血压性心脏病。患者入院时血压为210/110mmHg，脉搏74次/分，心脏叩诊左界扩大，听诊有二尖瓣区二级收缩期杂音向腋下传导，胸透左心室扩大，眼底检查两眼视网膜动脉较细，尿常规蛋白痕迹，血常规无异常，血总胆固醇1.4g/L，尿酚红试验0.45，安米妥试验21.3/14.6kPa（160/110mmHg）、16.0/13.0kPa（120/100mmHg）。住院3周后开始予以青木香流浸膏，患者出院后继续随诊，起初2次平均血压为22.6/14.6kPa（170/110mmHg），1个月后血压为22.3/11.7kPa（170/95mmHg）。服药初期患者常有恶心，以后即见消失。2个月后血压为18.9/11.4kPa（140/85mmHg），患者恢复工作，因工作较忙时发心悸，血压又逐渐升高，最

Q

高曾回至23.9/14.6kPa（180/110mmHg），继续服用青木香，剂量亦不增加，在工作后的第3个半月，剂量为3ml，每日2次，血压在18.1/12.0~17.2/10.6kPa（135/90~130/80mmHg），除感觉乏力外，患者工作如常。

治疗方法：将青木香粉以80%乙醇浸渍，滤过后再回收乙醇至流浸膏所含乙醇只占10%，流浸膏的成分为1ml含生药1g。剂量开始为5~10ml，每天服4次，若血压逐渐下降，剂量也逐渐减少至2~3ml，日服2~3次。以此治疗高血压病对于改善症状，降低血压有较好作用。注：在治疗过程中的副作用以恶心为最多。〔李丕光，等. 中华医学杂志. 1957,（5）：368.〕

（2）双某某，男，42岁，工人。因头痛，头晕失眠，视力模糊，胸痛来本院就诊。患者于1年前发生上述症状，曾在某医院诊治，诊断为高血压病，服杜仲酊等，血压曾一度下降，最高时曾达到25/14.5kPa（190/110mmHg），近为21.5/13.5kPa（160/100mmHg）。治疗予青木香流浸膏7ml，每天4次，于第2星期复诊时血压为19.5/12kPa（145/90mmHg），有轻度恶心呕吐，嘱其继续服用7ml，每天4次，于第3星期复诊时血压为17/9kPa（130/70mmHg），仍有轻度恶心，但无呕吐，于是减少剂量至3ml，每天3~4次，渐减至1次，血压仍维持于正常数值。连续服药5个星期后停止给药，血压仍属正常。〔李丕光，等. 中华医学杂志. 1957,（5）：368.〕

按语：青木香，诸书皆言其性可升可降，可吐可利。现代药理研究证实，本品对各种动物，无论静脉注射或口服均能引起一定降压作用，一般煎剂作用较强。故本案用之，获得佳效。

青蛙油

【基原】为蛙科动物黑斑蛙或金线蛙等的全体。

【异名】蛙、田鸡、青鸡、坐鱼、蛤鱼等。

【性味】甘、凉。

【归经】入膀胱、肠、胃经。

【功能主治】清热解毒，补虚，利水消肿。主治劳热，浮肿，虾蟆瘟，小儿热疮等。

【临床应用】

烫伤

梁某，男，11岁。1976年6月10日被开水烫伤左脚，伤面约5cm×13cm，红肿起水泡，疼痛难忍，用此方治疗7天获愈。

治疗方法：捕取青蛙剥去皮，放入锅内加适量菜油，煎炸至出油，除去焦枯之蛙，取油液搽创面，日数次。〔吴翰清. 广西中医药. 1984，7（2）：20.〕

青叶胆

【基原】为龙胆科植物美丽獐牙菜的全草。

【异名】肝炎草、小青鱼胆、土疸药。

【性味】苦，寒。

【归经】入肝、胆、胃经。

【功能主治】清肝胆湿热，除胃中

伏火。主治肝炎，尿路感染等。

【临床应用】

1. 急性黄疸型肝炎

张某，男，22 岁。患者入院前 20 天有一般轻度感冒症状，10 天后出现乏力，厌油，恶心，右季肋区隐痛，尿黄如茶。于 1973 年 1 月 20 日入院。

检查：皮肤及巩膜中度黄染，肝上界叩诊正常，肝下界在右季肋区下缘能触到 1.5cm；肝功：黄疸指数 30 单位，凡登白直接立即反应，间接阳性，胆红素 3.6mg，谷丙转氨酶 1770 单位，经服青叶胆片 18 天，症状体征全部消失，肝功各项正常，而后继续观察 25 天，并连续 3 次肝功检查均全项正常。

治疗方法：以青叶胆制成青叶胆浸膏片，每片含量 0.3g；青叶胆注射液，每毫升含生药 1g。片剂每次 6 片，每天 3 次，温水送服；注射液肌内注射每次 2ml，每天 2 次，小儿酌情减量，以此治疗急性病毒性肝炎。〔杜光明，等. 云南中医杂志. 1981，2（3）：37.〕

2. 急性肠炎

梁某某，女，31 岁。菜农。因腹泻水样便 1 天，伴腹痛半年来诊。查体：体温 37.5℃，脉 92 次 / 分，呼吸 20 次 / 分，血压 13.9/8.0kPa（105/60mmHg），轻度失水症，心肺无异常，腹平软，肝脾未触及，四肢欠温。大便常规：黄色稀便，白细胞 4~8/ 高倍视野。诊断为急性肠炎并轻度失水，给青叶胆胶囊 2g/ 次，每天 4 次，并嘱自服开水适量，次日追访，腹痛消失，大便已成形，但日仍排 2 次，嘱继服药物，于第 3 天痊愈。

治疗方法：将青叶胆全草洗净，晒干，粉碎过 100 目筛，装入胶囊，每粒含生药 1g。1 日 4 次，每次 4g，口服。必需时增加一些辅助治疗。〔程淑敏，等. 中药材. 1990，（8）：37.〕

秋葵叶

【基原】为锦葵科植物黄蜀葵的嫩苗或叶。

【异名】黄蜀葵叶。

【性味】甘，寒。

【归经】入心、胃经。

【功能主治】清热解毒，接骨生肌。主治热毒疮痈，尿路感染，骨折，烫火伤，外伤出血。

【临床应用】

手背疽

陈某某，男，15 岁，左手背部患一肿物（俗称鸟疔），红肿热痛，曾用鱼石脂软膏外敷无效，改用秋葵叶外敷，连用 3 天痊愈。

治疗方法：鲜秋葵叶 10 余片，加蜂蜜适度，先捣为泥状，用时取适量摊于纱布上，敷患处并以胶布固定之，日换 1~2 次。〔陈天培. 福建医药杂志. 1980，（3）：39.〕

按语：患者以局部红肿热痛为其主应，秋葵叶外敷，取其清热解毒、燥湿之功，而使肿消退。据现代药理研究报道，本药浸剂有一定的杀灭病原体作用。且本病初起外敷该药可使红肿褪尽，而脓肿已成者，则能消肿排脓，若已溃破，亦有排脓祛瘀之作用。

蚯蚓

【基原】为巨蚓科动物参环毛蚓或正蚓科动物背暗异唇蚓等的全体。

【异名】蚓、寒蚓、曲蟮、土龙、地龙等。

【性味】咸，寒。

【归经】入肝、脾、肺经。

【功能主治】清热，平肝，止喘，通络。主治高热烦躁，惊风抽搐，风热头痛，目赤，中风半身不遂，喘息，喉痹，关节疼痛，齿衄，小便不通，瘰疬，痄腮，疮疡等。

【临床应用】

1. 瘟疫

陈斗嵒，句曲人也，父病疫，药罔效，精诚祷天。一夕梦老叟书授蚯蟺水，愈汝父。既觉，莫辨为何物，广咨博访，知为蚯蚓也。捣水饮，疾愈，人咸以为孝感所致。〔名医类案：44.〕

2. 癃闭

徐某某，女，74岁，农民。1978年12月6日小便不通五六天为主诉入院。患者自觉小腹坠胀疼痛，时欲小便而不得出，面色苍白，少气懒言，纳差，睡眠不安，舌质淡，苔薄白，脉细而弱。中医诊断为“癃闭”，西医诊断为“尿潴留”。入院3天经中西药多种治疗并用食盐半斤炒垫布包外敷脐上，均未见效，即导尿数次。9日晚上，患者面色苍白，欲尿而不出，少腹坠胀难忍，烦躁不安，再次要求导尿。笔者考虑癃闭的形成主要病变在膀胱，蚯蚓能入膀胱以利尿，故令患者家属挖鲜蚯蚓100余条，洗净泥土，分2次炒热外敷脐上，10分钟左右，排尿约20ml，继续热敷，当晚症状逐渐好转，能平卧，翌日继按原方施治，小便自行排出，症状明显改善，尿清无异常。并给口服干蚯蚓，每天3次，每次9g，温水送服，经医治3天，痊愈出院。1个月后未见复。〔陈学平. 中医函授. 1985,(2)：57.〕

3. 精神分裂症

庄某某，男，30岁。于1961年9月中旬因恋爱问题受到刺激，开始精神不振，目瞪口呆，连续失眠3天，继则哭闹不休，当地治疗无效。于1962年3月初，挖韭菜地下之蚯蚓300余条剪开去泥，用水洗晒干，和鲜鸡蛋炖熟，服之3天后又吃300多条，和猪肉炖，又隔4天，吃200多条。于四月初，症状完全消失。〔蔡伸岐. 浙江中医杂志. 1966，9（3）：8.〕

4. 带状疱疹

（1）葛某某，男，8岁。1980年3月初诊。右侧胸腹及大腿内侧处起簇集状水疱疹，小如米粒，大如绿豆，疱液澄清透明，自觉灼痛。诊断为带状疱疹。给予下药治疗6分钟疼痛基本消失，1天后疱疹干缩，3天痊愈。

治疗方法：活蚯蚓3~5条，洗去泥土，放入一干净瓶内，加白糖适量而成。用干棉棒蘸取渗液涂患处，每日2~3次，不需包扎，疱疹未破或已破者均可应用。

疗效：4年来笔者共治疗35例，一般患者5~15分钟疼痛即明显减轻，1~2天疱疹干缩，3~5天脱屑痊愈，无不良

反应。〔纪延龙，等. 河北中医. 1985,（4）：45. 〕

（2）张某某，男，农民。1986年10月20日初诊。自述左腰肋有水疮，刺痛难忍天。检查，左腰肋有簇集成群的水疮，浆液透明，周围红晕，呈带状排列。证属肝经湿热蕴于肌腠经络。外用毛笔蘸涂地龙白糖液，每天3次。3天止疼，7天疮干脱落。

治疗方法：将鲜地龙若干条，放入碗内，加入适量白糖，置放数小时，待白糖化尽，地龙干瘪后，过滤其液即得。〔毛栓萍，等. 陕西中医函授. 1988,（1）：39. 〕

按语：缠腰火丹即西医学之胁间带状疱疹，中医认为本病是由肝经湿热于肌腠经络，气血不畅，郁而外发所致。地龙白糖夜有清火解毒，通络消肿止痛之功，用之能收捷效。

5. 流火

李某某，女，23岁，工人。1987年4月1日就诊。左足背红肿2天，伴恶寒发热。检查：左足背肿胀，斑片鲜红，压之退色即复，扪之灼热，并有触痛，舌苔黄腻，脉数。此乃湿热毒邪，流注于下，蕴于经络，发为流火。治宜清热解毒，和营利湿。内服方选革薢渗湿汤加地丁草、二花。外用地龙白糖液湿敷，每天2次，每次20分钟，3天后痊愈。

治疗方法：将鲜地龙若干条，放入碗内，加入适量的白糖，置放数小时，候白糖化尽，地龙干瘪后，过滤其液即得。〔毛栓锁，等. 陕西中医函授. 1988,（1）：39. 〕

6. 烧烫伤

黄某，女，6岁。1980年7月15日不慎被开水烫伤右肩、背、臀部，局部呈紫红色，起水疱10处，（浅Ⅱ度及深Ⅱ度面积水烫伤）。涂下药治疗后，2小时止痛。连用9天，皮肤未留瘢痕。

治疗方法：取活蚯蚓20~30条，将其腹内污泥洗净后置于消毒过的茶杯中，加入白糖50g，用消毒镊子搅拌约30分钟后倾倒出浸出的如蜂蜜样的液体，盛于消毒瓶内备用。I度烧、烫伤用药棉蘸药液浸搽在创面即可。Ⅱ度烧、烫伤，在每次涂药之前先用双氧水或冷盐水洗净，若有水疱，可用剪刀剪破放出浊液，剪去皮后再涂搽药液，不需包扎，每天4~6次。用药1~2天后，创面上可结一层薄痂皮，但不要将它去掉，消毒后继续涂药。一般5~7天即可治愈，最多10天可治愈。用此药除不留瘢痕外，也无不良反应。

注意事项：①在制作和贮存过程中，要尽量做到无菌操作。涂药前患处一定要充分清洗、消毒，涂药后不需进行包扎。②凡烧、烫伤伴有高热时，除患处涂药外，应进行抗感染治疗。〔何国兴. 四川中医. 1986，4（7）：46. 〕

7. 臁疮

（1）一患者左下肢有3cm×2cm溃疡面，呈暗红灰色，脓性分泌物有臭气，伤口周围皮肤紫黑，病经7月曾用普鲁卡因封闭及局部外撒消炎粉等疗法，疮面迄不缩小，经笔者用蚯蚓水疗法每日换药1次，5日后疮面即缩小2/5，且分泌物已止，继续隔日换药治疗，20余日完全结痂，又观察10余日痊愈出院。

治疗方法：取大条活蚯蚓30~50条，以凉水洗净放入杯内任其吐出泥土，约2~3小时后，再经水洗放入洗净之玻璃杯内，然后撒白糖25g放在冷暗处经12~15小时，蚯蚓体内水分即全部渗出与糖溶化，遂成一种淡黄色黏性液，然后去蚯蚓将溶液过滤消毒（煮沸或高压蒸气消毒）即成蚯蚓水（注意放于冷暗处或冰箱内以防腐臭）。先以食盐水洗净患部然后按疮面之大小剪纱布放蚯蚓水内浸透，以消毒后的镊子敷于疮面上（或以脱脂棉球蘸蚯蚓水涂搽疮面亦可），同时再外敷纱布5~6层用绷带固定即可，每日或隔日换药1次。〔宗守森. 中医杂志. 1957,（5）: 275.〕

（2）高某某，男，31岁，农民。左小腿溃疡已15年。入院时，左小腿胫前下1/3处有5cm×3cm的大溃疡1个，表面有多量脓样浆液分泌物，肉芽组织不良。用蚯蚓糖浆治疗2天后，溃疡面即变为清洁，已无分泌物，肉芽组织也变为新鲜，溃疡边缘的上皮恢复明显。治疗20天时，溃疡缩小到黄豆大，以后进步缓慢，共历时一个半月，完全治愈出院。

治疗方法：蚯蚓若干条，浸于清水盆内，待其吐尽腹内泥土后，取出置于纱布上，吸净体外附着水分，然后投入清洁容器内，加适量白糖（蚯蚓与糖比例约为2:1）暂时静置，蚯蚓即逐渐析出体液而萎缩。1~2小时后，将所得液体纱布过滤，不必消毒即可用。平时保存于冰箱内或阴凉处。每次配制不宜多，有数天量即可，时久会变质。治疗时用纱布块2~3层，浸蚯蚓糖浆敷于患处，外加油纸包扎。每天更换2~3次，以保持湿度。在1天内可不去掉贴敷的纱布，而用吸管直接滴上，次数不定，只要保持湿润即可。注意事项：蚯蚓在清水内浸泡过久者收敛慢，反之则较快，因此不宜在清水内浸泡过久，只要吐尽腹内淤泥即可。〔湖北医学院附属第一医院皮肤科. 中级医刊. 1960,（6）: 48.〕

8. 痔疮

于某某，男，47岁。1977年4月12日来诊。诊断为外痔。局部红肿疼痛，有疙瘩，有时出血。经服下方1剂，疼痛减轻，又服1剂痊愈。随访未再复发。

治疗方法：地龙15g，荞面100g。将地龙放在瓦片上烘成黄黑色，研成细末，再将荞面用白水调匀，做成饼，然后放咸地龙末包成7~10个饺子。煮熟一次吃完，每日1剂。注：忌酒和腥辣食物。〔常万有. 辽宁中医杂志. 1980,（2）:16.〕

9. 肘关节痛

余某某，男，31岁。左肘关节肿胀疼痛已2年，周围约有2cm大小高出皮肤，质硬。X线摄片确诊为骨质增生症，现肘关节已不能伸屈，曾多方服中药，及外搽“骨友灵”等药罔效。经此液治疗，26天后，肘关节恢复活动，继续治疗30天，肘关节活动正常，随访至今未见复发。

治疗方法：鲜地龙白糖液，加入适量野葡萄汁（鲜草叶捣烂绞汁）。〔郑培奎，福建中医药. 1988，19（3）: 61.〕

10. 化脓性中耳炎

许某某，男，12岁，学生。1976年

6月27日初诊。患右耳化脓性中耳炎3年，常流黄色脓性分泌物，味臭，经多次治疗无效。检查：右耳道内有大量脓性分泌物，鼓膜穿孔，鼓膜及耳道色红。嘱其每日用双氧水洗耳后滴入蚯蚓白糖液3~4滴，每天2次，6天后复诊，耳道及鼓室腔内分泌物及炎症消失而愈，随访2年，未再复发。

治疗方法：取肥大的活蚯蚓30~40条，用清水洗净后置于消毒的容器内，再放入白糖50g，用消毒镊轻轻搅拌，约20~30分钟后，白糖溶化，蚯蚓躯体萎缩卷曲，渗出清液，与白糖混合在一起，呈一种黄白色黏液，再用一层纱布滤过，将蚯蚓白糖液盛入消毒瓶内备用（不宜存放时间过长）。适用于急、慢性化脓性中耳炎。使用前，用3%的双氧水清洗中耳内脓性分泌物，反复洗2次，用消毒棉球擦干。后将蚯蚓白糖液滴入3~4滴，每天2~3次，滴药后在外耳道塞一无菌干棉球，一般4~5天后即可痊愈。〔何国兴. 吉林中医药. 1986,（5）：19. 〕

11. 流行性腮腺炎

孙某某，女，7岁，学生。1986年12月3日就诊。两腮肿胀酸痛2天。有同龄患儿接触史。检查：两腮漫肿，口腔内流涎明显，咽部无充血。舌淡苔薄白，脉浮数。此乃风毒壅于少阳胆经，气血阻塞。选用该法治疗后，4天病愈。

治疗方法：将鲜地龙若干条放入碗内，加入适量的白糖，置放数小时，待白糖化尽，地龙干瘪后，过滤其液即得。后将蚯蚓白糖液外敷患处，每天2~4次。〔毛栓锁，等. 陕西中医函授. 1988,（1）：39. 〕

12. 支气管哮喘

（1）张某某，男，8岁。1985年3月10日初诊。咳嗽，哮喘，入夜更甚，痰稠色黄，发热面红，不思食，舌苔薄黄，脉浮滑。诊为小儿哮喘。给地龙粉18g，嘱其加白糖服，每日3g，每天服3次。患儿复诊时喘咳明显减轻，浊痰亦少，体温正常，食欲增加，再服地龙粉18g而愈，随访半年未见复发。〔梁远立. 四川中医. 1986，4（7）：15. 〕

（2）张某某，女，4岁。咳嗽哮喘2天，声音嘶哑，不能平卧。曾用青霉素、链霉素、抗喘药治疗无效。1985年2月日来我院求治。据诉患儿父母均有哮喘病。检查：体温正常，胸透未见病变，不能平卧，喉中笛音，两肺满布哮鸣音。舌苔薄黄，脉滑数。诊为哮喘。地龙粉15g，分次服。翌日复诊，症状已缓解，哮鸣音消失，呼吸音仍粗糙，继服地龙粉15g而愈。随访半年未复发。〔梁远立：四川中医，1986，4（7）：15. 〕

按语：蚯蚓性寒降泄，既可宣降肺气，清泄肺热，又可宣通肺络而止咳喘。现代药理研究亦表明其提取物能对抗组织胺，扩张支气管，缓解其痉挛，故治小儿咳喘有效。加白糖则小儿更宜接受。对于成人哮喘属热证者，亦可单味煎水熬膏冲服，或配伍麻黄、杏仁、生石膏、甘草等共奏清热宣肺平喘之功。

13. 吐舌

高某某，男，9岁。患者发热数天，经治疗后热退，但发生吐舌。舌吐至颏下不能缩入，口角流涎。某医院曾给中西药治疗不瘥，皆认为奇病，请汪老治疗。即嘱家属掘取白颈蚯蚓5条，水煎调白冰糖，令患孩仰卧床上慢慢灌入。因为舌不能缩，汤药不能全部吞下，约有一半从口角流出。服药不久，患者入睡。几个钟头患者醒来舌已缩入，观察数日无其他所苦。〔刘康培，福建中医药．1992，(2)：4．〕

14．早泄

晁某某，男，24岁。主诉早泄1年余。由于难于启齿，一直未能就医。近月来，病情加重，几乎近女物即泄，苦楚难鸣。经服下药5天后，即有好转。嘱其控制感情，节制房事继续服药。药服3个月有余，早泄根除，追访1年未再发。

治疗方法：新鲜蚯蚓10条（以韭菜地的为好），破开洗净，加韭菜汁约10ml，捣为糊状，黄酒1盅冲服，每天2次。一般服药数日即可见效。〔李明洲，中国乡村医生．1989，(6)：2．〕

按语：早泄为男性生殖系统的常见病证，中医认为由肾气虚衰，精关不固所致。以蚯蚓治疗早泄的机制推测可能是利用该药对生殖器平滑肌的强烈收缩作用而取效。取韭菜地中的蚯蚓乃是取韭菜温肾之性，加黄酒乃取其温经通络之功。

15．鹅口疮

刘某某，出生后15天。口腔黏膜上出现许多散在性乳白色小点，状如凝乳样，稍突起。曾口服核黄素等药无效，而小点继续扩大融合成大小不等的斑块状疮面。婴儿哭闹不安，拒食。用白糖地龙液涂敷1天后，症状即减轻，并能吸奶，3天后溃疡面基本愈合，吸奶时无任何痛苦表情。

治疗方法：地龙1~2条，白糖30g。取韭菜地的肥大地龙1~2条，用清水洗净，置于清洁容器内，放入白糖30g，然后用汤匙搅拌，同时将地龙捣碎，使其与白糖溶化在一起呈浆糊状，后将其涂敷在疮面上，3~5分钟后，用盐水棉球擦掉即可。每天3次，夜晚痛时可加敷1次。〔史景，等．中原医刊．1983，(6)：23．〕

按语：地龙加白糖治下肢溃疡和小儿鹅口疮均是取其解毒、清热、止痛和收敛生肌之功。临床报道有较好的效果。以上两例都是通过外敷取效，也有内服蚯蚓（以豆腐衣包裹）治愈病程日久的下肢溃疡的报道。另外，地龙白糖汤外敷局部可治疗股骨干骨折，有明显的消肿止痛作用，为整复创造条件。

球兰

【基原】为萝科植物球兰的藤茎或叶。

【异名】蜡兰、铁加杯、牛舌黄、绣球叶、大石仙桃。

【性味】苦，平。

【归经】入肺、胃经。

【功能主治】清热化痰，消肿止痛。主治肺热咳嗽，痈肿，瘰疬，乳妇奶少，关节疼痛，睾丸炎等。

【临床应用】

高热

李某，男，18岁。1989年5月24日上午初诊。自述发热已5天，咽痛、咳嗽，自服银翘解毒片后无效转请西医治疗。经注射及口服西药（药名不详）后热退，但停药后又复高热，口渴，脸红，微汗，头晕，咽充血，时精神恍惚，脉浮数而大，舌红少苔，体温40.5℃。即予球兰汁35ml，加入单糖浆5ml，患者服药后2~3小时即热退神清而愈。

治疗方法：使用时取鲜球兰叶50片左右，洗净，加冷开水200ml，置搅拌机中打成糊状，取汁，沉淀后取上清液，可置冰箱中冷藏备用。1岁以下每服5~10ml，1~5岁10~20ml，6~10岁30ml，成人30~40ml。服时可加入少许蜂蜜、蔗糖或单糖浆服用，以减少其腥味。〔张正群．中医杂志．1990，31（3）：59〕

蛆根草

【基原】为百合科植物肺筋草的全草或根。

【异名】粉条儿草。

【性味】苦、甘，平。

【功能主治】清肺，化痰止咳，活血，杀虫。治疗咳嗽吐血，百日咳，气喘，肺痈，乳痈，肠风便血，妇人乳少，经闭，小儿疳积，蛔虫等。

【临床应用】

乳腺炎

李某某，女，45岁。1976年4月初诊。患乳疾10余年。每逢春季复发，发作时两乳房红肿疼痛，痛不可触，形寒怯冷，时发热。曾到当地医院诊治，服用消炎药、止痛药及中药均未奏效。每次发作1月余，待排尽白色乳酪样物后，诸证慢慢缓解。现诸症又作，患者表情痛苦，面色不华，两侧乳房红肿，可触及硬块数枚，按之痛甚，月经调，无其他疾病。脉弦细，舌淡苔微黄。体温38℃。治以蛆根草50g，水煎服，3剂。二诊：服药后痛减，红肿消退。继服3剂后，诸症痊愈。尔后患者每年春季提前服用蛆根草，以防复发。随访5年，未见发作。〔方勇，湖北中医杂志，1987,（2）：23.〕

按语：乳痈是发生于乳房的一种急性化脓性疾病，多由于肝郁胃热，乳汁淤积等引起，取蛆根草，以甘平之性，清肺、活血、通乳，施治本病，药症合拍。

全蝎

【基原】为钳蝎科动物钳蝎的干燥全虫。

【异名】虿、杜伯、主簿虫、全虫、茯背虫等。

【性味】咸、辛，平；有毒。

【归经】入肝经。

【功能主治】祛风，止痉，通络，解毒。主治惊风抽搐，癫痫，中风，半身不遂，口眼㖞斜，偏头痛，风湿痹痛，破伤风，淋巴结结核，风疹疮肿等。

【毒性】蝎毒是一种类似蛇神经毒的蛋白质，主要作用能使呼吸麻痹。故生用全蝎时应注意用量不宜大，常见中毒原因是蝎子螫伤。

中毒表现：成人被蝎子螫伤后，一般没有生命危险，但伤口有剧痛，且可持续数小时，局部出现肿胀，发黑，水泡，血泡和坏死等，及伤口部位淋巴管和淋巴结肿胀发炎。另外，还会出现流涎、恶心呕吐、出汗脉缓等症状，小儿被螫伤后，严重者可出现呼吸困难、昏迷、抽搐、呼吸中枢麻痹等严重并发症并危及生命。

中毒救治：

（1）被蝎子螫伤后，立即拔出残留刺针，然后伤口可用 1∶5000 高锰酸钾，或 3%氨水洗涤，再用火罐吸出毒液。

（2）用季德胜蛇药内服外敷，或用明矾研末用米醋调匀外敷，也可用鲜蜗牛捣烂外敷。

（3）对有恶心、呕吐、脉缓等迷走神经兴奋症状者，用阿托品皮下及肌内注射。

（4）有呼吸衰竭症状者应用呼吸中枢兴奋剂。

【临床应用】

1. 中风后遗症半身无汗

邻庄张马村一壮年，中风半身麻木，无论服何药发汗，其半身分毫无汗。后得一方，用药房中蝎子二两，盐炒轧细，调红糖水中顿服之，其半身即出汗，麻木遂愈。然未免药力太过，非壮实之人不可轻用。〔医学衷中参西录（中册）：138.〕

Q

2. 偏头痛

刘某，女，50 岁，干部。1989 年 8 月 22 日就诊。右侧偏头痛 5 天，胀痛剧烈，呼叫不已，彻夜不眠，伴烦躁易怒，恶心欲吐，大便时干，小溲黄赤，舌红苔薄黄，脉细弦而数。予平肝潜阳，祛风止痛法。药用：石决明 30g（先煎），钩藤 20g（后下），当归 10g，生地 15g，杭白芍 20g，丹参 30g，干地龙 12g，僵蚕 10g，黄芩 12g，白蒺藜 15g，生甘草 3g。配合西药止痛、镇静，治疗 3 天无效，遂用全虫（即全蝎）末外敷太阳穴，用药 1 小时后疼痛明显减轻。换药 1 次，痛未再作，随访年余，未见复发。

临床证明全虫（即全蝎）末外用亦有祛风平肝，解痉定痛之效，且简便安全，值得推广应用。〔中医百花园：134.〕

3. 痹证

孙老者，掖县郭家店人也，从事农业，体素健，享年 94 岁，无疾而终，为当地老人之冠。余访其令爱孙医师，问其养生之道，其女曰："吾父乃一普通农民，常吸旱烟，饮酒 1~2 杯，既不练武术，也不会气功，劳动之余，睡眠较多，吃饭不过饱，别无所好，唯老年常饮山蝎子酒耳。"何以常饮此酒？原来孙老在 40 余岁时，于春夏之交，席地卧眠，感受寒湿，患右腿痛，医治无效。半年后，肌肉渐见萎缩，村中有邻叟告一方试用，方乃清明节前后，觅山蝎浸酒饮，村外有小山，产蝎较多，令儿童数人持瓦罐搜捉之，2 天功夫，得活蝎 100 余只，乃沽白酒 1500g，7 日后饮用，日饮 3 小杯，数日后，腿痛减轻，胜于以上所服诸方，于是相信此方有效，更买酒 2500g，易大罐又添活蝎 100 余只，连饮 2 个月后，腿痛觉除，后则每日饮 2 次，半年之后，肌肉逐渐恢复，病痊愈。从此酒已成癖，每日必饮 1 杯，如是 40 年。至老无间歇，自腿痛愈后，也未得其他重病，80 余岁时，来临沂女儿家探亲，余见其精神尚

矍铄，犹得双手提一担水，可见其体力之健，自谓是乃饮蝎酒之功。〔姚子扬. 沂蒙中医. 1985,（1）：45.〕

4. 肿毒

本村刘氏女，颌下起时毒，甚肿硬，抚之微热，时愚甫弱冠，医学原未深造，投药两剂无甚效验。后或授一方，用壁上全蝎七个，焙焦为末，分两次用黄酒送下，服此方三日，其疮消无疥蒂。盖墙上所得之蝎子，未经盐水浸腌，其力浑全，故奏效尤捷也。〔医学衷中参西录（中册）：138.〕

5. 急性乳腺炎

王某某，女，31岁。1979年9月6日初诊。主诉：产后3个月，因受寒左侧乳房胀痛已3天。初起恶寒发热，昨已止，但乳房胀痛3天不减。检查：左侧乳房有包块，手不可近，无波动，体温、食欲、二便均正常，投全蝎方1剂，乳房包块渐消获愈。

治疗方法：全蝎2只，馒头1个，用馒头将全蝎包入，饭前吞服。〔胡勤柏. 中医杂志. 1986，27（1）：40.〕

6. 荨麻疹

任某某，四肢、躯干部泛发荨麻疹，骤起骤消，瘙痒剧烈，夜间尤甚，病起7年，用全蝎1只洗净，取鸡蛋1只，顶部开一小孔，将全蝎塞入，蒸熟去蝎食蛋，每天2次，5天为1个疗程，5天症减，9天退尽，继服半月，以杜其根，至今未复发。〔顾成中. 浙江中医杂志，1987，22（8）：37.〕

7. 百日咳

王某某，男，5岁。1981年3月4日初诊。患儿自2月下旬开始发热、流涕、咳嗽，继则咳嗽加剧呈阵发性，每日发作则连续短咳数十声，咳嗽后有长吼，待吐出白色稀痰后方缓解。曾先后用链霉素等药物治疗10日余效果不佳，故前来诊治。诊见颜面浮肿，以两上眼睑尤甚，舌苔薄白，指纹色淡红至气关。处方：全蝎10只（炒焦为末），鸡蛋10个（煮熟），如下法分10次服，日服2次。连续5天诸症皆愈。

治疗方法：全蝎1只（炒焦为末），鸡蛋1个（煮熟）。用鸡蛋蘸全蝎末食之，每日服2次。3~5岁小儿服全量，3岁以下酌减，5岁以上酌增。〔王保贤，等. 中国乡村医生. 1989,（10）：16.〕

8. 泪囊炎

（1）孙某某，女，33岁，工人。患者于1982年6月28日在某医院行右侧泪囊摘除术。术后1周，该侧泪囊区复又红肿、疼痛，于1982年7月8日来我院就诊，诊断为“复发性泪囊炎合并蜂窝组织炎”。当时，本拟用抗生素治疗，但患者不愿接受，故改用全虫（即全蝎）治疗。经用下述方法治疗后，红肿迅速消退，疼痛减轻，1周后痊愈，随访3年，至今未复发，泪溢症状也消失（治疗方法见后案）。〔王祖清. 中级医刊. 1987，22（7）：51.〕

（2）张某某，女，25岁，农民。1983年4月19日就诊。主诉：右泪囊区红肿疼痛，伴流泪2天。就诊前2年，自诉类似情况先后出现过2次，每次发作，均未经过正规治疗。眼部检查：视力：右1.0，左1.5，右眼上、下睑近内眦皮肤轻度红肿，泪囊部红肿隆起约1.5cm×1.0cm，隆起处无波动感，压痛明显；内眦部球结膜充血、水肿，余无异常。诊断：慢性泪囊炎急性发作。经用全虫（即全蝎）治疗3天，红肿迅速消退，仅泪囊区皮肤呈炎性后色素沉着。随访2年，未复发，泪溢症状亦消失（治疗方法见后案）。〔王祖清. 中级医刊. 1987，22（7）：50.〕

（3）汪某某，女，30岁，农民。1985年1月5日就诊。主诉：右眼流泪伴内眦角溢黏脓性分泌物3年。眼部检查：视力：右0.8，左1.0，右眼内眦部下睑皮肤因拭泪致色素沉着，泪小点位置正常。沙眼（++）。按压泪囊部，可见灰白色黏脓性分泌物自上下泪小点溢出，内眦部球结膜呈慢性充血，余无异常。诊断：右侧慢性泪囊炎，经用前法治疗3天，流泪明显好转，按压泪囊，无上述分泌物溢出。

治疗方法：全虫（即全蝎）适量在瓦片上焙干，研末备用。成人每次6~9g，小儿减半，以温白酒或黄酒送服（依其人酒量而定），每次15~50ml不等；儿童或不饮酒者，改用温开水，每日1~2次，3天为1个疗程。〔王祖清. 中级医刊. 1987，22（7）：50.〕

Q

9. 泪道阻塞

（1）王某某，女，20岁，农民。主诉：迎风流泪5年。患者发病后，先后用中西药及滴眼剂，滴鼻剂及泪道探通，冲洗，治疗无效。1983年3月11日来我科就诊。

检查：视力双眼均为1.2。上、下睑皮肤因频繁拭泪，呈暗褐色色素沉着；睑缘无鳞屑及脓性分泌物；上下泪小点位置正常，按压泪囊无分泌物流出。睑、球结膜、角膜无异常。诊断：泪道阻塞。经接受全虫剂治疗，1周后泪溢消失，随访2年未复发。

治疗方法：全虫（即全蝎）适量在瓦片上焙干，研末备用。成人每次6~9g，小儿减半，以温白酒或黄酒送服（依其人酒量而定），每次15~50ml不等；儿童或不饮酒者，改用温开水，每日1~2次，3天为1个疗程。〔王祖清. 中级医刊. 1987，22（7）：50.〕

（2）王某某，男，45岁。1985年10月10日就诊。主诉：双眼流泪10余年。10余年来，患者自觉双眼常有异物感，干涩，晨起两眼角有少量分泌物。白天经常流泪，影响视力和工作，冬天或迎风加剧。此次就诊前，除经常点用抗生素眼药外，未经特殊治疗。

眼部检查：视力左右眼均为0.8，双眼上下睑皮肤因拭泪而呈灰黑色，睑缘轻度慢性充血，睫毛全部脱落，下泪小点轻度外翻，沙眼Ⅲ度，球结膜呈慢性充血，角膜无异常。诊断：沙眼性泪道阻塞。鉴于该患者有重度沙眼，除用全虫治疗外，尚加用维生素类药及抗生素滴眼剂。经1周治疗后，患者前述症状基本消失（治疗方法同前案）。〔王祖清. 中级医刊. 1987，22（7）：51.〕

10. 急性扁桃体炎

（1）周某某，男，7岁。因体温39.2℃，伴全身关节疼痛，咽痛，吞咽困难1日余，于1974年11月14日入院。查心肺无异常，咽充血鲜红色，扁桃体肿大，软腭有黏膜下出血点，白细胞总数 26×10^9/L，中性 0.85。经用蝎尾粉贴敷天容穴，并加服维生素 C，体温、白细胞 1 日后开始下降，第 3 天体温 36.9℃，软腭黏膜下出血点消失，白细胞 11.2×10^9/L，中性 0.78，全身及局部症状消失，能正常进食。

治疗方法：用 2 块 3cm² 胶布，撒上一层蝎尾粉，贴于双侧天容穴，24 小时更换贴药 1 次，一般 2~3 次即可。〔中国人民解放军第 514 野战医院. 陕西新医药. 1976,(2)：59.〕

（2）某患者，男，14 岁。于 1965 年 9 月 7 日突然高热，咽痛，体温达 39.2℃，咽部略显充血，扁桃体肿大，右侧且有多数白色渗出物。经用下法治疗，6 小时后体温下降至 38℃，2 小时后降至正常。咽痛消失，咽部充血减退，扁桃体不肿大，无渗出物。用药后全身及局部无不良反应。

治疗方法：取全蝎尾 1 小节，放在直径约 1cm 的橡皮膏正中。然后敷在下颌角下方，正对肿大的扁桃体外的皮肤上。若双侧均肿大者，可在两侧同时敷上。一般 12 小时能收效，若无明显解，可继续用 12 小时。如有并发症，则应改用其他药物。〔李景文，等. 中级医刊. 1966,(6)：385.〕

按语：全竭为祛风平肝之圣品，又为活血祛瘀、解毒清热之药，由上诸案可一斑。无论其外、内服，均有良好的效果。另外根据文献报道，单用本品（或配蜈蚣）治疗血栓闭塞性脉管炎、淋巴结结核、骨关节结核、流行性腮腺炎、慢性支气管炎、诸疮肿毒、初发痔疮等也有较好的效果。

11. 癫痫

陈某某，女，22 岁。于 1977 年 6 月 9 日诊。间断性突然意识丧失，晕倒于地 20 余年，伴四肢强直性抽搐，牙关紧闭，两眼球上翻，口吐白沫。每月发作 1~3 次不等，每次持续 1~3 分钟左右，昏睡 30 分钟至 1 小时后，神志渐清醒，头昏痛，周身酸痛，疲乏无力，曾多次到县医院就医，经脑电图证实为“癫痫”。口服苯妥英钠，发作次数减少到每 1~2 个月 1 次，一旦停药，发病次数比以前更频发。后停用此药改为全蝎韭菜红糖汁，1 周服 3 次，2 个月后癫痫发作停止。为巩固疗效，防止复发，将服药次数逐渐由原来的每周服药 3 次改为每月 1 次坚持 1 年以上，随访 16 年无复发，患者体质改善，参加农业生产劳动，生育 1 男 2 女，智能发育均正常。

治疗方法：全蝎 1 个（不去头尾）放在洗干净的瓦片上，文火焙干研成细粉。新鲜韭菜 250g，洗净晾干，将全蝎粉与韭菜混合一起揉汁，用干净新纱布过滤其汁，汁中加红糖 50g，反复拌匀后入锅内蒸熟。空腹 1 次服下。〔晏九银. 四川中医. 1991，9（10）：12–13.〕

按语：癫痫病的形成，中医认为系七情失调，先天失调，脑部外伤等造成脏腑失调，痰浊阻滞，气机逆乱，风阳内动，蒙闭心窍，流窜经络所致。治疗时，频繁发作以治标为主，宜顺气、息风定痫。平时以治本为主，宜健脾化，补益肝肾，养心安神。本案以全蝎为主，入肝祛风，降气开闭，以韭汁温补肝肾兼以化痰，两者相伍，标本兼治，且全蝎经过焙炙，毒性极低，故可久服，从而取得佳效。本法药简效宏，可从。

12. 缠腰火丹

曾遇七旬老翁缠腰火丹，经前医用龙胆泻肝汤治疗，疱疹虽平而痛如锥刺经久不除，乃求治于余。遂拟全蝎30g，研末分为10包，早晚各服1包。药后其子来告，疼痛逐渐缓解。又嘱继服前药30g。仅服2剂，痛止病愈。〔中医研究院广安门医院. 医话医论荟要：61.〕

Q

R

蚺蛇肉

【基原】为蛇科动物蟒蛇的肉。

【性味】甘，温；有小毒。

【归经】入肺、肝经。

【功能主治】祛风，杀虫。主治风痹，瘫痪，麻风，疥癣等。

【临床应用】

麻风

泉州有客染大风，惟鼻根未倒。属五月五日，官取蚺蛇胆欲进，或言“肉可治风”，遂取一截蛇肉食之，三五日顿渐可，百日平复。〔历代无名医家验案：210.〕

人尿

【基原】为健康人的小便，去头尾，用中间一段。一般以10岁以下儿童的小便为佳，名为“童便”。

【性味】咸，凉。

【归经】入肺、肝、肾经。

【功能主治】滋阴降火，止血消瘀。主治阴虚发热，劳伤咯血，吐血，衄血，产后血瘀，血晕，跌打损伤，血瘀作痛等。

【临床应用】

外伤疼痛

刑伤，饮小便止痛解毒，获效最神。秀水诸襄七宫詹锦之先人有为县吏者，悯刑人之痛苦，每竹杖必浸厕中，久而后用之，如是者数十年。迨宫詹显达，人咸谓因是得报。〔历代笔记医事别录：292.〕

人乳汁

【基原】为女性产后由乳房产生的用作哺育婴儿的汁液。

【异名】奶汁。

【性味】甘、咸，平。

【归经】入心、肺、胃经。

【功能主治】补血，润燥。主治虚劳羸瘦，虚风瘫痪，消渴，噎膈，大便燥结，血虚经闭，目赤眼昏等。

【临床应用】

1. 便秘

一妇人大便秘涩，诸药不应，苦不可言，令饮人乳而安。〔续名医类案：509.〕

2. 电光性眼炎

刘某某，男，18岁，修车工。门诊日期:1959年1月23日晚11时。主诉:眼痛，流泪6小时。病史：白天工作时两眼曾暴露于电弧光下约5小时后，眼部即有饷光，流泪，异物感以及眼发胀，逐渐加重，不能支持而来院门诊。检查：视力两眼1.0，两眼睑轻度浮肿，泪器正常，睑结膜轻度充血，有乳头滤泡（++），球结膜充血，在睑裂部较明显，无睫状充血，角膜透明，其他外眼检查无异常发现。诊断：两眼电光性眼炎，沙眼Ⅱ期。治疗：用鲜乳汁点眼2次，疼痛立止，眼能睁开视物，流泪现像亦消失。次日眼愈。

治疗方法：以新鲜挤出的人乳数滴，盛于消毒之器皿上，用一滴管吸入点于两眼外眦部球结膜上，每隔 5 分钟 1 次，每次点 1~2 滴，共点 2~3 次，点后令患者闭眼休息。〔樊悦礼．中医杂志．1959，(6)：408-409．〕

按语：鲜人乳营养成分丰富，中医认为人乳乃人体气血所化，有养血润燥之功。自古以来就有以人乳治目疾记载，《圣惠方》中有用乳汁煎治肝热眼赤痛之法。《本草别录》也指出人乳"补五脏，疗目赤多泪"。入药之人乳应取无病妇人之乳，色白而稠者为佳。若色黄赤，清而腥秽如涎者，不可用。

人参

【基原】为五加科植物人参的根。

【异名】人衔、土精、地精、海腴、孩儿参等。

【性味】甘、微苦，温。

【归经】入脾、肺经。

【功能主治】大补元气，固脱生津，安神。主治劳伤虚极，食少，倦怠，反胃吐食，大便滑泄，虚咳喘促，自汗暴脱，惊悸，健忘，眩晕头痛，阳痿，尿频，消渴，妇女崩漏，小儿慢惊，及久虚不复，一切气血津液不足之证。

【毒性】小鼠灌服人参根粉急性毒性 LD_{50} 在 5g/kg 以上，小鼠经皮人参浸膏急性为 16.51g/kg；小鼠灌服人参为 100、250、500ml/kg，连服 1 个月的亚急性毒性观察未见异常。

中毒表现：因人而异，出血为人参急性中毒的特征，另外，还可见药疹、头晕手颤、多汗，或肠胃道反应如恶心呕吐、腹胀、胸闷、腹泻等。

中毒救治：服用人参宜从小剂量开始，如有不适，见鼻出血应及时停用，人体壮实而服用过量感腹胀、胸闷、闭气者，可用生萝卜解毒，症状危重者需送医院救治。

【临床应用】

1. 产后大出血

（1）冯某，31 岁。1978 年 6 月 12 日 8 时，已妊 3 个月，不慎跌倒，即感小腹隐痛下坠连及脐部。次日阴道点滴出血，持续不断，当地医生予安胎止血药治疗，效果不显。后因劳作，小腹疼痛加剧，阴道出血增多，随出血下一胎盘，阴道出血仍不止，并见面色苍白，头冷汗出，手足逆冷，眼黑头晕，神志恍惚，唇舌色淡，脉极细，摇摇无根，血压 4/1.5kPa（30/11mmHg）。中医诊断：产后血崩，证属气随血脱。急刺人中，又以红人参 60g，切细，急煎 10 分钟，取药汁频频服下，第 2 次煎 10 分钟，取药汁继续服用。到 2 小时，血压 15.9/8.7kPa（120/65mmHg），阴道出血停止。追访 3 个月，患者体健无恙。〔刘志卿．河北中医．1992，14（4）：20．〕

（2）李某，23 岁，女。1988 年 1 月 21 日 3 时初诊。患者双下肢皮肤素有瘀斑及牙缝偶有出血 2 年。足月产，分娩顺利，胎盘完整，产后出血 2 小时不止，并感心慌头晕，眼黑，皮肤湿冷，很快转入昏不知人，脉微欲绝，血压 0/0kPa（0/0mmHg）。中医诊断：产后血崩，证属气不摄血，亡血虚脱。治以红人参

R

30g，切细块，急煎顿服，再煎频服。服药后40分钟，神清厥回，阴道出血停止，血压14.9/9kPa（110/70mmHg），3个月后追访，身体健康。〔刘志卿. 河北中医. 1992，14（4）：20.〕

（3）于某，女，32岁，1986年12月3日14时。足月产，分娩后阴道出血4小时，冷汗出，面白肢冷，心悸气短，头晕神昏，唇舌色淡，脉不应指，血压5.3/2kPa（40/15mmHg）。诊断：产后血崩。证属气随血脱，气不摄血。急刺人中，并以红人参30g切细，急煎浓汤灌服。服药后50分钟，阴道出血停止，肢体转温，神清脉复，转危为安，测血压16/10kPa(120/85mmHg)。3天后，阴道排出胎膜约10cm×2cm一块。2个月后追访，患者体健。〔刘志卿. 河北中医. 1992，14（4）：20.〕

按语：中医认为气为血帅，既能行血，又能摄血止血，而血为气母，血能载气。产妇产后大出血，元气暴脱，气不摄血，故血出不止，气随血耗，气越虚，血出越多，形成恶性循环，治不及时，有伤性命之虞。以人参峻补元气，气壮则能摄血，血止则气越充，气充则血旺，形成良性循环。故欲阻断恶性循环，必须以断然措施。正如李东垣所说："人参，能补肺中之气，肺气旺则四脏之气皆旺，肺主气之故也。仲景以人参为补血者，盖血不自生，须得生阳气之药乃生，阳生则阴长，血乃旺矣。若阴虚单补血，血无由生，无阳也。"诚所谓得其要者，思过半矣，宜三思。

2. 先天不足

张某，女，1981年2月出生，同年3月15日初诊。患儿出生时体重2.1kg，出生后睡眠不实，力挣出声，腹泻。辨证为先天不足，心脾肺气虚。拟以红参每天1.5g，蒸汁口服，5天而安。此后感冒、咳嗽、多汗、腹泻，均用红参调理，每次约1.5~2g，2~3天而愈。患儿1岁时体检体重10.2kg，余均正常。〔汪德云. 安徽中医学院学报. 1989，8（2）：20.〕

3. 伤寒

一妪年七旬伤寒，初起头痛身痛，发热憎寒。医以发散，数剂不效，淹延旬日，渐不进食，昏沉，口不能言，眼不能开，气微欲绝。与人参5钱，煎汤徐徐灌之，须臾稍省，欲饮水，煎渣服之顿愈，又十年乃卒。〔续名医类案：12.〕

4. 阳虚发热证

夏大儿年友，苏中陈雍喈，身热谵语，不甚辨人。太守苕溪陆祝三因赴补在京，邀柴诊视，其脉大而无力，此阳虚发热，拟用人参。陆惊而咋舌，以为断不可用，柴乃力任方从。1剂后身和。3剂热全退。调理月余而瘥。〔续名医类案：240.〕

5. 慢性咳喘证

（1）一男子50余，病伤寒咳嗽，喉中声如鼾。与独参汤一服而轻。再服而鼾声除。至三四服，咳嗽亦渐退，凡服参三斛而愈。〔名医类案：88.〕

（2）内人年已花甲，素患痰咳，入冬又发，喘咳难止。遂投二陈汤煎服则洞泄不止，余思良久，素体虚弱，元气亏损，复泄泻伤阴，又亏其气，急投红人参30g，水煎急服，泄止喘平。〔王杰. 河北中医；1990：（1）：46.〕

按语：人参为中药补气之第一要药。然其运用颇多讲究，善用者补气固脱救人性命于顷刻，不善用者反能杀人。以上诸案，用单味人参治疗伤寒、发热、咳嗽，是否违背“伤寒无补”之说？非也，因为患者年事已高，元气素虚，“邪之所凑，其气必虚”，故伤寒流连，发热难清，咳嗽难平，皆其气虚无力抗邪也。峻补人参，充实其真元阳气，则外邪不治自退，诚如《本草经疏》所谓：“人参能回阳于垂绝，却虚邪于俄顷……邪气之所以久留而不去者，无他，真气虚则不能敌，故流连而不解也，兹得补而真元充实，则邪不能自容。”此亦即所谓“以补为泻”之法。

6. 大气下陷证

（1）外孙王竹孙，年20许，卧病数月不愈，精神昏愦，肢体废懒，微以短气，屡次延医服药莫审病因，用药亦无效验。一日忽然不能喘息，张口呼气外出而气不上达，其气蓄极下迫肛门突出，约二十呼吸之顷，气息方通，一昼夜间如是者八九次。诊其脉关前微弱不起，知其胸中大气下陷，不能司肺脏呼吸之枢机也。遂投以人参一两，柴胡三钱，知母二钱，一剂而呼吸顺，又将柴胡改用二钱，知母改用四钱，再服数剂宿病而愈。〔医学衷中参西录（中册）：23.〕

（2）邑中泊庄高某，年40许，于季春得温病。屡往医者调治，大热已退，精神益惫，医者诿为不治。病家亦以为气息奄奄，得时而已。乃迟旬日而病状如故，故转念或可挽回。迎愚诊视。其两目清白无水，竟昏聩不知人事，舌干如磋，却无舌苔，问之亦不能言，抚其周身皆凉，其五六呼吸之顷，必长出气一口，其脉左右皆弱，至数稍迟，知其胸中大气因服开破降下药太过而下陷也。盖人气不达于脑中则神昏；大气不潮于舌本则舌干，神昏舌干，故问之不能言也；其周身皆凉者，大气陷后不能宣布营卫也；其五六呼吸之顷必长出一口气者，大气陷后胸中必觉短气，故太息以舒其气也。遂用野台参一两，柴胡二钱，煎汤灌之，一剂见轻，两剂痊愈。〔医学衷中参西录（中册）：23.〕

按语：张氏认为“大气者，原以元气为根本，以水谷之气为养料，以胸中之地为宅窟者也。”大气为内气，而呼吸之气为外气。大气下陷的形成原因主要有“力小任重，或枵腹力作，或病后气力未复勤于动作，或泄泻日久，或服破气药过多，或气分虚极之下陷，种种病因不同，惟其脉象微细迟弱……惟觉短气者，大气下陷也”。大气下陷主要表现为短气难以续接，脉象微细迟弱，以右脉明显，还可见神昏，怔忡，咽干，胸闷等。张氏创立“升陷汤”（生箭芪18g，知母9g，柴胡4.5g，桔梗4.5g，升麻3g）专治大气下陷证。本案张氏用人参而不用黄芪，认为“人参、黄芪皆补气兼能升者也，然人参补气之力胜于黄芪；黄芪升气之力于人参，故大气陷而气分之根犹未伤者，当用黄芪；大气陷而气分之根柢兼伤损者，当用人参”。此说可参。目前“升陷汤”在临床应用颇为广泛，可用以治疗心脏病、气胸、胃下垂、子宫脱垂及部分神经官能症等。

7. 房室传导阻滞

刘某某，男，39岁。患者于1985年2月4日凌晨胸闷、头昏、恶心，听诊：心率42次/分，心律不齐。心电图示高度房室传导阻滞。住某医院安装临时起搏器，用激素、烟酰胺、极化液等治疗，心电图由Ⅲ度房室传导阻滞逐渐转为Ⅱ度或正常。病后34~106天均在治病过程中再度出现Ⅲ度房室传导阻滞，经疗后心电图一直呈Ⅰ度房室传导阻滞，专科会诊决定安装永久起搏器。7月23日转本院等待安装起搏器，当即投以人参3g，每天1次。服药1周，心电图明显好转，1个月完全恢复正常。多次复查心电图均正常。病后257天，临床观察3个多月未复发。备注：房室传导阻滞，大多因气血运行障碍，心脉痹阻，人参大补元气，可以补气生血，改善心血管功能，增强各脏器组织的营养，发挥其生理功能。〔汤敏. 江苏中医杂志. 1986,(5)：18.〕

按语：房室传导阻滞，多属于中医“心悸”“虚劳”范畴。治疗也多从温阳益气，活血化瘀法着手。人参既能“主补五脏，安精神，止惊悸，除邪气，明目，开心益智”(《神农本草经》)，又能“通血脉，破坚积，令人不忘”(《名医别录》)，有补气活血，改善心血管功能，加强心脏房室传导功能，从而取得较好的效果。现代药理研究也证实人参确有消除实验性心律失常，抗心肌缺血作用。

8. 慢性肺源性心脏病并发心力衰竭

王某，女，62岁。1990年10月诊。其人罹反复咳喘20余年，进行性呼吸困难6年，曾住院治疗10次。此次为第8次住院，诊为慢性支气管炎、肺气肿、慢性肺源性心脏病伴心力衰竭（Ⅱ度）。给西药抗感染，解痉平喘，硝苯地平，给氧等治疗，病情未得缓解。10月28日子时，病情加剧，发现神志昏蒙，循衣摸床。院方以“并发肺性脑病”向家属发出病危通知。遂与凌晨寅时自动出院，邀余往诊。诊见神志昏迷，目呆口干，右瞳仁散大，对光反射消失，气少息促，汗出如油，人中歪斜，小便失禁，喉间痰鸣，上肢尚温，下肢足踋逆冷，两脉虽滑但重按无力。余曰：“此乃痰闭，阳气欲脱之证，治之非易。欲救则急当先抽去其喉间痰涎，畅其气道，再予吸氧，然后用别直参浓煎灌服救其脱。”当即取30ml针筒抽吸痰涎约15ml，见患者作一吞咽状；令将浓煎的6g别直参汤频频灌服，加鼻导管法供氧。4小时后呼之，神志略清，似有转机。其子又请某西医出诊，左上肢血压不能测到，断言“无法挽救”之。余当时也为之一惊，即切其左脉，的确不见应指，但右脉沉细无力。观其神志较前转活。再令取别直参10g浓煎频灌，5小时后神志渐清，左脉得起，人中歪斜随之好转。后经益气养阴，化痰醒神，用西药抗炎，补液支持，终于得救，迄今情况良好。〔顾伟民. 浙江中医杂志. 1992,(9)：406.〕

9. 肺源性心脏病合并中毒性休克

金某某，男，64岁。因肺心心力衰竭，慢性支气管炎继发感染合并中毒性休克，于1978年8月14日入院。入院时畏寒微热，体温37.3℃，胸闷气急，

R

精神软弱，呈半嗜睡状，肺呼吸音粗糙，可闻少许湿罗音，呼吸 30 次 / 分，心率 96 次 / 分，律齐，心音较低，血压 10.7/6.1kPa（80/45mmHg），血白细胞 1.7×10^9/L，中性 0.80。用西药抗菌、消炎、抗休克等治疗 5 天，病情未好转，休克未纠正，在西药抗休克药维持下血压是 12.0/6.7kPa（90/50mmHg），因而加用生晒参 9g，3 剂。第 1 剂服后症情迅速好转，当晚血压上升至 13.3/9.3kPa（100/70mmHg），即停止输液，此后血压一直稳定，四肢温暖，诸症渐减至失，8 月 29 日出院。〔占爱菊. 绍兴中医药. 1984,（1）：封 4. 〕

10. 急性心肌梗死并发心源性休克

陈某某，男，60 岁。因脑动脉硬化头痛 3 个月，呕吐 10 多天于 1978 年 7 月 22 日住院，入院时血压 14.1/12.5kPa（105/95mmHg）。经西药治疗头痛呕吐基本消失。7 月 24 日晨 7 点 10 分左右患者突然面色苍白，出汗，心跳停止，心音消失，脉搏测不到，即予心脏按压，肌内注射络贝林、尼可刹米，使心脏复跳，血压回升到 9.3/8.0kPa（70/60mmHg）。后经心电图检查证实心跳停止的原因为急性广泛前壁及下壁心肌梗死。此后因心源性休克每天给予西药抗休克治疗，至 8 月 8 日心肌梗死后已半月，患者心电图复查虽有明显好转，但心源性休克反而加重，8 日上午在西药抗休克药物维持下血压降至 5.6/4.3kPa（45/30mmHg），病人感到一阵阵胸闷，心悸，出汗多，四肢冷，心音弱脉搏微，即给予生晒参 9g，当日下午服下参汤后，病情逐渐好转，至次日上午查房时发现病人出汗已止，四肢转温，精神稍比前好，血压升至 10.7/8.0kPa（80/60mmHg）左右，脉较前有力。8 月 9 日又给生晒参 9g，并加淡附片 6g，炙草 6g。服后晚上睡不着觉。第 2 无头昏，胸闷，心率加快至 120 次 / 分，血压升至 17.3/12.0kPa（130/90mmHg），考虑加用附子后兴奋太过，且心率太快，血压偏高会使心脏负担加重，心肌耗氧量增加，不利于心肌梗死的恢复，因此 10 日后仅用单味生晒参并减量给以巩固治疗至 16 日。因加用生晒参后休克日见好转，故 8 月 9 日起西药抗休克药物逐渐减少，至 14 日停用。病人血压稳定在正常水平（13.3/10.7kPa）（100/80mmHg），临床症状消失，8 月 2 日心电图复查显著好转，仅提示为低血压，慢性冠脉供血不足。至 8 月 26 日出院，共住院 34 天。〔占爱菊. 绍兴中医药. 1984;（1）：封 3–封 4. 〕

按语：无论是感染性休克抑或是心源性休克或其他类型休克，治不及时，常危及生命。人参具有抗休克作用，实验说明人参抗休克作用是通过强心，增加心输出量，升高血压，同时改善微循环，增加血液灌流量实现的。休克属于中医“脱证”范畴,《本草新编》指出“人气脱于一时，血失于顷刻，精走于须臾，阳绝于旦夕，他药缓不济事，必须用人参一二两，或四五两，作一剂煎服以济之，否则阳气遽散而死矣。此时未尝不可杂之他药，共相挽回，诚恐牵制其手，反致功效之缓，不能返之于无何有之乡。”精哉斯言！从中发现人参对于稳定休克患者的血压确有良好作用。

11. 癫狂

妇科郑青山，因治病不顺，沉思彻夜，兼受他医讽言，心甚怀愤。天明病者霍然，愤喜交集。病家设酌酬之，而讽者已遁，愤无从泄，忽然大叫发狂，同道治罔效。一日目科王道来往候，索已服未服等方视之，一并毁弃，曰：此神不宁舍之虚证，岂豁痰理气清火药所克效哉！遂令觅上好人参二两，一味煎汤，服之顿安，三啜而病如失。更与归脾汤调理而愈。〔续名医类案：523.〕

按语：中医认为癫狂为病既有实证，又有虚证。实证当清火化，镇惊安神，虚则应补气养血，调益心脾。案中前医不辨虚实，肆用豁痰理气清火之品，愈加耗损元气，败胃伤脾，故久治不愈。而王氏辨证准确，以一味人参补气生血，助精养神而见效，可见中医辨证之重要。《本草蒙筌》指出："人参补虚，虚寒可补，虚热也可补，气虚宜用，血虚亦宜用……是以医家临证用药，贵在察证虚实为先，当减当加，自合矩度。"古有定志丸，以人参配合朱砂、远志、菖蒲、白茯苓、蜂蜜等治疗神志异常病者，亦可取。

12. 腹胀

兰陔有兄，名其本，亦名诸生也。顾命蹇于弟，屡荐不能售课。暇喜读方书，论医理甚精，不自炫，人无知者。其友王树人，本贾人，略解吟咏，游士大夫间。穷不能举炊，借风雅为乞贷地。一子甫垂髫，爱若拱璧。中元夜，见盂兰会上纸鬼，怖而啼，归即寒暑大作，面如柴，腹乃蓬蓬然如鼓。庸医指为胀，投攻剂，迄无效而大便反绝，呻吟枕席两月，濒危者数矣。树人心痛子，又乏医药资，坐视其毙，置衣饰作敛具将成，见子气欲绝，自往衣匠家促之。遇其本，展衾谛视，叹曰："是儿为庸医杀矣。我估一试。活，汝福；死，我不任怨。"创方用人参五钱，佐以莱菔子，出佛饼，命市药，坐视其饮。饮已，厚衾覆之。才食顷，闻腹中作辘辘声。喜曰："尚可活也，"命王掖之起，子大泻，下红白如痰升许，腹渐平，目转动，能开视。王泥首谢，问何术神妙乃尔。其本曰："是有至理，岂庸者所能识哉！夫水泽腹坚，至春自解，无目者以攻剂投之，是犹以天斧而伐大泽之冰，无怪人力穷而坚凝之气如故也。吾以人参温其中，而以莱菔子通其路，春风洋溢，严厉化于无形，此以书理参医理，天下无不奏之效矣。虽然，此亦会逢其适耳。死生有命，必欲操券而获，不能也。"王大感佩，并求后方。其本曰："毋庸，日投参二钱，补元气足矣。"复厚赠而去，其子未旬日嘻笑如初。〔陶御风，等. 历代笔记医事别录：175.〕

R

13. 噤口痢

吴又可治张德甫，年20，患噤口痢，昼夜无度，肢体仅有皮骨，痢虽减，毫不进谷食，以人参二钱煎汤，入口不一时，身忽浮肿如吹气球，自后饮食渐进，浮肿渐消，肿间已生肌肉矣。〔续名医类案：177.〕

按语：脾胃为后天之本，气血生化之源；胃者，水谷之海也，饮食物的消化腐熟、吸收、排泄均耐胃气之强壮，脾气之健全。素体薄弱，或滥用克伐，脾胃更伤，气机升降枢纽运转失常，或上为吐秽，下为泄痢，或水湿潴留而为水肿，等等，不一而足。治疗时，必须从益胃健脾着手，调中治气，以复脾胃之常。用人参之甘温“疗肠胃中寒，心腹鼓痛，胸胁逆满，霍乱吐逆，调中……”(《名医别录》)，佐以莱菔子消导积滞，疏利水道，相辅相成以治虚证腹胀。有人以为人参莱菔相畏，此说不可一概而论，关键在乎使用是否相宜耳。

14. 亚急性重型肝炎

赵某某，男。原有神经性厌食症，因外出疲劳，又饮食不洁，一个月后，感全身困倦，饮食乏味，食后腹胀，尿短赤，肝功能异常。当地医院诊断为病毒性肝炎，住院治疗，但病情日见严重。转本院时，饮食不进，呕吐频繁，烦躁不安，骨瘦如柴，皮肤巩膜深度黄染。腹水（+），肝上界六肋，肋下 1cm，叩痛（+），黄疸指数 120 单位，谷丙转氨酶 97 单位，凝血酶原时间 24 秒。诊为病毒性肝炎乙型亚急性重型。予基本支持疗法，适当供应热量及少量血制品，保持水盐平衡。另外考虑到患者全身衰竭，治疗极为困难，同时给予独参汤回阳救逆：人参 10g 浓煎分服，每天 1 剂，1 周后病情减轻，半月后黄疸渐退，能进少量饮食；2 个月后，症状消失，能下床活动，精神良好，面色较佳，体重增加（患病极期为 43.5kg，出院时为 51kg，最高量每日增加 230g）。肝功能恢复正常。4 个月后痊愈出院休养，服参 2 个月，计量 240g。〔中医百花园：191.〕

按语：亚急性重型肝炎的病死率较高，在 60%~90％之间，病情发展迅速，治疗颇棘手。目前综合性治疗措施包括加强一般支持疗法及良好护理，抗病毒、调整免疫疗法、抑制肝细胞坏死、促肝细胞再生和防治并发症等。如调整免疫疗法用胸腺肽，抑制肝细胞坏死及促进肝细胞再生，用肝脏再生因子（HGF）及人胎肝细胞悬液输注等。国外用肝移植疗法治疗重型肝炎取得较好疗效。本案在一般治疗基础上，配合人参以平补阴阳，增加全身细胞活力，维持各脏器功能，提高人体免疫功能，使病情向愈，值得更进一步总结研究。

15. 婴幼儿腹泻

（1）一孩孟秋泄泻，昼夜十数度，医用五苓散、香薷饮、胃苓加肉蔻，罔效。汪（石山）曰：此儿形色娇嫩，外邪易入，且精神倦怠，明是胃气不足，而为暑热所中。胃虚挟暑安能分别水谷？今专治暑而不补胃，则胃愈虚，邪亦著而不出。经曰，壮者气行则愈，怯者著而成病是也。令浓煎人参汤饮之，初服三四匙，精神稍回，再服半盏，泄泻稍减，由是继服数次，乳进而病愈。〔名医类案：112.〕

（2）张某某，男，8 个月，1983 年 9 月 6 日就诊。患儿单纯性腹泻 5 个月，经多方治疗未愈。予以红参每天 3g，蒸汁口服，3 天好转，6 天后痊愈。〔汪德云. 安徽中医学院学报. 1989,（2）：20.〕

按语：小儿为稚阴稚阳之体，脏腑娇嫩，脾胃薄弱，养护不当，极易受伤。脾胃虚，运化失常，则为呕吐腹泻，纳食减少。故宜调补脾胃，复其运

R

化之职。汪石山氏论述极为妥帖，一言中的。可从。

16. 低出生体重儿

江某某，女，1982 年 10 月 3 日出生，系第 1 胎第 1 次生产，足月顺产，出生时体重 2100g，西医诊断为“低出生体重儿”。母乳喂养。其母 31 岁，孕期有高血压、浮肿病史。患儿出生后头发稀疏，满面皱纹，十分消瘦，肋骨显露。1982 年 10 月 21 日初诊，患儿流涕喷嚏，咳嗽痰吼，多汗。检查：体温 36.6℃，呼吸平，咽部（-），两肺呼吸音粗糙，未闻及干湿性罗音。心（-），肝肋下 1.5cm，脾未触及，肌肉松弛，皮肤弹性差，此系先天不足，腠理不固，风邪外袭所致。祛邪恐伤其正气，故先扶正。红参 2g，隔水蒸汁 10ml，每天 1 剂口服，连用 3 天。此后该患儿感冒流涕，咳嗽痰吼，寝汗腹泻等症，前来就诊，均不见热象，体温波动在 36.7~36.9℃左右，均用人参（主要是红参）调理，每天 3~4g，隔水蒸汁 10~15ml，连用两三天而愈。又随访 1 年，一切正常。〔中医百花园：316.〕

按语：小儿先天不足，五脏俱弱，尤以气虚为甚。用人参益气温中，补五脏六腑之气血阴阳，提高小儿机体免疫力，增强体质，是非常有益的，如若小儿先天素质已佳，精神强壮，则不宜滥用人参进补，以免事与愿违，适得其反。

关于人参运用之宜忌，《月池人参传》作了精辟的论述：“人参，生用气凉，熟用气温。味甘补阳，微苦补阴……凡人面白、面黄、面青黧悴者，皆脾肺肾气不足，可用也；面赤、面黑者，气壮神强，不可用也。脉之浮而芤濡虚大，迟缓无力，沉而迟涩细弱，结代无力者，皆虚而不足，可用也；若弦长紧实、滑数有力者，皆火郁内实，不可用也。洁古喘嗽勿用者，痰实气壅之喘也；若肾虚气喘短促者，必用也。仲景谓寒而咳勿用者，寒束热邪，壅郁在肺之咳也；若自汗恶寒而咳者，必用也。东垣谓久病郁热在肺勿用者，乃火郁于内，宜发不宜补也；若肺虚火旺，气短自汗者必用也。丹溪言诸痛不可骤用者，乃邪气方锐，宜散不宜补也，若里虚吐利及久病胃弱，虚痛喜按者必用也。节斋谓阴虚火旺勿用者，乃血虚火亢能食，脉弦而数，凉之则伤胃，温之则伤肺，不受补者也；若自汗气短，肢寒脉虚者必用也。如此详审，则人参之可用可不用，思过半矣。”诚如斯言！

人参芦

【基原】为五加科植物人参的根茎。

【异名】竹节参。

【性味】甘、苦，温。

【归经】入肺、胃经。

【功能主治】涌吐，升阳。主治虚人痰壅胸膈，气陷泄泻等。

【临床应用】

1. 咳逆

一女子年逾笄，性躁味厚，暑日因大怒而咳逆。每作一声，则举身跳动，神昏。凡三五息一作，脉不可诊视。其形气实。以人参芦二两煎饮，大吐顽痰数碗，大汗，昏睡一日而安。〔名医类案：129.〕

R

按语：人参芦被历代医家列入涌吐专剂，尤以虚人欲用吐法者，人参芦为首选。本案患者因平素性情急躁，食肥甘油腻，聚湿生，气郁痰，致肺气不降而咳逆，心窍闭阻而神昏。治疗时宗"木郁达之""其高者因而越之"之旨，以人参芦吐痰开郁，邪去正安而病愈。治法简洁明了，寓意深刻，值得玩味。

2. 产后低血压

杨某某，女，33岁，工人。1982年9月流产后感头晕心跳，失眠，血压偏低，10.7/8.0kPa（80/60mmHg）。4月中旬泡饮参芦酒6天，诸症消失。血压升至13.3/8.0kPa（100/60mmHg）。参芦酒：参芦50g泡于500g白酒中，7~10天即可饮用，每天1~2杯（每杯约15~24g）。〔王玉华，等．北京中医．1986，（1）：31.〕

3. 心绞痛

赵某某，男，46岁，干部。患冠心病5年，常服用复方丹参片、冠心苏合丸、双嘧达莫片及间断服硝酸甘油等药，心绞痛一直不能很好控制，自4月下旬加服参芦酒1个月后，自觉症状大为好转，心绞痛基本控制，未再用过硝酸甘油，苏合丸亦很少应用，且自感有益肾壮阳之功。〔王玉华，等．北京中医．1986，（1）：31.〕

按语：人参芦与人参的成分基本一致，故药理作用方面与人参也基本一致，如能扩张冠脉血管，增加冠脉血流量，能抗心肌缺血缺氧；能降低血液胆固醇等，还能调节内分泌功能，提高机体适应能力、应激能力等。故以参芦酒治疗冠心病、甲亢、尿频遗尿等，均有较好的疗效，不妨一试。

4. 眩晕

1976年我在昌图县曲家公社双城大队看到刘风鸣老中医，用药局报废的人参芦500g，给一女患者治疗血虚眩晕证，每次服10g，每天2次，连服25天未发生呕吐现象。〔杜锋文．中医函授通讯．1984，（1）：33.〕

5. 尿频

焦某某，男，61岁，干部。患尿频尿急22年，逐渐加重，常尿裤子，为此不敢饮水，后服参芦酒2个月，小便次数明显减少，已能控制排尿。〔王玉华，等．北京中医．1986，（1）：31.〕

6. 糖尿病

张某某，男，60岁，干部。患糖尿病八九年，终日离不开降糖药物，主食常年控制在250g/d以下，食量稍增，尿糖便为（+++）。自4月份开始服用参芦3个月，症状明显好转，主食增至300g/d，尿糖稳定在+~++之间。〔王玉华，等．北京中医．1986，（1）：31.〕

7. 甲状腺功能亢进

相某某，男，56岁，干部。患甲亢2个多月，体重下降10kg，心率增至140次/分，每日进食750~1000g，还饥饿难忍。自4月份始，在服中药同时还加服参芦酒（或泡饮参芦水6g/d）。1个月后停服其他中药，单用参芦，共3个月，饮食降至400~450g/d，体重、体力、心率均恢复正常，且治愈了5~6年的阳痿病。〔王玉华，等．北京中医．1986，（1）：31.〕

8. 围绝经期综合征

栾某某，女，46岁，干部。患围绝

经期综合征、月经紊乱3年。曾4次崩漏，经多方求治，虽崩漏控制，但仍头晕心悸，气短乏力，失眠健忘，喜怒无常，时而狂躁，时而情绪低沉，少语寡言。心动过缓，时有早搏，下肢浮肿，每天取参芦5~10g，泡水代茶饮，最后将参芦一起吃掉。经服用3个月，上述症状基本消失，浮肿消退，精神转佳。〔王玉华，等. 北京中医. 1986,(1)：31.〕

9. 痘疮

有痘而腰痛者，一医以人参芦3两煎汤饮之，一吐，痘起，痛寻解。叩其故，曰："毒在下部，提之则上升而毒散矣。"大抵痘家利吐，吐中便有散毒之力。〔历代无名医家验案：179.〕

按语：水痘是儿童时期，由带状疱疹病毒所致的具有传染性的急性传染病，以发热、皮肤水痘、结痂等为特征。中医认为其病机为外感风温时毒与内湿热相搏所致。治疗以祛风清热，凉血散毒为主。本案不以药物直接治水痘，而以参芦催吐间接发散解毒，取得佳效，其机制即为案中所谓"吐中便有散毒之义"。观历代医家，子和用吐法治疗疾病最为精炼，其治病之勇之谋、之惊之险、之圆之正令人拍案叫绝。而时人几废吐法而不用，甚为可惜！

10. 直肠脱垂

陈某某，男，63岁，教师。主诉，脱肛16天。肛门检查：直肠脱出约6cm，肛门松弛。诊断：Ⅱ期直肠脱垂。治疗：人参芦，每天1个，研末，温水送服。服药2年后追访，未见复发。药物：人参芦，1个研末，开水送服，每天1次。10天为1个疗程，连服2个疗程。〔杨必成，四川中医，1985, 3(1)：33.〕

按语：人参芦温补升阳作用较强，古代医家多有论述。如《本草正义》指出"凡泻泄日久，阳气下陷，参芦加入应用药中，颇有功效"。中医认为脱肛和胃下垂、肾下垂、子宫脱垂一样，均是清气不升而下陷所致。用人参芦温补阳气，升清提陷，达到治疗效果。

11. 养生保健

1982年我与刘风鸣老中医一起工作，5月20日药局又要把人参芦扔掉，恰逢刘风鸣看见，全部收藏起来。刘老说："参芦有补气安神，强壮身体的作用。"我问："一些古医籍记载人参芦是催吐药，怎么能当饮料用呢？"刘老说："我服用近2000g，没发生一次呕吐现象，虽年过古稀，服用参芦后觉得身体强壮，请你试着服用。"我出于职业性的好奇心，试着服用，先是泡水代茶饮，用量由每次10g渐增至50g，连续服用10天未发生一起呕吐现象。尔后，我把自己的实践告诉药局同志，他们把2500g红参未去芦，投给患者，有20人服用，没有一人发生呕吐现象。所以认为人参芦并无催吐作用，人参芦的作用与人参相同，大补元气，补脾益肺，生津安神。〔杜锋文. 中医函授通讯. 1984,(1)：33.〕

按语：人参芦所含参芦皂苷与人参皂苷几乎相同，故其补益、养生保健作用是可想而知的。关于参芦的催吐作用，争论颇多。有人通过对参芦挥发油进行分析认为不含催吐成分。然前治咳案，治痘陷不起案均用参芦催吐而愈，而治冠心病、围绝经期综合征及脱肛、养生诸案服用参芦则均无催吐作用。两者之间发生吐与不吐的原因究竟是什么？笔者推测一是药量不同。催吐两案中参芦一次用量分别为二两（60g）、三两（90g），均大于他案服用量；二是制法不同。催吐两案均水煎煮而后服，药物浓度大，而他案则为酒泡、水泡代茶，或研末用，药物浓度较低。究竟是否如此，尚有待进一步研究证实。小剂量参芦进补是有益的，也是可行的，读者可以一试。

人指甲

【基原】为人科健康人剪下来的指甲。

【异名】手爪甲、人退、筋退。

【性味】甘、咸，平。

【归经】入肝、胆、胃经。

【功能主治】主治鼻衄，尿血，乳蛾，目生翳障，中耳炎，蜈蚣咬伤，鸡骨鲠喉等。

【临床应用】

1. 蜈蚣咬伤

王某，女，52岁。右手背被蜈蚣咬伤，红肿，灼热，疼痛。约半小时后，右腋下淋巴结肿大、触痛，伴头晕、恶心。即用下法涂伤口及其四周，约1小时后，疼痛消失，红肿消，头晕、恶心悉平。

治疗方法：手指甲蘸水（唾液也可）在磨刀石上磨，取浆液涂伤口及其四周，随干随搽。〔吴翰清. 广西中医药. 1984，7（2）：3.〕

2. 鸡骨鲠喉

黄某某，男，62岁。鸡骨鲠喉1小时，准备送医院开刀取出，适遇我巡诊到病家，即用下述方法治疗，7分钟后自觉鲠喉的鸡骨消失。

治疗方法：剪取自己或别人的指甲（趾甲较好，1g左右），置铁片或锅铲上加热令指甲变焦黑，取下研碎即可。将指甲粉吹进咽喉部。〔周启合. 中医教学. 1977,（2）：41.〕

按语：《普济方》有“凡针刺入内，及竹木刺者，刮人指甲末，用酸枣仁捣烂唾调涂之，次日定出”的记载，指甲粉治骨鲠，取材方便治法简便，可以一试。指甲的炮制方法既可按概述所介绍的制作，也可取作者的方法。

忍冬藤

【基原】为忍冬科植物忍冬的茎叶。

【异名】老翁须、忍冬草、金银花藤、甜藤、二花秧等。

【性味】甘、寒。

【归经】入心、肺经。

【功能主治】清热，解毒，通络。主治温病发热，热毒血痢，传染性肝炎，痈肿疮毒，筋骨疼痛等。

【临床应用】

1. 细菌性痢疾

孙某某，男，38岁，工人。1959年8月6日初诊。约于3天前自觉周身乏力，畏寒，排便次数增多，每隔10~15分钟排便1次，开始粪便为黄色水样，继而变为红白色黏冻状物，解时左下腹有疼痛感，但无呕吐，曾服合霉素5粒，磺胺嘧啶及磺胺噻唑各8片，无效。测体温39℃，脉搏110次/分，呼吸24次/分。大便常规检查：红细胞（+++），白细胞少许，黏液（++）。大便培养：弗氏痢疾杆菌阳性。经服忍冬藤煎剂每4小时1次，每次20ml。第2天，体温已降至正常。后下痢亦停止。仍继用本煎剂2天，每天4次，每次20ml，患者完全恢复正常。

治疗方法：以忍冬藤100g切碎，放入陶罐内，加水200ml在室温内放置12小时，用文火煎煮3小时，加入适量蒸馏水，使容积成为100ml，经过纱布过滤，再加入少量0.1%苯甲酸钠作为防腐剂，如此可保存2周。使用时，其剂量为每天每公斤体重1.6~2.4ml，按病情轻重酌情增减。一般初入院时给予本剂20ml，每4小时1次。当症状好转时，改为20ml，每天4次，继续服用至泄泻停止2天后为止。〔沈志雄. 江苏中医. 1961,（7）：34.〕

2. 背疽

一园丁患发背甚危，用忍冬藤治愈。后用此药治疮，足以养身成家，遂弃园业。〔历代无名医家验案：190.〕

3. 急性传染性肝炎

余某某，男，28岁。1970年元月发病，诊断为无黄疸型肝炎。入院后经葡萄糖、维生素C、舒肝丸等保肝药物治疗，转氨酶仍在200~400单位之间，用忍冬藤治疗15天，转氨酶降至100单位以下，其他症状显著好转，达到临床痊愈出院。

治疗方法：取忍冬藤60g，加水1000ml，煎至400ml，早晚各服1次，15天为1个疗程。每疗程间隔1~3天。〔中国人民解放军二十六医院. 陕西新药. 1972,（3）：41.〕

按语：忍冬藤以清热解毒见长，为治疗痈疽、疮疡、热痢肠风之要药。《本草纲目》称之："治一切风湿气及诸肿毒，痈疽疥癣，杨梅恶疮，散热解毒"之药，《本草真义》称之为"简、便、贱三字毕备之良药也"当之无愧。以其性味甘寒、无毒，而无苦寒败胃之弊，故可大剂量使用。因急性肝炎属中医热毒湿热证，故用其治疗亦有较好效果。

肉苁蓉

【基原】为列当科植物肉苁蓉或苁蓉、迷肉苁蓉等的肉质茎。

【异名】肉松蓉、纵蓉、地精、金笋、大芸等。

【性味】甘、酸、咸，温。

【归经】入肾、大肠经。

【功能主治】补肾，益精，润燥，滑肠。主治男子阳痿，膝冷痛，血枯便秘等。

【临床应用】

1. 便秘

缪仲淳治唐震山，年七十余，便燥结，胸中作闷，曰此血液枯槁之候。用大肉苁蓉3两、白汤3碗，煎1碗，顿时饮尽，大便通，胸中快然，偶一医问疾，曰：此劫药也，当调补脾胃为主，易以白术、厚朴、茯苓、陈皮，病如故。唐翁曰：误矣。仍饮前药立解。高存之闻而叩其故，缪曰：肉苁蓉峻补精

血，骤用反动大便，药性载甚明也。〔续名医类案：515.〕

2. 慢性胃炎

张某，男，62岁。纳少不知饥多年，时感胃脘部灼热痛，不吐酸，不嗳气。数经胃电图、胃镜检查示慢性浅表性胃炎。中医治疗不显。余诊：形瘦色悴，脘部按之稍痛，脉弦数，苔薄白，舌质红微干。治用肉苁蓉500g，为末，每服5g，每天3次，1个月为期。1个月后脘痛大减，且10余年阳痿亦愈。续服1个月。〔雍履平. 中医杂志. 1989，30（6）：57.〕

肉豆蔻

【基原】为肉豆蔻科植物肉豆蔻的种子。

【异名】迦拘勒、豆蔻、肉果等。

【性味】辛，温。

【归经】入脾、大肠经。

【功能主治】温中，下气，消食，固肠。主治心腹胀痛，虚冷泻痢，呕吐，宿食不消等。

R

【临床应用】

小儿腹泻

周某某，男，3岁。1987年7月4日初诊。平素易腹泻。2天前吃生黄瓜后即肠鸣腹泻，日行3~4次，便质稀烂腥味，无红白黏液，舌质淡红，苔薄白，脉细弱。证属素体脾胃虚弱，生冷重伤脾胃而致腹泻，治以温脾止泻。用煨豆蔻12g，水煎分两次服。服1剂后，腹泻即止，改用参苓白术散善后。〔李宝婵. 四川中医. 1991，9（7）：18.〕

肉桂

【基原】为樟科植物肉桂的干皮及枝皮。

【异名】牡桂、紫桂、大桂、辣桂、佳皮、玉桂等。

【性味】辛、甘，热。

【归经】入脾、肾、膀胱经。

【功能主治】有补元阳，暖脾胃，除积冷，通血脉，降逆气之功。治疗虚脱，腹痛泄泻，寒疝奔豚，腰膝冷痛，久咳喘逆等。凡阴虚火旺者忌服。孕妇慎用。

【毒性】肉桂煎剂小鼠静脉注射的LD_{50}为18.48±1.80g/kg（生药）。据报道有人顿服肉桂末后，发生头晕、眼花、咳嗽、干渴、脉数等毒性反应，故用药时量宜小不宜大。

【临床应用】

1. 肺炎

黄某某，女，68岁。初起恶寒、流涕咳嗽，医用参苏饮，病未减。转诊西医，右肺可闻水泡音及捻发音，白细胞18.6×10^9/L，中性0.88，淋巴0.12。胸透：右中肺野心缘旁有片状致密影，边缘较模糊。印象：右中叶肺炎。故留医，老人拒不住院。门诊用青霉素治疗6天，病情日渐加重。就诊时病者半卧位，已3天不能入寐；精神萎靡不振，面色晦暗，唇色紫绀，恶寒怕冷，喜盖厚衣，体温（腋下）38.6℃；烦躁口渴，渴不多饮；咳嗽频繁，呼吸短促，喉声痰鸣，痰稀如泡沫；大便多日未解，小便黄少，下肢凹陷水肿，舌质淡红，苔白厚腻，指按舌面有阴凉感，脉象虚数重按无力。病属肾阳衰微，不能温化行水，水邪逆冲犯肺，治以益火之源，以消寒水之上犯。处方：肉桂 9g（捣冲），分 3 次冲服。服药后能安然入睡 3 小时多，精神好转，稍思食，咳嗽减少，呼吸较顺，体温 38℃，病已见效。守方续用 3 剂，咳喘显著减少，痰白而稠，小便量多次少，下肢肿消，体温 36.6℃，精神显著好转，已可扶杖行走。肉桂改为 6g，再服 3 剂后，食欲睡眠均已正常，仍有咳嗽，下肢有轻度凹陷性水肿，改用肾气丸 18g，分 3 次服。调理而愈。〔刘济群. 陕西中医. 1983，4（1）.〕

2. 婴幼儿腹泻

蒋某某，女，13 个月。解蛋花汤样大便 4 天，每天 8 次，伴呕吐，经当地卫生院给服土霉素治疗未效而到本院治疗。入院后即给下方 1 剂，分 2 次服完。服药后，当天大便减为 3 次，呕吐停止，次日再服 1 剂，大便恢复正常，痊愈出院。

治疗方法：肉桂 0.3~1.5g，瘦猪肉 30g。将猪肉和肉桂分别切碎，拌匀，盛于小碗内，加入清水 3~5 汤匙，置锅内蒸 20~30 分钟。猪肉及药汁分 2~3 次服完，肉桂渣不吃。〔莫比伦，等. 广西中医药. 1978,（3）：56.〕

按语：肉桂为补脾阳、肾阳之圣品，治沉寒痼冷之要药。上两案，一则老年阳虚体弱，真寒假热；一则稚阳未充，脾土不运，而致咳喘，泄泻。用肉桂味厚甘辛大热之品，以壮命门之阳，补心肾之气，使阳长则阴消，故喘平泻止，精神转佳。肉桂之香味尚有治呃之功，呃逆不止者用之多效。

乳香

【基原】为橄榄科植物乳香树及同属植物树皮渗出的树脂。

【异名】陆熏香、马尾香、塌香、西香、天泽香等。

【性味】辛、苦，温。

【归经】入心、肝、脾经。

【功能主治】调气活血，定痛，追毒。主治气血凝滞，心腹疼痛，痈疮肿毒，跌打损伤，痛经，产后瘀血刺痛等。

【临床应用】

预防瘟疫

孔平仲云：天行瘟气，人多遭疾，宣圣轸念世人，遗有良方，孔氏今经七十余代而不患时疾，用此方也。其方于每年腊月二十四日五更取井花水，平旦第一汲者，盛净器中，计家中人口多少浸乳香，至元旦五更，暖令温，从幼小起，至长老，每人以乳香一小块，饮水 3 口咽下，则不染时症矣。〔历代笔记医事别录：231.〕

S

三白草

【基原】为三白草科植物三白草的全草。

【异名】水木通、五路白、三点白、一白二白、天性草等。

【性味】苦、辛，寒。

【归经】入肝、肾、膀胱经。

【功能主治】清利湿热，消肿，解毒。主治水肿，脚气，黄疸，淋浊，带下，痈肿，疔毒，斑秃等。

【临床应用】

斑秃

何某某，男，21岁，未婚。1975年9月初诊。头发片状脱落近半年，经中医西医治疗多次无效。且继续发展。脱落之发有根。现有圆形脱发片8处，大者如铜钱、鸡蛋，有的已连成一片。脱发处头皮光滑，无痛痒，知觉正常。用三白草浸汁约120g，擦5次，新发即已生齐，至今未见复发。

治疗方法：采顶上3叶，捣碎，陈醋浸泡5~7天即可。醋与叶为1∶1。取汁，用白布蘸擦患处，或倒于掌心擦患处，每天1次。如脱发片多者，须将头剃光搽之。〔方正良．河南中医学院学报．1977，(3)：40.〕

三块瓦

【基原】为酢浆草科植物山酢浆草的全草或根。

【异名】地海椒、老鸦酸、麦穗七、钻地蜈蚣、断腿蜈蚣等。

【性味】酸、微辛，平。

【归经】入肾、膀胱经。

【功能主治】清热利尿，散瘀消肿。主治肾炎血尿，疖肿，鹅口疮，蛇咬伤等。

【临床应用】

毒蛇咬伤

张某某，女，28岁，农民。1963年7月，因晚间干活，在地角处被毒蛇咬伤脚背，半小时后，肿至膝关节处，家人立即背来医院治疗。即取三块瓦淘去泥沙，嘱其自己嚼烂，敷于伤处，翌日红肿渐消，3日痊愈。

治疗方法：三块瓦多生于阴暗潮湿的高山，茎约4~7寸长，独茎上长着3片尖叶，因而命名。若遭蛇咬伤后，将其茎叶，嚼烂敷于伤口周围，红肿即会消失。〔邓朝纲．四川中医．1985，(7)：53.〕

三七

【基原】为五加科植物人参三七的根。

【异名】山漆、金不换、血参、参三七、田七等。

【性味】甘、微苦，温。

【归经】入肝、胃、大肠经。

【功能主治】止血，散瘀，消肿，定痛。主治吐血，咯血，衄血，便血，血痢，崩漏，癥瘕，产后血晕，恶露不下，跌仆瘀血，外伤出血，痈肿疼痛等。

【临床应用】

1. 胸痹

一童子，年14，夏日牧牛野间。众牧童嬉戏，强屈其项背，纳头袴中，倒缚其手，置而弗顾，戏名为看瓜。后经人救出，气息已断。俾盘膝坐，捶其腰背，多时方苏。惟觉有物填塞胸膈，压其胸中大气，妨碍呼吸。剧时气息仍断，两目上翻，身躯后挺。此必因在挎中闷极之时努挣不出，热血随挣之气力上溢，而停于膈上也。俾单用三七3钱捣细，开水送服，两次痊愈。〔医学衷中参西录（中册）：86.〕

2. 支气管扩张咯血

沈某某，男，56岁。患者于入院前2天早晨开始咳痰，痰中带血，当晚突然大量咯血，约200ml，鲜红，纯血，无食物残渣，咯血后即感头昏，心悸，经当地医院注射肾上腺色腙2支，效果不显。次日上午仍大量咯血，病情加重而来院诊治。入院后仍继续咯血，先后共咯血300~400ml左右，给予景天三七糖浆首剂100ml，以后50ml，每天4次，次日病情明显好转，仅咯血3块，第3天痰中带血，至第6天痰中完全无血，X线全胸片见肺纹理增多。诊断：支气管扩张症、合并中等量咯血。病人于第8天出院。〔江苏南通中成药厂中草药研究小组. 新医学. 1971，2（3）：15.〕

3. 胃溃疡出血

张某某，男，24岁。溃疡病合并出血，柏油样便，大便隐血（++++），口服景天三七糖浆50ml，每天3次。3天后便血完全停止，隐血（-）。〔江苏南通中成药厂中草药研究小组. 新医学. 1971，2（3）：15.〕

4. 肝内胆管结石

张某某，男，37岁，农民。病者隐右上腹胀痛年余，多处求治无效而入我院诊治。诊见右上腹隐痛，遇劳加重，口苦，大便干结，舌边齿痕明显，苔薄黄，脉弦有力。肝功检查：谷丙转氨酶60单位。B超提示肝右叶胆管可见直径0.5cm×0.7cm增强光点。诊断为肝内胆管结石。分析病证以隐痛为主，甚时胀而并作，为肝气内郁日久夹瘀，不通则痛，久痛必瘀。启用三七粉、鸡内金粉各6g，每天2次冲服。经服用20天后，病人隐胀痛明显减轻，大便稀溏。又服用半月后，病人诸症消失，B超检查未发现结石。出院后改服用各3g。半年后B超再次复查，未发现任何异常，肝功能正常。〔沈健民，等. 新疆中医药. 1991，35（3）：36.〕

5. 血小板减少症

陈某，男，成年。患血小板减少症，血小板（50~60）$\times 10^9$/L，服用景天三七糖浆1000ml后，上升至110$\times 10^9$/L。〔江苏南通中成药厂中草药研究小组. 新医学. 1971，2（3）：15.〕

6. 再生障碍性贫血

陈某某，男，成人。临床及骨髓检查诊断为再生障碍性贫血。入院时白细胞4.05$\times 10^9$/L，血小板16$\times 10^9$/L，用止血剂并2~3天输血1次。18天输血1400ml，血小板24$\times 10^9$/L，白细胞（3.2~3.4）$\times 10^9$/L。用景天三七治疗后，输血间隔延长至 7~14 天，血小板维持在 50×10^9/L 上下，最高达 92×10^9/L，白细胞稳定在 5×10^9/L 上下，自用该药后皮肤出血点从未出现，无任何出血倾向。〔江苏南通中成药厂中草药研究小组. 新医学. 1971，2（3）：15.〕

7. 便血

（1）天津刘问筹，偶患大便下血甚剧。西医注射以止血药针，其血立止，而血止之后，月余不能起床，身体废顿，饮食减少。其脉芤而无力，重按甚涩。因谓病家曰："西人所注射者，流动麦角膏也。其收缩血管之力甚大，故注射之后，其血顿止。然止后宜急服化瘀血之药，则不归经之血，始不至凝结于经络之间为恙。今但知止血，而不知化血，积之日久必成劳瘵，不仅疲软减食已也。然此时尚不难治，下其瘀血即愈矣。"俾日用三七细末 3 钱，空心时分两次服下。服至 3 次后，自大便下瘀血若干，色紫黑。从此每大便时，必有瘀血随下。至第五日，所下渐少。至第七日，即不见瘀血矣。于斯停药不服。旬日之间，身体复初。由斯观之，是三七一味即可代《金匮》之下瘀血汤，且较下瘀血汤更稳妥也。〔医学衷中参西录（中册）：233.〕

（2）今岁仲夏，沂水第一学区胡家庄初级小学教员杨希古先生之女公子淑儒，年 7 岁，患疳积兼大便下血，身形羸弱，不思饮食，甚为危险。前所服中西治疳积之药若干均无效，来寓求治。后学检视腹部，其回血管现露，色青微紫，腹胀且疼，两颧发赤，潮热有汗，目睛白处有赤丝，口干不渴，六脉沉数，肌肤甲错，毛发焦枯。审证辨脉，知系瘀血为恙也。踌躇再四，忽忆及向《衷中参西录》，见先生论用三七之特殊功能，历数诸多奇效，不但善于止血，且更善于化瘀血。遂俾用三七研为精粉，每服七分，朝夕空心时各服一次，服至五日，而大便下血愈。又服数日，疳疾亦愈。用三七一味，治愈中西诸医不能治之大病，药性之妙用，真令人不可思议矣。然非先生提倡之，又孰知三七之功能如斯矣。〔医学衷中参西录（中册）：57.〕

8. 痛经

金某某，35 岁，女。每逢经来腹痛阵作，经来越多，痛势越剧，甚则如崩，迭经中西医药治疗已达 16 年之久，均未见效。我科按照一般处理痛经的方法治疗达 3 个月之久，亦无疗效。后用参三七治疗，每天 6g，研为细末，分 4 次调服，3 天后血止痛止。服药后第 2 次经来时痛势减半，继续服用三七粉，至第 3 次经来时腹已不痛，至今已有 1 年以上，痛经未发。〔上海市北站医院中医科. 上海中医药杂志. 1959，2：17.〕

9. 回乳

李某某，女，26 岁，工人。1983 年 11 月 2 日初诊。主诉：产后乳多，停经 1 年余。1 年多前，患者产一男孩。产后食量大增，一餐约 7~8 两饭左右，腥荤之品一餐亦可进 1kg 左右，乳量极大。1 年后，乳汁仍旺盛。为使小儿断乳，曾服多种回乳方药，自述服炒麦芽约有 5kg，炒山楂 2kg，均未见效。月经从生育至今未行。舌苔薄白而润，两尺脉微涩。辨证为血阻胞络，

S

经闭不行，上溢为乳。治则：活血化瘀，通闭行经。处方：三七粉24g、食醋180ml（三七粉每次服4g，食醋每次服30ml，每天3次）。服上药2天后，乳汁有所减少，小腹及腰部微有胀痛感觉。再服2天，月经已行，其中有小瘀块状物，乳汁已减少大半。乃处以炒山楂、木瓜、乌梅、白芍、酸枣仁等药煎汤频服，2剂后，乳汁止，月经亦按期而潮矣。〔杨贵荣. 四川中医. 1984，2（5）：封三.〕

10. 踝关节扭伤

易某某，男，成人。患者前一天双手抱重物下楼梯时，左脚踏空呈内翻姿势着地扭伤。检查：跛行，左足外踝肿胀，皮下瘀血，压痛明显，踝关节功能活动受限。诊断为左踝关节扭挫伤，敷白背三七鲜叶3次痊愈。

治疗方法：取新鲜白背三七鲜叶适量，捣烂外敷，用大片树叶盖在药上，用绷带包扎固定，每天换药1次，一般敷药3~7次即痊愈。〔中国人民解放军广州部队直属第三门诊部外科. 赤脚医生杂志. 1974,（3）：39.〕

11. 寻常疣

胡某，男，3岁。左眼下睑内眦侧生有一颗绿豆大赘生物，其面部也长有绿豆、芝麻大小不等10余颗，且有长大趋势。家长带往医院皮肤科治疗。诊断为"寻常疣"。先后注射柳酸铋、板蓝根，内服薏苡仁等药，均无明显效果，转来中医科索方。予生三七粉3g（每支3g装），嘱其每天3次，6天服完。停药1周后，寻常疣全部消失。不留痕迹。〔胡源民. 江西中医药. 1982,（3）：47.〕

12. 外伤胁痛

余女可贞，因翻车跌伤，轮辗左胁，吐血，经南平医院治疗，血止而伤痛未愈。余取家中所载之风尾三七之茎（因根未长）煮鸡与服，亦1次而愈。〔陈艺洲. 福建中医药. 1958,（6）：25.〕

13. 静脉炎

楚某某，男，50岁，干部。1978年4月初诊。患者于1977年患左下肢血栓闭塞性脉管炎。1年后发现在小腿内侧浅层静脉沿途有红肿及条索状肿物，按之则痛，行走后疼痛加剧，并有沉重感。西医诊断为浅层静脉炎。笔者认为，此乃脉管炎所致血流郁滞不畅，经络受阻，用活血化瘀、清热利湿之法，屡给方药，药后有减，但反复发作，约1年有余。考虑三七粉之功效，恰治静脉炎之症，故以法（每服2g，每天2次）投之，经服月余，患肢局部症状消失。数年后随访，疗效稳固，未见复发。〔段乐彭. 中医药研究. 1990,（3）：41.〕

14. 少腹癥瘕

天津胡氏妇，信水六月未通，心中发热胀闷，以通经之药治之，数剂通下少许。自言少腹仍有发硬一块未消。其家适有三七若干，俾为末，日服4~5钱许，分数次服下。约服尽3两，经水大下，其发硬之块亦消矣。审斯则凡人腹中有坚硬之血积，或妇人产后恶露未尽结为癥瘕者，皆可用三七徐消之也。〔医学衷中参西录（中册）：233.〕

15. 吐血

本邑留坛庄高姓童子，年十四五岁，吐血甚剧，医治旬日无效。势甚危

S

急。仓猝遣人询方，俾单用三七末一两，分三次服下，当日服完其血立止。〔医学衷中参西录（中册）：86.〕

16. **腮肿**

本年（乙丑）孟夏末旬，愚寝室窗上，糊纱一方，以透空气，夜则以窗帘障之。一日寝时甚热，未下窗帘。愚睡正当窗，醒时觉凉风扑面，袭入右腮，因睡时向左侧也。至午后右腮肿疼，知因风袭，急服西药阿司匹林汗之，乃汗已出透，而肿疼如故。迟至翌晨，病又加剧，以手重按其处，连牙床皆肿，甚剧成骨槽风证，且觉心中发热。于斯连服清火散风活血消肿之药数剂，心中热退，而肿疼仍如故，以手抚之，肌肤甚热，遂用醋调大黄细末，屡敷其上，初似觉轻，迟半日仍无效，转觉其处畏凉，因以热手巾沃熨之，又见轻，乃屡熨之，继又无效。因思未受风之先，头面原觉发热，遽为凉风所袭，则凉热之气，凝结不散，因其中凉热皆有，所以乍凉之与热相宜，则觉轻，乍热之与凉相宜，亦觉轻也。然气凝则血滞，肿疼久不愈，必将化脓，遂用山甲、皂刺、乳香、没药、花粉、连翘等药，迎而治之。服两剂，仍分毫无效。寝至其疾疼彻骨，夜不能眠，踟蹰再四，恍悟三七外敷，善止金疮作疼，以其善化瘀血也。若内服之，亦当使瘀血之聚者速化而止疼。遂急取三七细末二钱服之，约数分钟，其疼已见轻，逾一句钟，即疼愈强半矣，当日又服两次，至翌晨已不觉疼，肿觉消，继又服两日，每日3次，其肿消无芥蒂。〔张锡纯. 中医杂志. 1925,（16）：16.〕

17. **外伤疼痛**

友人某患伤痛10余年，屡经伤科医师治疗皆无效。余给风尾川三七根1块约30g重，嘱其和鸡肉煮食之，1服而愈。〔陈艺洲. 福建中医药. 1958,（6）：25.〕

按语：《本草新编》："三七根，止血之神药也。无论上中下之血，凡有外越者，一味独用亦效，加入于补血补气药中则更神。"三七不但有止血之效，更有化瘀之功，《本草求真》："三七，世人仅知功能止血止痛，殊不知痛因血瘀则疼作，血因敷散则血止。三七气味苦温，能于血分化其血瘀。"所以三七功具止血、散瘀、消肿、定痛的作用，临床常用于出血诸症和各种急慢性扭伤。其治腮肿亦取之活血散瘀的作用。单味应用，用量可大，甚至可达30~60g。

三叶青

【基原】为葡萄科植物三叶崖爬藤的根。

【异名】蛇附子、三叶对、三叶扁藤、拦山虎、石抱子等。

【性味】苦、辛，凉。

【功能主治】清热解毒，活血祛风。主治高热惊厥，肺炎，哮喘，肝炎，风湿，月经不调，咽痛，瘰疬，痈疔疮疖，跌打损伤等。

【临床应用】

1. **麻疹并发肺炎**

俞某某，女，6岁。4月23日初诊。母诉发热、咳嗽已6天。体检：发育营养均差，情绪烦躁不安，结膜中度充血，咽喉发炎，麻疹已达顶点，但隐约不明显，鼻翼煽动，呼吸困难，口唇发绀。体温 40.3℃（肛表），脉搏细数，呼吸 60 次 / 分。听诊心音亢进，肺部粗湿性啰音满布。肝脾未触到，腹部稍胀，能扪到索状物。当天上午 10 时开始服三叶青 9g（鲜），水煎加白糖分 2 次内服。当晚麻疹明显，并能安静入睡，半夜泻下蛔虫 36 条。第 2 天肺部听诊啰音已减少，脸上疹子已开始回退，呼吸46次/分，体温38.5℃(肛表)，仍继续服三叶青 9g，服法同前。第 3 天检查肺部湿性啰音已消失。咽喉、结膜充血情况亦已好转，疹子已退落。〔朱祖禄，等．中级医刊．1957,（1）：45.〕

2. 小儿上呼吸道感染

张某某，男，2 岁。1959 年 11 月 21 日初诊。发热、咳嗽已 2 日，体温 38.5℃（肛表），一般情况尚好，流涕，咽部充血明显，两肺叩听诊无异常。实验室检查：白细胞 11×10^9/L，中性 0.42，淋巴 0.56，大单核 0.02。给予 33％三叶青糖浆 60ml，每次 20ml，每天 3 次。隔日复诊时，体温下降至 37.2℃（肛表），咳嗽较前明显减轻，咽部轻度充血，续服 2 天后痊愈。

治疗方法：用三叶青根，洗净，焙干研粉，或将根切碎，加糖和水适量蒸好即成，或将鲜根加糖蒸成 33％溶液，加入 0.1％苯甲酸钠，或 0.03％的羟苯乙酯为防腐剂亦可。未满周岁者，每天服粉剂 4.5g，或 33％的糖浆 15ml，分 3 次服完。满周岁者，剂量加倍。〔虞宗武．浙江中医杂志．1960,（5）：211.〕

桑白皮

【基原】为桑科植物桑除去栓皮的根皮。

【异名】桑根白皮、桑根皮、桑皮、白桑皮等。

【性味】甘，寒。

【归经】入肺、脾经。

【功能主治】泻肺平喘，行水消肿。主治肺热喘咳，吐血，水肿，脚气，小便不利等。

【临床应用】

1. 食道癌

薛某某，男，64 岁，工人。于 1963 年 2 月已进行性吞咽困难 7 个月，伴有嗳气、食欲减退、呕吐等症状为主诉而来求诊。检查：面色苍白，消瘦外观，锁骨上淋巴结（–），腹平软未触及肿物，无移动性浊音，肝脾（–），肛门指诊阴性。实验室检查：2.88×10^{12}/L，血红蛋白 90g/L，肝功能无异常，血沉 59mm/h，大便潜血阳性。X 线检查：见贲门部显著狭窄，食道下端约 4cm 范围不规则狭窄，钡剂通过极为困难，胃底部有软组织阴影。诊断为贲门癌侵及食道下端及胃底。起初以中医辨证施治方法治疗，病情时好时坏，继而恶化，梗阻转甚，呕吐甚剧，吐物多为黏涎，只能吃少量半流质。精神萎靡，贫血加重。患者自服民间单方桑根白皮 60g 炖醋后，吞咽顺利，呕吐消失，食欲增进，精神转佳，全身情况均见好转，每餐能进普通软饭 120g。患者用该药有效，坚持服药，即一有阻塞加重时就服

S

该方。并分别于服药2个月半及5个月，各进行过1次X线复查，所见与第1次大致相似。好转达9个月后，再度发生严重梗阻，病情又趋向恶化，前药不再生效，最终以恶病质死亡。本例患者从发病起计算，生存期共1年9个月。〔黄永融. 福建中医药. 1965,(3)：23.〕

2. 目疾

昔扬州有一赵知府，年90有余，患眼疾，双目不明20年矣。后遇陈八相普长方，用桑白皮不拘多少，煅过存性，将水1碗煎至9分，澄清洗眼。不至1年内，如童儿一般。〔历代笔记医事别录：324.〕

3. 鼻衄

张某某，男，12岁。1985年6月28日诊。患者经常鼻衄1年余。2周前，因感冒后，鼻流黄浊涕，治之不当则鼻衄，继则双侧鼻腔间断流血，每天2~3次。经西医检查诊断为：双侧鼻黏膜糜烂充血。经用维生素K及抗生素治疗无效。诊时见左侧鼻腔流少量血液，鼻塞不通，口干不渴，舌质红赤，舌苔薄黄，脉数。予以桑白皮240g，每天80g，煎服法如下，药后血止鼻通，至今未复发。

治疗方法：取市售桑白皮30~60g，加水煎煮2次(每次煎煮20分钟左右)，取2次煎汁500~800ml混匀，装入保温瓶内。每次服100~200ml，1天服完。一般1剂药后，鼻衄即止，连服3~5剂可根除。〔王忠明. 四川中医. 1991,(10)：481.〕

按语：肺开窍于鼻，肺有蕴热，灼伤鼻络，则有鼻衄。桑白皮虽无直接止血之功，然其能泻肺中之火，故可治疗鼻衄。但须注意，若气虚无火之鼻衄则非桑白皮所宜。

桑根

【基原】为桑科植物桑的根。

【性味】苦、辛，寒。

【归经】入心、肝经。

【功能主治】主治惊痫，筋骨痛，高血压，目赤，鹅口疮等。

【临床应用】

高血压病

某女，66岁，农民。13年前始患头昏目眩，当时血压23/16.5kPa（175/125mmHg），西医诊断为高血压病，即自服直生桑根13年，诸症渐消，血压维持19/10.5kPa（140/75mmHg）左右。

治疗方法：将家桑的成熟桑椹子捣烂淘洗取子，春季条播于土，出苗生长满2年，即为直生桑。待冬季采挖其根，洗净，切段，晒干备用。每天50g，水煎，分2次饮服。〔黄炳文. 江苏中医. 1993,(3)：35.〕

桑螵蛸

【基原】为螳螂科昆虫大刀螂等的卵鞘。别名螳螂子、流尿狗螳螂壳等。

【性味】咸、甘，平。

【归经】入肾经。

【功能主治】补肾固摄。治疗遗精，白浊，小便频数，遗尿，阳萎，早泄等。阴虚火旺与膀胱有热者忌服。

【临床应用】

1. 膏淋

1968年秋，余曾一度患小便浑浊，类似米泔水，臊臭特别严重，因无其他不适之感，故未服药治疗。持续2个月有余，时序已入寒冬，症状仍无改善。余素冬季小便频数，影响夜间安眠，因知桑螵蛸可治尿频，乃将平时所采螳螂子30多枚焙熟后1次服下。所谓嚼服，即将螳螂子细嚼吮吸净其中卵黄咽下，后将鞘壳残吐弃。服后一夜之间并未感到尿频减少，而天明之后却出现一个奇迹，即见到盆内之尿液清澈如水，臊臭之气全无。至今将达19年之久，从未再出现尿浑、尿臊现象。足证《本经》所载通淋利小便之说诚然信不可诬。〔吴永勋. 中医杂志. 1988，29（3）：70–71.〕

2. 肾结石

1972年冬，本乡某村有一李姓中年男子患双侧肾结石。经拍照后证实左肾有结石11枚，右肾有8枚，如绿豆大小，两家医院均以双侧结石手术有困难不予治疗。乃问治于余，余想螳螂子可治小便混浊，或许对于肾结石亦可治疗。遂告以服食螳螂子之法，仅2次，服螳螂子60枚，病即痊愈。据患者自述，服药后曾发现小便器内有细砂状沉淀物，并未见块状结石。可见其化结石之力甚佳，该患者10余年来一直情况良好，于1984年春因患其他病死亡。〔吴永勋. 中医杂志. 1988，29（3）：70.〕

按语：桑螵蛸具补肾固精之功，故可治疗肾不固摄之膏淋。同时肾气得补，推动有力，可推动结石排至体外，而达到治疗肾结石之目的。但需注意螳螂子有新陈之分，此两案嚼服必须采鲜者为佳。市售之品内已无卵，仅空壳耳，不可不知。

桑叶

【基原】为桑科植物桑的叶。

【异名】铁扇子。

【性味】苦、甘，寒。

【归经】入肺、肝经。

【功能主治】祛风清热，凉血明目。主治风温发热，头痛，目赤，口渴，肺热咳嗽，风痹，瘾疹，下肢象皮肿等。

【临床应用】

1. 盗汗

严州山寺，有旦过僧，形体羸瘦，饮食甚少，夜卧遍身出汗，迨旦衾衣皆湿透，如此三十年，无复可疗，惟待毙命。临寺僧曰：吾有药绝验，为汝治之，三日宿疾顿愈，遂并以方授之，乃桑叶一味，乘露采摘，烘焙干为末，2钱，空腹温米饮调。或值桑落，用干者，但力不及新耳。按本草，亦载桑叶止汗，其说可证。〔名医类案：151.〕

2. 硬皮病

汪某某，男，24岁，教师。于2年前右小腿膝下部开始散在硬斑样损害，大者如黄豆，小者如高粱粒。形状不一，高出皮肤，暗褐色，边缘清楚，较硬，无疼痒感，日渐向四周扩展。曾多次医院求治，皆诊断为硬皮症，先后用胎盘组织液、维生素等，未见效果。半年前右前臂发生同样损害，约1.5cm×1cm，并渐渐扩大，用氯苯那敏、维生素E等治疗，未见好转。于1977年12月3日来我站诊治。检查：全身情况良好，心肺无异常。右前臂伸侧有11cm×9cm黑褐色椭圆形损害，边界不规则但清楚，高出皮肤，触之坚硬，汗毛较正常皮肤明显稀少且细，右膝下部分别有5cm×4cm和2cm×1.5cm之散在黑褐色斑片状损害10余处，触之硬。诊断为硬皮症。

治疗方法：给予25%桑叶注射液，每支4ml，每天肌内注射1次。自述注10余天后就感有效，患部渐松软。于1月28日斑片状损害明显变软，边缘硬界基本消失。于1978年4月12日止共用药153支，患部痊愈，仅遗有色素沉着。〔张希增. 山东医药. 1978,(9)：42.〕

3. 面部黄褐斑

李某，女，32岁，店员。1991年夏季初诊。因心情不畅，半年来两颊褐黄色斑块逐渐增多，连绵成片，成地图样分布。患者素体健康，余无不适之感。嘱用下法，先服半月，并多吃一些黄豆芽汤作为蔬菜。半月之后，余过其书店，患者见面即兴奋不已。细观其脸部，褐斑已消退大半。1个月后又访，褐斑全部消退。

S

治疗方法：取药房市售之桑叶500g，经水蒸煮消毒，去除杂物，干燥处理后备用。每天15g，沸水泡后作茶饮用。连服1个月为1个疗程。有效者可继续服用，无效者停止服用。一般服用半个月后，即有明显疗效，可见斑块部分消退，或色素变浅；服用1个月后，即可基本治愈。为巩固疗效，可视病情继续服用一段时间。〔朱庚甫. 浙江中医杂志. 1992,(9)：432.〕

4. 小儿化脓性中耳炎

朱某，男，3岁。患者耳内发炎，有脓液流出20天。西医诊断为化脓性中耳炎。经桑叶汁滴入耳内，3日即愈。

治疗方法：取新鲜桑叶数片洗净后，捣烂取汁。每次将桑叶汁滴入耳内1~2滴，每天3次。2~3天即愈。〔朱培忠，等. 四川中医. 1985，3（5）：封三.〕

桑枝

【基原】为桑科植物桑的嫩枝。

【异名】桑条。

【性味】苦、平。

【归经】入肝经。

【功能主治】祛风湿，利关节，行水气。主治风寒湿痹，四肢拘挛，脚气浮肿，肌体风痒等。

【临床应用】

1. 咳嗽

仇山村少时尝苦咳，百药不瘳，有越州学录者，教其取桑条向南嫩者，不拘多少，每条约寸许，用21枝，纳于砂石锅中，用水5碗，煎至1碗，遇渴饮之，服1个月而愈。〔名医类案：89.〕

2. 痹证

张杲曾病两臂痛，服诸药不效，一医教取桑枝一小升，细切炒香，以水3大升煎取2升，1日服尽，无时服，数剂寻愈。〔名医类案：235.〕

按语：桑枝功效祛风除湿、通络利关节，故治疗风寒湿邪留着经络的臂痛，于理得通。然疗咳嗽，却颇新奇。《本草再新》谓其能“壮肺气，燥湿，滋肾水，通经，止咳除烦，消肿止痛”。《本草蒙荃》：“利喘嗽逆气，消焮肿毒痛。”果真如此，则桑枝治嗽不难理解了。

3. 破伤风

咸丰初，郑作夫都阃左额受枪伤，枕戈露宿，以至肿势日甚。医者谓是破伤风，邪已内闭，不能治，有一老兵取桑条数十茎，以火烧其汁，取和酒令服，遂愈。〔历代无名医家验案：237.〕

砂仁

【基原】为姜科植物阳春砂或缩砂的成熟果实或种子。

【异名】缩砂仁、缩砂蜜。

【性味】辛，温。

【归经】入脾、胃经。

【功能主治】行气调中，和胃醒脾。主治腹痛痞胀，胃呆食滞，噎膈呕吐呃逆，寒泻冷痢，妊娠胎动。

【临床应用】

呃逆

刘某某，男，35 岁。1985 年 6 月 4 日初诊。因食凉粉后晚间突然呃逆大作，持续 3 天，呃时全身颤动，呃声响而有力，以至寤寐难安，遂用砂仁嚼服，每天 3 次，当晚呃止。随访 1 年，无复发。〔卓爱云. 浙江中医杂志. 1988，23（3）：100.〕

山慈菇

【基原】为科植物杜鹃兰、独蒜兰等的假球茎。

【异名】金灯、鹿蹄草、朱姑、毛姑、泥冰子等。

【性味】甘、微辛，寒。

【归经】入肝、脾经。

【功能主治】消肿，散结，化痰，解毒。主治痈疽疔肿，瘰疬，喉痹肿痛，蛇、虫、狂犬伤等。

【临床应用】

化脓性指头炎

凌某某，女，21 岁。右食指赤肿痛，夜卧不宁伴发热 2 天，曾外敷鱼石脂软膏 2 天罔效。诊断为脓性指头炎。经用下方治疗 1 天后，痛若失，3 天后肿消而愈。

治疗方法：山慈菇（鲜）25g，洗净捣烂加米醋 30ml，和匀稍蒸温，用塑料薄膜包敷患指，每天换药 1 次。〔陈单全. 中医杂志. 1990，31（4）：30.〕

山大刀

【基原】为茜草科植物九节的嫩枝及叶。

【异名】大丹叶、山大颜、血丝罗伞、大罗伞等。

【性味】苦，凉。

【归经】入肺、胃经。

【功能主治】清热解毒，祛风除湿。主治扁桃体炎，白喉，疮疡肿毒，风湿疼痛，跌打损伤等。

【临床应用】

1. 急性乳腺炎

郑某某，女，29 岁。自诉右侧乳房肿胀作痛，伴恶寒发热，全身不适，乳汁不通。扪其右侧乳房下端触及一鸭蛋大的肿块，压之疼痛，舌红，苔薄白，脉浮数。拟诊为乳痈。取山大刀鲜叶20片和红糖、热饭适量，捣烂敷患处。第2天，乳房肿块消去近半，继用2天，肿块消失，寒热缓解，乳汁畅通而痊愈。〔邱家才. 福建中医药. 1989，20（4）：16.〕

2. 烫伤

曾某某，男，4岁。1983年农历正月初一上午，右脸被刚烧开的黄豆浆烫伤，皮肤发红，起水泡，且因剧烈疼痛而大声哭叫。检查：右脸有数粒核桃及大枣大小之水泡，基底有细小出血点。诊断为右脸深Ⅱ度烫伤（占体表面积1%）。经用火烫膏等药外敷3天未好转，且有部分皮肤下组织溃烂。改用鲜山大刀全株煮水外洗，并用鲜山大刀嫩叶捣烂和适量新鲜洗米水外敷。敷后疼痛立止，7天痊愈。〔庄可邹. 四川中医. 1987，5（5）：45.〕

山豆根

【基原】为豆科植物广豆根的根。

【异名】山大豆根、苦豆根。

【性味】苦，寒。

【归经】入心、肺、大肠经。

【功能主治】清火，解毒，消肿，止痛。主治喉痈，喉风，喉痹，牙龈肿痛，喘满热咳，黄疸，下痢，痔疾，热肿，秃疮，疥癣，蛇、虫、犬咬伤等。

【临床应用】

喉痹

世宗末年，一日，患喉闭，甚危急。诸医束手。江右一粮长运米入京，自言能治。上亲问之，对曰："若要玉喉开，须用金锁匙。"上首肯之，命处方以进，一服而安，即日授太医院判，冠带而归。后有人以此方治徐华亭者，亦效。徐予千金，令上坐，诸子列拜之，曰："生汝父者，此君也，恩德讵可忘哉！"金锁匙，即山豆根也。以一草之微，而能为君相造命，而二人者，或以贵，或以富，始信张宝藏以荜茇一方得三品官，不虚也。〔历代笔记医事别录：328.〕

山海棠

【基原】为秋海棠科植物云南秋海棠的全草或根、果实。

【异名】水八角、金蝉脱壳、一口血、野海棠、老鸦枕头等。

【性味】酸、涩，温。

【归经】入肝、胆、胃经。

【功能主治】行气止痛，活血祛瘀。主治胃痛，月经不调，痛经，小儿吐泻，疝气，跌打损伤，痹证等。

【临床应用】

类风湿性关节炎

胡某某，男，31岁，技术员。初诊时3人抬送就诊，病情重。检查：精神不振，面色苍白，痛苦面容，脊柱前屈，不能后仰及转侧。X线片诊断为类风湿性关节炎中枢型。血压12/8 kPa（90/60mmHg），血红蛋白72g/L。患者于8年前起病，自觉腰及颈部疼痛，1970年大发作，身渐前屈，以后即不能活动，日常生活不能自理。接诊前已卧床不起4年，生活全由他人照料，曾多方寻医，均未见效。患者于1974年7月11日始接受昆明山海棠治疗，约服药2年时间，后身体逐渐复原，能参加体力劳动，曾多次复查，未见复发。血压16/9.3kPa，血红蛋白110g/L，血沉13mm/h。

治疗方法：用昆明山海棠干燥根切片200g，配白酒1000，浸泡1周后开始服用（相当于20%的酒浸剂），每天3次，每次10~20ml，每次最大量不超过30ml。饭后服，忌茶。本制剂每10ml相当于生药2g，每次剂量相当于生药2~4g，每次最大量相当于生药6g。〔昆明医学院第一附属医院类风湿科研小组．中级医刊．1979,（12）：32.〕

山辣椒

【基原】为夹竹桃科植物海南狗牙花的根。

【异名】单根木、震天雷、艾角青、独根木等。

【性味】微苦、辛，温；有小毒。

【归经】入肺、肝、胃经。

【功能主治】解毒散结，祛风止痛。主治咽喉肿痛，乳腺炎，肝炎，风湿痛，跌打损伤，胃寒疼痛，高血压病等。

【临床应用】

慢性肝炎

金某，男，25岁。于1974年2月患急性肝炎住院治疗349天，病情好转出院。1975年5月病情加重又入院，表现为纳差，腹胀乏力，肝肿大肋下1.5cm，有触、叩痛，脾未及。肝功：黄疸指数7u，麝浊12u，麝絮（+++），锌浊20u，GPT500u以上，诊断：慢性活动性肝炎。给予各种药物治疗3个月未见效。于1975年8月采用山辣椒外敷肝区1次，于第24天症状基本消失，肝触不及，肝功：黄疸指数6u，麝絮（–），麝浊5u，锌浊10u，GPT100u（改良金氏法正常100u）。于第35天复查肝功：各项正常，临床治愈出院。随访2年无复发，恢复正常工作。

治疗方法：取鲜山辣椒全草或根捣烂，敷于肝区或脾区，面积为5cm×5cm，厚度1cm，上盖薄膜塑料，用胶布固定，敷药时间10~12小时，见局部皮肤发红起泡而除去，待水泡大至一定程度，常规消毒后，穿刺放液，创面涂龙胆紫以防感染，15天后可敷第2次。〔黎运洪，等．辽宁中医杂志．1987,（7）：27.〕

山稔子

【基原】为桃金娘科植物桃金娘的果实。

【异名】豆干、桃金娘果。

【性味】甘、涩，平。

【归经】入心、肝、大肠经。

【功能主治】养血，止血，涩肠，固精。主治血虚，吐血，鼻衄，便血，痢疾，脱肛，疝气，耳鸣，遗精，血崩，带下等。

【临床应用】

疝气

颜某某，男，62岁。1976年8月初诊。半年来日常起居活动中，阴囊内侧出现拳头大小的近圆形肿块，用手平推或平卧时肿块消失。因体弱未行手术治疗。于4个月前佩用“疝气带”，生活中深感不便。诊断为狐疝，嘱其按下方治疗，药至1个疗程，停止使用“疝气袋”，阴囊已未见肿块出现。为巩固疗效，嘱其再服1个疗程，至今随访未复发。

治疗方法；山子果60g（儿童用30g），猪小肠1条，加水1碗，炖半小时，去果，内服药汤和小肠。每天服1次，10次为1个疗程。服药时忌茶。〔严欣. 福建中医药. 1989，20（2）：17.〕

山乌龟

【基原】为防己科植物千金藤的根或茎叶。

【异名】野桃叶、土審薯等。

【功能主治】清热解毒，祛风利湿。治疗疟疾，痢疾，风湿痹痛，水肿，淋浊及疔疮痈肿等。

【临床应用】

毒蛇咬伤

汪某某，男，48岁。社教时下乡，被白菊花蛇咬伤小腿，当时伤口不痛不肿，略痒而麻木，咬伤后12小时转我院治疗。检查：伤口轻度渗血，有2个牙痕，精神紧张，吞咽困难，视物朦胧，头痛，体温37℃，血压16.0/10.7kpa（120/80mmHg），呼吸21次/分，脉搏70次/分，腹股沟淋巴结肿大，心、肺、腹部未见异常，未引出病理性神经反射。笔者立即以山乌龟疗法治疗，3小时后症状、体征缓解，第3天全部症状与体征消失而奏全功。

药物：鲜山乌龟500g，米泔水500ml，共捣取汁备用。方法：伤口上方以布带结扎，每半小时放松1次，迅速以冷开水洗伤口，以牙痕为中心，取消毒的三棱针将伤口向周围扩大0.5cm，令其微微见血，用冷开水时时冲洗伤口，勿使伤口因血液凝固而封闭，随即使手或足下垂，由上向下，从外向内，反复轻轻按摩、挤压，冲洗伤口，令毒液溢出，然后口含冷开水，对住伤口吸收毒液，随吸随吐（口腔溃烂者勿吸），吸毕，取灯芯2g，覆盖伤口周围，将捣烂的山乌龟汁敷灯芯上，并以绷带轻轻包扎，随即解除伤口上方结扎的布带，若伤口周围肿胀，可拔火罐吸出毒液，出现水泡者用注射器抽出液体，引流排毒。每晚按上法换药1次，重者早晚换药各1次。〔黄仁生. 湖北中医. 1982，（3）：40–41.〕

按语：山乌龟有清热解毒之功，民间常用此治疗毒蛇咬伤，甚验。

山药

【基原】为薯蓣科植物薯蓣的块茎。

【异名】署预、薯蓣、山芋、诸署、药子等。

【性味】甘、平。

【归经】入肺、脾、肾经。

【功能主治】健脾，补肺，固肾，益精。主治脾虚泄泻，久痢，虚劳咳嗽，消渴，遗精，带下，小便频数，便血，脱证等。

S

【临床应用】

1. 脱证

邻村泊庄高氏女，年十六七，禀赋羸弱，得外感痰喘证，投以《金匮》小青龙加石膏汤，一剂而愈。至翌日忽似喘非喘，气短不足以息，诊其脉如水上浮麻，不分至数，按之即无。愚骇曰："此将脱之证也。"乡屯无药局，他处取药无及，适有生山药两许，系愚向在其家治病购而未服者，俾急煎服之，下咽后气息既能接续，可容取药，仍重用生山药，佐以人参、萸肉、熟地诸药，一剂而愈。〔医学衷中参西录（中册）：56.〕

2. 咳喘

奉天大东关关氏少妇，素有劳疾，因产后暴虚，喘嗽大作，治以山药粥，日服两次，服四五日，喘嗽皆愈，又服数日，其劳疾自此除根。

薯蓣粥制服法：生怀山药1斤，轧细过罗。上药1味，每服用药七八钱，或至1两，一沸，即成粥服之。若小儿服，或少调以白和凉水调入锅内，置炉上，不住以箸搅之，糖亦可。〔医学衷中参西录（中册）：56.〕

3. 虚劳

（1）一室女，月信年余未见，已成劳瘵，卧床不起。治以拙拟资生汤，复俾日用生山药4两，煮汁以茶饮之。1个月之后，体渐复初，月信亦通。见者以此证可愈，讶为异事。〔医学衷中参西录（中册）：55.〕

（2）侄女秀姑，已于归数载，因患瘰疬证成痨，喘嗽不休，或自汗，或心中怔忡，来函索方。余揣此系阴分亏损已极所致。俾先用虚劳门一味薯蓣饮，每日用生怀山药四两，煮汁两大碗，当茶频频饮之。不数剂，喘定汗止，咳嗽亦见轻。继又兼服泄泻门中薯蓣粥，作点心用之，渐渐痊愈。其祖翁亦业医，问此妙方出何医书。答以二方皆出自友人新著《衷中参西录》。因索书观之，大为叹服。余亦因知此二方之妙，后恒用之以治虚劳，救人甚伙。〔医学衷中参西录（中册）：512.〕

4. 慢性腹泻

（1）一妇人，年30余。泄泻数月不止，病势垂危。请人送信于其父母，其父将往瞻视，询方于愚。言从前屡次延医治疗，百药不效。因授以山药煮粥方，日服3次，两日痊愈。又服数日，身亦康健。〔医学衷中参西录（中册）：56.〕

（2）河间刘君仲章，久仕鄂，年五十余岁。漏疮甚剧，屡治不痊，后兼泄泻不止，盖肠滑不固，医药无灵。诊其脉甚小弱，渐已减痨。嘱其用泄泻门薯蓣鸡子黄粥，一剂泻止。三服，精神焕发。十数日后，身体复原。此后凡遇虚泻久不愈者，用之屡收特效。薯蓣鸡子黄粥制服法：生怀山药一斤，轧细过罗。每服用药七八钱，或至一两，和凉水调入锅内，置炉上，不住以箸搅之，二三沸，即成粥。再用鸡子数枚煮熟，取其黄捏碎，调粥中服之。〔医学衷中参录（中册）：513.〕

（3）李某，男，3岁，1989年10月就诊。腹泻20天，日行10余次，大便稀薄，食后即泻，完谷不化，时有腹胀隐痛，喜按，纳食不香。曾服多种药物罔效。且面色萎黄，神疲体倦，形体消瘦，舌淡苔白，脉缓而弱，指纹色淡，隐现于风关。大便常规可见脂肪球，余未见异常。乃由脾胃虚弱，清阳不升，以致水谷不化，食后即泻。治宜健运脾胃以升清阳而止泻。予薯蓣粥，服如下法。2 天后腹泻次数明显减少，纳食大增，5 天后症状全部消失，大便检查一切正常。随访半年，安然无恙。

治疗方法：取生山药 500g，白糖 30~50g。先将山药轧成细末，过细箩。取山药粉 50g 左右，置搪瓷缸内加适量凉水调匀，放置火上加热，时时搅拌，待煮二三沸后即成稀糊状，加少许白糖。日服 5 次，每次 6 药羹匙。若婴儿可适当调稀，频频饮之。〔陈富，等. 浙江中医杂志. 1991，(2)：66.〕

5. 便血

曾治一童子，年 15，大便下血，数月不愈，所下者若烂炙，杂以油膜，医者诿谓不治。后愚诊视其脉，弦数无力。俾用生山药轧细作粥，调血余炭 6~7 分服之，日 2 次，旬日痊愈。〔医学衷中参西录（上册）：69.〕

6. 温病后泄泻

一人年 40 余，得温病十余日，外感之火已消十之八九，大便忽然滑下，喘息急迫，且有烦渴之意，其脉甚虚，两尺微按即无。急用生山药 6 两，煎汁两大碗，徐徐温饮下，以之当茶，饮完煎渣再饮，两日共用山药 18 两，喘与烦渴皆愈，大便亦不滑泻。〔医学衷中参西录（中册）：56.〕

7. 子痫

一娠妇，日发痫风，其脉无受娠滑数，知阴分亏损血液短少也。亦俾煮山药粥服之即愈，又服数次，永不再发。〔医学衷中参西录（中册）：56.〕

8. 身热劳嗽

一妇人，产后十余日，大喘大汗，身热劳嗽。医者用黄芪、熟地、白芍等药，汗出愈多。后愚诊视，脉甚虚弱，数至七至，审证论脉，似在不治。俾其急用生山药六两，煮汁徐徐饮之，饮完添水煮，一昼夜所饮之水，皆取于山药中。翌日又换山药六两，仍如此、煮饮之。二日后诸病皆愈。〔医学衷中参西录（上册）：116.〕

按语：山药又名薯蓣，其性味甘平，功能健脾、补肺、益肾。自张锡纯创薯蓣粥治泄泻以来，许多医家皆喜用之，临床常收到奇效。《景岳全书》："泄泻之本，无不由于脾胃。"脾胃亏虚，不能健运，水走肠间，则为泄泻。山药为本经之品，能益肾气，健脾胃，故可止泻。脾胃得补，生化有源，则虚劳可治，痨疾能医。脾胃气旺，母实子充，肺气得充，宣肃正常，劳嗽气喘也平。后天得补，气血旺盛，阴分不亏得以养筋，娠妇痫风可瘥。山药一味为方，专病疗疾，药少效宏，确为一值得推荐的食疗良方。

山萸肉

【基原】为山茱萸科植物山茱萸的果肉。

【异名】蜀枣、鸡足、山茱萸、肉枣、药枣等。

【性味】酸，微温。

【归经】入肝、肾经。

【功能主治】补肝肾，涩精气，固虚脱。主治腰膝酸痛，眩晕，耳鸣，阳痿，遗精，小便频数，肝虚寒热，虚汗不止，脱证等。

【临床应用】

1. 脱证

陈某某，男，58岁，农民。1989年7月17日初诊。暑天饮冷，呕吐大作，3小时内腹泻10余次，呕吐3次。延余诊治时，呼吸急促，心悸眩晕，面色苍白，四肢冰冷，躯体后挺，脉搏细弱。血压10.5/6.5kPa（80/50mmHg）。病属液脱。急用山萸肉120g，浓煎分服。半日后，上症基本消失，血压升至正常，唯腹泻仍作，用藿香正气散调理而愈。〔安俊火. 浙江中医杂. 1992，12：558.〕

2. 腹痛

门生万泽东，曾治一壮年男子，因屡经恼怒之余，腹中常常作疼。他医用通气、活血、消食、祛寒之药，皆不效。诊其脉左关微弱，知系怒久伤肝，肝虚不能疏泄也。遂用净萸肉2两，佐以当归、丹参、柏子仁各数钱，连服数剂，腹疼遂愈。后凡遇此等证，投以此方皆效。〔医学衷中参西录（中册）：41.〕

3. 产后抽搐

山萸肉之性温，又善息内风。族家嫂，产后十余日，周身汗出不止，且四肢发搐，此因汗出过多而内风动也。急用净萸肉、生山药各2两，俾煎汤服之，两剂愈。〔医学衷中参西录（中册）：40.〕

4. 精脱

王某，男，27岁，工人，1987年1月3日诊。患者素体虚弱，复加乍病初愈，即行房事，未毕，感心慌气促，头晕目眩，汗出淋漓，被褥皆湿，急邀余诊治。查面色苍白，四肢不温，脉搏疾数，血压11.0/7.1kPa（85/55mmHg），此属精脱。急拟山萸肉100g，武火煎浓汁约300ml，首服150ml，余药分2次间隔1小时饮完。半日许精神好转，汗止脱固，血压恢复正常。〔安俊义. 浙江中医杂志. 1992,（12）：558.〕.

5. 汗脱

王某某，男，61岁，农民，1989年8月13日诊。夙患痨症，经治2年未愈。间有咳嗽，动则气喘，体弱多汗，面色㿠白，倦怠嗜睡。时值初秋，流感甚行，患染此症，症见恶寒发热，鼻塞流涕，口舌干燥，咳喘加重。当地医院胸透：肺部未见明显病变。一村医拟辛温解表之麻黄汤，用麻黄10g、桂枝15g。药后汗出连连不止，声短息微，精神疲惫，嗜睡，心悸眩晕，四末逆冷，面色㿠白，脉虚无力。测血压10.7/6.7kPa（80/50mmHg），邀余诊治。急用山萸肉150g，急火煎浓汁一大碗，首服1/3量，余药视病情分次频饮。5小时后，血压回升至正常，精神恢复，四肢转暖，出汗显减。遂用辛凉解表之桑菊饮加甘寒之沙参、麦冬、玉竹，感冒在2日内好转。〔安俊义. 浙江中医杂志. 1992,（12）：558.〕

6. 气脱

一妊妇得霍乱证，吐泻约一昼夜，病稍退，胎忽滑下。觉神气顿散，心摇摇似不能支持，迎愚诊视。既至则病势大革，殓服在身，将舁诸床，病家欲意不诊视。愚曰："一息犹存，即可挽

S

回。”诊之脉若无，气息奄奄，呼之不应，取药无及。其东邻为愚表兄刘玉珍，家有购药二剂未服，亦系愚方，共有萸肉六钱，急拣出煎汤灌下，气息稍大，呼之能应。又购取净萸肉、生山药各二两，煎汤一大碗，徐徐饮下，精神顿复。〔医学衷中参西录（中册）：38.〕

按语：《本经逢原》：“山茱萸详能发汗，当是能敛汗之误。以其酸收，无发越之理。仲景八味丸用之，盖肾气受益，则封藏有度，肝阴得养，则疏泄无虞，乙癸同源也。”山萸肉具补肝肾之功，肾气得充，则固摄有权，肝阴得补，则疏泄有度，故汗脱能止，精脱能固。所以临床可用来治疗肝肾亏虚、不能固摄之脱证。

7. 传染性肝炎

金某某，男，28岁。起始自觉洒寒微热，头痛带眩，腹上部胀闷痛感，消化不良，皮肤巩膜呈现黄色，神疲肢软，已有10余天，肝区部压痛，肝肿大肋下1横指，质中等硬光滑，脉象濡散，舌苔滑，小溲短黄，大便正常。化验结果：黄疸指数15单位，胆红素弱阳性，诊为传染性肝炎。每天用干山茱萸根60g煎服，连服4天，症状大有好转，寒热头痛已除，巩膜皮肤黄色全部退清，精神较振，症状完全消失，继服11天巩固疗效，经检查：黄疸指数及肝功均恢复正常，出院后追踪1个月，情况良好。〔李雨时. 浙江中医杂志. 1960，(3)：15.〕

按语：世人皆知山茱萸之果肉补肾涩精，为医家常用。但对山茱萸根皮则运用很少，甚至弃之不用，今山茱萸根皮治传染性肝炎，确令人耳目一新。

山楂

【基原】为蔷薇科植物山楂或野山楂的果实。

【异名】杭、鼠查、棠梂子、山梨等。

【性味】酸、甘，微温。

【归经】入脾、胃、肝经。

【功能主治】消食积，散瘀血，驱绦虫。主治肉积，癥瘕，痰饮，痞满，吞酸，肠风，腰痛，疝气，恶露不尽，小儿乳食停滞等。

【临床应用】

1. 吐血

邑张某家贫佣力，身挽鹿车运货远行，因枵腹努力太过，遂致大口吐血。即不起。意欲还里，又乏资斧。乃勉强徒步徐行，途中又复连吐不止，目眩心慌，几难举步。腹中觉饥，怀有干饼，又难下咽。偶拾得山楂十数枚，遂和干饼食之。觉精神顿爽，其病竟愈。盖酸者能敛，而山楂则酸敛之中，兼有化瘀之力。与拙拟补络补管汤之意相近，故获此意外之效也。〔医学衷中参西（上册）：75.〕

2. 呃逆

李某，女，28岁，工人。饱餐后连续呃逆3天不止，曾口服镇静药及针灸治疗无效，十分痛苦。1982年5月7日就诊，经口服山楂丸后约2分钟，呃逆即止，未再发。

治疗方法：山楂丸（天津达仁堂制药厂生产）2丸，1次口服，需细嚼慢咽，可饮少量温开水。一般服后即愈。

S

〔廖智明．中西医结合杂志. 1984,(5):315.〕

3. 痢疾

（1）痢疾初得者，用山楂1两，红白蔗糖各5钱，好毛尖茶叶钱半，将山楂煎汤，冲糖与茶叶在盖碗中，浸片时，饮之即愈。〔医学衷中参西录（中册）：126.〕

（2）金某某，男，19岁，工人。因腹泻2天于9月来诊。呈脓血便，伴里急后重、腹痛。查大便常规，红细胞（++++），白细胞（++++），巨噬细胞（++++）。大便培养为福氏痢疾杆菌。诊断为急性菌痢。给焦山楂3剂，服药后，临床症状明显好转，大便次数明显减少，外观有脓不带血。继服焦山楂3剂后，临床症状完全消失，大便每天1次，大便化验，黄软，镜检（–），大便培养转阴性，共服焦山楂6剂，治愈。

治疗方法：焦山楂120g，水煎服，每天1剂。〔山东省中医药研究所，等．中草药通讯. 1973,(3)：32.〕

4. 急性胃肠炎

（1）张某，40岁，农民。1982年7月患急性胃肠炎。病者肠鸣腹痛，吐泻频作，吐物酸臭，西医予输液并用抗生素无效，切脉滑数，舌苔黄腻。证属暑湿秽浊郁遏中焦。余以焦山楂75g煎汤，白砂糖50g冲服，并饮茶杯余。1剂病减大半，2剂痊愈。〔胡杰．吉林中医药. 1985,(1)：20.〕

（2）李某，社员，年余患急性胃肠炎。病者肠鸣腹痛，吐泻频作，吐物酸臭，西医予输液并抗生素治疗而无效。切脉滑数，舌苔黄腻。证属暑湿秽浊郁遏中焦。余以焦山楂75g煎汤，白砂糖50g冲服，并饮茶杯余。1剂病减大半，2剂后痊愈。〔胡杰一．吉林中药. 1985,(1)：20.〕

5. 急性肾盂肾炎

胡某，男，43岁。1972年11月20日以恶冷发热，尿急、尿痛，尿频，腰痛10天就诊。患者于2年前曾寒战，高热，腰痛，尿频，排尿灼热感，持续月余，在某院就诊，经多种检查最后尿培养证实为大肠杆菌所致急性肾盂肾炎。经用四环素、呋喃妥因、链霉素等，半月后好转。嗣后，反复发作4次，近1年来腰酸，乏力，消瘦，贫血，偶有轻度浮肿，头痛，食欲减退，劳动能力下降。最近10天加重，应用多种抗生素疗效不著，要求应用山楂疗法。就诊后给呋喃妥因3日，症状无改善，于第4日开始配给生山楂煎剂。服煎剂后尿量由原来的每天1600ml增至3000ml，服药后第3天症状减轻，无尿急尿痛尿路灼热感，因恶心故停用呋喃妥因，第4天浮肿消失，尿检查蛋白（–），白细胞（+），红细胞（+），第5天腰痛及肾区叩痛消失，食欲增加，尿检转阴，第7天尿培养阴性，继续煎服20天，4次尿检阴性。门诊连续观察随访11个月无复发，健康状况良好。

治疗方法：每天用生山楂90g，冷水煎，煮沸15~20分钟，每天煮3次，每次500ml。〔雷震甲．陕西新医药. 1975,(1)：37.〕

6. 急性尿路感染

李某，女，32岁。1991年3月26日初诊。尿频、尿急、尿痛3天，伴发热，恶寒，腰痛，头痛，口苦口干，乏力。舌红，苔黄腻，脉弦数。体温38℃，尿检：白细胞满视野，红细胞3~5个/视野，蛋白（+），实验室检查：白细胞 11×10^9/L，中性0.91，淋巴0.09。诊断为急性泌尿系感染。证属湿热淋证。予生山楂90g，水煎服。1剂热退症减，3剂而愈。〔杜俊宝．浙江中医杂志．1992，（5）：234.〕

7. 乳糜尿

何某某，女，65岁。1983年8月4日初诊。患血丝虫乳糜尿病史19年。经中西药物多方面治疗，但乳糜尿迁延不愈。近月来病情加剧：每溲均作乳糜状，混浊如浆，晨起为甚，无涩痛感。多食油腻则脘腹胀闷，便溏不实，尿浊加深。伴见面目虚浮，四肢酸软，舌质淡，苔白腻，脉细缓。尿液检查：乳白色浑浊，蛋白（+++），乳糜定性（+++），辨证为脾胃气滞，脾不化精，脂膏下流。治以健脾行滞，消导分清。处方单用山楂碾末蜜丸，每天90g，分3次服。服至半月，小便日渐清澈，乳糜尿完全消失。腹胀改善，饮食较佳。晨尿连检多次均为正常。停药随访2年未见复发。〔陈述万．上海中医药杂志．1987，（8）：26.〕

8. 闭经

女子至期月信不来，用山楂两许煎汤，冲化红蔗糖7~8钱服之即通，此方屡试屡效。若月信数月不通者，多服几次亦通下。〔医学衷中参西录（中册）：125.〕

9. 产后腹痛

（1）毛某，女，25岁。1980年8月20日初诊。5天前生产，产后自觉少腹疼痛，近日加剧，按之痛甚。诊见面色青白，四肢欠温，恶露量少，舌黯红有瘀点，脉弦涩有力。予焦山楂50g，水煎后加红糖服用，服1剂后，症安而愈。〔孔令举．吉林中医药．1990，（5）：20.〕

（2）郭某，女，21岁，1984年4月18日就诊。因产后起居不慎，感受寒邪，少腹疼痛且旅，上冲胸胁。面色紫暗，手足欠温，恶露量少，舌有瘀点，脉沉紧。予焦山楂40g，水煎后加红糖适量服用，3剂后病愈。

治疗方法：取焦山楂30~50g，水煎后加红糖适量，在盖碗中浸泡片刻，分早晚2次口服。〔孔令举．吉林中医药．1990，（5）：20.〕

按语：山楂能消食积、散瘀血。《食疗本草》："化血块、气块，活血。"妇女瘀血内停的痛经，及产后瘀血留着胞宫的腹痛，用亦有效。

10. 痛经

张某，女，28岁。痛经5年，每于经前1~2天腹部疼痛，重则全身出汗，头目眩晕，恶心欲吐，四肢麻木，经量少，色黯有血块。舌淡红，苔薄白，脉细。予生山楂60g，红糖10g，水煎服。1剂后腹痛缓解，继服2剂以巩固疗效。后每于月经来潮前服药3剂，连服3个周期而愈。〔杜俊宝．浙江中医杂志．1992，（5）：23.〕

11. 冻疮

（1）翟某某，女，20岁，农民。患者于1975年冬两足背和两手背冻伤，局部糜烂，多次治疗不愈。后改用山楂肉外敷，每天1次，7天痊愈。2年后随访，未见复发。〔王佩礼，等．河南中医学院学报．1978，（4）：61.〕

S

（2）薛某，男，16岁，1987年1月6日就诊。双手背冻伤月余，皮肤已破，有3处钱样大小溃疡面，深约0.3cm，上有黏液脓血附着，以30%山楂膏（生山楂研极细粉，凡士林调）高压消毒后清洁疮面，外涂包扎，每天1次，7天皮肤敛口变平获愈。〔马建. 四川中医. 1989，7（2）：35.〕

12. 面部瘢痕

武某某，男，20岁，学生。1983年3月，因用手挤面部痤疮感染化脓，治愈后留一瘢痕。1983年8月求余诊治，经用山楂粉调入黄酒外敷，半月后瘢痕消失，患处皮肤光润如常。〔王金学. 四川中医. 1987，5（5）：47.〕

13. 手指感染

王某，男，36岁。1987年2月19日初诊。右手食指前端红肿疼热2天。曾服四环素，症状未减，痛仍如前，经30%山楂膏外敷包扎，每天1次，2天后肿消痛止，屈伸自如。〔马建国. 四川中医. 1989，7（2）：35.〕

14. 注射感染症

李某，女，35岁。1987年2月22日诊。右臀部上外侧肌内注射庆大霉素5日后，有一核桃大硬结，略高出皮面，色红，痛不可触。服复方磺胺甲恶唑3天，局部多次热敷无效。经30%山楂膏摊于患处包扎，每天1次，2天疼痛大减，6天后硬结消散而愈。

治疗方法：取生山楂研极细粉，凡士林调膏外敷多种皮肤病变，如冻疮、疖肿、疮疡等，疗效极佳。〔马建国. 四川中医. 1989，7（2）：35.〕

按语：《唐本草》：“山楂汁服主利，及身上疮痒。”现研究也表明其对痢疾杆菌、大肠杆菌、金黄色葡萄球菌等病原菌有抑制作用。所以临床用以治细菌性痢疾、急性肠胃炎，外用可治疗疮疡等。

山楂树根

【基原】为蔷薇科植物山楂或野山渣等的根。

【性味】甘，平。

【归经】入脾、胃、大肠经。

【功能主治】消积，祛风，止血。主治食积，痢疾，关节痛，咯血，咳嗽等。

【临床应用】

支气管肺炎

陈某，男，3岁。1986年10月8日初诊。受凉后咳嗽痰鸣5日余，发热2日，就诊时体温37.9℃，两肺均可闻及痰鸣音，化验白细胞为12.9×10^9/L，中性0.79，淋巴0.21。胸透提示为支气管肺炎。用下方每天2次，服药2天咳嗽即止，体温正常，5天后胸透复查“两肺清晰”。

治疗方法：将山楂根洗净，刮去表皮，切成薄片，置锅中用红糖炙炒。成人每次50g（儿童酌减），加水100ml，生姜3片，煎煮15分钟即可服用。〔周玉泉. 湖北中医杂志. 1987,（4）：8.〕

山栀子

【基原】为茜草科植物山栀的果实。

【异名】木丹、支子、枝子、黄鸡

子、黄荑子等。

【性味】苦，寒。

【归经】入心、肝、肺、胃经。

【功能主治】清热，泻火，凉血。主治热病虚烦不眠，黄疸，淋病，消渴，目赤，咽痛，吐血，衄血，血痢，尿血，热毒疮疡，扭伤肿痛等。

【临床应用】

1. 衄血

宋蔡子渥传云：同官无锡监酒赵无疵，其兄衄血甚，已死入殓，血尚未止。一道人过门，闻其家哭，询问其由。道人云："是曾服丹或烧炼药，予有药，用之即活。"囊间出药半钱匕，吹入鼻中立止，良久得活。乃山栀子烧存性，末之。〔历代无名医家验案：23.〕

2. 关节囊肿

陈某，男，38岁，教师。1981年秋，左肘尖后少海穴处起一包块如瘤。初如杏大，因无痛苦未在意，后膨大如核桃，并产生疼痛，始就医。其包块按之软，内有液体感，肤色如常，穿刺抽出血性液体。予生栀子研细末，用鸡蛋清调成糊状敷患处，外用布条缠紧。用此方连敷5天肿消。第2年复发，仍用本方治愈，至今未发。〔王炳廉. 新疆中医药. 1988,(3)：34.〕

3. 乳蛾

楼某，女，2岁。1990年10月7日初诊。鼻塞，流涕，咳嗽已3天。昨起发热，曾服小儿消炎散等药热不退。体温39℃（肛表），纳减，便干溲赤，咽红，扁桃体Ⅱ度肿大，舌红苔薄黄，诊断为乳蛾。用下方治疗1次热退，再行清热利咽之品调理而愈。

治疗方法：取生山栀9g研碎，浸入少量的70%乙醇或白酒中，浸泡30~60分钟，取浸泡液与适量面粉和匀，做成4个如5分镍币大小的面饼。睡前贴压于患儿双侧涌泉穴和双侧内关穴，外包纱布并用胶布固定，次晨取下，以局部皮肤呈青蓝色为佳。〔楼建华. 陕西中医. 1991，12（12）：554.〕

4. 羊踯躅中毒

杨某某，男，42岁。患肩周炎，经用5%羊踯躅花注射液2ml作肩髎穴封闭，出现中毒，邀我会诊。急取山栀40g煎汤顿服。药后2小时，诸症减轻，带药2剂回家，后复诊已愈。〔蔡邦镇. 四川中医. 1983，1（4）：56.〕

杉树皮

【基原】为杉科植物杉的树皮。

【异名】杉皮、杉木皮。

【性味】苦，寒。

【归经】入肺、膀胱经。

【功能主治】主治水肿，脚气，金疮，漆疮，烫伤等。

【临床应用】

野菇中毒

周某某，男，50岁。于1960年8月2日夜间吃野菇一碗后，4小时左右，开始呕吐，腹痛，头晕，头痛，胸前不适，四肢无力。继而眼花缭乱，谵语，不思饮食，下肢疲软，不能起坐，有时人事不省，颜面苍白，瞳孔等大，较缩小，难睁开，舌苔白厚，脉细小无力。心音低，肺正常，全身出冷汗，腹部柔软，稍进食物即呕吐，呈重度中毒病容。

治疗方法：注射50％葡萄糖100ml，内服杉皮汤一大碗（内含生药1kg），嘱其安睡，加强护理。至第2天早晨，患者诸症消失，能自动离床活动。杉皮汤：取杉树皮1kg洗净切碎，加水至淹没杉皮为度，煎3小时，过滤去渣。成人一次服完，小儿减半。〔邱成如．福建中医药．1961，6（4）：42.〕

鳝鱼（血）

【基原】为鳝科动物黄鳝的肉或血。

【异名】长鱼。

【性味】甘，温。

【归经】入肝、脾、肾经。

【功能主治】有补虚损，除风湿，强筋骨之功。治疗痨伤，风寒湿痹，面瘫，疣，产后淋沥，下痢脓血，痔瘘，臁疮，直肠息肉等。凡病属虚热者慎用。

【临床应用】

1. 直肠息肉

涂某某，男，50岁，教师，于1976年7月就诊。主诉：腹泻2年，加重半年余。腹泻每天5~6次，排出含有黏液血便，有时有鲜血，常伴轻微腹痛，里急后重，左下腹压痛。粪便检查有血及黏液。拟诊“慢性肠炎”。经多方治疗不愈。于同年10月去省医院治疗，结肠镜检查：距肛门10、12及13cm处发现1.0~1.5cm左右大小息肉3个。病员不愿手术而来我院治疗。笔者采用民间验方，鲜鳝鱼1.5kg置瓦上火焙烤焦，浸泡500g白酒内。用法：每天2次，每次15~20g，15~20天服完。治疗过程中，症状逐渐消失。5个月后经肠镜复查息肉全部脱落。随访7年未见复发。〔主明福．四川中医．1984，2（5）：封3.〕

按语：《本草纲目》鳝鱼“专治一切冷漏、痔瘘、臁疮”。其治疗直肠息肉与其治疗痔漏同一理也，借酒通络化瘀可使息肉加速脱落。

2. 面瘫

（1）民传鳝鱼血外贴，可治口眼歪斜。1956年夏，余从水坑中捉一鳝，将头割去，将血滴于绵纸上，收存备用。是年秋，余在中学3年级就读，开学伊始，同学孟某某右侧口眼歪斜。余以为大可一试，以观其效。随借一车，回家剪取滴有鳝鱼血的绵纸一块，大如鸡卵。回校后，用温水稍浸，贴于健侧。次日晨果见稍有复正，3日后复正而愈。〔偏方奇效闻见录：35.〕

（2）王某某，男，56岁，教师，于1980年4月28日就诊。患者5天前因工作紧张，加之情绪不快，突然发觉左侧面部有松弛麻痹感，继而语言不利，口角向右侧㖞斜，饮食不由自主，由口角往外流。曾在本校医务室服调节神经药及配合针灸治疗4天，均无明显好转，故来本院就诊。

检查：口鼻向右侧㖞斜，语言吐词不利，四肢活动自如，血压20.0/13.3kPa（150/100mmHg）。

处方：嘱患者自备鳝鱼血，每天在临睡前涂1次，少酒或不饮酒，保持精神舒畅。5天后，患者自述，每次在患侧涂上鳝鱼血后，局部有微热及收缩感。现语言畅利，右侧㖞斜有牵正之象。嘱其继续坚持外用10天后，患者欣喜来告，病情向愈，饮食、语言均正常，已能讲课。

治疗方法：将患侧用温热水洗后，继用棉签在颊车部位适量涂上新鲜鳝鱼血（取活鳝鱼尾部血），每天1次。〔石坤桃. 新疆中医药. 1987,（3）：527.〕

按语：《世医得效方》有用“大鳝鱼一条，以针刺头上血，左斜涂右，右斜涂左，以平正即洗去”的记载。临床治疗颜面神经麻痹而致的面瘫，新病较久病疗效好。中枢性面瘫如中风后遗症所致的一般无效。

3. 鸡眼

患者赵某，右脚生一鸡眼，痛得不能行走，正准备往医院开刀之际，经介绍用鳝鱼血治疗，果然第1次涂上即感痛止，患处逐渐萎缩，再涂第2次鸡眼已霍然而愈。〔陶卫贤. 福建中医药. 1959,（8）：45.〕

商陆

【基原】为商科植物商陆的根。

【异名】夜呼、当陆、白昌、下山虎等。

【性味】苦，寒；有毒。

【归经】入脾、膀胱经。

【功能主治】通二便，泻水，散结。主治水肿，胀满，脚气，喉痹，痈肿，恶疮等。

【毒性】本品尤其是生食过多，会引起不良反应及中毒。

中毒表现：常见鼻干、轻度腹泻、头昏等。中毒则见体温升高、心律失常、头痛、躁动甚至昏迷，严重者可引起中枢神经麻痹、呼吸运动障碍、血压下降、心肌麻痹而死亡。此外本品有杀精子及堕胎作用。

中毒救治：中毒后常用生甘草、生绿豆各100g，捣烂，开水泡服或煎服。但中毒重者，需送医院救治。临床蒸用、久煎或和五花肉同煎，可减少其毒性。

【临床应用】

1. 便秘

一人便秘，数日不通，用商陆捣烂敷脐上立通。〔续名医类案：512.〕

2. 腹水

邢某某，女，20岁，工人。患者因风湿性心脏病，心力衰竭入院。在治疗中曾服多种西药，出现药物过敏反应，表现为剥脱性皮炎，后又出现严重腹水征，腹围82cm。病情危急，即停用全部西药，单用商陆敷脐治疗。第1天尿量在2900ml左右，第2天尿量1500ml，第3天尿量1300ml，连续使用3天，腹水基本消退，腹围降至70cm。

治疗方法：取商陆1~2kg用粉碎机粉碎，用80~100目筛过滤，其末备用。另取鲜姜2小片捣烂如泥。取1~1.5g商陆末和鲜姜泥加适量水调成糊状。敷满脐部，外用敷料、胶布固定，每天更换1~2次，7天为1个疗程。使用时脐部无须进行消毒处理。一般在7天内见效，明显者3天后见效。〔张志真. 赤脚医生杂志. 1979,（9）：8.〕

3. 慢性肾炎水肿

覃某某，男，50岁。反复全身水肿1年多，曾入院诊治，诊断为“慢性肾炎”，用双氢克尿噻等西药治疗，消肿后短期内又浮肿如故。检查：患者面色皖白，语声低微，精神萎靡，肢冷畏寒，肢体肿胀，按之如泥，大便干结，2~3日一行，小便短少，舌淡胖大而有齿痕，苔薄白而润，脉沉细无力。血压24/14.7kPa（180/110mmHg），小便蛋白（+++），诊为阴水肿（阳虚水泛）。遂嘱购鲜商陆250g，每天30g，炖羊肉服。服药第1天小便开始增多，大便先下燥屎数枚，继下糊状稀便2次，精神好转，胃纳增加，连续服药5天，水肿全消。后以济生肾气丸、参苓白术散加减调理善后。1个月后病人水肿复发，但较前轻微，仅双下肢凹陷性水肿，仍用上法治疗。病家因经济困难，只熬商陆汤而未加羊肉，觉药汤辛辣麻口，难以下咽，勉强服后即感头昏、恶心、全身疲软不适，约半天后才恢复正常。从此后煮商陆必加羊肉，不但味道鲜美，且无任何副作用。以后每周服1~2剂，巩固疗效。3个月后复查，小便已完全正常，血压20/12kPa（150/90mmHg），身体逐渐恢复健康，并能从事日常活动，至今已7年，水肿无复发。〔苗良正．四川中医．1984，2（4）：50.〕

4. 带下

刘某某，女，42岁。1978年6月15日初诊。主诉：15年前生产后，带下增多，黄白相兼，淋漓不断，伴少腹坠胀，腰骶酸楚，几经治疗，至今未愈。脉弦滑，舌淡苔薄白。嘱用干商陆60g，小母鸡1只，炖烂，弃渣留汤及肉，分2日服，每天2次。服2剂后，带下大减，余证亦消。〔刘白录．四川中医．1985，3（5）：19.〕

按语：本品有毒，用量不宜过大，《唐本草》云：“商陆有赤白两种，白者入药用，赤者甚有毒，若服之伤人。”若用之不当，可中毒。中毒症状多在药后20分钟至3小时出现，表现为轻度或中度发热，心跳加快，呼吸频数，恶心呕吐，腹痛腹泻，继则眩晕，头痛，言语不清，谵语躁动，站立不稳，抽搐，神志恍惚，甚至昏迷，瞳孔散大，对光反射消失，膝反射亢进，二便失禁等。为防止中毒。可先从小剂量服起。另在服药之前，可先备生甘草、生绿豆各30g。服药后严密观察，如有中毒症状，立即将此二者捣烂，开水泡服或煎服。

5. 慢性肾炎

彭某某，女，72岁。1971年1月份发生眼睑四肢浮肿，腰痛，小便短赤，经中西医治愈后，又反复发作，小便检查有蛋白及管型。医院确诊为慢性肾炎。1973年2月来诊，用鲤鱼商陆饮治疗3天，病情大有好转，继续上方5天，病告痊愈。至今1年多，未见复发。

药物组成：活鲤鱼1条（500g重左右），商陆根9g（用白花商陆根，赤色商陆根不可服，以免中毒）。

服药方法：先将鲤鱼肚腹剖开，除去内脏，洗净，留鱼鳞，然后将商陆根填入鱼腹中，放内，加适量水煎煮，煮至黄色浓汁为度，不加油和佐料，采用低盐饮食，或每天用酱油10ml（可用青霉素小瓶量1瓶相当10ml）。第1次只煎服200ml浓汁，小孩每次服200ml左右，成人每次400ml左右。第1次服完后，第2次再加水煮，吃鱼喝汤。〔张志真. 赤脚医生杂志. 1975,(5)：27.〕

按语：晋代陶弘景有“商陆，近道处处有，方家不甚于用。方水肿，切生根，杂生鲤鱼煮作汤”的记载。商陆苦寒沉降，有通利二便之功；鱼甘平，下水气，利小便。小便利，水肿自消，所以治疗慢性肾炎所引起的水肿，效果颇佳。其他病引起的水肿也可用此方变通。然商陆治水肿，乃权宜治标之计。治病当求其本，如脾虚者当补其脾，肾虚者当益其肾。不可久用其以泻下利水，否则欲速不达。

6. 肝硬化腹水

柳某某，男，36岁，干部。患者因肝硬化食道静脉曲张破裂出血急诊入院，经积极抢救治疗，出血得到控制后出现明显的腹水征，腹围在83cm以上，曾给予氢氯噻嗪25mg，氨苯喋啶50mg，每天2次治疗，用药1周余，效果不显，腹水如故。后加用商陆敷脐法，一昼夜间患者尿量明显增加，其尿量每天在1500~2000ml左右。在使用敷脐治疗时，将上述西药利尿剂每天减至1次，连续敷用1周，腹水消退，腹围降至72cm，恢复到正常状态。

药物制备：取商陆1000~2000g，用粉碎机粉碎，用80~100目箩过筛，其末备用，另取鲜姜2小片捣烂如泥。用法：取1~1.5g商陆末和鲜姜（或葱白1寸长）泥加适量水调成糊状。敷满脐部，外用敷料、胶布固定，每天更换1~2次，7天为1个疗程，使用时脐部无须进行消毒处理，一般7天有效，明显者3天内见效。〔张志真. 赤脚医生杂志. 1979,(9)：8.〕

按语：商陆有泻下逐水之功，故可治肝硬化引起的腹水。本案敷于脐心，盖脐周血管丰富，药易透入直达病所，而发挥其利水之功。《本草纲目》“商陆其性下行，专于行水，与大戟、甘遂盖异性同功。方家治肿满小便不利者，以赤根捣烂，入麝香三分，贴于脐心，以帛束之，得小便利即肿消”。笔者认为商陆泻下逐水之功虽不及甘遂、大戟、芫花，但其性也猛，宜中病即止，否则有虚虚之患。

蛇莓

【基原】为蔷薇科植物蛇莓的全草。

【异名】鸡冠果、蚕莓、疔疮药、蛇葡萄、一点红等。

【性味】甘、苦，寒；有毒。

【归经】入心、肝经。

【功能主治】清热，凉血，消肿，解毒。主治热病，惊痫，咳嗽，吐血，咽喉肿痛，痢疾，痈肿，疔疮，蛇虫咬伤，烫火伤等。

【毒性】有毒。

【临床应用】

1. 烫伤

余邻人江疱，一日为沸汤浇烂肤肉，其痛甚殷。偶一卖油魏生至，亟拾草作药，烂涂傅之，痛即定。诘之，知其为蛇瘳草。须五叶者为佳。此草春而结实，如圆钩者。俗传食之能杀人。谚云：要死食蛇毒（瘳）。盖常询之耆旧，

S

言此物不致杀人，但能发冷疾耳。〔历代笔记医事别录：333.〕

2. 带状疱疹

黄某某，男，30岁。因右背有疱疹，沿第12肋呈带状分布，有奇痒及烧灼样痛感，不发热，两晚不能入睡。诊断为带状疱疹。即用蛇莓药膏敷于局部，每天换药1次，第3天检查，痒、痛感及疱疹均消失，未留痕迹。

治疗方法：取新鲜蛇莓全草，洗净捣烂，加适量凡士林，制成软膏状，敷于患处皮肤，每天换药1次。〔无名氏. 新医药学杂志. 1977，1：22.〕

3. 慢性咽炎

周某，男，40岁。1972年2月20日初诊。咽喉哽塞感52天，曾用青、链霉素，维生素B族以及中药治疗一个半月无效，经某市医院诊断为慢性咽炎，又用庆大霉素及四环素治疗无效转来我院治疗。诊见咽后壁黏膜淋巴滤泡增生充血。给予蛇莓治疗，每天150g，水煎分2次服，连服15天，全部症状消失，追访至今未复发。

治疗方法：蛇莓全草（鲜品）每天100~200g或干品10~50g，水煎分早、晚2次服，亦可和适量瘦猪肉一同煲水服。20天为1个疗程。〔苏文扬. 广西中医药. 1984，7（2）：53.〕

蛇蜕

【基原】为游蛇科动物黑眉锦蛇、锦蛇、乌梢蛇、赤链蛇等多种蛇蜕下的皮膜。

【异名】龙子衣、龙皮、蛇皮、蛇壳、蛇退等。

【性味】甘、咸，平；有毒。

【归经】入肝、脾经。

【功能主治】祛风，定惊，退翳，消肿，杀虫。主治小儿惊痫，喉风口疮，木舌重舌，目翳内障，疔疮，痈肿，瘰疬，腮腺炎，痔疮，疥癣，及术后久不收口等。

【临床应用】

1. 术后久不收口

郑某某，女，45岁。患甲状腺肿大数年，经某院手术割除，出院后，脓水淋漓，半年久不收口，用蛇蜕3g，剪极碎，鸡蛋2个去壳拌匀后用香油煎成饼，趁热服之，每天1次，7天后，脓水尽，疮口敛。〔黄力耕. 浙江中医杂志. 1983，18（12）：544.〕

2. 多发性疖肿

郭某，男，73岁。头颈部有多个疖肿，时隐时现1年余。曾用青霉素等治疗，效果不好。检查血尿常规正常。脓液培养有金黄色葡萄球菌。经下法治疗2个疗程痊愈，随访3年未复发。

治疗方法：蛇蜕0.5g，剪成细末加鸡蛋1个搅匀，放入加有少量豆油的锅中（不加盐），煎炒熟后，晚上临睡前顿服。每天1剂，6天为1个疗程。化脓者局部须同时覆盖消毒敷料，不需加用其他药物。〔李维森. 广西中医药. 1988，11（3）：40.〕

3. 皮肤瘙痒症

朱某某，女，39岁，工人。患皮肤瘙痒症6年余，中西医多方治疗均无效。于1990年3月24日来我处诊治，按下法服药1个疗程病告痊愈，随访至今未复发。

治疗方法：蛇蜕 3g，鸡蛋 2~3 个，香油 15g。鸡蛋打烂，蛇蜕研末后放鸡蛋内调匀，用香油在锅内炒黄（忌盐）。早上空腹 1 次服完，5 天为 1 个疗程。适用于各种皮肤瘙痒症。〔刘文莲，等. 国医论坛. 1991，5（28）：21.〕

4. 中耳炎

黄某某，男，8 岁。两耳经常流青黄脓液，耳内稍感瘙痒不适，无其他全身症状。西医诊断为中耳炎，曾用磺胺、抗生素、滴耳油等治疗，效果不佳反复发作，历时 1 年多不愈。后用蛇蜕末照下法用药 3 天即愈。随访 6 年未见复发。

治疗方法：将蛇蜕烧存性，研细末。临用时，先用酒精棉签把患者耳道清洁干净，然后用细小筒管将药物少许缓缓吹入耳内，每天 1 次，严重者每天 2 次。每次用药前务必要把耳道内清洁干净。一般用药 1~2 天即可见效。〔韦秀伦. 广西中医药. 1978,（2）：29.〕

5. 牙痛

刘某，男，30 岁。左侧牙痛连及腮颊，牙床肿胀，面红目赤，烦躁易怒，口苦，自感耳鸣头胀。服消炎止痛药无好转，用蛇蜕每天 1 次塞耳，3 天后疼痛消失。

治疗方法：取干净蛇蜕 2~4g，塞于患侧耳中，约 5 分钟后，患者自感有冷气向里吹。〔李弘疗. 辽宁中医杂志. 1989，（8）：47.〕

射干

【基原】为鸢尾科植物射干的根茎。

【异名】乌扇、黄远、夜干、鬼扇、剪刀草等。

【性味】苦、寒；有毒。

【归经】入肺、肝经。

【功能主治】降火，解毒，散血，消痰。主治喉痹咽痛，咳逆上气，痰涎壅盛，瘰疬，结核，疟母，妇女经闭，痈肿疮毒等。

【临床应用】

背疽

王珪云：予尝从士大夫游洛间，每闻诸公称一人善治背疮者，叹其不遇，其说神异。忽日，有一人同一方士来投予之别墅，托宿数日，云“善治背疮”。询之，即其人也，问其方，即射干也。〔历代无名医家验案：186.〕

麝香

【基原】为鹿科动物麝的雄性香腺囊中的分泌物。

【异名】当门子、脐香、麝脐香、臭子、香脐子等。

【性味】辛，温。

【归经】入心、脾、肝经。

【功能主治】开窍，辟秽，通络，散瘀。主治中风，痰厥，惊痫，中恶烦闷，心腹暴痛，癥瘕癖积，跌打损伤，痈疽肿毒等。

【临床应用】

厥证

严用和云：“中风不醒者，麝香清油灌之。”曾治一人，年二十余。因夫妻反目，身躯忽然后挺，牙关紧闭，口出涎沫。及愚诊视，已阅三点钟矣。其脉闭塞不全，先用痧药吹鼻，得嚏气通，忽言甚渴，及询之，仍昏昏如故，惟牙关微开，可以进药。因忆严用和麝香清油灌法，虽治中风不醒，若治痰厥不醒，亦当有效。况此证形状，未必非内风掀动。遂用香油二两炖热，调麝香一分，灌之即醒。〔医学衷中参西录（上册）：150.〕

伸筋草

【基原】为石松科植物石松的带根全草。

【异名】石松、过山龙、宽筋藤、火炭葛、金毛狮子草等。

【性味】苦、辛，温。

【归经】入肝、脾、肾经。

【功能主治】祛风散寒，除湿消肿，舒筋活血。主治风寒湿痹，关节酸痛，皮肤麻木，四肢软弱，水肿，跌打损伤，中暑等。

【临床应用】

中暑

陈某某，男，30岁。1958年7月18日初诊。症状：头晕，腹痛，口渴，身痛，微汗，发热，神疲力倦，脉虚，舌苔黄。体温38℃。诊断：中暑腹痛。用下法治疗而愈。

治疗方法：伸筋草20~25cm，将药作4次放于口中咀嚼汁咽下，渣唾出。〔陈柱武．福建中医药．1959，(5)：45.〕

神曲

【基原】为杏仁等药加入面粉或麸皮混合后，经发酵而成的曲剂。

【异名】六神曲。

【性味】甘、辛，温。

【归经】入脾、胃经。

【功能主治】健脾和胃，消食调中。主治饮食停滞，胸痞腹胀，呕吐泻痢，产后瘀血，腹痛，小儿腹大坚积，消化不良等。

【临床应用】

小儿消化不良

毛姓男孩，18个月，于1959年5月28日因腹泻、呕吐入院。患儿于该日上午开始腹泻，为黄色水样不消化便5~6次，无脓血，家族无重要史可记。体检：体重10kg，体温37.5℃（肛）。发育、营养均中等，神志清，皮肤干燥，心肺正常，腹软，神经系统无异常。大便软、黄色，镜检阴性。实验室检查：白细胞10.5×10^9/L，中性0.78，淋巴0.24，大单核0.02，嗜酸性0.06。X线检查无异常。诊断为单纯性消化不良，给予流质饮食并先后服用磺胺嘧啶、胃蛋白酶合剂4天，腹泻加剧。改服50%神曲煎剂10ml，每天2次，计2天，泻止出院。

治疗方法：神曲炒后加水成50%煎剂，每6ml含量为3g。每天用量：1岁以内5~10ml，2~3岁10~20ml，3岁以上酌加。分2次服用。〔乐绣盛，等．中华儿科杂志．1960，(3)：231.〕

升麻

【基原】为毛茛科植物升麻、兴安升麻和大三叶升麻的根状茎。

【异名】周升麻、周麻、鸡骨升麻、

鬼脸升麻、绿升麻等。

【性味】甘、辛、微苦，凉。

【归经】入肺、脾、胃经。

【功能主治】升阳，发表，透疹，解毒。主治时气疫疠，头痛寒热，喉痛，口疮，斑疹不透，中气下陷，久泻久痢，脱肛，妇女崩带，子宫下垂，痈肿疮毒，带状疱疹等。

【临床应用】

带状疱疹

张某，女，10 岁。右季肋部出现集簇性水泡 3 天，水泡呈带状分布，疼痛难忍。西医诊断为带状疱疹。经内服盐酸吗啉胍片、止痛片，外用 0.5% 普鲁卡因封闭，3 天无效。经用升麻 30g 煎汁，湿敷患处，3 天痊愈。〔周熙东，等. 四川中医. 1988，6（6）：42.〕

生地黄

【基原】为玄参科植物地黄的新鲜根茎。

【异名】鲜地黄、鲜生地。

【性味】甘、苦，寒。

【归经】入心、肝、肾经。

S

【功能主治】清热凉血，生津。主治温病伤阴，大热烦渴，舌绛，神昏，衄血，虚劳骨蒸，咯血，消渴，便秘，血崩等。

【临床应用】

1. 螃蟹中毒

汪丞相，徽之祈门人。有妾平日好食动风物，性尤嗜蟹，或作蟹包、蟹签恣啖之。一日，得风热之疾，齿间壅一肉出，渐大涨，塞口不能闭，水浆不入，痛楚待尽而已。有一道人言能治此疾，丞相命医之，不日而愈。其法用生地黄取汁一碗，猪牙皂角数挺，火上炙令热，蘸汁令尽，末之，傅壅肉上，随即消缩。〔历代无名医家验案：98.〕

2. 胃痛

崔无亮海上方，治一切心疼，无间久新，以生地黄一味，随人所食多少，捣取汁面，作环饦，或合冷淘，食之，良久当利下虫，长一尺许，头似壁宫，后不复患。〔名医类案：167.〕

3. 血淋

近有叶朝议亲人患血淋，流下小便盆内，凝如狗溺；久而有变如鼠，但无足耳，百治不瘥。遇一村医言服地髓汤，虽未愈，而血色渐淡，久乃复旧。后十年，其病再作，又服此药，瘥矣。〔历代无名医家验案：71.〕

4. 疥疮

刘某，男，25 岁。全身接连不断地生疮疥已 2 年，经注射青霉素，内服中药未能彻底治愈。后用下法治疗，共服生地 1.5kg，病愈。随访 3 年未见复发。

治疗方法：生地 30g，新鲜瘦猪肉 30g，加水适量同煮或蒸。煮（蒸）到猪肉熟后，将药、肉及汤顿服，亦可分几次服完，每天 1 剂。〔李承煌. 广西中医药. 1981,（4）：〕

5. 鼻衄

宋汝州牧因验尸，有保正赵温不诣尸所。问之，即云：衄血已数斗，昏困欲绝。遂使人扶掖以来，鼻血如檐溜。平日所记治衄数方，即合药治之，血皆冲出。谓治血莫如地黄，遣人寻生地黄，得十余斤，不暇取汁，因使之生

吃，渐及三四斤，又以其滓塞鼻，须臾血定。〔历代无名医家验案：22.〕

6. 电光性眼炎

陈某，男，32岁，工人。电焊操作时未戴护镜，2小时后，双目灼热刺痛，有异物感，怕光，流泪，曾滴氯霉素眼药水无效。诊见双眼睑皮肤肿胀潮红，结膜充血，视物模糊。按下法外敷1次。当即灼热刺痛明显减轻，4小时去药肿消痛止，1次痊愈。

治疗方法：生地黄3块，每块约拇指大，洗净捣成泥状，捏成饼，大小以能覆盖过眼眶为宜，敷于患眼，再用消毒纱布覆盖，胶布固定，敷后卧床休息3~5小时可去药。轻症用药1次即愈，严重者隔6~8小时再敷药1次。亦可于晚睡时敷药，次晨将药除去。一般1~2次即能痊愈。〔姜长贵. 实用中医内科杂志. 1993,(1)：45.〕

7. 化脓性中耳炎

付某，男，13岁。1年前左耳患化脓性中耳炎，近1周疼痛流脓，经检查鼓膜穿孔，为慢性化脓性中耳炎急性发作，使用鲜地黄酊滴耳剂，每天3次，滴药前用乙醇消毒棉签清除脓液，4天后症状好转，8天后治愈。

治疗方法：取鲜地黄去杂质，洗净切片，按浸渍法加入60%乙醇至药平面，浸渍4周后滤过，滤渣用力压榨，所得余药与滤液合并，滤过而得。〔李曼霞，等. 辽宁中医杂志. 1985,(1)：25.〕

生姜

【基原】为姜科植物姜的鲜根茎。

【性味】辛，温。

【归经】入肺、胃、脾经。

【功能主治】发表，散寒，止呕，化痰。主治感冒风寒，呕吐，痰饮，喘咳，胀满，泄泻。解半夏、天南星及鱼蟹、鸟兽肉毒等。

【临床应用】

1. 野芋头中毒

李某某，男，20岁。1976年8月17日因自患斑痧热症，采野生芋头块根30g，切成小块煲至刚熟嚼吃，吃了一半即感口腔及咽部发痒难忍，疼痛流涎，胃区不适。诊见痛苦异常，流涎不止。即取生姜15g，置患者口中嘱反复嚼烂，并将姜汁咽下。约5分钟后，上述症状消失而痊愈。〔陈振高. 广西中医药. 1980,(1)：41.〕

2. 呕吐

常熟一人病反胃，往京口（镇江）甘露寺。一僧持汤一杯与之，饮罢便觉胸快。汤用干饴糖、生姜、炙甘草、盐少许。予在临汀，疗一小吏，旋愈。〔历代无名医家验案：54.〕

3. 饮冷腹痛

杨某，男，17岁。因远途涉暑，渴饮冷浆，突发腹痛。诊其微有寒热，痛在大腹，舌苔薄白，脉弦滑而浮，便常溺赤，肢稍微冷，颜面带赤，证系伤暑停寒，寒热互郁。即以生姜1两，切碎，加茶叶6钱，微炒，每用5钱煎汤饮之。逾时汗出痛止，寒热俱罢。〔林钟藩. 福建中医药. 1964,(2)：45.〕

4. 慢性胃炎

苗某某，女，52岁，1984年1月23日入院。胃痛日久，形体消瘦，胃脘灼痛，恶心呕吐，嗳气频频，口干且苦，舌质暗红，少苔，脉细数。X线钡餐透视提示为慢性胃炎。辨证为胃阴亏损，气失和降。治宜滋养胃阴，降气和胃。将姜蜜饮（生姜汁1份，蜂蜜2份，混匀）与等量鲜橘汁混合服用。每次20ml，每天3次，用药4天，胃脘灼痛消失，诸症减轻，继服半月，康复出院。〔王保民. 中医函授. 1988,(1):23.〕

5. 消渴

昔有消渴者，日饮数斗，刘完素以生姜自然汁一盆置之密室中，具罂杓于其间，使其人入室，从而锁其门，病人渴甚，不得已而饮之，饮尽渴减。得《内经》辛以润之之旨。又《内经》治渴以除其陈气，亦辛平之剂也。刘完素之汤剂虽用此一味，亦以有旁药助之也。秦运副云，有人消渴，引饮无度，或令食韭苗，其渴遂止。法要日吃三五两，或炒或作羹，无入盐极效，但吃得十斤即佳。〔续名医类案：203.〕

6. 疝气

潘惟秋间患疝气症，服肉桂小茴香荔核之类不应，自用生姜泡砂糖汤服，一二日稍愈，遂止饮砂糖汤而愈。〔续名医类案：505.〕

7. 烧伤

陈某，78岁，女。左臀部。烧伤。以10%雷弗奴尔液及生肌膏换药1个月效果甚微。查：疮面约19cm^2，深0.5cm，脓液呈水样，有恶臭。以生姜汁调入干姜粉敷于创面，以无菌敷料覆盖，每天换药2~3次。觉创面如烘，全身发热，出汗，6日即肉芽皮肤长平，创面愈合。〔张曼曦. 山西中医. 1989,(3):57.〕

8. 冻疮

戴某某，女，30岁。两手冻疮呈弥漫性红肿，曾用冻疮药水及药膏，效果不显。用隔姜灸5次后痊愈。

治疗方法：将鲜姜切成厚约0.5cm之片，放在冻疮上，姜片上放艾绒适量点燃。1壮烧完再烧第2壮，直到觉冻疮有舒适的发热感后拿去姜片。每天1次，一般灸5~7次就有效。在冻疮红肿时灸，效果佳。如已溃烂，同样可放在创面上灸。〔王月华. 上海中医药杂士 1982,(2):19.〕

9. 术后呃逆

罗某，男，39岁，1987年11月在省建工医院作乙状结肠癌根治术。术后第2天发生呃逆，时续10多分钟，大汗淋漓，痛苦难忍。曾用阿托品、麻黄素肌内注射，胃管抽气无效。次日用鲜姜敷穴，呃逆即止。

治疗方法：取双侧内关、足三里穴，用拇指重按摩穴位有酸、胀、麻感后，把0.5cm厚的鲜姜片敷于穴上用胶布固定，呃逆时重压姜片。1~2天换1次姜。〔王荣. 云南医药. 1991，12(6):834.〕

按语：呃逆乃胃气上逆所致，生姜有降逆之功，更配内关、足三里，针药并用使胃气得降，则呃逆自平。

10. 胆道蛔虫病

王某某，女，12岁，学生，1983年2月8日入院。于昨晚吃饭时，突然出现上腹部阵发性绞痛，有钻顶感，恶心呕吐，呕出蛔虫2条，某村医疗所用阿托品、维生素等药治疗，疼痛稍有好转，至今晨腹痛又加重，以往有类似表现。检查，弯背屈膝，辗转不安，哭喊不已，腹软，剑突下偏右侧有明显压痛点，无反跳痛。大便化验，蛔虫卵（+++），其他检查未发现异常。临床诊断为胆道蛔虫病。将姜蜜饮加等量食醋混匀给患者服用，每次20ml，每2小时1次，服药2次，腹痛即明显好转，恶心呕吐亦止，又继续服药2次，诸症消失，调养2天出院。注：姜蜜饮，生姜汁1份，蜂蜜2份混合而成。〔王保民．中医函授．1988，（1）：22–23.〕

按语：蛔虫得热则上，蛔虫于体内钻顶乱窜，可使胃气上逆而吐。生姜有降逆止呕作用，配蜂蜜甘缓以止痛。胆道蛔虫病在农村为多见，发作时常苦于无药，此法简单且取材容易，不失为一剂良方。

11. 蛔虫性肠梗阻

李某某，男，7岁。阵发性腹痛，伴恶心，呕吐，不排便、排气已2日，于1969年12月5日入院。体温37℃，急性痛苦状，眼球轻度内陷，皮肤弹性欠佳，呈Ⅰ~Ⅱ度脱水貌，腹平软，脐周有肠型，触及蜡状索条肿块。印象：蛔虫性肠梗阻。入院后服姜蜜合剂。服第2次后症状消失，入院6小时后开始排虫，至入院12小时内共排蛔虫2次，呈团状。住院7天，痊愈出院。

治疗方法：用鲜生姜、蜂蜜各60g，将鲜生姜去皮、洗净、捣烂、挤汁，混入蜂蜜中调匀，分4等份，分次口服，每半小时服1份，年龄幼小者可酌情减少。合剂制成后须及时冷服，加热或制成后超过24小时疗效不佳。服药后6小时内不能饮水或吃其他食物。服药后最好不漱口，以口中带有辣味为佳。〔黄汉祥．赤脚医生杂志．1975，（3）：37.〕

按语：蛔虫性肠梗阻服姜蜜合剂症状消失后，可用液状石蜡20~50ml低压灌肠1~2次（一方面刺激直肠，增加肠蠕动，另一方面润滑直肠），促使虫排出。如服合剂2天后，仍未排虫，加服驱虫药。

12. 晕车

黄某某，男，45岁。每次乘坐汽车，虽服苯海拉明、晕海灵仍然频频呕吐。笔者嘱用下法，日乘300公里均无不适。

治疗方法：生姜20g，捣烂如泥状，外敷内关、神阙（肚脐），以伤湿膏固定即可。〔周永辉．四川中医．1989，（7）：48.〕

按语：生姜有温胃化饮止呕作用，晕车乃疾饮内盛之体，坐于车舟之中，因摇摆动荡，使内盛于胃之饮激荡不已，胃气上逆故呕，今以生姜化戾饮以止呕。外敷内关、神阙两个穴位有降逆止呕的作用，以加强生姜治疗晕车功效。

13. 脱发

孟某某，男，21岁。1957年因精神紧张，焦虑不安，于10月2日头顶部发生圆形秃发，随之在右颈部亦出现同样大小片斑，并渐渐扩大，形成秃顶，发亮光，有毛孔存在，局部无任何不适，患者发育、营养状态良好，康氏反应（–），便检蛔虫卵，全身除有荨麻疹外，均未见异常改变，临床诊断为脱发斑秃症。

治疗经过：发病后先用多种维生

S

素、巴氏合剂内服，局部涂2.5%碘酒，经3周未见效，后自10月23日改用局部涂生姜汁，每天3次，3天后见毛孔处出现残根样发根，1周后稀疏淡黄之头发生出，渐渐变长，变粗，并增多。经3周治疗，斑秃都全部生出黑色有光泽之正常头发。

姜汁配制方法：选新生姜用水洗净、切碎包于干净纱布中甩力压挤，将压榨之姜汁收集保存在清洁瓶中，并加入适量芳香剂，以矫其辣味，待2~3小时姜汁可显有沉淀，但此并不影响疗效，用时需振荡，姜汁保存最好不要超过3~5天，以防腐败变质。

使用方法：用棉花蘸上姜汁，涂擦病变局部，每天2~3次，每天擦5~7分钟，经3天后毛孔出现残根，1周后可见稀疏细黄色之软发生出。之后新生毛发逐渐变粗、变长并增多，一般经3周左右，头发全部生出，并变成为黑色有光泽之正常发。〔林振才. 中医杂志. 1959,(5)：328.〕

按语：姜汁治疗斑秃，晚近时有报道，疗效亦较满意，然其治病机制尚不得而知。

S

14. 雀斑

倪某某，女，30岁，干部。患面部雀斑10余年，经医院多方治疗效果不佳，后用生姜外擦治疗半个月，面部色素逐渐变浅。继续治疗半个月后则雀斑完全消退，并无其他痕迹。2年后随访未复发。

药物配制：取干姜25g(鲜姜加倍)，去掉杂质洗净，待晾干后装入瓶中，然后加入白酒或50%乙醇500ml，并加盖密封浸泡15天即可使用。

治疗方法：患者先将面部用温开水洗净，擦干后，再用消毒棉球或纱布块蘸上生姜涂患处。每天早、晚各1次即可。在治疗期间应保持心情舒畅，忌食辛辣。〔李春杰. 新疆中医药. 1988,(2)：封4.〕

按语：有报道生姜揩擦治疗白癜风，生姜浸酒涂擦治疗鹅掌风及甲癣的，却少见生姜浸酒治斑，果能如此，确为雀斑患者之福音。

石菖蒲

【基原】为天南星科植物石菖蒲的根茎。

【异名】菖蒲、九节菖蒲、苦菖蒲、粉菖、山菖蒲等。

【性味】辛，微温。

【归经】入心、肝、脾经。

【功能主治】化痰开窍，理气活血，散风祛湿。主治癫痫，痰厥，热病神昏，健忘，气闭耳聋，心胸烦闷，胃痛，腹痛，风寒湿痹，痈疽肿痛，跌打损伤等。

【临床应用】

1. 痫证

朱某，男，12岁，1985年10月17日初诊。患者7岁时，因受惊后睡卧2天，醒后自觉头晕，苏醒如常，2周后，突然昏倒，不省人事，两目上视，口吐白沫，四肢抽搐，伴二便失禁，历时8分钟。其后每月发作1~2次，经服苯妥英钠和中药后，发作次数减少。但近1个月来，发作较为频繁，每天3~5次，每次发作2~3分钟，醒后除感乏外，其他一切如常。经脑电图检查，诊断为继发性痫证。诊见：神清，发育正常，舌质淡，苔白腻，脉弦略滑。四诊合参，证属肝风挟痰。治宜息风涤痰、化湿健脾。遂给单味石菖蒲200g，分40次（5g/次），每天3~4次，温开水送服。服药半月，发作次数减少。又嘱其服药半个月，未见发作，寝食、二便正常。为巩固疗效，嘱继服1个月，随访至今正常。〔张仕南. 吉林中医药. 1990,（6）：21.〕

2. 疮毒

有人患遍身热毒疮痛，粘着衣被，晓夕不得睡。有下俚教以菖蒲末布席而卧，五七日其疮如失。〔历代无名医家验案：184.〕

3. 产后痹痛

魏某某，女，37岁。产后起病，背、肩、上肢疼痛，痛无定处，病已5年。多处求治无效，服菖蒲酒1个月，疼痛消除，随访2年未发。

治疗方法：取200g石菖蒲，浸入1000g 60度左右的白酒内，密封，半月后启用，每天早晚各饮2~3杯。1000g药酒可服1个月。〔胡明，等. 浙江中医杂志. 1992,（2）：82.〕

石膏

【基原】为硫酸盐类矿物石膏的矿石。

【异名】细石、细理石、软石膏、寒水石、白虎等。

【性味】辛、甘，寒。

【归经】入肺、胃经。

【功能主治】生用解肌清热，除烦止渴。主治热病壮热不退，心烦神昏，谵语发狂，口渴咽干，肺热喘急，中暑自汗，胃火牙痛，头痛，热毒壅盛，发斑发疹，口舌生疮。煅敷生肌敛疮。外治痈疽疮疡，溃不收口，汤火烫伤等。

【临床应用】

1. 骨蒸内热

睦州扬寺丞，有女事郑迪功，若有骨蒸内热之病，时发外寒，寒过内热，附骨蒸盛之时，四肢微瘦，足趺肿，其病在脏腑中，众医不瘥，适处州吴医，只单石膏散，服后，体微凉如故。其方出外台秘要，只用石膏十分研细似面，以新汲水和服方寸匕，取身无热为度。〔名医类案：149.〕

2. 温病

一媪，年六旬，得温病，脉数而有力，舌苔黄而干，闻药气即呕吐，俾用生石膏六两，煎水一大碗，恐其呕吐，一次止饮药一口，甫饮下，烦躁异常，病家疑药不对证。愚曰："非也，病重药轻故耳。"饮至三次，遂不烦躁，阅四点钟，尽剂而愈。〔医学衷中参西录（上册）：24.〕

3. 喘证

友人张少白，曾治京都阎姓叟。年近七旬，素有劳疾，发则喘而且嗽。于冬日感冒风寒，上焦烦热，劳疾大作，痰涎胶滞，喘促异常。其脉关前洪滑，按之有力。少白治以生石膏二两以清时气之热，因其劳疾，加沉香五钱，以引气归肾。且以痰涎太盛，石膏能润痰之燥，不能行痰之滞，故又借其辛温之性，以为石膏之反佐也。一日连服二剂，于第二剂加清竹沥二钱，病若失。劳疾亦从此除根永不反复。夫劳疾至年近七旬，本属不治之证，而事出无心，竟以重用石膏治愈之，石膏之功用，何其神哉。愚因闻此案，心有会悟，拟得治肺痨黄芪膏方，其中亦用生石膏，服者颇有功效。〔医学衷中参西录（中册）：17.〕

4. 痢疾

表兄张申甫之妻高氏，年五十余，素多疾病。于季夏晨起偶下白痢，至暮十余次。秉烛后，忽然浑身大热，不省人事，循衣摸床，呼之不应。其脉洪而无力，肌肤之热烙手。知其系气分热痢，又兼受暑，多病之身不能支持，故精神昏愦如是也。急用生石膏三两，野党参四钱，煎汤一大碗，徐徐温饮下。至夜半尽剂而醒，痢亦遂愈，诘朝前渣再服，其病脱然。〔医学衷中参西录（中册）：11.〕

5. 四肢拘挛

太医院吏目杨荣春，号华轩，南皮人。曾治一室女，周身拘挛，四肢不能少伸，年余未起床矣。诊其脉，阳明热甚。华轩每剂药中，必重用生石膏，以清阳明之热。共用生石膏四斤，其病竟愈。盖此证必因素有外感之热，传入阳明经。医者用甘寒滞泥之品，锢闭其热于阳明经中，久而不散。夫阳明主宗筋，宗筋为热所伤而拘挛，久而周身之筋皆病矣。此锢闭之热，唯石膏可清之内消，兼逐之外出，而他药不能也。〔医学衷中参西录（上册）：250.〕

6. 痔疮

穷极石膏之功用，恒有令人获意外之效者。曾治奉天大西关马姓叟，年近六旬，患痔疮，三十余年不愈。后因伤寒证，热入阳明之府，投以大剂白虎汤数剂，其病遂愈，痔疮竟由此除根。〔医学衷中参西录（中册）：17.〕

7. 鼻衄

吴桥治文学于学易，举孝廉病衄，其衄汩汩然，七昼夜不止，甚则急如涌泉，众医济以寒凉不效，急以大承气汤下之，亦不行，桥曰：孝廉故以豪酒，积热在胃。投以石膏半剂愈之。众医请曰：积热宜寒，则吾剂寒之者至矣，公何独之石膏？桥曰：治病必须合经，病在是经，乃宜是药。石膏则阳明胃经药也。安得以杂投取效哉。〔续名医类案：293.〕

8. 牙疳

大女伯韫年三四岁时，于除夕陡患牙疳，顷刻黑四齿，予惊曰此走马牙疳也，少迟延殆矣。觅得生石膏一块，约重五六两，捶碎煎水与服，尽一器，呜之使睡，天明启口视之，已变白而愈。〔著园医药合刊：147.〕

9. 眼疾

治奉天商埠局旁吕姓幼童，年五六岁，每年患眼疾六七次，皆治于东人医院。东人谓此关于禀赋，不能除根。后患瘟疹，毒热甚恣，投以托毒清火之品。每剂中用生石膏两半，病愈后，其眼疾亦从此不再反复。〔医学衷中参西录（中册）：17.〕

10. 感冒发热

长子荫潮，七岁时感冒风寒，四五日身大热，舌淡黄而带黑。孺子苦服药，强与之即呕吐不止。遂但用生石膏两许，煎取清汁，分三次温服下，病稍愈，又煎生石膏二两，分三次饮下，又

S

稍愈；又煎生石膏三两，徐徐温饮下，如此病遂全愈。夫以七岁孺子，约一昼夜间，共用生石膏六两，病后饮食有加，毫无寒中之弊，则石膏果大寒乎？抑微寒乎？〔医学衷中参西录（上册）：224.〕

11. 真热假寒证

鲁潘某患"寒'疾，时方盛暑，寝门重闭，床施毡帷，悬貂帐，身复貂被三重，而犹呼冷，中梓视之曰：伏热也。古有冷水灌顶法，今姑通变用之，乃以石膏3斤，浓煎作3次服，一服去貂被，再服去帐，三服尽去外围，体蒸蒸流汗，遂呼进粥，寒若失。〔俞宜年. 天津中医. 1988,（1）：44.〕

按语：石膏辛寒，具清热解肌、除烦止渴之功，对外感病邪，热内结用之得当，屡有奇效，故仲景有白虎汤，张锡纯有自创石膏阿司匹林汤问世。然用之须分清寒热真假，否则投药便错，反贻害病家。

石灰

【基原】为石灰岩经加热煅烧而成。

【异名】垩灰、希灰、白灰、石锻、矿灰等。

【性味】辛、温；有毒。

【归经】入肺、脾、心包、肝经。

【功能主治】燥湿，杀虫，止血，定痛，蚀恶肉。主治疥癣，湿疮，创伤出血，汤火烫伤，痔疮，脱肛，赘疣。内服止泻痢、崩带。

【临床应用】

1. 疮疡

有人腿肚上生一疮，久遂成漏，经二年，百药不效，自度必死。一山人见之云：此鳝漏耳，但以石灰二三升，白沸汤泡，熏洗，如觉疮痒即是也。"如其言果痒，三两次遂干。〔历代无名医家验案：194.〕

2. 瘰疬

顾某某，男，65岁。右颈部生2处瘰疬，腐烂流脓不止，血水浸淫已3年多，其形如栗，身体消瘦，低热无力，纳食减退。经下法治疗半月后，疮面收口而痊愈，自觉症状好转，随访至今，未再复发。

治疗方法：用新石灰一块，洒以少许冷水，使其崩解成粉状，用3倍量菜油调成稀糊状而成。清疮后将膏厚涂疮面上，盖以纱布，用绷带包扎。每天或隔天换1次，一般半个月左右即愈。〔章关根. 上虞医药. 1985，57.〕

3. 烧伤

邓某某，女，8岁。1979年6月2日，患儿不慎跌入火堆，双脚、小腿、大腿及会阴等多处被烧伤，经县医院治疗3天，病情有增无减。刻诊：头闷胀痛，恶心欲吐，口渴饮冷，食不甘味，夜不能寐，小便黄少，大便艰燥。唇红，舌赤，苔黄燥，脉细数。查体：体温39.5℃，呼吸36次/分，脉搏142次/分，血压12.8/8.4kPa（95/65mmHg）。精神萎靡，皮肤干燥，两眼凹陷，口唇樱红。烧伤情况：双脚、小腿全部及大腿全部皮肤发红，且有大小不等之水泡，创面有绿色脓液流出，水肿明显，感觉迟钝。诊断：烧伤（按"中国九分法"计：总面积约3%。属I度烧伤6%，浅度烧伤36%，深度烧伤

S

1%）合并感染。立即用石灰、菜油涂搽患部，日搽3次，令伤面始终暴露于空气之中。搽后顿觉患部凉爽舒适，疼痛减轻。连用5天，体温降至36.5℃，疼痛等症基本消失，精神转佳，二便通畅，舌脉正常。继续治疗。Ⅰ度创面约10天痊愈，浅度创面约2周痊愈，1个月左右，创面全部痂下愈合，肢体功能正常。

制法：取新鲜石灰500g，用山泉清凉水或冷开水溶解成稀糊状，放置澄清，取上层之清澈液，盛于消毒器皿中，再加入生菜油，边加边搅拌水液，至成淡绿色糊状即可。

用法：用生理盐水清洗净创面异物后，以清洁鸭毛，搅拌石灰菜油，涂在创面上，日涂2~3次，直至烧伤创面痊愈为止。〔邓世发，等. 四川中医. 1987，7（6）：43.〕

按语：石灰祛湿、定痛、蚀恶肉，又能止血，故可治疗烧伤。此法简单易行，但大面积烧伤者最好配合西药抗感染、补液等，以免贻误病情。

石椒草

【基原】为芸香科植物石椒草的全株。

【异名】石椒、石交、石胡椒、千里马、羊不吃等。

【性味】苦，温；有小毒。

【归经】入心、肺、胃经。

【功能主治】走经络，止胸膈气痛，冷寒攻心，胃气疼痛，腹胀，发散疮毒。祛风燥湿，理气镇痛。主治风寒感冒，肺炎，支气管炎，扁桃体炎，腮腺炎，痢疾，血栓性脉管炎等。

【临床应用】

大叶性肺炎

汤某某，男，24岁。1979年1月1日入院。患者因畏寒发热5天，加重半天入院。入院时体温39.6℃，左下肺呼吸音减弱，语颤增强，X线胸片示左下肺密度增高影。白细胞数49.2×10^9/L，中性0.94。痰培养有肺炎双球菌生长。诊断：左下大叶性肺炎。服石椒草煎剂后44小时体温完全恢复正常，第5天血常规恢复正常，第7天体征消失，12天后胸片复查：肺部阴影消失。

治疗方法：1000g石椒草（干品）加水3000~4000ml，煎至1000ml，去渣加防腐剂，置冰箱内保存。每次服30ml，每天3次。〔孟宪允. 四川中医. 1985，3（8）：20.〕

石榴根皮

【基原】为石榴科植物石榴的根皮。

【异名】石榴根、酸榴根。

【性味】苦、涩，温。

【归经】入脾、大肠经。

【功能主治】杀虫，涩肠，止带。主治蛔虫病，绦虫病，久泻，久痢，赤白带下等。

【临床应用】

绦虫病

张某某，11岁。腹胀、脐腹部疼痛已2年，大便常发现虫卵，屡治无效。经本院检查，诊断为绦虫病。曾服用西药驱降剂无效，继用槟榔驱虫亦无效。

最后用下法治愈，经长期观查，无虫节发现，患者恢复健康。

治疗方法：鲜石榴根皮30g（小儿酌减），将药洗净，用清水煎服，服1次如虫不尽下，再服1次。〔王硕卿．福建中医药．1959，（10）：41．〕

石榴花

【基原】为石榴科植物石榴的花蕾。

【异名】榴花、酸石榴花。

【性味】酸、涩，平。

【归经】入肝、胃经。

【功能主治】主治鼻衄，中耳炎，创伤出血。

【临床应用】

鼻衄

余尝患鼻衄，至流血数斗，竟夕不止。以青黛、紫菀诸物治之，毫无应验。有人送一方，用千瓣石榴花，烧灰以酒调之，塞鼻中，其血立止。屡试屡验，因志之。〔历代笔记医别录：258．〕

石榴皮

【基原】为石榴科植物石榴的果皮。

【异名】石榴壳、酸榴皮、西榴皮。

【性味】酸、涩，温。

【归经】入大肠、肾经。

【功能主治】涩肠，止血，驱虫。主治久泻，久痢，便血，脱肛，滑精，崩漏，带下，虫积腹痛，疥癣等。

【临床应用】

1. 阿米巴痢疾

田某某，男，27岁。患者于1957年5月27日发病，粪便培养为弗氏菌型，经用磺胺脒、氯霉素内服、灌肠及针灸、中药等多次治疗，但愈后又复发作。此次又因腹痛、大便每天3、4次，成泡沫糊状（有黏液、无血）而于1958年3月13日入院治疗。粪便培养为弗氏菌型阳性，镜检：有溶组织阿米巴。诊断：慢性菌痢及阿米巴痢。3月15日起投以60%石榴皮煎剂内服，每天3次，每次20ml，饭后服用。16、17日均排黄色稀便2次，黏液泡沫消失。18日排黄色软便2次，腹痛消失。19日排便1次，黄色成形。以后大便每天1次，一直保持正常，大便镜检无溶组织阿米巴。20日粪便痢疾杆菌培养阴性；3月30日、7月1日及7月26日，大便镜检均未发现溶组织阿米巴，痢疾杆菌培养均为阴性。直肠镜检：直肠黏膜正常，充血及溃疡消失。追踪观察1年，无任何痢疾症状，认为完全治愈。〔毛文洪．上海中医药杂志．1962，（7）：22．〕

2. 小儿吐泻

李某某，女，1岁。吐泻已3天，泻黄绿色水样便，呈喷射状，每天将近20次，呕吐4~5次，少尿。体温39℃，发育正常，面色苍白，精神萎靡，哭声低微。前囟及眼窝下陷，口唇干燥，腹胀，捏起腹壁皮肤良久方展开。诊断：中毒性消化不良，中度脱水。治疗1天后，尿量增加，腹泻3次，呕吐停止，体温38℃。敷药2次后，痊愈。

治疗方法：将石榴果皮砸烂成泥状，敷于肚脐。外用胶布封贴，每24小时换药1次。〔刘成材，等．河南中医学院学报．1977，（4）：45．〕

S

石楠叶

【基原】为蔷薇科植物石楠的干燥叶。

【异名】风药、石南叶、栾茶、红树叶、石岩树叶等。

【性味】辛、苦，平。

【归经】入肝、肾经。

【功能主治】祛风，通络，益肾。主治风痹，腰背酸痛，肾虚脚弱，阳痿，偏头痛，风疹等。

【临床应用】

1. 荨麻疹

王某，女，20岁。1977年秋季，周身发痒，随之全身起黄豆大小丘疹和大片苍白的风团。服用西药苯海拉明无效。根据石楠叶有祛风止痒之功，遂用50g水煎，分2次服。第2天丘疹、大片风团全消失。〔李景天. 内蒙古中医药，1985,（3）：28.〕

2. 阳痿

陈某某，男，30岁。患阳痿，症见：面色㿠白，头晕目眩，精神萎靡，舌淡苔白，脉沉细。遂按补肾壮阳原则拟定治疗原则，用石南叶15g，水煎服，每天2次，连用10天。后用此药1kg为细末，每天3次，每次10g，治疗月余阳痿愈。〔李景天. 内蒙古中医药. 1985,（3）：28.〕

石油菜

【基原】为荨麻科植物波缘冷水花的全草。

【异名】石花菜、肥奴奴草、小石芥、石苋菜、打不死等。

【性味】淡，凉。

【归经】入心、肺经。

【功能主治】清热解毒，化痰止咳。主治肺痨咳嗽，热毒恶疮，火烫伤，疮疖等。

【临床应用】

1. 牙痛

蒋某某，女，4岁。其父代诉：患儿左上牙剧痛，面肿，发热1天余，曾服四环素、索米痛片等药无效，因症状加重而入院治疗。检查：左上第6齿根部及犬齿凹处明显红肿，其范围约4cm×4cm×2cm，左颌下淋巴结肿大压痛，体温38℃，实验室检查：白细胞12.5×10^9/L，中性0.76，淋巴0.24。诊断：急性牙周炎并发眶下及犬齿凹间隙感染。治以石油菜捣烂外敷，每天3次。用药当天痛减，次日疼痛消失，局部肿胀显著缩小，体温降至正常，未用其他药物治疗，于入院后第3天痊愈出院。〔中国人民解放军第一八一医院五官科，中医教学. 1976,（3）：41.〕

2. 颌面部感染

王某某，女，6岁。其父代诉：患儿患“感冒”不久，左面部肿大，疼痛，发热（体温38.5℃），曾在本单位注射青霉素5天，不见好转，遂来本院治疗。检查：左侧腮腺肿大3cm×4cm，质软，腮腺导管分泌物较对侧减少，左侧颈部淋巴结肿大压痛，体温38.5℃，血常规：白细胞12.0×10^9/L，中性0.78，淋巴0.22。诊断：左侧非化脓性腮腺炎。

治疗方法：石油菜 60g，捣烂冲水取汁内服，其渣外敷，经 2 次治疗后，面部肿痛消退，体温降至正常，痊愈出院。〔中国人民解放军一八一医院五官科. 中医教育. 1976,（3）：41.〕

按语：石油菜生于石山阴处，分布于广东、广西、湖南等地。有清热解毒之功，治热毒恶疮，故用来治疗面部感染有效。

石指甲

【基原】为景天科植物垂盆草的全草。

【异名】鼠牙半支、瓜子草、佛指甲、狗牙草、地蜈蚣草等。

【性味】甘、淡，凉。

【归经】入肺、膀胱经。

【功能主治】清热，消肿，解毒。主治咽喉肿痛，肝炎，热淋，痈肿，水火烫伤，蛇虫咬伤等。

【临床应用】

1. 痈肿

赵某某，男，32 岁。1972 年 2 月 23 日初诊。脐下偏右生痈，有头，红肿灼热疼痛，盘较硬，憎寒发热，延已 4 天。诊断：痈。治以石指甲草膏外敷，第 3 天肿消痛解而愈。〔江苏省高邮县人民医院医药科研小组. 中草药通讯. 1973,（6）：47.〕

2. 毒蛇咬伤

刘某某，女，28 岁。1970 年 5 月 25 日初诊。下田劳动不慎被蝮蛇咬伤右足中趾，局部剧痛，肿胀，下肢运动障碍。诊断：毒蛇咬伤。处理：局部扩创放出毒液，继用鲜石指甲草 120g 绞汁冲服，以渣敷咬伤处。2 小时后症状好转，又敷 1 次而愈。〔江苏省高邮县人民医院医药科研小组. 中草药通讯. 1973,（6）：47.〕

食盐

【基原】为海水或盐井、盐池、盐泉中的盐水经煎晒而成的结晶。

【异名】盐、鹾等。

【性味】咸，寒。

【归经】入胃、肾、大小肠经。

【功能主治】涌吐，清火，凉血，解毒。主治食滞上脘，心腹胀痛，胸中痰癖，二便不通，齿龈出血，喉痛，牙痛，目翳，疮疡，毒虫螫伤等。

【临床应用】

食滞腹痛

王某，男，40 岁。3 天前因暴食未熟玉米致使胃脘胀满疼痛，嗳气吞酸，时时干呕，滴水不进，舌苔白厚，脉滑实有力。予食盐 10g，研细末，开水调服，顷刻吐出秽物两碗，胃脘得适，复服 1 次，又吐出秽物 1 碗，一切不适悉除。〔贾名. 浙江中医杂志. 1989，24（7）：333.〕

使君子

【基原】为使君子科植物使君子的成熟果实。

【异名】留求子、史君子、五棱子、索子果、冬均子等。

【性味】甘，温；有毒。

【归经】入脾、胃经。

【功能主治】杀虫，消积，健脾。主治蛔虫腹痛，小儿疳积，乳食停滞，腹胀，泻痢等。

【临床应用】

蛲虫病

汤某某，女，38岁。自诉：肛门及会阴奇痒不堪，已近2年，近觉头晕，失眠，大便时草纸上有寸许长的白色小虫，蠕蠕而动。屡经治疗，鲜有效验。经给药使君子30粒，每天3次分服。经过2个疗程，症状消失，达到痊愈。治疗中服药至第2疗程后半阶段，偶有几次呃逆，后即消失。

治疗方法：使君子去壳，炒熟，小儿1日量3~15粒，成人1日量15~30粒。饭前半小时，将使君子咬碎，吞服。服药前后，须忌浓茶，否则易引起呃逆、眩晕。〔陈树人. 江苏中医. 1960,(2): 34.〕

柿树叶

【基原】为柿科植物柿的叶。

【性味】苦，寒。

【归经】入肺经。

【功能主治】主治咳喘，肺气胀，各种内出血，烫火伤等。

【临床应用】

1. 烫伤

（1）李某某，女，31岁，教师。1986年8月，提开水时不慎跌倒，双上肢及两膝部被开水烫伤，局部红肿疼痛，双上肢伴有水疱，表皮破裂，基底呈红色，门诊按烫伤收住入院。嘱其用本药煎剂湿敷患处，敷后疼痛解除，8日后病愈出院。治疗方法见后案。〔杨海成. 陕西中医函授. 1987,(4): 33.〕

（2）安某，男，41岁。1985年初夏，因炼油时不慎被油烫伤，剧痛，有水疱，基底呈均匀红色，局部肿胀，遂嘱其剪开水疱，用煎剂湿敷患处约30分钟，敷后疼痛减轻，日敷3次，1周后病愈。

治疗方法：用青柿树叶500g，或干柿树叶250g，洗净，煎煮浓缩成汁，浓度在50%以上，使用时可每400ml加入蜂蜜50g。新鲜创面用1∶2000新洁尔灭溶液、2%黄连水清洗，外可用生理盐水清洁创面后，用本药湿敷，开始每2~3小时1次，痂膜形成后，每天3次，有感染渗出者，或已溃烂，起水疱痛甚者可剪破水疱，取本药湿敷，在感染及烧烫伤溃烂处，以手扶其上皆可。〔杨海成. 陕西中医函授, 1987,(4): 33.〕

按语：柿树叶临床多用于止血和治疗血小板减少性紫癜，此案用于治疗烧伤，却也独树一帜，与其有抗菌防感染作用有关。

2. 面部黄褐斑

王某某，女，25岁。自述面部棕褐斑已有3年，曾服活血化瘀中药百余剂无效。1980年3月来诊，嘱用下方调搽，10天为1个疗程，隔3天再用。连用3个疗程，棕褐斑全部消退。

治疗方法：青嫩柿树叶晒干研细粉50g，与白凡士林50g调匀，成雪花膏状。每天临睡时搽于患处，早起洗去。一般连搽半个月至1个月，斑即消退。〔郭绍汾. 上海中医药杂志. 1982,(3): 29.〕

柿子

【基原】为柿科植物柿的果实。

【性味】甘、涩，寒。

【归经】入心、肺、大肠经。

【功能主治】清热润肺，止渴。主治热渴，咳嗽，吐血，口疮，痔疮等。

【临床应用】

1. 咳嗽

患者，20 年前始患高血压病，久治不愈。托人索取单方、验方，予因叶橘泉先生所著《现代实用中医》中有柿子可降血压之说，介绍每天吃柿子 2 个，分 2 次饭后食用。此患者除患高血压外，还有慢性支气管炎。当时正值咳嗽发作，且服雪梨膏及止咳药无效。食用柿子 3 天后，咯痰爽利，咳嗽减轻，连服 10 多天竟获痊愈，血压亦有所下降。〔屠揆先. 中医杂志. 1987,（28）2: 70.〕

2. 痔疮

予外兄刘向为严椽，予过之，留饮，讶其瘦瘠，问之，答曰："去岁脏毒作，凡半月，自分必死，得一药服之，至今无苦。"问何药，不肯言，再三叩，始云："这桌子上有之。"乃是干柿烧灰，饮下二服。《本草》云："柿治肠僻，解热毒，消宿血。"后有病者，宜以求之。《素问》：肠僻为痔。〔历代笔记医事别录：293.〕

熟地黄

【基原】为玄参科植物地黄或怀庆地黄的根茎，经加工蒸晒而成。

【异名】熟地。

【性味】甘，微温。

【归经】入肝、肾经。

【功能主治】滋阴补血。主治阴虚血少，喘证，腰膝痿弱，劳嗽骨蒸，遗精，崩漏，月经不调，消渴，溲数，耳聋，目昏等。

【临床应用】

1. 喘证

邻村李边务李媪，年七旬，劳喘甚剧，十年未尝卧寝。俾每日用熟地黄煎汤当茶饮之，数日即安卧，其家人反惧甚，以为如此改常，恐非吉兆，而不知其病之愈也。〔医学衷中参西录（中册）: 61.〕

2. 泄泻

又冯氏所著本草，谓熟地能大补肾中元气，此亦确论。凡下焦虚损，大便滑泻，服他药不效者，单服熟地黄即可止泻。然须日用四五两，煎浓汤服之亦不作闷（熟地少用则作闷多用转不闷），少用则无效。又善治劳嗽气不归根。曾治一媪，劳喘甚剧，十年未曾卧寝。俾每日用熟地煎汤，当茶饮之，数日即安卧。其家反惧甚，以为如此改常恐非吉兆。而不知其病之愈也。由是观之，熟地能补肾中元气可治。〔医学衷中参西录（上册）：273,〕

蜀葵（花）

【基原】为锦葵科植物蜀葵的全草。

【异名】栽秧花、侧金盏等。

【性味】甘，寒。

S

【功能主治】有清热凉血，利尿排脓之功。治疗淋病，白带，尿血，疮痈，吐血等。其花尚具和血润燥，通利小便之功。治疗二便不通，疟疾，小儿风疹等。孕妇忌服。

【临床应用】

膀胱癌

于某，男，54 岁。1983 年 2 月 5 日来我所求治。1975 年 2 月出现尿频、尿痛（刀割样疼痛）、血尿淋漓不止，经某医院诊断为膀胱癌。曾先后做过 4 次肿瘤切除术，术后经常复发。1983 年 1 月 30 日在某医院膀胱镜检查发现膀胱红肿并有增生物。1983 年 2 月 5 日，患者来我所求治，遂以蜀葵试用。

治疗方法：干蜀葵 40g，煎汤口服，每天 2 次，连服 1 个月后，血尿消失，症状减轻，尿量增加。继服 2 个月，症状基本消失。3 个月后身体复原。为巩固疗效，改用蜀葵花 10~20 个泡茶饮，每日 3 次。1983 年 9 月 2 日某医院膀胱镜检查示：膀胱清晰，无溃疡，无炎症。1984 年 3 月 15 日复查，结果与上次同。现已年余未复发。〔中医百花园：394.〕

S

按语：《本草衍义》谓蜀葵“根及茎，主客热，利小便，散脓血恶汁”，有清热凉血，利尿排脓之功，故可治疗湿热内盛的尿频、尿痛、血尿淋漓不止。此案蜀葵治愈膀胱癌，虽只一例，却为中医药治疗癌症提供了新线索。

鼠妇

【基原】为鼠妇科动物平甲虫的干燥全体。

【异名】伊威、潮湿虫、鼠粘、地虱、西瓜虫等。

【性味】酸，凉。

【归经】入肝经。

【功能主治】破血，利水，解毒，止痛。主治疟母，经闭癥瘕，小便不通，惊风撮口，口齿疼痛，鹅口诸疮，蜘蛛毒，喘急等。

【临床应用】

1. 术后疼痛

赵某某，男，54 岁，工人。因肠梗阻而施行手术，术后腹部疼痛，乃予鼠妇胶囊，每服 4 粒，1 小时后疼痛趋缓，4 小时后续服 1 次，疼痛即定。

治疗方法：鼠妇洗净，温水杀死，干燥，研细，加入淀粉和糖，使成 10% 散剂，装胶囊，每粒含鼠妇 0.1g，每服 2~4 粒，每天服 1~2 次。〔朱良春. 中医杂志. 1982，23（7）：19.〕

2. 痔疮

林某某，女，77 岁。1986 年 8 月 18 日初诊。患者肛门内外疼痛，便血 3 天。诊见：肛门周围静脉曲张，有痔核 3 粒如黄豆大小。口干，心烦，腹胀便秘，苔黄燥，脉实数。即按下法治疗 4 个疗程而愈。随访至今，未复发。

治疗方法：取鼠妇 70~90 个（约 10g，活者为佳）。炮制时，用年久老瓦，置于木炭火上烧至出青烟时，将活地虱（即鼠妇）放至瓦上烧焦，先以茶水洗净患处，取适量药物粉撒于痔核上（亦可用红霉素软膏调药粉涂于患处），每天 1 次，3 天为 1 个疗程。服药期间忌服辛辣及鱼虾等。〔何汉才. 四川中医. 1992,（11）：52.〕

鼠肉

【基原】为鼠科动物中褐家鼠、黑家鼠、黄胸鼠等常见鼠类的全体或肉。

【异名】首鼠、老鼠、家鹿等。

【性味】甘，平。

【归经】入肝、胃经。

【功能主治】主治虚劳羸瘦，鼓胀，小儿疳积，烫伤，折伤，冻疮，疮肿等。

【临床应用】

噎膈

王孟英谓，以新生小鼠新瓦上焙干，研末，温酒冲服，治噎膈极有效。盖鼠之性能消癥瘕，善通经络，故以治血瘀贲门成噎膈者极效也。〔医学衷中参西录（中册）：301.〕

水牛角

【基原】为牛科动物水牛的角。

【性味】苦、咸，寒。

【归经】入心、肺经。

【功能主治】清热，凉血，解毒。主治热病头痛，壮热神昏，斑疹，吐衄，小儿惊风，喉痹，咽肿等。

【临床应用】

1. 急性黄疸型肝炎

芦某某，女，27岁。患者因乏力，食欲不振，恶心厌油，伴尿黄7天，诊断为急性黄疸型肝炎。入院时检查：巩膜、皮肤中度黄染，心肺（-），腹部平软，肝脾肋下未及，腹水征（-），肝功：黄疸指数60单位，ZnTT正常，SGOT400单位以上。入院后单用黄牛角片治疗，每天3次，每次6片，未加任何辅助治疗，药后4天乏力及消化道症状消失。第5天黄疸开始消退，自觉良好。第10天复查肝功：黄疸指数15单位，ZnTT正常，SGOT172单位。继续服药15天后，复查肝功等项，全部正常。后出院。〔济南市黄牛角临床应用协作组. 山东中医杂志. 1981,（1）：41.〕

2. 精神分裂症

（1）患者，男，31岁。于1967年和1972年曾两次因精神失常而住入某精神病院治疗。1973年又曾住我院。1975年4月7日第4次复发再入我院治疗。入院后内科及神经科检查未见异常。精神检查：意识清楚，情感淡漠，有明显听幻觉及被害妄想，思维破裂，逻辑推理障碍明显，自知力缺失。诊断为精神分裂症妄想型。中医检查：面红、失眠，尿黄，便结，舌质红少苔，脉细数。辨证为血热扰神，以水牛角粉单独治疗，每天15g，分3次服。半月后思维障碍好转，听幻觉消失。20天后精神症状基本消失，改水牛角粉每天10g，分2次服。1975年5月26日痊愈出院。至今9年未见复发。〔陈元德. 成都中医学院学报. 1984,（2）：19.〕

（2）男，37岁。患者以自语独笑4日，于1976年7月27日第2次住院。患者1974年4月因调资未达目的而渐出现失常现象，如乱走，独笑，多疑妄语，1975年7月22日首次住我院。经氯丙嗪、马桑等治疗，住院60天，显著进步出院，诊断为精神分裂症（妄想型）。出院后因未坚持服药而再次复发。本次精神检查：意识清楚，有明显的幻觉及内感性不适，被害妄想，情感淡漠，自知力缺失。中医检查：失眠多梦，小便黄，大便干燥，舌质红无苔，脉细。辨证为血热扰神。给以水牛角粉单独治疗，日量21g，分3次服。经治疗1周后，情绪好转，1个月后精神症状消失，自知力恢复，舌质转淡红，小便清，大便正常，脉平。为巩固疗效，出院后给以小量水牛角粉维持治疗约1个月，随访至今，已9年未见异常，仍能胜任原营业员工作。

药物制备：取本地水牛之角的尖端实心部分，刨片，烘干粉碎为细末，装入胶囊备用。服药方法，每天空腹用开水服3次，症状缓解后改日2服或1服。〔陈元德. 成都中医学院学报. 1984,（2）：18–19.〕

按语：水牛角有清热解毒凉血之功，临床一般用于温热病高热不退，出现疹及惊风，但其重用也有安神定惊的作用。现代药理也证实其有镇静和安定双效，所以临床对辨证为血热扰神的精神分裂症有良效。

S

水田七

【基原】为蒟蒻薯科植物裂果薯的块茎。

【异名】水三七、水鸡头、水虾公、山大黄、水萝卜等。

【性味】甘、苦，凉。

【归经】入心、肺、胃经。

【功能主治】凉血，散瘀，消炎止痛。主治消化道溃疡，肠炎，肺结核，百日咳，跌打损伤，刀伤出血，咽痛，痈肿，牙痛，带状疱疹等。

【临床应用】

带状疱疹

陈某某，男，40岁，教师。疱疹起于左额角，并沿三叉神经第1支增发。患者自诉左眼球疼痛厉害，全身不适。曾求治于县医院治疗无效。发病1周后，患者异常痛苦，食宿不宁，呻吟不止，前来求治。药用水田七100g，嘱用根块煎服，茎叶捣烂如泥，用白棉布1小块，将捣烂之药包好，拧出药汁涂患处，每天数次。患者用药1剂，疼痛解除过半，疱疹抑制，再未增发。用药2剂，疼痛全解，疱疹干燥结痂，开始脱落。用药3剂，诸症消除，病愈。〔胡必良. 中医函授通讯. 1984,（3）：封底.〕

水蜈蚣

【基原】为莎草科植物水蜈蚣的全草或根。

【性味】平，辛。

【功能主治】治疗感冒风寒，寒热头痛，筋骨疼痛，咳嗽，黄疸，痢疾，疮疡肿毒及疟疾等。

【临床应用】

疟疾

茆某某，5岁。1973年8月间歇发热数日，体温高达41.7℃，肝脾稍肿大，血涂片发现疟原虫，诊断为间日疟。用水蜈蚣煎剂2剂，发作停止，查血转为阴性。

治疗方法：取新鲜水蜈蚣30g（干

草6~9g）洗净，加水400ml煎。在疟疾发作前1小时及发作时各服1次，每天1剂，连服3天。〔无名氏. 赤脚医生杂志. 1974.（4）：29.〕

按语:《江西草药》有“水蜈蚣一两，水煎，于疟发前8~4小时服”的记载，此法简单，尤适于农村缺医少药的地方。

水银

【基原】为一种液态金属。主要由辰砂矿炼出，少数取自自然汞。

【异名】白溗、姹女、汞、铅精、灵液等。

【性味】辛，寒；有毒。

【归经】入心、肝、肾经。

【功能主治】杀虫攻毒。主治疥癣，梅毒，恶疮，痔漏，催生，下死胎，镇坠痰逆，呕吐，反胃等。

【临床应用】

恶疮

一女四肢软皮处生恶物如黄豆大，半在肉内，红紫色，痛甚，诸药不效。方士教买水银4两，以白纸两张揉熟，蘸水银擦3日，自落而愈。〔历代无名医家验案：192.〕

水蛭

【基原】为水蛭科动物日本医蛭、宽体金线蛭、茶色蛭等的全体。

【异名】蛭、马蛭、马蟥、红蛭、水麻贴等。

【性味】咸、苦，平；有毒。

【归经】入肝、膀胱经。

【功能主治】破血，逐瘀，通经。主治蓄血，癥瘕积聚，妇女经闭，跌仆损伤，干血成痨损伤，目赤痛，云翳等。

【临床应用】

1. 中风后遗症

毕某某，女，55岁。患脑栓塞后遗症左手麻木肿痛活动不便1年，左手不能伸展，拿物困难。服用中西药及针刺治疗效不显著。舌质暗紫，苔薄白，脉右弦、左涩。嘱其单用水蛭，每次0.5g，每天2次冲服，后增至每天2.5g，分3次冲服。1周后即感患肢有蚁叮，随后左手肿痛麻木大减，月后麻木肿痛基本消失。活动较前显著好转，顽疾基本痊愈。〔杨普选. 陕西中医函授. 1992,（4）：32.〕

2. 少腹癥瘕

曾治邑城西傅家庄傅寿朋夫人，经血调和，竟不产育，细询之少腹有癥瘕一块，遂单用水蛭1两，香油炙透为末，每服5分（若入煎剂当用2钱），日两服，服完无效；后改用生者，如前服法，1两犹未服完，癥瘕全消，愈年即生男矣。此后屡用生者治愈多人，惟气血亏损者，宜用补助气血之药佐之。〔医学衷中参西录（中册）：137.〕

按语：新鲜水蛭唾液中含水蛭素，有抗凝血作用，具化瘀活血之功。炙透后可使这一成分消失、破坏，而失去化瘀活血之效。妇人不孕因内有瘀血结聚，用炙水蛭不效，生用即愈，张锡纯在当时即发现这一点，不能不叹其医术高妙。

丝瓜络

【基原】为葫芦科植物丝瓜老熟果实的网状纤维或粤丝瓜的枯老果实。

【异名】丝瓜网、丝瓜壳、瓜络、丝瓜瓤、千层楼等。

【性味】甘，平。

【归经】入肝、肺经。

【功能主治】通经活络，清热化痰。主治胸胁疼痛，腹痛，肺热痰咳，腰痛，睾丸肿痛，妇女经闭，乳汁不通，痈肿，痔瘘等。

【临床应用】

1. 急性乳腺炎

1963年6月13日，王学光同志来寓谈治急性乳腺炎自验方：丝瓜络15g，烧灰存性，醪糟送下，如无，黄酒亦可。此为1次量，服2~3次可愈。急性乳腺炎初期，效果最好，王并云以此法治其爱人蒲某乳腺炎，3日愈。〔偏方奇效闻见录：37.〕

2. 子宫脱垂

（1）肖某某，40岁。患子宫脱垂10年。经常感染，影响家务。服此药2个疗程，宫体复位，症状消失。已参加生产劳动。

治疗方法：丝瓜络60g，好白酒500g。将丝瓜络烧成炭，研细，分成14等份（包）备用。每天早、晚饭前各服药1包，白酒10~15g送服。7天为1个疗程，间隔5至7天行第2个疗程。也可连续服用。〔吕瑞芝．辽宁医药．1977,（5）：17.〕

（2）夏某某，42岁。患Ⅲ度子宫脱垂病程19年，行走不便，时有感染，曾多次到医院治疗，用中药、西药、土单方治疗，未能收效。于1974年11月准备行子宫全切手术治疗，但因患者有肺气肿、支气管扩张，体质虚弱，恐对手术治疗不能承受，仍采用下法，服药第2天脱垂的宫体就上升到Ⅰ度，第5天就基本复位。为巩固疗效，患者连服2个疗程，半年来患者做家务零活，甚至走十几里路尚未见下垂，只是体力过度微有下垂感觉。

方药：丝瓜络100g，好白酒500g。

制法：将丝瓜络烧成炭，研细，分成14等份（包）备用。

用法：每天早、晚饭前各服药1包，白酒9~15g送服。7天为1个疗程，间隔5~7天开始第2个疗程，也可连续服用。〔中国人民解放51220部队卫生所．赤脚医生杂志．1975，197：44.〕

按语：丝瓜络具通经活络，清热化痰之功，其治疗子宫脱垂即中医所说阴挺，历代本草尚未记。以上两案用此方治疗，效果奇佳，说明对此药还有待于进一步研究。

丝瓜藤

【基原】为葫芦科植物丝瓜老熟果实的网状纤维或粤丝瓜的茎。

【性味】苦，微寒；小毒。

【归经】入心、脾、肾经。

【功能主治】舒筋，活血，健脾，杀虫。主治腰膝四肢麻木，月经不调，水肿，鼻渊，牙宣，慢性支气管炎等。

【临床应用】

鼻渊

本人患鼻渊已13年多，久治无效，经用下法煎服3~4次，逐渐痊愈。

治疗方法：丝瓜藤1kg，分3~4次煎服。〔李仲灿. 福建中医药. 1964：40.〕

丝瓜叶

【基原】为葫芦科植物丝瓜老熟果实的网状纤维或粤丝瓜的叶。

【性味】苦，寒。

【归经】入心、胃经。

【功能主治】清热解毒。主治痈疽，疔肿，疮癣，蛇咬伤，烫火伤，寻常疣等。

【临床应用】

寻常疣

王某，女，15岁。1987年7月11日初诊。手背及睑缘多处出现寻常疣已2年，小如黍，大如黄豆，高出皮面，呈球状突起，表面粗糙，色灰白，质坚硬，无明显压痛。嘱患者用下法治疗，4天后寻常疣开始脱落，1周后全部脱落。1年后随访，未见复发。

治疗方法：夏秋季采鲜丝瓜叶数张，清水洗净备用。以一小片丝瓜叶反复擦搓患处（以叶片搓烂，水汁渗出为度）。每次10分钟左右，每天2次。一般连用5~7天即愈。〔黄敏华. 浙江中医杂志. 1992,（7）：328.〕

松花粉

【基原】为松科植物马尾松或其同属植物的花粉。

【异名】松花，松黄等。

【性味】甘，温。

【归经】入肝、脾经。

【功能主治】祛风益气，祛湿，止血。主治头目眩晕，中虚胃痛，久痢，诸疮湿烂，创伤出血等。

【临床应用】

下肢慢性溃疡

（1）华某某，男，32岁。修公路时足背被锄头挖伤，未及时治疗。10个月后来诊。检查右足背有一3cm×6cm溃疡面，表面有较多的脓性分泌物。采用松花粉治疗，经20天每天1次换药而愈。5年随访无复发。〔有华瑞. 忻州医药. 1980,（3）：17.〕

（2）刑某某，女，63岁，家庭妇女。新中国成立前8年右小腿因外伤引起溃疡，1972年5月接受松花粉治疗。检查右胫前下1/3处有一3cm×5cm大小溃疡面，表面有少许脓性分泌物，周围瘙痒。经14天松花粉换药而愈，3年后随访无复发。

治疗方法：用盐水将创面洗干净后，以棉球擦干创面，然后将松花粉撒于创面上，消毒纱布包好，前期和中期，每天换药1次，后期换药间日1次，直至溃疡愈合为止。〔有华瑞. 忻州医药. 1980,（3）：17–20.〕

按语：《本草逢原》认为本品能"除风湿，治痘疮湿烂"。《四州中药志》则谓本品能"收涩止血。治皮肤湿疹，黄水疮湿烂不结痂"。利用其收敛之功，治疗慢性疮疡久不收口者，确有奇效。

松脂

【基原】为松科植物马尾松或其同属植物树干中取得的油树脂，经蒸馏除去挥发油后的遗留物。

【异名】松香、松膏、白松香、松胶、黄香等。

【性味】苦、甘，温；有毒。

【归经】入肝、脾经。

【功能主治】祛风燥湿，排脓拔毒，生肌止痛。主治痈疽，疔毒，痔瘘，恶疮，疥癣，风湿痹痛，疠风瘙痒等。

【毒性】本品有毒，内服入丸、散或浸酒，外用研末或调敷。

中毒表现：若内服过量或误食都可引起胃肠道反应等中毒症状，吸入松香蒸气可导致急性中毒。表现为恶心，纳少，胃脘不适，头昏，嗜睡，药物皮疹。吸入蒸气重者可呼吸抑制，血压下降，心律失常。

中毒救治：轻者停药后适当对症处理 1~2 天可好转，皮疹 7 天内可退。重者须送医院救治。

【临床应用】

S

1. 咳嗽

向曾患咳嗽，百药不效，后每服松脂干末 1 钱，用凉茶送服，月余咳嗽痊愈，至今 10 年，未尝反复，精神比前更强壮。观此，松脂实有补髓健骨之力。〔医学衷中参西录（上册）：252.〕

2. 浮肿

又一兵士李兆元，过食生冷，身体浮肿，腹大如箕，百药罔效。令每日服松脂 3 钱，分 3 次服下，5 日痊愈。〔医学衷中参西录（上册）：252.〕

3. 头癣

周某某，女，16 岁。头部黄癣已 10 年，头发大部脱落，时常头上发痒，有鼠屎样臭气，终年以毛巾包裹头部，怕人耻笑。曾在各地诊所治疗未愈。于 1958 年 12 月来院治疗。当即以松香膏涂布头部，每隔 3 天 1 次，连续 10 次获愈，头部黄痂全部脱落，不痒不疼，头皮已有毛发新生。

治疗方法：松香、菜油各 500g。先将松香碾成细末，再将菜油调入，加热搅拌混匀，待冷却后，即成胶样透明液体，放置备用。〔姚文辉. 上海中医药杂志. 1959,（8）：37.〕

4. 肝痈，肺痈

乡村一男子，患肝痈溃破，医治五年不愈，溃穿二孔，日出臭水碗许，口吐脓血，臭气异常。戊辰孟夏，迎为诊治，视其形状，危险万分，辞而不治。再三恳求，遂每早晚令服松脂一钱，五日臭脓减少，疮口合平，照前服之，半月全愈。又有患肺痈者，服林屋山人犀黄丸不效，而服松脂辄效者，难枚举矣。〔医学衷中参西录（上册）：252.〕

5. 毛囊炎

何某某，男，42 岁。颈项后生一小毛囊炎，如豆粒大，局部挤压后，以致炎症扩大，红肿范围达 5cm，疼痛难忍。使用松香疗法外敷，1 天后炎症好转，连敷 4 天红肿消失，原毛囊炎也随之排脓收口，共 1 周告愈。

处方：松香 9g（研细末），酒精（或烧酒）适量。用法：将松香末加入酒精或烧酒调为稀糊状，隔水加温，待溶解后，敷在患处，以全部覆盖为度，上盖以蜡纸或油皮纸加胶布固定，每天换1次。〔顾天培. 新医药学杂志. 1974,(9):25.〕

6. 黄水疮

某某，女，26岁。耳廓、面部口角周围患黄水疮3个多月，经多方治疗无效。后来用制松香粉外敷，3天即明显好转，1星期后痊愈。

治疗方法：将松香20g碾碎成粉，将粉末装入鲜大葱叶，用线将葱叶扎紧，放入锅中加水煮沸10分钟，再将葱叶放入冷水中，待松香凝固后，将葱叶壳剥去，碾碎成粉，将制松香粉撒在黄水疮面。每天1~2次。剩下的松香粉可装瓶备用。〔张建国. 中药材. 1988,(5):54.〕

按语：《本经》谓松香“主痈疽恶疮头疡白秃，疥瘙风气，安五脏，除热”，有排毒排脓，生肌止痛之功，故可治疗痈疡如肺痈、肝痈及毛囊炎、黄水疮等。但《本草汇言》也指出：“松脂，如入疡科敷料贴中，可去脓排毒，腐秽初作或初溃者可用，如久溃疡脓血已尽，气血虚寒，内泛而不敛者，用此不唯不能生新肌反增溃烂，延流及肉，损人筋脉，不可胜言，用者当细审之。”临证选用不能不加考虑。

苏木

【基原】为豆科植物苏木的干燥心材。

【异名】苏方、苏方木、棕木、赤木、红柴等。

【性味】甘、咸，平。

【归经】入心、肝经。

【功能主治】行血，破瘀，消肿，止痛。主治妇人血气心腹痛，经闭，产后瘀血胀痛喘急，痢疾，破伤风，痈肿，跌损瘀滞作痛等。

【临床应用】

踝关节扭伤

陈某某，女，56岁。因经过木桥时不慎跌于桥下，左脚扭伤，不能行走，上下台阶困难，不能前后转动和弯曲，经用苏木研成粉剂，调白油外敷患处，5天而愈。〔罗家仔. 福建中医. 1960, 5(6):15.〕

苏铁

【基原】为苏铁科植物苏铁的叶。

【异名】凤尾蕉叶、番蕉、凤尾松、铁树、大凤尾。

【性味】甘、酸，微温。

【归经】入肝、胃经。

【功能主治】理气，活血。主治肝胃气痛，经闭，难产，咳嗽，吐血，跌打，刀伤等。

【毒性】苏铁有毒，内服煎汤一般不超过15g，过量可中毒，出现头晕呕吐等症状。

中毒救治：用1∶1000~1∶5000高锰酸钾溶液或0.5%~4%鞣酸洗胃。也可用手指或鸡毛刺激咽喉部而探吐。

【临床应用】

1. 细菌性痢疾

王某，男，44岁。1974年5月12日初诊。腹痛腹泻，大便日行10余次，

S

为黏液脓血便，伴有里急后重感。大便化验：脓球（+++），红细胞（+++）。曾先后用土霉素、黄连素、呋喃唑酮、氯霉素等药物治疗月余无效。后改用下法治疗，服药3剂而愈，随访至今未见复发。

治疗方法：苏铁50g，水煎服。成人每天服2次，每次服1剂。小儿可少量频服。〔于昌贵. 广西中医药. 1981,（4）: 11.〕

2. 吐血、便血

刘某某，男，29岁，未婚。主诉胃脘反复疼痛10余年，不时吐血6年，加剧10天，于1966年3月12日入院。患者10年前开始胃脘疼痛，1955年在中国人民解放军85医院上消化道钡餐透视诊断为"溃疡病"。1959年发生大吐血，经治而愈，后则反复发作。1966年1月12日，在西安第四军医大学附属医院检查，诊断为"十二指肠球部溃疡"。近10天，呕吐频繁，经中药治之，无效，遂收住院治疗。入院时除上述症状外，尚有反酸、烧心、腹胀、咽干、四肢发凉、头昏心悸、脉沉细数等症。查体：体温36.5℃，脉搏90次/分，血压12.0/8.0kPa（90/60mmHg），神志清楚，急性病容，卧体位。心肺（-），肝脾未触及，剑突下偏右有明显压痛，大便隐血试验阳性。

S

治疗与效果：入院后经用健胃散（乌贼骨、川贝母细末而成），芍药甘草汤合左金丸加棕炭、海螵蛸、生赭石、竹茹，当归黄芪建中汤加味，黄土汤加减，西药止血剂等，无效。3月16日采用苏铁叶（干品）30g，水煎，日3服，2剂而吐血止，大便隐血试验转阴。药后大便秘结，未用泻剂，停用上方2日，其便即软。〔陈国华. 成都中医学院学报. 1983,（2）47: 5.〕

按语：《陆川本草》认为本品能止血，浙江民间也常用苏饮叶治胃痛及吐血，此案用其他方法治疗无效，以苏铁叶治疗，即效，说明其确有止血作用。但需注意苏铁有毒，不宜过量久服。

酸浆水

【基原】为用粟米加工，经发酵而成的白色浆液。

【异名】浆水、米浆水、淘米水、酸浆等。

【性味】甘、酸，凉。

【归经】入脾、胃经。

【功能主治】有调中和胃化滞止渴之功。治疗呕哕，伤食泻痢，中暑烦渴等。

【临床应用】

伤食

吴某，年30余，体素健，以善啖著称。某年农历新春期间，赴亲戚家贺年。民间习俗，新春早点，每以糯米汤圆饷客。吴至，兴致勃然，与诸亲友打赌，狼吞虎咽，食汤圆至100个。又饮酒食肉，谈笑风生，颇以胜利者自居。俄顷，心胸痞胀极度不舒，干呕频作，欲吐而不能吐，反复颠倒而不能自已。自用手指刺激咽部，亦不能吐。时余在家，前来求治。因命用酸浆水（即农家之淘米水，新春期间、储于缸内，数日发酵，系用以饲养牲口者）两大碗，急火煎开与服。服后并加鹅翎扫喉探吐。至此，积食物得以呕吐而出，约数升许，酸臭之气，达于户外。患者因疲惫异常，卧床旬余方起。〔李培生. 中医杂志. 1990，31（2）：5–6.〕

按语：伤食之证，颇为多见。小儿伤食多因贪食，而成人伤食，又多为好赌逞能者所为，以吃鸡蛋，或吃元宵，吃肥肉抽烟等，打赌时为英雄，追伤食伤身，悔之晚矣。酸浆水，性平味酸，取其酸以催吐，使宿食随呕吐而排出体外，达到治疗目的。涌吐之后，宜卧床休养，饮食应清淡易消化者，以调养胃气，促进身体康复。忌吐后即进油腻及难消化之所谓补品。

酸枣根皮

【基原】为鼠李科植物酸枣的根皮。

【性味】涩，温。

【归经】入心、肝经。

【功能主治】主治便血，烧、烫伤，高血压，遗精，白带等。

【临床应用】

烫伤

刘某某，女，12岁，学生。因往热水瓶灌热开水时，不小心将灌满的热水瓶碰翻爆炸及锅落地，开水淋在大腿以下，造成双大腿以下烫伤，面积为30%的Ⅱ度烫伤。患处红肿灼痛，创面渗出黄水，并有大水泡，啼哭不休。在公社医院用“火药”及“白糖水”局涂，不效。第2天送部队卫生所治疗，改用酸枣根皮浸液及注射抗生素，2天后创面无渗出，能照常上学及做家务，后继续涂抹药液而愈。

治疗方法：取酸枣树皮（去粗皮），浸泡75%乙醇内，24~48小时后过滤备用。小面积Ⅰ~Ⅱ度烫伤者，先将创面清净处理后，用药棉浸液搽于创面。在烫火伤后的第1天，每间隔1~2小时涂药1次。大面积烫火伤可用喷雾器喷药液于创面，待创面干燥或渗出明显减少，保护膜形成后，根据创面情况逐渐减少用药次数。小面积烫火伤一般在用药1天后干燥及渗出减少，有的结出嫩痂，这时每2~3小时涂药液1次。用药时有轻微刺激，待酒精挥发后病人就感舒适。同时对Ⅱ~Ⅲ度的烫火伤采用中西医结合消炎及清热解毒凉血药物内服，可加速其疗效。〔秦家杰. 基层医. 1984，4（1）：39.〕

酸枣仁

【基原】为鼠李科植物酸枣的种子。

【异名】枣仁、酸枣核。

【性味】甘，平。

【归经】入心、脾、肝、胆经。

【功能主治】养肝，宁心，安神，敛汗。主治虚烦不眠，惊悸怔忡，烦渴，虚汗，腹胀等。

【临床应用】

失眠

张某某，女，53岁。1977年3月10日初诊。每至夜半腹胀，辗转反侧，约2小时后，腹胀自消而安寐。曾服甲丙氨酯无效。病已半月。脉象弦滑，舌淡苔白腻。辨证：胃不和则卧不安。腹胀不得眠，每到半夜子时发病，按时辰观点进行推测，应属胆气郁滞影响胃气不和。治以和胃宁胆法。

治疗方法：酸枣仁 18g，广陈皮 9g。水煎一大杯，夜间十点钟迎病服下。上方连服 3 剂，腹胀不得眠症减轻大半，又续服原方 3 剂而病瘳。〔孙鲁川，等. 山东中医学院学报. 1981,（1）：65.〕

算盘子叶

【基原】本品为大戟科植物算盘子的枝叶。

【异名】野南瓜。

【性味】苦、涩，凉。

【功能主治】利热利湿，解毒消肿。治疗痢疾，黄疸，淋浊，带下，感冒，痈肿及皮疹瘙痒等。

【临床应用】

慢性肠炎

邓某某，男，29 岁，临川人。患者于 1 个月前，因暴饮暴食，引起急性肠炎，未能及时根治，嗣后经常腹痛，腹泻每天 6~7 次。曾经门诊给予磺胺、合霉素等药物治疗，病情好时发，迄至 7 月 2 日，患者又因饮食不慎，夜间睡觉着凉，继发痛腹胀，大便 1 天 10 余次，解白色泡沫稀粪，并有呕吐，头昏，周身不适。体温脉搏正常，发育一般，营养欠佳，白厚苔，消瘦，皮肤松弛。腹壁平滑柔软，肝脾未触及，肠鸣音亢进，左腹中部及下行结肠处有轻度压痛。初步诊断为慢性肠炎急性发作，经给予算盘子叶煎剂 150ml，每天 3 次分服，2 天后症状即见减轻，食欲增进，精神逐日好转，继服 2 天，自觉与他觉症状均已消失，经访问 10 天内未再复发。

制法：取算盘子树叶（野南瓜树叶），入铁锅或土罐内，加水（树叶 500g，水 1000ml）熬煎 2 小时左右，得 500ml 煎剂。味涩稍带酸。冷却，纱布过滤即可。

用法：1 天剂量为 150~300ml，3 次等量分服。〔熊英：江西医药. 1961,（9）：17.〕

按语：算盘子又名野南瓜，柿子等。生于山坡灌丛中，分布很广。其叶苦涩凉，药理研究发现其对多种致病菌有抑制作用，临床治疗肠道炎症效果颇佳。

S

T

桃花

【基原】为蔷薇科植物桃或山桃的花。

【性味】苦，平。

【归经】入心、肝、胃经。

【功能主治】利水，活血，通便。主治水肿，脚气，痰饮，积滞，二便不利，经闭等。

【临床应用】

癫狂

范纯佑女，丧夫发狂，闭之室中，夜断窗棂，登桃树上食桃花几尽，及旦，家人接下，自是遂愈。〔续名医类案：522.〕

桃胶

【基原】为蔷薇科植物桃或山桃等树皮中分泌出的树脂。

【性味】甘、苦，平。

【归经】入膀胱、肾经。

【功能主治】清利湿热，利尿通淋。主治石淋、血淋、痢疾等。

【临床应用】

1. 慢性肾炎

（1）陈某某，男，44岁，干部，1981年7月10日初诊。自诉患乳糜尿12年，曾在某医院查尿红细胞（+++），白细胞（++++），确诊为肾炎。病情反复发作，屡经治疗效果不佳。见患者腰膝酸软，头晕眼花，疲倦乏力，小便淋沥不尽，灼热涩痛，尿如米泔，滑腻黏稠，舌红苔腻，脉滑细数。此乃湿热蕴结伤肾所致，治宜清热利湿，分清泌浊，阅病历见萆薢分清饮效不佳，改拟桃胶汤。桃胶135g，每天3次，每次15g，蒸化和渣服。药后尿出通畅，尿涩灼痛均失，尿渐清，腻苔退去多半。随访5年，未见复发。〔朱张. 中医杂志. 1986，1（27）：42.〕

（2）马某某，女，25岁，教师。1982年6月11日初诊。自诉尿涩不畅月余，灼热刺痛，淋沥不尽，尿红赤，某医院诊为肾炎。除以上症状外，见患者表情苦闷，面色萎黄，舌质红，苔薄黄，脉数。宜清热利湿，凉血止血。予桃胶45g，蒸化，分3次和渣服，2剂。药后胀满疼痛均失，尿血止，证告痊愈。〔朱张. 中医杂志. 1986，1（27）：142.〕

2. 膀胱及输尿管结石

陈某某，男，55岁，工人。患者尿有余沥，涩痛不畅，尿时中断。经某医院X线确诊为膀胱及输尿管结石，患者面色萎黄，表情苦闷，舌苔厚腻，脉弦数，治拟清热利湿通淋。方用桃胶汤。2剂排出蚕豆大和黄豆大砂石各1枚。随访5年未复发。

治疗方法：桃胶45g，蒸化和渣服。每天3次，每次15g。〔朱张. 中医杂志. 1986，1（27）：42.〕

桃叶

【基原】为蔷薇科植物桃或山桃的叶。

【性味】苦，平。

【归经】入脾、肾经。

【功能主治】祛风湿，清热，杀虫。主治头风，头痛，风痹，疟疾，湿疹，疮疡，癣疮等。

【临床应用】

1. 萎缩性鼻炎

郭某，女，44 岁。1978 年 3 月 6 日初诊。鼻内干燥、疼痛、鼻臭 3 年余。某县人民医院诊为萎缩性鼻炎，长期服用中、西药，效果不显。诊见：鼻腔宽大，黏膜干燥萎缩，有黄绿色痂皮附着，脓痂脱落时有轻微出血，嗅觉减退。经用鲜桃叶塞鼻治疗，用药 1 天症状减轻，用药 7 天能辨香臭，继续治疗 4 天，自觉症状消失。1981 年 7 月到某医院复诊，双鼻腔未发现异样。

治疗方法：用鲜桃叶 1~2 片，用手揉成棉球状，塞入患鼻（直达患处）10~20 分钟，待鼻内分泌大量清鼻涕，不能忍受才弃掉塞药。每天 4 次，一般连用药 1 周左右。〔胥明炳，等. 广西中医药. 1981,（6）：15. 〕

2. 慢性荨麻疹

段某，男，21 岁，1982 年 5 月 8 日初诊。全身皮肤出现大小不等的浅红色风疹块，瘙痒难忍，搔后增多，反复发作 5 月余，诊为慢性荨麻疹。经内服抗组织胺，外搽炉甘石洗剂等，疗效不佳。后用本方治疗 3 天而愈。

治疗方法：将新鲜嫩桃叶 100g 切碎，放入 95% 乙醇 1000ml 中，密闭浸 48 小时后，除去药渣，取出浸液，用棉花蘸涂患处，每天 3 次，3 天为 1 个疗程。〔宋建华. 广西中医药；1985，8（1）：6. 〕

按语：本案取桃叶之清热、杀虫、祛风之功，而治愈风疹，疗效甚佳。符合现代药理研究：桃叶水解后可产生氢氰酸，对湿疹、皮炎、荨麻疹有一定的治疗作用。

藤黄

【基原】为藤黄科植物藤黄的胶质树脂。

【性味】酸，涩；有毒。

【功能主治】消肿，化毒，止血，杀虫。主治痈疽肿毒，顽癣恶疮，损伤出血，牙疳蛀齿，烫火伤等。

【临床应用】

1. 外伤肿痛

谢某某，女，21 岁，工人。1974 年 9 月 30 日下午因不慎碰伤右足背，2 天后，局部红肿，逐渐扩大，于 10 月 3 日上午来门诊治疗。红肿范围约 5cm × 7cm，中心隆起高约 0.5cm，局部灼痛，行走困难，恶寒、发热（39.2℃），全身不适。当即给予局部消毒处理，外涂藤黄酊 1 次（未用抗生素及其他口服药），嘱下午再来复诊。当日下午复诊，局部炎症已消大半，疼痛减轻，体温降至 37.9℃，又涂藤黄酊 1 次，10 月 4 日上午再诊，足背炎症全部消退，体温正常。

治疗方法：藤黄 50g（研细），放入

T

75%乙醇300ml中浸泡，不断摇晃，使匀。用时，以药棉蘸涂患处；也可用藤黄5~10g蘸醋磨如糊状，涂敷患处。每天2~3次。〔孙浩等. 新医药学杂志. 1975,(4)：34.〕

2. 疖肿

王某某，女，38岁。右大腿内侧有一核桃大小之肿块，发现已2天。检查：腹股沟下3寸处，有一约2cm×2cm大小之肿块，触痛明显，扪之有热感，局部皮肤不红。遂用藤黄膏外涂。次日来诊，谓疼痛明显减轻，连用5天，肿块逐渐消散，未用任何抗菌药物。

藤黄膏：先将藤黄用小刀切成粗片，置乳钵中研细，过筛备用。临用时取藤黄粉少许滴食醋数滴，调成糊状，名之为"藤黄膏"。一般随配随用，也可配成膏置密闭的瓶中备用，用时可将小竹板刮少许膏药均匀地涂敷在炎肿四周。要求把炎肿全部盖住（中央留一小孔不涂，有些疖肿已成脓者，脓头可望从小孔中脱出）。约数分钟后即逐渐干结，不用纱布覆盖。

此膏适用于：①皮肤疖肿：包括毛囊炎、蜂窝组织炎等。②深部脓肿：轻症初起单用本品即有效，重症需配用抗生素或清热解毒的中药。③牙龈脓肿：可在面部或下颌部相应的部位涂敷。④各种皮肤浅表的撕裂伤，用此膏在局部涂敷有控制感染和止痛的作用。〔施泽忠，等. 赤脚医生杂志. 1978,(7)：18.〕

3. 走马牙疳

丁卯三月，余偕友数人，偶至仁塘观优。有潘氏子，年4岁，患走马牙疳。起才3日，牙龈腐化，门牙已脱数枚，下唇已溃穿，其势甚剧。问尚有可救之理否。询其由，则在发麻疹之后。实为邪热入胃，毒炎猖狂，一发难遏，证情危险。告以只有白马乳凉饮，并不时洗之，涂以人中白，内服大剂白虎汤，或有可救。但势已穿唇，效否不敢必耳。因书生石膏、生知母、生打寒水石、象贝等为方与之。其时同游者，有老医倪君景迁，因谓之曰，藤黄研末，外掺腐烂之处，亦或可治。遂彼此各散。后数日，则此儿竟已痊愈，但下唇缺不能完。因询其用何物疗治，乃得速效若斯。则曰，用倪先生说，急购藤黄屑而掺之，果然一掺腐势即定，血水不流，渐以结靥落痂，只三日耳。内服石膏等一方，亦仅三服，此儿获愈。尝考李氏《纲目》蔓草中曾载藤黄，而功用甚略。至赵恕轩《本草纲目拾遗》言之甚详。虽曰有毒，而可为内服之品，且引《粤志》谓其性最寒，可治眼疾，味酸涩，治痈肿，止血化毒，敛金疮，能除虫，用麻油白蜡熬膏，敷金疮汤火等伤，止疼收口，其效如神，而其束疮消毒之用又甚多，可知此药，竟是外科中绝妙良药，而世多不知用者，误于李氏《海药本草》有毒之两字。而张石顽更以能治蛀齿，点之即落，而附会有毒，损骨伤肾，于是畏之甚于蛇蝎，实不知石顽不可信。今之画家，常以入口，虽曰与花青并用，可解其毒，余以为亦理想之谈耳。既曰性寒，毒于何有。然后知能愈牙疳，正是寒凉之用。且其味酸涩，止血，止疼，收口，除虫皆其能治牙疳之切实发明也。〔医学衷中参西录（上册）：374.〕

4. 牙周炎

郁某某，女，6 岁。患儿右侧牙根部红肿疼痛 1 天，体温 37.5℃，用藤黄膏在相应部位涂敷。次日复诊，炎肿明显消退。连用 3 天，未再复发。治疗方法同前“2. 疖疮”案。〔施泽忠，等. 赤脚医生杂志. 1978,（7）：9.〕

天花粉

【基原】为葫芦科植物栝楼的根。

【异名】栝楼根、白药、瑞雪、花粉、栝蒌粉。

【性味】甘、苦、酸，凉。

【归经】入肺、胃经。

【功能主治】生津止渴，降火润燥，排脓消肿。主治热病口渴，消渴，黄疸，肺燥咯血，痈肿，痔瘘，脱肛等。

【临床应用】

脱肛

张景周先生守广信，患脱肛，四旬余不收，诸治不效，苦甚，有医士林者，用天花粉一味为末。以豚脂鸭羽涂上。即润泽如有物抽吸俄顷收入，求其法，乃出千金方也。〔名医类案：230.〕

T

天浆壳

【基原】为萝科植物萝藦的果壳。

【异名】天将壳、萝藦荚。

【性味】咸、平。

【功能主治】清肺化痰，治疗肺热痰喘，百日咳，惊痫，麻疹不透，甲沟炎等。

【临床应用】

甲沟炎

刘某某，女，干部。数日来左拇指甲外侧红肿并疼痛，肉芽轻度突出，诊断为甲沟炎。经用制备之果壳敷用，每天 1 次，4 天后痊愈。

药物的制备及用法：将新鲜（或干的）天浆壳之果实洗净，剪成适用小块，称取 500g 用黄酒 1000ml 浸泡 7~10 天，过滤分装。果壳保存备用。首先清洗患处，适当处理，取果壳敷患处，使其大小厚薄适宜，用胶布直接包缠，不需另放纱布，每日换敷 1 次，至痊愈为止。也可用纱布条蘸浸泡液敷患处，余如上法处理，其效果相同。〔张寿平，等. 中药通报. 1981,（6）：37.〕

按语：甲沟炎是指甲一侧的周围组织的化脓性感染，多由周围微小的刺伤、挫伤、拔倒刺、修剪指甲过短或嵌甲等引起。其病原菌多为葡萄球菌和链球菌，若治疗不及时或不当，可发展为慢性指骨髓炎，中医称之为“沿甲疔”“指疔”。天浆壳治疗甲沟炎，说明其具有清热解毒的作用。

天萝水

【基原】为葫芦科植物丝瓜或粤丝瓜茎中之汁。

【异名】丝瓜水。

【功能主治】解毒，镇咳，消痰火，清内热。主治双单蛾，肺痈，肺痿，感冒，头痛，腹痛，脚气，水肿，酒中毒等。

【临床应用】

肺痈

萧山有一老妪家，市肺痈药水，3服立愈，门如市，已数世矣。王圣俞曾得其方述之，即天萝水也。〔历代无名医家验案：307.〕

天门冬

【基原】为百合科植物天门冬的块根。

【异名】大当门根、天冬。

【性异】甘、苦，寒。

【归经】入肺、肾经。

【功能主治】滋阴，润燥，清肺，降火。主治阴虚发热，咳嗽吐血，肺痿，肺痈，咽喉肿痛，消渴，便秘等。

【临床应用】

1. 扁平疣

金某某，男，20岁，农民。手背部患扁平疣已半年，经下法治疗，10余天后自然消失，5年来未见复发。

治疗方法：将扁平疣表面消毒后刺破，用新鲜天门冬块根1枚折断，断面置于扁平疣上，来回摩擦，每日2次，隔3~5天再同样进行1次。〔徐碧霞. 绍兴中医. 1981,（1）.〕

2. 口疮

（1）李某某，男，10岁。平时嗜食香燥之品，胃有积热上熏，以致唇舌腐破，经久不愈，或愈后再发，不胜其苦，舌红口干，小便短赤。因畏服药，嘱采鲜天门冬洗净捣汁噙服。连服1周即愈。〔孙浩. 上海中医药杂志. 1986,（3）：35.〕

（2）1982年秋，有一鼻咽癌患者，经放疗后，口颊、咽舌部位均腐破、灼痛，口腔干燥无津，不断饮水，来约余诊治。见状后，知为钴燔灼津液所致。乃嘱采集天门冬鲜品捣汁噙服。连服1月余，腐破已敛，灼痛亦止，惟口干未解。嘱每日嚼服天门冬少许，以汁代饮，约半年左右，口干逐渐转润，仍继续使用。据有关药理实验报告，天门冬有抗癌作用，用此可谓一举两得焉。〔孙浩. 上海中医药杂志. 1986,（3）：35.〕

3. 难产

（1）李某，20岁。初产，孕期10个半月。1963年12月29日开始分娩，经过3天，仍未娩出胎儿，至1964年1月1日，由于产妇几天未进食，加之产程延长，故已陷入衰弱状态。产妇面少神色。听诊心音快而弱，胎音正常；胎位系左枕前位，子宫口仅开大一横指。当时，除给产妇饮热蛋花汤以壮体力外，即取小指大的天冬1支（长约6cm），消毒后置于子宫口内，以扩宫引产。于下午2时放置，至2时30分，子宫收缩渐强；至6时大便自通；至8时30分，子宫口开全，娩出一个胖大女婴，重约3500g，又10分钟后，胎盘亦娩出。共经6小时40分钟结束分娩。未见会阴破裂。〔罗德安. 上海中医药杂志. 1965,（11）：1.〕

（2）黄某，32岁。第3产，孕期9个月。1964年1月8日，于劳动中突然破羊水，经14小时，羊水即尽而腹无动缩。产妇体壮，胎音微弱，为左枕前位，子宫口开大不足一横指。即用天冬引产，取小指大天冬1支，消毒后置于子宫颈管内以扩宫引产。于下午3时放置，至3时15分，子宫收缩明显；至5时，自行大便；至6时30分，子宫口开全，顺利娩出一男儿，重约3000g；25分钟后，胎盘娩出。共经3时35分钟结束分娩。会阴完整未见破裂。〔罗德安. 上海中医药杂志. 1965,（11）：1.〕

天南星

【基原】为天南星科植物天南星、东北天南星或异叶天南星等的块茎。

【异名】半夏精、南星、虎掌南星、蛇芋、野芋头。

【性味】苦、辛，温；有毒。

【归经】入肺、肝、脾经。

【功能主治】燥湿化痰，祛风定惊，消肿散结。主治中风痰壅，口眼歪斜，半身不遂，癫痫，惊风，破伤风，风痰眩晕，喉痹，瘰疬，痈肿，跌仆折伤，蛇虫咬伤等。

【毒性】天南星全株有毒，根头含有毒的生物碱，根茎叶皆含苛辣性毒素。

中毒症状：皮肤与之接触发生瘙痒；误食后，舌喉发痒而灼热，肿大，严重的以致窒息，呼吸停止，食5钱（15g）可引起中毒。

T

解救方法：①皮肤中毒可用水或稀醋洗涤。②误食中毒服稀醋，或浓茶蛋清等，如呼吸困难则吸氧或将气管切开。民间验方：生姜30g，防风60g，甘草15g，用4碗清水煎成2碗，先含漱一半，后内服一半。

【临床应用】

1. 疮疡

在新中国成立前，笔者的亲戚陈某某在颈部生一外疡，一起即红肿高大，有茶杯口大，患部皮肤紧张光亮，按之灼手，剧烈刺痛，并伴有怕冷发热等全身证候。经延中医外科治疗，曾贴敷消散膏，敷药，并内服汤药、丸剂，均未见轻。后经友人介绍民间验方用“陈醋磨天南星”取汁涂搽，试用后，即觉患部有阴凉感，热痛递减，很舒服，全身证候也随之改善，经涂搽3天后，外疡自溃，脓毒自排，除创口外，在其周围仍继续涂搽，时仅一旬左右，脓毒排尽，创口也自行愈合。在施用本方治疗期间，始终未曾外用或内服其他药物，也自觉毫无痛楚，由此说明“陈醋磨天南星”取汁治阳证热性的外疡是有一定的疗效的。

治疗方法：①取汁法：先用小号的新瓦钵一具，倒置，在钵底内倾入适量陈醋，再以生天南星1枚（不拘分量）在醋中如磨墨样磨成浓汁，现用现磨。②涂擦法：用新毛笔或药棉棒蘸汁直接搽于患处，随干随擦，以愈为度。搽时应注意，外疡初起者，还无化脓迹象，可以满擦患处全部，如已发现有脓点，则只能搽于脓点四周，以达聚毒并促速溃目的。已溃的，也只好搽于疮口周围，勿使药汁渗入疮口。

适应证：凡属红肿高大，疼痛剧烈，皮肤光亮的，确系阳证热证的外疡，均适宜采用本方治疗。至于平塌白陷，坚硬钝痛，并不焮热，而皮色不变的，属于阴证寒性范围的外疡，是不宜应用的。

疗效：外疡初起，越早采用本方治疗，则收效越显著确实，可使消散而不成患。如施用稍迟，已有化脓趋向，应用本方也有聚毒托毒、速脓速溃之效。即使已溃者用之，仍可达到托毒排脓，促进愈合。

附言：①生天南星为剧毒药，应用时，慎勿入口，以免意外；②涂搽本方时，皮肤有痒的感觉，这说明药力已起作用，但不可用水洗。间或还有脱皮现象，在外疡消散或疮口愈合后，也即随之消失。〔丁惠民. 中医杂志. 1958,(5): 348.〕

2. 发际疮

沈某某，男，40岁，农民。于1976年2月突然发生项后发际处灼热红肿疼痒，形如粟米颗粒，顶白肉赤，破流脓液，蔓延成片，头项俯仰疼痛加剧，曾在某医院用各种抗生素及软膏敷料等，经治月余无效。后患者到我站治疗血吸虫病，因项后痛痒，影响血吸虫病的治疗，经中医诊视为"发际疮"，即令患者按下法外搽患处，5日而愈。经随访5年，未见复发。

药物及用法：生天南星1枚，米醋适量。先将米醋放入瓷碗底（底面粗糙者，光滑无用），然后用拇、食指紧捏住天南星1枚，在碗底中反复旋转磨汁成糊状，不拘时用棉签蘸搽患处。一般4~5天内红肿痛痒症状改善，以至痊愈。〔张定洪. 中医杂志. 1983, 24(1): 54.〕

3. 毒蛇咬伤

海加阿妈，女，56岁，彝族。1987年7月24日被蛇咬伤手指，当即疼痛难忍，继而手肿，急用布带扎于上臂，去公社诊所封闭治疗3天无效。于28日入我院后，经补液，抗感染等治疗仍无效。第2天用本法治疗3次，肿胀很快消退，3天后痊愈出院。

治疗方法：生鲜或干天南星约5g，磨食醋10ml搽患处及周围，搽涂范围越大越佳。每日两三次，直至肿胀全部消失为止。〔庞荣光. 四川中医. 1988, 6(5): 39.〕

天仙子

【基原】为茄科植物莨菪的种子。

【异名】莨菪子、莨子、牙痛子、小颠茄子、熏牙子。

【性味】苦、辛，温；有毒。

【归经】入心、肝、胃经。

【功能主治】定痫，止痛。主治癫狂，风痫，风痹厥痛，喘咳，胃痛，久痢，久泻，脱肛，牙痛，痈肿，恶疮等。

【临床应用】

1. 下肢溃疡

龙某某，男，61岁，农民。1981年6月7日因肠蛔虫病住院，同时右小腿患多发性疖肿，反复发作数月，曾多方治疗未愈。查右小腿外侧有数个大小不等的溃疡，面积较大处分别为10cm×12cm，10cm×8cm，均已溃破，皮肤呈暗黑色，有少许脓性分泌物，病灶周围坚硬。化验检查：白细胞总数12.4×10^9/L，中性0.82，淋巴0.18。经外敷天仙子1次，翌日见病灶周围组织变软，皮肤呈暗红色，每天敷1次，共5次痊愈。随访1年多，未见复发。

治疗方法：根据体表病灶范围，取干燥天仙子适量，用生理盐水调成糊饼状，均匀敷于病灶上，其范围凡有红肿的皮肤表面均需敷盖，药的厚度约为0.2~0.3cm，每天敷1次，并嘱患者随时（即干燥时）用冷开水滴湿药面，保持一定湿度，以利药效充分发挥。〔林佩卿．基层医刊．1984，4（3）：33.〕

2. 甲沟炎

傅某，女，30岁。1981年10月初诊。右足趾甲沟处发红，肿痛3天，经用天仙子30g，按下法分2天敷用，第3天痊愈。

治疗方法：取天仙子适量，用冷开水调成糊状，敷于患处，每天换药2次，一般2~3天可愈。适用于本病红肿初期未化脓者。〔钟以林．广西中医药．1982，（6）：50.〕

3. 缺乳

《暹火记》淳于意王美人怀子而不乳来，意以浪荡药（即天仙子）一撮用酒饮之，旋乳。今医方并不言能通乳，或云性寒，或云热，皆不能晓。〔历代笔记医事别录：305.〕

【备注】本品有大毒，内服宜慎。入丸、散剂0.6~1.5g。外用：煎水洗，研末调敷或烧烟熏。《本草纲目》："莨菪……能给人狂惑，昔人未发其义者，盖此者皆有毒，能使痰迷心窍，蔽其神明，以乱其视听故耳。"

T

田螺

【基原】为田螺科动物中国圆田螺或其同属动物的全体。

【异名】黄螺。

【性味】甘、咸，寒。

【归经】入肝、脾、膀胱、肠、胃经。

【功能主治】清热，利水。主治热结小便不通，黄疸，脚气，水肿，消渴，痔疮，便血，目赤肿痛，疔疮肿毒等。

【临床应用】

1. 黄疸

一人病后身面俱黄，吐血成盆，诸药不效，用田螺十个，水漂去泥，捣烂露一夜，五更取清汁，服2~3次，血止黄愈。〔续名医类案：210.〕

2. 水肿

水气浮肿，用大田螺、大蒜、车前子等分，捣膏摊贴脐上，水从便旋（小便）而下。象山县（浙江省）民病此，得是方而愈。〔历代无名医家验案：275.〕

3. 鼓胀

饶医熊彦诚年50余。病前后闭，便溲不通5日，腹胀如鼓。同辈环视，皆不能措力。与西湖妙果僧慧月善，遣书邀致诀别。月惊驰而往，过钓桥，逢一异客，丰姿潇洒，揖之曰："方外高士，何孑孑走趋如此。"月曰："一善友久患秘结，势不可疗，急欲往问耳。"客曰："此易疗也，待奉施一药。"即脱靴入水，探一大螺而出，曰："事济矣，持抵其家，以盐半匕，和壳生捣碎，置病者脐下1寸3分，用宽布紧系之，仍办触器，以须其通。"熊昏不知人，妻子聚泣。曾未安席，砉然暴下而愈。月归访异人，无所见矣。〔历代无名医家验案：274.〕

4. 结膜炎

黄某某，女，42岁。1987年8月6日初诊。左眼先红赤涩痒，随后双眼发作，怕热羞明已5天。曾服麦迪霉素，滴醋酸可的松眼药水无效。查体温

37.5℃，胞睑红肿，白睛肿胀，有片状溢血。诊断：结膜炎。予本法治疗，每天5次，3日痊愈。治疗方法：取鲜田螺若干只，用消毒的注射器，把注射针经螺壳插入螺体内，抽取螺汁约1ml，滴入眼内，每天3~5次。〔邓汉成. 四川中医. 1988，6（8）：4.〕

5. **流行性腮腺炎**

（1）刘某某，男，5岁。1974年6月4日初诊，代诉：发病已4天，经服药（药名不明）2天热未退，肿痛不消。诊见右腮高度肿痛，间有寒热，头痛，全身酸痛，张口难开，食欲锐减，小便短赤，脉浮数（90次/分），舌较红，苔薄白，体温39.1℃。诊为痄腮中型。嘱用石田螺磨醋涂患处，每日3~5次。连用3天告愈。

治疗方法：用石田螺与足量的醋磨至成稀糊状涂布患处，干后再涂，每天涂3~5次以上，直至痊愈。〔黄焕鸿. 广西中医药药. 1982,（3）：6.〕

（2）罗某，男，5岁。1974年3月4日初诊。代诉：早晨进餐时叫牙关痛。诊视右腮腺轻度肿胀，摸之肤热烫手，体温37.8℃，脉舌象无异常。诊为痄腮轻型。嘱用石田螺磨醋涂患处，每天2~5次。连用2天告愈。治疗方法同案5(1)。〔黄焕鸿. 广西中医药药. 1982,（3）：6.〕

6. **痔疮脱肛**

（1）陈某某，男，39岁，工人。因间歇性便后肛内有物脱出，需手法复位达2~3年。近3天来脱出后不能回纳肛内，伴肛门部坠胀，疼痛，灼热感，以及小便不畅。1986年7月30日收住入院。肛门局部检查：肛缘水肿呈环状隆起，尤以截后位3~6点，7~9点，11~12点处明显。截后位5点、11点痔核脱出各如核大小，不能回纳肛门，表面紫红色，触痛明显。实验室检查：红细胞4.6×10^{12}/L，血红蛋白133g/L，白细胞7.3×10^{9}/L，中性0.60，淋巴0.40，出凝血时间各2分钟。入院当日行导尿术，导出尿液1300ml，以后每日用中药（荔枝草、鱼腥草、五倍子、大黄、虎杖）煎汁局部熏洗患处，每天2次，同时内服清热利湿剂约1周，症情改善不明显。8天后改用田螺水局敷患处，4天后水肿明显减轻，小便畅解，疼痛好转，1周内痔基本平复。

治疗方法：取大田螺若干个，用尖刀挑起田螺盖，放入冰片末少许（0.2g），将其平放于磁盘内，片时，螺窍内渗出浆水，即可应用。用时以鸡翎或消毒棉球蘸田螺水后点涂于患处，每天3~4次。病者应适当卧床休息并保持大便通畅。〔冯锦伦. 江苏中医. 1988,（1）：17.〕

（2）甘某，男，5岁。脱肛2年之久，虽经中西药连续治疗数次，未见收效，局部干枯流血，行坐疼痛。经用下法，3天治愈。制备：采用大田螺7个。用冷开水洗净，放入碟或碗中，然后将备好的冰片0.9g，元寸（麝香）0.03g，待螺眼张开时，撒入螺内。稍待片刻，螺内即有淡紫色液流出，将此液用干净瓶盛备用。

治疗方法：用1%盐水清洗臀部后，以脱脂棉花蘸药液涂搽患处，每天2~3次。〔邹德金. 中级医刊. 1966,（7）：462.〕

按语：用田螺水治痔疮脱肛，中医

学中早有记载。据明·李时珍《本草纲目》载：田螺主治目赤肿痛，搽涂可治痔漏疼痛，大肠脱肛，还可治便血、疔疮、肿毒，以及热结小便不畅等。内痔脱出嵌顿，证属湿热下注，蕴结于肛门局部。田螺之味性甘，性大寒，有清热利水之功能，局部应用可清热利湿，消肿止痛。

7. 直肠脱垂

赵某，女，3岁。于1965年6月患痢疾后即脱肛。初经西医注射合霉素、内服磺胺，外搽消炎药膏，脱肛未见好转，又服中药补中益气汤2剂，依然如故。约10日后，我挑中药担巡回至村，见小孩的肛门脱出约9cm，外观形似胡萝卜，痛苦万分。用此法治疗7日而愈。

治疗方法：采用大田螺7个，用冷开水洗净，放入碟或碗中，然后将备好的冰片3份，麝香1厘，待螺眼张开时，散入螺内，稍待片刻，螺内即有淡紫色液流出，将此液用干净的瓶盛下备用。

用法：用1%的盐水清洗臀部后，以脱脂棉花醮上液体涂搽患处，每天2~3次。〔邹德全. 中级医刊. 1966,（7）：462.〕

按语：《德生堂经验方》有治“大肠脱肛，脱下三五寸者。用大田螺二三，将井水养三四日，去泥。用鸡爪黄连研细末，入厣内，待化成水。浓茶洗净肛门，将鸡翎蘸扫之。以软帛托上，自然不再复发也”的记载，看来田螺治疗脱肛确不失为一简单有效的好方法。

T

田七花

【基原】为五加科植物人参三七的花。

【性味】凉，甘。

【归经】入肝经。

【功能主治】清热，平肝，降压。治疗高血压，头昏，目眩，耳鸣，急性咽喉炎等。

【临床应用】

高血压病

周某某，男，58岁，干部。患高血压病已5年，有头昏、心慌、手脚麻木等自觉症状，血压波动在21.3~24/13.3~16kPa（160~180/100~120mmHg）之间，伴有高脂血症及期前收缩，经常不能坚持工作，曾服西药无明显效果。自服用田七花冲剂后，血压降至20~21.3/12~13.3kPa（150~160/90~100mmHg）之间，比较稳定，心悸、头昏、头痛、肢体麻木等症状明显好转，能全日坚持工作。

治疗方法：田七花冲剂每天1包（每包含干田七花3g，砂糖适量），用开水冲服（当茶饮），连续服28天为1个疗程。〔梁祖光. 广西中医药. 1979,（1）：28–29.〕

按语：三七为止血化瘀、消肿止痛之常用品，然其花则少用。本案以田七花泡茶治疗高血压，方法简单易行，值得提倡。

铁落

【基原】为生铁锻至红赤，外层氧化时被锤落的铁屑。

【异名】生铁落、铁屎、铁屑、铁花、铁蛾。

【性味】辛，凉。

【功能主治】平肝镇惊。主治癫狂，热病谵妄，心悸，呃逆，易惊善怒，疮疡肿毒等。

【临床应用】

呃逆

李某某，男。1980年3月9日初诊。自诉患间断性顽固性呃逆6年，每次发作常数周不愈，每隔3~4个月发作1次，未查出明显诱因。此次发作已1周，选用阿托品、苯巴比妥、氯丙嗪、654–2及中药等无效。余教以下法治之，仅1剂，呃逆顿止，至今未见复发。

治疗方法：生铁落30~60g。将无锈生铁置瓦片上烧红，倒入瓷碗中，旋即加入食醋10~15ml，待食醋蒸气升腾后，加入温开水200，趁热顿服。〔李晓湘. 四川中医. 1984，2（1）：46.〕

铁苋

【基原】为大戟科植物铁苋菜的全草。

【异名】人苋、六合草、血布袋、猫眼菜、痢疾草等。

【性味】苦、涩，平。

【归经】入心、肺、大肠、小肠经。

【功能主治】清热，利水，杀虫，止血。主治痢疾，腹泻，咳嗽吐血，便血，子宫出血，疳积，腹胀，皮炎，湿疹，创伤出血等。

【临床应用】

细菌性痢疾

罗某某，男，49岁，农民。1983年9月因下痢脓血黏液便，每天数十次，伴里急后重，腹痛，经服氯霉素、呋喃唑酮等治疗3天好转出院。1天后复发，再服上药物治疗无效，故来我院求治。患者消瘦，神萎，皮肤弹性差、眼窝深陷，唇干裂，舌苔白厚，脉细弱，血压为9.6/6.9kPa（75/55mmHg），全腹压痛。大便外观呈黏液脓血便。来我院后单用此法，每剂100g煎汤服，3天后痊愈。

治疗方法：夏秋两季采收，药用铁苋菜全草。每次用量100~250g，每天约500g，煎汤当茶。〔刘世成. 四川中医. 1985，3（6）：18.〕

铁锈

【基原】为铁露置空气中氧化后生成的红褐色锈衣。

【异名】铁衣、铁线粉。

【性味】辛、苦，寒。

【归经】入肺、胃经。

【功能主治】清热解毒，镇心平肝。主治疔疮肿毒，口疮，重舌，疥癣，烫伤，毒虫螫伤，痫病等。

【临床应用】

1. 怔忡

族家嫂，年六旬。夜间忽然呕吐头疼，心中怔忡甚剧，上半身自汗，其家人以为霍乱证。诊其脉，关前浮洪，摇摇而动。俾急磨铁锈水，煎汤服下即愈。〔医学衷中参西录（上册）：329.〕

2. 气厥

友人韩厘廷曾治一人，当恼怒之后，身躯忽然后挺，气息即断，一日数次。厘廷诊其脉，左关虚浮。遂投以萸肉（去净核）、龙骨、牡蛎（皆不用煅）、白芍诸药，用三家磨刀水煎之，1日连

T

服 2 剂，病若失。

治疗方法：方用长锈生铁和水磨取其锈，磨至水皆红色，煎汤服下。〔医学衷中参西录（上册）：329.〕

3. 癫痫

（1）一个六岁幼女，初数月一发痫风，后至一月数发，精神昏昏若睡，未有醒时。且两目露睛，仍兼慢惊。遂选用《福幼编》治慢惊之方治之，而露睛之病除。继欲治其痫风，偶忆方书有用三家磨刀水洗疮法。因思之乃木数，可以入肝，铁锈又能镇肝，以其水煎药，必能制肝胆上冲之火，以息内风。乃磨水者，但以水贮罐中，而煎药者，误以为药亦在内，遂但煎其水服之，其病竟愈。后知药未服。自此日煎磨刀水服两次。连服数日，痫风永不再发。〔医学衷中参西录（上册）：329.〕

（2）一人，年三十许，痫风十余年不愈，其发必以夜，授以前加味磁珠丸方，服之而愈。年余其病又反复，然不若从前之剧。俾月磨铁锈水煎汤服之，病遂除根。〔医学衷中参西录（上册）:329.〕

铜绿

T

【**基原**】为铜器表面经二氧化碳或醋酸作用后生成的绿色锈衣。

【**异名**】铜青。

【**性味**】酸、涩，平；有毒。

【**归经**】入肝、胆经。

【**功能主治**】退翳，去腐，敛疮，杀虫，吐风痰，抗癌。主治目翳，烂弦风眼，疽，痔恶疮，喉痹，牙疳，臁疮，顽癣，风痰卒中，肿瘤癌症等。

【**临床应用**】

1. 肿瘤

奇峰生两瘤，大如拳。僧传一方：用竹刺将瘤顶稍稍拨开油皮，勿令见血；细研铜绿少许，放于拨开处，以膏药贴之。数日即溃出粉而愈。〔历代无名医家验案：192.〕

2. 骨折

交河黄俊生言：折伤骨者，以开通元宝钱（此钱唐初所铸，欧阳询所书。其旁微有偃月形，乃进蜡样时，文德皇后误掐一痕，因而未改也。其字当回环读之。俗读为开元通宝，以为玄宗之钱，误之甚矣）烧而醋淬，研为末，以酒服下，则铜末自结而为圈，周束折处。曾以一折足鸡试之，果接续如故。及烹此鸡，验其骨，铜束宛然。此理文不可解者，铜末不过入肠胃，何以能透膜自到筋骨间也？惟仓卒间此钱不易得。后见张《朝野佥载》曰："定州人崔务，坠马折足，医令取铜末酒服之，遂痊平。及之后十余年，改葬，视其胫骨折处，铜末束之。"然则此本古方，但云铜末，非定用开通元宝钱也。〔历代笔记医事别录：287.〕

童便

【**基原**】男童（10 岁以下）的尿液。

【**异名**】轮回酒、还元汤。

【**性味**】咸，寒。

【**功能主治**】滋阴降火，润肺止咳，化瘀止血。治疗肺痿咳嗽，咯血，高血压，糖尿病，癥积满腹，胎衣不下，跌打出血等。

【临床应用】

1. 肺结核咯血

黄某某，男，28岁。有“肺结核”史3年，先后咯血100次，此次因咯血14小时，加重2小时，于1977年11月13日入院。查体：体温39.2℃，脉搏100次/分，呼吸36次/分，血压14.7/8.0kPa（110/60mmHg）。急性病容，表情紧张，在上肺锁骨中线第2、3肋间有管状呼吸音。血色素85g/L，血沉45mm/h，胸片报告：浸润型肺结核。入院后头3天内，经止血、抗痨、镇静、抗感染等措施，仍反复咯血、鼻衄。共用酚磺乙胺250g，6-氨基己酸14g，维生素K 8mg，卡络磺钠160g，苯巴比妥1280mg，地西泮130mg，普鲁卡因920mg，垂体后叶素80u及云南白药、三七粉等，均未能使咯血减轻。尤其是在入院后第3天咯血不止，静脉注射脑垂体后叶素毫无效果，血压降低至10.7/6.7kPa（80/50mmHg），面色苍白，大汗淋漓，此时除补液外，加用童便（学龄前健康男童）冲200ml，血余炭（头发在瓦片上煅后研末）15g内服。第1次服后约40分钟咯血量减少十之八九，再配以清肺热及凉血、止血中药，翌日，咯血即告停止。尔后再经中药调理，好转出院。出院后仍抗痨治疗。随访5年，未再咯血，正常上班。〔苏代泉. 四川中医. 1983,（1）：32〕

2. 高血压病

张某某，男，56岁。1986年5月诊。患者素有头晕史，两年前夜间骑自行车跌倒路旁，但觉头晕目眩，如坐舟船，被人送进医院，查血压26.6/18.6kPa（200/140mmHg），确诊为高血压病。嘱其服复方降压片、地巴唑等。服药期间血压降至18.6/13.3kPa（140/100mmHg），头晕减轻，但停药则血压回升。改服中药平肝潜阳息风汤剂，情况如旧。请余诊治，以期全策。查病人面红目赤，禀性阳刚，舌红，脉弦细，且因跌倒后血压升高，眩晕加重，嘱其暂不停前药，加服童便每天2次，1次100ml。3天后症状大减。服用2周后头晕消失，血压降至16/10.6kPa（120/80mmHg）。停用后效果稳定。随访1年，未复发。〔赵长甲. 四川中医. 1991，9（8）：31.〕

3. 糖尿病

刘某某，男，64岁。1991年7月7日诊。自述口干多饮、尿多7年。自7年前诊为糖尿病以来，曾服多种药物，病情时轻时重。近2个月来，空腹血糖一直在11.8mmol/L左右，尿糖（+++）。服用诸药无效。见食少，视力减退，耳鸣，腰酸痛膝软，夜间时有盗汗，手足心热，尿黄便干，舌红有瘀斑，苔黄，脉细数。辨证为肾阴亏虚，虚火内扰，病久挟瘀。遂让病人每天自饮童尿450ml，分3次空腹服，渐停他药。3个月后，检查空腹血糖为5.1mmol/L，尿糖（-）。遂嘱病人每天晨饮童尿150ml，巩固疗效。至今一切正常，诸症消失。〔邹世光. 四川中医. 1992,（10）：37.〕

按语：常人以尿为秽浊之下品而恶之，却不知至秽之品却有至奇之效。童便为健康男童（10岁以下）的尿，去头尾，用中间一段。性咸寒，具滋阴降火，止血消瘀之功，民间常用来治疗跌打损伤及肺痨出血。然其治疗糖尿病及高血压少见记载。细推之，其理一也。高血压属肝肾阴亏，肝阳上亢，虚火上炎。用童便滋阴降火，则肝阳不上亢，血压自降。糖尿病属肾阴亏虚，燥热内扰，用之，阴虚得补，燥火得除，则消渴向愈。病虽各异，病机一致，正所谓异病同治之法。

透骨草

【基原】为大戟科植物地构叶或风仙花科植物风仙的全草。

【性味】辛、甘，温。

【归经】入脾、胃经。

【功能主治】祛风去湿，舒经活血，止痛。主治风湿痹痛，筋骨挛缩，寒湿脚气，疮癣肿毒等。

【临床应用】

鹅掌风

（1）马某某，男，40岁。1987年3月6日初诊。1985年元月右手掌侧面见有4cm×5cm紫白斑点，逐渐叠起白皮，坚硬且厚，干燥枯裂，甚时活动则流血，影响生活和劳动。经某院治疗，不见好转，皮损面积有逐渐增大之势。诊为鹅掌风。即用下方治疗，用药6天后皮损明显好转，坚硬厚皮已脱落，皮肤变软，裂口愈合。续用5日告愈，随访至今，未见复发。

治疗方法：川椒，透骨草各15g，加水1000ml，文火煎30分钟，先熏蒸患处，待能下手时烫洗30分钟。每天2~3次，7天为1个疗程。一般1个疗程可愈；严重者，可酌情多用几次，直至痊愈。用药期间，禁食辛辣等刺激之品。〔潘成轩. 浙江中医杂志. 1992,（1）：523.〕

（2）徐某某，36岁，农民。右手患鹅掌风8年余，经多方治疗收效甚微，1972年7月10日来本院诊治。检查发现患部表面呈红色，干燥，脱屑，深在性裂纹，指甲全部深度角化，自诉奇痒难忍，冷热加剧，用本法治疗，1星期后复查痊愈，经访，近2年无复发。

治疗方法：取透骨草鲜品适量，捣烂，数贴患部，范围稍大于患部，厚度0.5cm，外以油皮纸紧密包裹，1星期换药1次，亦为1个疗程。〔王庭兆. 陕西新医药. 1974,（3）：46.〕

按语：鹅掌风为甲癣的一种，乃湿热毒邪所虱，用透骨草治之，取其祛湿解毒之功。

土大黄

【基原】为蓼科植物土大黄的根。

【异名】吐血草、金不换、血当归、止血草、癣药等。

【性味】辛、苦，凉。

【归经】入肺、胃经。

【功能主治】清热行瘀，杀虫解毒。主治咯血，衄血，肺痈，腮腺炎，大便秘结，痈疡肿毒，湿疹，疥癣，跌打损伤，烫伤等。

【临床应用】

1. 血小板减少性紫癜

郭某某，女，4岁。患儿平素身体健康，病前3天吃过苦杏仁3个，10天前患过麻疹，于1970年4月10日午间唱歌玩耍时，发现牙龈出血，即到中医学院附院就诊。查体：发育正常，营养可，精神好，面赤，唇红，牙龈有出血痕迹，眼结膜，鼻口腔黏膜及全身皮肤有出血点，以颈、肩部为多，右大腿有4处2.0cm×2.0cm出血斑，色紫红，压之不褪色。心肺（-），肝脾未触及，束臂试验阳性。舌质红，苔薄，脉细数有力。血常规：血红蛋白：68g/L，白细胞总数：8.6×10^9/L，中性0.61，淋巴0.36，血小板计数：31×10^9/L，出血时间5分钟，凝血时间3分钟，大便隐血（-），尿常规正常。证属紫癜。方用六味地黄汤加减。于当天下午4时患儿步入病房，8时20分咳嗽数声后，突然吐血，先后约500~600ml，烦躁不安，8时40分意识不清，烦躁呕吐带血，立即输血300ml进行抢救。紧急会诊，诊断为血小板减少性紫癜，多次少量输血，水合氯醛灌肠，静脉点滴10%葡萄糖加维生素C及氢化可的松。中医辨证为血热妄行，用犀角地黄汤加减。患儿于次日11点后苏醒，醒后仍烦躁不安，每次小口喂药即吐，吐物带有陈旧血迹。改用单方鲜土大黄（红心）根150g切片，大枣15个，煎50~80ml灌肠，肌内注射牛西西（土大黄制剂），每次4ml，每天2次，11日复查：血红蛋白76g/L，血小板计数69×10^9/L，出血时间15分钟，凝血时间2.5分钟。12日后未再吐血，面色与唇色淡红，心肺（-），肝脾未触及，出血斑与出血点同前，背部及下肢有少量新的出血点，改上方每天灌注为口服（鲜土大黄50g，大枣12~15个，煎后饮汤食枣），每天2剂。14日查体：面及唇色红，眼、鼻、口腔出血点基本消失，双下肢瘀斑呈淡黄色，未再见新的出血点斑，血小板减少性紫癜束臂试验（±），继服用上方。4月19日、21日、24日、26日复查血小板数，分别为59×10^9/L、64×10^9/L、73×10^9/L、124×10^9/L。凝、出血时间分别为：5.5分与3.5分，3分与1.5分，3分与2.5分，4分与2.5分。4月30日出院后继服上方1年左右，每2个月复查1次，血小板数在120×10^9/L~150×10^9/L之间。1年后改半年复查1次，每次血小板数均不低于150×10^9/L，出、凝血时间均正常。1978年6月全身皮肤又出现紫色斑点，以胸背下肢为多，化验血小板数为76.5×10^9/L，出、凝血时间为5分与3分，血小板减少性紫癜束臂试验（+），再次服上方。2个月后化验血小板数为152×10^9/L，出、凝血时间为4分与3分，束臂试验（±）。1979年至今全身再未发现出血斑点，每次复查血小板均在150×10^9/L左右，最高184×10^9/L，出、凝血时间均正常。〔张志杰. 陕西中医函授. 1987,（5）：57.〕

2. 子宫颈炎

徐某某，女，40岁，干部。子宫颈糜烂（+++），经外地医院久治不愈。经用本法治疗12次痊愈出院，数日后复查宫颈光滑。

治疗方法：将土大黄根洗净切碎，加等量水，用文火煎煮1小时，去渣，再熬成膏状，加75%乙醇和防腐剂，用带线的棉块涂上土大黄膏贴于子宫颈上，12小时后嘱病人自己取出棉块，每天1次。〔芦心一，等. 陕西新医药. 1974,（2）：35.〕

T

土茯苓

【基原】为百合科植物土茯苓的根茎。

【异名】禹余粮、刺猪苓、过山龙、过冈龙、尖光头等。

【性味】甘、淡，平。

【归经】入肝、胃经。

【功能主治】解毒，除湿，利关节。主治梅毒，淋浊，筋骨挛痛，脚气，疔疮，痈肿，瘰疬等。

【临床应用】

1. 扁平疣

刘某某，男，4岁。其母代诉患儿于半年前右耳前及颧部有绿豆大赘生物10余个，因生于面部不敢轻易外治用药，近1周来逐日增多，簇集成群。诊为“扁平疣”，试投土茯苓300g，每天50g煎服代茶饮，加白糖少许服用，2个月以后，患儿母亲欣然告之笔者，疣簇全除。〔唐秀萍. 中国乡村医生. 1991,(1)：26.〕

2. 寻常疣

陈某某，男，待业青年。自诉右手背部长有黄豆大的赘生物2个，中间有凹，质硬粗糙，呈灰褐色，曾用鸦胆子外敷，用化学药物烧灼等方法均未消除，反而在其周围又长出一些赘生物，微痒，诊为“寻常疣”。治以土茯苓500g，每日100g煎汤代茶频服。连续用药1000g后，全部“疣赘”自行脱落，除原来经药物烧灼损伤的部分残留痕迹外，均如正常皮肤。〔唐秀萍. 中国乡村医生. 1991,(11)：26.〕

3. 小儿先天性梅毒性口腔炎

李某某，男，7个月。其父母均有梅毒，康瓦氏反应均阳性，病儿是第5胎，生后全身有红疹，口腔黏膜均有溃疡，终日流涎不止。第1胎头部有梅毒，溃疡经过打针治愈（药不详），第2胎颈部溃疡及臀部红肿溃烂也是打针治好的，第3胎生后肚硬鼻出血死亡，第4胎因母怀胎注射治疗，故生后无恙。该病儿生后即发现全身有红疹，四肢较少，颈部腋窝的淋巴结均肿大，口唇溃烂脱皮，口腔黏膜全部溃烂，舌亦脱皮一层，咽喉扁桃体均有溃烂，胸腹部无异常。血液康瓦氏反应因母反对取血未做。诊为：小儿先天性梅毒性口腔炎。

治疗方法：病儿母亲每天共服土茯苓10g，病儿每天共服土茯苓6g，均用水煎剂分3次服。服药第4天，小儿全身红疹全消，口腔溃烂亦大见好转，共服药8~9天完全治愈。〔李白揆. 上海中医药杂志. 1957,(8)：18.〕

4. 糖尿病

北京崇文门外夕照寺，居有某某玲小女，7岁，患糖尿病，久治不愈。乃请赵君讨方于郑，郑告以生猪胰子5条，切成黄豆粒大小之块，每服2粒，日服2次。并每日用土茯苓60g，煎水代茶饮。经治2个月，痊愈复学。经访3年未复发。〔偏方奇效闻见录：68.〕

按语：《本草经疏》“猪胰盖是甘寒滑泽之物，甘寒则津液生”，具益肺补脾，润燥之功，治疗阴虚燥热的消渴病（糖尿病），当在情理之中。土茯苓常用来治肝炎、梅毒等，此处用以治糖尿病也取其清热之功。两药相配阴虚得补，

T

热能除，病自能好转。且本方久服无毒，不失为一剂良方。

5. 急性肾炎

赵君之妻舅母郑，返乡后，有同村曹某之女，年幼，患急性肾炎，曾在当地县医院久治不效，介绍于郑，郑予土茯苓 60g，煎水喝，每天 1 剂。服 12 天痊愈。后经北京某医院尿检转阴，返回乡里，复就学。〔偏方奇效闻见录：68. 〕

6. 急性睾丸炎

罗某，15 岁，1984 年 3 月 16 日就诊。右侧阴囊肿胀热痛 3 天，卫生院诊为急性睾丸炎。给予口服四环素、磺胺甲氧嘧啶、维生素 2 天，热敷 3 次，不愈。投下方 3 剂，诸症消失，病告痊愈。随访 5 年未见复发。

治疗方法：鲜土茯苓根茎 120g，去须、洗净、切片，加水 500ml，煎沸后以文火再煎 20 分钟。去渣分 3 次饭前温服，每天 1 剂，忌茶及辛热油腻之品。〔韦礼贵. 广西中医药. 1989，12（5）：2. 〕

按语：土苓治急性肾炎及急性睾丸炎，取其清热利湿解毒之功，治疗与下焦湿热有关的疾病效果显著。然治疗扁平疣和寻常疣，少见记载，上述 2 个医案则显示疗效卓越，临床可以一试，但其机制如何，尚待研究。

土牛膝

【基原】为苋科植物牛膝的野生种及柳叶牛膝、粗毛牛膝等的根和根茎。

【异名】杜牛膝。

【性味】苦、酸，平。

【归经】入肝、肾经。

【功能主治】活血散瘀，祛湿利尿，清热解毒。主治淋病，尿血，妇女经闭，癥瘕，风湿关节痛，脚气，水肿，痢疾，疟疾，白喉，咽痛，痈肿，跌打损伤等。

【临床应用】

1. 急性扁桃体炎

（1）杨某某，男，30 岁，本院收费员。1987 年 10 月 7 日初诊。患者于 5 天前出现高热、畏寒，咽喉疼痛，伴头痛身疼，恶心，吞咽困难。曾先后用退热药、抗生素、激素等类药物治疗无效。因发热更甚，咽痛加剧而转诊于中医。患者表情痛苦，呻吟，体温 40.6℃，扁桃体双侧均为Ⅲ度肿大，周围并见有数个黄白色脓点，咽喉部重度充血并见有数个溃疡点，颜面潮红，便秘，脉洪数，舌质红，苔黄。白细胞计数为 22×10^9/L，中性粒细胞 0.82。拟诊：喉蛾（急性化脓性扁桃体炎）。投鲜土牛膝 60g，嘱水煎 2 次分服，次日再诊，体温 37.6℃，精神好转，咽部充血明显好转，双侧扁桃体Ⅱ度肿大，周围黄白色脓点隐约可见，已能进食，头、身痛及其他伴发症状大为减轻，按前法进服 1 剂。二诊：体温 36.8℃，进食正常，双侧扁桃体（－），血常规化验正常，痊愈。〔李国强. 江西中医药. 1989，20（1）：32. 〕

（2）邵某某，女，18 岁。主诉畏寒、发热、咽痛 2 天。检查：体温 38.8℃，左侧扁桃体充血，呈Ⅱ度肿大，表面有少许黄白色脓性分泌物，左下颌淋巴结肿大。诊断：急性化脓性扁桃体炎。

治疗方法：取新鲜土牛膝（春、夏亦可用叶）30g，洗净，捣烂，绞取汁去渣，加入人乳10ml，混匀装入滴眼瓶内滴用。用法：患者仰卧，将药汁慢慢滴入鼻孔，每次2~3ml，每天2~3次，药汁滴入鼻腔后，很快产生麻辣感，约3~5分钟，口内有黏性分泌物吐出，经20分钟左右即感咽部症状好转。〔顾文海. 赤脚医生杂志. 1976,（9）：23.〕

（3）戴某某，男，27岁，1957年2月就诊。咽痛，畏寒，发热，全身不适已2天。体检：体温39.5℃，咽部充血，扁桃体红肿，右侧有化脓点，心肺正常。予土牛膝根30g煎服，次日复查，体温36.5℃，咽痛减轻，右桃体仍有化脓点，仍用土牛膝30g煎服，次日以15g煎服，共服4天即痊愈。〔沙立德，等. 浙江中医杂志；1959,（10）：37.〕

2. 小儿肺炎

李某某，男，1岁半。发热8天，麻疹回后，并发肺炎，经注射青霉素无效，病势加重。发热39. 5℃，咳嗽剧，喉间痰鸣声，气急鼻煽，两颧潮红，精神萎靡，脉滑数，舌红少苔，胸部两侧及肺底部有明显的湿罗音。用土牛膝根120g，捣烂，加开水半碗绞取汁，隔水蒸10分钟后频服，12小时后体温下降至38℃，第2天退至37℃，诸症减轻，续服90g如上法，第3天痊愈。〔张季仁. 浙江中医杂志. 1960,（5）：210.〕

3. 小儿白喉

李某某，男，5岁。于本年1月13日以咽喉痛前来就诊。当时检查：体温37℃，营养佳良，面部表情沉默，两侧扁桃体轻度肿大，充血，腺体表面被覆白色伪膜，占全腺体1/2，不易剥离。呼吸及声音正常，有轻度咳嗽，吞咽障碍。经用土牛膝治疗2天后，假膜全部脱落，4天后痊愈。

治疗方法：挖新鲜的土牛膝，去梗，取根，洗净。2~3岁用9~12g；4~5岁用15~18g，捣汁，去渣，再兑入等量温开水，每次以1~2ml，给患儿徐徐咽服，使该汁在咽喉不断停留滋润。一般1昼夜给药汁约24次左右，为了照顾患者睡眠，一般白天给药次数增多，夜间给药次数减少。〔林枫. 江苏中医. 1959,（5）：30.〕

按语：土牛膝有清热解毒之功，故可治疗邪毒内隐的白喉、肺炎及急性扁桃体炎等。这方面报道很多，临床运用得当确有良效。但孕妇宜慎服。

土三七

【基原】为菊科植物菊叶千里光的全草或根。

【异名】菊三七、天青地红。

【性味】淡，温。

【功能主治】活血，消肿。主治跌打损伤，瘀积肿痛，痈疮肿疡，乳痈等。

【临床应用】

1. 外伤感染

赵某某，男，32岁。右小腿被石头撞破感染，局部红、肿、热痛，范围约25cm×30cm，肢体功能障碍。应用抗生素及止痛药物3天，症状未减轻。经用土三七包敷后，病人感到患部清凉舒适，疼痛逐渐减轻，治疗2天后，病人能下床走动，连续包敷5天，局部炎症消退，7 天痊愈。

治疗方法：采用土三七新鲜的根块或茎汁，洗净泥土，用刀切细捣绒，平摊于纱布塑料单上约厚 lcm，直接贴敷患部并包扎。每天换药 1~2 次。〔侯邦俊. 四川中医. 1985，3（5）：56.〕

2. 功能性子宫出血

霍某某，女，46 岁。患功能性子宫出血，连续 3 周出血不止，经医院治疗不见效果。后采用土三七 30g，加水 500ml，煎后加红糖适量。每天 3 次，连服 4 天，血止病愈。〔刘桂芳. 赤脚医生杂志. 1978，（8）：25.〕

3. 月经不调

李某某，女，21 岁。患月经不调 1 年，用土三七 10g，加水 500ml，水煎，趁热服下。每天服 2 次，仅服 5 剂，此后月经转为正常。〔刘桂芳. 赤脚医生杂志. 1978，（8）：25.〕

土知母

【基原】为鸢尾科植物鸢尾的根茎。

【异名】鸢尾、乌园、乌鸢、扁竹、蓝蝴蝶等。

【性味】辛、苦，寒；有小毒。

【归经】入肝、胃经。

【功能主治】消积，破瘀，行水，解毒。主治食滞胀满，癥瘕积聚，鼓胀，肿毒，痔瘘，跌打损伤等。

【临床应用】

急性肠梗阻

木某某，男，50 岁，工人。经有关医生会诊，诊断为“急性肠梗阻”，除具有肠梗阻的症状外，还有轻度发热，体温 38.2℃，经中西医保守疗法治疗 48 小时后，仍无好转。乃用土知母约 10g，用刀切成细屑，甜酒约 100g，加入开水 250ml 连酒带渣 2 次服完。约 30 分钟后，病人感到腹部剧烈疼痛，肠鸣音亢进，不久疼痛渐渐减轻，3 小时后，病人大便 1 次，其他症状亦随之消失。2 天后痊愈出院，此后又用同样方法治疗 3 例急性肠梗阻病人，均获痊愈。〔杨连栓. 四川中医，1983，1（5）:64.〕

【备注】本品有毒，内服煎汤宜 1~3g 或研末；外用捣敷。孕妇、体虚者忌用。服用过多可引起呕吐、头晕、腹泻等。民间常用甘草水解之。

兔尾草

【基原】为豆科植物兔尾草的全草。

【异名】狐狸尾、狸尾豆等。

【性味】辛，微寒。

【归经】入脾、大肠经。

【功能主治】清热解毒。主治小儿五疳，痔疮，毒蛇咬伤等。

【临床应用】

毒蛇咬伤

（1）张某某，女，51 岁，农民。1978 年 9 月 5 日上午 8 时许，在田边不慎被竹叶青蛇咬伤左手拇指背侧，当时自用茅草绑扎该指根部，10 时左右，患者自觉局部剧烈疼痛，肿胀明显，伴见头晕、眼花、心悸、恶心呕吐。送医院急诊。检查：体温 37.7℃，危重病容，神志不清，面色苍白，呼吸 16 次 / 分，脉搏 77 次 / 分，血压为 9.3/6.7kPa（70/50mmHg），视物不清，局部可见牙痕 2 个，牙距

1cm，肿胀超过腕关节，左腋下淋巴结肿大，压痛，心肺（–），其余均未见异常。诊断为竹叶青蛇咬伤（重型）。

治疗方法：即用“1号蛇药”14片打碎，温开水冲服，每天3次，每次14片，局部按蛇伤常规处理，并采用抗感染、抗休克治疗，经积极抢救，病人转危为安，继续按常规服药，第2天中毒症状明显减轻，唯局部疼痛，肿胀。加雄黄、银花煎水外洗，治疗6天，痊愈出院。

“1号蛇药”中的成分为兔尾草。其制法是：取晒干的兔尾草、切碎、洗净，加水过药面，煮沸后，文火再煮1小时，过滤，滤渣再用上法再煮2次，合并滤液，浓缩干燥制成片剂，使14片药相当于干药60g，包装备用，即为“1号蛇药”。〔林启云，等．中级医刊．1979，（9）：18.〕

（2）张某某，男，21岁，农民。1978年9月18日下午7时30分在山坡下不慎被眼镜蛇咬伤左手食指端，伤口流血不止，即自行绑扎。回家后感到头昏，胸闷，眼花，心烦，恶心，呕吐，两下肢抽搐，患肢麻木，于当晚9时30分送公社医院急诊。检查：体温36.5℃，血压为15.3/9.3kPa（115/70mmHg），神志不清，呼吸急促，昏睡，两侧瞳孔等大，对光反应迟钝，左手食指端背侧甲缘上方可见牙痕2个，牙距0.7cm，患肢肿胀至肘关节。心肺（–），肝脾未触及。诊断为眼镜蛇咬伤（重型）。

治疗方法：局部常规处理。即服“1号蛇药”片（制法见前案），同时配合小量输液。当晚患者服药3次，每次14片。次日患者神志清楚，能进食，胸闷、头昏、眼花等症状均逐渐消失，但仍感伤口疼痛，全身酸困，局部肿胀未消。继续服药治疗至9月21日，全部中毒症状消失，伤口愈合，痊愈出院。〔林启云，等．中级医刊．1979，（9）：18.〕

兔血

【基原】为兔科动物蒙古兔或家兔等的血。

【性味】咸，寒。

【归经】入肝、大肠经。

【功能主治】凉血、活血，解胎中热毒，催生易产，主治咯血等。

【临床应用】

咯血

乡人王保贵，现年67岁仍健在，然已驼背甚，早年家境贫寒，靠当长工供养老母。自云年轻时饥饱不节，患咯血劳伤。抗日战争初期，参加八路军，几经参战，负伤而归，归后养猪，常操枪打兔，兔死，热饮其血，日久，咯血竟愈。现身体健康，与其外甥同居，颐养天年。遂录之以为方。1956年录，1986年4月再访重补。〔偏方奇效闻见录：18.〕

T

W

万年青根

【基原】为百合科植物万年青的根及根茎。

【异名】开口剑、牛尾七、白河车、竹根七、铁扁担等。

【性味】甘、苦，寒；有毒。

【归经】入肺经。

【功能主治】强心利尿，清热解毒，止血。主治心力衰竭，咽喉肿痛，白喉，水肿，鼓胀，咯血，吐血，疔疮，丹毒，蛇咬，烫伤等。

1. 狂犬病

何某某，7岁。症状：被狂犬咬后约6天，微有发热，咬伤部疼痛，不想吃。诊断：狂犬病。给服万年青汁冲开水1碗，一服痊愈。

治疗方法：生根榨汁冲开水服，或冲入开水榨汁亦可，成人每次约服5~10ml（净汁）。〔李亦鹤. 福建中医药. 1959,（1）：41.〕

2. 淋证

王某某，男，40岁。症状：小便难，刺痛难忍，溲色浑浊，发病已多日。诊断：淋病。

治疗方法：服万年青根汁约10ml，次日症状大减，3服痊愈。〔李亦鹤. 福建中医药. 1959,（1）：41.〕

3. 白喉

刘某某，男，5岁。因发热、犬吼样咳3天，诊为“白喉”住院。诊见：面色苍灰，口唇发绀，呼吸三凹征明显，双侧扁桃体Ⅱ度肿大，明显充血，咽部及扁桃体、悬壅垂、双腭皆为灰色假膜所覆盖。按下法治疗3次后能进少量流汁，次日继用药3次，体温正常，第3天出院。出院时除声嘶未恢复外，其余症状消失。

治疗方法：万年青鲜根一块约10g，食醋15ml。百草霜2份，冰片1份，两者共研细末制成百草霜散，装瓶备用。将食醋置粗瓷碗内，用鲜万年青根磨之，磨至药汁黏手为度。术者用压舌板暴露咽喉，用一根筷子之一端剖开，缚上清洁纱布一块，蘸取已磨好的万年青食醋液，将咽喉假膜拭擦至全部脱去并吐出（吐出之黏液及假膜越多越好）。再用小竹筒将百草霜吹至咽喉，并闭口2分钟。第1天需每半小时、1小时用药1次，第2天起每3~5小时用药1次，直至痊愈。对颈部淋巴结肿大及软组织水肿所致的牛颈，可用万年青食醋液局部涂擦。〔胡辅庆. 广西中医药. 1981,（5）：11.〕

望江南子

【基原】为豆科植物望江南的荚果或种子。

【异名】槐豆、野鸡子豆、金角子、江南豆、水爪豆等。

【性味】甘、苦，凉；有毒。

【功能主治】清肝明目，健胃，通

便，解毒。主治目赤肿痛，头晕头胀，消化不良，胃痛，腹痛，痢疾，便秘。

【临床应用】

头痛

（1）吴某某，男，48岁，干部。1983年7月15日就诊。头痛，目眩5年，时轻时重，性情急躁易怒，经常失眠，心烦口苦，口干，舌红少苔，脉弦。血压32/18.7kPa（240/140mmHg）。证属肝阳头痛。予望江南子30g煎服，并嘱戒烟酒。连服10剂，头痛消失，血压降至21.3/12.7kPa（160/95mmHg），随诊3年头痛未复发。治疗方法见后案。〔吴成善. 中原医刊，1990，17（1）：23.〕

（2）黄某某，女，24岁，待业知青，已婚2年。1980年9月13日就诊时头空痛1年余，腰酸膝软，有时头晕耳鸣，带下清稀，量多。检见面色白，舌质淡，苔润，脉沉细。证属肾虚头痛。予望江南20g煎服，并嘱节制房事，连服10剂头痛消失，其他症状明显减轻，随访2年情况良好。

治疗方法：望江南种子15~30g，纱布包煎，早晚各煎服1次，头煎加水300ml，煎至100ml，早饭后服，二煎加水200ml，煎至100ml，晚饭后服，10剂为1个疗程，必要时可连服3个疗程。〔吴成善. 中原医刊. 1990，17（1）：23.〕

【备注】本品有毒，其攻泻作用与含大黄素有关；明显的毒性与含毒蛋白有关，内服煎汤6~10g，研末1.5~3g，不可过量。中毒解救方法：洗胃，给蛋清、活性炭或鞣酸蛋白；静脉滴注5%葡萄糖盐水等对症治疗。

威灵仙

【基原】为毛茛科植物威灵仙或直立草本植物棉团铁线莲的根及根茎。

【异名】能消、葳苓仙、铁脚威灵仙、九草阶、铁杆威灵仙等。

【性味】辛、咸，温；有毒。

【归经】入膀胱、肾经。

【功能主治】祛风湿，通经络，消痰涎骨鲠，散癖积。主治痛风，顽痹，腰膝冷痛，脚气，疟疾，癥瘕积聚，破伤风，扁桃体炎，胆囊炎，胆结石，诸骨鲠咽等。

【毒性】本品植株的黏液或原白头翁素具有刺激性，长期接触能使皮肤发泡、黏膜充血等，使用时应予注意。

中毒症状：基叶的水汁与皮肤接触引起皮肤发泡溃疡；误食引起呕吐、腹痛、剧烈腹泻等症状。故临床用量谨慎，内服煎汤6~10g。

中毒解救：早期可用0.2%高锰酸钾溶液洗胃；服蛋清或面糊活性炭，静脉滴注葡萄糖盐水，腹剧痛时用阿托品等对症治疗，皮肤及黏膜中毒，可用清水、硼酸或鞣酸溶液洗涤。

【临床应用】

1. 慢性胆囊炎

复经笔者验证。治疗方法为每天取威灵仙30g，水煎，分2次服。10天为1个疗程。经随访，多数患者于治疗后半年内未见复发。安某某，男，52岁，农民。自述1981年夏天，因右上腹部剧痛，呕吐，不食，发热，住某医院，诊为急性胆囊炎。经住院治疗半月有余，病情好转出院。出院后，仍时有右上腹部疼痛，恶心，食欲下降，厌油腻等症状发作，1985 年春，在北京某医院诊为慢性胆囊炎。是年冬，经服用威灵仙 2 周，疼痛消失，至今未再复发。于 1986 年 3 月随访时定为临床治愈。〔偏方奇效闻见录：11.〕

2. 胆结石

曾治一胆囊内泥砂样结石患者，每天用威灵仙 100g，煎水代茶饮，连服 3 个月后予 B 超复查，未发现阴影。〔方新生. 中医杂志. 1992，33（8）：6.〕

3. 痿证

宋钱易《南部新书》云，贞元初，山人邓思齐，献威灵仙草，出高州，能愈众疾。禁中试有效，特令编付史馆。按明·李时珍《本草纲目》引苏颂曰：唐贞元中，嵩阳子周君巢作《威灵仙传》云，威灵仙，去众风，通十二经，朝服暮效。先时有人病手足不遂，不履地者数十年，一新罗僧见之曰：此疾一药可活，不知此土有否？入山求索，果得，乃威灵仙也。服之数日，能步履。山人邓思齐知之，遂传其事。是威灵仙唐时出土，前此所无也。〔历代笔记医事别录：413.〕

4. 坐骨神经痛

于某某，男，45 岁。患右肢坐骨神经痛已 8 年，时轻时重，酸麻胀痛，且日渐加重，屈伸不利，举动艰难。经用威灵仙根研末 5g 酒调服，每次 1 汤匙，每天 2 次，服 500g 后疼痛全消，至今 8 年未复发。〔于庆平. 浙江中医杂志. 1983，18（5）：210.〕

5. 足跟痛

（1）张某某，男，32 岁。1989 年 1 月 2 日初诊。双足跟疼痛半年余，伴活动痛剧，某医院 X 线摄片诊为跟骨骨刺，因不愿手术而求余诊治。予下法治疗 4 天，疼痛明显减轻，又用药 6 天，疼痛消失，行走活动自如。X 线摄片检查足跟骨刺消失。随访迄今未复发。

治疗方法：取威灵仙 100g，浸入食醋 1000ml 内约 2~4 小时，然后煮沸 15 分钟，待稍温后浸泡患处 20 分钟（先熏后洗），用力按摩患处，1 天 3~4 次，1 剂可用 2 天。一般 3~4 天，多则 7~15 天，疼痛缓解或消失。〔吕长青. 吉林中医药，1992，（1）：34.〕

（2）孙某某，男，64 岁。1990 年 9 月 5 日初诊。经 X 线检查，双足跟部均有骨质增生，行走时疼痛明显。经外敷威灵仙糊剂 20 天，疼痛基本消失，继敷 1 周完全消失，至今未复发。

治疗方法：将生威灵仙烙干，研成细粉，再用米醋调成糊状，絛在纱布上，敷在患处固定，每天 1 次，20 天为 1 个疗程。〔梁锡宗. 四川中医. 1992，（3）：44.〕

（3）吴某某，女，47 岁。3 年前正值月经期，雨天下地劳动，之后右脚跟痛，走路时脚跟不能着地，近月来加重。查：右脚面略为肿胀，触按脚跟觉疼痛。处方：威灵仙 20g，嘱其捣碎，醋调成膏，加温，然后加膏包扎脚跟，局部用暖水袋加温，每次 2~4 小时，如此连续治疗 1 周，脚跟已能平踏地面，继续治疗 3 天行走自如，不再感到疼痛。〔贺伟峻. 中医杂志. 1992，33（8）：7.〕

6. 龟头炎

（1）刘某某，男，3岁4个月。患龟头炎1周，曾肌内注射青霉素2天，效不佳，来我院门诊求治。症见龟头肿胀甚，小便时痛。处方：威灵仙30g，嘱加水500ml，浓煎去渣后，用药液温洗小儿龟头，每天洗4~6次，每天1剂。经洗后第1天肿胀缩小一半，外洗3天后，肿胀全消。〔贺伟峻. 中医杂志. 1992，33（8）：7.〕

（2）患者王某某，男，7岁。因用手搔抓龟头发炎，经静脉滴注消炎药及局部外敷，效果不好，嘱之用威灵仙煎液水洗，3次后明显好转，继用数次后痊愈。

治疗方法：威灵仙15g，加水500ml，煎30分钟，去渣后待冷洗患处，一般3~4次即愈。成人用至50g效果亦佳。威灵仙，入膀胱经，功能祛风除湿，通络止痛，且有清热解毒作用。药理研究表明：本品含有头翁素和白头翁醇、甾醇、糖类及皂苷，具有抗组胺作用，消炎功效确切，故用于龟头炎效果卓著。另外，还可用于尖锐湿疣。〔李长春. 黑龙江中医药. 1992，（4）：40.〕

7. 骨鲠咽喉

曾某某，女，61岁。于1962年2月13日以咽喉骨鲠来就诊。经检查：X线吞钡及棉花纤维透视，见钡通过食道上1/3处（相当于第七颈椎水平）有局部钡影留停表现，持久性不下，同时发现该处食道有轻度痉挛表现，诊断为食道上1/3处异物。

治疗方法：次日上午服威灵仙煎剂1剂：威灵仙30g，加水2碗，煎至1碗，在1~2小时内少量频频咽下。结果：下午即感颈部梗阻消失，夜间进食如常。〔郝兆澄. 中医杂志. 1982，（5）：2.〕

8. 急性乳腺炎

李某某，31岁，产后3个月，突然左乳红肿疼痛，伴有恶寒发热等症。取威灵仙适量研末，以米醋拌成糊状，半小时后贴敷患乳，随干随换，3日即愈。〔周志生. 浙江中医杂志. 1984，19（1）：39.〕

按语：威灵仙，《开宝本草》称之为“能消”，证明其消坚散结止痛之功效卓著。古代医家多以之治疗中风手足麻木、跌仆损伤、腰脚伤痛、噎膈痞积及诸种骨鲠等。新中国成立以来，临床上又用之治疗腮腺炎、乳腺炎、肝炎、关节炎、急慢性胆囊炎、牛皮癣、五官科疾病及足跟痛等。可见其应用范围十分广泛。正如《海上集验方》云：“威灵仙，祛众风，通十二经脉，疏宣五脏冷脓宿水变病，微利不渴，人服此，四肢轻健，手足温暖，并得清凉。”值得深入研究。体弱者宜慎服。本品亦不宜久服，“久服恐损真气”也。另外必须指出，威灵仙消骨鲠，如服4剂无效，应结合异物种类、梗阻部位，考虑兼用手术取出，以免贻误病情。

委陵菜

【**基原**】为蔷薇科植物委陵菜的根或带根全草。

【**异名**】翻白菜、根头菜、野鸠旁花、黄州白头翁、龙牙草、蛤蟆草等。

【**性味**】苦、平。

【归经】入胃、大肠经。

【功能主治】祛风湿，解毒。主治痢疾，风湿筋骨疼痛，瘫痪，癫痫，疥疮。

【临床应用】

痔疮

李某某，男，65岁。工人。患痔疮肿痛，便后下血，行走不便，十分痛苦，经用抗生素，维生素K及热水坐浴等，效果不显。用下方3次，坠痛下血等症消失。

治疗方法：蛤蟆草（即委陵菜）60g（鲜用量加倍），煎水倒入干净痰盂，乘垫坐在痰盂上熏之，待稍凉洗之。每天1次，重洗后卧床休息，即觉舒适。〔崔宗汉. 福建中医药. 1983，3（3）：37.〕

猬脂

【基原】为刺猬科动物刺猬或短刺猬的脂肪油。

【性味】甘，平。

【归经】入大肠经。

【功能主治】清热利湿，解毒。主治肠风便血，癣疮阴肿，耳聋，痤疮等。

【临床应用】

痤疮

郭某某，男，18岁，1987年8月7日初诊。1年前面部出现散在粟粒及针头大小圆锥形丘疹，前额为重，部分毛囊顶端呈黑点及黄点，用手挤压有乳白色脂样栓塞排出，微痛痒，曾服中药10余剂，无好转，用本方2天，患处即有干燥感，4天后色由红变暗，连用10天，痤疮变小干瘪，半月后丘疹退净，半年后随访，无再复发。

治疗方法：取刺猬脂肪入锅，慢火熬油，凉后微凝成淡黄色，涂于患处皮肤，每晚1次，对有结节或脓肿、破溃者疗效不佳。〔李磊. 四川中医. 1989，7（4）：40.〕

蜗牛

【基原】为蜗牛科动物蜗牛及其同科近缘种的全体。

【异名】蠡牛、负壳蜒蚰、蜒蚰蠃、土牛儿、圆螺虫等。

【性味】咸，寒。

【归经】入肝、膀胱、胃、大肠经。

【功能主治】清热，消肿，解毒。主治风热惊痫，消渴，喉痹，痄腮，瘰疬，痈肿，痔疮，脱肛，蜈蚣咬伤等。

【临床应用】

1. 脱肛

义某某，男，2岁。1974年9月，因患痢疾引起脱肛，12月就诊，诊断为重症型脱肛，曾用薏苡仁、莲藕肉充入猪直肠内服，因小儿不吃猪直肠无效。后用补中益气汤，疗效不显。直至1975年4月，用蜗牛膏治疗，敷药的第2天，用微力可压回，第3天仅大便脱出，第4天大便脱出后能自行缩回，第6天复原痊愈。随访至今，无脱肛现象出现。

治疗方法：取蜗牛、凡士林（如无凡士林可用茶油代替）、冰片。

制法：①蜗牛软膏：捉住生的有壳的蜗牛，洗去污泥，置瓦上或锅上焙干，研末，过120目筛，瓶装备用。用时将蜗牛粉 1.5g，医用凡士林 30g，调成软膏。②蜗牛液：取鲜蜗牛洗净，用研末的冰片散在蜗牛的贴地肉上，置洗净的瓦钵或瓷盆内，让其分泌黏液，加盖覆好。用盐开水或 1/1000 的 PP（高锰酸钾）粉溶液熏洗患处，再用调好的药膏或用羽毛醮分泌黏液涂患处，顷刻，压进直肠，用纱布盖好，贴上胶布，再用绷带或旧布带，作 T 字形固定。如不固定，可于脱出后再照样涂药压进。〔唐德裕. 赤脚医生杂志. 1976,（10）：28.〕

2. 血栓闭塞性脉管炎

帅某某，男，52 岁，工人。患右下肢血栓闭塞性脉管炎达 23 年之久，先后在本省各地医院治疗，终无满意疗效。患者五趾全脱，中趾脱后 18 年疮口未愈合，常流血水，长期敷药包扎。发作时疼痛难忍，通宵不能入睡，终日抱膝呻吟哭号，多次被动员截肢。1978 年 4 月 24 日就诊时，患肢踝关节以下红肿紫黯，溃疡面从中趾脱落，疮口漫延及足背 1/3 以上，约 6cm×4cm。腐肉紫黑浮动，钳而不脱，足背动脉、胫后动脉、腘动脉、股动脉均无搏动，肌肉瘦削，疼痛不能着地。即以蜗牛依法敷之。敷 1 次，浮动腐肉全部脱落，疼痛减轻，共敷 6 次，疼痛消失，红肿消退，新生肉芽渐长嫩皮。不到 1 个月，溃疡愈合，能弃拐杖行走。3 个月后，行动平稳自如，肌肉渐复正常，足背动脉可触及搏动。至今健康如常，坚持工作。

治疗方法：用活蜗牛洗净连壳杵烂呈泥状，平敷于溃疡腐肉紫黯肿胀疼痛处，1~2 天换药 1 次，药量视患处大小而定，药面上用湿纱布或鲜荷叶覆盖以防过快干燥。〔施雯. 江西中医药. 1982,（4）：50.〕

3. 蜂螫伤

张某某，男，10 岁，因招惹蜂群而被螫伤面部，肿痛剧烈，哭叫不止，外敷蜗牛 2 个，10 分钟后痛止，次日红肿消退。

治疗方法：局部被蜂、蝎螫伤或虫类咬伤后，立即挤出毒汁，取活蜗牛捣烂敷患处。〔潘理达. 辽宁中医. 1978,（2）：55.〕

按语：血栓闭塞性脉管炎是一种进行缓慢的动脉和静脉节段性炎症改变。由于全层血管炎症，血管伪膜增生，血栓形成，血管栓塞，导致肢体缺血，最后发生肢体坏疽。该病对患者造成的痛苦大，目前中西医均没有特效的治疗方法，最后往往以截肢为代价。用蜗牛治疗该病，虽然案例不多，亦应进行深入研究，从偶然性中找出必然性。从本案尚可看出蜗牛还具有很好的祛腐生肌作用。另外，蜗牛治疗消渴病亦有效。《药性论》中就有“生研取汁止消渴”的记载，糖尿病患者可以一试。

乌桕木根皮

【基原】为大戟科植物乌桕的去掉粗皮的根皮或茎皮。

【异名】卷根白皮、卷子根、乌臼。

【性味】苦，微温；有毒。

【归经】入胃、大肠经。

【功能主治】利水，消积，杀虫，解毒。主治水肿，鼓胀，癥瘕积聚，二便不通，湿疮，疥癣，疔毒，黄疸等。

【临床应用】

急性黄疸型肝炎

郭某某，女，6岁。主诉：发热3天，上腹部偏右胀痛，恶心，疲乏，胃口不好，其母亲见其皮肤及眼白发黄，才携来就诊。就诊时，热度已开始退，右胁下痛，恶心，食欲不振，大便2天未通，小便又浓又少。体检：发育及营养中等，神志清晰合作，但疲倦异常，舌苔黄浊，脉搏弦滑，咽不红，心肺（－），皮肤及巩膜染黄色，鲜明如橘子样，肝可触及一横指，脾未触及，肝区有明显压痛，腹软。小便检验：胆色素阳性（++），尿胆无阳性（+）。诊断：黄疸型肝炎。即采用乌桕木根皮治疗，从5月27日~6月1日连服4天，复诊时，已见黄疸减退过半，食欲转好，再嘱连服4天，6月5日三诊黄疸全部消失。小便检验，胆色素、尿胆原均转阴性，精神振作，食欲佳良，临床症状全部消失，肝脏已不触及，已告痊愈矣。

治疗方法：采用新鲜的乌桕木根皮，取其乌桕根的二重皮（即是在采用时，去其表面之粗皮），根皮最佳，枝干之皮次之。用量：儿童5岁以上每天100g，成人每天200g，开水冲炖服，或煎汤服亦可，大约加水300g，煎出150ml，1天之内分3次服完。儿童加水减半，如有冰糖，尽可加些，借以矫味，以便小儿服用。不加亦可。〔王著．福建中医药．1959,（8）：11.〕

乌蔹莓

【基原】为葡萄科植物乌蔹莓的全草或根。

【异名】五爪龙草、赤葛、绞股兰、过江龙、止血藤等。

【性味】苦、酸，寒。

【归经】入心、肝、胃经。

【功能主治】清热利湿，解毒消肿。主治痈肿，疔疮，痄腮，丹毒，风湿痛，黄疸，痢疾，泄泻，尿血，白浊等。

【临床应用】

1. 急性胃肠炎

李某某，男，3岁。于1965年9月间，突发呕吐不止，大便泄泻如白豆浆，日夜数十次，继则干呕，体温39.5℃，口渴心烦，欲饮，得食即吐，皮肤干枯，两目下陷，呼吸迫促，四肢厥冷，舌苔黄燥而干，脉浮细。急用乌蔹莓1根，取地浆水（或净泉水）1碗，小心磨碎以浑浊为度，并加适量砂糖为引，连服2碗，服后约1小时再服1次，连服4次病即痊愈。〔陈祖禄．江西中医药．1966,（7）：372.〕

2. 急性乳腺炎

魏某某，女，24岁。1974年8月10日初诊。昨晚骤然恶寒发热（体温39.9℃）。左侧乳房红肿硬结压痛，局部皮肤灼热，经外敷下药2天而愈。

治疗方法：鲜乌蔹莓全草100~200g，红糖适量，上药洗净与红糖捣烂，外敷患处。每天1次，连用2~3天即愈。〔夏绍平，等．江苏医药．1975,（1）：79.〕

3. 骨折

李某某，女，36岁，农村妇女。患者今年4月25日下午，不慎从高处跌下，右手尺骨三分之一处骨折，断面整齐，患部肿痛，经整复后敷上乌蔹莓药膏，并给予固定，3 天换药 1 次，1 星期去夹板，半月而愈。

治疗方法：取新鲜乌蔹莓根 500g，洗净泥沙及硬骨，糯米饭半碗，干捶成膏敷患处。在秋冬时采根洗净切片晒干，研成粉末，瓶装备用（密封）。用时按伤处大小，用白酒调成糊状，敷患处。

注意事项：敷药时间一般 12 小时至 24 小时，如敷药处感灼热应立即换药，否则容易发泡。治疗关节时，应注意敷药时间，不得太久，一般敷 3~7 天就可以。〔会昌县人民医院．江西医药．1964,（12）：535.〕

乌梅

【基原】为蔷薇科植物梅的干燥未成熟果实。

【异名】梅实、熏梅、桔梅肉。

【性味】酸，温。

【归经】入肝、脾、肺、大肠经。

【功能主治】收敛生津，安蛔驱虫。主治久咳，虚热烦渴，久疟，久泻，痢疾，便血尿血，血崩，蛔厥腹痛，呕吐，钩虫病，牛皮癣，胬肉等。

【临床应用】

1. 慢性结肠炎

孙某某，男，45 岁。反复发作性腹泻、腹痛、脓血便已 8 年余，1983 年首经中西药、针灸治疗效果不佳，1988 年上述症状明显加重，经结肠纤维镜检查确诊为慢性结肠炎。症见面色晦暗，四肢不温，左下腹触痛，舌质淡，苔白腻，脉细。予乌梅 15g，煎后加糖成乌梅茶饮，服 2 周后症状明显减轻，1 个疗程痛安而愈。随访 1 年未复发。

治疗方法：乌梅 15g，加水 1500ml 煎至 1000ml，加适量糖，每天一次当茶饮，25 天为 1 个疗程。〔高治原．黑龙江中医药．1991,（4）：43.〕

2. 毛细血管瘤

（1）王某某，女，28 岁，干部。1983 年 4 月 2 日诊治。半年前发现下唇表面有一红色斑点，后渐凸起如赤豆大，自诉内有血管搏动感，经常破溃流血不止。患者常因惧怕而畏用膳、盥洗。诊断为毛细血管瘤，曾经中西治疗未效，爰求治于余。

治疗方法：乌梅数枚，烧炭存性，研细末冷开水调敷患处。外敷 2 次，血瘤即自行脱落，唇体平复如故，访迄今未发。〔杨建平．江苏中医．1993（1）：28.〕

（2）孙某某，男，20 岁，工人。1983 年 7 月 7 日初诊。上唇毛细血管瘤直径约 0.5cm，隐见红丝赤缕，时常出血难止，患已年余。吾亦用上法治疗，用药后自觉瘤体内血管搏动幅度增强，外敷 3 次，瘤体突然自基底部喷脱而出，即仍以乌梅炭粉末洒敷患处，出血停止，不日而愈，至今未复发。治疗方法同前。〔杨建平．江苏中医．1993,（1）：28.〕

（3）陈某某，女，12 岁，学生。舌下系带处有豌豆大小血管瘤 1 枚，色泽红嫩，舌体运动受碍。曾在上海某某医院激光治疗去除，不久瘤体又复出如故，乃延治于余，吾亦以是药而收功。

治疗方法同前。〔杨建平. 江苏中医. 1993（1）：28.〕

3. 功能性子宫出血

（1）周某某，女，50岁，农民。1954年7月7日初诊。主诉：经来淋漓不断，历时已2个月有余。症状：脉沉弦，苔厚白，颜色苍白，呈贫血状态。诊断：围绝经期慢性子宫出血。处方：乌梅浓流膏30ml，加开水30ml，稀释为60ml，每服5ml，自加白糖适量，用温开水冲服，每天服3次。3个月后，病者因他症复来就诊，谓前次携回之药，服至次日下午，历时2个月之病，便痊愈矣。治疗方法见后案。〔毛致中. 中医杂志. 1957,（9）：489.〕

（2）柯某某，女，39岁。家庭主妇。1957年3月初诊。主诉：小产后已50天，"恶露"持续不断，头晕，小腹微胀。症状：脉虚大，苔薄白，质红。诊断：产后恶露不尽。处方：第1天乌梅浓流膏15ml，嘱分3次用开水冲服，第2天复诊，病者自称：下血量减少。处方如昨。第3天复诊，病者自称：下血量已极微。复为原处方。第4天追踪访问，据病者云：已痊愈。

治疗方法：取净乌梅1.5kg，加水之体积约为乌梅之两倍，用炭火煎熬，俟水分蒸发大半，再加水至原量，煎至极浓，用干净纱布滤去渣即成，玻璃瓶密贮备用。因本品含有高度酸性，可久贮不坏。用时每100ml加香蕉精10滴以调味，再加白糖适量，成人每次服5ml，再多亦无妨，但多则味甚酸。用开水冲服，每天服3次。〔毛致中. 中医杂志. 1957,（9）：489.〕

4. 蛔虫病

钱某某，男，6岁。患儿肤发枯黄，消瘦，营养欠佳，腹鼓胀脐凸，腹部扪诊条状硬结漫于全腹，瞳孔增大，治前3天内，每天平均腹痛5次，痛时捧腹颠仆，食欲欠佳，镜检蛔卵（+++）。即以青梅（乌梅）渣10g，早晚2次分服，当晚开始排蛔，3天内共排97条，腹痛消失，腹鼓胀缩小为柔软，20天后，面转红润，食欲改善，镜检蛔卵（+）。

治疗方法：取鲜青梅（乌梅）用冷开水洗净，敲碎去核，置石臼内捣烂，用粗白布绞去汁（汁暴晒成膏，另作别用），取其残渣，晒干，研成细末即成。8岁以下小孩，每次5g，早晚各服1次。〔米前云，等. 浙江医学. 1960,（2）：73.〕

5. 顽固性脱肛

田某某，男，47岁，1983年3月21日就诊。患脱肛10余年，每次大便时直肠脱6cm多，兼便血，疼痛难忍。经多方治疗效果不佳。笔者用乌梅粉治疗，10日愈。3个月后复发，仍用上药，服10天而愈。随访至今未复发。

治疗方法：乌梅60g，火煨，研细末，每服3g，每天2次，饭后白开水冲服。〔王涛. 四川中医. 1986，4（2）：封3.〕

按语：乌梅的治疗作用，中医认为是通过其酸涩作用而实现的。如《本草求真》所谓"乌梅，酸涩而温，似有类木瓜，但此入肺则收，入肠则涩，入筋与骨则软，入虫则伏，入于死肌、恶肉、恶疮则除，刺入肉中则拔，故于久泄久痢，气逆烦满，反胃骨蒸，无不因其收涩之性，而使下脱逆上皆治，且于痈毒可敷，中风牙关紧闭可开，蛔虫上攻眩仆可治，宁不如酸涩收敛之一验乎？”一般而言，各种初起病患，忌用乌梅，虑其有敛邪之弊。

乌蛇

【基原】为游蛇科动物乌梢蛇除去内脏的全体。

【异名】剑背乌梢、黑花蛇、青蛇、青大将、剑背蛇等。

【性味】甘、咸，平。

【归经】入肺、脾经。

【功能主治】祛风湿，通经络。主治风湿顽痹，肌肤不仁，骨、关节结核，风疹疥癣，麻风，破伤风，小儿麻痹证等。

【临床应用】

1. 麻风

商州有人患大风，家人恶之，山中为起茅舍，有乌蛇坠罂中，病人不知，饮酒渐瘥。罂底见蛇骨，方知其由也。〔历代无名医家验案：210.〕

2. 癞

蛇之种类彩矣，皆追风药也。内有乌梢蛇一种最毒。姑苏有曹吏部，由郎中出为粤东潮州府。是邑也，凡幼女皆蕴癞毒，故及笄，须有人过癞去，方可配婚。女子年十五六，无论贫富，皆在大门外工作，诱外来浮浪子弟交，住弥月，女之父母张灯彩，设筵席，会亲友，以明女癞去，可结亲矣。时浪子亦宴，事毕，富者酌赠医金送去，多则一年，必发癞死。且能过人，故亲人不敢近，宫之好善者设癞院收养之。曹太守有弟，已冠，不好学，日事游荡。戚友知此间风俗者，恒诰诫之。介弟初亦不敢犯，但游观而已。一日，至巨宅前，见一女子国色也，不粉饰而自然，既艳丽而庄重，不禁迷恋，辗转再三，舍之不得，喟然曰：“人生几何，美色难遇，牡丹花下死，校老耄乐甚矣。”意乃诀，与女交谈，引之入室，两情相得，有终焉之志，无如弥月后倒应分析，其父母见二人情重，不使女知，请介弟前堂大宴，询及世家，方知为太守亲弟，屡奉府县查访綦切，勿胜惊骇，但事已如此，不能隐匿，赠以千金，送之回府，太守以乃弟自作之孽，无可奈何，赀送回籍，俟死而已。一路毛发脱落，日渐周身发痒，及家，其次兄收之，虑其蔓延，锁于酒房下榻。嫂氏哀之，使老妪给饮食。未几，癞已匝身，奄奄一息，自知必死矣。先是介弟去后，女方知其事，乃与父母为难，誓不二夫，必欲同死。其父母婉劝教诫，矢志不回。不得已，以实情告。太守敬其节义，允为作礼，遣送姑苏，为弟守节，来投嫂氏，嫂谓女曰：“叔病癞，已不起矣，莫如原舟遄反，以妹品貌，何患无好求男子？何必恋此及泉人耶？”女泣曰：“妾故知之，不忍郎之独为癞鬼。且女身不可二夫，来就死耳，非效于飞之乐吧。嫂怜而敬之，送女入酒房，与介弟相抱而泣，女乃遣婢仆妇复命，亲为其夫调养。一日介弟使女烹茶，未至渴甚，循墙而起，觅饮房中，惟酒缸十余，寻至室隅，尚有剩酒半缸，以碗饮之数四，渴解而人亦醉倒。女持茶来，扶之卧。至次日，癞皆结痂，人亦清爽，谓女曰："此酒大有益处，日与我冷饮之，当有效。"女顺其意，每饭必先以酒，半月癞痂寻脱，一身新肉，滑腻非常，眉发复生，居然风流少年矣。夫妻快慰，及酒将完，见缸底一大黑蛇，浸毙其中，盖乌梢也。出问家人，及知前年注酒时见有蛇在内，是以遗弃半缸，不意为介弟起病之祥。〔历代笔记医事别录：241.〕

3. 小儿麻痹后遗症

（1）化某某，女，3岁。于1957年11月14日因2个月前感冒，发觉两腿软弱不能行走与站立而来就诊。来院前屡服中西药物均未见效。于检查时发现左腿消瘦，右脚外翻，诊断为小儿下肢麻痹证。当即给予乌梢蛇100g以黄酒送下，每天早晚各1次，1个月后复诊，除右脚仍稍现外翻外，已能站立与移步试行，再给予上述药物，不足1个月，症状完全消失。〔郭绍纷. 中级医刊. 1959，（4）：55.〕

（2）患者陈某某，男，1岁。于1958年4月18日因发热后左腿发软，不能站立与做伸屈动作，且知觉减退而来诊，经检查确诊为小儿麻痹证后，即给予乌梢蛇50g以黄酒为引，每天早晚各服1次，40天后复诊。症状全部消除，痊愈康复。

制法：乌梢蛇与砂子混在一起置锅中，炒干后研成粉末。〔郭绍纷. 中级医刊. 1959，（4）：55.〕

（3）陈某某，女，7岁。发热3天，伴咽痛、咳呛、神疲、食减、便溏、周身酸痛。服四环素无效，旋感下肢无力，行走易跌倒。来院检查：腱反射消失，两腿萎软，右侧尤甚，行走不利，苔薄腻，质微红，脉小数，诊为"小儿麻痹证"。此湿热毒邪，内犯脾胃，流窜经络，漫淫肌肉筋脉，而致肌肉痿疲失用，经用泄化湿热，通络起痿之品，发热已退，余象亦趋平稳，惟右腿痿软未复，行走困难，此小儿麻痹后遗症，属之"痿证"。予乌梢蛇粉，每服1.5g，每天3次，并配合推拿，半月好转，一月而复。

治疗方法：蕲蛇或乌梢蛇与黄砂混在一起，置锅内炒干，去黄砂，将蛇研成粉末，每次3~6g，黄酒为引，早晚各1服，需连续服用，不可间断，忌食猪肉、香椿菜、黄瓜、南瓜。〔朱良春. 江苏医药. 1977，（6）：9.〕

按语：中医认为小儿麻痹后遗症为风热邪毒，流窜经络，气血瘀滞不畅，肌肉失于营养，而致痿弱不用。乌梢蛇性善走窜，富含营养，配合推拿被动活动，酒为引活血通络，有利于病情的改善好转。在使用本品时，应待外感症状消失后为宜。

乌藤菜

【基原】为菊科植物鬼针草的全草。

【异名】鬼针草、盲肠草、脱力草等。

【性味】性平，味苦。

【临床应用】

慢性阑尾炎

邬某某，男，25岁，干部。自诉于1952年间右下腹回盲部时作疼痛，屡治无效。患者于1953年在某医院手术疝气，自认腹痛无大碍，故未要求阑尾切除。术后在工作中，腹痛如故，因此不耐振荡及远行，尤其在饮食后更甚，1957年来院治疗，连续服用盲肠草9剂，疼痛全部消失，事后追踪采访，未见复发，5年沉疴得此药物而愈。

治疗方法：每天2~3次或视病情酌情增减。剂量：每次15~30g。〔厦门市中医院. 中医杂志. 1958,(11)：785.〕

按语：盲肠草，即乌藤菜，顾名思义可用以治疗阑尾疾患。乌藤菜具有清热解毒，散瘀消肿的功效，适于慢性阑尾炎的治疗。有报道乌藤菜加冰糖、蜂蜜、牛乳同服治疗35例亚急性、慢性阑尾炎，总有效率达81%。至于用药方法既可煎汤内服，亦可鲜品捣汁冲服，用量一般每次15~30g，鲜品可用至30~60g。

乌头

【基原】为毛茛科植物乌头（栽培品）的块根。

【异名】川乌。

【性味】辛，热；有毒。

【归经】入心、脾、三焦经。

【功能主治】祛寒湿，散风邪，温经止痛。主治风寒湿痹，历节风痛，四肢拘挛，半身不遂，头风头痛，心腹冷痛，阴疽肿毒。

W

【临床应用】

1. 手术麻醉

李某，男，32岁，饭店经理。因右耳持续流脓已7~8年，滴药治疗后，最近2~3个月来，耳已干燥，要求做鼓膜修补。手术时于右耳内滴入4%盐酸丁卡因数滴，半分钟后，患者即觉右耳耳鸣、眩晕，并发生眼震颤、恶心、呕吐、冷汗、脉搏微弱等症状，经积极抢救并倾去耳内药液，3天后始完全恢复。1个月后采用10%乌头乙醇液滴入耳内作麻醉。手术顺利，无任何不适，术后1个月鼓膜修复良好，听力增进。

制法：生川乌头，磨细粉，倾去筛余物，以100g乌头粉加70%乙醇1000ml，浸渍24小时，再以棉花过滤，其液即为10%乌头乙醇浸出液。用时最好新鲜配制，以有色瓶置阴暗处。一次制就，使用时间不超过1个月。〔朱景萱. 中级医刊. 1960,(3)：47.〕

2. 坐骨神经痛

郭某某，男，32岁，干部。患左侧坐骨神经痛4年零8个月，左腰及同侧下肢疼痛，弯腰及久坐，久行痛增，从同侧臀部到外踝处均有压痛，抬腿试验阳性。一般治疗无效，乌头离子导入3次见效，10次后一切临床症状消失，追踪观察1年未见复发。

药物配制：取生乌头100g,（或鲜乌头200g）捣碎，加75~95%乙醇1000ml，浸泡3天后即可应用。或用乌头100g加水2000ml，煎至1000ml，装瓶备用。

导入方法：根据治疗部位选用大小适宜的电极板，用已浸药的布垫置于阳极板下，把阳极板准确地放在痛区，阴极选放适宜部位——痛区对侧或末端。固定极板后通电，一般将电流量调至10~20mV之间。每次导入时间10~20分钟，每天1次，10~15天为1个疗程，

必要时可以延长疗程或休息数日再作。〔中国人民解放军第六十四医院理疗科. 新医药学杂. 1975,(4)：45.〕

3. **慢性腰肌劳损**

赵某某，男，22岁，战士。因外伤致腰肌劳损3年余。痛区固定在2、4腰椎旁，压痛明显。经用局部针疗及服止痛剂后症状稍有缓解，但局部压痛依然如故。用乌头离子导入8次后疼痛消失，追踪观察3年未见复发。〔中国人民解放军六十四医院理疗科. 新医药学杂志. 1975,(4)：45.〕

4. **神经性耳鸣**

（1）张某某，男，46岁，战士。右耳鸣、听力减退2天。经检查，右鼓膜轻度内陷，无穿孔。经2次滴用“草乌乙醇液”后，耳鸣消失，至今月余无复发。制法及用法见后案。〔武自茂. 中级医刊. 1982,(7)：6.〕

（2）张某某，男，31岁，战士。左耳鸣、听力下降1周余。原因不明，经检查：鼓膜、外耳道均正常。鼻腔、鼻咽部也正常。用“草乌乙醇液”滴患耳1次后，当天耳鸣消失，第2天又复发，随后又滴2次即愈。至今已近2年未复发。

制法：生草乌15g，75%乙醇50ml。将生草乌浸泡于乙醇溶液中1周后就可使用。

用法：每天滴患耳1~2次，每次滴2~3滴。一般3次即可治愈。不可内服。〔武自茂. 中级医刊. 1982,(7)：6.〕

【备注】本品有大毒，近代研究证实，毒物为其所含乌头碱。致死量为2.5mg，主要原因有：剂量过大（如1次服用4钱或2两的煎剂，或连续服用）；配伍不当；煎煮时间不够长；患者体质虚弱等。中毒时间短者在服药后30分钟以内，长者1~2小时左右出现。一般开始先觉口唇、舌及肢体发麻，继之恶心，呕吐，烦躁不安，进而昏迷，四肢及颈部肌肉痉挛，呼吸急迫，肢冷脉弱，或心律不齐，心电图示多发性室早搏等。临床应用大剂量阿托品进行抢救，中毒症状可以减轻，心电图可恢复正常。另外，金银花、绿豆、犀角亦可解毒。

乌贼骨

【基原】为乌科动物无针乌或金乌鲗的内壳。

【异名】乌骨、乌贼鱼骨、墨鱼盖、海螵蛸。

【性味】咸、涩，微温。

【归经】入肝、胃、肾经。

【功能主治】止血，制酸，涩精，止带，敛疮。主治胃痛吞酸，崩漏带下，血枯经闭，腹痛癥瘕，吐衄，呕血，便血，虚疟泻痢，遗精，阴浊烂疮等。

【临床应用】

1. **慢性支气管炎**

武某某，女，12岁。3岁时患喘咳病，每感寒，喘益甚，多方治疗无效，我将乌贼骨放在瓦上焙枯为止，与红糖等量拌匀后，每次10g，每天2次，服用6天而愈，未曾再发。〔刘长天. 陕西中医. 1983，4（6）：23.〕

2. **消化性溃疡**

（1）杨某某，29岁，患胃病已有

W

16年余，有家族史，1938~1943年，初觉吐酸，胃部疼痛，1943~1949年，每当冬季或工作忙时，则胃部剧痛。1949~1951年，每当胃疼则进食后则不疼，但天气骤寒，则胃部感觉不舒，经用热水袋温敷后好转，1951~1953年，饿时难过，吃东西也疼，不分软硬食，此时大便呈灰色或灰黑色。医生诊断为胃溃疡。后服用乌贼骨粉后胃部豁然舒快，连服12天，诸症均已好转。又减量继服4~5天，自觉胃病痊愈（治疗方法见后案）。〔王学雨. 北京中医. 1954，3（9）：2.〕

（2）李某某，病发于1947年，胃脘作痛，隔半年左右发1次，每次痛4~5天，吃点止痛药即见效。后来痛得越来越频繁，1~2个月发1次，疼痛时间延长，连续7~8天或10多天，呈饥饿痛，吃止痛药已无济于事。1950年情况严重恶化，医生诊断为胃溃疡及十二指肠溃疡，且大便转为黑色，自服治胃溃疡的药物，有好转，但未治愈。在1952年病情更恶化了，犯了病即日夜不停地疼，但未曾呕吐，吃过酵母、维生素B、奚皮氏粉、苯巴比妥等，但总未见效。1953年11月开始服用乌贼骨，服了2~3天后就不疼了。最初大便有点干燥，后来便不干了。颜色也由黑转黄，每天3次，饭前半小时服，服药半月后，基本好转。

W

治疗方法：先用水将乌贼骨洗净，刮去外膜，辗为极细的粉末，过筛，然后拌入适量的挥发油调味，如丁香油、沉香油、橘皮油等。剂量依原法每次3钱（相当于10g），由于用量过多，患者大便常夹杂药物颗粒，以后逐渐减至3g，空腹时服，效果仍然显著，但排便即不见上述之颗粒。〔王学雨. 北京中医. 1954，3（9）：2.〕

3. 白带

（1）杨某某，女，30岁。患白带已久，服药甚多无效，悲观失望，日夜忧虑，以致身体日见消瘦，1958年6月23日来诊，用墨鱼（乌贼鱼）2只，猪瘦肉250g，加食盐少许煮食，每天1次，连服5天，白带消失。〔周启森. 浙江中医杂志. 1966，9（4）：12.〕

（2）樊某某，女，46岁。患严重崩漏，于1964年来诊，经多方抢救，崩漏转危为安。惟白带如涕，绵绵不绝，无臭秽气，头昏闷，精神不振，面色萎黄，苔白，脉缓而弱。用墨鱼（乌贼鱼）2只，猪瘦肉250g，少加食盐煮食。每天1次，连服5天，白带减少，又服2天而愈。〔周启森. 浙江中医杂志. 1966，9（4）：12.〕

4. 压疮

黄某某，男，32岁，建筑工人。患者于1982年4月26日在3米高处坠落致截瘫，二便失禁。入院诊断：①第12胸椎粉碎性骨折合并截瘫。②左股骨颈病理性骨折。③压疮。右侧臀部有一2.5cm×2.5cm×0.3cm压疮，骶骨部有一2.5cm×2.0cm×0.2cm压疮。经他法治疗3个月未愈。创面有少量淡黄色分泌物，创面肉芽苍白水肿，先用刮匙刮除坏死组织，用棉棒蘸取本药撒入伤口，隔日换药1次（后期隔2天），分别于8、11天结痂痊愈。

治疗方法：选择较大块干净洁白海

螵蛸数块，用小刀刮去表面污物，然后刮成粉末（硬壳层不要），用单层纱布过筛（如数量多可用簸斗），除去粗粒，装入洁净瓶内高压消毒备用，一般间隔 7~10 天需重复高压消毒。创面常规消毒后，用棉签取药粉撒在创面上，以全部撒满为度。覆盖消毒纱布，胶布固定。以后视分泌物情况可隔 2~3 天换药 1 次。如溃疡面干净，换药 2~3 次即愈。如换药 2~3 次无效，可改用其他药物治疗。结果，本组 100 例，治愈 83 例，好转 11 例，无效 6 例，总有效率为 94%。一般换药 3~5 次疮面结痂痊愈。久治难愈浅度溃烂期压疮经适当外科处理后再用本药，换药 4~7 次后亦能结痂痊愈。〔黄玉荣. 中西医结合杂志. 1987,（1）：696.〕

无根草

【基原】为樟科植物无根藤的全草。

【异名】过天藤、无爷藤、流离网、无根藤、无头藤。

【性味】甘、苦，寒。

【归经】入肝、肾经。

【功能主治】清热利湿，凉血解毒。主治肝热消瘦，肺热咳嗽，黄疸，痢疾，鼻衄，血淋，痈肿，疥疮，烫伤等。

【临床应用】

细菌性痢疾

（1）纪某某，男，8 个月。腹痛，腹泻 10 天，便呈绿色、稀水样，伴发热，夜间为甚，偶有吐乳，下痢每日 10 余次，小便短少，便时哭吵，曾服用合霉素 4~5 天未见效，5 月 15 日来院就诊。门诊时情况：脸有火色，肤热，风关筋纹开叉浮紫，舌白苔。解便时，脸红全身用力，哭啼时而汗出，每日便约 14~15 次，色黄夹赤，稠黏，小便短少。检查：5 月 15 日白色黏性便，虫卵(－)。血:5 月 15 日白细胞 16×10^9/L，分类中性粒细胞 0.66，淋巴细胞 0.31，酸性粒细胞 0.03。

治疗：予以无根草 10g 水煎，白糖酌量调，徐徐服之。5 月 17 日肤热退，大便黏液减少，大便成形，每日只 5~6 次。便时用力、脸红啼哭等现象大大减少。小便多，脸尚红，鼻准青，舌尚白苔，前方续服。5 月 18 日复验，白细胞 11.5×10^9/L，中性粒细胞 0.64，淋巴细胞 0.34，酸性粒细胞 0.02。

治疗结果：热退，大便已见正常，乳便今日只 2 次，无脸红用力之苦。无故不啼哭，溺多，食睡正常，无吐乳之象。筋纹正常，舌无白苔，停药。〔厦门市中医院中医研究所. 福建中医药. 1959,（8）：3.〕

（2）马淑惠，女，27 岁。就诊前情况：常发心悸，怔忡，眩晕头痛，健忘，四肢乏力、倦怠不堪，20 天以前由腹泻稀便转为里急后重，腹阵痛，日 10 余次，大便夹黏液，发热恶心，食道痉挛，曾每日服合霉素 3 片，连服 10 天，虽大便次数每日仅 5~6 次，但诸症状未见减轻。于 5 月 17 日开始门诊治疗。门诊时情况：脉沉细，舌苔厚腻，白而夹黄，腹阵痛，便时急不可当，如厕时里急后重，下物不多，肛热不爽，稠黏似脓，每日 5~6 次，精神萎靡，四肢无力，自觉头晕眼花，发热不解。体检：体温：37.4℃，腹软有按痛，肝可扪及，其他各部尚正常。大便：黄色黏性便，虫卵未检出，阿米巴未找到。白细胞 6.2×10^9/L，分类：中性粒细胞 0.48，淋巴细胞 0.48，嗜酸粒细胞 0.04。

治疗经过：无根草 50g 水煎，蔗糖调服，5 月 20 日大便软而成形，里急后重消失，今日只便 2 次，据云：药后 2 天则热度转平，解便不见脓物，但鼻子咽中未爽，腹中痛，原方续进。5 月 23 日脉已较缓，舌苔退出微浊，腹痛消失，大便正常，每日 1 次。小便清长，停药。

治疗方法：无根草全株均可采用。其剂量成人每天每次用 50~75g，小儿视年龄酌减。白痢配合乌梅，赤痢配合白糖，水煎服。〔厦门市中医院中医研究所. 福建中医药. 1959,（8）：13.〕

无花果叶

【基原】为桑科植物无花果的叶。

【性味】甘、微辛，平；有小毒。

【功能主治】清热解毒。主治痔疮，肿毒，心痛等。

【临床应用】

1. 小儿吐泻

李某某，男，5 岁，1978 年 3 月 17 日就诊。据其母诉：患儿吐泻每天至少发作 5~6 次，曾服中西药物治疗，效果不好。症见：腹部胀大，皮肉不润，毛发干枯，面色焦黄，两目下陷，体温 38.5℃，指纹淡红发暗。给予无花果叶 5 片，煎水熏洗，1 天后病大减，继续用药，从此未再犯。

治疗方法：无花果叶 3~5 片，鲜、干均可。将无花果叶放脸盆内，添 500g 冷水，炉上煎开熬剩 200g 左右，把盆端下，先熏两脚心，待温时洗两脚心，熏洗约 15 分钟即可。〔刘耀驰. 中医杂志. 1983，24（7）：11.〕

按语：无花果叶治泄泻，取其去湿热之功效。不仅小儿吐泻可用，成人应用也有一定效果。注意熏洗后不要晒太阳，以免产生对光敏感。

2. 痔疮

贾某，女，26 岁。孕 7 个月。患痔疮 2 年，肛周时有疼痛，便血。曾用高锰酸钾粉坐浴，口服化痔灵、槐角丸等药物治疗，效果欠佳。现肛门周围灼热，下坠，疼痛较剧，便血鲜红。某医院让其手术治疗，患者因在怀孕期间不愿手术，遂嘱其用无花果叶熏洗治疗，4 次而愈。半年后随访无复发。

治疗方法：采鲜无花果叶 7~10 片，用清水洗净，放入 1~1.5kg 水中煎煮，煮沸 15 分钟后置肛门下，先熏患部，待药液温度降至适宜后，再用药棉洗敷患处，每次熏洗 30~40 分钟每天 1 次。〔张子兴，等. 甘肃中医. 1992，5（2）:28.〕

按语：无花果叶煎水熏洗治疗痔疮，既能改善局部血液循环，又增加药物在局部的吸收，有利于发挥“去湿热，解疮毒”之效而使病痊愈。

吴茱萸

【基原】为芸香科植物吴茱萸的未成熟果实。

【异名】吴萸、左力。

【性味】辛、苦，温；有毒。

【归经】入肝、胃经。

【功能主治】温中，止痛，理气，燥湿。主治呃逆吞酸，厥阴头痛，脏寒吐泻，脘腹，胀痛，脚气，疝气，口疮溃疡，齿痛，湿疹，黄水疮。

【毒性】大剂量吴萸对中枢有兴奋作用并可引起视力障碍，错觉等。现已证明N，N–二甲基–5甲氧基色胺为致幻剂。临床应用量过大或使用未经炮制的生品可出现中毒反应，表现为胸闷，头痛，眩晕或皮疹，但半小时左右反应即消失。故服药后宜稍加休息，以减轻反应。

【临床应用】

1. 胃痛

沙随先生在泰兴时，有乳妪，因食冷肉，心脾发痛，不可堪忍。如县钱仁老名寿之，以药与之。一服痛止，再服即无他。其药以陈茱萸五六十粒，水1大盏，煎取汁，去滓，入官局平胃散3钱，再煎热服。〔历代笔记医事别录：250.〕

2. 小儿呕吐

张某某，女，9个月。患儿因感受风寒而引起呕吐，不能进食，呕吐物为清水乳食，查：患儿精神欠佳，呕吐频繁，舌淡，苔薄白，指纹淡。此为虚寒之证，取吴茱萸末9g，加醋调成糊状，涂涌泉穴，每天1次，次日呕吐停止。〔冯荣敏，等. 中医杂志；1991，32（10）：58.〕

3. 小儿泄泻

刘某某，男，2岁。其家长代诉：腹泻20余天，每天9~10次不等。均为稀便。曾用碱式碳酸铋、新霉素等治疗无效。于1986年4月来本院就诊。症见面色黄，神疲，腹胀，肠鸣音亢进，大便如蛋花汤样，口渴，轻度脱水，舌淡，苔薄白，指纹色青，诊为慢性腹泻，用下方外敷，1次治愈。

治疗方法：用吴茱萸12g研成粉末，取未熟的热饭（生心饭）适量与药粉混合成饼，温度适中，放在脐部及周围，用纱布绷带固定。时间10小时，晚上敷用为宜。〔王汉昌. 中级医刊. 1988，23（9）：55.〕

4. 鹅口疮

毛某某，8个月，受寒后发鹅口疮，多哭多叫，舌尖红，边起小刺，苔白腻，流涎，不能喂乳，用吴茱萸3g研末加米醋敷足涌泉穴，连敷3次即愈。〔毛万富. 浙江中医杂志. 1977，3（1）:14.〕

5. 新生儿哮病

李某某，男，32天。患儿足月顺产，出生后呼吸音粗，后又受凉而引起喉鸣，鼻塞流涕，经治疗上述症状消失，但喉鸣音不断，曾服多种药物均不能取效而来就诊。查：患儿体质尚可，呼吸时有喉鸣音，舌淡，苔白，指纹淡红。此感受风寒所致。取吴茱萸末6g加水适量调成糊状涂足心，入夜糊上，次晨取下，每天1次，2天后症状减轻。嘱其续用，直至痊愈。〔冯荣敏，等. 中医杂志. 1991，32（10）：58.〕

6. 小儿先天性喉喘鸣

李某，男，1岁。1980年4月诊。患儿出生后吸气困难，伴有胸骨上窝下陷，经河北省某医院直接喉镜检查诊为先天性喉喘鸣。用吴茱萸10g，轧粉

凉开水调之，涂敷双足涌泉穴，每天1次，5次而愈。〔张连城．河北中医．1987，(3)：22.〕

7. 小儿消化不良

王某某，男，8个月。1990年7月10日患儿开始恶心，呕吐，继而腹泻，1日达10余次不等。在乡卫生院进行补液及用抗生素治疗，4天后恶心呕吐好转，但腹泻仍然不止。于15日来我院就诊。患儿轻度脱水，精神欠佳，血常规正常，大便镜检：大量脂肪球及少量黏液。经用吴茱萸敷双足涌泉穴后患儿精神好转，痊愈出院。

治疗方法：单味吴茱萸研粉，放干净的茶碗或酒盅中，用食醋调成糊状，外敷双侧涌泉穴，然后用消毒纱布及绷带包好。24小时后取下，用量可根据患儿大小定。一般10~20g。〔峦世亮．中国乡村医生．1991，(7)：37.〕

8. 妊娠中毒

崔某某，女，26岁，农民。1989年4月3日初诊。患者怀孕8月余，半月前自觉头晕、心悸，同时两下肢明显浮肿。血压24/16kPa（180/120mmHg），收治于海门县余东医院妇产科。检查：体温37℃，神清，急性病容，唇红颈软，两肺未闻及啰音，心率96次/分，律齐无杂音，宫底，肝脾及神经系统无异常。血常规：血红蛋白脐上二指，B超显示“双胎”“两下肢浮肿”，肝脾及神经系统无异常。血常规：血红蛋白100g/L，红细胞3.1×10^{12}/L，白细胞7.2×10^{9}/L，N71，L29。尿常规：蛋白（++）。妇产科诊断：妊娠中毒症。经肌内注射利血平，每天1mg，静脉滴注硫酸镁每天1g，连续4天病情未缓解而邀笔者会诊。视舌红苔薄黄，脉弦滑。即以吴茱萸研细末，和蒜泥捏饼（含吴茱萸3g），贴双侧涌泉穴，并予以足底热敷。用药后患者自觉足心处刺激强烈，4小时后测血压16/9.3kPa（120/70mmHg），下肢浮肿渐消，余症缓解。次日查尿蛋白（+），观察36小时症状稳定，出院。20天后顺产男、女各一婴。〔徐国忠，等．江苏中医．1990，(1)：2.〕

9. 鼻衄

朱某某，女，36岁。1982年6月起患鼻衄，服药罔效。1989年3月8日来我队就诊。症见形体消瘦，颜面潮红，鼻腔干燥，残存血痂，口干不饮。夜难入眠，四季双足不温，纳凉腹痛，嗜好辛辣，唇舌干红，苔白不润，小便清长，大便稀溏，脉沉迟，试以降气引热下行法，每次用吴茱萸50g，捣末炒热调醋为饼外敷双足心，24小时换药1次，连敷4次后，鼻衄止，双足转温，唇口鼻已不干燥，大便不溏，每天1次，夜能入眠，纳食增加，精神好转。告愈。1989年7月随访，鼻衄未再发作。〔杨秀国．四川中医．1990，8(9)：46.〕

10. 口腔溃疡

(1)唐某某，女，65岁。1981年12月24日来诊。口舌生疮，经常发作已经2年，屡治不愈，伴头痛心烦失眠。嘱用本方治疗。敷药2天后，(白天亦敷药)，口疮即愈。随访7月余未复发。

治疗方法：吴茱萸100g，上药研细末，每晚取20g，用醋调敷两足心，每晚换新药，连敷5~10天。〔吴震西．中国农村医学．1984，(4)：18.〕

（2）患者，男，28岁，志愿兵。近2年来口腔溃疡反复发作，小者如米粒，大者如黄豆。有时在舌，有时在唇，烧灼样疼痛难受。病发时服用维生素B_2，外用锡类散、碘甘油等均获效甚少，也曾多次服中药清热泻火之品，但必待3~5天方愈。1987年4月16日9时就诊时见舌尖上生一约0.3cm×0.4cm大小溃疡，其面上覆盖少许白色薄膜及分泌物，十分疼痛，舌质红少苔。即处方吴茱萸20g，研为细末醋调，如下法敷用，次日晨起疼痛已基本消失，饮食如常，后又服中药数剂，并嘱其饮食清淡，注意调养，观察至今尚未复发。

治疗方法：吴茱萸15~30g，研为细粉末，加入适量食醋调成糊状，将两脚洗净后擦干，再把药糊敷盖于涌泉穴上。用纱布包扎，24小时后取下即可。一般1次即愈。若不愈者可换法敷第2次。〔何克哲．天津中医．1989，（5）：40.〕

（3）王某某，男，4岁。1978年6月7日就诊。患儿素有消化不良，口腔溃疡反复发作，中西医治疗无效，日趋严重，住院治疗，当日用吴茱萸20g，研末，醋调，敷于双足涌泉穴，4次而愈。〔张连城．河北中医．1987，（3）：22.〕

11. 慢性咽炎

张某某，女，48岁。1980年5月初诊。患者自觉咽部有物堵塞3年，口腔科诊为慢性咽炎，近日加重遂来就诊。曾用中西药治疗，收益甚微，遂用吴茱萸60g，辗末分4份，盐水调敷于涌泉穴，4次而愈。〔张连成．河北中医．1987，（3）：22.〕

12. 高血压病

吕某，男，50岁，干部。1979年元月诊。患者高血压病史15年，血压常波动在21.3~26.7/12.0~16.0kPa（160~200/90~120mmHg）。近日因工作繁忙，血压骤增高达32kPa（240mmHg），服降压药收益不著。遂用吴茱萸30g，轧粉以醋调敷涌泉穴，每晚1次。3次后血压降至20/12.0kPa（150/90mmHg）。〔张连城．河北中医．1987，（3）：22.〕

13. 中风

司某某，男，成年。患高血压多年，于1982年3月来中医科就诊。查血压24.0/16.0kPa（180/120mmHg），头痛目眩，失眠多梦，食欲差，大便干，小便黄，口角轻度歪斜，语言謇涩，脉弦，苔黄厚腻。证属肝阳上亢，痰浊瘀阻清窍。以首乌片、脉络通内服，以吴萸糊剂每晚外敷双脚足心，治疗半月余，症状减轻，睡眠好，食欲增强，大便通畅，小便由黄少转白，舌苔黄腻厚也有改变，口角歪斜消失，语言正常，血压20.0/12.0kPa（150/90mmHg）。为巩固疗效，继续使用10余天，病情持续稳定。

治疗方法：吴茱萸研细末，用醋调成糊状，但不宜太稀。于每晚睡觉前将双足洗净擦干，用调好之糊剂敷双足心，即涌泉穴处。可治疗各种类型的高血压失眠，急慢性口腔炎。〔廖明鉴．新疆中医药．1982，（4）：69.〕

按语：双脚足心血管神经丰富，感觉灵敏，吴茱萸具有很强的局部刺激性。外敷足心后，能使足心发热充血，血液循环加快，可能即所谓“引火下行”之理。高血压、失眠、口腔溃疡、喘鸣等，多具有肝火、相火、心火、胃火上亢的表现。使用吴茱萸糊剂外敷足心，上病下取，引火下行，奏效快而无副作用，且方法简便易行，值得一试。吴茱萸治疗小儿单纯性消化不良，可能取其温中祛寒，调节胃肠功能而奏效。

梧桐叶

【基原】为梧桐科植物梧桐的叶。

【性味】苦，寒。

【功能主治】祛风除湿，清热解毒。主治风湿疼痛，麻木，痈疮肿毒，痔疮，臁疮，创伤出血，高血压，难产等。

【临床应用】

难产

《景船斋杂记》：有一产妇，儿久不下，遣仆迎沈应明，时应时方燕虎邱，不能应召，方秋时梧叶满庭，沈因拾取数叶，授之仆曰："可持归家煎汤饮之，儿即下矣。"已而果然。人问其故。沈云："医之为言意也。梧叶得秋气而落，产亦宜然，非有他也。"应明通儒书能诵全部《通鉴纲目》，不当以方技目之。〔著园医药合刊：115.〕

蜈蚣

【基原】为大蜈蚣科动物少棘巨蜈蚣或其近缘动物的干燥全虫。

W

【异名】蝍蛆、吴公、天龙、百脚。

【性味】辛、温；有毒。

【归经】入肝经。

【功能主治】祛风、定惊，攻毒，散结。主治中风、惊痫，破伤风，百日咳、瘰疬、结核，癥积瘤块，疮疡肿毒，风癣，白秃，痔漏，蛇瘕、蛇瘴、蛇伤等。

【毒性】活体蜈蚣体内有一种毒液，蜇人时毒液注入体内可引起中毒，临床超剂量用药亦易引起中毒。

中毒表现：被蜈蚣螫伤后，局部灼痛难忍，个别可发生坏死，并可有发冷发热，淋巴结肿大等全身反应。蜈蚣有类组胺成分，口服过量可出现恶心，呕吐，腹痛，腹泻，疲乏无力，巩膜黄染，神志不清，心动过缓，休克等。大剂量可使心肌麻痹，并能抑制呼吸中枢而死亡。

中毒救治：如为咬伤中毒，可用火罐拔出毒液，并涂布3%氨水或5%碳酸氢钠溶液，或用5%普鲁卡因溶液作局部封闭以止痛，并可用蛇药口服或外敷；如为口服中毒，可用4%碳酸氢钠洗胃，继则硫酸镁导泻，并输葡萄糖液及碳酸氢钠，心动过缓可肌内注射阿托品或654–2等。呼吸循环衰竭可用中枢兴奋剂，强心剂及升压药，也可加用氢化可的松。

【临床应用】

1. 癥瘕

一人患蛇瘕，常饥，食之即吐，乃蛇精及液粘菜上，人误食之，腹内成蛇，或食蛇亦有此症，用赤头蜈蚣一条，炙为末，分2服，酒下而愈。〔名医类案：138.〕

2. 偏头痛

冯某某，女，30岁。头痛6年，遍服中西药无效。1个月来左侧头部剧痛，时如针刺刀割。入夜尤甚。因此食不甘味，夜不安枕，躁妄不宁。舌暗红边尖有瘀点，脉弦涩。拟通窍活血汤加蜈蚣1g研末冲服。3剂痛减，7剂痛止。〔王学平. 中医药学报. 1991,（5）: 46. 〕

3. 三叉神经痛

李某某，女，56岁。左侧三叉神经Ⅰ，Ⅱ，Ⅲ支痛30年，时痛时止。2个月前复发。左侧头面部痛如刀割，不能言语饮食，夜不安寐。面赤舌红，头晕耳鸣，脉弦数。曾服西药卡马西平片等罔效。余以清肝泻火之剂，水煎服。另用蜈蚣1g，全虫3g共为末。1次冲服。每天3次。3日痛止。后用加味芍药甘草汤巩固而愈。〔王学平. 中医药学报. 1991,（5）46. 〕

4. 面瘫

（1）一人年30余，陡然口眼歪斜，受病之侧目不能瞬，用全蜈蚣2条为末，以防风5钱煎汤送服。3剂痊愈。〔医学衷中参西录（中册）: 136. 〕

（2）又治一人，年50余，陡然口眼歪斜。受病之边，目不能瞬。俾用蜈蚣2条为末，防风5钱，煎汤送服，3次痊愈。审斯则蜈蚣逐风之力，原迥异于他药也。且其功效，不但治风也，愚于疮痈初起甚剧者，恒加蜈蚣于托药之中，莫不随手奏效。〔医学衷中参西录（中册）: 136. 〕

5. 黄蜂叮咬

闭某某，女，8岁。在山边玩要被黄蜂螫伤头部、面部，肿痛剧烈，哭叫不止。取蜈蚣酒涂抹患处。10分钟后痛止，次日红肿全消而愈。

治疗方法：活蜈蚣1~2条，置于250ml米酒中浸泡一周后备用（浸泡时间越长越好，注意密封保存）。用法：被黄蜂螫伤后，立即清理伤口，拔除刺针，挤出毒汁，然后用药棉浸取蜈蚣酒外涂患处。〔闭清艳. 广西中医药. 1979,（3）: 26. 〕

6. 带状疱疹

刘某，男，18岁，学生。1985年6月27日就诊。因到河溏洗澡，两日后，左胁处起不规则的红斑，继则出现成群的粟粒至绿豆大小的丘疹，速即变为水疱，透明澄清，疱壁紧张发亮，周围红晕，患部胀痛，有灼热感，难以忍受。我院皮肤科诊为“带状疱疹”。给“炉甘石洗剂”外搽，肌内注射维生素B_6，不效，遂来我科就诊。余嘱用“蜈蚣粉”外搽患处。1日痛减，3日水疱消，5日结疤痊愈。

治疗方法：将蜈蚣（适量）置于瓦片上，用文火焙干，研为细末。加适量香油调为糊状，外搽患处，每日一般3~5次。〔李茂源. 四川中医. 1986, 4（6）: 45. 〕

7. 空洞性肺结核

间某某，女，35岁，农民。患肺结核已10多年，反复发作，经大量链霉素、异烟肼、利福平等长期治疗无效。1981年9月23日X线摄片左肺上野见大片状阴影及斑片块阴影，边缘界限不清，密度不均，左上肺锁骨下可见圆形3cm×3cm左右透明区。诊为左肺空洞性肺结核。于1982年1月15日开始停止一切中西药品，服用蜈蚣。1周后食欲大增，2周后体力迅速改善，3周后体重增加6斤。服用2个月后，临床症状消失。4 月 22 日 X 线片复查，确认左上肺空洞闭合。前后共服蜈蚣 800 余条。在治疗期间未见任何中毒反应。

治疗方法：取蜈蚣去头足焙干研末内服。每次量 3 条，每天 3 次，连服 1 个月，停药休息 1 周。〔郭池. 陕西中医. 1983，4（6）：6.〕

8. 骨结核

费某某，男，57 岁，农民。患骨结核已 4 年余，左腿有瘘管 2 处，脓水淋漓，终日不绝，行走困难。给予蜈蚣粉内服外敷，10 天后瘘管分泌减少，瘘道逐步变浅，2 个月而愈。

治疗方法：以蜈蚣烘干，研极细末，胶囊装盛。每服 5 粒，每天 2 次。同时外用凡士林纱布条蘸上蜈蚣粉末，填入瘘管内，每天 1 次。〔朱良春用药经验：121.〕

按语：蜈蚣对结核杆菌有抑制作用。古人谓其能攻毒，散结，治瘰疬，结核。对耐药病例，可作为辅助治疗措施试用。但需注意掌握剂量，每天量煎剂不宜超过 8 条，散剂不宜超过 4g。孕妇慎用。

9. 噎膈

有病噎膈者，服药无效，偶思饮酒，饮尽一壶而病愈。后壶中有大蜈蚣 1 条，恍悟其病愈之由，不在酒实在酒中有大蜈蚣也。盖噎膈之证，多因血瘀上脘，为有形之阻膈（西人名胃癌，谓其处凸起如山石之有岩也）。蜈蚣善于开瘀，是以能愈。观于此，则治噎膈者，蜈蚣当为急需之品矣。为其事甚奇，故附记于此。〔医学衷中参西录（中册）：136.〕

按语：中医所谓噎膈，多与气滞、血瘀等因素有关，并非完全等同于食道癌、胃癌。食管贲门痉挛等非器质性疾病有时也可出现噎膈的症状。蜈蚣等虫类药性皆善引，能散瘀、通络，可能具有松弛平滑肌的作用，故噎膈患者服后可缓解症状。

10. 肝癌疼痛

李某，男 45 岁。患原发性肝癌，正在化疗中。1 个月来肝区痛甚，每需肌内注射盐酸哌替啶方止。昨日起剧痛难忍，连续肌内注射盐酸哌替啶 200mg，痛未缓解，故诊于中医。给予蜈蚣 30 条，加水 1000ml，文火久煎 2 小时以上，得滤汁约 300ml，频频服之。用药 30 分钟后，疼痛减轻，2 小时后疼痛消失。〔王学平. 中医药学报。1991，（5）：47.〕

按语：有报道蜈蚣大剂量运用有良好的镇痛效果，尤其对中、晚期恶性肿瘤疼痛，其效优于盐酸哌替啶等西药。然大剂量运用需久煎以去其毒性，一般需煎 2 小时以上，并少量多次频服。

五倍子

【基原】为倍蚜科昆虫角倍蚜或倍蛋蚜在其寄主盐肤木、青麸杨或红麸杨等树上形成的虫瘿。

【异名】文蛤、百虫仓、木附子。

【性味】酸，平。

【归经】入肺、胃、大肠经。

【功能主治】敛肺，涩肠，止血，解毒。主治肺虚久咳，久痢，自汗，盗汗，遗精，便血，衄血，崩漏，外伤出血，肿毒，疮疖，睫毛倒卷等。

【毒性】动物实验提示：五倍子大量口服无毒副反应，但皮下或腹腔注射后，局部可发生腐烂，坏死，动物表现不安，行动迟钝，呼吸急促，最后死亡。

【临床应用】

1. 自汗、盗汗

单某某，男，37岁，工人。患肺结核已4年余，经常自汗、盗汗，苔薄质微红，脉细小弦。予五倍子粉敷脐法以敛阴降火，而止其汗。3日后即见好转，继用2日而愈。

治疗方法：以五倍子研细末，每取3g，温开水调如糊状，填于脐部，以纱布覆盖固定，连用3~5日，得效即可停用。〔朱良春. 中医杂志. 1982，23(9):17.〕

2. 牙痛

王某某，女，23岁。1979年5月6日就诊。5年多来，双侧上下牙反复剧烈疼痛。诊见牙上有小孔。

治疗方法：五倍子15g，煎浓汁漱口，2天后痛全止。现已6年多未见复发。〔田业珍. 四川中医. 1985，3（6):31.〕

3. 急性蜂窝组织炎

李某，男，56岁，农民。全身不遂，体温38.2℃，纳差。颈后见有约7cm×7cm肿块。质硬，压痛明显。经用抗生素、局部热敷治疗，时轻时重，反复发作月余。经查，诊断为蜂窝组织炎。用醋调五倍子散外敷1次，红肿疼痛减轻，食欲增加，一般症状好转。继续换药2次，肿块消失，无压痛，皮肤色泽正常而痊愈。

治疗方法：取纯净五倍子适量研细末，过100号筛，装瓶放阴凉干燥处备用。应用时将局部毛发剃光，用肥皂水洗擦患处，常规消毒，后视疮面大小取五倍子散加米醋调糊状为度，并均匀涂于敷料上（涂药3mm厚），贴于患处固定即可。3天换药1次。〔李永高，等. 中医杂志. 1990，31（9）：40.〕

4. 面疔

陈某某，男，38岁。患者面部左眉棱骨外角粟粒样小泡初起，形如钉状，其根较深，红肿疼痛，并有麻感。全身恶寒发热，当即诊断为眉棱疔，予五倍子膏外敷，至晚疼痛即见减轻，2天后红肿基本消失，又换药1次症状全消。

治疗方法：将五倍子（适量）炒成焦黑色，候冷，研成细末过筛，取极细末，入适量蜂蜜、醋、米粉，调和成膏状，临用时将药膏敷于患处，敷料面积视患处面积大小而定，但要超出患处硬结红肿界外，厚度0.5cm，敷后2小时左右局部即有瘙痒感，3~5天即肿消痊愈。〔王安生. 江苏中医. 1963,（1）：封3.〕

按语：五倍子除具有广泛的收涩作用外，尚能解毒治疗疔疮。外敷直接作用于皮肤黏膜，收效快且无不良反应。皮肤疔疮痈肿，均可试用。

5. 直肠脱垂

阎某某，男，6岁。久泄3个月，愈后脱肛。初期排便后可自行还纳，后须用手把回，继而不仅排便时脱出，只要腹压增加时，如咳嗽用力、走路等直肠即脱出。因刺激而充血、水肿、溃疡，病程达半年之久，服补中益气汤加味及西药维生素B_6等药物无效。患儿表情痛苦，面色淡黄，脉象细弱。舌质淡，苔薄白。直肠脱出肛门外，步行活动困难，局部充血、水肿、溃疡。中医诊断：脱肛（属中气下陷）。用前法内服中药不效加之患儿不能合作，故改用外洗热敷法。

治疗方法：五倍子50g，煎液500ml，用毛巾蘸药液洗敷，每天3次，连用10天为1个疗程。用药后3个疗程完全复位，2个月后追访未复发。〔万廷宽. 内蒙古中医药. 1988，7（1）：47.〕

6. 早泄

（1）刘某某，男，23岁。1955年春诊。结婚将近1年，早泄日渐加重。曾进五子衍宗丸及龟鹿二仙丹，少效。刻诊：患者体健，肝肾不亏，无遗精史。此乃精窍松弛，收摄无权。单用五倍子粉6g，分3次贴肚脐后，性交正常。后自购五倍子15g继续使用，渐致射精不畅而刺痛，继而不能射精。此为鞣酸凝滞，精瘀互结，阻碍精窍。治宜活血祛瘀。用桃核承气汤加甲珠以通窍。连服2剂，又复正常。〔曾庆余. 四川中医. 1992,（11）：36.〕

（2）李某某，男，38岁。患早泄1年余。曾在县医院服补肾固精类中药无效。近半年余，每次性交即发生早泄，以至夫妇感情不好，精神苦闷，性交时精神紧张。于1976年3月求治，查患者身健壮，精神忧郁，时有失眠，记忆力减退，有时腰酸。舌淡红苔白脉稍弦。者予以精神安慰，嘱其禁止房事20天，用五倍子300g，分成15次用，每次20g煎水熏洗龟头，每晚1次。1个月后，患者性功能恢复正常。〔肖辉. 江西中医药. 1982,（1）：53.〕

W

7. 外伤瘀血

陈某某，男，4岁。头部皮下肿痛已2天。其母代诉，前天跌后即发现有肿块，当时并不太大，故未加注意。2天后全身有微热，肿块渐增大。检查：头部偏右侧皮下瘀血已向左侧发展，皮肤柔软有波动。用消毒针管抽液检查证明是皮下瘀血，当即令其将头发全部剃光，敷以五倍子膏，换药2次而愈。

治疗方法：将五倍子（适量）炒成焦黑色，候冷，研成细末过筛，取极细末，入适量蜂蜜、醋、米粉，调和成膏状，临用时将药膏敷于患处，敷料面积视患处面积大小而定，但要超出患处硬结红肿界外，厚度0.5cm，敷后2小时左右局部即有瘙痒感，3~5天即肿消痊愈。〔王安生. 江苏中医. 1963,（1）：封3.〕

8. 单纯性甲状腺肿

李某某，女，27岁。患者于1985年7月初甲状腺突然结肿，如李子大，按之绵软，皮色如常，经多方治疗2个月余无效。乃嘱患者使用五倍子治疗。3个疗程后肿块消失，至今未复发。

治疗方法：五倍子不拘多少放入砂锅内炒黄（忌铁器），冷却后研成末，晚上睡觉前用米醋调成膏状敷于患处，次晨洗去。7次为1个疗程。〔覃秋. 四川中医. 1989,（73）：25.〕

按语：甲状腺肿大可由多种原因引起，如甲状腺瘤、甲亢等。发现甲状腺肿，首先应明确诊断。在排除以上来病的基础上使用本法，方不致延误病情。

9. 小儿夜啼

伍某，女，5个月。1个月来夜间

啼哭，不得安宁，时现惊悸不安，经查未见异常。患儿面红，口渴，咽干，烦躁不安，舌质红，苔薄白，诊为小儿夜啼。用五倍子1.5g，加水80ml，浓煎，予睡前顿服，共3次，患儿夜啼痊愈。随访半年未见复发。〔王发书，等. 浙江中医杂志. 1989, 24（10）：45.〕

按语：中医认为，小儿夜啼与风热邪气乘于心有关。《本草纲目》言五倍子能“敛肺降火……治小儿夜啼”。对未明确病因的小儿夜啼，可试用。

五加皮

【基原】为五加科植物五加或无梗五加、刺五加、糙叶五加、轮伞五加等的皮。

【异名】南五加皮。

【性味】辛、温。

【归经】入肝、肾经。

【功能主治】祛风湿，壮筋骨，活血祛瘀。主治风寒湿痹、筋骨挛急，腰痛，阳痿，脚弱，失眠，小儿行迟，水肿，脚气，疮疽肿毒，跌打劳伤，烫伤等。

【临床应用】

1. 白细胞减少症

周某某，男，29岁，医师。于1976年查白细胞3.4×10^9/L，过去有肝炎、肺结核史，均治愈。近一年来全身乏力，食欲减退，多次检查白细胞3.2×109~3.4×10^9/L。体检无特殊发现。周围血常规：血红蛋白123g/L，红细胞4.54×10^{12}/L，白细胞2.2×10^9/L（分类：中性0.48，淋巴0.51，单核0.01）。胸片、肝功能正常。HBsAg阴性，肾上腺素试验排除了假性白细胞减少症，骨髓穿刺正常。诊断为白细胞减少症。于1981年5月住院治疗1月余，服多种升白细胞药，白细胞仍在1.5×109~2.8×10^9/L间。1981年8月起服刺五加片，45天后白细胞升至4.1×10^9/L，治疗6个月，9个月分别复查均为3.9×10^9/L，自觉症状消失。

治疗方法：刺五加片，每次4片，每天3次，视病情持续治疗1~3个月。定期复查白细胞计数及分类。〔杨国元，等. 湖北中医杂志. 1982,（6）：52.〕

2. 烫伤

张某某，男，27岁，农民。1989年6月11日因被沸水烫伤腰脊及双下肢2小时，送来我所诊治。患者自觉局部灼热、剧痛。查：腰脊有数个融合成片、大小不等的水泡。双下肢外后侧表皮剥脱，创面发红、潮湿，水肿明显。诊为浅Ⅱ度烧伤。面积15%。即用1∶1000新洁尔灭溶液冲洗消毒创面，剪除水泡表皮及剥脱皮肤。然后于患部涂上桐油。均匀撒上药粉，无菌纱布覆盖包扎。约10分钟左右疼痛明显减轻，次日即行走并可骑车外出。2天后复诊，局部肿胀消退，创面干燥，痂膜形成。按上方换药1次，4天后痂下一期愈合，6天脱痂痊愈，未留任何痕迹。

治疗方法：先将刺五加叶于铁锅内文火焙干，呈黄褐色，研细末装瓶备用。用浓茶水或1∶1000的新洁尔灭溶液冲洗消毒创面，去除黏附在创面上的异物，剪除水泡表皮，清除坏死组织及脓液。用无菌棉签或棉球拭干创面液体。然后在创面上涂一层桐油或菜油，将药粉均匀撒在创面上。以药粉不被桐油或菜油浸湿为度。再以无菌纱布覆盖包扎。2~3 日换药 1 次。

结果：52 例患者全部治愈。其中 32 例 1 次上药 15 分钟左右止痛，4~6 天结痂一期愈合；18 例 7~14 天脱痂痊愈。2 例因治疗不及时，创面感染及全身症状较重；除每日换药 1 次，再以青霉素、链霉素及庆大霉素肌内注射控制感染。于 20 天左右痊愈，未见瘢痕增生现象。〔戴余明，等. 中西医结合杂志. 1991，(3)：169.〕

3. 骨折

（1）患者，女，64 岁。从 10 多米的高处跌下，致右上肢肱骨上 1/3 处闭合性完全骨折。敷药后用夹板外固定。24 小时后去除外敷药。7 日后拆除夹板，骨折处愈合良好。病人现已 80 岁高龄，骨折处无异常现象，目前生活仍能自理。治疗方法见后。〔宋风彩. 中国乡村医生. 1990，(8)：26.〕

（2）患者，女，11 岁。不慎跌下 5 米深坑，右下肢股骨上 1/3 处闭合性完全骨折，采用下述方法治疗后，20 天后由家长背着上学，1 个月后自己步行上学。骨折处愈合良好，无畸形。现在病人身体健康，体格健壮，与同龄人相比，无异常。

治疗方法：五加皮 62g，加公鸡五脏及血、舌、外生殖器一起捣碎成棕红色泥状，均匀糊于第二层新鲜桐树皮上，然后敷于患处周围，再用夹板作外固定。24 小时后取下外敷药，7 日后取下夹板，肢体可自行活动。20 日后即可痊愈。

W

注意事项：外敷药不可长时间使用。超过 24 小时对皮肤有腐蚀作用。〔宋风彩. 中国乡村医生. 1990，(8)：26.〕

五灵脂

【基原】为鼯鼠科动物橙足鼯鼠和飞鼠等的干燥粪便。

【异名】药本、寒号虫粪、寒雀粪。

【性味】苦、甘，温。

【归经】入肝、脾经。

【功能主治】生用行血止痛，主治心腹血气诸痛，妇女经闭，产后瘀血作痛；外治蛇、蝎、蜈蚣咬伤。炒用止血，主治妇女血崩，经水过多，赤带不绝等。

【临床应用】

1. 产后腹痛

施某某，女，28 岁，工人。产后 3 日，腹痛。少腹可触及硬块，此寒凝血滞而致之腹痛也。苔白脉细，予五灵脂细末，每服 6g，每天 3 次，翌日即瘥。

治疗方法：五灵脂炒热，加米醋拌匀再炒，待嗅到药味后取出，研细末，每服 6g，黄酒送下，每天 3 次，1~2 日可痊愈。〔朱良春. 中医杂志. 1982，23(8)：18.〕

2. 牙痛

江应宿在燕京，见小儿医东吏日患齿痛，睑腮肿起，痛楚难支。闻一匠夫能治虫牙，试召视之。与五灵脂如米粒者 3 颗，令咬在痛齿上，少顷以温水漱出，得小白蛀虫 3 条，痛止肿消。〔名医类案：45.〕

五味子

【基原】为木兰科植物五味子的果实。

【异名】蘇、茎藸、玄及、会及、五梅子。

【性味】酸，温。

【归经】入肺、肾经。

【功能主治】敛肺滋肾，生津收汗，涩精。主治肺虚咳喘，口干作渴，自汗，盗汗，劳伤羸瘦，梦遗滑精，久泻久痢等。

【临床应用】

1. 经前哮喘

汤某某，女，38岁，农民。1982年1月25日就诊。患者自1979年2月以来，每于月经来潮前1至2天突然喘促气短，难以入寐，伴腰腿酸软无力，口渴舌燥。经净喘已。月月如此。当地医院诊为“月经期过敏性哮喘”。认为只有绝经哮喘方能休止。病人忧虑悲观。诊其脉细弱，舌苔少而干。基于肺主吸气，肾主纳气，以及肾藏阴精，主司天癸，为月经生成的根本等理论，诊为肺肾虚喘。患者肺肾素虚，经血下而肾益虚，肾虚以不能纳气，气不归元而逆于肺，故经期喘作。以滋补肺肾为法。拟用：五味子300g加醋拌，蒸后晒干研粉末，每次5g，水冲服，每天2次。进药2料，喘作见减，口渴舌干好转，又连服2料，经来喘息未作，病人大喜。为巩固疗效，嘱其每月来经前服药10天，药量同前，坚持至今，未再复发。〔郭旭霞. 山东中医杂志. 1985,(3)：44.〕

2. 药物性肝病

（1）赵某某，男，18岁。肺门淋巴结核，初诊时谷丙转氨酶正常。用异烟肼、链霉素治疗20天后谷丙转氨酶上升至255单位。未停用抗结核药物，给予五味子蜜丸治疗，1周后谷丙氨酶下降至80单位。用药共19天，在近1个月内复查2次，谷丙转氨酶皆正常。〔中国人民解放军第309医院内科. 新医药学杂志. 1973,(9)：19.〕

（2）谷某某，男，2岁。患血吸虫病，在锑剂治疗前谷丙氨酶正常。锑剂治疗开始后10天，谷丙转氨酶上升至375单位，2天后加用五味子蜜丸治疗，并继续注射锑剂。至20天疗程结束时，复查谷丙转氨酶已恢复正常。〔中国人民解放军第309医院内科. 新医药学杂志. 1973,(9)：19.〕

（3）陈某某，女，72岁。胆道感染，十二指肠引流液有大肠杆菌生长，血清谷丙转氨酶415单位，麝浊、麝絮正常。先后用土霉素、氯霉素等治疗，2周后临床表现好转，但谷丙转氨酶增高为570单位。经加五味子蜜丸治疗2周，转氨酶降至正常，再2周复查仍正常。此期间患者仍有轻度右上腹痛及压痛。

治疗方法：北五味子晒干，研粉，炼蜜为丸（蜂蜜与药物比例约为1∶1.5），每丸重3钱（约含生药1.5~2钱），每次服1丸，每日3次。〔中国人民解放军第309医院内科. 新医药学杂志. 1973,(9)：20.〕

3. 头痛

（1）甘某某，男。自1954年起，常有剧烈头痛，精神不好，服过不少各类型的止痛片剂如阿司匹林、安替匹林片等。仅能起到短时止痛的作用。连服五味子 24 天后，头痛已不发生，精神逐渐好转，至今半年多不见头痛发作。〔何利田，等. 上海中医药杂志. 1956,（3）：34.〕

（2）王某某，女，18 岁。自小患有头痛，近年来症情加重，常在工作时突然发作，常用拳打头部。经服五味子 12 天，现已痊愈。〔何利田，等. 上海中医药杂志. 1956,（3）：34.〕

（3）刘某某，女，自 1951 年起，常有头晕、头痛的症状，每周有 2~3 次失眠，曾到省市工人疗养院疗养 2 个月，病症见好转，但回来不久又复发，于 4 月试用五味子治疗，服了第 1 瓶后（每瓶药服 6 天），头痛、失眠的现象减少，服第 3 瓶后头晕、头痛的症状完全消失，睡眠恢复正常，共服药 24 天，已痊愈。

治疗方法：五味子 40g，加 50% 的乙醇溶液 20ml 浸 10 天，每日振荡 1 次，10 天后滤过残渣，把残渣再浸在 20ml 50% 的乙醇溶液内，浸 10 天，经过滤后去掉残渣，将两次滤液（即含五味子的乙醇溶液）合在一起，再加等量的蒸馏水，即可服用。成人的用量是每天 3 次，每次 25ml，服用总量不要超过 100ml。〔何利国，等. 上海中医药杂志. 1956,（3）：34.〕

W

X

犀角

【基原】为犀科动物印度犀、爪哇犀、苏门犀等的角。

【异名】低密、乌犀角、香犀角。

【性味】酸、咸，寒。

【功能主治】清热，凉血，定惊，解毒，主治伤寒瘟疫热入血分，惊狂，烦躁，谵妄，斑疹，发黄，吐血，衄血，下血，痈疽肿毒等。

【临床应用】

洋金花中毒

郭某某，男，52岁。1975年10月3日入院。患慢性气管炎10余年。1975年10月3日9时许，取洋金花30g水煎服，半小时后即感口干，眩晕，心悸，继之呼吸急促，躁动不安，阵发性抽搐，谵语，神志模糊，遂急诊入院。

检查：体温38.6℃，呼吸38次/分，血压21.3/12.7kPa（160/95mmHg）。唇干，颜面及全身皮肤潮红，瞳孔中度散大，对光反应迟钝，眼球结合膜充血，颈软。心率122次/分，两肺满布痰鸣音，腹部稍胀，肝脾未触及，肠鸣音减弱，病理性神经反射未引出。诊断：重度洋金花中毒。入院后遂给洗胃，输液，镇静强心，吸氧及肌内注射新斯的明等综合治疗。6小时后未见好转，仍烦躁不安，频繁抽搐，神昏谵语，嘱用犀角粉1.5g研末灌服，2小时1次，用2次后神志渐清，安静，呼吸平稳，可对答及辨认亲人。观察2天，痊愈出院。

体会：洋金花煎服的常量为0.3~0.5g，本例一次用30g显然是超量而中毒，经综合治疗6个小时未见显效，笔者今宗《本草纲目》“犀角，足阳明药也，胃为水谷之海，饮食药物必先受之，故可解一切诸毒”，及《本草经集注》“解莨菪毒”之训，取其味酸咸，性寒，有清热凉血，泻火解毒之功，用单味犀角灌服2次而获愈，足证犀角粉对抢救洋金花中毒确有良效。〔张学安. 吉林中医药. 1986,（3）：27.〕

豨莶草

【基原】为菊科植物腺梗豨莶、豨莶或毛梗豨莶的全草。

【异名】稀莶草、猪膏草、虎莶、火枕草、绿莶草等。

【性味】苦，寒。

【归经】入肝、脾、肾经。

【功能主治】祛风湿，利筋骨，降血压。主治四肢麻痹，筋骨疼痛，疟疾，急性肝炎，高血压病，腰膝无力，疔疮肿毒，外伤出血等。

【临床应用】

1. 中风

金棱银线，素根紫叶，对节而生，蜀号为火欻草（即豨莶草），茎叶颇同苍耳，不费登高历险，每常求少获多，急采非难，广收甚易，倘勤久服，旋见神功。谁知至贱之中，乃有殊常之效，微臣自吃至百服，眼目清明，即至千朝，髭鬓乌黑，筋力颇健，效验多端。臣本州右都押衙罗守一，曾因中风坠马，失音不语。臣与十服，其病立愈。又大慈寺中和院僧司副正明教大师智严，年垂七十，忽患偏风，行履妨废，臣与十服，旬日并瘳。又有玉局化主道士皇甫，因上元日与合城奏醮，中风口眼㖞斜，时时吐瀑，臣与十服，立便得瘥。〔历代笔记医事别录：407.〕

2. 面神经麻痹

杨某某，女，18岁，1978年9月6日初诊。病已一旬，初起耳下部疼痛，随即嘴向左侧歪斜，经某医院诊为“面神经瘫痪”。服中西药未效，来诊时，左侧口眼歪斜，面颊动作不灵，眼睑不能闭合，说话漏风，口角流涎，舌质红，苔滑腻，脉象濡缓，处方：豨莶草12g，水煎服5剂。二诊（9月11日），服上方左侧口眼歪斜消失，面颊动作灵活，说话漏风转好，仍宗原方，继服5剂，诸恙消失，病获痊愈。〔万桂华. 北京中医. 1982,（127）：17.〕

按语：李时珍认为豨莶草生品捣汁服有小毒，令人吐，而九曝九蒸则补人，去痹痛而无毒，如著名的豨莶丸。《本草正》指出“豨莶气味颇酸，善逐风湿诸毒，用蜜酒层层和洒，九蒸九曝，蜜丸，空心酒吞，多寡随宜，善治中风口眼歪斜，除湿痹，腰脚痿痛麻木”。但不可认为蜜制豨莶草为补品，以免生误。《本草通玄》谓“古人所谓补者，盖以邪气去则正气昌，非谓其本性能补耳”。诚如斯言。

蜥蜴

【基原】为蜥蜴科动物丽斑麻蜴的全体。

【异名】马蛇子、麻蛇子。

【性味】咸，温。

【归经】入肺、膀胱经。

【功能主治】有消瘿，散瘰，祛痰之功效。治疗淋巴结核，慢性支气管炎等。

【临床应用】

胸壁结核漏

董某某，女，50岁。1962年患粟粒性肺结核，由于治疗不彻底，合并感染，引起左侧胸壁结核漏，近二十年来，用抗结核药物治疗效果不明显。服用此药两周后，瘘道破溃流出大量血性分泌物，经外科换药处理，又继续服用此药1个疗程痊愈，至今未见复发。

治疗方法：活蜥蜴1条，红皮鸡蛋1个，黄酒500g，先将鸡蛋一端开一圆形小孔，把蜥蜴装入鸡蛋内，用纸封固鸡蛋圆孔，放入炭火上烧焦，取出放凉，研成细面，放入黄酒中浸泡1周，即可服用。每天2次内服，每次30ml，2周为1个疗程，未愈再继续治疗。治愈后为巩固疗效，再服药1周。〔黄玉. 中药通报. 1986,（7）：60.〕

按语：蜥蜴善于治疗结核瘰疬疮疡，方法各有不同。如治淋巴结核，既可按上法，也可用蜥蜴1条，焙干研面，鸡蛋3只，一端开小扎，将蜥蜴粉分3份，分别装入蛋内，用纸封固，放炭火上烧焦，研细面，香油调敷患处。

X

另外，蜥蜴治慢性支气管炎，也有祛痰效果，可使痰量减少或消失。副作用是部分病例有口干舌燥反应。

蟋蟀

【基原】为蟋蟀科昆虫蟋蟀的干燥全虫。

【异名】促织、将军、斗鸡、蛐蛐、夜鸣虫等。

【性味】辛、咸，温。

【归经】入肾、膀胱经。

【功能主治】利水通淋。治疗石淋，尿闭，水肿等。

【临床应用】

1. 尿路感染

徐某某，女，24岁。于10年前曾患尿路感染，服中药及长效磺胺、四环素等月余无效。服下药1周症状减轻，继服1个月症状消失而获治愈，至今10年未见复发。

治疗方法：取灶间蟋蟀50只，加水500g，水煎分3次服用。〔徐新宝．赤脚医生杂志．1976,（11）：17.〕

2. 尿潴留

叶某某，男，30岁，1963年9月23日入院。患者半月来恶寒发热，全身筋骨酸痛，近4天排尿困难，入院1天未解小便，据体检及实验室检查，诊断为“金黄色葡萄球菌性脓毒血症，急性肾盂肾炎及继发性贫血、尿潴留”。入院后先予大量抗生素，输血，补液，维生素，注射新斯的明等，小便不能自解，9月29日开始口服蟋蟀一对（研末吞），每天1次，连服6天。二便能自解，发热依然，经内、外科综合治疗日渐好转。〔陈良予．浙江中医杂志．1964，7（8）：2.〕

按语：考历代本草，该药似为利水消肿之专品，如《本草纲目拾遗》认为“其性通利，治小便闭”。《医方集听》也有用炙蟋蟀研末治“小水不利，胀痛不止”的记载。本品可与蝼蛄合用治疗水肿、小便不利，增强疗效。

喜树叶

【基原】为珙桐科植物喜树的树叶。

【性味】苦，寒。

【功能主治】清热解毒，破血化瘀。主治疖肿、疱疡初起之各种癌肿，急性咽炎，急慢性白血病等。

【临床应用】

急性咽炎

周某某，男，38岁。1989年8月3日初诊。咽部不适，疼痛20天，经服用抗菌药物治疗无明显好转。查：咽部红肿干燥，咽喉部不适，吞咽有异物感，予喜树叶泡服，每次2叶，泡淡更换。连服3天，症状基本消失；继服1周而愈。随访1年余，未再发。〔钱广良．四川中医．1991，9（7）：47.〕

细辛

【基原】为马兜铃科植物辽细辛或华细辛的带根全草。

【异名】小辛、细草、少辛、独叶草、金盆草等。

【性味】辛，温。

【归经】入肺、肾经。

【功能主治】祛风，散寒，行水，开窍。主治风冷头痛，鼻渊，齿痛，痰饮咳逆，风湿痹痛等。

【临床应用】

1. 十二指肠球部溃疡

患者，男，46岁。1960年4月17日入院。16年来心窝部时感不适，在摄取冷食、糯米黏食及过饱后，即感上腹部疼痛。平时经常嗳气，泛酸。每届冬季大发作20余天后自行缓解，症状逐年加重，1960年3月11日因精神上受刺激，突感心窝部疼痛，仍坚持工作。4月15日呕吐咖啡样物质，并解黑粪1次，腹痛加剧，食欲大减，食后吐出才感舒适。入院时检查：体温37℃，脉搏96次/分，呼吸24次/分，形体消瘦，面色苍白，软弱无力，神志清晰。胸部略呈桶形，听诊清音，呼吸音减弱，腹平坦、软，剑突下偏右略有压痛，肝脾未触及，无肿块。实验室检查：血红蛋白80g/L，红细胞2.75×10^{12}/L，白细胞8.2×10^{9}/L，中性0.73，淋巴0.19，大单核0.02，嗜酸性0.06。入院后当予流质饮食，并给中药乌贝散（2天），制酸剂（9天），盐酸普鲁卡因（12天）口服，4天后改用半流质饮食。4月23日，大便潜血阴性。X线透视：心肺正常。钡餐造影：食管正常，胃充盈呈鱼钩状，张力及蠕动减弱，胃黏膜纹粗大，未见壁龛；十二指肠球体变形，有点状壁龛，伴有胃窦痉挛现象。于入院后第13天（4月29日）改用中药细辛外敷，取细辛4钱，研细，加甘油适量，拌和摊于15cm×15cm纱布上，敷贴在上腹部，以中脘穴为中心，四周用胶布固定，每隔3天换药一次。用后患者自感舒适，胃纳迅速增加，食后亦无疼痛。4天后改为普通饮食，一般情况迅速好转，体重增加，于5月13日钡餐造影检查：十二指肠龛形消失，球体轻度变形，共住院26天出院。〔嘉兴市第二医院内科. 浙江医学. 1961,(11-12):498.〕

2. 注射感染症

蔡某某，女，32岁，因左臀部肌内注射卡那霉素0.5g 3次，注射部位红、肿、热、痛，触及手掌大肿块5天，经使用消炎止痛膏外敷3次，金黄散外敷2天，同时口服四环素0.5g，每天3次，未见效果。于1980年11月5日来院治疗。查体：左臀部外上方红、肿，扪及一7.5cm×8cm之肿块，质中，压痛明显，无波动感。经局部外敷细辛末3次，上述症状均消失。

治疗方法：将细辛适量研成细末，过筛密封备用，但存放时间不宜过长，以防受潮、霉变等。在疼痛处或肿块上及其周围皮肤外敷薄层细辛末，并用氧化锌胶布（或消炎解痛膏布）贴封，不让药泄漏。若在胶布粘贴处外面用热水袋热敷效更佳（需布包，当心烫伤）。每24~36小时更换细辛末1次，一般2~5次。〔陈飞尧. 江苏中医. 1993,(2):24.〕

【备注】细辛辛香之气甚浓，性善走窜，故气虚多汗、阴虚阳亢头痛、阴虚肺热咳嗽等忌用。内服用量不宜过大。前人有“细辛不过钱”之说，虽非绝对，但应引起注意。用量为1~3g。

临床药理研究表明：华细辛挥发油对蛙、小鼠、兔等，初呈兴奋作用，继即陷于麻痹而死亡，呼吸先于心跳而停止，对心肌、平滑肌有直接抑制作用。

夏枯草

【基原】为唇形科植物夏枯草的果穗。

【异名】燕面、铁色草、大头花、棒槌草、麦夏枯等。

【性味】苦、辛，寒。

【归经】入肝、胆经。

【功能主治】清肝，散结。主治瘰疬，瘿瘤，乳痈，乳癌，目珠夜痛，羞明流泪，头目眩晕，口眼歪斜，筋骨疼痛，肺结核，急性黄疸型传染性肝炎，血崩，带下等。

【临床应用】

1. 细菌性痢疾

某某，男，52岁。因腹痛、下痢入院。起病急骤，恶寒发热，持续2天，里急后重，大便一昼夜30次，脓血便。大便培养：费氏痢疾杆菌。乙状镜检查：黏膜充血，水肿，有出血点、糜烂。诊断为菌痢。用夏枯草60g，煎剂每4次分服，7天治疗结束。〔邢维耕. 浙江中医杂志. 1960,（6）：265.〕

2. 口腔溃疡

徐某某，女，64岁。患下口唇溃疡已2年，经中西医长期治疗无效。1982年夏，笔者以夏枯草一味，每天30g，煎汤代茶饮。服至1个月后，口唇红肿消退，溃疡面显著缩小，3个月后溃疡面基本愈合，患者信心更足，连续坚持服用5个月。跟踪观察1年，未见复发。〔朱敦楼. 安徽中医学院学报. 1985，4（2）：64.〕

3. 脓肿

喻某某，女，8岁。右腿内侧有一无名肿毒，大如覆碗，肤色如常，剧烈疼痛，某院诊为“深部脓肿”，切口排脓，久不收口，肿硬反而加剧，用夏枯草内服，外敷（不敷伤口），半月愈合。

治疗方法：鲜夏枯草5000~7500g，清水煮烂过滤去渣，浓缩呈糊状即可。服法：每次服2汤匙，每天3次。外敷：用此糊外敷疮部，每天2~3次。〔陈茂林. 四川中医. 1983，1（6）：44.〕

4. 急性传染性肝炎

韩某，男，9岁。1983年7月19日初诊。患者全身乏力5天，恶心呕吐，厌油，食欲减退，尿色如浓茶样2天。肝大肋下1.5cm，质软，有压痛，皮肤及巩膜明显黄染。肝功能：黄疸指数91单位，谷丙转氨酶194.5单位，诊为急性黄疸型传染性肝炎。服下方7剂后，症状明显好转。再予3剂，复查肝功能已转正常。

治疗方法：夏枯草60g，白糖30g，大枣30g。先将夏枯草、大枣煎好去渣，再放入白糖，加水至500~600ml，文火煎取250~300ml。分早晚2次空腹服下。〔秦元嶂. 广西中医药. 1988，11（3）：36.〕

按语：夏枯草虽是清泻肝火之要药，但尚有利尿通淋之功用，故以夏枯草清利肝胆湿热治疗急性传染性肝炎甚为合拍。此外，单味夏枯草治疗瘿瘤瘰疬，肝虚目睛疼痛，妇科血崩不止，赤白带下，痢疾等均有很好疗效，反证了本药散肝经郁热，清肝经湿热之功效卓著。

夏天无

【基原】为罂粟科植物伏生紫堇的块茎或全草。

【异名】伏地延胡索、无柄紫堇。

【性味】辛、甘，平。

【功能主治】降压镇痉，行气止痛，活血去瘀。主治高血压，偏瘫，风湿性关节炎，坐骨神经痛，小儿麻痹后遗症等。

【临床应用】

1. 梨状肌损伤综合征

患者，女，45 岁。梨状肌劳损 5 年余，时好时发，酸麻放射到下肢，行动不便，经用夏天无注射液 4ml 注射阿是穴局封治疗，半个疗程后症状全部消失。〔毛辉. 江西医药. 1982,（4）：60.〕

2. 臀大肌劳损

患者，男，19 岁。患者一年余来感左侧臀大肌及下肢酸痛麻木，尤以夜间为甚，不能入睡，经多方求医无明显好转。检查：左侧臀大肌及下肢腓肠肌轻度萎缩，压痛明显。诊断为臀大肌劳损。按下法行夏天无注射液穴位注射。取主穴环跳、承山，备穴殷门、足三里，4 穴轮换。1 个疗程后酸胀麻木明显好转，夜里能入睡。2 个疗程后自觉症状消失，肌肉萎缩好转。3 个疗程后患侧酸胀，麻木消失，臀大肌及下肢腓肠肌萎缩消失，随访 2 年余未复发。

治疗方法：局部消毒后封闭，用 7 号针头，每穴注入 2ml，隔日 1 次，7 次为 1 个疗程。〔毛辉. 江西医药. 1982,（4）：60.〕

X

仙鹤草

【基原】为蔷薇科植物龙芽草的全草。

【异名】龙牙草、瓜香草、老鹳嘴、子母草、狼牙草。

【性味】苦，平。

【归经】入肝、肺、脾经。

【功能主治】止血，健胃，消食，止痢。主治咯血，吐血，尿血，便血，赤白痢疾，崩漏带下，劳伤脱力，痈肿，跌打，创伤出血等。

【临床应用】

1. 细菌性痢疾

（1）程某某，男，24 岁。1987 年 8 月 9 日初诊。腹痛、腹泻伴发热 5 天。开始水泻，后转脓血，赤多白少，里急后重，饮食不思，四肢无力，小便短赤。苔薄而黄腻，脉滑数。大便常规：红细胞（+++），白细胞（+），脓细胞（+）。曾口服氯霉素，静脉输液，效果不佳，才来就诊。予仙鹤草 100g 煎浓汁频服，连服 3 剂，痢止病愈。〔陈寿永. 中医杂志. 1992，33（9）：7.〕

（2）吴某，男，28 岁。患者因发热腹痛 12 小时，排脓血便 20 余次就诊，伴明显里急后重感。检查：体温 38.7℃，大便呈脓血样，无粪质。血常规：白细胞 10.2×10^9/L，中性 0.80。诊断：急性细菌性痢疾。

治疗方法：以仙鹤草鲜品 60g，全草洗净，切碎水煎（浓煎），取水煎液

200ml，加蔗糖少许服下，1小时后，腹痛减轻，患者安睡。4小时后，体温37.6℃，进食少量稀粥后，服下第2煎液200ml，服药后8小时体温37℃，排便2次，里急后重感消失，服第3煎液150ml，患者安睡至次晨。〔阚佑骞. 云南中医学院学报. 1992,（2）：37.〕

2. **糖尿病**

（1）患者，女，55岁。多食易饥，多饮多尿，经查空腹血糖9.9mmo1/L，诊为“糖尿病”。经中西医多方调治，获效甚微，且逐渐出现纳呆乏力，身体消瘦。以仙鹤草30g，水煎服。20剂后，诸症好转，复查空腹血糖7.15mmol/L，继服20剂，诸症皆除，病告痊愈。〔王英，等. 中医杂志. 1992，33（10）：7.〕

（2）患者，男，50岁。患糖尿病3年余，经中西医治疗罔效。空腹血糖在8.33~11.1mmol/L之间。患者消谷善饥，饮一溲一，体瘦乏力。近1周因饮酒致脘腹疼痛，继而出现呕血，黑便。大便潜血（++++）。胃镜检查诊为出血性胃炎。予单味仙鹤草60g，水煎频服，以期收敛止血。2剂血止，大便潜血转阴，继服10剂，以资巩固。消谷善饥，多饮多尿等症不期而愈。查空腹血糖为7.7mmo1/L。患者欣喜，即以仙鹤草20g，长期坚持服用，血糖在6.6~7.7mmol/L之间。嗣后，以之治疗消渴数十例，均获显效。〔王英，等. 浙江中医杂志. 1992,（6）：262.〕

3. **滴虫性阴道炎**

金某某，女，28岁。因外阴瘙痒，白带量多，尿频等症状来妇科门诊。检查：白带量多，质稀薄有臭味，有时混有血性或脓性分泌物，外阴及尿道口周围充血发赤，阴道壁及子宫颈周围有红色点状颗粒，镜检阴道滴虫（++），经1个疗程治疗，阴道分泌物呈正常状态，阴道壁及宫颈红色点状颗粒完全消失。自觉症状消失，分泌物镜检连续2次及月经后镜检1次，阴道滴虫均阴性，治愈。

治疗方法：用此草的嫩茎叶，制成200%的浓缩液，即200g药料（干品），粗粉碎，加水浸没，文火煎煮3次，每次1小时。合并全部浸滤液，文火浓缩成100ml。用阴道窥器张开阴道，以新洁尔灭棉球彻底擦洗阴道壁，同时转动阴道窥器，将窥器压迫的阴道壁也洗擦干净，并将蘸满仙鹤草液的棉球均匀地涂擦整个阴道，然后再塞以蘸满仙鹤草液的特制带线大棉球，放置3~4小时后，令患者自行取出。以此治疗滴虫性阴道炎收到比较满意的效果。〔辽宁省抚顺市第四医院. 中草药通讯. 1972,（1）:38.〕

4. **梅尼埃病**

（1）男，28岁，小学教师。1974年9月2日夜初诊。患者因头晕、目眩发作，跌仆在地，自觉天旋地转，不敢睁眼，呈恐惧状态而就诊，伴面色苍白，出汗，恶心欲吐，不愿说话。其母代诉：4年前，因家中盖房子过于劳累，此后即经常诉耳鸣，似蝉叫，很感痛苦，严重时失眠，不思饮食。2年后突然发生头晕、目眩，并伴有恶心，呕吐，晕倒。这样断续发作近2年；发作最短时间间隔10余天，最长1个月或2~3个月不等，无规律性；发作时间最短几分钟，最长3~5天。为此曾去北京、张家口等地大医院检查治疗，诊为梅尼埃病。用中西药物治疗效果均不明显。采用仙鹤草水煎液治疗，服药 3 天治愈，6 年来未复发。治疗方法同下案。〔王玉. 中级医刊. 1981,（9）：29–30. 〕

（2）男，45 岁，中学教师。1978 年月上旬突然发病。耳鸣，眩晕、天旋地转，恶心呕吐，晕倒。到处求医而不效，后经某医院诊断为梅尼埃病。经人介绍，来院就诊，于 6 月 25 日开始服用仙鹤草，服药 4 天，病渐减轻，继而痊愈，遗留左侧耳聋。1980 年 9 月 1 日随访，未再复发。

治疗方法：仙鹤草 60g，加水 500ml，煎至 300ml，每服 100ml，日服 3 次，连服 3~5 天。〔王玉. 中级医刊. 1981,（9）：29–30. 〕

5. 小儿剧烈痉咳

许某某，女，4 岁。双目火红，眶周青紫，询知剧烈痉咳已半月余，经治失效，以至如此。处以仙鹤草 30g，水煎服，每天 1 剂，连服 5 剂，巩膜出血大半吸收，痉咳亦瘥。〔许英章. 中医杂志. 1992，33（10）：6. 〕

6. 慢性口腔糜烂

项某，男，54 岁，农民，连续 3 年口腔溃烂，吞咽困难，服中西药久治未愈，后转我院门诊，即用仙鹤草根煎剂治疗，两个疗程后痊愈，至今已 5 年未发。

治疗方法：①仙鹤草根（干）30g，水煎 15 分钟，嗽口内服，每天 2 次，以上为 1 天量，5 天为 1 个疗程。②仙鹤草根研末，吹入口腔糜烂部位，每日 4~5 次，3 天为 1 个疗程，适用于小和不愿服药者。〔沈绍英. 江西中医药. 1986,（5）：5. 〕

7. 链霉素中毒

程某某，女，2 岁，1985 年 9 月 18 日就诊。患者因浸润型肺结核，每天肌内注射硫酸链霉素 1g，连续 1 个月，耳渐失聪，近日加剧，听觉丧失。停用链霉素，予新鲜连根仙鹤草 150g，冷水煎浓汁频服，连服 10 剂，听力复常。〔陈寿永. 中医杂志. 1992，33（9）：7. 〕

按语：近十年来，由于仙鹤草广泛的治疗作用，引起了国内外中医药界人士的极大兴趣，各种临床应用和研究报道层出不穷，其中最受关注的，一是仙鹤草酚的治疗作用，二是所含鞣质的作用。关于鞣质的作用，日本人归结为如下几方面：①促进嗜中性粒细胞活性化；②促进单核细胞、巨噬细胞的活性化；③抗病毒作用；④提高机体免疫力；⑤抑制抗坏血酸的氧化分解，⑥抑制脂质过氧化；⑦对过氧化物有显著抑制作用；⑧护肝作用，抑制肝细胞的损害等。可见仙鹤草中蕴藏的潜力是巨大的，是很具有开发实力的一味新药。本品的副作用很少，据报道，仙鹤草素偶可引起心悸，颜面血和潮红等现象。

仙人掌

【**基原**】为仙人掌科植物仙人掌的根及茎。

【**异名**】神仙掌、霸王、观音掌、观音刺等。

【**性味**】苦，寒。

【**归经**】入心、肺、胃经。

【功能主治】行气活血，清热解毒。主治心胃气痛，痞块，痢疾，痔血，咳嗽，喉痛，肺痈，乳痈，疔疮，汤火伤，蛇伤等。

【临床应用】

1. 咳嗽

王某某，男，56岁，干部。咳嗽10余年，每年冬季加重，近1周来发热，黄痰黏稠不易咳出，舌红，苔微黄，脉浮数。服复方磺胺甲恶唑及氨茶碱片2日罔效，改服仙人掌白糖以下述方法治疗，4日而愈。以后每有咳嗽，黄痰常以此法治疗，多获良效。有时自觉口鼻发干，稍有咳嗽，也以此法做预防用药。未见不良反应。

治疗方法：鲜品仙人掌（去刺）100g，白糖30g，每日2次口服（儿童酌减）。

笔者近年来根据本地民间验方，用鲜品加白糖口服治疗肺热咳嗽36例皆愈（其中急性咽炎4例，急性气管炎11例，慢性支气管炎合并感染1例，支气管扩张4例，肺炎3例）。一般用药1~2天即可取效，最多服用7天。未见不良反应。体温超过38℃以上者酌加抗生素治疗。〔冷长春. 四川中医. 1987，5（10）：9.〕

2. 胃下垂

黄某某，女，22岁，1981年11月27日初诊。上腹部反复胀痛3年，饭后加重，平卧则缓解。食欲差，常有嗳气，体质消瘦，体重45kg，精神不振，经X线胃肠道钡餐透视：胃大弯下极在髂嵴联线下方9cm，胃小弯切迹水平段在髂嵴联线下方4cm。诊断为胃下垂。经下述方法治疗1个疗程后，腹痛、嗳气、乏力、食欲减退、精神不振等症状改善，体重增加2kg。连续治疗3个疗程后，自觉症状基本消失，精神转佳，体重增至48kg。X线胃肠道钡餐透视复查，胃大弯下极在髂嵴联线下方8cm，胃小弯切迹水平段在髂嵴线下方2cm。治疗方法同下案。〔黄永辉. 广西中医药. 1983，6（4）：50.〕

（2）陈某，男，45岁。1982年3月8日入院。上腹部反复胀痛，食欲减退（每餐100g），口苦，乏力，精神不振，便溏10个月。疼痛多于食后加剧，立位时腹部有沉重感，尤以下午较重，体质消瘦，体重50kg。曾经中西医治疗无明显好转。经X线胃肠道钡餐透视：胃大弯下极在髂嵴联线下方12cm，胃小弯切迹水平段在髂嵴联线下方4cm。窦部黏膜增粗，结构紊乱，压痛明显。诊断为胃下垂，胃窦炎。经下法治疗1个疗程后，腹痛，口苦，乏力，食欲不振，精神不振，便溏等症状基本好转。按下法连续治疗8个疗程后，自觉症状基本消失，体重增加1kg。X线胃肠道钡餐透视复查：胃大弯下极在髂嵴联线下方8cm，胃小弯切迹水平段在髂嵴联线下方0.5cm。

治疗方法：新鲜仙人球60g，洗干净，切碎。瘦猪肉30g，剁碎做成肉饼，与仙人球一起煮熟，于每晚前顿服，每天1次，30天为1个疗程，连服3个疗程。〔黄永辉. 广西中医药. 1983，6（4）：50.〕

3. 急性乳腺炎

（1）王某某，女，26岁。左上方乳

房红肿胀，疼痛，乳汁不畅，兼有寒热、头痛，骨节酸楚。脉弦数。即用仙人掌打烂外敷，一天中更换5次。次日，肿块已消，疼痛及其余症状亦减。

治疗方法：取新鲜仙人掌或仙人球适量，除去表面的刺和绒毛，洗净，捣烂。使用时，将捣烂的仙人掌敷于乳房红肿的部位，上面盖以纱布。每天更换数次，使敷料保持湿润，至红肿消退为止。〔徐永锡. 上海中医药杂志. 1966,(5): 193.〕

（2）宋某某，女，31岁。1981年3月6日初诊。患者产后15天，突感畏寒发热，全身不适，头痛，食欲不振，时有大便干结，右侧乳房红肿疼痛较剧。诊断为急性乳腺炎。曾用青霉素治疗无明显疗效。刻诊：右侧乳房红肿明显，可触及一鸭蛋大浸润硬肿块，表面灼热，压痛明显，伴见发热（体温38.5℃）。即予下法治疗。换药2次后体温即正常，肿痛减轻，肿块变软，压痛已不明显。继敷4次后即愈，随访3个月未复发。

治疗方法：取新鲜而多汁的仙人掌100~150g，剥掉外皮，切细、捣烂成糊泥状，加入鸡蛋清适量。和匀后，摊于布或敷料上敷于患处，用胶布固定包扎。每天换药1~2次。一般只需敷4~6次就可以治愈。如有合并发热或腋下淋巴结肿大者，可加用抗生素药物治疗。〔何国兴. 四川中医. 1987，5（3）：7.〕

4. 小儿痄腮

（1）刘某某，男，6岁。两侧腮部红肿疼痛，咀嚼不便，畏寒发热，经西药治疗无效，邀余诊治。即予下法施治。换药2次，红肿消退，咀嚼吞咽均恢复正常。

治疗方法：选鲜而多汁之仙人掌1瓣，剥掉外皮和小刺，将表面用刀刮成黏泥状，外敷患处。每天换敷1次。一般只需换2~3次就可治愈。如有高热、头痛、烦躁等症，可内外合治，方用普济消毒饮加减。〔何以均. 四川中医. 1985, 3（10）：52.〕

（2）孔某某，女，7岁。1989年12月17日初诊。畏寒发热，右侧腮部肿胀，边缘不清2天。局部酸痛，咀嚼不便。以下法治疗3天（未用其他药），肿胀消失，余症亦除。

治疗方法：鲜仙人掌全株，去刺，加冰片适量（二者重量比约2∶1），捣烂，以鸡蛋清和为糊状，外敷患部，每天2次。〔张树军. 四川中医. 1991，9（6）: 15.〕

（3）李某某，男，12岁。患儿右耳下肿胀，疼痛1天。初起时恶寒、发热、头痛、呕吐、不思饮食，继则右耳下肿胀疼痛，张口或咀嚼时疼痛加剧。有流行性腮腺炎接触史。体温40℃，舌质红，苔腻，右耳下肿胀，压痛明显，灼热，肿处柔软。诊断为流行性腮腺炎。嘱以仙人掌捣烂外敷，每天2次。次日肿痛减轻，热退，诸症悉减，又敷2次而愈。

治疗方法：取新鲜仙人掌适量，除去表面芒刺和绒毛，洗净，捣烂，均匀涂布于耳下腮腺肿胀处，上面覆盖纱布，以胶布固定。每天敷药2次，一般敷药4~6次即愈。〔单艺青. 赤脚医生杂志. 1977,（3）：20–21.〕

5. 乳头状癌肿

王某某，男，60岁，哲盟科左中旗人。1983年4月13日初诊。自述1个月前右小腿内侧甚痒，遂搔之至破出血结痂，然其痒不止，几天后以手掀落皮痂，发现下面有一粟状物，但痒不痛。日后迅速增大，且表皮破溃而来院求治。查体：右侧小腿于三阴交穴上6.5cm许有一4cm×4cm菜花样肿物，高于皮肤2.5cm，色紫暗，表皮溃烂，尔有黏浊腐秽之分泌物，似脓非脓，似血非血，恶臭不堪，推之不移，质地坚硬，无脓腔，触之出血，自觉发热，无痛感，局部热甚，周围皮肤青紫而无光泽，小腿肿胀按之凹而不起，全身状况一般尚可，营养中等，心中烦乱，纳食不佳，二便自调，苔黄腻，脉弦数。余曾以除湿清热解毒，破瘀消肿为法，连投6剂不效，且肿物继续增大，如鸡卵大小，疑为恶性肿瘤，而嘱其转诊。1983年4月23日经长春白求恩医科大第三临床医院，先后两次病理检查，确诊为乳头状癌肿，遂住院治疗，医生动员高位截肢，患者不肯，故于5月10日出院。出院后偶得一民间疗法，即仙人掌刮去皮刺，捣如泥，摊于纱布之上，敷患处，复以绷带包扎固定。初时，因局部热盛，一日之间便干成饼状，遂更敷之，半月后，3~4天换药1次。在敷药同时，取全蝎7只，黄泥封煅，研细，黄酒冲服，每天1只。用药后，热胀明显减轻，唯痒若蚤咬，大约1周后，痒止，肿热逐渐退缩。如此，连续用药3个月，肿物消失，皮肤平坦，干爽而告愈。余闻之，甚感惊奇，1985年12月16日特地专程访视，经仔细检查，除局部留有一片状灰褐色的色素沉着外，皮肤平软，弹性良好。〔王贵廷. 内蒙古中医药. 1987,(1)：36.〕

6. 毒蛇咬伤

周某某，女，35岁。1984年8月23日下地劳动时被毒蛇咬伤左脚背外侧，迅即肿胀延至踝部以上，即来我院治疗。查见局部有2个齿孔溢血。先常规消毒，再针刺咬伤局部排出毒液，然后将鲜人掌肉质茎去刺后捣烂，外敷伤部及延伸肿胀部位。每天敷1~2次，3天后肿胀逐渐消退，7天后基本痊愈。〔张克俊. 四川中医. 1988，6(9)：44.〕

7. 室上性心动过速

谢某，女，56岁，1983年10月20日初诊。患者有室上性阵发性心动过速9年，常因劳累、情绪激动而发病，发病次数随年龄增加而增加，特别是近2年，平均3~5天发病1次，曾服用多种抗心律失常药未见著效。发病时心慌，心率增快，每分钟200次以上，血压下降，乏力，头晕，面色苍白，汗出，甚至昏厥。心电图示S-T段压低，T波倒置，P-R间期缩短，QRS波群增宽，每次发病时应用去乙酰毛花苷0.8mg静脉注射，症状逐渐缓解，但发病仍然频繁，患者自1990年5月开始，服用仙人掌，每次服1块（约30~50g），每天1次，连续服用6个月，随访1年无一次发病，竟是奇效。〔王志. 实用中西医结合杂志. 1993,(2)：117.〕

8. 足跟痛

张某，女，47岁。1985年3月就诊。患者足跟痛1年多，不能履地，休息后痛缓，步行时疼痛。经用中药熏洗，内服中药、针灸、封闭等法治疗，效果不佳。经用仙人掌外敷治疗 1 周后，疼痛逐渐减轻，2 周疼痛消失，随访至今未复发。

治疗方法：先将仙人掌两面的毛刺用刀刮去，然后剖成两半，用剖开的一面敷于足跟部疼痛处，外用胶布固定，敷 12 小时后再换半片，冬天可将剖开的一面放在热锅内烘三四分钟，待烘热后敷于患处，一般于晚上贴上。在治疗期间穿布底鞋为宜，适当活动，使气血经脉畅通。〔张维林. 陕西中医. 1987，8（8）：365. 〕

9. 牙痛

李某某，男，50 岁。牙痛 5 天，经中西医治疗效果欠佳，疼痛难忍，不能进食，晚间不能入睡，用下法治疗，1 次牙痛消失。

治疗方法：取鲜仙人掌大约 35g，将刺除去，加水 1 碗，煎 1 分钟左右，把汤和仙人掌同时服下，每天 2 次，早晚服。〔张新华. 四川中医. 1989，7（7）：封 4. 〕

按语：历代方书、本草书中记载仙人掌用药的不多，而民间应用非常广泛。综观上述诸医案，仙人掌的药用机制在于：①清热解毒作用，如治疗乳腺炎、腮腺炎、热性咳嗽等；②镇静止痛作用，如治疗频发室上性心动过速，足跟疼痛，牙痛等；③健脾补胃作用，如治疗胃下垂等。还有人报道仙人掌有止血和保护溃疡疮面作用，故用以治疗胃、十二指肠溃疡也有效。另外，墨西哥人还用仙人掌治肾炎、糖尿病，称效果也很好。仙人掌安全、无毒副作用，以上诸法皆可试用。

仙桃草

【基原】为玄参科植物仙桃草的带根全草（连虫瘿用）。

【异名】接骨仙桃草、八卦仙桃、夺命丹、樱桃草、活血接骨丹等。

【性味】辛，凉。

【归经】入肺经。

【功能主治】活血，止血，清肺热，和肝胃。主治跌打损伤，咳嗽痰中带血，吐血，鼻衄，咽喉肿痛，肝胃气痛，疝痛，痛经等。

【临床应用】

1. 咯血

（1）孙某某，教师，肺结核患者。左肺尖有空洞，去冬因咯血住院将近 4 个月，逾 3 个半月，血仍不止，乃由中西医合作治疗。经中医检查：脉如常人，唯心烦不寐。初服凉血、止血剂无效，继服温补益气剂亦无效，单服阿胶一味，咯血仍不止，后经胡树群副主任改用仙桃草（每次 9g，每天 2 次）服 3 次，血即逐渐见少，服至 4 天血止。3 个月后追访，据云出院后未再咯血。〔孙静如. 江西医药. 1965，（10）：1050. 〕

（2）施某某，40 岁。因负重担远行，以致咳嗽，胸痛，吐血，饮食二便正常。曾服仙鹤草两天无效，后改服仙桃草粉末（每次 3g，每天 3 次），次日血即减少，服至 6 天痊愈。〔孙静如. 江西医药. 1965；（10）：1050. 〕

2. 跌打损伤

（1）徽人汪德隆，因父被殴重伤，奄奄垂毙，漏夜觅夜。山路迷径，见道旁茅舍坐一老者，遂投问津，且告以故。老者及出药一包与之。曰以水调服，无须医也。询其何药，云名仙桃草。其草四月间在麦田中蔓生，叶绿茎红，实大如椒，形如桃，中有小虫者即是。宜小暑节十五日内取之，先期则虫未生，后期则虫飞出，趁未折采之，烘干研末，藏贮瓷器。一切跌打损伤服一二钱，可以起死回生。遂引路送至大道，乘月归家，服之立愈。〔历代笔记医事别录：292.〕

（2）薛某某，男。1980年冬打球不慎左脚踝关节严重扭伤，当即肿痛青紫，不能行动。诊时疼痛剧烈，不能下床。用仙桃草散9g，分3次内服，白酒下；另用10g浸白酒30ml，炖热外揉患处，次日即行走如常。〔杨启权. 四川中医. 1985，3（7）：42.〕

3. 外伤出血

祝某某，男，农民。1979年秋，收割水稻时，割伤左手食指，伤口长约1寸，自用白药一瓶外敷，血不能止。来站治疗，用仙桃草散外敷包扎，2分钟即止血。仍参加水田劳作，虑其水湿伤处，或有感染，嘱其未愈即来换药，后未再来。7天后随访已愈，未用他药。〔杨启权. 四川中医. 1985，3（7）：42.〕

苋根

【**基原**】为苋科植物苋的根。

【**异名**】地筋。

【**性味**】甘，寒。

【**功能主治**】消肿止痛，止血。主治阴囊肿痛，痔疮，牙痛，跌打损伤，崩漏带下等。

【**临床应用**】

十二指肠球部溃疡

黎某某，男，1972年1月9日入院。胃脘痛已10多年，1967年经某医院X线钡餐透视诊断为十二指肠球部溃疡。近年来反复解黑大便。入院前1天呕吐咖啡色样液约100ml，感头晕，四肢无力，胃脘胀痛。检查：体温37℃，呼吸20次/分，血压13.3/9.3kPa（100/70mmHg），心率104次/分。实验室检查：血红蛋白90g/L，红细胞3.2×10^{12}/L，白细胞7×10^{9}/L。心肺（-），腹部柔软，胃脘部压痛，肝脾未触及。临床诊断为溃疡病合并出血。服此药2天，呕吐咖啡色物停止，服药4天大便转黄色，潜血试验阴性。连服药5天出院，随访3年未见复发。

治疗方法：刺苋菜根250g（或干品60g）洗净切片，加水800ml，文火浓煎1~2小时，煎至300ml，每天3次，每次100ml，不加任何镇痛止血药物。〔杨有风. 广西中医药. 1980,（2）：45.〕

香附

【**基原**】为莎草科植物莎草的根茎。

【**异名**】莎草根、香附子、雷公头、三棱草根、苦羌头等。

【**性味**】辛、微苦、甘，平。

【**归经**】入肝、三焦经。

【**功能主治**】理气解郁，止痛调经。

主治肝胃不和，气郁不舒，胸腹胁肋胀痛，痰饮痞满，月经不调，崩漏带下等。

【毒性】本品毒性较低，抗炎作用最明显的是一种三萜类化合物。小鼠腹腔注射 LD_{50} 为 50mg/kg。

【临床应用】

1. 腹痛

朱丹溪治一妇，上腹大痛，连及两胁，以香附末汤调而安。〔续名医类案：467.〕

2. 腰痛

刘某某，女，40 岁。1986 年元月 3 日初诊，患者腰痛月余，俯仰艰难，在县人民医院拍片检查，确诊为第 3~4 腰椎肥大。诊见形体消瘦，面色欠华，语言低微，舌质淡，苔薄白，脉细，按压腰 3~4 椎处有压痛，略肿大，皮色不变。处方：生香附末 4g，冷开水冲服，每天 3 次，服后当天痛减，一星期后腰痛除，但腰椎肥大未改变，停药后数日，因气候变化，腰痛又作，患者又用生香附末冲服，同样可止痛，但不能根治，为此，嘱用抗骨质增生类药连服数月巩固。〔谢炳国. 中药通报. 1988,（3）：49.〕

3. 急性膀胱炎

陈某，男，28 岁，农民。2 小时前突然尿急、尿频、尿痛，伴小腹疼痛及压痛，尿常规提示白细胞（++），红细胞（+）。予香附 30g，加水 300ml，煎至 200ml。1 剂煎 2 次，两煎兑匀，顿服。8 小时后症状明显好转。当时如上法服 2 剂，4 小时后症状全消，尿常规正常。在此期间多饮水，以保证白天每 2~3 小时排尿 1 次，夜间共排尿 1~2 次。随访 3 个月无复发。〔严强. 浙江中医杂志. 1992,（2）：82.〕

按语：香附有“气病之总司，妇科之主帅”之誉，一般作为行气药使用，治疗诸气郁之病。然香附还可治疗停痰宿饮、吐血、小便尿血、瘿瘤瘰疬之证。仅把香附作为行气药对待是不全面的，尤其是不同的制法可治疗不同疾病，更不是行气解郁所能包含的。如《本草纲目》谓“生则上行胸膈，外达皮肤，熟则下走肾肝，外彻腰足。炒黑则止血，得童溲浸炒则入血分而补虚，盐水浸炒则入血分而润燥，青盐炒则补肾气，酒浸炒则行经络，醋浸炒则消积聚，姜汁炒则化痰饮……”如此才可谓真识此药者。

香瓜藤

【基原】为葫芦科植物甜瓜的茎。

【异名】甜瓜茎、甜瓜蔓、香瓜藤。

【功能主治】清暑热，利小便，消瘀散结。主治痢疾，小便不利，高血压，鼻中息肉，齆鼻等。

【临床应用】

细菌性痢疾

姚某某，女，46 岁。8 月 17 日初诊体温 37.8℃，腹痛，腹泻黏液，每天十余次，已有 3 天，里急后重，食欲减退，四肢乏力。体检：发育正常，舌苔白腻，心、肺（－），脾未触及，脐部有轻度压痛，腹软，麦氏点压痛（－），以香瓜藤煎剂 100ml 分 2 次服，每隔 6 小时服 1 次。8 月 18 日复诊：体温

X

36.8℃。自诉：腹痛消失，腹泻黏液停止，一切恢复正常。

治疗方法：将新鲜香瓜藤（即七八月间常吃的香瓜的藤）去其枝叶，切成6.5~10cm长，然后用清水洗净。第一煎用香瓜藤5kg，加清水10kg，放在锅内急火煎熬，煎至淡咖啡色为度，然后起锅，将渣再加清水5kg，用急火煎熬，色度如上。然后将两煎混合、澄清，用纱布过滤，将过滤液放入锅内浓缩，加入蔗糖500g，浓缩成4000ml（呈浓咖啡色），即成香瓜煎剂。每100ml煎剂，相当于香瓜藤200g，放入瓶内备用。如数量过多，天热易霉，可放入5%~7%的乙醇溶液以防腐。在使用时，可去醇或不去醇〔孟国良. 江苏中医. 1960,(5): 31.〕

香橼

【基原】为芸香科植物枸橼或香圆的成熟果实。

【性味】辛、苦、酸，温。

【归经】入肝、肺、脾经。

【功能主治】理气，舒郁，消痰，利膈。主治胃痛胀满，痰饮咳嗽气壅，呕哕少食等。

【临床应用】

咳病

治咳方甚多，余得一方，但香橼核，薄切作细片，以时酒同入砂瓶内，煮令熟烂，自昏到五更为度，用蜜拌匀，当睡中唤起，用匙挑服，甚效。〔历代笔记医事别录：237.〕

向日葵茎髓

【基原】为菊科植物向日葵的茎髓。

【异名】向日葵梗心、向日葵茎心、向日葵瓤。

【功能主治】利尿通淋。主治血淋，尿路结石，乳糜尿，小便不利等。

【临床应用】

1. 乳糜尿

（1）患者，女，50岁。因乳糜尿5~6年于1959年5月2日入院。患者5~6年来尿呈乳白色，时愈时发，每遇疲乏时易发作。近1~2年来发作频繁，数日或十数日发作一次，每次稽留数月。发作时有寒热和右侧腰部酸痛。今年来不但尿呈乳白色且时有白色小块，因而小便时每需用力，否则不易排出，多进脂肪更显著。近年来，肢体消瘦，精神疲惫，1年前周围血液中发现蚴丝虫。

体检：肢体消瘦，面色苍白，精神萎靡，余无特殊。实验室检查：血红蛋白85g/L，红细胞3.00×10^{12}/L，白细胞10.5×10^{9}/L，嗜酸性细胞0.04，中性粒细胞0.86，尿呈乳白色，有小块如胶冻状，呈酸性反应，比重1.018，脓细胞（++），红细胞（+++），粪便中发现钩虫卵、蛔虫卵及血吸虫卵，11次夜间周围血液检查未发现蚴丝虫。脑磷脂、胆固醇絮状反应(－)，麝香草酚浊度5.5u，麝香草酚絮状反应（－），锌浊度9.3u，黄疸指数3u，尿素氮5mmol/L。

治疗方法：取陈向日葵茎去皮留心，每天10g，加水2000ml，文火煎煮

X

至1000ml加糖至适口为度。给病人以汤代茶，一天内服完，服药后第3天起尿中乳白色胶冻物小块消失，混浊度减退。第6天起尿转透明，呈淡黄色，10余天后，虽然试增脂肪饮食仍未见乳糜尿。连服20余天停药，患者如释重负，精神与体力日见好转，3个月后随访，未复发。〔景维新，等. 中华医学杂志. 1960,（6）：1.〕

（2）于某某，男，28岁，学生。主诉：小便如米汤色，时有白色凝块排出4月余。取尿作乙醚试验（+）。

治疗方法：取向日葵梗心10g，加水2000ml，煎成1500ml，取汁，分2次早晚空腹服完。治疗4天，小便即转清，乙醚试验（-）。又服2天以巩固疗效，随访3个月未复发。〔徐焙. 中医杂志. 1962,（8）：27.〕

2. 前列腺肥大尿潴留

郑某某，男，71岁。1983年12月3日入院。主诉：昨夜9时许突然小腹坠胀，小溲艰涩，频频欲解，逐渐点滴不通。查体：急性痛苦病容，呻吟不休。舌质淡胖，苔白腻，脉浮大无力。尿常规（-）。直肠指检发现前列腺似鹅卵大小，光滑，质软。西医诊断：前列腺肥大，急性尿潴留。中医辨为：肾阳不足，命门火衰，膀胱气化无权之癃闭。

治疗方法：入院后给予激素、抗生素，中药以温阳益气，补肾利尿遣方用药，辅以导尿。治疗半月余，仍不能自行排尿。因患者拒绝手术治疗，遂取向日葵髓心30g，猪瘦肉100g同煎，待肉熟后吃肉喝汤，两次服完。1剂服毕，翌日晨起排出小便。半月之疾顿时消失。照上法又行2剂，排尿如常。随访5个月情况良好.〔郑文平. 四川中医. 1985，3（10）：26.〕

按语：乳糜尿及老年性前列腺肥大引起急性尿潴留临床很常见，虽非致命，但造成的痛苦颇多，且难以根治，以寻常的向日葵髓、茎治疗诸病，诚为简便灵验之法，可法可从。

向日葵子

【基原】为菊科植物向日葵的种子。

【功能主治】通气透脓。治疗血痢，透痈脓，化痰饮。

【临床应用】

痰饮

1967年冬，余在京治一上海富商，年60余，自云多嗜茶酒，每年入冬则有咳嗽，痰多黏沫，日吐1盂。经人介绍，专程由沪至京，恳请治疗。余处一方曰：向日葵子1000g，炒焦，每天吃90g，1周后复诊。

5天后，由其侄女陪同来寓，告之曰吐痰大减，黏沫亦转稠。并云患此病多年，经治名医无算，服药亦多矣，皆未取效。未闻先生之方，故对此方持怀疑态度，类我之家贾，挥金如土，向日葵子何以治吾病？恳请一谈。余对之曰：此方出于沪上某书，书名今已忘却。彼之病，盖因茶酒所致。茶酒少吃则有益，日久则有害，久则生湿矣！脾湿既久，肺失清肃。脾属土，肺属金，母病及子，故脾湿者多患痰饮。患此症者，可不治肺，而燥其脾湿可也。向日葵者，向阳而生，日间随太阳而转，乃阳性也。炒焦者，阳中之阳也，故可燥湿，脾喜燥恶湿，是其治彼病之理也。彼颇悦服，寒暄而归。后曾两次由沪寄京谢礼，余均婉谢而退之。〔偏方奇效闻见录：15.〕

按语：向日葵子能治血痢，透痈脓，此等云其能治痰饮，颇为新奇。案中对痰饮形成及向日葵子治疗痰饮的机制阐发颇为精辟透彻，令人心悦诚服。而对茶酒的看法能一分为二，言表中肯，宜三思。

象皮

【基原】为象科动物亚洲象的皮。

【性味】甘、咸，温。

【归经】入脾、膀胱经。

【功能主治】止血，敛疮。主治外伤出血，一切外伤，溃疡久不收口等。

【临床应用】

臁疮

张某某，男，50岁，农民。左小腿下半部前面胫骨内侧有一鸭蛋大小之溃疡已10年之久，常流稀脓水，偶有臭味。曾用中西药治疗，一直未愈。经下方治疗40天，并适当增加营养，溃疡面愈合。

治疗方法：将象皮置铁片或瓦上，以文火焙黄，研成细末，瓶装备用。用生理盐水或凉开水将溃疡处冲洗干净，薄薄撒上一层象皮粉，裹以塑料纸，用纱布包扎。换药时间：夏天炎热可1~2天一换，冬天可3~4天一换。

体会：《本草备要》有象皮外用敛金疮的记载。至于象皮为什么能促使溃疡愈合，其机制有待进一步研究。若溃疡处脓液较多，肉芽生长，应洗净脓液，剪平肉芽，再用象皮粉敷之。久病者应适当增加高蛋白饮食（如鸡蛋、鱼等）以促进愈合。〔胡觉民. 广西中医药. 1978,(4)：16.〕

硝牛皮

【基原】为矿物硝石处理加工的牛皮。

【性味】咸，平。

【归经】入肺、膀胱经。

【功能主治】利水消肿，解毒收敛。主治水肿，腹水，慢性疮疡久不愈合。

【临床应用】

臁疮

新昌刘伯瑗言幼年患臁疮数年，百医不效。脓溃淋漓，不堪其苦。有人传一方，令取硝牛皮，釜上油泥，麻油调敷，一日而履地，二日而行动，三日疾若失，五六日收口结痂而愈矣。所费不及百文，神效如此。后以传人，无不应手而瘳者。〔历代笔记医事别录：282.〕

小蓟根

【基原】为菊科植物小蓟的全草或根。

【异名】千针草、刺蓟菜、枪刀菜、刺儿菜、野红芪等。

【性味】甘，凉。

【归经】入肝、脾经。

【功能主治】凉血，祛瘀，止血。主治吐血，衄血，尿血，血淋，便血，血崩，急性传染性肝炎，创伤出血，疔疮，痈毒，高血压，肾炎等。

【临床应用】

1. 咳嗽

一少年素染花柳毒，服药治愈，惟频频咳嗽，服一切理嗽药皆不效。经西医验其血，谓仍有毒，其毒侵肺，是以作嗽。询方于愚，俾用鲜小蓟根两许，煮汤服之，服过两旬，其嗽遂愈。〔张锡纯：医学衷中参西录（中册）：108.〕

2. 咯血

李某某，余之远亲，在京从事油漆业，其体素不健壮，经常咳嗽。1961年夏患咯血，晨吐尤多，甚惧。几经诊治，无所效验，后经北京某医介绍一偏方：新鲜小蓟，洗净，切碎，布包绞汁，每服1大碗。

昔当时京中无此物，乃回河北老家。家中田野遍地皆有，随处可得（河北俗呼青青菜者是也）。照法服之，经服半月，吐血果止。返京后相叙于余，随录之。此人后调陕西汉中某厂，余多年未晤其面，从其家人口中得知，自愈之后，未再复发。〔偏方奇效闻见录：17.〕

3. 胃溃疡出血

刘某，男，54岁。农民。1986年8月夜间胃溃疡中等量呕血，当夜采集鲜小蓟制汁马上服用60ml，未再呕血，继续日服4次，5天后停止服用。黑便持续2天，第3天大便为暗绿色，休养半月痊愈。

制作及用法：①采集鲜小蓟叶茎，洗净并用1‰的高锰酸钾浸泡消毒15分钟，捞出，再用凉开水洗后晾干，用石臼捣碎或用药碾碾烂，尔后用纱布包裹或其他方式挤出汁液，即可投入应用。若欲保存备用，可在汁液内加入2%的苯甲酸钠，最好贮存于冰箱内可用数日。②用法：多数采用口服法，每次40~60ml，一般每天3次，重患者4~6小时1次。鼻衄患者可将汁液滴入鼻孔或浸渍棉球轻轻填塞。〔张洪信．中国乡村医生．1990，(8)：25.〕

4. 上消化道出血

楼某，女，46岁，教师。1986年9月因呕血在某某医院行胃大部分切除术（未找到出血病灶）后，仍反复呕血，且大便呈柏油状，经多种止血药、抗生素及对症治疗，1个月内先后输血4000ml无效，血红蛋白25g/L，且高热不退，全身浮肿，精神萎靡，无力呻吟，谵语不断，血压6.0/4.5kPa（45/33mmHg），脉搏126次/分，不断恶心呕血，顺肛门流出柏油状便，家属围床哭泣，当时诊断为门脉性肝硬化并食道静脉破裂出血，失血性休克，原发性腹膜炎。经用小蓟叶汁内服，4小时1次，服用第1次呕出一部分菜汁，又坚持服了2次，尔后出血明显减少，精神较前安静，服5次后，呕血停止，3天后，柏油便消失，能进少量饮食，患者拒绝进行其他治疗，5天后大便为暗绿色，体温接近正常，血红蛋白升至40g/L，自动出院，继续服小蓟叶汁、补血药、保肝药，2个月后，逐渐康复，以后3年内反复5次食道静脉破裂出血，3次住院，患者都自动加服小蓟叶汁，从未用三腔管，但出血量明显少于同期同类未用者，病程亦缩短1/3

以上。

治疗方法：同上案。〔张洪信. 中国乡村医生. 1990,（8）：25.〕

5. 吐血

一少年每年吐血，反复3~4次，数年不愈。诊其脉，血热火盛，俾日用鲜小蓟根2两，煮汤数盅，当茶饮之，连饮20余日，其病从此根除。〔医学衷中参西录（中册）：109.〕

按语：关于小蓟之应用，民国名医张锡纯指出“鲜小蓟根，性凉濡润，善入血分，最清血分之热，凡咯血、吐血、衄血、二便下血之因热者，服者莫不立愈。又善治肺病结核，无论何期，用之皆宜，即单服亦可奏效。并治一切疡疮肿疼，花柳毒淋，下血涩疼。”至于该药之用法，张氏也有自己的心得：“其根与茎皆可用，而根之性良。剖取鲜者捣烂，取其自然汁开水服之。若以入煎剂不可久煎，宜保其新鲜之性，约煎四五沸即取汤饮之。”又“其茎中生虫即结成疙瘩，状如小枣，其凉血之力尤。若取其鲜者十余枚捣烂，开水冲服，以治吐血，衄血之因热者尤效。用时宜取其生农田间嫩而白者。”以上皆为经验之谈，可从。

小麦

【基原】为禾本科植物小麦的种子。

【性味】甘，平。

【归经】入心、脾、肾经。

【功能主治】养心，补脾，除烦。治疗妇人脏躁，烦热，泄泻，外伤出血等。

【临床应用】

急性泄泻

陈某某，女，24岁。因食生冷食物，复感寒邪，引起腹痛，肠鸣，腹泻，每天6~8次。伴有低热38℃。西医诊断为急性肠炎。用抗生素及止泻药等，因患者当时怀孕，不愿服抗生素类药而来我处诊治。予服“生熟麦糖汤”，并令其趁热服，使其身有微似汗出之感。服药1剂后，身热退，腹泻止。

方药组成：小麦300g，红糖50g。煎服法：将小麦放入铁锅中摊匀不翻身，用文火炒至小麦下半部分变黑色，加水800ml，煎沸，将红糖放入碗内，把煎沸之生熟麦（半面生半面熟而名）水倒入碗内，搅匀，趁热口服。〔赵长礼. 四川中医. 1989，7（9）：24.〕

按语：小麦性平，皮寒肉热，焙之半生半焦，寒热相济，调中去热，健脾强胃和中止泻，故治泄泻有效。加服红糖者，温中暖脾，以助脾之运化。方便效捷，甚为实用。若治慢性腹泻肠胃不固，可用白面炒至焦黄，每天空腹服一匙，亦效。

孝扇草根

【基原】为旋花科植物肾叶天剑的根。

【功能主治】清热利湿，消肿止痛。主治风湿性关节疼痛。

【临床应用】

风湿性关节炎

（1）张某某，男，学生，21岁。初发两膝关节炎，体温36.7℃，脉搏68

次 / 分。两膝关节肿痛不止，用孝扇草根每天煎服 50g，连服药 8 天，痛止肿消，病痊愈。〔余文辉. 福建中医药. 1959，（8）：19. 〕

（2）刘某某，女，学生，25 岁。体温 36.8℃，脉搏 62 次 / 分。患两侧跖趾关节炎病已 4 年多，关节痛楚，煎服孝扇草根，每天 50g，连服 8 天，病痊愈。〔余文辉. 福建中医药. 1959,（8）: 19. 〕

薤白

【基原】为百合科植物小根蒜或薤的鳞茎。

【异名】薤根、野蒜、小独蒜、小蒜、薤白头。

【性味】辛、苦，温。

【归经】入心、肝、肺经。

【功能主治】理气宽胸，通阳散结。主治胸痹心痛彻背，脘痞不舒，干呕，泻痢后重，疮疖等。

【临床应用】

噎膈

一贫叟病噎膈，食入即吐，胸中刺痛，或令取薤汁入盐梅卤，汁少许，细呷得入渐加，忽吐稠涎数升而愈，此亦仲景治胸痹用薤白皆取其辛温，能散胃中痰饮恶血之义也。〔续名医类案: 343. 〕

蟹

X

【基原】为方蟹科动物中华绒螯蟹的肉和内脏。

【异名】螃蟹、螃、毛蟹、稻蟹、垭钳。

【性味】咸，寒。

【归经】入肝、胃经。

【功能主治】清热，散血，续绝伤。主治筋骨损伤，疥癣，漆疮，烫伤等。

【临床应用】

漆疮

（1）有一少年新娶，未几发疹，遍身皆肿，头面如斗。诸医拱手，延默庵诊之。默庵凡诊一症，苟不得实情，必相对数日，沉思数问，反复诊视，必得其因而后已。诊此少年时，六脉平和，惟少虚耳。骤不得其故，沉思久之。肩舆远道，时已饥饿，即在病者榻前，设馔对食。见病者以手擘目，看其饮食，盖目眶尽肿，不可开合也。问曰:“汝思食否？”曰:“甚思。奈医者皆戒予勿食，何也？”崔曰:“此症何碍于食？”遂命之食，而饮啖甚健，愈不解。久之，视其室中床厨桌椅与室皆新，漆气熏人。忽大悟曰:“予得之矣。”亟命别迁一室，以螃蟹数斤，生捣遍敷体上。不一二日，肿消疹见，则极顺之症也。盖其人为漆所咬，他医皆不识云。〔历代笔记医事别录: 167. 〕

（2）一州牧以生漆囚两眼，囚已盲。适有村叟怜而语之曰:“汝急寻蟹捣碎，掳汁滴眼内，漆当随汁流散，疮亦愈矣。”如其言，访得一小蟹用之，目睛好，略无损。〔历代无名医家验案: 29. 〕

辛夷

【基原】为木兰科植物辛夷或玉兰

的花蕾。

【异名】房木、木笔花、姜朴花、辛夷桃等。

【性味】辛，温。

【归经】入肺、胃经。

【功能主治】有散风寒，通鼻窍之功。治疗外感风寒，头痛鼻塞，鼻渊，齿痛等。阴虚火旺者忌服。

【临床应用】

慢性鼻窦炎

秦某某，男，21岁。鼻时塞时通，流鼻涕数年，经西医诊断为慢性鼻窦炎，用下法治疗很快治愈。

治疗方法：辛夷花2~3朵，揉碎，用绢布(或纱布)包好，塞进患侧鼻孔，每天数次，治愈为止。〔孙迅. 江苏中医. 1966,(3)：18.〕

按语：鼻渊是以鼻塞头痛，流浊涕反复发作为特征。相当于西医的慢性鼻窦炎，治宜芳香通络为主。辛夷花有通鼻窍作用，为治疗鼻渊之要药，常入汤药使用，而本例外用获效，确是新颖简捷之法，有待更多临床验证。

星宿菜

【基原】为报春花科植物星宿菜的全草或带根全草。

【异名】假辣蓼、红根草、红气根、红丝草、红灯心等。

【性味】苦、涩，平。

【功能主治】活血，散瘀，利水，化湿。主治跌打损伤，关节风湿痛，妇女经闭，乳痈，瘰疬，目赤肿痛，水肿，黄疸，疟疾，痢疾等。

【临床应用】

乳汁淤积

傅某，女，27岁。产后2天，一侧乳房胀痛。检查见患侧乳房有1个7cm长的肿块，有压痛，无发热。经服用星宿菜1剂后疼痛明显减轻，连续服4剂后肿块及其他症状都消失。

治疗方法：星宿菜35g，水煎服，每天2次，连服2天，病情严重者可适当延长用药时间和增加用量。〔刘万东，等. 江西中医药. 1987，18(3)：42.〕

杏仁

【基原】为蔷薇科植物杏或山杏等味苦的干燥种子。

【性味】苦，温；有小毒。

【归经】入肺、大肠经。

【功能主治】祛痰止咳、平喘，润肠通便。主治外感咳嗽，喘满，喉痹，肠燥便秘等。

【临床应用】

1. 烧伤

人被火烧，皮肉焦烂，出虫如蛆者，用杏仁为末敷之，即愈。〔历代笔记医事别录：333.〕

2. 脚癣

张某某，男，28岁，干部。患脚气，奇痒难忍，抓破流水，经用下方治疗5天痊愈。1年后随访未见复发。

治疗方法：苦杏仁100g，陈醋300ml。取苦杏仁、陈醋放入搪瓷锅内煎开，然后用文火煎15~20分钟，以陈醋浓缩至150~200ml为宜。上药待冷却后装入瓶内密封，备用。使用时先将患处用温开水洗净，待晾干后涂擦备用煎液，每天3次。一般经3天治疗可痊愈。最长疗程为7天。共治疗31例，治愈30例，1例因故中断〔李春杰. 中医函授通讯. 1986,（4）：749.〕

3. 脓疱疮

（1）胥某某，女，8岁。头面部患脓疱疮已2个多月。曾用四环素软膏、磺胺软膏和服消炎药等治疗无效。经用苦杏仁炭涂用2次，脱痂黄水止，共用4次痊愈。〔吕会文. 山东中医学院学报. 1980,（3）：66.〕

（2）吕某某，女，9岁。头部患脓疱疮20多天，曾用磺胺软膏、白降汞软膏和服消炎药治疗无效。经用苦杏仁炭涂2次，痂脱黄水止，共用3次痊愈。

治疗方法：苦杏仁（用量应根据脓疱部位大小而定）用火炙成炭存性，研成细末，用香油或豆油熬开调成稀糊状备用。首先用淡盐水将污痂洗净，然后将苦杏仁炭油调涂患处薄薄一层，可用干净纱布或软布覆盖，以防药物脱落和污染衣被。一般每日或隔日涂抹1次，1~2次脱痂，3~4次痊愈。〔吕会文. 山东中医学院学报. 1980,（3）：66.〕

4. 慢性咽炎

肖某某，男，39岁。1990年10月13日初诊。咽中如有物梗阻，胸闷不舒2年多。确诊为“慢性咽炎”。屡服半夏厚朴汤，肌内注射青霉素治疗，只能暂时缓解病情。诊见：面色少华，苔白腻，脉弦滑。证属气滞痰郁。治以化痰利气解郁。处方：杏仁500g，炒干，粉碎，加红糖适量，搅匀，口服，每次6g，每天3次。患者服上药21天时，主症消失，建议服完余药，以巩固疗效。随访半年，未复发。〔陈家才. 四川中医. 1991，9（10）：48.〕

【备注】用量4.5~9g，煎汤内服或入丸散。过量服用苦杏仁，可发生中毒，表现为眩晕，突然晕倒，心悸，头痛，恶心呕吐，惊厥，昏迷紫绀，瞳孔散大，对光反应消失，脉搏弱慢，呼吸急促或缓慢不规则，若不及时抢救，可因衰竭而死亡，中毒者内服杏树皮或杏树根煎剂可解毒。

杏树根

【基原】为蔷薇科植物杏或山杏的根。

【功能主治】主堕胎。治苦杏仁中毒。

【临床应用】

磷化锌中毒

王某某，女，23岁，已婚，农民。1986年5月，因家庭不和，服磷化锌1袋（lg）。服后4小时许，出现意识模糊，抽搐，脉搏微弱，血压下降至10.7/6.7kPa（80/50mmHg），急送我院就诊。笔者急挖杏树根50g左右，加水500ml，煮煎30分钟后，将约300ml的汤剂1次灌入。1小时后患者意识清楚，面色红润，呼吸平稳，手足转温，抽搐基本消失，脉搏有力，血压上升至16/10.7kPa（120/80mmHg），观察到第2天，无其他不适而出院。〔任占民. 山西中医. 1991，7（4）：4.〕

杏树皮

【基原】为蔷薇科植物杏或山杏的树皮。

【功能主治】治苦杏仁中毒。

【临床应用】

苦杏仁中毒

患者，女，42岁，家庭主妇。于1962年10月25日急诊。家人代诉：恶心呕吐，口唇及四肢发绀已2小时。于4小时前因吃未经加工处理之苦杏仁40余个（约50g），进食不久即感头晕，倦怠无力等症。立取杏树皮一块（约100g），去表皮后，放入200ml水中煎沸，候温取汁灌患者，服后2小时意识渐清醒，恶心呕吐停止，呼吸好转，发绀现象减轻，4小时后正常。〔张国振. 中医杂志. 1965,（2）：20.〕

杏子

【基原】为蔷薇科植物杏或山杏的果实。

【异名】杏实。

【性味】酸、甘，温。

【功能主治】润肺定喘，生津止渴。主治咳嗽气喘，便秘，痢疾等。

【临床应用】

细菌性痢疾

薛某某，女，3岁。发热、腹痛、脓血便里急后重6天，大便每天数十次，经用红霉素、新霉素、合霉素、呋喃唑酮、止痢散等无效，改用酸梅膏2天后即愈。

治疗方法：将快成熟的青杏若干洗净去核，榨取自然汁过滤去渣，文火浓缩如膏状，每天2次，每次9g，小儿酌减。〔张石荼. 陕西新医药. 1977,（4）：44.〕

雄黄

【基原】为硫化物类矿物雄黄的矿石。

【异名】黄金石、石黄、天阳石、黄石、鸡冠石。

【性味】辛、苦，温；有毒。

【归经】入心、肝、胃经。

【功能主治】燥湿，祛风，杀虫，解毒。主治疥癣，秃疮，痈疽，走马牙疳，缠腰蛇丹，破伤风，蛇虫螫伤，腋臭，臁疮，哮喘，喉痹，惊痫，痔瘘等。

【临床应用】

1. 虫臌

（1）一人好饮油，每饮四五升，方快意，乃误吞发入胃，血裹化为虫也，用雄黄5钱，水调服而愈。〔名医类案：138.〕

（2）唐书曰：甄权弟立言，善医，时有尼明律，年60余，患心腹膨胀，身体羸瘦，已经2年，立言诊其脉，曰：腹内有虫，当是误食发为之耳。因令服雄黄，须臾，吐一蛇如小手指，唯无眼，烧之，犹有发气，其疾乃愈。〔名医类案：137.〕

（3）无为（县名，在安徽合肥东南）程生夏月露坐，夜既深，觉小腹重滞而微痛，久则如有物攻，群医莫名其症。

近村有老儒，能医而不名，程延以诊视。乃令市诸药料，以次熏腹，至雄黄而腹鸣如雷，曰："此蛇臓也，是必坐处有蛇窟，夜深将出，触其所吐之气，致战此疾，经岁腹胀如鼓，至脐中出水，则不可救矣。"遂以雄黄和酒令饮，阅 3 日，顿泻绿水斗余而愈。〔历代无名医家验案：213.〕

2. 麦粒肿

河北省医科院医学情报研究所办公室主任张茂生同志，原系军医转业至此。1981 年 9 月，余借调该所任职，由于饮水不便，经常夜班，左眼患针眼（麦粒肿）。痛痒不适，且来势凶猛，其苦不堪。张云一夜即愈，不可忧虑。晚饭后，张从家中带来 1 小瓶黄红色药水，并一支秃笔。亲自为我涂在左眼皮外面，痛痒立止，过 1 夜，肿势大减，继之痊愈。余询何物，张云将雄黄研粉，溶于 75% 的乙醇内即可，以备应用。其效甚速。张并云：其侄子患麦粒肿，后天结婚，非常着急。若此症不愈，有失雅观。张予涂之，次日即消。随录之（1981.9.21）。〔偏方奇效闻见录：42.〕

3. 湿疹

（1）我的女儿满百天后就长了湿疹，脸上、身上几乎没有 1 寸平方的皮肤是好的。皮肤烂了，肌肉的红色暴露出来，流出来的是黄色的水。就这样，我曾经四处求医，用过市面上出售的各种皮肤膏药，又用过消炎片碾成细粉洒在患处，又曾经遵照医嘱注射过 10 多次青霉素，均不见效，反而觉得小孩的湿疹越来越厉害。这样足足有 1 年多，当时我和我爱人都以为孩子没有希望了，十分悲哀。后来在路上碰见一位老太太，蒙她介绍用雄黄粉治疗湿疹的方法。我按照单方去调配使用，每天涂抹 10 多次，1 星期后湿疹便干了，再过 1 星期，便见烂肉上长出皮肤来了。现在小女儿的湿疹全部好了，脸上没有留下瘢痕。现将雄黄治湿疹的方法介绍如下。

治疗方法：准备雄黄粉、香油约 9g，火纸 1 张。用火纸把雄黄包好，灌以香油，使渗透后，用火燃着火纸，即滴下雄黄油来。温热的雄黄油涂抹患处，每天 10 次左右。连续 2 周，便见功效。〔谢常青. 中医杂志. 1957,（9）：491.〕

（2）庞某，男，3 岁。头、面、颈、胸、上肢等处，患湿疹数月，经中西药多方治疗无效，用此方治疗，2 次即愈。

治疗方法：雄黄 3g（研末），鸡蛋 1 个，将一端打一小孔，纳入雄黄，用纸将孔封好，外用泥糊包裹，文火烧成炭，去泥研细末，用香油调敷患处。〔刘长天. 广西中医药. 1984，7（2）：27.〕

4. 脓疱疮

（1）患儿，男，6 岁。右足发生黄水疮 3 周，面部及全身浮肿 1 周。在当地治疗无效，而来我院。查体：体温 38℃，面部及全身浮肿，舌尖红，苔微黄腻，右足背及内踝上有 3 个 1cm × 2cm 糜烂面，渗出分泌物，周围绕以红晕。化验：白细胞 11.4×10^9/L，中性粒细胞 0.75。小便蛋白（+++），红细胞（++），白细胞（+++）。每日外敷雄黄酒 1 次，第 6 日脱痂治愈。急性肾炎继续进行中西医治疗。〔孙平周. 四川中医. 1984，2（3）：45.〕

（2）患儿，男，9 岁。双膝以下及

X

双足背散在脓疱疮 10 余个。已部分结痂。其妹 7 岁，双足背亦发生脓疱疮 7 个，外敷消炎油膏等治疗半月多不愈。用本法治疗 7 日，全部脱痂治愈。

治疗方法：先用 75%乙醇消毒病损及周围皮肤，已成脓疱者剪破疱壁除去脓液；已结痂者，去痂后用生理盐水清洁糜烂面。根据病损多少，取适量 75%乙醇或饮用白酒加入雄黄末适量，调成稀糊状，用棉杆涂敷于患处，覆盖消毒纱布（亦可不盖纱布），每天 1 次，直至痊愈。（注：因雄黄遇热可分解为剧毒的三氧化二砷，故应存放于阴凉处备用。）〔孙平周. 四川中医. 1984,（3）：45.〕

5. 寻常疣

张某某，女，10 岁，学生。1980 年 6 月，左手背及下肢长“猴子”30 多个，小如黍米，大如黄豆，表面蓬松，形似花蕊，有触痛感。于 1981 年 7 月前来治疗，经用下药 2 次，半月后“猴子”全部脱落而愈，至今未复发。

治疗方法：鲜茄子适量切片，雄黄适量研细末。先将患处用温热水浸泡洗净，用消毒刀将寻常疣蓬松面修平，以不出血为度。用茄片蘸雄黄末外敷 2~3 分钟，每天 1 次。一般外擦 2~5 次，15 天左右即可全部脱落而愈。〔蒋发谦. 四川中医. 1984，2（3）：41.〕

6. 毒蛇咬伤

有人被毒蛇咬伤，良久之间已昏困。有老僧以酒调药 2 钱灌之，遂苏，及以药滓涂咬处，良久，复灌 2 钱，其苦皆去。问之，乃五灵脂 1 两，雄黄半两，同为末，止此耳。后有中毒者，用之无不效验。〔历代无名医家验案：218.〕

7. 破伤风

朱某某，女，50 岁，农民。1961 年 10 月 3 日入院。病史：8 天前与家人吵架，右臂肘关节外侧被粪勺刮破流血，现感右臂麻木，口张不开，颈项强直，呼吸困难。

检查：腋下体温 37.8 ℃，脉搏 82 次 / 分，呼吸 22 次 / 分，神志清晰，面部肌肉紧张，每约 10 分钟即抽搐 1 次，口开不容米箸，畏光怕响，腹壁紧张呈板硬状。右臂肘关节外侧伤口长 3.3cm，流黄色液体，边缘肿硬。血常规：白细胞 11.60×10^9/L，中性粒细胞 0.72，诊断：破伤风。治疗：患者入院后即予 1%高锰酸钾液洗涤伤口，并肌内注射 10 万单位青霉素，每 4 小时 1 次，口服氯丙嗪 50mg 和苯巴比妥 0.03g，每 6 小时 1 次；同时用雄黄 15g，豆腐 250g，中心挖孔，将雄黄研成细末装入孔内煮汤，分 3 次服下，连服 5 天，口能完全张开，抽搐停止，至住院第 14 天恢复健康出院。〔朱云卿. 江苏中医. 1963,（1）：39.〕

8. 麻疹

高某，男，5 岁。因麻疹在某区医院住院治疗，多次注射青霉素、链霉素，输液等，高热不退，请先父为诊。症见患儿呼吸喘促，神昏躁扰，疹出瘳瘳，疹点紫暗，面红唇紫，脉细数，舌红绛而干，此为热毒炽盛，闭肺攻心。急以下法外敷胸部，敷后，体温下降，全身麻疹密布，喘促渐平，神疲入睡，所敷之鸡全身紫黑，气臭难闻。

治疗方法：活小鸡 1 只，雄黄 10g，鸡杀死后拔去下刀处鸡毛，带毛从背上剖开，除去内脏，散雄黄粉于腹内，乘热敷于患儿胸前，30~60 分钟将鸡撤去，日敷 1~2 次即效。〔贾名. 四川中医. 1990,（3）：14.〕

9. **蛲虫病**

培某，男，2 岁。每晚因肛门部奇痒而睡眠不宁，并于肛门周围发现乳白色小虫，诊断为蛲虫病。经涂药 1 次，能安静入睡，连续涂 3 天，症状消失，肛门周围未再见有乳白色小虫，临床治愈。

治疗方法：雄黄 15g，研为细末，与医用凡士林 100g 混合调匀。每晚临睡前涂适量于肛门内及周围，次日晨用干净布擦去，连用 3~7 天。〔杨启照. 赤脚医生杂志. 1978,（4）：38.〕

【备注】有报告说雄黄中毒症状为上吐下泻。中毒后之急救方法，可用防己 9g 或生甘草 1 份，绿豆 2 份，煎浓汁频服。

熊胆

【基原】为熊科动物黑熊或棕熊的胆囊。

【性味】苦，寒。

【归经】入肝、脾、胆、胃经。

【功能主治】清热，镇惊，明目，杀虫。主治热黄，暑泻，小儿惊痫，疳积，蛔虫痛，目翳，喉痹，鼻痔，疔痔恶疮等。

【临床应用】

1. **癫痫**

友人祁伯卿之弟患痫风，百药不效。后得一方，用干熊胆，若黄豆粒大一块（约重分半）。凉水浸开服之（冬月宜温水浸开温服），数次而愈。伯卿向愚述之，因试其方果效。〔医学衷中参西录（上册）：327.〕

2. **慢性胆囊炎**

南某某，男，52 岁，干部。自 1977 年 10 月中旬突然恶寒、发热（体温 38~39℃），每 4~5 天发作 1 次，继之全身不适，食欲不振，胃脘部疼痛，经治未愈。1979 年 3 月症状加重，发热头痛，巩膜及皮肤黄染，经某医院治疗症情好转，复经长春某医院确诊为胆囊炎，嘱回当地治疗。经服中药多剂，仍未治愈，遂来我院就诊。诊见：恶寒，发热，每 5~7 天发作 1 次（体温 37~39℃），腹胀，食欲差，巩膜有轻微黄染，右胁下有压痛。诊为胆囊炎。方用小柴胡汤 10 余剂无效。遂改用熊胆，日服 lg，每次 0.5g，早晚各服 1 次。3 天后，全身舒适，食欲增加，腹胀减轻。1 周后恶寒、发热解除，服药 20g，诸症消失。2 年后追访，未再复发。〔姜永煜. 吉林中医药. 1983,（5）：20.〕

熊肉

【基原】为熊科动物黑熊或棕熊的肉。

【性味】甘，温。

【功能主治】补虚损、强筋骨。主治脚气，风痹，手足不遂，筋脉挛急等。

【临床应用】

脐疮

明宋连璧父鸿胪丞，晚得奇疾，日

脐出绿水数合，医不治。道人曰："是非脔乳熊莫能疗也。"吞乳熊肉，瘥。〔历代无名医家验案：108.〕

绣球花叶

【基原】为忍冬科植物木绣球的花叶。

【功能主治】清热，解毒，利湿。主治风湿疥疮，湿烂痒痛。并治麻疹，肺炎等。

【临床应用】

1. 麻疹并发支气管炎

林某某，男，2岁。1959年1月19日因发热而就诊。症状：指纹三关紫红，苔薄白，脉浮滑，体温38.5℃（腋下），咳嗽，耳冷，手足冷，目赤脸肿，羞明流泪，喷嚏，鼻塞流涕，腹胀，时因腹痛作哭，便溏。证属外感天行时气，热毒蕴结。治宜透发解表，给予清疹合剂服用。1月21日，发热已3日，诸症未减，舌红、咽红、扁桃腺肿大，口腔有科泼力克氏点。除续给清疹合剂外，并用绣球花叶7叶，荸荠7粒，为1次量，每天服2次。1月22日，皮疹由发际发至周身，体温39.5℃，疹色红润，咳嗽喘急，腹泻日3次，续用原方治疗。1月25日：疹色消退，体温恢复正常，症状消失而愈。治疗方法见后案。〔康明鲲．福建中医药．1961，6(5):6.〕

2. 麻疹并发肺炎

王某某，女，11个月。1959年1月15日因麻疹发热而就诊。现症状：发麻疹已3天，指纹三关紫黑，舌苔浊腻，神昏体弱，不思乳食，脸色苍白，鱼口露睛，口唇发青，囟门凸起，痰鸣喘急，鼻翼煽张，呻吟，腹胀，脱肛，其色红紫，体温40℃（腋下），无汗，手足厥冷，消退的疹色隐隐可见。此系胎毒内蕴，外感天行时气，致热毒炽盛，蕴抑内攻，证属危候。治宜芳香开窍，清热解毒，除用紫雪丹和清疹合剂外，并给予绣球花叶5叶，荸荠5粒，为1次量，绞汁服，每天服2~3次。1月16日：体温40℃，消退的疹色已见转红，脸容和口唇颜色稍为转变，尚见咳嗽喘急，但能吮乳，脱肛更甚，诸症依然，遂续用原方治疗。1月19日，体温39.4℃，手足转温，吮乳自然，无口青、脸色苍白的表现，鼻煽不明显，无喘急，但尚有鼻塞痰鸣，睡中作悸并有露睛，大便燥而脱肛，仍用原方治疗。1月24日，体温恢复正常，精神良好，脸色如常，无喘急痰鸣，二便正常，但仍有鼻塞，咳嗽一二声，并有脱肛，遂停止服药。

治疗方法：绣球花叶、荸荠，共绞汁或水煎服。药物剂量：7个月至1岁，每次用绣球花叶3~5叶，荸荠3~5粒；1至2岁用7叶，7粒；2~4岁用9叶，9粒；4岁以上用11叶，11粒。每天均服2~3次。〔康明鲲．福建中医药．1961，6(5)：6.〕

徐长卿

【基原】为萝摩科植物徐长卿的根及根茎或带根全草。

【异名】石下长卿、别仙宗、料刁竹、英雄草、土细辛、铃柴胡等。

【**性味**】辛，温。

【**功能主治**】镇痛，止咳，利水消肿，活血解毒。主治胃痛，牙痛，风湿疼痛，经期腹痛，慢性气管炎，腹水，水肿，痢疾，肠炎，跌打损伤，湿疹，荨麻疹，毒蛇咬伤等。

【**临床应用**】

急性腰扭伤

莫某，男，56岁。因搬物不慎，腰部扭伤半天而就诊。诊见腰部疼痛，动则加剧，转侧困难。检查：左侧腰大肌压痛明显，无红肿，舌淡红，苔薄白，脉弦。即给徐长卿30g，猪骶尾骨250g，水炖服，2剂痊愈。

治疗方法：徐长卿30g，猪骶尾骨250g，水炖服，每天1剂。〔陈卫．福建中医药．1990，21（5）：7.〕

玄明粉

【**基原**】为芒硝经风化失去结晶水而成的无水硫酸钠。

【**异名**】白龙粉、风化硝。

【**性味**】辛、咸，寒。

【**归经**】入胃、大肠经。

【**功能主治**】泻热，润燥，软坚。主治实热蕴积，大便不通，目赤肿痛，咽肿口疮，痈疽肿毒等。

【**临床应用**】

1. 失眠

李某，男，42岁。1985年8月9日就诊。患者失眠10天，心烦易躁，脉弦滑，舌质微红，舌苔薄黄。大便干，小便黄，此系心火燥热所致。治以清热安神，取玄明粉9g，冲服，每天2次。翌日即能入睡。3天后大便调，诸症消退。〔江德云．四川中医．1987，5（3）：49.〕

2. 口腔溃疡

王某某，男，37岁。1985年7月6日就诊。患者近5年来，口腔黏膜经常发生疮疹或溃疡，疼痛较甚。发作时均用庆大霉素、复方磺胺甲恶唑，或用苦寒解毒的中药治疗，7~10天才愈。此次口腔有疮疹及溃疡3天，低热，舌下腺体肿胀，舌系带两边见有蚕豆大小的溃疡面，两颊都可见到数处疱疹，说话及吃饭均使疼痛加重。另外，可见心烦暴躁，夜眠多梦，大便干燥，此系心脾郁火所致。拟以清心泻脾，予以单味玄明粉9g，每天2次冲服，空腹下。药后1日痛减，3日痛止，4日溃疡愈合，纳、眠正常。后2个月内又复发1次，再用此方而愈。随访半年未见复发。〔汪云．中级医刊．1986，21（10）：50.〕

3. 慢性咽炎

陈某某，女，76岁。1985年4月就诊。患者感冒之后，发生咽痛，咽部吞咽不适。检查：咽部有小滤泡数个，0.5cm×0.5cm大小，微充血，间有陈旧性出血点。大便秘结，夜烦少眠，脉弦滑，舌苔腻。此系少阳、阳明火结所致。予以清肠导滞。拟以玄明粉3g，每天3次冲服，连用10日而安。〔江德云．中级医刊．1986，21（10）：50.〕

4. 扁平疣

李某某，男，39岁。1985年2月就诊。患者面部鼻旁有一疮点，奇痒，抓破则出血，已历3个月而不愈。近来患者面部黑痣增多，乏力困倦，神烦，脉滑数，舌微红苔微黄。诊为扁平疣。拟以清热解毒。取玄明粉 4g，冲服，空腹下，15 日后扁平疣消失，黑痣减少，体力恢复。〔江德云. 中级医刊. 1986，21（10）：49. 〕

5. **肛裂**

王某某，男，42 岁，职工。患肛门裂年余。于 1982 年 11 月门诊检查，膝胸位 6、12、2 点处 3 个深裂口，每天用 3% 玄明粉溶液坐浴，外敷龙华膏。10 日后检查，疼痛消失，裂口基本愈合。

治疗方法：取温热开水 1/3 面盆（约 1000ml），加入玄明粉 30g 左右，坐浴 20~30 分钟，每天 2 次。〔黄玉娥. 湖南中医学院学报. 1983,（1）：21. 〕

6. **痔疮**

（1）李某某，男，54 岁。内痔脱出嵌顿水肿，在保健科手法复位后，用内治法及高锰酸钾溶液坐浴 5 天，仍脱出，水肿充血，1979 年 3 月来我院门诊，用玄明粉溶液坐浴 5 天，水肿充血基本消退。治疗方法：同案 5。〔黄玉娥. 湖南中医学院学报. 1983,（1）：21. 〕

（2）邓某某，男，25 岁，工人。因混合痔于 1982 年 11 月行外痔剥离内痔结扎术，术后局部水肿，用 3% 玄明粉液坐浴 3 天，肿消痛止，6 天痔脱落，创口愈合。方法同前案 5。〔黄玉娥. 湖南中医学院学报. 1983,（1）：21. 〕

7. **腹痛**

周某某，男，37 岁。1985 年 7 月 11 日初诊。平素体健。食甲鱼啤酒过多，自归途遇雨，感受暑湿，腹满而痛，拒按，呻吟不止，不便不食已 8 日，治疗无效，又添咽痛，急用玄明粉 30g 冲服，1 小时后服开水 500，服药后连下秽黑燥屎 2 次，至晚诸症好转，咽痛、腹痛已瘥，自觉舒适，转危为安。〔严孝山. 浙江中医杂志. 1987，22（2）：58. 〕

玄参

【**基原**】为玄参科植物玄参的根。

【**异名**】重台、玄台、黑参、无参、野脂麻等。

【**性味**】苦、咸，凉。

【**归经**】入肺、肾经。

【**功能主治**】滋阴降火，除烦解毒。主治热病烦渴，发斑，骨蒸劳热，夜寐不宁，自汗盗汗，津伤便秘，吐血衄血，咽喉肿痛，痈肿，瘰疬等。

【**临床应用**】

1. **头痛**

毛某某，男，30 岁，干部。1990 年 9 月就诊。患者于 1990 年 7 月因感冒致头痛发热，咳嗽，咽喉肿痛。经对症治疗症状减轻，但 1 个多月来头痛时作。近期头痛加重，夜做噩梦，失眠，口苦口干，并见口腔溃疡，小便黄。舌苔黄，脉细数有力。取玄参 60g，煎汁 500ml，温饮，2 天而愈。〔卢长涸. 新中医. 1992，24（2）：6. 〕

2. **颈淋巴结结核**

马某某，男，51 岁，军人。患者平素性情不舒。1960 年 10 月 21 日自感颈部不适，后发现耳后出现结肿。颜色不变，有移动感，1 周后逐渐增大，12 月

26 日来我门诊，确诊为颈淋巴结结核，服异烟肼，肌内注射链霉素，1 个月后疗效不明显，于 1961 年 2 月 20 日破溃，分泌物清稀，多次来门诊治疗无效，于 3 月 8 日采用猫玄汤治疗，1 周后愈合结痂，多次走访至今未发。处方：猫 1 只（500~1000g），玄参 180g。

治疗方法：猫 1 只，去皮和内脏，用黄泥包裹放入温火内焙干成黑黄色，捣碎为末。制作时禁铁器。将猫粉分成 12 包，每天 2 次，每次 1 包，每服猫粉 1 包，取玄参 30g 煎水送下。连服 6 日为 1 个疗程，轻者 1 个疗程，重者 3 个疗程。在服药前后 1 周禁烟酒、牛肉、马肉、骡肉、猪头肉和母猪肉，以及刺激食物。服药期反应，服药 3 天患处分泌物增多，3 天后逐渐减少而愈合。或取猫 1 只，去皮和内脏洗后放入砂锅内（不放盐和调料），用炭火煎熟为度，（约 40~50 分钟左右），再加入 180g 玄参，用温火煎 25 分钟左右，去渣去骨。肉和汤一起食之，1~3 天服完。3 天后将猫骨捣碎成粉，每天 3 次，撒在患处。服药期反应和禁用物与前方相同。〔胡书彬. 新疆中医药. 1985，（2）：25. 〕

旋覆花根

【基原】为菊科植物旋覆花、线叶旋覆花或大旋覆花的根。

【性味】咸，温。

【归经】入肺、肝、胃经。

【功能主治】平喘镇咳，祛风胜湿。主治风寒疼，筋伤，刀伤，咳喘等。

【临床应用】

筋伤

（1）苏仲景家獠奴治破筋断者，用旋覆花根捣汁沥疮中，仍用滓封疮上。十日五易，断筋便续。〔历代无名医家验案：238. 〕

（2）旋覆花细末 5~6 钱，加白蔗糖两许，和水半茶杯同熬成膏。候冷加麝香少许（无亦可），摊布上，缠伤处。至旬日，将药揭下，筋之两端皆长一小疙瘩。再换药 1 贴，其两小疙瘩即连为一，而断者续矣。其筋断在关节之处，又必须设法闭住，勿令其关节伸屈，筋方能续。〔医学衷中参西录（中册）：346. 〕

【备注】据原文按，《外台》中亦有急续断筋方，是取旋覆花根洗净捣敷创上，日一二易，瘥止，是取其鲜根捣烂用之。因药房无旋覆花根，故后世多用其花，亦能奏效。

血见愁

【基原】为藜科植物大叶藜的全草。

【异名】大叶藜、杂配藜、杂灰藜、大叶灰菜、八角灰菜等。

【性味】甘，平。

【功能主治】止血，活血。主治月经不调，崩漏，咯血，衄血，尿血，疮痈肿毒等。

【临床应用】

血淋

李某，女，36 岁。尿血月余，尿时有痛感，小便频多，量少，色红，纳呆，舌苔黄腻，脉细数，此乃膀胱湿热，治宜清热利湿，凉血止血。取血见愁 90g（干品），每天 30g 煎水当茶饮，连服 3 天。二诊，尿色已清，尿痛已除，饮食增加，病已向愈，继以上方调治，年年随访，未再复发。〔袁希波. 武汉市中医医院院刊. 1982,（1）：25.〕

血竭

【基原】为棕榈科植物麒麟竭的果实及树干中的树脂。

【异名】麒麟竭、海蜡、麒麟血、木血竭。

【性味】甘、咸，平。

【归经】入心、肝经。

【功能主治】散瘀定痛，止血生肌。主治头痛，跌打折损，内伤瘀痛；外伤出血不止，瘰疬，臁疮溃久不合等。

【临床应用】

1. 偏头痛

张某某，男，32 岁。患偏头痛 6 年（1988 年 5 月 7 日初诊），近半年来每个月右侧偏头痛发作 4~6 次，痛时伴面色苍白或潮红，额汗出，恶心呕吐，痛如针刺，痛处固定，舌质淡暗，苔薄白，脉弦紧。脑电图、颅 CT 无异常，曾服麦角胺制剂、普萘洛尔、阿司匹林、卡马西平、地西泮等药不能控制发作。据久病入经，久病多瘀及病人表现，辨为瘀血头痛。治拟活血祛瘀通络止痛，予血竭粉 0.5g 均匀地撒在 2 张风湿膏上，分别贴患者右侧太阳穴及最痛点，每天换药 1 次，3 次头痛止，诸症除，随访近 3 年无复发。此法可治多种类型的偏头痛，在当地流传多年，其机制有待进一步探讨。〔王秀献，等. 广西中医药. 1992，23（1）：34.〕

2. 肋骨骨折

李祭酒时勉始为侍讲，直谏。仁宗大怒，命武士以十八斤金瓜击其胁，胁折，曳出舁下狱。召良医师入视，医曰："可为，第须贡血竭。"医治药，以板夹胁敷之，越一日夜遂甦焉。〔历代无名医家验案：237.〕

血余炭

【基原】为人的头发制成的炭化物。

【异名】发髲、乱发。

【性味】苦，温。

【归经】入心、肝、肾经。

【功能主治】散瘀，止血。主治吐血，鼻衄，齿龈出血，血痢，血淋，崩漏等。

【临床应用】

1. 腹痛

元丰中（公元 1078~1085 年），丞相王郇公病小腹痛不止，宣差太医攻治备至，皆不效。凡药之至热如附子、硫黄、五夜叉丸之类，用之亦不瘥。驸马张都尉令取妇人油头发热为灰，细研筛过，温酒服 2 钱，即时痛止。女用男发。〔历代无名医家验案：46.〕

2. 带状疱疹

钱某某，男，45 岁，工人。1977 年 11 月初先感全身轻度发热，酸软不适，2 天后左腰部相继出现不规则的小红斑及水疮，密集成群，形如带状，局部灼热疼痛难忍，曾服索米痛片和维生素 B_1，外搽龙胆紫药水。经改用血余炭涂搽患处 2 次之后，疮疹即迅速干燥结痂，痛除而愈。

治疗方法：新取之血余适量（陈旧者效差）。将血余放在文火上烤烧成炭末，趁热均匀地涂擦在疱疹所发区域的皮肤上，每天 1 次，能迅速止痛，缩短病程。一般施予此法治疗两三次后疱疹即结痂，疼痛诸症缓解而迅速转愈。〔彭汉光. 陕西中医. 1982，3（3）：22.〕

3. 痈疮

唐李勣（字懋功，离孤人，公元 594、669）尝疾。医诊之，云得须灰服之方止。太宗遂自剪髭，烧灰赐服之，复令敷痈疮，立愈。〔历代无名医家验案：188.〕

4. 产后尿潴留

李某某，女，24 岁。足月顺产 1 女婴，第 1 胎，产后 8 小时无排尿，小腹胀痛，触诊饱满，压痛。诊断为产后尿潴留。经服血余炭 8g，45 分钟后排尿 1500ml，症状缓解，未曾复发。

治疗方法：取血余 10g，清水洗净，晒干，用新砂锅炒炭存性，候凉研细末，白开水 1 次冲服。〔张学文，等. 临证资料摘编. 1989，2（4）：22.〕

按语：血余炭治疗尿闭，小便不通，古人早有论述。《神农本草经》指出该药“主五癃，关格不通，利小便水道，疗小儿痫，大人痓”，《唐本草》也认为该药能“疗转胞，小便不通，赤白痢，哽噎……”可见古代是把本药作为利尿通淋药使用的，而现代仅把其看作为消瘀止血之品，是不全面的。本案以单味血余炭治疗产后尿潴留，一取其祛瘀止血，二取其利尿通淋，十分合拍，一举两得，故有捷效。

寻骨风

【基原】为马兜铃科植物绵毛马兜铃的根茎或全草。

【异名】别名清骨风、猫耳朵、白毛藤、黄木香、自面风等。

【性味】苦，平。

【归经】入肝经。

【功能主治】有祛风湿，通络止痛之功。治疗风湿关节疼痛，胃痛，牙痛，三叉神经痛，疟疾，痈肿等。阴虚内热者忌用。

【毒性】本品毒性极低，小鼠每天服煎剂 15 及 30g/kg，连服 7 天，未见异常。

【临床应用】

1. 三叉神经痛

陈某，女，54 岁。1988 年 12 月 22 日诊。左侧面部阵发性剧痛 1 年，西医诊为三叉神经痛。迭经中西药治疗无效。诊见疼痛起自下关穴，常因张口诱发或加剧。痛时面部肌肉如针刺火灼，有跳动感，上牵头角下引腮颊，约 2~3 分钟而缓解。每日发作数十次。形瘦，面唇少华，舌淡红，脉弦缓。予寻骨风酒 200ml，每天早晚各服 20ml，外用药棉酒敷于下关穴，干则易之。10 天后来告，用药 1 天，发作次数减为每天 6~7 次，疼痛大减，3 天后疼痛消失，病愈。随访半年，未再复发。

治疗方法：取本品 500g，浸于 50 度高粱白酒 2500ml 中，密封，1 周后即可服用。〔王延凡. 浙江中医杂志. 1992，（1）：22.〕

按语：三叉神经痛属中医学面痛范畴。《张氏医通》云："面痛……不能开口言语，手触摸即痛，此是阳明经络受风毒，传入经络，血凝滞而不行。"寻骨风直入肝胃两经，善祛筋骨之风，又借酒力之导引，直达痛处，内外合治，故收捷效。

2. 急性乳腺炎

杨某某，女，30岁。1989年12月2日来诊。产后13天，右乳房外侧有鸡蛋大硬块，红肿胀痛，腋下淋巴结亦肿大，排乳困难，经用抗生素多日无效，改服本方2剂，肿消痛止。

治疗方法：寻骨风30g加水适量煎取浓汁，打入鸡蛋1只，煮熟，睡前1次服下。或取鸡蛋1只，1个小洞，将寻骨风剪断放入，以蛋清不外溢为度，煮熟睡前服。〔徐清源. 基层中药杂志. 1990，(3)：57.〕

按语：寻骨风治疗乳痈，也是取其苦能清热，通络止痛之功和鸡蛋同用，一为加强营养，二则预防不良反应。尽管寻骨风毒性极低，但仍有服用该药引起恶心呕吐，头晕心慌汗出等不良反应的报道，应值得注意。对素体阴虚汗出多者，不宜单独使用。

Y

鸦胆子

【基原】为苦木科植物鸦胆子的果实。

【异名】老鸦胆、苦参子、鸦蛋子、鸭蛋子、鸭胆子等。

【性味】苦，寒；有毒。

【归经】入脾、大肠经。

【功能主治】清热，燥湿，杀虫，解毒。主治痢疾，久泻，疟疾，痔疮，疔毒，赘疣，鸡眼等。

【服法】鸦胆子内服，用龙眼肉或胶囊包裹，饭后吞服。每次5~10粒，每天3次。外用捣烂。若超量或与皮肤接触时可发生过敏反应。

【毒性】鸦胆子挥发油具有刺激性。其有毒成分为溶于水、具有苦味的成分。鸦胆子仁或大剂量的有效成分，使动物内脏血管显著扩张，甚至出血；对中枢神经系统呈普遍的抑制现象；白细胞增多，多核细胞比率增加。成年人吃12粒有中毒危险。

中毒表现：症状是恶心，呕吐，腹痛，腹泻，头昏，全身无力，呼吸慢或困难，昏睡，最后四肢麻痹。

中毒解救：催吐，用1∶5000高锰酸钾溶液洗胃；内服蛋清或牛奶及活性炭；内服或注射维生素B_1；静脉滴注葡萄糖盐水及维生素C。腹剧痛时给止痛剂；昏睡时给兴奋剂等对症治疗。民间先以甘草9g煎水服或嚼烂吞下原汁，后吃红糖和冻白粥解之。

【临床应用】

1. 阿米巴痢疾

（1）任某某，女，33岁，工人。因腹部隐痛，解脓血便，伴里急后重，低热3天，大便镜检发现阿米巴滋养体而入院。住院后口服黄连素、土霉素、卡巴胂、中药芍药汤与白头翁汤合方加减，治疗半月症状减轻，但3次复查大便均分别找到阿米巴滋养体、包囊体。加服鸦胆子，每次10粒装入胶囊，每天3次，治疗半月症状消失，大便正常，多次粪检，阿米巴消失，痊愈出院，追踪3年多未见复发。〔李文灿. 贵阳中医学院学报. 1982,（1）：24.〕

（2）王某某，男，32岁，干部。因腹部隐痛，解脓血黏液便，日十数次，伴低热。经服氯霉素、呋喃唑酮1周无效而入院。入院后大便镜检发现阿米巴原虫滋养体，遂以依米丁治疗，每次0.03g肌内注射，每天2次。治疗2天后，头晕心悸，血压下降，心音低钝。停用盐酸依米丁，改用鸦胆子治疗，每次15粒装入胶囊内口服，每天3次，投药后大便次数逐日减少，脓血便逐日减轻，服药10天症状完全消失，大便常规正常，3次镜检均未找到阿米巴滋养体，痊愈出院。追访7年无反复。〔李文烂. 贵阳中医学院学报. 1982,（1）：2.〕

按语：古人早就认识到鸦胆子能治痢杀虫，《岭南采药录》："治冷痢，久泻。又能杀虫。"现代药理研究也证实其对阿米巴原虫及阴道滴虫有杀灭作用。

2. 血吸虫病

赵某某，女，44岁，农民。为晚期血吸虫病患者。住院后因有高度腹水，不能作锑剂治疗，由中医处方以驱腹水，同时口服鸦胆子，连服41天，连续大便全量作孵化及沉淀检查，均为阴性。当时腹水亦消，一般情况好转而出院。

治疗方法：鸦胆子去壳取仁，成人每天服3次，每次10粒(重0.4g左右)，装入胶囊内吞服，10岁以下儿童可减半。孕妇不忌。每个疗程为40天。〔俞豪民. 上海中医药杂志. 1957,（12）：23.〕

3. 休息痢

鸦胆子治休息痢，歙程杏轩文囿《医案》甚称其功效。用30粒，去壳取仁，外包龙眼肉，然丸。每晨米汤送下，一二服或三四服即愈。此药味太苦，而寒力能至大肠曲折之处，搜逐湿热。本草不载，见于《幼幼集成》，称为“至圣丹”，即苦参子也。药肆多有之。吾里名医张云寰先生，亦尝以此方传人。吾母周太孺人喜施方药，以治休息痢，无不应验，兼治肠风、便血。凡热痢色赤久不愈者，亦可治，惟虚寒下痢忌之。〔历代笔记医事别录：256.〕

4. 噤口痢

一人，年50余，素吸鸦片。当霍乱盛行之时，忽然心中觉疼，恶心呕吐，下痢脓血参半，病家惧甚，以为必是霍乱暴证。诊其脉毫无闭塞之象，惟弦数无力，左关稍实。愚曰：此非霍乱，乃下焦寒火交战，故腹中作痛，下痢脓血。上焦虚热壅迫，故恶心呕吐，实系痢证之剧者。遂投以白芍6钱，竹茹、清半夏各3钱，甘草、生姜各2钱，1剂呕吐即愈，腹痛亦轻，而痢独不愈，不思饮食。俾单用鸭蛋子50粒，1日连服两次，病若失。审斯，鸭蛋子不但善理下焦，即上焦虚热用之亦妙。此所以治噤口痢而有捷效也。〔医学衷中参西录（上册）：112.〕

5. 赤痢

（1）沧州友人滕玉可，壬寅之岁，设教邻村。于中秋下赤痢，且多鲜血。医治两旬不愈。适愚他出新归，过访之，求为诊治。其脉象洪实，知其纯系热痢。遂谓之曰：此易治。买苦参子百余粒，去皮，分两次服下即愈矣。翌日愚复他出，二十余日始归。又访之，曾遍问近处药坊，皆无苦参子。后病益剧，遣人至敝州取来，如法服之，两次果愈，功效何其神哉。愚曰：前因粗心，言之未详，苦参子即鸭蛋子，各药坊皆有，特其见闻甚陋，不知系苦参所结之子耳。玉可因病愈喜甚，遂作诗以存纪念。其诗曰：“一粒苦参一粒金，天生瑞草起疴沉，从今觉得活人药，九转神丹何用寻。”后玉可旋里，其族人有适自奉天病重归来者，大便下血年余，一身悉肿，百药不效。玉可授以此方，如法服之，3次痊愈。〔医学衷中参西录（上册）：112.〕

（2）一人，年48。资禀素弱，亦吸鸦片。于季秋溏泻不止，一日夜8~9次，且带红色，心中怔忡，不能饮食。日服温补之药，分毫无效。延愚诊治，其脉左右皆微弱，而尺脉尤甚，知系下焦虚寒。为其便带红色，且从前服温补之药无效，俾先服鸭蛋子40粒，泻愈其半，红色亦略减，思饮食。继用温补下焦之药煎汤，送服鸭蛋子30粒，后渐减至10粒，10剂痊愈。盖此证虽下焦虚寒，而便带红色，实兼有痢证也。故单服鸭蛋子，而溏泻已减半。然亦足证鸭蛋子虽善清热化瘀，而实无寒凉开破之弊，询良药也。〔医学衷中参西录（上册）：112.〕

6. 赤白痢

宋某某，男，45岁。1978年8月10日初诊。自述腹痛，下痢赤白脓血，每天达10余次，里急后重，肛门灼热感，小便短赤，舌质红，苔黄腻，脉滑数。予以苦参子口服，每天3次，每次0.6g。次日大便次数减少一半，腹痛亦轻，3天后未见脓血便，里急后重，腹痛悉除。5天后大便检查（－），即愈。〔王国铨，等. 中级医刊. 1983，18（5）：55.〕

7. 吐血

一人，年47，素患吐血。医者谓其虚弱，俾服补药，连服十余剂，觉胸中发紧，而血溢不止。后有人语以治吐血便方，大黄、肉桂各5分轧细，开水送服，一剂血止。然因从前误服补药，胸中常觉不舒，饮食减少，四肢酸懒无力。愚诊之，脉似沉牢，知其膈上瘀血为患也。俾用鸭蛋子50粒去皮，糖水送服，日两次，数日而愈。〔医学衷中参西录（上册）：76.〕

8. 便血

荆某某，男，38岁，农民。便血2年余，血量多色鲜红，腹痛下坠，日数十行，气短神疲，舌淡脉虚弱，服药3天便血痊愈。

治疗方法：取鸦胆子1~5粒，外用龙眼肉包裹，不露缝隙，每次服1~3粒，每天3次，饭后服用。〔张彦成. 黑龙江中医药. 1966，（1）：42.〕

9. 耳蕈

（1）陆某某，男，35岁。初诊日期1956年2月1日。右外耳道患耳蕈已半载，近来逐渐长大，胀痛，听觉消失，自点“硇砂散”和“黄药线”后，未效果，而局部胀痛加剧。查见右耳脂水不绝，耳廓部伴有散在性湿疹，外耳道翻花状肿物堵塞，耳前后轻度肿胀，其他无异常发现。诊断为耳蕈、诱发湿疹及外耳道炎并发症。

治疗方法：局部拭净后，滴10%黄连溶液，每天3~4次，宗急则治标之旨。2月5日，湿疹与外耳道炎已瘥，肿势迹退，脂水极少，即以鸦胆子仁捣烂涂上，耳口塞小棉球固定，以防药物脱出，影响疗效。2月6日，自诉昨夜局部有刺激性痛感，但程度很轻，检视耳蕈稍脱落，脂水较多，经拭净后，改用鸦胆子油膏涂，仍如前法固定。2月7日，自诉局部颇适，检视耳蕈已脱落一半，情况良好，用药如昨。如法又换药2天，已全部脱落，胀痛消失，听觉恢复。〔高士昌. 中医杂志. 1958，（2）：112.〕

（2）嵇某某，男，28岁。初诊日期1957年8月7日。两耳流脓水已数载，今春起右耳生一肿物，触之痛甚，历治未愈。近则脓水增多，听觉障碍，工作不便。查见两耳分泌物色黄黏稠，无臭气，检视左耳鼓膜前下方穿孔，右外耳道已被肿物堵塞，鼓膜未检视，触之痛甚，质较柔软，其他无异常发现。诊断：耳蕈，合并慢性化脓性中耳炎。先给予清洁外耳道和鼓室腔，用卷棉子拭净黏稠脓汁，用湿疗法常规处理两耳慢性耳炎，每天滴药3~4次。8月11日，自诉胀痛与黏稠脓水均减，检视两耳分泌物已极少，将近干燥，左耳改用干疗法处理，右耳蕈部涂鸦胆子油膏如法。经换药5天，完全脱落无痕，胀痛亦消失，唯听觉仍不灵敏，这是由于慢性中耳炎尚未痊愈之故，继续用干疗法治疗，历旬日而愈。

治疗方法：有并发症时，应当先治疗并发症。常见的并发症为慢性中耳炎、外耳道炎、湿疹。并发症的治疗方法参酌情况，按常规予以湿疗法和干疗法，及黄连溶液等处理。并发症得到控制后，即用鸦胆子制剂直接涂耳蕈上，视曾否发生过并发症而用油剂或膏剂。无并发症或初期的病灶，用鸦胆子油剂（鸦胆子仁油90%、甘油10%合成）每天滴药1~2次，形小者3~4天，形大者塞耳窍6~7天，即可完成脱落。晚期有感染倾向，或并发症控制后，用鸦胆子油膏（鸦胆子仁90%、凡士林10%研成）以玻璃棒蘸涂，每天1~2次。〔高士昌. 中医杂志. 1958,(2): 112.〕

（3）陈某某，男，26岁。1957年7月9日初诊。主诉：左耳肿痛已经4个月，听觉迟钝，影响工作，经医师诊断为耳蕈，本拟赴医院进行手术治疗，因为在某地工作时，见某主任亦患此疾，经当地医院专科进行数次手术治疗，未能根治，脓水淋漓，痛苦不堪，所以犹豫不决。症状：左外耳道有翻花状肿物堵塞，无分泌物，触之痛引顶，皮较粗糙，其他无异常发现。诊断：耳蕈，无并发症。

治疗方法：清洁患区后，用鸦胆子油剂滴患部，耳口以棉球塞住，防止药液流出。翌日检视，局部无反应，情况良好，耳蕈渐见脱落，拭净后滴药如前法。常规换药4天，耳蕈全部脱落，听觉恢复。〔高士昌. 中医杂志. 1958,(2): 112–113.〕

10. 瘢痕疙瘩

（1）许某某，男，30岁。1956年12月来本所初诊。主诉：右肩部有枣大的瘢痕2处，瘙痒肿胀已年余，阴天加重。1955年7月发现右肩部有2个小脓疱（疖肿），由于衣着及动作之摩擦，逐渐增大，曾自用手挤，流出脓样分泌物，以后未行治疗，疮口自愈。但不久渐向周围发展增大如杏核，局部变硬，自觉发痒、胀疼。1955年曾在沈阳某医院施术切除，月余后形成瘢痕，但较术前面积增大，组织坚硬。不久即感觉瘙痒胀疼，每逢阴天及汗后症状加剧。1956年曾先后在洛阳、郑州医院诊治，均未见效。局部检查：右肩部上外侧有球形瘢痕，隆起皮肤约0.4cm，直径约2.2cm×1.9cm，表面光滑，皮色淡红，边缘不规则。压之坚硬或稍感疼痛。实验室检查：血常规正常，血康氏反应阴性。诊断：瘢痕疙瘩。

治疗经过：自1956年12月26日开始用鸦胆子软膏治疗，其间约经1个月，局部瘢痕消除，症状消失。至今观

Y

察3个半月，未见复发或增大。治疗后5天，患部变软，表面呈白色破溃并感痒痛，10天完全破溃，并有白色脓样分泌物，痒痛加重。15天患部渐趋缩小，表面皱缩，除去分泌物时，发现毛细血管出血，并有结痂形成。30天患部益缩小，下平4/5，面积缩小3/4，表面光滑，瘙痒及胀痛消失。

治疗方法：取鸦胆子仁除去壳皮，置乳钵中研碎如泥状，然后加入适量凡士林搅拌均匀（无须加热），制成20~30%的软膏，放置48小时后，即可涂用。敷药膏时，先将患处表面皮肤消毒，然后将20%或30%鸦胆子仁软膏涂于患处范围之内（但需注意，不要触及正常皮肤，亦可先将正常皮肤覆盖），方可敷盖消毒纱布。约经48小时后可第1次换药，以后每隔2~4天换药1次。〔李秀堂. 上海中医药杂志. 1958,（6）：21. 〕

（2）柴某某，男，21岁。病史：1949年曾因跌倒，致右耳外伤出血，治疗20余天，伤口愈合，局部留疤。半年后，发现右耳轮瘢痕增大如"胡桃"，坚实发痒且疼痛。1950年及1951年曾先后在新疆某医院施切除术，不久均见复发。后来曾在郑州某医院诊断为瘢痕瘤，仍未治疗。诊断：右耳轮瘢痕疙瘩。

治疗过程：1956年4月来本所治疗，始用鸦胆子软膏局部涂药，经1个月的治疗，已显见缩小。后因工作关系，不能继续观察，2个月后曾取得联系，瘢痕已下2/3，不久干缩愈合。治疗方法同上案。〔李秀堂. 上海中医药杂志. 1958,（6）：21. 〕

11. 疣

（1）故居停德健斋（康）言，尝见同里甲乙二人赌醵，缘甲面生一刺瘊，乙见之，教用鸭蛋子治。甲不信，曰：只闻鸭蛋子治痢，何云治瘊乎？乙请质之于附近药肆某先生，先生亦是甲而非乙。乙不服，约面试，不验任酒食罚，幸而效，当叨二公惠。甲与某先生皆笑诺，即肆中取鸭蛋子捶破，取半仁，将瘊略刮破罨上，嘱勿触落，隔日揭去即愈。试之果然，于是甲与某先生作一东道，请乙而大嚼焉。余时额上亦有刺瘊，屡治不愈，闻言即购鸭蛋子来，如法治之，根遂除。至己丑，囟门间又生一刺瘊，较前颇大，思治之而未遑也。一日理发，侍诏误刮瘊破，血渗涔不止，因饬其到药肆为购鸭蛋子一枚，取仁罨上，越日忘揭，觉囟门间作楚，对镜一照，见四围已溃微脓，急除去之，刺瘊亦愈。由此余知鸭蛋子之性，不大平善，且有毒，无怪前人用治休息痢，必以龙眼肉包服也。盖外用既蚀肉，内服焉免腐肠，以龙眼肉包之而服，用其气不用其质，意深哉。〔著园医药合刊. 29. 〕

（2）鸦蛋子又善治疣，疣即俗所谓瘊子也。以鸭蛋子去皮，取白仁之成实者，杵为末，以烧酒和涂少许，小作疮即愈。予面部生疣，以他法治愈，次年复发，凡三四年后，求治于寿师，师告以此方，按法涂之，二日患处烧烂，如莲子大一块，并不觉痛，旋结痂而愈，永不复发。〔医学衷中参西录（中册）：65. 〕

（3）荆某某，男，28岁。面部长一疣，形为米粒，不到数天，迅即增生，分布于全部面容，且逐渐长大（大者如白米），顶部裂开，曾用药膏涂抹及注射次柳酸铋等无效，改用鸦胆子试治，涂药2周后结痂脱去，遗留黑色斑点，再2周，转为正常肤色。

治疗方法：将鸦胆子捣成细末，加少量水，调成糊状，涂于疣上，每天早晚各1次，结痂后，即停止涂药。〔尚知古. 中医杂志. 1962,（12）：25. 〕

（4）樊某某，男，8岁，学生。1988年5月28日初诊。前额部有一麻仁大坚实丘疹，表面光亮同肤色。诊为扁平疣。嘱其母治以下法，1周后其母告知已脱落，局部如同正常皮肤。

治疗方法：用胶布剪孔大小同疣，贴在皮肤上以保护正常皮肤同时完全暴露疣体为宜，选择成熟的鸦胆子1~2枚去外壳取仁备用，点燃艾条采用温和灸，待局部有灼热感时将备用的鸦胆子仁压在疣上，再用胶布盖贴2层，每天1次，直至脱落。〔袁志仁. 陕西中医函授. 1989,（3）：41. 〕

（5）李某某，女，32岁。患者8年前面部患扁平疣，曾用板蓝根注射液肌内注射、口服乌洛托品片、薏苡仁煎汤代茶服用等各种方法治疗2年之久，效果不显。后用鸦胆子乙醇液外搽扁平疣，开始局部有发热发痒的感觉，稍有痛感，随即结痂并慢慢脱落，10天即痊愈。随访4年，未见复发。

治疗方法：将鸦胆子适量（用量根据疣的多少，一般3~5g）捣烂，另取10ml左右的干净小瓶，将捣烂的鸦胆子连仁带皮，加入等体积75%乙醇，浸泡一夜。第2天乙醇液变黄，振荡几下，静置一会，用棉签蘸取乙醇液外搽扁平疣，每天2~3次。〔陆方方. 中药通报. 1986,（9）：59. 〕

按语：《医学衷中参西录》有鸦胆子“善治疣”的记载，《广西中药志》也有“外用（油亦可）治皮肤瘤”论述。现代研究认为，鸦胆子仁或油对正常皮肤或黏膜面有刺激和损害作用，系一种细胞毒。故临床用以治疗疣、瘢痕疙瘩、耳蕈有效。

12. 慢性肠炎

王某某，男，36岁。3年前在扬州工作时，初患消化不良症，继而腹泻，延绵日久，虽经治疗，始未痊愈，致成慢性肠炎。来本场后，时息时作，日渐瘦弱，甚至影响工作，不能劳动。卧床休息2~3天，病即稍退；1~2个月后，又复发如前。临床检查体温正常，无寒热，心、肺无变化，肝脾未触及，腹部柔软，稍呈膨胀，微痛。一日夜大便8~12次，排出物为食物残渣，伴有黄色、白色脓样黏液及稀水。无里急后重感。小便呈淡黄色，精神萎靡，胃纳减少。显微镜检查6次，无任何虫卵，无痢疾杆菌，更无阿米巴原虫。西医同志给予皮下注射依米丁，连续10天，无大效；内服消固定达200片之多，亦无效。我乃试以鸦胆子60粒，去壳，第1、3、5天，用桂圆肉5个，每个包鸦胆子2粒（计10粒），吞服，开水送下，第2、4、6天，各以10粒碾碎，用5%小苏打溶液20ml浸一昼夜，保留灌肠。除卧床休息外，未给任何处理。至第3

天，已见显著功效，第 4~5 天，未解大便，第 6 天，粪便正常，不见脓样黏液存在。迄今已 1 年 2 个月，未见复发，精神、体力早已恢复健康。〔贾民本. 江苏中医. 1959,（2）: 31.〕

按语：患者久泻不愈，泻下稀便，色黄伴白色脓样黏液，乃湿热内蕴，传导失司。鸦胆子性苦可燥湿，寒可清热。大肠湿热得清，则腹泻可愈。

13. 滴虫性阴道炎

高某某，女，28 岁，会计。已婚 4 年未孕，白带量多，阴道瘙痒难忍，多次去某医院妇科检查，诊断为滴虫性阴道炎，经治无效。于 1974 年 6 月 5 日求治于笔者，予以苦参子日服，每天 2 次，每次 0.3g；另外，每天早晚各放入阴道 1 粒。7 天后，痒减带少，10 天后，自觉一切正常。1975 年 12 月份生一男孩，母子安康。〔王国铨，等. 中级医刊. 1983，18（5）: 55.〕

14. 急性扁桃体炎

李某某，男，30 岁，放映员。1980 年 10 月 10 日初诊，自诉咽喉疼痛已 6 天，5 天前曾去某医院五官科诊断为急性扁桃体炎。予以青、链霉素肌内注射，薄荷喉片含服，牛黄解毒片口服，药后无效，且病情加重而来我院求治。查体：急性痛苦病容，体温达 40℃，脉搏 100 次 / 分。双侧扁桃体度肿大，充血。饮食困难。投予苦参子口服，每天 3 次，每次 0.6g。2 天后，肿消痛减，体温 37.4℃，脉搏 80 次 / 分。续服药，5 天后痊愈。〔王国铨，等. 中级医刊. 1983，18（5）: 55.〕

鸭涎

【基原】为鸭科动物家鸭的唾液。

【性味】咸，寒。

【归经】入肝、肾经。

【功能主治】主治小儿惊风，头及四肢皆往后，谷芒刺喉。

【临床应用】

螺鲠喉

某素业医，家最贫，住钱塘城内，无有延之者。值岁暮，诸债蝇集，不可摒挡。夫妻相对泣，某与妻诀，曰：“今届除夕，甑尘灶蛙，枵腹奈何？生不如死，与子永别矣。”妻挽之不得，径出门去。至西湖畔，独行徘徊，为自尽计。有老僧见而异曰：“君何面现死气？”某以实告。僧曰：“察君之面，虽明露凶气，却暗藏吉兆，明日当交好运。从此腰缠十万贯矣。幸勿短见。贫僧虽力不能周，但些许薪米，尚可奉献。”即袖出数金与之。某拜谢，喜跃而归。妻见其喜形于色，叩故，备述之，夫妻共感谢。

有富翁某，年六十余矣，生一子，视若珠玉。子甫十月，忽得疾，不寒不热，惟不住啼，不食乳，百药罔效，众医束手，举家仓皇。王生者，某医戚也，力举某。富翁家距城 30 里，闻王生言，即著人持银 20 两往迎，是时正月旦四鼓。某闻剥啄声，开户迎入，具陈来意，且出银。某收讫，即同去，至则天明矣。细察气色，详审脉纹，似无大病，但滴乳不食，哭不绝声，以药投之，亦不下咽。某计穷，散步于花园池畔，见一妇约30，临池哭泣。询故，曰："妾乳母也，恐儿难救，故悲耳。"某曰："既是乳母，必详悉是儿起病之由。我即医是儿者，盍备言以便施治？"妇欲言嗫嚅。半晌，始泣曰："妾不言，谅先生亦不知，但可治则幸甚，万一不治，审毋泄妾言。如泄，则妾死矣。"某曰："第言无伤。"妇曰："前抱儿在此闲游，见一田螺，儿欲之，因拾以与儿。不意儿持螺入口吞之。今所以啼哭不食乳者，乃田螺横鲠喉间也。"某绐曰："顷察小儿病症，已十得八九，闻子言益信不诬。是病吾能治，但恐尔主人吝资，不肯重谢耳。"妇曰："主人非负德者，如不见信，当令主人先说明谢金，然后施治何如？"某曰："可。"妇趋白翁，翁即对某启曰："倘蒙妙剂保全小儿，阖家顶祝，愿奉银二千两，稍酬万一，决不食言。"某曰："如能奏效，实属万幸，岂敢图谢？但需用药方，恐一时难办耳。"翁曰："试言之。"曰："须得鸭百只备用。"翁曰："此易耳。"俄鸭齐，某令人将鸭握固，自以指探入鸭喉内搅之，用杯刮取指上涎，已搅鸭不用，复取第二只，如前再搅再刮，取至数十只，得涎半杯。即用匙灌入小儿喉中，顷刻啼止能乳矣。翁大喜，备银二千两，并衣服等类送至家，某由是著名，延请无虚日，竟成富人。某感僧活命恩，思有以报之。僧故云游无定踪，迄不得一遇，遂设位朝夕供奉焉。

考鸭涎，《本草》虽著功用，实无治螺鲠之文，乃用之竟效，盖鸭本食螺，取其相制，亦犹鸬鹚治鱼骨鲠、猫肉治鼠啮疮、旧梳治发鲠喉中、败篦治啮虱成癥之意，是医应变之才固亦未可多得也。此乾隆五十六年在吴门，闻杭州公国桢言如此，今不能举其姓名矣。〔历代笔记医事别录：334.〕

鸭跖草

【基原】为鸭跖草科植物鸭跖草的全草。

【异名】鸡舌草、碧竹草、竹叶菜、露草、碧蝉蛇等。

【性味】甘，寒。

【归经】入心、肝、脾、肾、大小肠经。

【功能主治】行水，清热，凉血，解毒。主治水肿，脚气，小便不利，感冒，丹毒，腮腺炎，黄疸肝炎，热痢，疟疾，鼻衄，尿血，血崩，白带，咽喉肿痛，痈疽疔疮等。

【临床应用】

1. 小儿夏季热

王某某，男，5岁。入夏以来长期发热，昼轻夜重，近几天伴见嗜睡，烦渴，汗少，尿微黄而长，曾用青、链霉素，输液等治疗，仍热势不减，特邀洪竹书老中医出诊。症见急性热性病容，呼吸粗急，体温38.8℃，舌红、尖绛，苔薄白，脉大数，指纹淡红，查白细胞5.0×10^9/L，中性0.68。此乃小儿夏季热之证，治以鲜鸭跖草1250g，洗净，切碎，绞汁200ml加白糖适量频饮，入夜遂见热势下降，口渴次数减少。次日继用药汁200ml后，热减身和而愈。〔舒忠民. 临证资料摘编. 1990，3（2）：26.〕

Y

2. 丹毒

（1）朱某某，男，42 岁，农民。左下肢腓肠肌处突然红肿、灼痛，肿块稍高于周围皮肤，范围约 6cm × 10cm。伴有寒战，高热，全身不适。外敷鸭跖草 4 次，3 小时后疼痛减轻，24 小时内局部红肿消退，体温降至正常。

治疗方法：将鲜鸭跖草叶 50 片（宽叶），放入 500g 食醋内浸泡 1 小时后，用叶片外敷患处（将病灶全部敷罩），干后更换，每天 4~6 次。至全身症状减轻，红肿灼热、疼痛消失后停用。病灶范围在 5cm × 8cm 以内者，一般用 30~40 叶片即可治愈。范围较大者需多加鸭跖草叶浸泡。〔姚义生. 赤脚医生杂志. 1975,（5）: 37.〕

（2）郑某某，男，37 岁，职工。骤然寒战，发热，右上肢内侧红肿灼热、剧痛，范围约 8cm × 12cm。经用本方外敷 2 小时后疼痛、灼热减轻。治疗 2 天痊愈。

治疗方法：同上案。〔姚义生. 赤脚医生杂志. 1975,（5）: 37.〕

按语：鸭跖草具清热解毒凉血之功,《本草拾遗》中早就指出可治丹毒。此法简单，且源广泛，读者不妨一试。但需注意，若患者发热高，病情重，年老体者，应配合内服中药或西药抗感染治疗。

烟草

【基原】为茄科植物烟草的叶。

【异名】野烟、相思草、金丝醺、贪报草、延命草等。

【性味】辛，温；有毒。

【归经】入肺、胃经。

【功能主治】行气止痛，解毒杀虫。主治食滞饱胀，气结疼痛，痈疽，疔疮，疥癣，蛇、犬咬伤等。

【临床应用】

小儿腹痛

（1）刘某某，女，1 岁半。因肺炎住院受凉，1981 年 1 月 6 日上午出现吵闹，握拳蹬足，不服劝哄。腹紧，按之哭声减弱，服颠茄合剂 1ml，未见好转。肌内注射复方氨基比林 0.3ml，症状减轻，但 10 分钟后又如前。笔者用烟卷热吮法吮吸肚脐 5 次，约 8 分钟，患儿哭声停止，玩耍如常。

治疗方法：笔者根据“寒则热之”的法则，采用农村家庭当年土产烟叶，卷烟点燃，反复口吸热烟吮吸小儿肚脐，可产生止痛的效果。〔郑振鸿，等. 湖北中医杂志. 1981,（5）: 40.〕

（2）孙某某，男，8 个月。1978 年 7 月 13 日晚 12 时许，突然阵发尖声哭闹，握拳蹬足，拒食母乳。观其面带青色，指纹紫滞，浮现于风、气之间。笔者运用上法，吮吸患儿脐部约 3 分钟，患儿哭声停止，安然入睡。〔郑振鸿，等. 湖北中医杂志. 1981,（5）: 40.〕

【备注】烟草有毒，内服可入煎剂、捣汁或点燃吸烟。烟草中主要成分是烟碱，在医疗上无用途，主要为毒理学上的意义，其在黏膜面极易吸收，如置 2 滴于小狗舌面，1~2 分钟即可中毒而死；急性中毒时死亡之快，与氰化物相似。吸烟过多，可产生各种毒性反应，可致慢性咽炎以及其他呼吸道症状；可产生剧烈呕吐，易得消化失常、神经性胃病、溃疡病及便秘；还可引起头痛、失眠等神经症状。故肺病咳嗽吐血及一切喉证忌服。《本草逢原》说："又久受烟毒，而肺胃不清者以砂糖汤解之。"《纲目拾遗》："烟中毒，中其毒者，煎胡黄连合茶服之。江东藩《医奥》云，烟毒以黑砂糖和井水服之。"

烟油

【基原】为陈旧旱烟杆内积存的黑色膏油。

【异名】烟膏、太极膏、气泥、五行丹等。

【性味】苦、辛，寒。

【归经】入肺、脾经。

【功能主治】主治蛇虫咬伤，恶疮，顽癣，带状疱疹等。

【临床应用】

1. 带状疱疹

叶某某，男，17岁。1周前自觉肋间皮肤烧灼样疼痛，尤以深吸气或咳嗽时为甚。次日发现右胸部簇状水疱沿肋骨侧排列，泡内有黄水样物。继而疱疹扩散为片状或蔓延。在本地卫生院诊为"带状疱疹"，予以B族维生素，口服龙胆泻肝丸，静脉注射阿糖胞苷，无改善且有继续蔓延之势，疼痛加剧伴发热咳嗽，来我院就诊，经用下法后，2天疱疹消退，3天后上述症状均消失，1周随访，病愈，无复发及迁延。

治疗方法：①器械准备：刀片（手术刀片、剃刀片或注射针头）1把，探针或牙签1根，胶布1条，烟斗（旱烟水烟均可）1支，取烟垢少许备用。②常规碘酒、酒精消毒手大拇指皮肤。消毒部位为男左女右（即男性取左拇指、女性取右拇指）。③待干后，用刀片点划拇指指甲近心端第1皱沟处，沿皱沟划0.3~0.5cm切口，至少量渗血为度，揩干。④用探针或牙签取烟垢少量均匀外敷于切口出血部位上，亦可使切口裂开，用烟垢填塞。⑤胶布包扎该处，其余烟垢可涂于疱疹皮损处。

注意事项：①烟垢一定要新取，但烟垢必须是陈垢，垢色愈黑，油性愈大，效果愈佳，切忌烟草梗及灰尘混入。①切口部位要准确，取指甲上方第1皱沟，部位常因人而异，但只选取第1条，且要由甲床根向上寻数。③切口不宜过深，但需有血渗出方可敷用。④术后2天内忌油腻食物（包括动、植物油），最好只吃咸菜。〔朱明安. 中国乡村医生. 1991,（3）：21.〕

2. 肛门瘙痒

甲子仲夏，余因公去魏家务，有名魏福存者，年76岁，知我业医，倚门而问曰："鄙人年轻时，肛门奇痒，甚苦，求之诸医不效。某人示以烟袋油涂之，果愈。越4年后复发，仍用前法，自恨病不除根，多涂，1小时后上吐下泻剧作，不可名状。次日痒止，至今未再复发。请问何故？"余对之曰：其病久愈，病源今已不可考。余臆此病因有二：一为虫所致；一为肠中湿热夹风所致。今未知孰是？盖烟袋油者，毒物也。〔偏方奇效闻见录：34.〕

Y

延胡索

【基原】为罂粟科植物延胡索的块茎。

【异名】延胡、玄胡索、元胡索。

【性味】辛、苦，温。

【归经】入肝、胃经。

【功能主治】活血，散瘀，理气，止痛。主治心腹腰膝诸痛，月经不调，癥瘕，崩中，产后血晕，恶露不尽，跌打损伤等。

【临床应用】

1. 胃脘痛

荆穆王妃胡氏，因食荞麦面着怒，遂病胃脘当心痛不忍，医用吐下行气化滞诸药，皆入口即吐，不能奏功，大便3日不通。因思《雷公炮炙论》云：心痛欲死，速觅玄胡索，乃以玄胡索末3钱，温酒调下，即纳入，少顷，大便行而痛遂而止。〔张金鼎．中医研究．1984，（1）：30.〕

2. 腹痛

李时珍治华老年五十余病下痢，腹痛垂死，已备棺木，用延胡索3钱为末米饮服之，病即减十之五，调理而安。〔续名医类案：173.〕

3. 阵发性心房颤动

（1）患者，男，41岁。1979年2月27日初诊。主诉：头晕、失眠、高血压已几年。11年前出现阵发性心悸，胸闷，脉搏不规则，心电图示房颤，阵发房颤反复发作2年后转持续性，曾服用奎尼丁、普拉洛尔治疗未效，房颤一直存在。体检：血压18.7/14.0kPa（140/105mmHg），心率105次/分，律绝对不整，脉搏70次/分，心电图示房颤，平均心室律100次/分，胸片示主动脉迂曲延长。超声心电图，左室及壁搏动幅度降低。拟诊为高血压病，可疑冠心病，慢性房颤。服玄胡索粉5g，每天3次，连服7天后加量至每次10g，心室律降至70~80次分，自觉症状明显好转。续用药至第3周，误将3次量作2次用，午睡后发现脉搏节律整齐，查心电图为窦性心律，62次/分，房颤获转复。服玄胡索期间未用其他中西药，此后每次15g，每天3次维持，除该药用量不足，间隔时间长或生气、劳累等情况有阵发房颤外，一直为窦性心律，服药6个月后谷丙转氨酶升高（最高为278单位，约40天复常）而停药，房颤遂复发，持续2个月后，再次复律成功。换用盐酸胺碘酮、维拉帕米维持，仍有阵发性房颤出现，于第2次复律10月后又成持续房颤。〔马胜兴．中西医结合杂志．1984，4（6）：361.〕

（2）患者，男，65岁。1979年5月22日入院。患者有高血压病史10余年，咳嗽、喘促反复发作20余年，1年前出现气短、下肢水肿，心电图示房颤，呈持续发作。体检：半卧位，血压17.3/10.7kPa（130/80mmHg），心率102次/分，节律绝对不整，脉搏76次/分；两肺叩诊过清音，满布干啰音，肺底有细小湿啰音；下肢可凹性水肿(+)。心电图显示：房颤、平均心室率100次/分、电轴左偏、左心室肥厚劳损。胸片示：慢性支气管炎、肺气肿、左室增大。超声心动图：左房、左室明显扩

Y

大，左室后壁及室间隔搏动幅度降低。拟诊为高血压性心脏病，慢性房颤，心力衰竭；慢支并感染，肺气肿。经强心、利尿、抗菌、平喘和中药治疗约45天，感染控制，心衰好转，房颤仍持续存在，心室率90次/分。1979年7月6日开始服延胡索粉15g，每天3次，第2天心室率即逐渐减慢，至第6天降至60次/分，第7天心律整齐，心电图示：房颤转为窦性心律I度房室传导阻滞（P–R间期0.36秒）。减少服用量为10g，每天3次，P–R间期缩短至0.24秒。用该量维持窦性心律3个月，房颤未出现，检查谷丙转氨酶、TTT、TFT、BUN等均正常，遂减量停药，随访2年房颤未复发。〔马胜兴．中西医结合杂志．1984，4（6）：361.〕

4. 产后腹痛

张某某，女，24岁，市民。1孕1产。1964年，产后3天，出现恶露少下，腹痛胀硬拒按，脉沉有力，舌质深红，苔白等瘀血症状。经用加味生化汤，症状略有好转，继则如故。改用单方延胡索粉，每服1.5g，黄酒送下，每隔4小时服1次，连服3次恶露逐渐增多，腹胀腹痛明显好转，服药5次痊愈。

治疗方法：生延胡索或炒延胡索加工成粉。每次服1.5~2.0g，白水送下。产后或痛经病人可以用黄酒送服。每隔4~6小时服1次。〔任义．中药通报．1981，（4）：38.〕

按语：延胡索为止痛要药。不但"主破血，产后诸病，因血所为者"，且"能行血中气滞，气中血滞，故专治一身上下诸痛，用之中的，妙不可言"。更添黄酒送服，加强其活血祛瘀之功。现代药理研究也表明，其止痛效果以醇制浸膏及醋制作用最强，毒性以醋制剂最大，故本案选黄酒送服，是不无道理的。

眼子菜

【基原】为眼子菜科植物眼子菜的全草。

【异名】牙齿草、水案板、鸭吃草、金梳子草、檀木叶等。

【性味】苦，寒。

【归经】入肾、大小肠、膀胱经。

【功能主治】清热，利水，止血，消肿，驱蛔。主治痢疾，黄疸，淋病，带下，血崩，痔疮，蛔虫病，疮疡红肿等。

【临床应用】

痔疮

喻某某，男，48岁。1985年5月20日初诊。患外痔，时肿痛已5年，近年来症状加重，行走不便。曾多处求治，并手术治疗1次，效果不佳。查见：肛周6、12点处陈旧性肛裂；5、7、9、11点处外痔4颗，大者似蚕豆、小者似豌豆，伴充血水肿，诊断为重度外痔。以下法治疗，1个疗程后痔疮明显变小，充血水肿消失，肛周仍有不适感；第2个疗程后外痔呈黑色结痂脱落；第3个疗程后外痔消失；第4个疗程后肛门完全恢复正常。随访1年未见复发。

治疗方法：眼子菜鲜品每次约2kg，干品每次约0.5kg。加水熬开10分钟后，倒入盆中，待温时，坐浴30分钟，再

将药渣敷于患处30分钟，每天3次，4天为1个疗程。〔易秉禄. 四川中医. 1987, 5（3）：29.〕

燕窝

【基原】为雨燕科动物金丝燕及多种同属燕类用唾液或唾液与绒羽等混合凝结所筑成的巢窝。

【异名】燕窝菜、燕蔬菜、燕菜、燕根等。

【性味】甘，平。

【归经】入肺、肾、胃经。

【功能主治】养阴润燥，益气补中。主治虚损，痨瘵，咳嗽痰喘，咯血，吐血，久痢，久疟，噎膈反胃等。

【临床应用】

疟疾

咸丰甲寅，先大夫72岁，患疟甚剧，诸医束手。苏州马雨峰太守传一方：用燕窝3钱，冰糖3钱，先1日炖起，至次日疟作之前一个时辰，加生姜3片，滚3次，将姜取出，服之。尚胃不能纳，即只啜其汤亦可。1剂不愈，则再，至3剂无不愈者矣。此方得之肖山，因校官王君年八十病疟，服此而痊。其后试人屡验云云。余因遵方进之，先大夫一服即愈，十年以之传人，奏效甚众。尤宜于老人及久疟病者。其方平淡无奇，无应验若是，可谓奇矣！〔历代笔记医事别录：266.〕

羊胆

【基原】为牛科动物山羊或绵羊的胆囊。

【性味】苦，寒。

【归经】入肝、胆、胃经。

【功能主治】清火，明目，解毒。主治风热目赤，青盲，翳障，肺痨吐血，喉头红肿，黄疸，便秘，热毒疮疡等。

【临床应用】

1. 肺结核

（1）周某某。患空洞性两侧性中度肺结核，近3~4年来采用中西医结合治疗，病灶已稳定，但还是全身无力，不能工作，在试服前，除气胸治疗仍照旧继续外，其余的治疗均行停止。经服用3个疗程（每个疗程10只），因发生呕吐现象而停止。服食结果：初则胃口大开，食量增加，继则胃口稍有不佳，而体力渐增，自觉各种病状消失，经X线检查，两肺呼吸显著好转，病灶清晰，空洞无变化。

治疗方法：羊胆1只，用棉纱将胆囊口用线结扎住，如胆汁过多，则挤去若干，以能一口吞服为度，并用开水洗净。蜜糖60g盛碗内，将羊胆放入，隔水蒸煮2小时备用。晚饭后1小时，将羊胆整只吞下，并将蜜糖亦服下，吞后即食饼干等食物，以减少苦味，服后2小时内不能饮开水。以连服10只为1个疗程，第1个疗程完毕后，休息数天，再行服食，如此至痊愈为止。〔周味辛. 北京中医. 1954, 3（4）：17.〕

（2）李某某，男，40岁，已婚，1955年11月30日入院。1955年6月因痰中带血，在某医院检查才发现患肺结核，1955年11月转至我院疗养，经摄片诊断为浸润型肺结核溶解播散期，细菌（+），经用（总）链霉素41g，对氨基水杨酸钠549g，异烟肼45g，合并人工气腹治疗（因患有疝气，故每次补气最多700ml，横膈因而只能抬高到第九后肋）。复在1956年11月20日摄片，病灶与入院片相比无改变，血沉23mm/h，痰阴性。1956年11月22日开始内服羊胆，每天1g，继续人工气腹，于1957年2月21日摄片，两侧浸润病灶均见吸收，血沉12mm/h。临床咳嗽减轻，食欲增进，体重增加10kg。〔冯玉龙. 浙江中医杂志；1957（10）：11.〕

（3）孙某某，男，未婚，24岁。1956年7月24日入院。患者因间歇性咯血，痰中带血已2年。1956年6月18日因发热和持续咯血，入住杭州某医院，1956年6月20日摄片，诊断为浸润型肺结核溶解期，细菌（+）。1956年7月胸外科会诊意见：待药物治疗1个阶段后，病灶吸收好转以考虑外科手术，1956年7月24日转来本院治疗并等待手术。经服对氨基水杨酸钠和异烟肼后病灶有吸收好转，痰涂片仍为阳性，于1956年10月16日开始内服羊胆（丸剂），每天1g，服食9天后有轻度腹痛腹泻，经增食脂肪后即愈，1个月后检痰阴性，1957年1月6日摄片与前片对比浸润病灶已基本消失，空洞已不明显，临床已无异常不适，体重增加4kg，于1957年1月26日出院。

治疗方法：①液剂：用新鲜羊胆，将胆囊口用线扎紧，如胆汁太多可挤去若干，以能一口吞服为度，用清水洗净，隔水蒸煮2小时，蒸熟后剪去扎线。在晚饭后1小时将羊胆一口吞下，吞服后可食饼干等减少苦味，2小时内少饮开水。②丸剂：将新鲜羊胆剪破，挤出胆汁弃去胆囊，将净胆汁放于砂锅。熬成浸膏状，加入等量乳做成0.5g或1g重药丸，放入石灰缸内继续吸干，每天按需要量取服。③胶囊剂：将新鲜羊胆剪破，挤出胆汁，将净胆汁放入砂锅，用炭火熬制成浸膏状，再烘干，如尚不够干燥可加入赋形剂和匀，然后用小磨将其磨成粉，装入胶囊，每天服1g，可每天顿服或2次分服。〔冯玉龙. 浙江中医杂志. 1957,（10）：12.〕

2. 烂缘血风

福州人病目，两睑间赤湿流泪，或痛或痒，昼不能视物，夜不可近灯光，兀兀痴坐。其友赵子春语之曰：“是为烂缘血风，我有一药正治此，名曰二百味草花膏。”病者惊曰：“用药品如是，世上方书所未有，岂易遽办？君直相戏耳。”赵曰：“我适有见药，当以与君。”明日，携一钱匕至，坚凝成膏，使以匙抄少许入口，一日泪止，二日肿消，三日痛定，豁然而愈。及往谒赵致谢，且扣其名物，笑曰：“只是用一羯羊胆，去其皮脂，而满填好蜜，拌匀，勺之候干，则入钵研细为膏，以蜂采百花，羊食百草，故隐其名以眩人云。”〔历代笔记医事别录：320.〕

按语：《四川中药志》载羊胆“清热解毒，明目退翳，治青盲雀目，风眼翳障，食道结核，肺痨吐血，喉头红肿及黄疸。”其中有治疗结核肺痨的记载。临床应用对结核病，长期服抗痨药

Y

无效者，往往能显出其特殊的疗效。但需注意服期间，忌食辛辣生冷之品，否则易引起剧烈痛呕吐及腹泻等症，须加注意。

羊肝

【基原】为牛科动物山羊或绵羊的肝脏。

【性味】甘、苦，凉。

【归经】入肝经。

【功能主治】益血，补肝，明目。主治血虚萎黄羸瘦，肝虚目暗昏花，雀目，青盲，障翳等。

【临床应用】

1. 明目

有人年八十余，眸子瞭然，夜读蝇头字，云：别无服药。但自小不食畜兽肝，人以本草羊肝明目疑之。余曰：羊肝明目，性也。他肝不然。畜兽临宰之时，忿气聚于肝。肝主血，不宜于目明矣。〔续名医类案：412.〕

2. 再生障碍性贫血

邵某某，男，31岁，1974年3月22日入院。1973年初，患者曾发现皮肤紫癜，半年后病情加重，面色渐现萎黄，乏力明显，时有鼻衄及发热……入院后血常规（1974年5月6日）：红细胞 1.38×10^{12}/L，白细胞 1.95×10^{9}/L，血小板 12×10^{9}/L，网织红细胞0.1%。1974年4月29日骨髓象显示增生低下，诊断为“再障”。经中西医综合治疗，反复多次输血，病情不见好转……停用激素，服用我科黄建泰老中医介绍的复方羊肝粉治疗，并配以温补肝肾之中药制剂，西药对症处理，3个月后症状明显改善，半年后出血完全控制，将复方羊肝粉改为间断服用，共服药1年。1978年10月来我院复查血常规血红蛋白140g/L，红细胞 3.81×10^{12}/L，白细胞 6.7×10^{9}/L，中性粒细胞0.69，淋巴细胞0.28，嗜酸性粒细胞0.03，血小板 61×10^{9}/L。获临床治愈，恢复工作。

治疗方法：羊肝1副（青灰山羊更佳），用蒸笼蒸熟，竹刀切片，放在瓦上用文火烤干，研细末过100目筛，去其筋杂备用，黑芝麻1000g炒微黄，研为细末。再将上述2药拌匀即成复方羊肝粉，每日早晚各1汤匙（约10g），温开水送服。30天为1个疗程。服复方羊肝粉同时，佐以温补肝肾的中药可增强其疗效。本药无明显副作用。用药期间应避风寒，忌房事。发热者忌服。〔王立家. 赤脚医生杂志. 1979,（11）：10.〕

按语：早在《圣济总录》中就有羊肝方治疗虚劳的记载。再生障碍性贫血，属中医的“虚劳（血虚）”范畴，故用羊肝治疗可以收效。

羊肉

【基原】为牛科动物山羊或绵羊的肉。

【性味】甘，温。

【归经】入脾、肾经。

【功能主治】益气补虚，温中暖下。主治虚劳羸瘦，腰膝酸软，产后虚冷，腹疼，寒疝，中虚反胃等。

Y

【临床应用】

伤寒

蒋仲宾治一人病伤寒，期月，体兢兢而振。齿相击不能成语。医环视束手，仲宾后至，诊之曰：急取羊肉来。众医哈曰：伤寒大忌羊肉。仲宾曰：诸君毋哓哓，以羊肉许熟之，取中大，别用水煮，良久，取汁一升与病人服。须臾战止，汗大出而愈。〔名医类案：37.〕

羊乳

【基原】为牛科动物山羊或绵羊的乳汁。

【性味】甘，温。

【归经】入肺、脾、肾经。

【功能主治】温润补虚。主治虚劳羸弱，消渴，反胃，哕逆，口疮，漆疮等。

【临床应用】

1. 慢性肾炎

靳某某，男，50岁，干部。1958年患慢性肾炎，住武汉及沙市某医院治疗，效果不显。2年来反复发作。腹痛，浮肿。实验室检查：血压14.7/9.3kPa（110/70mmHg），白细胞15×10^9/L，中性0.80，淋巴0.15，酸性0.05，尿蛋白（+++），颗粒管型（++），白细胞（少许），透明管（++），红细胞（++）。1960年10月开始，停止其他药物，连续服鲜山羊奶2个月（每天500~750g分2次服完），浮肿、腰痛等症消失，复查，尿蛋白（–）、沉淀（–）。18年未复发。1978年因筑堤劳累，出现腰痛。查尿：蛋白、透明管型、红细胞少许。又服鲜山羊奶月余，症状消失。尿蛋白、沉淀（–），随访至今，未见复发。〔唐长庚，等. 湖北中医杂志. 1981,（3）：47.〕

2. 蜘蛛咬伤

唐贞元十年（公元795年），崔员外从质言：目击有人为蜘蛛咬，腹大如妊，遍身生丝。其家弃之，乞食。有僧教啖羊乳，未几疾平也。〔历代无名医案临床应用：93.〕

羊蹄根

【基原】为蓼科植物羊蹄或尼泊尔羊蹄的根。

【异名】东方宿、败毒菜根、土大黄、牛舌大黄、鸡脚大黄。

【性味】苦，寒；有小毒。

【归经】入心经。

【功能主治】清热，通便，利水，止血，杀虫。主治大便燥结，淋浊，黄疸，吐血，肠风，功能性子宫出血，秃疮，疥癣，痈肿，跌打损伤。

【临床应用】

牛皮癣

王某某，17岁，战士。于1970年初在左大腿内侧患铜钱大1块癣，边缘清晰，有红色斑块，表面履盖多层鳞屑呈松皮状，瘙痒，到军区总院确诊为牛皮癣，曾肌内注射维生素B_6、维生素B_{12}，外搽癣药水、水杨酸软膏等无效，于1971年7月开始用下法治疗，16天痊愈，至今未复发，患处无痕迹。

治疗方法：羊蹄根（土大黄）适量，老陈醋适量。将羊蹄根切片晒干，然后放老陈醋中浸透再晒干，反复3次，研成粉末，用醋调成糊状将患处用温水洗净，用刀片将鳞屑刮净，涂药包扎，每天换药数次。〔陈会文. 河北新医药. 1997,(2): 46.〕

【备注】本品有小毒，内服煎汤用量以9~15g为宜，亦可捣汁或熬膏；外用作捣敷、磨汁涂或煎水洗。由于羊蹄根含草酸，大剂量应用时有毒；其所含大黄素，大量应用可引起腹泻。《本草汇言》云："脾胃虚寒，泄泻不食者切勿入口。"

羊踯躅根

【基原】为杜鹃花科植物羊踯躅的根。

【异名】山芝麻根、巴山虎、闹羊花根等。

【性味】辛、温；有毒。

【归经】入脾经。

【功能主治】祛风，除湿，消肿，止痛。主治风寒湿痹，跌打损伤，痔漏，癣疮等。

【临床应用】

风湿性关节炎

我在土改复查中间，左腿受了风湿。初得时步行20~25km，疼痛1次（筋骨疼痛，腿伸不直，沉重麻木），要经过休息一时才能行走，1952年下半年因渡河多，每走10~15km疼痛1次，1953年以后更加严重，不但走路、见水疼痛，而且春夏秋冬受潮湿、受风凉都痛。在患病4年中，虽经过数次的针灸、打针、吃药、按摩等，仍未根除。当1955年9月做种子调查时，遇中医芦仲尧介绍方道明试治经验后，我便进行了饮用闹羊花（羊踯躅根）泡酒的疗法，共喝6次约300~400g，根治了风湿性关节炎。从1955年至今3年来，走路，受湿凉、渡水从未疼痛。

治疗方法：取闹羊花根（羊踯躅根）用清水洗净，切成小薄片，将切好的薄片装到酒瓶内，病轻的每100g根泡酒500g。病重者每200g根泡酒500g，约泡1个月左右，酒由白色变成深红色时，即可饮用。病轻者每天睡觉时喝1次，重的每天早晨和睡觉时各喝1次，开始时喝平常酒量的1/6，过几天后，再喝酒量的1/5，原则上"先少量，后多喝，最多不得超过平时酒量的1/4，"待喝到自觉毛孔向外冒凉气时，病就根除了。因闹羊花根（羊踯躅根）不论根、茎、叶、花都有毒，因此服用本药，应特别慎重。如发生中毒可请医生急速使用硫酸铜或高锰酸钾催吐解毒，若万一找不到医师，可用先备制的生红薯，绿豆或马尾松针叶煮成的水进行催吐。〔程宏宜. 中级医刊. 1958,(12): 16.〕

【备注】本品有毒，不宜多用，内服入煎剂以1.5~3g为宜，亦可浸酒内服；外用可研末调敷、煎水熏洗或涂搽。多服可引起恶心、呕吐、腹泻、心跳缓慢、血压下降、呼吸困难等中毒症状。宜用催吐或洗胃及导泻、服蛋清、活性炭及糖水等对症治疗。民间用栀子汁毒。

杨花

【基原】为杨柳科植物垂柳的花。

【异名】柳花、柳椹、柳蕊。

【性味】苦，寒。

【归经】入肝、脾经。

【功能主治】祛风，利湿，止血，散瘀。主治风水，黄疸，咯血，吐血，便血，血淋，妇女经闭，齿痛等。

【临床应用】

1. 痹证

史某某，年50有余，以阉割为业，大凡牛、马、驴、骡、猪、羊等家畜，皆能精操其术，名噪乡里。20年前，患双膝关节肿痛，且积液甚重，以至不能驱车串乡营生。一天于武强集市，求治于艺者，告之一方云：杨树狗（杨树花）200g，红辣椒50g，水煎，熏洗患处，1次可愈。史回家后，将信将疑，照方制备，入夜熏洗，覆被而卧。次日晨，积液大减，关节炎疼痛亦减之七八，越3天果愈。史视此方为宝。乡人刘某某，患两膝关节疼痛，右侧偏剧，曾口服中西药物并局部封闭，皆不效。史怜其苦，告知此方。刘依法试之，果1次而愈。时为10年前事。余亲访刘某某，刘云此方大验，并云彼用此方时是在冬天，熏洗后即覆被卧床，夜间两膝关节及右肩关节似有小虫钻入，扰之甚剧，至夜半稍减，凌晨大减。第2夜再次熏洗，则无此感觉，继之关节疼痛消失，旋告痊愈。刘并云邻居刘某某以此法治双膝关节肿痛亦愈（1966年5月6日追访）。〔偏方奇效闻见录：24.〕

2. 脚汗

治脚汗，用杨花著鞋中，或加棉絮入在内尤佳。〔续名医类案：488.〕

洋刺

【基原】为马鞭草科植物假连翘的果实。

【异名】假连翘、番仔刺、篱笆树、花墙刺。

【性味】甘、微辛，温；有小毒。

【功能主治】截疟，下胎。主治疟疾，胎衣不下等。

【临床应用】

疟疾

患者，间歇性高热，出汗，血找到疟原虫。发病后11天服本品，服药后次日体温即下降至正常，血疟原虫未查到。

治疗方法：将采集的果实晒干（急用时可用60~80℃温度烘干）后装入瓶中，在服用时拿出20粒磨成粉末装入胶囊1次服完，每天3次，连服2天，首次在发作前2小时服用。或每次服0.7~3.5g，每天服3~4次，连服5~7天。〔内一科，等. 福建中医药. 1959，(8)：43.〕

洋金花

【基原】为茄科植物白曼陀罗或毛曼陀罗的干燥花。

【异名】山茄花、曼陀罗花、胡茄花、大闹杨花、风茄花等。

【性味】辛、温；有毒。

【归经】入肺经。

【功能主治】定喘，祛风，麻醉止痛。主治哮喘，惊痫，风湿痹痛，脚气，疮疡疼痛等。并作外科手术麻醉剂。

【临床应用】

慢性支气管炎

刘某某，女，54岁，农民。1978年1月25日初诊。主诉咳嗽喘息11年，每逢秋、冬、春时加重，剧者夜不能平卧。近来曾在某医院住院治疗35天，经透视诊断为慢性支气管炎、肺气肿合并感染，经肌内注射青霉素、链霉素，口服麻黄素、氨茶碱等药后有所好转，但出院10天后又复发，后一直在家服用中西药治疗未愈。诊见咳嗽、哮喘、喉中有痰鸣笛音，咳出痰量多，呈白色黏液泡体状，舌质淡，苔白腻，脉弦滑。按下法服药1个疗程后，诸症消失而愈，随访2年未见复发。

治疗方法：洋金花15g，纯60度粮食白酒500ml，先将洋金花研成极细末（若无花者，用籽20g亦可，方法同花），然后将药末倒入白酒瓶内摇匀，密封存放7天后，每天服酊剂3次，每次服1~2ml，最大量不得超过2ml，若服1个疗程后不愈者，可按上法继续服用，500ml药液为1个疗程。凡服上药要严格控制口服剂量，超量均可出现烦躁、嗜睡、瞳孔散大、颜面潮红、口干等症状。若出现上述症状时，可停药，等症状消失后继续服用，有精神症状及癔症史者，勿服或慎服。〔刘康平. 新疆中医药. 1990,（1）：封三.〕

【备注】洋金花有毒，用量宜慎。内服入煎剂（或泡水）以0.3~0.45g为宜；入散剂以0.09~0.15g为宜；亦可入煎酒或作卷烟吸。外用煎水洗或研末调敷。由于洋金花所含的东莨菪碱作用于人体，可引起中毒反应。中毒量为干品1~3g，中毒后开始发病的时间最短者为10分钟，最长可至3小时，一般为30~60分钟。

中毒表现：颜面及皮肤潮红，躁动不安，脉率加快，步态不稳，头晕，幻觉，幻听，口干，口渴，口发麻，呕吐，言语不灵，瞳孔散大，对光反射消失，甚至高热，昏迷，大小便失禁，阵发性抽搐等。

中毒解救：民间用防风6g、桂枝6g煎服；生甘草120g煎服；生甘草、生绿豆各30~60g捣烂开水泡服或煎服；茶叶30g煎浓汁，调豆腐250g一次服下等。也有用冷敷与冷浴法治疗儿童洋金花中毒者，法用冷湿布置患者额部及胸部，时时更换，至清醒为度。中毒现象较严重者，则用冷水浴法，把中毒的儿童放在浴盆内以冷水淋洗，淋至皮肤潮红全部退尽，可望逐渐清醒。《生草药性备要》："大闹杨花，食能杀人，迷闷人。不过用三分，但服俱去心蒂。若食后迷闷，用黄糖可解，甘草亦可。"

养心草

【基原】为景天科植物费菜的全草或根。

【异名】费菜、倒山黑豆、七叶草、回生草、血草等。

【性味】酸，平。

【归经】入心、肝、脾经。

【功能主治】活血，止血，宁心，利湿，消肿，解毒。主治咯血、吐血、便血、心悸、癔症、痈肿、跌打损伤等。

【临床应用】

1. 精神分裂症

吴某某，男，21岁，未婚。于半年前因其姑母死亡，精神受刺激，当时出现症状，恶寒发热，面色潮红，舌苔微黄燥，口渴欲饮，精神错乱，言语失常，不能安睡，常在夜间发烦出走，有时还会乱摔家具，经中西医治疗后，恶寒发热，面色潮红症状虽已消失，但胡言乱语、精神不安等病象仍然存在。家族史：父母弟妹健在均无精神病史。检查：脉搏微弱，无发热，神志表现异常。治疗：服养心草6剂，精神渐安定，共服18剂，历时30多天，痊愈，至今并无复发。治疗方法同下案。〔吴家煊. 福建中医药. 1959,（8）：20.〕

2. 心悸

高某某，女，47岁，已婚。主诉：病起3年余，时觉心中灼热跳动，掌心微热，消化不良，睡眠不佳，经常失眠，易疲倦乏力。曾经西医诊断为神经衰弱，并给西药治疗，自觉时好时差。检查：体温37℃，脉象虚数，唇红，面色苍白，身体较衰弱，精神萎靡。治疗：用本药治疗4次，心悸渐减轻，睡眠稍安，继续治疗4星期，计服药16次，心悸亢进现象消失，精神渐佳，经调养一段时间，健康状况良好，两年追踪观察，未见复发。

处方：鲜养心草60g，蜂蜜60g，猪心1个。

治疗方法：每次取猪心1个，去外部油脂，用干洁布擦净猪心表面血液（保留内部血液），不加剖削，立置瓷罐内，加养心草60g团团塞在猪心周围，勿令倒置，入蜂蜜60g（或冰糖），冲开水浸没猪心为度，放锅内炖至熟，去养心草，分2次食尽。〔吴家煊. 福建中医药. 1959,（8）：20.〕

野金针菜

【基原】为百合科植物萱草、黄花萱草或小萱草的花蕾。

【异名】萱草花、川草花、宜男花、黄花菜、鹿葱花等。

【性味】甘，凉。

【归经】入心、肝、脾经。

【功能主治】利湿热，宽胸膈，抗结核。主治小便赤涩，黄疸，胸膈烦热，夜少安寐，痔疮便血，肺结核等。

【临床应用】

浸润型肺结核

吕某某，女，33岁，教师。1959年4月14日入院。患肺结核已7年，2个月前透视拍片左肺下肺出现空洞。检查：体温37.4℃，脉搏86次/分，呼吸22次/分，血压17.3/11.2kPa（130/85mmHg），左肺下部呼吸音粗糙，其他无特异。实验室检查：血红蛋白76g/L，白细胞6.1×10^9/L，中性0.72，淋巴0.24，大单核0.04，血沉4mm/h，痰中找到结核杆菌，粪有蛔虫卵（+），诊断为浸润型肺结核，溶解期，结核菌（+）；蛔虫病。

治疗经过：开始时，除内服对氨基水杨酸钠和异烟肼外，并以链霉素气管滴入，1个月后拍片，空洞未见缩小。随即改用5%的野金针菜煎液做气管滴入，1个月后拍片，空洞已看不见，肺活量增加（自66%增至73%），痰中找不到结核杆菌，胃纳改善。第2个月后断层拍片，空洞仍看不见，虽血沉为20mm/h，但体重（自45kg增至46kg），肺活量（增至75%）均有增加，第3个月后拍片，原空洞处病灶缩小，呈吸收好转状。

治疗方法：将野金针菜制成5%煎剂，过滤后贮于瓶中，经高压消毒；或将煎液浓缩后用乙醇或乙醚先后提纯，去渣，再溶解，稀释成原药5%浓度，经高压消毒后，以每次10~20ml，用针刺法或橡皮导管法直接滴入气管，每天1次（待拍片证实肺结核空洞已闭锁后，再滴入20~30次，以求巩固）。〔宁波市第一医院肺科. 浙江医学. 1960,（4）：166.〕

野菊花

【基原】为菊科植物野菊、北野菊或岩香菊的头状花序。

【性味】苦、辛，凉。

【归经】入肺、肝经。

【功能主治】疏风清热，消肿解毒。主治风热感冒，肺炎，白喉，胃肠炎，高血压，疔，痈，口疮，丹毒，湿疹，天泡疮等。

【临床应用】

1. 泄泻

李某某，男，19岁。大便泄泻6天，每天5~10次不等，粪便稀薄，腥臭难闻，微热，口渴不欲饮，周身疲乏无力，腹痛拒按，小便短赤，舌苔白腻微黄，体温38.6℃，给以野菊花全草100g，水煎300ml，每天2次服，连服3天，热退泻止。〔赵传宝. 赤脚医生杂志. 1975,（9）：41.〕

2. 细菌性痢疾

肖某某，女，22岁。患细菌性痢疾久治未愈，下痢脓血，里急后重，时轻时重，大便每天2~3次或5~6次不等，臭味很大，下腹坠痛，拒按，故给以野菊花全草75g煎服，每天2次，服3天后，自觉症状减轻，大便次数减少，连服20余天而愈。〔赵传宝. 赤脚医生杂志. 1975，19（7）：41.〕

3. 渗出性胸膜炎

鲍某某，女，45岁。初则恶寒发热，头痛胸痛，曾以感冒治疗无效，经胸透确诊为渗出性胸膜炎，右侧有少量积液，体质尚好，体温38.6℃。因患者对异烟肼过敏，又惧怕打针，故建议服野菊花治疗，每次用全草100g煎服，每天2~3次，连服10天，诸症均减，体温正常。后因食欲不振，大便微溏而改为每次煎50g，每天煎2次，又连服20余天，经胸透积液已全部吸收。〔赵传宝. 赤脚医生杂志. 1975,（9）：417.〕

按语：渗出性胸膜炎属中医的“悬饮”，其机制为时邪外袭，少阳枢机不利。野菊花入肝经，具有疏风清热解毒之功效，药证相符，故临床运用效果满意。在抗结核治疗同时，本法也可作为辅助疗法，促进患者早日康复。

4. 颈淋巴结炎

史某某，女，成年，农民。患颈淋巴结炎。就诊后仅用野菊花注射液治疗，3天后痊愈。采集野菊花全株，晒干，用蒸馏法制成安瓿，每支（2ml）含生药2g，充分利用野菊花的消炎作用。每天早晚各1次，每次2~4ml。〔张淑玉. 河南中医学院学报. 1976,（4）：52.〕

5. 疖肿

雷某某，男，20岁。右大腿内侧生一大如手掌之硬块，红肿疼痛，开始3天曾服西药磺胺噻唑，外用消炎药治疗，患处肿痛不减，以后改用野菊花外敷4天而愈。

治疗方法：药用其叶、嫩茎及花。①内服法：一般成人用量，新鲜者每天150~250g，服法可分为煎服及绞汁生服，煎服加以适量的水，煎滚15~20分钟（不可太久），分2次服，重症每天可服3次，如遇患者高热，可将新鲜野菊花捣烂，用干净纱布绞汁1碗（约100ml左右），1次吞服。平时每天用该药200~250g煎水当茶饮，有清热解毒预防疖毒产生之作用。②外敷法：新鲜野菊花连叶带花一同捣烂如泥状，可厚些敷在患处，一般要盖过患处2指或3指，药稍干就要换，连续敷治直到肿消痛止。使用该药外敷时，最好每天都加3~6g普通茶叶，可以增强功效，方法是先预备好野菊花，再将茶叶用开水泡开，过5分钟后，倒去茶水留茶叶，将茶叶与野菊花一起捣烂捣匀，敷于患处。③外洗法：如遇全身及头面发生脓性疖肿，除内服外，因外敷不易，可用野菊花500g，煎水1大盆洗浴用，每天早晚各1次。〔毕振东. 江西医药. 1966,（5）：222.〕

6. 慢性阑尾炎急性发作

李某某，男，36岁。有慢性阑尾炎病史，近年来因饮食不节而复发，致下腹部疼痛3天，曾服阑尾炎丸无效，随后服野菊花全草100g，水煎服，每天2次，连服4天痊愈，至今未再复发。〔赵传宝. 赤脚医生杂志. 1975,（9）：41.〕

7. 跌打损伤

四川提督总兵官吴英说：得秘传治跌打损伤极效，重伤濒死，一丝未绝，灌下立苏。往在福建为副将时，军中有二牟相斗皆重伤，其一则死矣，吴闻驰往治之，惟心头气尚微，亟命以药灌入，觉胸间喀喀有声。不移时张目索食。翌日遂能行走。自后屡著神效云。其方以十一月采野菊花，连枝叶阴干。用时每野菊花一两，加童便无灰酒各一碗，同煎热服。〔陶御风，等. 历代笔记医事别录：291.〕

按语：野菊花能消肿止痛，可治跌打损伤，良可信也。然救跌打损伤于垂死，神乎神也！其未死，乃一时之厥。童便具止血消癖之功，两者配合相得益彰。

8. 急性乳腺炎

高某某，女，32岁。右乳房疼痛2天，局部红肿，有鹅卵大之硬块，触之灼手，压痛明显，并伴有周身恶寒发热，头痛不适等感觉，体温39.2℃，当时予以鲜野菊花（花、叶）适量，捣泥敷患处，每天换药2次；并取全草75g，水煎300ml，每天3次内服，2天后体温恢复正常，疼痛大减，5天痊愈。〔赵传宝. 赤脚医生杂志. 1975,（9）：41.〕

9. 盆腔炎

李某某，女，28岁，工人。初诊于1979年12月4日。主诉：自5年前开始左下腹痛，时轻时重，腹胀，腰痛，白带多，质稀，在经期腹痛加重，肢倦乏力，五心烦热，但时有畏寒、梦多、纳差、舌质红、苔薄黄，脉滑数。婚后3年未孕。检查：体温38.2℃，附件主韧带有弥漫性增厚，压痛，左骶骨韧带可触及4cm×3cm×3cm质硬的实性肿物，有压痛，周围弥漫性增厚。诊断：①慢性盆腔炎急性发作。②原发不孕。用下法治疗9个疗程后，诸症消失，于1980年2月怀孕。

治疗方法：用野菊花栓剂（每个栓剂含生药4g），每晚睡前将药放入肛门内5~7cm处，7天为1个疗程，最长不超过10个疗程。月经前3天停用，月经净后续治。〔辛立. 陕西中医. 1987，18（11）：98.〕

10. 带下

张某某，女，42岁。白带淋漓不断4年，近半年病情加重，带下黄色腥臭难闻，并伴有烦躁不安，腰腿疼痛，肢软无力，少腹隐痛等。曾注射青霉素钠，内服白带丸未效。故改服野菊花全草，每次100g，煎2次服，同时选用野菊花叶，每次50g，煎沸3分钟即可，过滤去渣，温洗阴部1~2次/天。用药20余天，带下明显减少，用药40余天基本痊愈。〔赵传宝. 赤脚医生杂志. 1975，（9）：41.〕

按语：现代药理研究，野菊花具有抗病毒、抗菌作用，用野菊花内服外洗，可使药力直达病所，加强疗效，故可治愈妇女带下。而带下之病多为滴虫所致，治疗上多出现反复发作，用野菊花治疗值得进一步研究。

11. 流行性腮腺炎

（1）刘某某，男，5岁。于1976年月10日初诊。高热（体温40℃），寒颤，腮肿痛，周身酸痛，不思饮食已2天。诊见：两侧腮腺红肿如鸡蛋大，疼痛，开口及咀嚼时疼痛更剧，吞咽困难，伴恶心呕吐及右侧睾丸明显肿胀，舌质红，苔薄黄，脉象浮数。诊断为“痄腮”。服下方3剂后，两侧腮腺肿大减半，寒热全无，呕吐也止，食欲渐增，睾丸肿胀消失。守原文继服4剂诸恙全除。

治疗方法：野菊花15g。清水煎汤，代茶饮，每天1剂，连服1周。〔万桂华. 广西中医药. 1983，6（3）：11.〕

（2）杨某某，男，19岁。初则全身发热，恶寒，精神倦怠，呕吐，体温39.2℃。当时予以野菊花（花、叶）适量捣烂外敷。每天换药2次，并取新鲜野菊花全草100g煎服，每次300ml，每天2次。用药2天后，体温降至正常，口渴烦躁等症均减，唯两腮肿大，停用外敷，按上法又连服3天痊愈。〔赵传宝. 赤脚医生杂志. 1975,（9）：41.〕

野蔷薇根

【基原】为蔷薇科植物多花蔷薇的根。

【性味】苦、涩，凉。

【归经】入脾、胃经。

【功能主治】清热利湿，祛风，活血，解毒。主治肺痈，消渴，痢疾，关节炎，瘫痪，吐、衄、便血，尿频，遗精，月经不调，跌打损伤，疮疖疥癣等。

【临床应用】

口疮

（1）朱某某，男，52岁。手术后发现霉菌性口腔炎，用野蔷薇30g，浓煎，含漱。数天后口腔炎症消失。〔陈继农. 新医药学杂志. 1975,（8）：19.〕

（2）倪某某，男，4岁。麻疹后，口疮频发，拒食啼吵，予核黄素及维生素B、维生素C片略见改善。每天用野蔷薇根30g，浓煎涂口；并以野蔷薇根24g煎服。治疗6天，溃疡斑消失。〔陈继农. 新医药学杂志. 1975,（8）：19.〕

野兔肝

【基原】为兔科动物蒙古兔、东北兔等的肝。

【性味】苦、甘，凉。

【归经】入肝经。

【功能主治】补肝，明目。治肝虚眩晕，目暗昏糊，目翳，目痛。

【临床应用】

夜盲

杨某，男，26岁，1986年9月20日诊。自诉入暮不能见物，至天亮恢复正常，病已3日。遂用下法治疗之，服药10次而愈，随访2年未复发。

治疗方法：取野兔肝1只（鲜者为佳），切薄片，放入碗内，加滚开水至满，候10分钟。吃肝喝汤，每天2次。治疗急性夜盲。〔李文欣. 国医论坛. 1992,（34）：26.〕

按语：中医认为夜盲乃肝血不足所致。目得肝血上养则能视，以兔肝补肝，具补肝明目之效，故可治夜盲，《别录》有“主目暗”之说。

野兔肉

【基原】为兔科动物蒙古兔、东北兔、高原兔、华南兔等的肉。

【性味】味甘，性凉。

【归经】入肝、大肠经。

【功能主治】补中益气，凉血解毒。治疗消渴羸瘦，胃热呕血，便血等。

【临床应用】

荨麻疹

逮某，女，54岁，逢天气骤变时全身即发风疹团，瘙痒难忍，已30年，时愈时发。用野兔肉加菜油炒熟，加调味品后食用，每次250g，共吃3次，愈后至今未复发。〔樊淡. 浙江中医杂志. 1988，23（8）：364.〕

按语：野兔肉,《别录》谓其“主补中益气”,《本草纲目》则云能“凉血，解热毒，利大肠”，然未见治风疹块的记载，恐凉血解毒作用为其取效所在。

野苋菜

【基原】为苋科植物凹头苋的全草及种子。

【性味】甘，凉。

【归经】入肝、胃经。

【功能主治】清热解毒。主治痢疾、目赤、乳痈、痔疮等。

【临床应用】

霍乱

尝阅《绍兴医药学报》，载有高思潜氏论野苋菜根有治霍乱之功效。其文云："清光绪二十八年秋季，吾乡盛行霍乱。初觉腹中痛，呕吐且泻；继则腿腓筋转，手脚色紫，大肉尽消，眼珠深陷；后遂四末厥冷，周身出冷汗，以至不救者，不计其数。后有人传方，用野苋菜根捣汁冲水和服，虽奄奄一息者，亦可得庆重生。"〔医学衷中参西录（中册）：244.〕

野鸭肉

【基原】为鸭科动物绿头鸭的肉。

【异名】凫肉。

【性味】甘，凉。

【归经】入脾、肺、肾、胃经。

【功能主治】补中益气，消食和胃，食欲不振，利水，解毒。主治病后虚羸，水气浮肿，热毒疮疖等。

【临床应用】

慢性肾盂肾炎

陈某某，女，28岁。腰痛，小腹胀，排尿频急，尿道口灼痛，诊断为慢性肾盂肾炎。用中西药治疗6年，用药期间症状稍缓，停药后复发。用野鸭肉以平常的烹调方法炒食，食1次，灼痛除，进食6次，症状消除，至今未复发。〔樊娱. 浙江中医杂志. 1987，22（12）：55.〕

夜明砂

【基原】为蝙蝠科动物蝙蝠等的干燥粪便。

【异名】天鼠屎、鼠法、石肝、黑砂星、檐老鼠屎等。

【性味】辛，寒。

【归经】入肝经。

【功能主治】清热明目，散血消积。主治青盲雀目，内外障翳，瘰疬，疳积，疟疾等。

【临床应用】

1. 目翳

施某某，男，46岁，工人。因肝经风火上扰，经常目赤、羞明，以致目生翳障，视力减退，影响工作，颇以为虑。经眼科检查为角膜斑翳。苔少质红，脉弦微数。予《直指方》治内外障翳方。连续服用旬日后，斑翳略见消退，乃继续服1个月，视力有所好转，坚持服至70余天而愈。

治疗方法：取夜明砂末6g，鲜猪肝100g煮食饮汁，坚持服食，有消翳明目之功。〔朱良春. 中医杂志. 1982，23（10）：26.〕

2. 雀目

李某某，男，7岁。近年来多次发热腹泻，胃肠运化功能失常，以致形体消瘦，两目干涩，入暮视物昏花，苔薄脉细。此鸡盲眼也，多由于肝血亏虚而致，予养肝明目法。

治疗方法：夜明砂60g，研细末，每天取2g和猪肝50g同煨服，并增加营养，经常多晒太阳。1个月而愈。〔朱良春. 中医杂志. 1982，23（10）：26.〕

一枝黄花

【基原】为菊科植物一枝黄花的全草或带根全草。

【异名】野黄菊、山边半枝香、黄花细辛、土泽兰、蛇头王等。

【性味】辛、苦，凉。

【归经】入肝、胆经。

【功能主治】疏风清热，消肿解毒。主治感冒头痛，咽喉肿痛，黄疸，百日咳，小儿惊风，跌打损伤，痈肿发背，鹅掌风等。

【临床应用】

急性扁桃体炎

周某某，男，16岁。1980年10月23日初诊。扁桃体红肿疼痛，脓点融合成片，颌下淋巴结肿大，体温39.5℃。实验室检查：白细胞总数12.4×10^9/L，中性粒细胞0.84。

治疗方法：一枝黄花（干品）15g，煎服，每天1剂。1剂痛减，2剂热退，3剂痊愈，白细胞总数5.6×10^9/L。追访半年，未见复发。〔张建中．四川中医．1986，4（12）：26.〕

饴糖

【基原】为米、大麦、小麦、粟或玉蜀黍等粮食经发酵糖化制成的糖类食品。

【异名】饧、胶饴、饧糖、软糖、糖。

【性味】甘，温。

【归经】入脾、肺、胃经。

【功能主治】缓中，补虚，生津，润燥。主治劳倦伤脾，里急腹痛，肺燥咳嗽，吐血，口渴，咽痛，便秘等。

【临床应用】

1. 鱼骨鲠喉

昔在金陵，有一士子，为鱼鲠所苦，累日不能饮食。忽见卖白饧者，因买食之，顿觉无恙。后知饧能治鲠也。后见孙真人书，已有此方矣。〔历代笔记医事别录：334.〕

2. 误吞线锤

一稚子戏以线锤置口中，误吞之，有胡僧啖以饧糖半斤，即于谷道中出。僧云：凡误吞五金，皆可啖也。〔历代笔记医事别录：337.〕

3. 吞金指环

江北一妇，与其姑不相得，常勃。一日妇吞金指环自尽，宛转欲绝。有人教以用羊胫骨烧炭研末，饧糖调服。次日，金环从大便出，竟无恙。张少渠为余言，因书之，以广其传。〔历代笔记医事别录：337.〕

益母草

【基原】为唇形科植物益母草的全草。

【异名】茺蔚、贞蔚、郁臭草、坤草、猪麻。

【性味】辛、苦，凉。

【归经】入肝、心包经。

【功能主治】活血，祛瘀，调经，消水。主治月经不调，胎漏难产，胞衣不下，产后血晕，瘀血腹痛，崩中漏下，尿血，便血，痈肿疮疡，冠心病等。

【临床应用】

冠心病

杨某某，女，50岁。患心痛、心悸、胸闷1年余，夜间阵发性发作，持续约10分钟，未治疗能自行缓解。此次因疲劳过度，突然胸心痛1天，胸闷如窒息状，头额自汗，心烦不安，冷恶欲吐，于1983年7月20日入院。患者舌质暗红，边有瘀斑，舌苔薄，脉弦。血压14.7/9.3kPa（110/70mmHg），两肺呼吸音清晰，心界不扩大，心率78次/分，律齐，各瓣膜区未闻及病理性杂音，腹（–）；胸透（–）；血脂测定：胆固醇1.94mmol/L，甘油三酯3.73mm01/L，心电图提示：S–T段Ⅱ、Ⅲ、aVF抬高0.5mm，VI–6压低1~1.75mm，aVR抬高0.5mm；T波Ⅱ、Ⅳ、aVF低平，V1–4浅倒置，V5–6负正双相，U波V5、V6倒置。眼底检查：高血压眼底级。中医辨证，劳伤精气，气血失和，运行不畅，血脉瘀阻，心失所养，遂致心脉瘀阻。

治疗方法：停用其他药物，用益母草针剂8支，加入5%葡萄糖水500ml中，静脉滴注。7天后症状消失；14天复查心电图正常，随访半年未复发。诊断：冠心病，稳定劳力型心绞痛。〔李德玮，等. 陕西中医. 1984，5（10）：11.〕

益智仁

【基原】为姜科植物益智的果实。

【性味】辛，温。

【归经】入脾、肾经。

【功能主治】温脾，暖肾，固气，涩精。主治冷气腹痛，中寒吐泻，久泻，多唾，遗精，小便余沥，夜多小便等。

【临床应用】

腹泻

凡腹胀经久，忽泻数升，昼夜不止，服药不验，乃为气脱，用益智子（仁），煎浓汤服立愈。〔续名医类案：334.〕

薏苡根

【基原】为禾本科植物薏苡的根。

【异名】打碗子根、五谷根、尿珠根等。

【性味】苦、甘，寒。

【归经】入脾、膀胱经。

【功能主治】清热利湿，健脾，杀虫。主治黄疸，水肿，淋病，疝气，经闭，带下，虫积腹痛，肺脓肿等。

【临床应用】

肺脓肿

谢某某，男，31岁，教师，已婚。于1954年2月28日下午，因发冷发热、咳嗽、咳痰呈脓性带血已1个多月为主诉急症入院治疗。现有症状，患者以畏寒开始，而后持续性发热，伴有咳嗽、胸痛，曾请医生诊治，内服复方阿司匹林及抗生素等未见好转。反之，病势逐渐严重，呈持续性高热，咳嗽增剧，痰多带血，呈黄绿色，胸痛剧烈牵至右肩背，并有口臭现象，食欲减退，小便短赤，大便稀，呈黄色。

检查：体温39℃，脉搏126次/分，呼吸38次/分，血压13.3/9.7kPa（100/75mmHg），营养不良，发育中等，神志不清，有谵语现象，颜面苍白，呈急性重病容，全身皮肤无皮疹、红斑、结节，淋巴结没有触及。鼻翼煽动，呼吸急迫，口舌轻度发绀，舌苔厚、呈白色，口臭，指端肥大，呈鼓锤状肿大，咳痰放置杯中，呈现3层分界。心尖搏动在乳腺上，无振颤猫喘，心浊音界无明显扩大，可听取吹风样收缩期杂音，双侧呼吸运动受限制，呈腹式呼吸，叩诊右侧比左侧实，左右呼吸音均降低，间可闻及湿性啰音及支气管吹笛声。肝脾未触及，其他未检到异常。

治疗经过：患者于2月28日下午急症入院。经初步诊断为"肺脓肿"。当时即给予大剂量青霉素及链霉素和多种维生素配合治疗。至3月1日，症状未见减轻，体温一直维持在39~40℃之间，呈稽留状热。前后共用青霉素1000万单位，链霉素5g，多价维生素50片，维生素K及仙鹤草素各2支，祛痰剂及醋酸铝等药物，按日量给予。至第3天即3月1日下午，改用薏苡根15g煎汤，每4小时口服40ml，自下午4点至晚8点，服药前后间隔4小时，体温即降低2℃。3月2日病情显著好转，体温降至36.8℃。脉搏70次/分，口臭减轻，痰量开始增加，以后逐渐减少，痰由脓样转为白色黏稠状，大小便如常，食欲增进，于3月6日痊愈出院。〔章国新. 福建中医药. 1959,(5)：20.〕

薏苡仁

【基原】为禾本科植物薏苡的种仁。

【异名】薏米、薏仁、苡仁、六谷米、芑实、米仁等。

【性味】甘、淡，凉。

【归经】入脾、肺、肾经。

【功能主治】健脾，补肺，清热，利湿。主治泄泻，湿痹，筋脉拘挛，屈伸不利，水肿，脚气，肺痿，肺痈，肠痈，淋浊，白带等。

【临床应用】

1. 扁平疣

沈某某，女，23岁，职工。面部患扁平疣已2年，曾多次用过维生素B_{12}、板蓝根、次水杨酸铋油剂、鸦胆子等治疗，均未奏效，改用下方后，服用10天皮疹开始逐渐消失，1个月后痊愈。随访1年未复发。

治疗方法：取生苡仁500g，研细末，然后加入白砂糖500g，共拌和。每天服2~3次，每次1匙。一般在连服7~14天后，皮疹逐渐消失，乃至痊愈。〔吴润德. 新医药学杂志. 1977,(1)：16.〕

2. 五更泻

郑某，女，65岁，农民。1979年8月20日初诊。患五更泻已3年。曾经某某医院治疗，先后服四神丸、参苓白术散、附子理中汤均无显效。每在拂晓前，脐下先隐痛，继之肠鸣辘辘，随即而泻，完谷不化，泻后则安。面色萎黄，怕冷乏力，腹部喜暖，纳少脘闷，身重虚肿，舌淡白，脉沉细。证属脾胃虚，运化无权，水湿内困所致，采用下法治疗，续服2天，晨泻即止，而告痊愈。

治疗方法：苡仁米，饭锅巴（以焦黄黑色为佳）各60g，加水适量，放入锅内同煮，待苡米煮熟即成稀粥，每天3次，连服1~2天。

注意事项：①用量可按患者食量大小酌情增减。②煮时不放油盐。③忌荤腥、油腻、黏食1个月。〔薛其祚. 中医杂志. 1981,(8)：60.〕

按语：五更泻大多为脾肾虚弱所致，关键在脾虚运化失司。《内经》"脾病者，平旦甚"，故拂晓五更后发。治当温肾补土为要。《本草纲目》谓"薏苡仁阳明药也，能健脾益胃"，而稻米能"暖脾胃，止虚寒泄痢"，两者相配可益气补土止泄。脾土得补，先天得充，则肾能暖土运化正常泻利自愈。本方中用焦饭巴取其收涩之性。

茵陈蒿

【基原】为菊科植物茵陈蒿的幼嫩茎叶。

【异名】茵陈、绵茵陈、绒蒿、婆婆蒿、野兰蒿等。

【性味】苦、辛，凉。

【归经】入肝、脾、膀胱经。

【功能主治】清热利湿。主治湿热黄疸，小便不利，风痒疮疥等。

【临床应用】

1. 急性黄疸型肝炎

（1）林某某，女，29 岁。主诉上腹部作痛，伴黄疸已 9 天。于 9 天前开始发冷发热，食欲减退，右上腹疼痛，伴有恶心呕吐。2 天后，发生全身皮肤黄染，尿色深黄，大便灰白色。检查：体温 37.4℃，脉搏 100 次 / 分，心肺正常，腹稍膨胀，肝可扪及在肋下 2 横指，并有压痛，脾未触及。诊断：传染性肝炎。经给维生素及葡萄糖等。第 2 天症状严重，患者于 10 月 10 日住县医院治疗，配合实验室检查亦认为急性传染性肝炎，给予抗生素、葡萄糖、硫酸镁、维生素、利尿合剂等，共住院 12 天，体温弛张不退，其他症状如前，患者仍要求出院返家。后又挂急症入院，当时症状严重，即用茵陈蒿 90g，水 300ml 煎至 150ml，每天 3 次分服。第 2 天病人感舒服，继服药 15 天，各症逐渐减轻而消失，1 个月后复查，肝脏已恢复正常。

治疗方法：每天 3 次，每次 30~45g，水煎服，小儿酌减。〔黄玉成. 福建中医药. 1959,（7）：42.〕

（2）康某，女，40 岁，住溪州村。主诉眼睛皮肤发黄 7~8 天，逐渐加深，小便黄褐色，大便灰白色，检查体温、脉搏、呼吸、心肺均正常，肝大肋下 2 横指，并有压痛。诊断为传染性肝炎。用茵陈蒿 90g，水 300ml，煎至 150ml，每天 3 次分服。服药 4 天，大小便转正常，肝脾(–)、皮肤发黄亦渐消退而愈。〔黄玉成. 福建中医药. 1959,（7）：42.〕

按语：茵陈苦辛、凉，具清热利湿之功，为治疗黄疸型肝炎的要药。此法简单实用，可用以治疗急性肝炎湿热内盛者。但有心律失常者慎用，有报道内服茵陈枣汤（茵陈 60g，大枣 18 枚）治疗传染性肝炎发生心律失常及阿斯综合征的报道。

2. 口腔溃疡

（1）宋某某，女，27 岁，工人。因患系统性红斑狼疮 9 年，再次复发而入院。口腔黏膜及舌体溃疡已 9 年未愈，伴口干苦、疼痛，影响食欲，有时不能进食，不能入眠。口唇、口腔黏膜及舌体有多处溃疡形成，张口、伸舌明显受限。入院后投予激素及免疫抑制等药治疗 77 天，口干苦、疼痛、口唇及口腔溃疡未见好转，严重影响食欲及睡眠。

诊见舌苔黄腻、舌尖红赤，脉滑数略弦。证属肝胆湿热，给予单味茵陈，每天 30g，煎汤，代茶饮用，3 天后口干苦、疼痛及溃疡面明显转好，5 天痊愈出院后随访 7 个月未见复发。〔李肖华．中医杂志．1986，27（12）：15．〕

（2）万某，男，学生，12 岁。口疮 3 年余，反复发作，每月基本发作 1 次，每次数天才好。多数发生在唇颊内侧或舌面，呈白色椭圆形溃疡点 3~4 个，周围黏膜鲜红，大小不等，疼痛，流口水，曾多次到医院诊治，大量口服维生素 B_{12}，外搽“鬼子仁粉”效果不佳。后每天用茵陈 20g 代茶饮，连饮 3 天，口疮消失，局部无疼痛，食欲正常，随访 3 年未复。

治疗方法：茵陈 20g，加水 150ml 用文火煮沸 10 分钟，过滤取药液，代茶饮，3 天为 1 个疗程。〔张彩琴．黑龙江中医药．1992,（6）：30．〕

按语：口疮大多为心脾积热，湿与热结，循经熏蒸于上所致。用茵陈治疗口疮，盖取其清利湿热，通过利小便，使热除湿去而疮自愈。

罂粟壳

【基原】为罂粟科植物罂粟的干燥果壳。

【异名】御米壳、粟壳、烟斗斗、鸦片烟果果等。

【性味】酸，平。

【归经】入肺、肾、大肠经。

【功能主治】敛肺止咳，涩肠，定痛。主治久咳，久泻，久痢，脱肛，便血，心腹筋骨诸痛，滑精，阳痿，多尿，白带等。

【临床应用】

1. 阳痿

一患者，27 岁，工人。婚前同恋人性交时包皮破裂，当时精神特别紧张，婚后出现阳痿，5 个月后来本院门诊治疗，注射 30ml 罂粟碱而获得Ⅲ度勃起，连续 4 次，性生活恢复正常。

治疗方法：仰卧位，1/1000 新洁尔灭消毒会阴部，戴无菌手套，左手控制阴茎，右手用带有皮试针头的注射器于阴茎近端 1/3 侧面处垂直刺入阴茎海绵体白膜内。无须双侧注射。将罂粟碱注射液 60mg 缓慢注入。拔出针头后压迫针眼片刻，最好按揉局部以利药物扩散。〔兰晓煦，等．山西医药杂志．1987，16（6）：337．〕

2. 小儿腹泻

边某某，男，1 岁半。腹泻 2 天，每天大便 7~8 次。经检查诊断为轻型婴幼儿腹泻，给予茶粟散 2 剂，煎服 1 剂后当晚腹泻停止，2 剂服完后大便性状也恢复正常，痊愈。

治疗方法：罂粟壳 3g，茶叶（绿茶）3g，红糖、白糖适量。将上药加水适量煎煮 5~10 分钟后去渣取液，加红、白糖适量（各 1 小匙为宜），待糖溶解冷却后服用。1 剂煎 2 遍，早晚分服。1~2 岁者每天 1 剂，1 岁以内者剂量减半，一般均连服 2 天。对发热患儿加用抗生素 2~3 天，伴Ⅱ度及Ⅲ度营养不良患儿加服助消化药。重型婴幼儿腹泻，配合补液。〔高向东，等．赤脚医生杂志．1978,（5）：26．〕

樱桃叶

【基原】为蔷薇科植物樱桃的叶。

【异名】樱珠叶、家樱桃叶。

【性味】甘、苦，温。

【归经】入肝、脾经。

【功能主治】温胃，健脾，止血，解毒。主治胃寒食积，腹泻，吐血，痛经，疮毒等。

【临床应用】

痛经

谢某某，女，21岁。行经小腹痛1年余。周期尚准，量少，色紫，有血块。痛甚时坐卧不安，表情痛苦，鼻尖出汗，四肢发凉。舌淡、苔薄白，脉沉紧。嘱用下法，服1次疼痛即缓，共服3次获愈。后随访，痛经未复发。

治疗方法：将樱桃叶（鲜、干品均可）20~30g，水煎取液300~500ml加入红糖20~30g，顿服。经前服2次，经期服1次。〔石效龙. 浙江中医杂志. 1992,（6）：262.〕

柚叶

【基原】为芸香科植物柚的叶。

【性味】辛，温。

【归经】入肝、脾经。

【功能主治】主治头风痛，寒湿痹痛，食滞腹痛等。

【临床应用】

腹泻

谢某某，男，17岁。昨晚上开始腹泻、腹痛、腹鸣，泻时如喷射状，约每小时1次；下腹有压痛。经服柚子叶粉0.5g，20分钟后，肠鸣减弱，腹痛减轻；经服第2次药，当晚腹痛停止，第2天大便正常而愈。〔龚隆彩. 江西中医药. 1959,（8）：9.〕

鱼鳖金星

【基原】为水龙骨科植物抱石莲的全草。

【异名】瓜子金、金丝鱼鳖、金星草、抱石莲、镜面草等。

【性味】苦，凉。

【归经】入肺、脾经。

【功能主治】清热解毒，利湿，消瘀。主治痄腮、咽喉肿痛、胆囊炎、痞块、鼓胀、虚劳咯血、瘰疬、淋浊尿血、疔痈疮肿、跌打损伤等。

【临床应用】

尿血

陈总领云：余顷在章贡时，年26，忽小便后出血数点，不胜惊骇，旋却不疼，如是一月，若不饮酒，则血少，终不能止，偶有乡兵告以市医张康者，常疗此疾，遂呼之来，供一器药，云是草药，添小蜜，解以水，两服而愈。既厚酬之，遂询其药名，乃镜面草。一名螺靥草，其色青翠。所在石阶缝中有之。〔续名医类案：300.〕

鱼胆草

【基原】为龙胆科植物鱼胆草的全草。

【异名】金盆、青鱼胆草、水灵

Y

芝等。

【性味】苦，凉。

【归经】入肺经。

【功能主治】清肺热，杀虫。主治黄疸，喉头红肿，恶疮疥癣，热淋，暴发火眼等。

【临床应用】

暴发火眼

张某某，男，26 岁。初起自觉左眼睑痒涩交作，眼忽赤痛，继则右眼涩痛，眼眵交粘，晨起开眼困难，双眼上下结合膜充血。用鲜青鱼胆草 30g，捣碎外敷眼皮表面，1 次红肿消退，2 次痊愈。〔曾宪坤. 上海中医药杂志. 1983，(6)：30. 〕

鱼香草

【基原】为唇形科植物圆叶薄荷的茎叶或嫩枝头。

【异名】留兰香、土薄荷、血香菜、狗肉香、圆叶留兰香等。

【性味】辛、凉。

【归经】入肝、肺经。

【功能主治】散风热，消肿毒。主治伤风感冒，胃痛，鼻衄，目赤，疔疮热疖，寻常疣等。

【临床应用】

寻常疣

廖某某，男，18 岁。左手无名指外侧近掌端处长一寻常疣，如黄豆大，已 2 年余，经中、西药治疗无效。遂先用 75%乙醇消毒疣体及周围皮肤，用消毒刀片将疣的表面削去一部分。后取适量鲜鱼香草搓绒擦疣体面，每天 3 次，4 天即告痊愈。随访 7 年未复发。〔杨成华. 四川中医. 1983，1（2）：49. 〕

鱼腥草

【基原】为三白草科植物蕺菜的带根全草。

【异名】蕺菜、菹子、菹菜、重药、臭菜等。

【性味】辛，寒。

【归经】入肝、肺经。

【功能主治】清热解毒，利尿消肿，主治肺炎，肺脓肿，热痢，疟疾，水肿，白带，痈肿，痔疮，脱肛，湿疹，秃疮，疥癣等。

【临床应用】

1. 流行性腮腺炎

袁某某，男，7 岁。1974 年 2 月左侧耳下腮部肿大，第 3 天右侧又肿大，边缘不清楚，局部有疼痛或触痛，隆起表面有湿热，并伴有发热，怕冷，头痛等症状，诊断为流行性腮腺炎。随即取鱼腥草适量，洗净，切碎，捣烂，敷与患处，每天 2 次，以胶布包扎固定。第 2 天症状明显减轻，第 3 天告愈。〔王庭兆. 陕西新医药. 1977，(1)：44. 〕

2. 急性黄疸型肝炎

王某某，男，16 岁。因饮食不振，恶心呕吐，厌油，尿黄 10 余天而来我院。查皮肤巩膜明显黄染，肝大 1cm。肝功黄疸指数 91 单位，谷丙转氨酶 194.5 单位，诊断为急性传染性黄疸型肝炎。经服本方 10 剂而愈。

治疗方法：取鱼鳞草 180g，白糖 30g。先将鱼鳞草煎好后去渣，再放入白糖，加水 500~700ml，文火煎至 250~400ml，每天 1 剂分 2 次服，一般服 7~10 剂即可治愈。〔李学志. 山东医药. 1979,(1)：35.〕

按语：鱼鳞草也即鱼腥草。急性黄疸型肝炎乃湿热毒邪内蕴所致，此案用以治疗之，盖取其清热解毒，利水除湿之功。

3. 病毒性肺炎

陶某某，男，农民。入院前 2 个月感到左侧胸痛，继而发热气促，咳嗽吐白痰，经县卫生院注射青霉素和链霉素症状未见改善，乃来我院求治。入院时患者高热气促，咳嗽吐白痰。体检：体温 39℃，脉搏 95 次 / 分钟，呼吸 33 次 / 分钟，左侧胸腔积液。实验室检查：红细胞 3.19×10^{12}/L，血红蛋白 160g/L，白细胞 8×10^{9}/L，中性 0.69，淋巴 0.28，伊红 0.03，结核菌（-）。X 线检查：左肺第 1 前肋以下呈现大片均匀之阴影，心脏右移。

治疗方法：入院第 2 天于左侧胸腔切开引流，并用青霉素、链霉素局部注入。经过 10 天治疗体温仍 38℃，病情未见好转，乃停用青霉素，用鱼腥草 50g，每天服一次。3 天后，痰量显著减少，容易咳出，体温逐渐下降，病情日渐好转，痊愈出院。〔胡婉华. 江西医药. 1961,(3-4)：23.〕

4. 慢性喘息性支气管炎

（1）蔡某某，女，40 岁。哮喘型慢性气管炎 17 年。开始春秋两季发作，数天后即能缓解。1966 年，肺气肿严重，并出现心悸，两下肢浮肿，胸片呈两侧肺纹增深、肺气肿，心电图有肺型 P 波。1972 年 1 月 17 日因症状加剧入院。入院后曾肌内注射青霉素、链霉素、四环素静脉点滴，因过敏反应或效果不佳停用。以后症状逐渐增加，白细胞 12.5×10^{9}/L，中性 0.95。3 月 9 日起用合成鱼腥草素 8mg 溶于 10% 葡萄糖 250ml 中静脉滴注，合并原有红霉素静脉滴注。3 月 15 日两肺哮鸣音及啰音消失，咳嗽、气喘好转，白细胞下降至 7.5×10^{9}/L，中性 0.72，淋巴 0.28。以后用合成鱼腥草素片剂口服维持，6 月出院，随访至 1973 年 2 月情况仍佳。〔上海第二医学院附属第三人民医院气管炎防治组. 新医药学杂志. 1973,(7)：25.〕

（2）赵某某，女，18 岁。哮喘型慢性气管炎。发病已 4 年，每逢冬季咳嗽，痰多，气喘严重。以往曾用较多青霉素、链霉素、四环素、红霉素、庆大霉素，长期服用氨茶碱、麻黄素，有时症状仍不易控制，肺部经常出现哮鸣音。1971 年 12 月应用合成鱼腥草素片剂口服，每天 3 次，每次 90mg，用药后 5 天，咳嗽减少，脓痰显著减少；10 天后症状基本控制。以后遇有症状出现，均单用合成鱼腥草素治疗，症状即能控制。迄今已半年，一般情况较良好。〔上海第二医学院附属第三人民医院气管炎防治组. 新医药学杂志. 1973,(7):25.〕

5. 慢性支气管炎

钟某某，男，30 岁。患慢性支气管炎 11 年，冬日遇寒即发。1978 年元旦初急性发作，症见气喘，喉痛，喉痒，吐黏稠黄痰，咳嗽不止，夜间尤甚。经用中西药物治疗未见好转。继后施行鱼腥草注射液 2ml 天突穴注射。1 次后，喉痒、咳嗽减轻；7 次后，除白天偶尔咳嗽外，诸症消失。

治疗方法：病人取坐位。取 2ml 或 5ml 无菌注射器 1 支，6、7 号针头一个，吸鱼腥草注射液 2ml。令患者头稍后仰，局部常规消毒天突穴，先直刺 3mm，然后向下沿胸骨后壁迅速斜刺（约 30 度），进针 1~2 寸（同身寸）。令病人做吞咽动作，如病人觉喉部似有鱼刺哽塞感，即可缓缓推药 1~2ml。这时，针感可放射至病人头部、面部、胸部或背部。每天 1~2 次，7 天为 1 个疗程，疗效不明显时可加配穴。〔钟思冰．四川中医．1985，3（1）：42.〕

6. **肺脓肿**

叶某某，55 岁，工人。1980 年曾患肺结核。1986 年 1 月 13 日曾住传染病院治疗。6 月中旬转江西省某院作支气管镜检查为右肺支气管慢性炎症，黏膜上皮鳞化及部分不典型增生，排除肺部肿瘤。6 月 26 日来我院治疗。入院时体温 37.8℃，较消瘦乏力，轻度贫血，杵状指，心脏无异常，右肺上中部呼吸音极低，无干湿啰音，叩之为浊音，每天咳出臭稠脓痰 300~400ml，痰液明显分 3 层，痰检查到革兰氏阳性葡萄球菌，血沉 68mm/h，血红蛋白 86g/L，白细胞 8.2×10^9/L，中性 0.79。确诊：右肺肺脓肿。于入院第 2 天即给鱼腥草液每次 250ml，每天 1 次静脉滴注（250ml 中含新鲜鱼腥草 250g），用药 3 天，体温降至正常后一直未发热，第 7 天痰量减少，第 15 天痰消失，精神食欲好转，治疗 1 个月复查胸片：右肺门旁肿块明显缩小。继用药 20 天，血红蛋白上升至 120g/L，体重增加 10kg，胸片上示条索状影。〔卢玉璋．中原医刊．1987，14（5）：15.〕

7. **慢性肾炎**

李某某，男，19 岁。于 1964 年患急性肾小球肾炎，在县人民医院治疗，以后屡见复发，先后住院 5 次。1969 年 6 月 14 日，因全身水肿 4 天，恶心呕吐，近 3 天未进饮食，近 24 小时未解小便而再度住院。检查：神志清楚，面睑及周身高度水肿，心肺大致正常，腹膨隆，肝脾触诊不满意。尿化验：蛋白（++），红细胞（++），白细胞（+），管型（-）。血常规：血红蛋白 80g/L，红细胞 3.9×10^{12}/L，白细胞 7.8×10^9/L，血压 14.9/12kPa（115/90mmHg）。诊断：慢性肾炎。经肌内注射青霉素、链霉素，口服氢氯噻嗪片，静脉滴注利尿合剂加入 10% 葡萄糖溶液 500ml 并口服泼尼松片等，经 37 天的治疗，蛋白尿及浮肿症状未见明显好转，即停用上述药物，改用鲜鱼腥草，每天 60g，加盖水煎，分 4 次服，服至 11 天，水肿渐退，继服至 29 天水肿完全消失。又连续服药 3 个月复查尿常规：蛋白（±），红细胞（-），白细胞（-）。血常规：血红蛋白 130g/L，红细胞 4.5×10^{12}/L。血压 14/8.7kPa（105/75mmHg）。又坚持服药达半年之久，尿常规复查已正常。1972 年 7 月随访，3 年期间未见复发，并已参加农业生产劳动。〔湖北省长阳县卫生科．新医药学杂志．1973，(7)：12.〕

8. **肾病综合征**

（1）慕某某，男，14 岁。7 岁时患病，多方求治病情未见明显好转。于

1978年5月13日入院。患者精神欠佳，全身浮肿，实验室检查：尿蛋白定性（+++），红细胞0~6/高，颗粒管型0~10/低，血清胆固醇11.4mmol/L，血浆蛋白：总蛋白54g/L，白蛋白26g/L，球蛋白28g/L。诊断：肾病综合征（原发性肾小球肾病）。患儿于1978年7月使用下述方法治疗而停用一切西药。服药1.5~2个月时水肿见消，尿量增多，治疗1个疗程后尿蛋白定性（++），血清胆固醇、血浆蛋白开始有降低和回升的趋势，第4个疗程服完除尿中仍有微量蛋白外，其余临床症状和各种检验结果已正常，为巩固疗效坚持服完5个疗程，至今已20余岁，从未复发。

治疗方法：使用市售的鱼腥草100g（干品），也可适当增加至150g，放入1000ml茶缸内，倒入开水，盖好盖，半小时后即可饮用。或将茶缸煨于炉旁微火煮沸数分钟，随喝随取，以上为每天量。小儿可采用少量多饮的方法，分次饮用。3个月为1个疗程。完全临床治愈需要4~5个疗程，每个疗程间可停药2~3天。服药期间不加用其他任何药物。〔孙隆生. 山西中医. 1988,（2）：20.〕

（2）李某某，男，19岁。1964年，发急性肾小球肾炎，在我县人民医院住院治疗，以后屡见复发，先后住院5次。1969年6月14日，因浮肿4天不消，波及颜面全身，头胀痛，烦躁，胸口不适，恶心，呕吐清水，近3天来未进饮食，近一昼夜未解小便，而再度入院。尿常规检查：蛋白（++），红细胞（++），白细胞（+），管型（-）。经湖北医学院医疗队及我县人民医院内科会诊，诊断为慢性肾炎肾病综合征。

治疗经过：消除链球菌感染用青霉素（每次40万单位），链霉素（每次0.5g），每天2次，肌内注射；利尿消肿用氢氯噻嗪片，并用泼尼松片，每次10mg，每天4次。经过37天的治疗，蛋白尿及浮肿症状未见明显减退，即停用上述药物，改用新鲜鱼腥草，每天60g，加盖水煎，分4次服，服至8天，水肿逐渐消退，继服至29天，水肿全部消退。又连续服药3个月。血常规检查：血红蛋白130g/L，红细胞4.5×10^{12}/L。血压14.0/8.7kPa（105/65mmHg）。又坚持服药达半年之久，共服用新鲜鱼腥草150kg。尿常规检查，无阳性发现。1972年7月，到患者家中随访，3年期间，未见复发，并已参加正常的农业生产。〔湖北长阳县革委会卫生科医药科研小组. 赤脚医生杂志. 1975,（4）：9.〕

（3）孙某，女，4岁。1975年3月患病，曾多次住院治疗，最后1次是1977年12月26日。患儿入院时精神萎靡，全身浮肿，纳差，结膜充血，扁桃体I度肿大。实验室常规检查：尿蛋白定性（++++），红细胞0~5/高，白细胞0~10/高，颗粒管型5~10/低，透明管型0~3/低。中段尿培养未见细菌生长。血清胆固醇12.2mmol/L。血浆蛋白：总蛋白41g/L，白蛋白18g/L，球蛋白23g/L。诊断：肾病综合征（原发性肾小球肾病）。入院后曾用西药治疗，病情有所缓解，但激素症明显，于1978年1月下旬开始用鱼腥草当茶饮，服药一个半月左右患儿尿量增多，肿见消，服完1个疗程时尿蛋白定性(++~+++),继续服用,第2个疗程后,血清胆固醇开始下降,血浆蛋白开始有回升趋势,服药满4个疗程时,患儿上述诸症悉除,各种检验结果均已正常。为巩固疗效又继续服药14个月(即4.5个疗程)。服药期间很少感冒和发生其他疾病。患儿停药后第3年入学,至今未见复发。〔孙隆生.山西中医.1988,(2):20.〕

按语:现代研究表明,鱼腥草具有抗菌、抗病毒作用,并有利尿之功,故可治疗肾综合征的高度浮肿。

9. 慢性化脓性中耳炎

管某某,男,30岁。右耳流脓5年,曾用过滴耳油治疗未愈。检查:右耳鼓膜中央肾形穿孔,有黄绿色脓液。用鱼腥草治疗2天,流脓停止,中耳腔干燥,观察3个月未见复发。

治疗方法:将鱼腥草(干品)切碎,置蒸馏器内加水过药面,加热蒸馏,以每3g相当于原干药1g计算收集第1次蒸馏液;再行蒸馏,以每1ml相当于原干药3g计算收集重蒸馏液,每100ml中加入0.8g氯化钠使之溶解,再加入适量吐温-80使溶液澄明,用G3垂熔玻璃漏斗过滤,滤液罐装,以流通蒸气灭菌半小时备用。治疗时将患耳脓液以3%双氧水洗净,擦干,滴入本药液3~5滴,并将头部侧卧(患耳向上)3分钟,每天2~3次。〔纪宏开,等.新医药学杂志.1975,(2):44.〕

10. 术后创伤感染

洪某某,34岁,1976年2月行输精管结扎术。术后第2天,双侧结扎部位硬结疼痛,放射至小腹部,并感双侧腰部阵酸胀,尤以久坐后为甚,服此药后第2天,症状明显减轻,继续服药2天,术后第7天随访已无任何不适。

治疗方法:鲜鱼腥草30~60g,用冷水洗净,加适量水煎3次,将3次滤液合并在一起后分3次服,每天3次。〔曹睿.赤脚医生杂志.1976,(7):19.〕

11. 术后瘘管

黄某某,女,19岁。因患坏疽型阑尾炎并局限性腹膜炎,在某某医院手术治疗,因创口感染、化脓,形成瘘管,又经2次切开,配合抗生素治疗,但此愈彼发,缠绵不已,时经2日,适余下乡邀往诊视。症见寒热往来,咽干盗汗,厌食呕恶,下腹疼痛,卧床不起。检查:右下腹部见一"下"字形手术瘢痕,伤口正中见一瘘管,流出少量脓液。嘱其按下法取药连敷5天。因炎症重,每天配服程氏托脓散1剂,停服一切抗生素。5天后脓尽疮口愈合,瘘管消失,寒热退,食欲增,能下床活动。现体健如初。

治疗方法:取鲜鱼腥草根适量(以脓肿大小为准),洗净,塞于小毛竹筒内,两头以黄泥封固,置炭火上煨烤,以竹筒水气干为度。取出,加食盐少许捣烂,外敷患部,消毒纱布盖贴,胶布固定,每天换药1次,一般3~5次可望愈合。本法简便,笔者曾用治疗慢性脓肿、下肢溃疡、耳后瘘管等,均获疗效。〔严孔信.福建中医药.1982,2(5):9.〕

12. 背疽

黄某某,男,15岁。1976年7月于左背部患痈疮漫肿微红,直径约6cm,患处有热痛感,用下方法外敷,3天而愈。

治疗方法：鲜鱼腥草 60g，蜂糖 6g。将鱼腥草捣烂拌蜂糖和匀外敷患处，每天 1 次，连敷 3 天。〔梁申. 中医教学. 1977,（1）：49.〕

13. 痔疮

宋某某，男，59 岁。便时肛血 1 个多月。肛检：截石位 3、5、7、11 点内痔黏膜出血，11 点有出血倾向。舌质红，脉细弦，纳差乏力。血红蛋白 80g/L。确诊为内痔出血。予以青霉素、维生素 K_3、肾上腺色腙及中药无效。采用下法治疗 2 次后便时再未出血。

治疗方法：将全鲜鱼腥草 300~400g 洗净放入锅中，加水至 2000ml 适度煎煮，取温汁坐浴 15 分钟，一般坐浴 2~3 次即可奏效。本法适用于内外痔出血。〔简祖林. 贵州医药. 1988，12（1）：61.〕

玉米须

【基原】为禾本科植物玉蜀黍的花柱。

【异名】玉麦须、玉蜀黍蕊、棒子毛等。

【性味】甘，平。

【归经】入肝、肾经。

【功能主治】利尿，泻热，平肝，利胆。主治肾炎水肿，脚气，黄疸肝炎，高血压，胆囊炎，胆结石，糖尿病，吐血，衄血，鼻渊，乳痈等。

【临床应用】

1. 高血压病

黄某某，男，57 岁，医师。在 1954 年冬患高血压病。经过 X 线透视，心脏稍扩大。实验室检查：肝肾功能正常，康氏反应阴性。体格检查：血管和神经系统无变化。眼底检查发现视网膜动脉有轻度硬化征象。2 年曾先后使用硫酸镁静脉注射，阿克乐米皮下注射，内服心络通片、利血平等均无好转。血压经常波动在 22.7/12kPa（170/90mmHg）上下。平日不能登山，也不能走远路和参加劳动。于 1958 年 1 月开始试服玉米须，每天以玉米须 15g 放壶内泡开水代茶饮，服后病情好转，血压降至 17.3/9.3kPa（130/70mmHg）。同年 3 月份已能参加业余劳动，担任生产小组长，1 次能挑 50kg 肥料上山，每天下午至少劳动 2 小时。从治疗开始至 7 月，除服玉米须外，未用过其他药物。在此期间血压一直是稳定的。精神很好。〔黄文. 中华内科杂志. 1959，7（5）：410.〕

2. 糖尿病

戴某某，男，成人。患糖尿病，尿糖（++~+++），服用下方 3 天后，尿糖含量逐渐减少，继续服药 1 月余后，尿糖转为阴性而痊愈。

治疗方法：大枣 20 个，玉米须 15~30g，水煎，每天服 3 次，每天 1 剂。〔遵义地区人民医院. 贵阳中医学院学报. 1981,（1）：45.〕

3. 肾病综合征

某患者，男，37 岁，于 1957 年 11 月 27 日入院。于入院前 3 月余，面部开始水肿，尿量少，尿色深黄，食欲不振。起病前无明显诱发原因。入院检查：面部及颈部水肿，心肺正常，无腹水，肝脾未触及，下肢有凹陷性水肿。

尿蛋白定性（++++），红细胞（+），白细胞（++），少数蜡状管型，蛋白定量11g‰，胆固醇11.5mmol/L。酚排泄试验：2小时29%。

治疗经过：入院后经各种西药如氯化铵、利尿素、高渗葡萄糖、钾盐等治疗皆无效。至1958年9月，患者呈高度全身凹陷性水肿，有腹水。至此患者病已余年，开始服用玉米须及氯化钾1g，每天3次。1个月后，全身水肿消去大半，尿由每天200ml增至270ml，体重由70kg降至51kg。尿蛋白定性（+）~（++），红细胞（-），白细胞（-），管型（-），蛋白定量2g‰。血浆白蛋白25g/L，球蛋白2g/L，非蛋白氮24.1mmol/L，酚红试验由29%升至59%。再继续服用玉米须3个月，水肿全消，遂去疗养院休养，在门诊随诊6个月，水肿未再发，已恢复轻度工作。

治疗方法：以玉米须60g，先用清水洗净，然后加水500ml，服煎液，1次服完，早晚2次，同时服用氯化钾1g，每天3次。〔马永凯. 冲华内科杂志. 1960，8（6）：549.〕

4. 鼻炎

王某，女，21岁。患鼻炎多年，鼻塞头痛，常年离不开盐酸萘甲唑林滴鼻液。后用玉米须卷烟，每晚1支，吸后可擤出鼻涕，停用盐酸萘甲唑林滴鼻液，吸药烟1周，头痛鼻塞消失。

治疗方法：取玉米须晒干，用纸卷成纸烟状，点燃吸之即成。每天早、晚各1支。〔吴仲杰，等. 吉林中医药. 1990，（6）：32.〕

按语：玉米须具利水消肿的功效，治疗肾病综合征，每有良效，自不待言，古今对这方面论述也颇多。而玉米须晒干卷成纸烟，点燃吸烟治鼻炎，似唯此一处。甚妙！

芫花

【基原】为瑞香科植物芫花的花蕾。

【异名】去水、败花、杜芫、头痛草、闹鱼花等。

【性味】辛、苦，温；有毒。

【归经】入肺、脾经。

【功能主治】逐水，涤痰。主治痰饮癖积，喘咳，水肿，食物中毒，胁痛，心腹积胀满，疟母，痈肿，淋巴结核等。

【临床应用】

颈淋巴结结核

（1）黄某某，男，30岁。因颈部淋巴结肿大，破溃流液已112天，于1959年5月19日入院。病者于1959年1月9日开始发热，颈淋巴结肿大，经注射链霉素24g，内服异烟肼20g后退热，但颈部淋巴结越来越大，终于破溃流脓液。经多次诊治无效，乃入本院治疗。体格检查：发育营养良好，头部无异常，颈部右侧有2个蚕豆大溃疡面，流黄色分泌物，有1个银杏大淋巴结，尚无破溃，触之已软，胸部无异常，心肺无病变表现，腹部、四肢正常。

实验室检查：血红蛋白7g/L，红细胞4×10^{12}/L，白细胞9.2×10^{9}/L，中性0.51，淋巴0.49，血沉2mm/h，痰未找见结核杆菌，康华氏反应阴性。X线检查：心肺未发现病变。临床诊断：颈淋巴结结核。

治疗方法：给予内服芫花5天后，两个溃疡面分泌物显著减少，其中1个已愈合，同时另1个破溃也显著缩小，未破的已消散。继续服药后，腹部微痛，腹泻，每天泻1~3次稀便，余无不适。〔朱云龙. 上海中医药杂志. 1960,（3）: 132.〕

（2）陶某某，男，21岁。患者于1955年就在本院诊查，诊断为颈淋巴结结核。1959年3月15日又来本院门诊，临床检查所见：右侧颈淋巴结肿胀如核桃大，很硬。X线胸部检查：浸润型肺结核，吸收好转期。临床诊断：肺结核；颈淋巴结结核。

治疗方法：自1959年3月15日开始，服芫花每天0.6g，取甜酒60g于晚间空腹1次送服。共服24g，并同时给予内服异烟肼，每天3次，每次100mg。于1959年4月25日复诊检查，右颈淋巴结肿大完全消失。胸部透视：病灶也趋向硬结钙化。〔朱云龙. 上海中医药杂志. 1960,（3）: 132.〕

（3）张某某，男，32岁，干部。经西医确诊患有颌下淋巴结结核2年之久，左侧已有1处溃破后结疤，长期使用抗痨药物有耳鸣、头晕等不适之感，尚有2个形如枣大的硬块，推之移动，触痛（料），皮色不变。伴有潮热，轻度盗汗、少食、乏力等症。经服用芫花1个疗程后，结核即变软、变小；服3个疗程后肿块消退。其间曾嘱其口服百合固金丸滋补肺阴1个月余，获愈后未再复发。

治疗方法：将净芫花放在瓦上用文火焙，边焙边往芫花上喷醋、拌匀，直至芫花放在手指上捻动即成细末为好。每晚睡前用黄酒送服1~1.25g，然后覆盖衣被取微汗为宜。15天为1个疗程，停药1周后，可进行第2个疗程。服后大便稀溏、每天数次者可减为每次0.5g；若大便正常，体壮正气强者，可渐增至每次1.5~2g。服药期间停服其他西药，调节饮食增加营养，切忌生冷、辛辣油腻，注意劳逸，防止感冒。若脓成未熟，可配合外治法透脓托毒；久溃不敛或窦道深者，必须保证充分引流。孕妇忌服。反甘草。〔王雪华. 中医杂志. 1992, 33（2）: 52.〕

【备注】芫花有毒，用量宜慎。内服入煎剂或入丸散，入散剂以1.5~3g为宜。由于本品具有极强的逐水作用，多服可引起头昏、恶心、胃部灼痛和腹泻，严重者可致虚脱现象。故凡体质虚弱及孕妇禁服。中毒解救可以菖蒲煎汤服之。

芫花根

【基原】为瑞香科植物芫花的根。

【异名】黄大戟、蜀桑、金腰带、铁牛皮、地棉根等。

【性味】辛、苦，温；有毒。

【归经】入肺、脾、肾经。

【功能主治】主治水肿，瘰疬，乳痈，痔瘘，疥疮等。

【临床应用】

1. 心性水肿

（1）俞某某，女，临床诊断为心脏性水肿。1953年患者因心肌衰弱，致

Y

心包积水及腹水，颜面四肢浮肿，肝脏肿大，气喘，不能平卧，被迫起坐，或必须用枕头垫高头部后，气喘略好，曾服过中药一个时期，未见效果。1954年春，到福州中国协和医院治疗，经2次抽水，病势未见改善，症势反而严重，后立即改用地棉根丸，每天1次，连服6天，下胶质性液体甚多，病势由严重转为安好，小便大利，肿消喘平，并忌盐4个月。治疗方法见后案。〔俞慎初. 上海中医药杂志. 1955,（9）：30.〕

（2）齐某某，女，59岁。临床诊断为心脏性水肿，于1954年在福州市立医院进行治疗，未见进步，患者呼吸困难，下肢及腹部均肿大，症状相当严重，1954年12月18日起，笔者改用地棉根丸治疗，第1次服21粒，下胶液甚多，小便亦增多。第2次服16粒，未下。第3次以后，均服19粒，连续大下，下肢肿消，腹围缩小1.5cm，服至第7次，腹围缩小4.5cm后即改用肾气丸、防已茯苓汤等方而收功，忌盐4个月，现已能工作。

治疗方法：用鲜地棉（即芫花根）30g，大枣10枚，共捣为丸，如绿豆大，制成100粒，原砂为衣。每次15~30丸（用时注意体质及病况），每天1次，可服5~10次。本药能刺激胃肠黏膜，可引起呕吐及腹痛，故服前先服半夏2钱，防止呕吐。〔俞慎初. 上海中医药杂志. 1955,（9）：30.〕

2. 牙痛

王某某之母，63岁。15年来龋齿牙疼，时轻时重。1972年6月连续疼痛20天，间服中西药无效，经用下法治疗，用药后3分钟即止痛，当晚吃饭睡觉正常。第2天复又微疼，又用此药1次3分钟止疼，至今3个月（7~9月）未再复发。

治疗方法：芫花根2层皮加75%乙醇适量浸泡（或用开水浸泡）3~5天，用棉球蘸药液放患牙上3~5分钟。〔河南省柏桐县城效公社卫生院. 中草药通讯. 1973,（3）：33.〕

【备注】本品有毒，内服入煎剂用量以1.5~4.5g为宜，亦可入丸散。药理研究证实，芫花根的碳酸溶解部分对动物子宫有明显兴奋作用。中毒剂量可延长凝血时间，并出现血尿。能扩张冠状血管。临床上外用治疗鼻炎时，出现流泪、流鼻涕、打喷嚏的现象，严重者可损伤鼻腔黏膜。中毒反应常见为腹泻。《吴普本草》说："久服令人泄。"故体质虚弱者及孕妇忌服。

月季花

【基原】为蔷薇科植物月季花半开放的花。

【异名】四季花、月月红、月月开、长春花、月季红等。

【性味】甘，温。

【归经】入肝经。

【功能主治】活血调经，消肿解毒。主治月经不调，经来腹痛，跌打损伤，血瘀肿痛，痈疽肿毒等。

【临床应用】

冠心病

胡某某，49岁。懈怠少言，动辄自觉心悸气短，诊断为隐性冠心病。用鲜月季花 30g，洗净加冰糖，沸水冲泡，频频饮之，经治而愈。〔顾铭康. 浙江中医杂志. 1989，24（10）：470. 〕

云母

【基原】为硅酸盐类矿物白云母。

【异名】云珠、云华、云英、云粉石、千层玻等。

【性味】甘，温。

【归经】入肺、脾、膀胱经。

【功能主治】纳气坠痰，止血敛疮。主治虚喘，眩晕，惊悸，癫痫，寒疟，久痢，金疮出血，痈疽疮毒，麻风等。

【临床应用】

麻风

成都府辛谏议曾患大风，众医不效，遇老道士进得炼制云母粉法，服之有神验。〔历代无名医家验案：208. 〕

芸香草

【基原】为禾本科植物芸香草的全草。

【异名】诸葛草、香茅筋骨草、茅草筋骨、香茅草、石灰草等。

【性味】辛、苦，凉。

【归经】入肺、脾经。

【功能主治】解表，利湿，平喘，止咳。主治伤暑感冒，淋病，风湿筋骨酸痛，慢性支气管炎，滴虫性阴道炎等。

【临床应用】

滴虫性阴道炎

吴某某，女，46岁。1975年6月初诊。患者患外阴奇痒多年，常感阴道内灼热疼痛，白带增多，呈黄色泡沫状，质稀有气味，时而略带脓血样物。曾在某医院诊断为滴虫性阴道炎，虽经多方治疗，但不能根除，用下方治疗3次痊愈，随访10年未见复发。

治疗方法：鲜芸香草 250g，用 1500ml 清水煎后放盆内，先用其熏蒸外阴，待水温接近体温时，可用纱布包手搽洗外阴和阴道。外出患者，可用本药研细过筛，用纱布包成枇杷果大、用时放冷水中浸湿后塞入阴道深处，每晚睡前1粒。〔龙绵烺. 陕西中医. 1992，（5）：218. 〕

Z

蚤休

【基原】为百合科植物七叶一枝花、金线重楼及其数种同属植物的根茎。

【异名】重楼、重楼金线、三层草、草河车、七叶一盏灯、七叶一枝花等。

【性味】苦、辛，寒；有毒。

【归经】入心、肝经。

【功能主治】清热解毒，平喘止咳，息风定惊。主治痈肿，疔疮，瘰疬，喉痹，慢性气管炎，小儿惊风抽搐，蛇虫咬伤等。

【临床应用】

1. 流行性腮腺炎

李某某，6岁半。1970年5月7日初诊。5月6日患侧耳垂下肿胀、压痛，晚上发热，不思饮食。诊见：体温39.5℃，两侧腮腺肿大如小鸡蛋大，边缘不清楚，压痛明显，腮腺管开口处乳头红肿。诊断为流行性腮腺炎。给予下方治疗，次日患儿体温正常，两侧肿胀的腮腺部已大部分消退，压痛减轻。第3天腮腺肿胀消失，病告痊愈。

治疗方法：用七叶一枝花根茎（蚤休）10g，磨食醋呈浓汁状，涂布于肿胀的腮腺部，每天3次。如用鲜品，用量加倍，捣成糊状后加食醋适量，每天敷1次。并发睾丸炎者，加盐酸吗啉胍片及适量激素治疗，并用绷带将阴囊托起。〔卢效兴．广西中医药．1985，8（1）：51.〕

2. 咳喘

患者，女，37岁，理发师。发病后咳嗽剧烈无痰，伴气短，纳差，月经过多，每行7~10天，色褐量多，少腹隐痛。用蚤休鲜品15g，姜枣为引，每天煎服1剂，40天后，月经再潮，4天而净，血量大减，咳停喘止，一如常人。〔顾铭康，等．浙江中医杂志．1992，（12）：568.〕

3. 皮肤瘙痒症

患者，女，14岁。患原因不明瘙痒症，以七叶一枝花（蚤休）鲜品18g，水煎加蜜糖调服，2周而愈，随访3个月，病未复发。〔顾铭康，等．浙江中医杂志．1992，（12）：568.〕

4. 肘关节扭伤

刘某某，男，20岁。于1966年4月23日不慎跌伤左肘关节，局部肿胀、疼痛，肘关节不能屈伸，曾拍片检查，诊断为急性挫伤。即用蚤休按下法内服与外敷，局部疼痛立刻减轻，2小时后完全消失，关节活动如常。

治疗方法：鲜蚤休9g，口中嚼烂，以白酒调敷于患部，另取9g，用黄酒冲服。一般3~5分钟即可止痛，2~3小时后肿胀完全消失，功能活动如常。〔徐应昌．江西医药．1966，（7）：373.〕

【备注】蚤休有毒。内服煎汤用量一般为3~9g，可以磨汁、捣汁或入散剂。外用一般为捣敷或研末调涂。本品中毒症状为恶心、呕吐、头痛，严重者引起痉挛。常用解救方法为洗胃，导泻，内服稀醋酸，如痉挛则用解痉剂等对症治疗。用甘草 15g，先煎水，后与白米醋、生姜汁各 60g 混合，一半含漱，一半内服亦可。

皂荚

【基原】为豆科皂荚属植物皂荚的果实。

【异名】皂角、大皂荚等。

【性味】辛，温；有微毒。

【归经】入肺、肝、胃经。

【功能主治】祛痰通窍，消肿，杀虫，除湿毒。治中风口眼㖞斜，头风头痛，咳嗽痰喘，肠风便血，下痢噤口等。孕妇忌服。

【毒性】本品内服研末或入丸剂，3~5 分。外用煎汤洗，捣烂或烧存性研末敷。人如服用过量，或胃肠黏膜有损伤，或注射给药，均可发生全身中毒可能。首先是白细胞溶解，中枢神经系统先痉挛后麻痹，最后因呼吸中枢麻痹而死亡。

中毒救治：中毒时及时催吐、洗胃，并口服牛乳、蛋清等以保护胃黏膜，必要时导泻。病重者需送医院处理。

【临床应用】

1. 小儿疳积

吴某某，女，5 岁。因纳呆厌食 5 月，身体日渐消瘦，经多方治疗，终未见好转。症见面黄肌瘦，毛发稀疏，精神萎靡，困倦喜卧，纳呆厌食，脘腹胀满，手足心热，烦躁不宁，大便干结，小便黄浊，舌质淡红，苔白腻，脉滑细。诊为小儿疳证，予以皂荚散，2 剂后临床症状明显减轻，6剂后食欲正常，继以燕窝肥儿糖浆善其后。

治疗方法：取干燥、皮厚、质硬光滑、深褐色、无虫蛀之皂荚，刷净泥灰，切断，放入铁锅内，先武火，后文火煅存性，剥开荚口，以内无生心为度。煅后放在干净地上，除其火毒，防止炭化，碾细为末，过 80 目筛，瓶装备用。用量 1~2 岁每天 1g，3 岁及 3 岁以上每天 2g。用糖拌匀吞服。〔汪贻魁. 中医杂志. 1992，33（4）：58-59.〕

2. 蛔虫病

张某某，男，4 岁。证见面色黄，形体消瘦，脐腹疼痛，时发时止，烦躁不安，时常啼哭，鼻孔作痒，睡中龃齿，口流清涎，大便不调，唇内有小白点如粟粒状。诊为虫证，遂予皂荚散，药进 2 剂，疼痛明显减轻，4 剂后下蛔虫 3 条而愈。1 个月后随访，患儿唇内小白斑点已消失。

治疗方法：同“1. 小儿疳积”案。〔汪贻魁. 中医杂志. 1992，33（4）:58-59.〕

3. 小儿泄泻

刘某某，女，3 岁。患儿因食不洁之物而致泻半月，证见大便如水样，内杂不消化食物，每于食后作泻，腹胀不舒，不思饮食，神疲倦怠，舌淡，苔白，脉缓而弱。诊为脾虚泄泻，投以皂荚散，服 3 剂而愈。

治疗方法：同“1. 小儿疳积”案。〔汪贻魁. 中医杂志. 1992，33（4）:58-59.〕

按语：皂荚《别录》有“疗腹胀满，消谷”的记载。《景岳全书》石顺丸治一切阳邪积滞，其中也有皂荚，可见皂荚有消胃中积食、积滞，助消化之功能。故可以治疗小儿疳积和饮食不洁消化不良之泄泻。另据《本草纲目》有杀虫的记载，故可用来治疗小儿蛔虫病。但须指出，此药辛温有毒，不宜长期服用，常入丸散用。

皂角刺

【基原】为豆科植物皂荚的棘刺。

【异名】皂荚刺、皂刺、天丁、皂针、皂角等。

【性味】辛，温。

【归经】入肝经。

【功能主治】搜风，拔毒，消肿，排脓。主治痈肿，疮毒，疠风，癣疮，胎衣不下等。

【临床应用】

1. 急性盆腔炎

（1）倪某某，女，29岁，已婚。1981年12月23日初诊。患者在11月7日行剖腹产，产后发热38℃以上，用青、链霉素治疗2周后退热，于11月25日出院。出院后，1周又复发热38℃左右，扪及下腹部块物，疼痛，遂来我院就诊。妇科检查：宫颈光，分泌物多，宫体右前方有块与宫体粘连，约80天妊娠子宫大小，不规则，有压痛。诊断：盆腔感染。停用抗生素，给下方4帖。药后病情好转，继服5帖。至1982年1月18日复诊，热退，腹痛消失。妇科检查：宫颈光，宫体与伤口粘连，约1^+个月妊娠子宫大小，压痛不明显，两侧附件无明显块物与压痛。再续4帖。以资巩固。随访至今未再复发。

治疗方法：皂角刺30g，大枣10枚，同煎半小时以上，弃渣取药液300~400ml，再加粳米30g，煮成粥状，分2次服用。〔施慕文. 上海中医药杂志. 1984,（3）：21.〕

（2）费某某，女，45岁，已婚。初诊：1982年4月24日。发热1周，伴有下腹持续性疼痛，外院诊为急性盆腔炎，经青、链霉素治疗，腹痛稍减，但热未退。来我院时体温38℃，白细胞12.1×10^9/L，中性0.84，淋巴0.14，单核0.02。妇科检查宫颈慢性炎症，宫体后位，略大，压痛明显。诊断：亚急性盆腔炎。给下方1剂，服药后腹痛好转，热度下降，再给予7剂以巩固。2个月后随访，无腹痛，无热度，痊愈。妇科检查宫颈轻度炎症，宫体正常大小，无压痛，两侧附件稍增厚，无压痛。至今未再发。

治疗方法：同上案。〔施慕文. 上海中医药杂志. 1984,（3）：21.〕

按语：盆腔炎系指内生殖器（包括子宫、输卵管、宫旁结缔组织及盆腔腹膜）的炎症。可局限于某部位，也可涉及整个内生殖器，分急性和慢性两种，亚急性盆腔炎及急性盆腔炎乃热毒炽盛时治疗不当，邪未清，正气损，湿热毒邪结，痰瘀互阻而致，皂角刺能托毒清热，祛痰，活血消痈，故可治疗本病。

2. 目痛

陆龙患眼痛，药不愈。有眼科黄冠师，前治蓝桥甚效，其方亦了不异人，惟用皂角子数枚，必有传也。〔历代笔记医事别录：325.〕

3. 鼻腔异物

（1）唐某某，女，3岁。于玩耍时

误将1玻璃扣塞入鼻腔，遂来求医。取皂角粉少许加入双侧鼻孔，即连打喷嚏，异物随之而出。

治疗方法：将干皂角捣碎过细筛装瓶备用。患者取坐位，取皂角粉0.1g放双侧鼻孔内，嘱其吸气，即开始连打喷嚏，异物可被喷出，若不奏效，可压健侧鼻孔以加大喷力或少许盐酸萘甲唑林滴鼻液于双侧鼻腔内，以利异物喷出。〔王月清. 内蒙古中医药. 1989, 8（3）: 41.〕

（2）王某，男，3岁。鼻腔内塞入葵花籽1粒，经多次钩取失败，鼻腔内有血液流出，局部视野不清。采用下法，遂告愈。

治疗方法：将皂角制成粉剂，以少许涂入患者两鼻腔中，待其打喷嚏时用手指堵住无异物之鼻孔，以增加其压力。〔柴发. 吉林中医药. 1985,（3）: 27.〕

按语：《千金方》有皂角末吹之治鼻壅鼻不通的记载，本案取皂角辛温取嚏，通过喷嚏流及产生的气流异物排出，其巧妙令人赞叹。

4. 牙周炎

汪丞相之宠好食厚味，一日热大作，齿间壅出有肉，渐大胀满，口不能闭，水浆不入。一医用皂角炙热，蘸生地黄汁，为末敷壅肉上，随即消缩，不日而愈。〔历代无名医家验案: 116.〕

5. 麻风

崔言者职隶左骑亲军。一日得疾，双眼咫尺不辨人物，眉发自落，鼻梁崩倒，肌肤有疮如癣，皆为恶疾，势不可救。因为洋州骆谷子归寨使。遇一道流自谷中出，不言姓名，授其方，曰：皂角刺1~2斤为灰，蒸久晒，碾为末，食上，浓煎大黄汤调1钱匕。服1旬，鬓发再生，肌肤悦润，眼目倍明。〔历代无名医家验案: 209.〕

6. 腰扭伤

女，26岁，售货员。因转身提水桶时受伤8小时，经大队保健站针灸，口服激素药，未见好转，于1988年12月16日就诊。按其临床表现诊断为岔气（腰扭伤），当即用皂角粉吹鼻数分钟后即打喷嚏，配合弯腰转动上身即愈。

治疗方法：诊断明确后，患者取自由位，取中药皂角少许研细末，放于鼻旁吸取，患者即打喷嚏，此时让患者做弯腰扭转上身动作，即可治愈。治愈率达99%，一般嘱患者5天内不要用力过猛。〔秦怀玉. 中国乡村医生. 1991,（2）: 29.〕

按语：皂角粉吹鼻有开窍之功，用后即打喷嚏。打喷嚏能增加胸腹压力，若再配以弯腰及旋转动作，借此可解除肌肉痉挛，使得关节的半脱位及滑膜嵌顿自行复位。本法简捷，省钱，是基层医务人员易行的一种方法。

泽兰

【基原】为唇形科多年生草本植物地瓜儿苗或甩叶地瓜儿苗的全草。

【异名】虎兰、龙枣等。

【性味】苦、辛，微温。

【归经】肝、脾经。

【功能主治】有活血祛瘀，行水消肿之功。治疗血滞经闭，经行腹痛，月经不调，产后瘀滞腹痛，及跌打伤痛，产后小便不利等。

【临床应用】

产后腹痛

汤某某，女40岁。产后下腹部阵发性疼痛，恶露甚多，采鲜泽兰叶50g，水煎服下，痛减，服2剂后即愈，恶露随着减少，7天后干净，乳汁也逐渐增多。

治疗方法：取鲜泽兰叶50~100g，水煎，红糖适量冲服。每天1剂，分2次煎服。〔周田明. 赤脚医生杂志. 1977，(1)：33.〕

按语：《本经逢原》："泽兰，专治产后血败，流于腰腹……为产科之要药。"产后腹痛为血内著胞宫，以泽兰活血化瘀，瘀血能去则新血得生，腹痛除，乳汁增。

泽漆

【**基原**】为大戟科植物泽漆的全草。

【**异名**】猫儿眼睛草、风草、五点草、马虎眼、一把伞等。

【**性味**】辛、苦，凉；有毒。

【**归经**】入脾、大肠、小肠经。

【**功能主治**】行水，消痰，杀虫，解毒。主治水气肿满，痰饮喘咳，疟疾，菌痢，瘰疬，癣疮，结核性瘘管，颈淋巴结结核，乳糜尿，骨髓炎等。

【**毒性**】泽漆的乳状汁液含有刺激性树脂，接触皮肤或误服后，会使皮肤发炎、红肿甚至溃烂，口腔食道、胃黏膜发炎糜烂，出现灼痛，恶心，呕吐，腹痛、水样便，严重者可脱水乃至酸中毒。

中毒救治：洗胃，0.5‰高锰酸钾多次洗胃，服用蛋清和牛奶、藕粉或怀山药粉，以保护胃黏膜，若病重者需配合西药对症处理。

【临床应用】

1. 梅核气

马某某，女，35岁，1986年4月10日诊。白诉患病5年，自觉咽部如贴树叶，吐之不出，咽之不下，每遇情绪波动时加重，屡经中西药治疗后效不佳。乃告患者采鲜泽漆8g，如下法煎服，2剂后咽部顿爽，连服5剂而愈，随访1年未发。

治疗方法：鲜泽漆6~8g，加水200ml，纳白糖适量，文火煎至100ml，每天1剂，少服频服。〔赵良辰，等. 国医论坛. 1989，4（17）：38.〕

按语：患者自觉咽部如贴树叶，吐之不出，咽之不下，为中医所谓的"梅核气"。因情绪不畅痰气交阻于咽而成。用泽漆治之，盖取其顺气化痰之功。单方往往效捷，临证不可轻视，但窃以为此类病证，除药物治疗外，还在于患者怡情易性，方能奏效。

2. 颈淋巴结结核

（1）邢某某，女，25岁，农民，未婚。患者于1966年在右颈部出现蚕豆大小肿块5~6枚，3年后粘连成块，渐有波动，后穿破皮肤，流淡黄色及豆渣状脓性分泌物。患者曾在某医院进行外科手术治疗，并且先后肌内注射链霉素约200g，口服异烟肼等3年，两耳听力完全丧失，但局部仍破溃流脓不止，患者于1978年3月21日来本院求治。入院检查：右颈二角区肿胀面积达10cm×8cm大小，呈淡棕色，与周围组织粘连，有瘘管 2 处，管腔互通，有淡黄色分泌物，伴有腥臭气味。诊断：右颈部淋巴结结核。经给予清创术，清除坏死组织，疏通管腔后用泽漆药液里外洗涤，腔内冲洗，每天 2 次，洗后覆盖敷料，3 天后分泌物明显减少，1 周有新生组织生成，42 天全部愈合，随访观察 4 年未复发。

治疗方法：取新鲜泽漆 500g 洗净（如无鲜草，干品也可），加水 1000ml 煎至 500ml，去除药渣，装瓶备用。如配制量大，也可按此比例煎制，若备用时间较长，可加防腐剂苯甲酸，每 1000ml 加苯甲酸 0.8g。治疗时，根据破溃面积大小，倒药液 50~100ml 于消毒弯盘或碗中，用脱脂棉球蘸药液反复洗涤创面，创面洗净后，再用注射器（一般用 50ml）抽取干净药液，伸入瘘管管腔深处冲洗，把脓腔分泌物洗净为度。每天一次或两次，直至瘘管、溃疡面完全愈合为止。如瘘管管腔坏死组织多，引流不畅，应先进行清创术，清除坏死组织，疏通管道，则效果更好，用药后覆盖消毒敷料。〔谭学宜，等. 中级医刊. 1983，18（9）：49.〕

（2）高某某，男，48岁，干部。1987 年 10 月 7 日因后颈部肿物 20 年，破溃 3 天来诊，检查右颈部可见 3cm × 3cm 溃疡面，窦道深 5cm，内有脓性分泌物及豆渣样物，取局部组织病理报告为“干酪样坏死性结核”。经外敷泽漆草膏 45 天后疮口愈合。

（3）李某某，女，18岁，学生。1989 年 1 月 3 日来诊，因左颈部 2cm × 2cm 大疮面，皮肤黯红，局部组织病理报告为“结核性肉芽组织”。外敷泽漆草膏 28 天疮口愈合。

治疗方法：取泽漆草 5000g，洗净，浸泡于 15000g 水中，3 天后，慢火熬 3 小时去渣，再慢火熬至起泡似鱼眼时即成糊状，装瓶备用。根据疮口情况，在局麻下清除疮面坏死组织及胬肉后，将涂有泽漆草膏的无菌纱布覆盖（有窦道者用刮匙刮除豆渣样物及脓汁后，取适量药膏纳入），包扎固定，视脓汁多少每天或隔天换药 1 次，直至疮口愈合。重症者可加服抗痨药。〔耿太峰，等. 河北中医. 1991，13（1）：25.〕

3. 肝癌

王某某，男，48 岁。于 1984 年 3 月 2 日入院。2 个月前无明显诱因出现右上腹胀痛，食欲减退，日渐消瘦，偶有发冷发热，时有稀便，但无脓血便。经服中西药保肝治疗不效而入院。既往无传染病史，体温 37.5℃，脉搏 85 次 / 分，呼吸 20 次 / 分，血压 17/12kPa（130/90mmHg），轻度贫血貌，神志清，心肺无异常，腹部平坦、肝肋下 3cm，质中硬压痛，未扪及包块，腹部移动性浊音阳性。血常规：白细胞 9×10^9/L，红细胞 3.5×10^{12}/L，中性粒细胞 0.75，淋巴细胞 0.25，甲胎球蛋白阳性，HBsAg 阴性，尿便常规正常。B 超示：肝右叶可见 3cm × 3.2cm 较强回声团，界欠清楚。诊断：原发性肝癌。予中西医结合治疗 7 周，病情加重，出现血性腹水，肝脏可扪及 6cm × 8cm 肿块，质硬。双足部浮肿。腹水病检，查到癌细胞，因出现恶病质，又去青岛医学院附院诊断为原发性肝癌晚期。自动出院，后事已备，卧床无人扶助已不能自行翻动。此时从民间得一偏方：用泽漆全草（鲜品约 500g）切碎，白公鸭 1 只煮汤约 2000ml，频吃肉喝汤，约于 1 周内服完。初期宜少量，1 汤匙汤及 3~5g 鸭肉，2~3 周即可适应，再渐适当加量服之，以保持 24 小时大便 2~3 次，无恶心呕吐为度。病人服药半月已可下地活动，食欲增加，每天大便 3~4 次，稀臭并夹有少量烂肉样物，服至第 6 周可自行到门外散步，维持上述 1 周用量，连续服用 8 个月症状消失，可参加一般性体力劳动。病人又坚持服药 4 个月，一切症状消失。复查肝脏肋下未扪及，B 超检查无异常，腹部无液性暗区。停药至今 7 年，一切正常。已能参加体力劳动。〔李风山，等. 吉林中医药. 1992,（3）：28. 〕

4. 乳糜尿

（1）李某某，男，35 岁，1988 年 3 月 10 日初诊。自述小便混浊如米泔水 20 年余，反复发作，曾连续 3 次查微丝蚴均为阳性。尿检：乳糜试验阳性。诊断为丝虫病（乳糜尿）。经用西药乙胺嗪、中药萆薢分清饮、补中益气汤等治疗，效果不佳。诊见舌红苔黄腻，脉滑数。证由湿热下注，膀胱气化不利，不能泌别清浊所致。治宜清热利温，杀虫解毒。方用泽漆 30g，水煎约 30 分钟，分 3 次服，连用 10 天小便转清，自觉症状消失，乳糜尿试验阴性，微丝蚴检查转阴，追访 2 年，曾多次小便检查均正常而告愈。

治疗方法：每天用泽漆 30g，水煎约 30 分钟，分 3 次服，或研细末，水泛为丸，每次 4g，每天 3 次，10 天为 1 个疗程。病程较长者，可酌加川芎、红花各 10g，赤芍 15g；乳糜血尿较著者可酌加生地炭 30g，仙鹤草 20g，茜草 15g；气虚者加黄芪 30g，党参 15g。〔吕长青. 新中医. 1992，24（9）：5. 〕

（2）张某某，女，23 岁。1988 年 6 月 25 日初诊。患者小便混浊，其尿初出，色赤褐如浓茶，澄之片刻，小便即转为乳白色，状如豆腐汁，每天 5~6 次。曾在地区医院尿检：蛋白（++），白细胞（+），红细胞（++++），乳糜尿试验阳性。血检查到微丝蚴，诊断为丝虫病（乳糜尿）。即服西药乙胺嗪治疗月余，小便如故，舌红苔黄，脉细数。证由湿热下注，膀胱气化不利，不能分清浊，热伤血络所致。治宜清热利湿、杀虫解毒、凉血止血。

治疗方法：泽漆、生地炭各 30g，仙鹤草 20g，茜草 15g。水煎，每天 1 剂，分 3 次服，服 5 天后，小便转清，自觉症状消失，乳糜尿试验阴性。继服 3 剂，小便清澈，尿检：乳糜试验阴性。血检未查到微丝蚴而告愈。随访至今未见复发。〔吕长清. 新中医. 1992，24（9）：54. 〕

5. 扁平疣

张某某，男，24 岁，工人。两手指丫和手背生刺瘊（疣）10 余个，经用泽漆草治疗 1 周后即脱落而愈。

治疗方法：采鲜泽漆草，折断取汁，将瘊子周围用针挑破见血，渍泽漆草白乳汁于其上，与血相融，候自干，1 次即愈。〔张华. 辽宁中医杂志. 1981,（5）：3. 〕

【备注】 泽漆有毒，煎汤内服一般用量为 3~9g，亦可熬膏或入丸、散。由于泽漆所含脂肪油为干性油，有峻

Z

泻作用。其乳状液含刺激性树脂，接触局部可使皮肤发红甚至溃烂，故用时宜慎。《本草汇言》说："然亦喜走泄，如胃虚人亦宜少用。"《得配本草》："气血虚者禁用。"

泽泻

【基原】为泽泻科植物泽泻的块根。

【异名】水泻、芒芋等。

【性味】甘，淡，寒。

【归经】入肾、膀胱经。

【功能主治】利水渗湿，泄浊。治疗小便不利，水肿，泄泻，淋浊，带下，痰饮和眩晕等。肾虚精滑者忌服。

【临床应用】

遗精

韩某，男，19 岁，农民，1982 年 1 月 14 日初诊。主诉失眠，多梦，阳事易起，梦遗（1 夜 1~2 次）已 1 年余，经多方医治无效，有时服药后梦遗反而加重（查阅处方均为补肾涩精之品），自觉身软无力，精神不振，有时自汗，脉虚数。因忆及前人云："梦而后遗火之强"（《医宗金鉴》），"梦遗此君火动而相火随之"（《增补寿世保元》）。又如《本草经》《本草备用》均载，泽泻"止遗精"。《药性赋》进而提出："肾火盛而滑精者，用之以泻肾火，热去则精自秘……"为此，根据病脉改用一味泽泻治之。嘱每天用泽泻 10g，水煎，早晚分服。1 月 24 日复诊，服药 10 剂，睡眠好转，梦少，起阳减少，10 天共遗精一次，脉数减，原方再服 10 剂。患者在外曾自购泽泻 150g，按原法煎服。2 月 22 日三诊，谓 22 天未遗精，脉仍有细数象。仍用一味泽泻，每天 12g，10 剂，以资巩固。追访至今，遗精未犯。〔侯士林. 中医杂志. 1983，24（7）：53.〕

按语：治病当辨其证，而随证治之；用药当明其效，才能知常达变。《本草通玄》："《别录》称其止遗泄，而寇氏谓泄精者不敢用，抑何刺谬也？盖相火妄动而遗泄者，得泽泻清之而精血藏，气虚下陷而精滑者，得泽泻降之而精愈滑矣。"此案用泽泻治相火妄动遗精甚妙，若东施效颦不明医理，以治肾虚气虚下陷之滑精，则无疑雪上加霜，贻患病家。

蚱蜢

【基原】为蝗科昆虫稻蝗等的干燥全虫。

【异名】稻蝗。

【性味】辛、甘，温。

【功能主治】清热，息风，镇惊。治疗小儿急慢性惊风，百日咳。

【临床应用】

百日咳

贾某，男，5 岁。咳呛兼旬，叠治未已，咳势阵作，作则咳声连续不已，乃至面红气窒，得深吸气 1 次而缓解；有时呕吐痰涎、食物，苔薄腻，脉滑数。此百日咳也，嘱捕蚱蜢 50 只，每天取 10 只煎汤服之。服后咳势见缓，4 天而瘥。〔朱良春. 中医杂志. 1982，23（8）：19.〕

按语：《纲目拾遗》早有蚱蜢治疗

鸬鹚瘟（其症咳嗽不已，连作数十声，类哮非哮，似喘非喘，小儿多患此）的记载。朱老乃运用虫类药大家，用此治疗小儿百日咳确实有其道理。

樟柳头

【基原】为姜科植物闭鞘姜的茎。

【异名】白石笋、广东商陆。

【性味】辛，寒；有毒。

【归经】入肾、小肠经。

【功能主治】行水消肿。主治水肿鼓胀，白浊，痈肿恶疮等。

【临床应用】

花斑癣

李某某，男，24岁。1984年4月15日初诊。患汗斑5年余，曾到南宁等地治疗，未见效，而来我院诊治。查见：前额、右面部、耳后有一融合成片状的斑白皮疹，颈部左右侧、背部、胸部均见散在的斑白点。拟诊为汗斑。用下法外擦7天后，斑点基本消失。再续用5天而痊愈。随访5年无复发。治疗期间患者忌食鱼、鹅、牛肉半年。

治疗方法：将鲜樟柳头根茎50g洗净、捣烂，浸入100ml米醋内，8小时后取药液涂擦患处，早晚各1次，连续外搽7~12天。〔李承韩．广西中医药．1989，12（6）：43．〕

【备注】本品有毒，用时宜慎。煎汤内服一般用量为3~6g，或可炖肉服用。过量食用时会引起头晕，呕吐，剧烈下泻。孕妇及脾胃虚弱者忌服。中毒解救时食冻冷稀粥水，每次1碗，每15分钟1次，服至止泻为止。用甘草6g，嚼吞原汁或水煎服亦有效。如中毒过重，应对症治疗。

樟脑

【基原】为樟科植物樟的根、干、枝、叶，经提炼而成的颗粒状结晶。

【异名】韶脑、潮脑、脑子、油脑、树脑等。

【性味】辛，热。

【归经】入心、脾经。

【功能主治】通窍，杀虫，止痛，辟秽。主治心腹胀痛，脚气，疮疡疥癣，牙痛，跌打损伤等。

【临床应用】

脚弱病

鄱阳周顺治一士人脚弱病，方书罗列，积药如山，而疾益甚，令屏去，但用杉木为桶濯足，及令排樟脑两股间，以脚绷系足定，月余而安健如故，南方多此疾，不可不知。〔续名医类案：482．〕

蟑螂

【基原】为蜚蠊科昆虫东方蠊等全虫。

【异名】蜚、蜚蠊、偷油婆、黄贼等。

【性味】咸，寒。

【功能主治】破瘀化积，消肿解毒。治疗癥瘕积聚，小儿疳积，疔疮，喉蛾，痈肿，蛇虫咬伤等。

【临床应用】

1. 疔疮

林某，女，16岁。某日午后发现右

口角生一疔如米大，略麻而痒，不慎以手抓破，至晚肿延面部。嘱捕捉蟑螂1只，拔出其肚，贴于疔头，约1时许，肿遂消，翌晨症状消失。〔林孝德. 福建中医药. 1964,（4）：15.〕

按语：蟑螂多栖于人家灶间内，昼隐夜出，喜食菜、饭及液体食物，取食时，每每排出粪便及分泌恶臭液体，为人们所厌恶。然其性咸寒，具破瘀消肿解毒之功。《本草拾遗》曾用之治疔疮，《慈航活人书》也有用之治无名肿毒的记载，可见蟑螂确为治疗疔疮肿毒的妙药。然本案在颜面"危险三角区"发生的疔疮肿毒治疗须慎重，必要时到医院就诊。

2. 铁钉刺伤

陈某某，男。1955年，脚底被铁钉刺入，不能行走，治以下法，痛即减轻，翌日换药，钉露及外，拔去后，继续敷药，伤口便逐渐愈合。

治疗方法：蟑螂4个，红糖少许捣烂敷患处，外用纱布包扎，每隔3小时换药1次。〔余家宏. 福建中医药. 1959,（4）：封三.〕

照山白

【基原】为杜鹃花科植物小花杜鹃的枝叶或花。

【异名】万斤、万经棵、照白杜鹃、达里。

【性味】酸、辛，温。

【归经】入心、肺、大肠经。

【功能主治】祛风，通络，止血。主治气管炎，痢疾，产后身痛，骨折等。

【临床应用】

慢性支气管炎

于某某，男，39岁。咳嗽，咯痰20年，近5年加重。治疗前咳嗽（+++），咯痰（+++）。诊断为慢性气管炎单纯型重度，合并轻度肺气肿。于1973年3月12日给予口服照山白片，每次2片，每天3次，同时停用其他药物。服药第2天见效，第5天获显效。第10天达到临床控制，连续治疗3个疗程。停药后每年随访至今未复发。

治疗方法：照山白片剂每片100mg（内含总黄酮45mg），成人每次服2片，儿童每次服1~2片，每天3次，10天为1个疗程，中间不需休息，连续服3个疗程。〔宋建宇，等. 中级医刊. 1978,（1）：23.〕

䗪虫

【基原】为鳖蠊科昆虫地鳖或姬蠊科昆虫赤边水䗪的雌性全虫。

【异名】地鳖、土鳖、簸箕虫、地乌龟、土元等。

【性味】咸、寒；有毒。

【归经】入心、肝、脾经。

【功能主治】逐瘀，破积，通络，理伤。主治癥瘕积聚，血滞经闭，产后瘀血腹痛，跌打损伤，木舌，重舌等。

【临床应用】

1. 急性腰扭伤

（1）罗某某，在军事演习中不慎腰扭伤，疼痛难忍，活动受限。经局部封闭、理疗、贴膏药及服跌打丸治疗7天

疼痛未解，行动仍困难。即用䗪虫散治疗5次痊愈。〔陈友宏. 四川中医. 1987，5（3）：34. 〕

（2）余某某，在跳木马中不慎发生腰部软组织损伤，局部肿胀、疼痛，行走艰难，下肢麻木不能动。即用䗪虫散治疗，2天后，痛止肿消，痊愈归营。

治疗方法：将䗪虫若干个，研为细末，备用。取䗪虫末1.5g，用红花酒或白酒15~30g送服，每天1次。一般3~5次痊愈。使用时注意每次用量不宜超过1.5g；孕妇忌用。〔陈友宏. 四川中医，1987，5（3）：34. 〕

（3）王某某，男，32岁。因搬运重物不慎，扭闪腰部，疼痛剧烈。用下方法治疗1天后，症状明显减轻，2天后症状消失而愈。

治疗方法：䗪虫4个，焙黄，研细粉，黄酒送服。每天早晚各服1次。〔梁兆松. 河南中医学院学报. 1976,（2）：48. 〕

2. 外伤性血肿

某患者，男，14岁，因行车不慎撞伤左腿，当即来诊。见左股骨上端1/3至胫腓骨下端1/3处明显肿大，皮肤表面青紫，红斑密布，压之波动，刺痛胀麻，X线提示未发现骨质受损。即嘱用冷开水拌赤豆粉外敷，1小时后改用活䗪虫渣热敷，䗪虫黄酒滤液内服，卧床盖被得微汗。一觉醒来，刺痛若失，1天后肿块消退，行动自如。

治疗方法：活虫适量（视肿块大小而定）冷开水漂洗2次，置容器中捣烂，再加入热黄酒（250g左右），然后加盖放入饭窝中焖15分钟左右，取出用纱布过滤，渣敷肿块处，然后用绷带固定。滤下之黄酒趁热饮下，以醉为度。卧床盖被，微汗为佳。一般病程短的只需敷药1次，病程长的也不超过2~3次就可治愈。〔潘镇宁. 实用中医内科杂志. 1988,（2）：91. 〕

按语：䗪虫有毒，用时宜慎。内服入煎剂以3~6g为宜或入丸散，或捣烂外敷。由于䗪虫具有极强的逐瘀作用，故应用时需对症，正如《本草经疏》说："无瘀血停留者不宜用。"孕妇忌服。《本草通玄》认为䗪虫能"破一切血积，跌打重伤，接骨"。䗪虫加黄酒，旨在借黄酒辛温之性以加强破瘀之力。民间常用此法治疗跌打损伤，甚验。但需注意跌仆损伤后不宜立即做热敷，以免加重出血，先以冷敷1~12小时，待出血停止后热敷之，方效。

珍珠

【基原】为珍珠贝科动物珍珠贝、马氏珍珠贝或蚌科动物三角帆蚌、褶纹冠蚌、背角无齿蚌等贝类动物珍珠囊中形成的无核珍珠。

【异名】真朱、真珠、蚌珠、珠子、濂珠等。

【性味】甘、咸，寒。

【归经】入心、肝经。

【功能主治】镇痛安神，养阴息风，清热坠痰，去翳明目，解毒生肌。主治惊悸，癫痫，惊风抽搦，烦热消渴，喉痹口疳，目生翳障，疮疡久不收口等。

【临床应用】

1. 口腔溃疡

（1）保某某，男，40岁。因患原发

Z

性肝癌用 VCR、ADM、5–Fu 抗癌药治疗后，舌上及口腔黏膜出现大小不等糜烂面，部分相互融合，并有少许灰白色渗出物，烧灼样疼痛，流涎不能进食，夜间不能入睡，用锡类散等疗效不显，改用珍珠粉外敷糜烂面，每天 4 次，3 天后即痊愈。〔杨鸿钧. 四川中医. 1988，6（4）：封三.〕

（2）郑某某，男，64 岁。食管中段癌切除术后，伴有右前第 4 肋转移，肺转移。患者用 AT1258、VCR、MTX 等治疗后，口腔出现糜烂，范围波及舌、腭颊和口唇黏膜，张口困难不能进食，遂用珍珠粉每天 4 次，治疗 4 天即愈。〔杨鸿钧. 四川中医. 1988，6（4）：封三.〕

2. 湿疹

何某某，成年。慢性湿疹 15 年，经中西药物长期治疗无效，服用珍珠粉每次 1.5g，每天 3 次，共服 40g 后痊愈，迄今未见复发。〔海南人民医院. 新医学. 1972,（6）：21.〕

3. 十二指肠球部溃疡

陈某某，男，23 岁。十二指肠溃疡 1 年多，反酸，胃纳不佳，上腹部不规则疼痛，钡餐检查十二指肠球部基底角有一黄豆大的龛影，局部压痛（++++）。服珍珠粉每天 3 次，每次 1g，28 天后钡餐检查，龛影消失，症状消失，痊愈出院。〔海南人民医院. 新医学. 1972,（6）：21.〕

4. 麻风性溃疡

余某某，男，35 岁。少年时患瘤型麻风，右手中指 2、3 结节溃疡已 4 个多月，溃疡面糜烂，恶臭难闻，肿胀似脚拇指大，并有大量黄色渗出物，经外科常规换药及大量抗生素类治疗无效。患者要求做截指手术，但经服用珍珠粉 2 个疗程 14 天后（每天 0.1g），肿胀减轻，渗出物减少，停药 1 天观察，5 天后该指溃疡全部愈合。〔海南人民医院. 新医学. 1972,（6）：21.〕

珍珠草

【基原】为大戟科植物叶下珠的全草或带根全草。

【异名】日开夜闭、阴阳草、鲫鱼草、夜合珍珠、叶后珠等。

【性味】甘、苦，凉。

【归经】入肝、肺经。

【功能主治】平肝清热，利水解毒。主治肠炎，痢疾，传染性肝炎，肾炎水肿，尿路感染，小儿疳积，火眼目翳，口疮头疱，无名肿毒等。

【临床应用】

慢性肾盂肾炎

（1）甘某某，女，28 岁，教师。1978 年 10 月 10 日初诊。4 月前，出现低热、乏力、腰酸、腰痛，实验室检查尿白细胞（++），蛋白质（±），红细胞 3~5 个 /HP，在某医院诊断为泌尿系感染，经治疗后症状缓解。以后每年发作 20 多次，每次发作 4~6 天，多自行缓解。此次因疲劳过度，突发畏寒、发热、全身骨痛、尿频、小便涩痛、浑浊。尿镜检白细胞（+++），蛋白质（+），3 小时尿细胞计数大于 30 万 / 小时；中段尿细胞培养大肠杆菌生长。肌内注射庆大霉素，口服氯霉素、磺胺甲基异恶唑等治疗，用药 4 天症状未减；改用珍珠草50g煎服，每天1剂，连服4天，热退痛减，小便转清。尿检查白细胞（+），继续服5天，症状消失；小便镜检正常，3小时白细胞排泄率小于10万/小时。间断服药10多剂，追踪观察5年迄今未复发。

治疗方法：将珍珠草全草洗净晾干，勿放阳光下暴晒，以免叶果脱落，影响疗效。取全草30~60g加大枣6个，水煎2次，初煎液1次空腹服，复煎液作茶饮，每天1剂。〔胡文锦．广东医学．1984,（4）：27.〕

（2）李某某，女，32岁，售货员。1981年2月8日门诊。临床主要表现腰痛、尿频、尿急、尿迫痛，反复发作3年多，每年发作14~16次，尤以每次月经期过后为甚。曾使用多种抗生素及中药，均未治愈。本次因经后3天复发，症状较前加重。检查：体温38℃，右肾区叩击（++）；小便白细胞30~50个/HP，蛋白（+），3小时蛋白尿白细胞计数>1×105/h，尿细菌定量培养>100/ml；中段尿细菌培养副大肠杆菌生长。每天投予珍珠草60g煎服，连服3天，体温降至正常，症状改善；服至第7天，症状完全消失，小便检查阴性，中段尿细菌培养阴性。为巩固疗效，预防复发，继续每天用全草50g煎水作茶饮；坚持用药月余。追踪2年多未复发，多次尿检均正常。

治疗方法：同上案。

按语：慢性肾盂肾炎乃湿热蕴结下焦，膀胱气化不利所致，珍珠草具有清热利湿解毒之功，因此可治疗肾盂肾炎。另外，据报道，本品用于治疗乙肝表面抗原阳性，也有很好疗效。

蜘蛛

【基原】为圆网珠科动物大腹圆网蛛及近缘动物的全虫。

【异名】网工、圆蛛等。

【性味】苦，寒；有毒。

【归经】入肝经。

【功能主治】解毒，消肿。治疗疔疮，瘰疬，蜂蝎螫伤，中风口㖞，小儿惊风，阳萎等。

【毒性】蜘蛛大多有毒螯及毒腺，咬人常引起中毒。局部表现为疼痛，肿胀，发炎或坏死。其中又以红斑蛛及台湾毒蛛，毒性较强，咬伤人可致死亡。若一般蜘蛛咬伤，可用南通蛇药外敷，或半边莲等捣烂外敷。严重者即送院抢救。

【临床应用】

寻常疣

刘某某，男，26岁。1987年7月4日就诊，手背单生寻常疣2个2年余，大者直径6mm，高出皮肤3mm；小者直径3mm，高出皮肤1mm。大疣用斑蜘蛛2只，小疣用1只，按下法外敷。8天后疣体消失，皮肤变平，无瘢痕。随访年余，未复发。

治疗方法：选用活斑蜘蛛，体大者优。一般疣面直径4mm，高出皮肤2mm者，用黄豆大斑蜘蛛1只，疣面直径6mm，高出皮肤3mm者用斑蜘蛛2只。先用温水将疣体浸洗致软，待干后将活斑蜘蛛放在疣面压烂，让浆液渗出，然后用棉纱覆盖，胶布缠紧，其间

无须揭看，一般8天即愈。〔于东强. 四川中医. 1992,(4): 43.〕

按语：中医有鸦胆子及薏苡仁治疣的报道，未见有蜘蛛治疣之案。此法取材广泛，用法简单，无痛苦，可从。

蜘蛛网

【基原】为圆网珠科动物大腹圆网蛛的网丝。

【异名】蜘蛛膜、蜘蛛丝。

【功能主治】治疗金创出血，吐血，毒疮。

【临床应用】

1. 鸡眼

张某，男，右手中指患鸡眼2年，用蜘蛛网外贴治疗1次痊愈。

治疗方法：先将患鸡眼的部位浸泡在温水中15分钟，擦干后用剪刀削去角化过度的皮肤。取蜘蛛网揉捏成饼状，大小同病变部位，放到鸡眼处，用胶布固定，2小时后去掉胶布及蜘蛛网，鸡眼即萎缩，1周左右脱落消失。一般1次可获痊愈，如1次未愈者，可如前法再行1次。〔张子兴. 山西中医. 1990, 6(4): 12.〕

按语：《唐本草》云："以缠疣赘，七日落，有验。"说明蜘蛛网确有能使疣及鸡眼等赘生物脱落的功效。此方药源广泛，且无痛苦，患此疾病家不妨一试，以验其效。

2. 遗尿

王某某，男，8岁。1987年9月感冒后发生夜尿，以后病情加重，逐渐发展为不自觉遗尿，经常裤裆淋湿，在多家医院检查未发现器质性病变，尿常规检查正常，1988年10月20日用蜘蛛网敷脐，治疗一次即愈，随访1年未复发。

治疗方法：取木门后蜘蛛网如钱大1~3枚，捻碎后敷脐眼，外用胶布贴盖，每晚睡前1次，连用1~3次。〔王建新，等. 中国乡村医生. 1990,(11): 34.〕

按语：《别录》有蜘蛛网"疗喜忘"，《圣惠方》有"疗疮毒，止金疮出血"的记载，然未见有治遗尿者。笔者认为蜘蛛网可能是通过"疗喜忘"而达到治疗遗尿的目的。其机制究竟如何，尚有待于读者和同道共同探索，今择其案，以抛砖引玉。

枳壳

【基原】为芸香科植物枸橘、酸橙、香圆或玳玳花等将近成熟的果实。

【性味】苦、辛，凉。

【归经】入肺、脾、大肠经。

【功能主治】破气，行痰，消积。主治胸膈痰滞，胸痞，胁胀，食积，噫气，呕逆，下痢后重，脱肛，子宫脱垂等。

【临床应用】

1. 呃逆

一人患温热病，大便不通，用下药，粪去而呃大作，众忧下药之过，曰：此燥粪在肠胃，遏气于下，粪去而郁气暴开，故奔迫而作呃耳。以枳壳饮之而安。〔续名医类案：362.〕

2. 癃闭

先足念山以谪官郁怒之余，又当盛夏，小便不通，气高而喘，以自知医，服胃苓汤四帖不效，李曰：六脉见结，此气滞也。但用枳壳8钱，生姜5片，急火煎服，1剂稍通。4剂霍然矣。〔续名医类案：507.〕

3. 子宫脱垂

（1）徐某某。子宫脱垂，曾多方治疗，均告无效，卧床近2个月，不能劳动。嘱其每天9g或15g枳壳煎服，连服10天，治愈。〔曾赞参. 浙江中医杂志. 1966，9（6）：35.〕

（2）覃某某，女，30岁，社员。1976年9月8日初诊。患子宫脱垂已多年，曾到附近医院治疗，常服补中益气汤未见效。经用下法熏蒸2次获得痊愈。治愈后受孕，后足月顺产1婴儿，今已5个多月。

治疗方法：枳壳30g，米双酒250ml，同置砂锅内用文火加热，待煮沸后打开锅盖熏蒸阴部，距离以患者能耐受为度，每次20~30分钟。注意不要用武火，防止米双酒突然燃烧灼伤阴部。〔梁祖坤，等. 广西中医药. 1978，(4)：12.〕

4. 脱肛

胡某某，偶因胃部不适，即脱肛多年，行动不便，甚感苦闷，教其服枳壳，先每天6g渐增至30g，连服半月，多年苦疾告愈。〔曾赞参. 浙江中医杂志. 1966，9（6）：35.〕

5. 肠胀气

杨某某，女，25岁，农民。因慢性阑尾炎急性发作，在局麻下行阑尾切除术，术后当天夜间即腹胀伴胃痛，经热敷及腹部按摩，症情未见好转。翌日经吸入枳壳烟2支后，即肛门排气；共计吸烟5支，诸症消失。

治疗方法：枳壳研极细末，装入市售卷烟内（将烟草取出后装入），每支约1.2g。点燃烟卷后吸入，每次2支，2小时1次。〔陈惠阳. 江苏中医. 1993，(3)：27.〕

按语：术后腹胀且痛，为肠腑气滞不通，枳壳下气导滞消积，故治疗术后肠胀气有显效。本法新颖巧妙，可从。

钟乳石

【基原】为碳酸盐类矿物钟乳石的矿石。

【异名】石钟乳、钟乳、公乳、黄石砂、卢布。

【性味】甘，温。

【归经】入肺、肾经。

【功能主治】温肺气，壮元阳，下乳汁。主治虚劳喘咳，寒嗽，阳痿，腰脚冷痹，乳汁不通等。

【临床应用】

婴幼儿腹泻

滁州赵使君女甫周岁，所下如鸡子黄者，数日之间至百往。有一士大夫教以钟乳粉二钱，以枣肉和捣，任意食之；不然，浓煎枣汤调钟乳服亦可；以小儿只用一钱匕，平复矣，云："他日或作少疮疡，不足虑。"〔历代无名医家验案：177.〕

朱砂

【基原】为天然的辰砂矿石。

【异名】丹粟、丹砂，辰砂等。

【性味】甘，寒。

【归经】入心经。

【功能主治】有镇心安神，清热解毒之功。治疗心悸易惊，失眠多梦，癫痫发狂，口疮喉痹，疮疡肿毒，瘴疟等。

【毒性】朱砂有毒，一般不入煎剂，内服研末 0.3~1.5g，多入丸、散，外用适量。

中毒表现：若长期服用，可引起中毒，临床可见恶心呕吐，咽喉肿痛，腹痛，腹泻，严重时甚至消化道穿孔，全身水肿，血压下降，心律失常，或成中毒性心肌炎，或急性肾功能衰竭而有生命危险。

中毒救治：轻者用土茯苓 120g，或甘草、防风各 30g，水煎频服。亦可用绿豆 6g，鲜蛇莓 30g，冷开水浸泡绞汁服。危重者应配合西药对症处理。

【临床应用】

1. 失眠

何某某，男，58 岁，1983 年 9 月 6 日诊。失眠 3 年，伴心悸，健忘。处方及用法：大枣 30 枚，朱砂 1.5g，加水 1 碗，将大枣煮熟后，去枣皮和核，用枣肉拌朱砂，每晚前用枣汤送服，一次服完，一般 1~3 次。患者服此药 2 次而愈。随访 1 年未复发。〔刘康平. 大众中医药. 1987,（4）：12.〕

2. 霍乱

壬寅秋月，霍乱流行。友人毛仙阁之侄，受此证至垂危，衣冠既华，舁之床上。仙阁见其仍有微息，遂研朱砂钱许，和童便灌之，其病由此竟愈。又一女子受此病至垂危，医者辞不治，时愚充教员于其处，求为诊治，亦用药无效。适有摇铃卖药者，言能治此证，亦单重用朱砂钱许，治之而愈〔医学衷中参西录（中册）：64.〕

3. 多梦

钱丕少卿忽夜多噩梦，但就枕便成，辄通夕不止。因赴官经汉上，与邓州推官胡用之相遇，驿中同宿。遂说近日多梦，虑非吉光。胡曰：昔常如此，惊怕特甚，有道士教戴丹砂。初任辰州推官，求得灵砂双箭镞者戴之，不涉旬即验。四五年不复有梦，至今秘惜。因解髻中一绛纱袋遗之，即夕无梦，神魂安静。〔历代无名医家验案：62.〕

按语：朱砂具安神定惊之功，为安神定志之常药，配大枣补养心血，使心血得补，心神能安，则失眠可愈。朱砂有毒，有量宜慎。内服入丸散剂以 0.3~0.9g 为宜。由于朱砂的主要成分是硫化汞，久服、多服会引起汞中毒。《本草从新》云：“独用多用，令人异闷。”《药性论》谓其“有大毒，若经伏火，及一切烹炼，则毒等砒、硇，服之必毙。”《本草逢原》：“丹砂入火，则烈毒能杀人，急以生羊血、童便，金汁等解之。”

朱砂莲

【基原】为马兜铃科马兜铃属植物大叶马兜铃及四川朱砂莲的块根。

【异名】一点血、背蛇生等。

【性味】苦、辛，寒，有毒。

【归经】入心、肺、肝经。

【功能主治】清火消肿，散血止痛，解蛇毒。治疗红白痢疾，胸、腹、喉痛，毒蛇咬伤等。虚弱者忌服。

【毒性】本品内服煎汤 1.5~3g，或磨汁，研末服。外用适量。若服用过多可出现中毒现象，表现为嗜睡、知觉麻痹、瞳孔散大、呼吸困难、血压下降、出血性下利及蛋白尿等。

中毒救治：早期救治以茶水或稀鞣酸或稀醋酸洗胃，重者需住院救治。

【临床应用】

黄带

向某某，女，40 岁。1988 年 7 月 14 日就诊。带下黄臭，量多月经不调，口干苦，乏力，腰痛，头昏已 1 年多。刻下苔黄，脉濡数。诊为黄带。处以朱砂莲 9g，每次 1g，服法如下。3 天后复诊，黄带减轻，诸症缓解。再处朱砂莲 9g，剂尽乃愈。随访至今未发。

治疗方法：先将朱砂莲打成极细粉，每次 0.5~1g，兑入适醪糟之中蒸透。空腹服，每天 3 次，以愈为度。〔黄硕. 四川中医. 1992,（1）：35.〕

猪胆汁

【基原】为猪科动物猪的胆汁。

【性味】苦，寒；有毒。

【归经】入肝、肺、胆、大肠经。

【功能主治】清热，润燥，解毒。主治热病里热燥渴，便秘，黄疸，百日咳，哮喘，泄泻，痢疾，目赤，喉痹，聤耳，痈肿疔疮等。

【毒性】大剂量抑制心脏和神经，对神经和肌肉有直接的毒性。服用法：内服可煎汤，取汁冲服 3~6g；或入丸，散。外用涂敷、点眼或灌肠。

【临床应用】

1. 便秘

李某某，男。患胸椎结核，引起下肢瘫痪。便结 5 天，腹部胀满，用肥皂水和甘油灌肠未能排便，腹胀更甚，逐改用猪胆汁灌肠，20 分钟内即排大便，次日又灌 1 次，病人痛苦得解。

治疗方法：取新鲜猪胆，抽出胆汁备用。灌肠时将胆汁稍加温，用注射器吸汁 20ml，用导尿管慢慢注入直肠内。〔沈光稳. 中医药信息. 1987,（6）：27.〕

2. 浸淫疮

徐某某，男，7 岁，1987 年 7 月 11 日初诊。患儿 3 个月前，始见右臀部起约 2cm × 2cm 红色丘疹，水疱，瘙痒，抓破后有黄水流出，渐浸淫成片，至整个臀部及外阴部，痛痒难忍，渗出颇多，湿粘衣褥，曾几度注射抗生素、聚肌胞，口服清热解毒、利湿祛风中药及多种外洗剂月余，偶有痛减渗少，始终未愈。查舌质红，苔黄腻，脉滑数。诊断为浸淫疮。药用新鲜猪胆 1 具，取汁约 30ml，加冰片 3g，溶化后外敷，每天 2 次。敷药 2 次后即无渗出。惟有痒感，1 周后痊愈。

治疗方法：以痛痒为主者，加冰片少许，溶于胆汁内，外敷患处；以渗出为主者，先用生理盐水擦洗净患处，而后敷猪胆汁，收效甚佳。〔刁栓成，等. 中医杂志. 1992，33（11）：60.〕

3. 痔疮

（1）侯某某，男，46 岁，工人。自诉患痔疮已 10 年之久，时好时坏，1 周前又发病，在沈阳市求中医治疗未效，于 1985 年 12 月 16 日乘车来齐市出差，经长时间乘车病情加重，肛门疼痛，行走困难，排便疼痛难忍。17日早8时来院求治，查：取胸膝位，见肛门外有2个血栓性外痔，5点处约3cm×2cm，7点处约2cm×1.5cm大小充血痔，立刻上药按摩1次，于当天19时30分复诊，自述上药后肛门疼痛大减，见血栓明显缩小，又上药1次，于18日8时30分复诊，见血栓大部吸收，病人走动轻松基本无痛感，上药按摩共4次，21日检查已基本治愈。

治疗方法：取猪苦胆1个，用清水洗净后，将胆汁放入干净的玻璃瓶内，加入少量冰片，封好瓶口放在阴冷处备用。令病人侧卧露出病变部位，用干棉球蘸胆汁涂于血栓上并轻轻按摩3~5分钟，以帮助血栓内的瘀血吸收或排出，每天上药2次，涂药后疼痛大减，血栓明显缩小，轻者1次愈，重者2~3次治愈。〔杨青茂．黑龙江中医药．1989,（2）：39.〕

（2）车某某，女，67岁。便秘20余年，间断便血疼痛，坠胀，劳累后病情加重，曾诊为混合痔给予手术治疗。近来病情复发，经肛门镜检肛门齿线以上3、6、7、11、12点处，发现5个如杏核大小的内外痔，表面红紫，并发肛裂、狭窄。临床诊断：混合痔并肛裂。用下方治疗5次而愈，随访1年半，未见复发。

治疗方法：新鲜猪胆1个，用浓白糖水送服，每周1次，每晚用温开水熏洗肛门。治疗时间最长4~5周，最短3周。〔陈春仙．陕西中医．1992,（3）：123.〕

4. 蛔虫性肠梗阻

（1）傅某某，男，32岁，工人。1979年3月16日初诊。4天前无明显诱因脐周阵发性疼痛，辗转不安，大汗淋漓，体温发热39℃，大便3天未解，入院后腹部透视未见液平面，腹硬拒按，腹部听诊：肠鸣音减弱。给予20%猪胆汁75ml保留灌肠，10多分钟后，排出大量黑色奇臭大便伴有约20条蛔虫，便后腹痛止，热退，夜卧亦安，进食稀饭1碗多，第2天再治疗1次，痊愈出院。

（2）曾某某，男，9岁。主诉：发热，头痛，嗜睡5天。入院前5天，无明显诱因，出现中度发热，体温39℃，呈持续性，伴头痛，嗜睡，偶有呕吐，每天1~3次，无抽搐，伴有谵妄。以发热待查，脑系感染收入住院。实验室检查：白细胞3.7×10^9/L，中性0.57，淋巴0.42，伊红0.01。脑脊液常规：透明无色。西医从抗感染，输液等对症处理，诸症未解，转中医诊治。9月13日，症见发热，体温39℃，头痛，嗜睡，呕吐，腹部胀满，轻度压痛，呼吸急促，神疲并大便5天未解，尿少，脉数，舌苔薄黄。经用20%猪胆汁100ml保留灌肠，10分钟后，即解出一大团（约20多条）死蛔虫和粪便，腹痛即减，继则热退，神清，纳食增多，诸症均解，观察1天，痊愈出院。

治疗方法：取新鲜的猪胆汁，用蒸馏水或生理盐水稀释成20%浓度，再加入防腐剂（每100ml溶液加苯甲酸钠0.1g），搅拌使其溶解或取鲜猪胆汁放冰箱里保存，使用时再配成20%浓度的溶液，这样不必加入防腐剂，即可用于保留灌肠。每天1次，每次50~100ml灌入后堵塞肛门口15分钟。〔沈若星．福

建医药杂志. 1980,(2): 64.〕

5. 高热不退

危某某，女，28岁，社员，1978年7月5日入院。患者是经产妇，足月顺产，产后第6天开始呕吐，发热40℃，腹痛，大便5天未解，住院后给予补液，抗感染治疗，高热仍不退，大便也未解。血检白细胞26.9×10^9/L，中性0.86，加大抗生素、激素用量，用冷盐水400ml灌肠，未解大便，高热仍不退。改用20%猪胆汁150ml，保留灌肠，半小时后，排大便1次，量中等，褐色。体温从40.5℃下降至39℃，继续用中西药治疗，加猪胆汁灌肠，体温降至正常，痊愈出院。

治疗方法：取新鲜的猪胆汁，用蒸馏水或生理盐水稀释成20%浓度，再加入防腐剂（每100ml溶液加苯甲酸钠0.1g），搅拌使其溶解或新鲜胆汁放冰箱中保存，使用时再配成20%浓度的溶液。使用方法，每天1次，每次50~100ml，灌注速度应慢，灌入后堵塞肛门口15分钟。〔沈若星. 福建医药杂志. 1980,(2): 64.〕

按语：猪胆汁具清热润燥之功，热甚于里与燥屎内结，大便不通。用猪胆汁灌肠以期清内热，下燥屎，达热于外，其热自退。中医经典《伤寒论》早有猪胆汁导法，此法对高热不退，大便结难解者，用之的确效如桴鼓。

6. 百日咳

纪某某，男，6岁，阵发性咳嗽已半个月，于1959年5月30日适值我站搞试点工作而求诊。连续性咳嗽每天9~10次，每次20~30声，咳后有吼声，伴有呕吐，夜间咳嗽甚重。诊断为百日咳，当即给予猪胆粉0.75g，1天2次。经3天（第1疗程）后，症状显著减轻，1天阵咳5~6次，每次3~4声，呕吐停止。续治疗9天（第3个疗程），症状完全消失，停药后15天再观察，未见复发。

治疗方法：将新鲜猪胆洗净后，刺破放入瓷盆内，置于85℃之烤箱内烤干，再放入研钵内研细，然后用细筛筛成细粉末，与甘草、淀粉、白糖混合即成。药比例：猪胆粉4份，甘草1份，淀粉2份，白糖1份。3岁以下0.6g，3岁以上0.75g。每天2次，3天为1个疗程，共服3个疗程，9天。〔朱守律，等. 中级医刊. 1959,(11): 49–51.〕

按语：现代研究表明猪胆汁有镇咳平喘作用，用药能使咳嗽的兴奋阈增高，且对百日咳杆菌及其他细菌也有抑制作用，临床上不仅可以治疗百日咳，也可用来治疗慢性支气管炎的咳嗽。

7. 痄腮

刑某，男，6岁。1965年3月初诊，左侧腮腺肿大，头颈活动受限。体温37.8℃，脉浮，舌苔微黄而腻。取膏药1张，敷患处，外用胶布固定，3天而愈。

治疗方法：猪胆数十个，取汁。用干燥箱或在太阳下晒成软膏状，将软膏摊在厚布或厚纸上，外敷患处。〔刑学恭. 河北中医. 1990,(4): 17.〕

8. 急性指头炎

何某某，男8岁。左食指头出现红肿烧胀，疼痛难忍，甚至近宵不得眠。用鲜猪胆汁外敷，用至2枚，指头肿消痛止而痊愈。

治疗方法：取新鲜猪胆囊1枚，将患指从胆管处放入胆囊即可(如用线束，注意不要过紧，不束亦可)，2天更换1次，直至痊愈。〔张明树. 四川中医. 1991, 9(5)：43.〕

9. 疖肿

郑某，男，14岁。1956年8月右大腿出现红肿，活动受限，诊为疖肿。贴猪苦胆膏1次，2天内肿消痛止。

治疗方法：将猪苦胆若干剪破，胆汁倒入盆内，用温箱干燥，温度保持在40℃左右，2天后即可成膏糊状。也可在阳光下曝晒。用时将药膏摊在干净布或厚纸上，药膏面积要比疖肿面积稍大，厚如铜钱，贴在患处，以胶布固定。一般二三天即可痊愈。若不见救，可依法再贴。膏药内加入少量姜汁和大葱白汁，疗效更佳。〔刑学恭. 广西中医药. 1984, 7(2)：30.〕

10. 脚湿气

孙某，女，27岁，1988年6月初诊。5年前夏季因外出住而染脚气，自此每于夏季即发，秋凉后好转，轻时痛痒，重时渗出伴糜烂，恶臭，行走困难。曾用多种外敷剂不效。查右足3、4趾间湿烂，1、2趾间脱皮，前足部红肿，痛痒难忍，心烦少寐，口苦，舌红，苔黄腻，脉沉细数。嘱先用温开水清洗患足，然后外敷猪胆汁加冰片药液，每天3~4次。3天后局部变干，部分结痂，10天获愈。

治疗方法：先用温开水清洗患处，然后外敷胆汁。对无渗出或有渗出伴糜烂者皆效。〔刁栓戊，等. 中医杂志. 1992,(31)：60.〕

按语：猪胆汁性寒味苦，功效清热解毒。《普济方》中有用猪胆汁治疗疔疮恶肿的记载,《本草拾遗》有“主小儿头疮，取胆汁敷之”。现代药理研究本品有广谱的抗菌作用，临床外敷治疗急性指头炎、疖肿，痄腮、脚湿气，其理相似，皆取其清热解毒杀菌之功。

11. 少年白发

李某，男，27岁，1979年8月初诊。头顶部、枕部有白发2年，约占30%。服猪胆汁泡中国槐子3个月，白发消失。

治疗方法：猪苦胆4个，每个苦胆装入中国槐子150粒，扎口吊在阴凉处，40天取出放小碗内，置笼屉上蒸30分钟，晾干后装瓶备用，每天3次，每次服10粒。〔刑学恭. 河北中医. 1990,(4)：17.〕

按语：《本草纲目》有猪胆汁“入汤沐发，去牒光泽”之说，而胆汁治少年白发历代本草鲜有记载。槐子即槐角,《本草求原》“角润肝养血"，发为血之余，肝血得养，其发得润，故可治白发。今特选本案，供有兴趣者试之。

猪苓

【**基原**】为多孔菌科植物猪苓的干燥菌核。

【**异名**】豕零、猪屎、地乌桃、野猪食、猪屎苓等。

【**性味**】甘、淡，平。

【**归经**】入脾、肾、膀胱经。

【**功能主治**】利尿渗湿。主治小便不利，水肿，胀满，脚气，泄泻，淋浊，带下，银屑病等。

【临床应用】

银屑病

许某某，女，29岁。于1980年1月以寻常型银屑病入院。患者发病12天，开始有上呼吸道感染，喉部疼痛，1周后发现躯干部起散在性小红斑，上附银白色磷屑，自觉痒，皮损渐扩及四肢。检查：躯干和四肢散在分布绿豆大至蚕豆大小，圆形红色斑疹，界限清楚，红斑上有银白色鳞屑附着，易剥离，剥屑后可见薄膜现象及点状出血，皮疹以双上肢及躯干较重。实验室检查：血糖6.66mmo1/L，白细胞10.3×10^9/L，中性0.79，淋巴0.17，单核0.01，酸性0.03，总T玫瑰花形成试验52%（正常值55%~75%）、IgG141.5u/ml，IgA268u/ml，IgM31.6u/ml。住院后给予猪苓注射液治疗，每天2次，每次2ml，肌内注射。住院第8天始，鳞屑开始脱落，基底渐变暗，而痒较前甚，但无新疹发生。3周后，双上肢鳞屑全部脱落，留有脱色斑，躯干部鳞屑也脱去大部分，痒减轻，共住院38天，皮疹全部消退，无残余病灶。出院时检查：总T玫瑰花形成试验65%，IgG123u/ml，IgA210u/ml，IgM96u/ml，白细胞7.2×10^9/L，中性0.69，淋巴0.31，经随访至今未见复发。

治疗方法：猪苓注射液为中药猪苓经水煮醇沉法，制成每1ml相当于原生药0.5g的针剂。剂量为每天2次，每次2ml，肌内注射。5~12岁为每天1次，每次2ml，肌内注射。均连续用药2周以上。〔高步云. 中西医结合杂志. 1994，4（5）：285.〕

猪肉

【基原】为猪科动物猪的肉。

【性味】甘、咸，平。

【归经】入脾、肾、胃经。

【功能主治】滋阴，润燥。主治热病伤津，消渴羸瘦，燥咳，便秘等。

【临床应用】

足跟痛

苏某某，女，28岁。左足跟疼痛，不能着地，局部外观无异常，多方治疗无效。将肥猪肉切片，蘸热酒敷患处。治疗数次而愈。〔刘长天. 广西中医药. 1980,（3）：28.〕

猪肾

【基原】为猪科动物猪的肾脏。

【异名】猪腰子。

【性味】甘、咸，平。

【归经】入肾经。

【功能主治】补肾，止遗。治疗肾腰痛，身面水肿，遗精，盗汗，老人耳聋。

【临床应用】

1. 慢性肾炎

1975年正月，余携爱妻李秀芬由石家庄转院去京就医，同车人见状皆让座于我，并热情询问所患何病，余一一答之曰：慢性肾炎。有一老者，银须白发，自云束鹿人氏，献1方曰：猪肾（俗称猪腰子）剖开，纳入月季花（男7枚，女8枚），用红线扎紧，煮熟，弃月季花不用，吃猪肾，并喝其汤，忌盐。视其食欲吃之。

余进京后，住北京市第二医院，征得院方同意，试用此法。制成后，放入该院冰箱内，随吃随热，服2个月余，加入配合中西药物，确有起色。〔偏方奇效闻见录：20.〕

按语：慢性肾炎，病程迁延，日久其肾必亏。故以猪肾，取其以脏补脏之意。同时久病必瘀，月季花有活血化瘀之功，诸药配合相得益彰。此方简便，尤适于慢性肾炎辅助治疗。

2. 遗尿

吴某，女，13岁。无任何疾病，但常夜间遗尿，即使晚上被“唤尿”后，也仍然尿床，尤其是寒湿阴雨天，几乎天天如此。吾用下法嘱患者食用，食4只猪腰后，遗尿症愈。

治疗方法：猪腰1只，洗净后外侧面剖开1/3，夹进生姜3片，并抹上少许食盐，用细草纸或一般薄纸包1~2层，然后再用黄泥（用水搅拌）裹上约5分厚，放入柴火中煨。泥干香味散出，即掰去泥土、纸，食熟猪腰。每天1只，连服2只为1个疗程。〔陈晓阳．云南中医杂志．1988，9（1）：38.〕

按语：中医有以脏补脏之说，猪腰亦有补肾之功。少儿遗尿乃为发育未全，肾气不足，固摄失权，所以以猪腰服之，补肾强腰，疾病乃愈。

猪蹄甲

【基原】为猪科动物的蹄甲。

【异名】猪悬蹄、猪悬蹄甲、猪蹄合子、猪爪甲、猪退。

【性味】咸，平。

【归经】入胃、大肠经。

【功能主治】主治咳嗽喘息，痔疮，白秃，冻疮，烧伤等。

【临床应用】

1. 烧伤

王某某，女，3岁。1966年1月2日初诊。患儿于1965年12月30日，因烧红铁炉盖伤及左手掌及五指、两侧膝盖部位，发红肿胀，左手掌发生水泡，患儿哭叫不休，影响食欲及睡眠。立即严密消毒，刺破水泡，涂上药膏，1周治愈。

治疗方法：将猪蹄甲烧制成炭，研极细面，以香油（或豆油炸开）混合成膏。〔李文儒．黑龙江中医药．1966，(6)：27.〕

2. 头癣

范某，男，30余岁。患头癣、股癣，久治不愈，求治于郑，郑嘱用新鲜猪蹄甲洗净烘干，研面，每服15~30g，1周服2次，温黄酒送下取汗，直至病灶出汗为止。药后忌风。连用10次痊愈。〔偏方奇效闻见录：69.〕

按语：《本草纲目》有猪甲“主五痔，伏热在腹中，肠痈内蚀，同赤木烧烟熏，辟一切恶疮”。今用猪甲治疮治癣，似奇而不奇，实则取其清解热毒之功，黄酒送下取汗，意在逼毒外泄耳。

猪牙皂

【基原】为豆科皂荚属植物皂荚已衰老或受伤害所结的小型果实。

【异名】牙皂、猪牙皂，皂角、小牙皂。

【性味】温、辛，咸；有毒。

【归经】入肺胃、大肠经。

【功能主治】通窍痰，搜风解毒，杀虫。治疗中风口噤，头风，癫痫，喉痹，痰喘，痞满不通，疮疥，癞癣。体弱者及孕妇忌服。

【毒性】皂苷有毒，有溶血作用，对胃肠道有刺激作用，并可影响中枢神经系统，先兴奋，后麻痹，最终导致呼吸中枢麻痹而死亡。内服1.5~3g，水煎服，或入丸，散。外用适量。中毒救治：若内服过多或误食可引起中毒。早期可催吐，洗胃，继而导泻。若出现溶血或呼吸中枢麻痹应送至医院救治。

【临床应用】

1. 急性乳腺炎

郑某某，女，29岁，干部。1966年5月4日诊。检查：右乳外侧红肿，硬块3cm×4cm，有压痛，体温36.5℃，白细胞13. 8×10^9/L，中性0.83，淋巴0.16，酸性0.01，诊为右侧乳腺炎。

治疗方法：牙皂粉10g如法塞鼻(牙皂粗末，纱布包之如黄豆大，浸于白酒内，塞于患侧鼻孔，可隔2~3小时，更换1次)。每天换。另用麻黄12g，水煎300ml，1次饮下。5月5日，自述大有好转。检查局部红肿块缩小，局部皮肤已不红，有压痛。体温36.1℃，白细胞10.0×109 /L，中性0.80，淋巴0.19，酸性0. 01。嘱继续用药治疗。5月6日，告之痊愈。〔偏方奇闻见录：39.〕

按语：牙皂粉有消肿解毒之功，用以治疗乳腺炎，虽少见报，但于理尚通。麻黄乃发汗解表，利水消肿之药，加强牙皂清热解毒之力以治疗乳腺炎。然乳腺炎为妇女常见之病，此方为临床治疗乳腺炎提供了新的方法，也为患者提供了一可治之方。

2. 面神经麻痹

李某某，女，48岁，1984年10月16日诊。左侧面瘫1周，左目不能团合，口角流涎，面肌时而抽搐。嘱用下方敷贴，3天后口歪明显被纠正，左目已能闭合，流涎减少，嘱用原法再敷3天而愈。

治疗方法：取牙皂末30g，用醋调成糊状，涂于患侧颊车、地仓穴之间，每天换药2次。〔吴自强. 四川中医. 1986，4(9)：25.〕

按语：《外台秘要》有“中风口喎。皂角五两，去皮为末，三年大醋和之，左喎涂右，右喎除左，干更上之”的记载，验之临床，确有良效，此案改为药物穴位外敷，使药物循经络直达病所，也是一种创造。

猪胰

【基原】为猪科动物的胰。

【性味】甘，寒。

【归经】入肺、脾经。

【功能主治】益肺，补脾，润燥。主治肺损咳嗽、咯血，肺胀喘急，脾虚下痢，乳汁不通，手足皲裂等。

【临床应用】

糖尿病

费某某，女，30岁。1965年2月15日初诊。1个月来食量倍常，且有饥饿感，烦渴，小便频数色淡，消瘦，全身乏力，皮肤枯燥，舌质干涩，舌苔中黄厚焦，脉洪滑数。实验室检查：尿糖强阳性。本症为肾阳不足，胃火上熏，肺被消灼之消渴症。

治疗方法：猪胰子 7 个为 1 付（1 个疗程），用瓦盆焙焦干，研为细末，炼蜜为丸 6g 重，每天早晚各服 1 丸，温开水送下。经治疗 3 个疗程后，食量、小便量、饮水量如常人。实验室检查：糖尿阴性，但脉象沉细，尚有虚热，气血双亏，用六味地黄丸善后，半年后随访未再复发。〔王仕元. 黑龙江中医药. 1965,（3）：35.〕

竹沥

【基原】为禾本科植物淡竹的茎用火烤灼而流出的液汁。

【异名】竹汁、竹油、淡竹沥。

【性味】甘、苦，寒。

【归经】入心、胃经。

【功能主治】清热滑痰，镇惊利窍。主治中风痰迷，肺热痰壅，惊风，癫痫，壮热烦渴，子烦，破伤风等。

【临床应用】

1. 流行性乙型脑炎

刁某某，女，3 岁。因发热嗜睡 3 天，反复抽搐 1 天，于 1982 年 7 月 25 日下午入院。体温 40℃，昏迷，唇指发绀，时有抽搐，项强，结膜轻度水肿，瞳孔等大等圆，对光反射迟钝，压眶反应消失，巴氏征（+），脑脊液检查结果异常，符合脑炎改变。诊断为重症乙脑。入院后给予降温、激素、抗生素、止痉、脱水、吸氧等治疗措施。仍高热，抽搐，呼吸道分泌物增多，吸痰后仍痰声辘辘，出现明显紫绀，定时加东莨菪碱静脉推注稍有缓解。次日中午症状加重，须频繁吸痰，否则紫绀加重。下午 6 时加鲜竹沥 150ml 胃管注入，约 3 小时后痰鸣明显减轻，8 小时后解泡沫样便 1 次，未再吸痰，呼吸改善，抽搐缓解，逐渐清醒而脱险。

治疗方法：取刚砍下之青淡竹文火炙烤，取竹沥油贮瓶待用，最好 1 日用完，天热须防变质。每次将 50~200ml 鲜竹沥由胃管注入，每天 2~3 次，连用 2~3 天。鼻饲后数小时呼吸道分泌物明显减少，半天到 1 天后有泡沫样稀便排出，效果更好，缺氧症状改善，高热和惊厥也易控制。〔姜海涛. 中西医结合杂志. 1984,（2）：114.〕

2. 中风

祝橘泉治英国公病，左瘫不语。气上壅，医以为中风，用顺气祛风之剂，弗效。祝曰："此痰、火、湿、热所致。"与之清燥化痰。前后饮竹沥数升愈。〔名医类案. 卷 1：15.〕

3. 百日咳

封某某，男，3 岁。阵发性咳嗽月余，由轻到重，一连十几声或数十声，日轻夜重，咳后有鸡鸣样回声，吐出黏痰而咳嗽渐停。严重时眼结合膜出血，眼皮水肿，咳时周身发生抽搐，长达 40 天左右。用青霉素、链霉素及其他中西药，均未彻底治愈。后改用下法治疗，服药 3 次后病情好转，服药 5 次后痊愈。

治疗方法：将竹沥 8g，鲜姜汁 2g，合在一起，1 次服之，每天 1~2 次。此用量为 3~4 岁小儿剂量，其他年龄剂量须酌情增减。〔侯太永. 赤脚医生杂志. 1978,（2）：23.〕

4. **体癣**

张某，女，53岁，1987年4月诊。1年前发现颈部右侧有多个针尖大小的红色丘疹伴水泡，继而形成边界清楚的环形斑片，局部瘙痒，反复发作，久治不效，诊为体癣。经用下法治疗，1周而愈。

制备：取鲜竹竿40cm长，两端去节，劈成2片，两头架起，中部用火徐徐烧烤，两端即有液体流出，以容器盛之，过滤即得。注意不可久藏，否则疗效下降。

治疗方法：涂搽患处，每天3次，连用1周为1个疗程。〔张仁安. 四川中医. 1992,(5)：封3.〕

按语：竹沥治疗体癣，似历代本草未载，然取材简便，疗效也佳，可以一试。

竹茹

【基原】为禾本科植物淡竹的茎秆除去外皮后刮下的中间层。

【异名】竹皮、青竹茹、淡竹皮茹、淡竹茹、竹二青等。

【性味】甘、凉。

【归经】入胃、胆经。

【功能主治】清热，凉血，化痰，止吐。主治烦热呕吐、呃逆，痰热咳喘，吐血，衄血，崩漏，恶阻，胎动，惊痫等。

【临床应用】

1. **口腔溃疡**

徐某某，女，21岁。口腔黏膜经常发生溃疡，以往治疗需1周左右才能愈合，常因溃疡疼痛，妨碍进食，影响工作和学习。此次溃疡用竹茹粉涂溃疡面上，每天2次，2天即愈。

治疗方法：用刀轻轻刮去竹的外层皮，然后将其中间层刮成丝状，晾干后研成细粉。溃疡局部常规消毒，将竹茹粉直接撒在溃疡面上，厚约2~3mm，略大于疮面，每天2次，一般2~5天即愈。〔中国人民解放军第234医院门诊部. 新医药学杂志. 1978,(6)：32.〕

2. **皮肤溃疡**

周某某，男，34岁，右小腿下1/3胫骨前，因碰伤后形成3cm×3cm×0.3cm溃疡面，溃疡面上脓性分泌物较多，肉芽组织呈灰白色。在门诊用常规换药20余天，溃疡未愈合，后改用竹茹粉直接撒在溃疡面上，厚约0.3mm，上盖消毒纱布，并用绞布固定。2天后来院换药，溃疡已初结嫩痂，仍在痂上消毒后，撒竹茹粉包扎固定，先后4天溃疡愈合。〔中国人民解放军第234医院门诊部. 新医药学杂志. 1978,(6)：32.〕

按语：竹茹常用清化痰热，定痫止呕，其治疗皮肤溃疡则鲜为人知，其实早在《济生方》中便有“竹茹膏”（真麻油二两，青木香二两，青竹茹一小团，杏仁十粒）外涂治黄泡热疮的记载，和治疗皮肤溃疡相似。

竹叶椒

【基原】为尝香科植物竹叶椒的果实。

【异名】狗花椒、花花椒、搜山虎等。

【性味】辛，温。

【归经】入胃经。

【功能主治】有散寒，止痛，驱蛔，解毒之功。治疗胃寒及蛔虫腹痛，牙痛，湿疮，解蛇毒。

【临床应用】

蝮蛇咬伤

刘某，男，17岁，农民。在地里拔草时，不慎被蝮蛇咬伤右手背14小时入院。入院时整个右手背、前臂、上臂、右肩部直至右侧胸壁均高度肿胀，伤肢前臂外侧有数个大小不等水泡，小的黄豆大，大的3cm×4cm×0.5cm。前臂外侧见片状皮内出血。用药后数小时，患肢手背肿胀开始消退，次日除患肢手背，前臂肿胀明显消退外，上臂肿胀也开始消退，5天后皮肤水泡渗液被吸收，整个患肢及同侧胸壁肿胀基本消退，第7天痊愈出院。

治疗方法：取竹叶椒根粉末3g，加水400ml，煮沸5分钟，过滤弃渣分3~4次服，另取竹叶椒根粉末3g加75%乙醇300ml，浸泡半小时后频频外涂局部，直至患肢肿胀基本消退，改每小时外涂1次，直至痊愈为止。治疗期间一般不输液，不需用其他药。特殊情况当个别处理。〔叶光华．甘肃医药．1983，(3)：59.〕

按语：陶弘景言："蝮蛇，黄黑色，黄颔尖口，毒最烈；虺形短而扁，毒不异于蚖，中人不即疗，多死。"现代药理研究认为蝮蛇毒是以血循毒为主的血循、神经混合毒。被咬伤的病人除局部出现肿胀、疼痛外，还常发生畏寒，下垂，颈项牵引感，严重可致呼吸衰竭而死亡。竹叶虽具解蛇毒之功，但笔者认为只能作为一种辅助治疗方法，当务之急需送医院救治，以免不测。

苎麻根

【基原】为荨麻科多年生植物苎麻的根。

【异名】苧麻根，浔麻，苧麻，楸麻，家苎麻，野麻，白麻，园麻，青麻。

【性味】甘，寒。

【归经】入心、肝经。

【功能主治】有凉血止血，清热安胎，利尿，散瘀，解毒之功。治疗血分有热的咯血、吐血、衄血、崩漏及紫癜，怀胎蕴热的胎动不安及胎漏下血，以及湿热下注的小便淋沥不畅，热毒疮痈，蛇虫咬伤等。

【临床应用】

1. 小便不通

刘某某，女，18岁。患者小便不通，小腹胀满，给予插导尿管导尿，用抗菌消炎治疗2天，小便通4天又点滴不通，正值余出诊至村，急来求余诊治。余令挖苎麻根一把，洗净捣烂。外敷小腹及阴际部，敷药2小时后尿通如泉，其病痊愈。〔叶益丰．大众中医药．1994，(4)：39.〕

按语：《摘原方》有"苎麻根，洗，研，摊绢上，贴小腹连阴际"，《圣惠方》也有"藤根半两，蛤粉半两，上药，捣细罗为散，每于空心，以新汲水调下三钱"治疗小便不通的记载，可见苎麻根也有利尿之功。

2. 小儿脱肛

巫某，4岁，脱肛不收3月余，曾服大量补中益气汤、别直参等不见效果，正值我们医疗队到其村而来求医。时见直肠脱出肛门约5cm。且红肿充血，日夜不收。余令其父挖苎麻根1把，洗净捣栏，做成饼状，将直肠托回复位后敷上，外用纱布拉上两肩固定。第2天大便时解下纱布，去掉敷药而愈。〔叶丰. 大众中医药. 1990,(4):39.〕

按语：《现代实用中药》也有苎藤根、叶并用，治肛门肿痛、脱肛不收的记载，盖取其清热解毒，收涩之功。

紫草

【基原】为紫草科植物紫草、新藏假紫草或滇紫草的根。

【异名】紫丹、地血、鸦衔草、紫草根、山紫草等。

【性味】苦，寒。

【归经】入肝、心包络经。

【功能主治】凉血，活血，清热，解毒。主治温热斑疹，湿热黄疸，紫癜，吐、衄、尿血，淋浊，血痢，热结便秘，烧伤，湿疹，丹毒，痈疡等。

【临床应用】

1. 蟾蜍浆入目

1977年11月，笔者在用保险刀片割取蟾蜍头部两眼后方之浆囊时，不慎用力稍大，白浆直射右眼内。右眼顿时感到剧痛难忍，目涩、红肿、流泪不止，瞳孔散大，视物不清。入夜看电灯时，看不到灯泡，只见远近大小不一样的光晕。夜8时许，从广安门中药店买回紫草60g，迅速煎沸约20分钟，熏洗患眼，1小时后眼痛减轻，但视物仍昏花，连用3天，每天1次，每次20分钟左右，眼痛消失，视物昏花1周后渐愈，未留后遗症。〔王玉. 中级医刊. 1981,(1)：封四.〕

2. 玫瑰糠疹

（1）叶某某，女，13岁。躯干出现椭圆形红斑已半个月，伴有痒感，经用多种抗过敏药物、维生素治疗无效。后用紫草15g煎服，每天1剂，3天后皮疹明显消退，痒止。共服8剂治愈。

治疗方法：紫草15~30g，煎服，每天1次，小儿剂量为6~15g。一般10天为1个疗程，可适当继续服用几个疗程。〔中山医学院第二附属医院皮肤科. 新医学. 1972,(1)：32.〕

（2）黄某某，女，24岁。躯干现淡红卵圆形斑已半个月，有痒感，经服用西药无效。后服用紫草，每天15g煎服，服药6天，皮疹大部分消退，痒止。服药7天治愈。

治疗方法：同上案。〔中山医学院第二附属医院皮肤科. 新医学. 1972,(1):32.〕

按语：玫瑰糠疹发病机制尚不明了，最近有人认为可能系痘病毒变异感染而成。而现代研究紫草有消炎抗病毒的作用，《本草纲目》谓能"治斑疹、痘毒，活血，凉血"。所以临床可用于治疗玫瑰糠疹。

3. 中耳炎

豆某某，男，35岁。1974年5月18日就诊。患者两月前耳内流脓，色黄，味臭，经抗菌治疗，虽见效但不佳，反复发作加重。遂嘱自配下方，洗净患处，并滴入过氧化氢溶液后，再用棉花将液体蘸干，而后滴入下药数滴，每天2~3次。3天后流脓明显减少，7天后痊愈。

治疗方法：紫草3g，芝麻油40g。将紫草入芝麻油内置火上煎炸，待油变紫后滤取油液，装玻璃瓶备用。〔张予宪. 四川中医. 1989，7（8）：44-45.〕

按语：紫草治中耳炎，盖取其清热解毒之功。此方简单方便，不失为一个好方法。

紫河车

【基原】为健康人的胎盘。

【异名】胞衣、混沌皮、混元丹、胎衣、混沌衣等。

【性味】甘、咸，温。

【归经】入肺、肝、肾经。

【功能主治】补气，养血，益精。主治虚损，羸瘦，劳热骨蒸，咳喘，咯血，遗精，盗汗，阳痿，妇女血气不足，不孕或乳少等。

【临床应用】

1. 支气管哮喘

患者，男，42岁。于1958年10月20日因哮喘10余年发作2天而入院。患者于16岁时曾因吃咸海蜇后发生咳嗽、吐痰与哮喘，发作多在天气变化与情绪激动及冬季易发，每于发作时弯腰，不能平卧，吐大量白色泡沫样痰，曾在其他医院多次住院治疗无效，于2天前因哮喘再发入院。入院后给予氨茶碱内服，并肌内注射胎盘血每天5ml，2天后症状好转，两肺啰音全部消失，10月25日痰中找不到嗜酸性细胞，患者出院后于门诊继续完成了2个疗程的胎盘血治疗，2个月后随访，已能从事工作，未曾复发。

治疗方法：取健康产妇的脐带血，置无菌加防凝剂之小瓶内，后置于冰箱保存备用。每次由肌内注射5~10ml，每天或隔天1次，10次为1个疗程。〔王画元，等. 中华内科杂志. 1959，7（9）：904.〕

2. 慢性支气管炎

李某某，男，52岁。1975年12月初诊。主诉：咳嗽、气紧、吼喘、吐痰40余年，每年冬季加剧，夜间不能平卧，劳动力减弱，发作时卧床不起，常常影响工作，经服金龙胆片及使用树脂气雾剂疗效不显著。查体：一般情况差，消瘦，面目虚浮，双肺喘鸣（+++）、干鸣（++）、湿鸣（-），心律齐，无杂音，胸透示慢性气管炎合并肺气肿。1976~1977年冬季，急性发作时病情同上。诊断：慢性气管炎，（重度）并肺气肿，寒痰喘型。

治疗方法：1978年6月病情缓解后，给服人胚粉胶囊每次0.5g，每天3次，连服6个疗程（2个月）。服药期及停药后7个月内无复发现象。自觉食欲增加，心累气短减轻，精神较往年好。今年与1975年同期症状比较均有不同程度减轻。咳嗽、气紧由（+++）减轻为（+），双肺啰音（-），已能坚持上班和值夜班。〔陈松惠. 成都医药通讯. 1979，1：64.〕

3. 浸润型肺结核

沈某某，女，38岁。于1958年8月去宁波第一医院检查为浸润型肺结核和右侧肋膜炎，用异烟肼、钙片等药未瘥，且有咽干、失音现象，经服用紫河车1具后，潮热渐减，睡眠渐佳，咽干、失音渐有转变，再服1具，寒热完全消失，精神日佳，胃口亦开，并能处理轻便家务。去年又服1具，体重增加，能步行10km，已痊愈，可无须服药。

治疗方法：以新鲜紫河车用米泔水漂，长流水洗极净，酒蒸，瓦上焙干为末；或煮熟捣烂，炼蜜为丸，每天服3次。〔林仲言. 浙江医学. 1960,（4）: 193.〕

4. 肺结核合并双侧胸膜增厚

胡某某，男，51岁，工人，于1955年1月19日初诊。主诉咳嗽，气喘10年。患者10年来时常心悸头昏，全身发痛，食欲和精神不振，睡眠不好，且不能坚持工作。

检查：体重48kg，血压16.0/10.7kPa（120/80mmHg）。经透视诊断为“肺结核合并双侧胸膜增厚”，血液检验，红细胞3.86×10^{12}/L，血红蛋白75g/L。即用胎盘粉每天3次，每次1g，连服2个月后自觉症状逐渐消失，食欲、睡眠和精神均好，咳嗽已好，现有9月未复发，并能担任一般体力劳动，未感不适。体重为49kg，血压16.0/10.7kPa（120/80mmHg），血红蛋白84g/L，红细胞4.35×10^{12}/L。肺部透视，病灶有好转，病变未进一步发展。

治疗方法：取新鲜胎盘，以无菌操作除去羊膜和脐带，盛入消毒器内，放进冰箱，经6~7天后取出，用生理盐水洗去血块，切成小块，用榨肉机榨成肉浆或用菜刀剁成肉渣，倾入瓷盆中，放在水锅上（重汤锅）加热，温度不超过80℃，并时时搅拌，直至变成棕色疏松颗粒，再磨成粉末或压成片，须盛密闭瓶内保存。〔戴衡芳. 中级医刊. 1956,（6）: 72.〕

5. 胃溃疡

陈某某，女，25岁，职员。于1955年3月1日初诊。主诉上腹部疼痛5年，每隔1~2月复发1次，经原川西医院透视，诊断为“胃溃疡”。实验室检查：血红蛋白86g/L，红细胞4.38×10^{12}/L。给服胎盘粉，每次1g，每天3次，服用1个月后，食欲增加，血红蛋白99g/L，红细胞4.84×10^{12}/L。上腹部疼痛已近1年未复发。〔戴衡芳，等. 中级医刊. 1956,（6）: 72.〕

6. 急性粒细胞性白血病

（1）患者，女，44岁。1977年9月6日突然齿龈出血，9月7日血尿，便血，头昏，无力。于1977年9月8日入院。查体：体温36.7℃，脉搏90次/分，血压14.7/12.0kPa（110/90mmHg）。结膜苍白，齿龈可见渗血。胸骨压痛(+)，心肺未见异常，腹部无显著改变。全身皮肤散在少许出血点，神经系统未见异常。实验室检查：血红蛋白65g/L，白细胞3×10^{9}/L，其中：原粒0.10，早幼粒0.01，中幼粒0.01，分叶0.50，淋巴0.30，杆状0.05。骨髓象：早幼粒极度增高，占72%，此类细胞大小不等，呈圆形或椭圆形，核染质疏松，可隐约见个别核仁空泡变性。诊断：急性粒细胞性白血病。入院后COAP化疗行诱导缓解，同时将健康人的鲜胎盘洗净切碎煮熟烹调为菜，每3~4天分食500g。住院期间共食用胎盘 3 个及胎盘粉 500g（每天 2 次，每次 5g，饭后服）。患者经上述治疗 1 周后出血停止。10 月 21 日血常规示原始幼稚细胞消失，血红蛋白 75g/L，共住院 47 天，于 1977 年 10 月 26 日以良好状态出院。〔马重麟. 辽宁医药. 1980,（12）：33.〕

（2）患者，女，60 岁。于 1978 年 10 月 19 日因齿龈出血不止，并头昏发冷发热于 1978 年 10 月 20 日入院。体格检查：体温 38℃，脉搏 96 次 / 分，胸骨体压痛（+），全身皮肤有散在出血点，其他未见异常。实验室检查：血红蛋白 85g/L，白细胞 14.6×10^9/L。分类：原始 0.08，早幼 0.40，中幼 0.01，晚幼 0.01，杆状 0.03，分叶 0.15，淋巴 0.21，单核 0.02。骨髓象：早幼粒比值为 82.8%，形态大小不等，胞浆有失衡，有的双核分裂，胞浆有的空泡变性，出现伪足，浆内颗粒弥漫附于核上。诊断：急性粒细胞性白血病。入院后以白花蛇舌草、半枝莲及泼尼松治疗，同时并用鲜胎盘加盐与调料煮熟切成片食用，约 3~4 天食用 1 个，住院期间共食鲜胎盘 12 个，经治疗 10 天后症状消失，11 月 15 日血常规示血红蛋白 140g/L，原始与幼稚细胞消失。1978 年 12 月 14 日以良好状态出院。〔马重麟. 辽宁医药. 1980,（12）：33.〕

7. 惊搐后摇头症

忆少时闻友人孙彭山云："尝见姻家一小儿患惊，延专科治之，诸症悉退，而摇头不止。后一老医至，于常服药中加入紫河车，即时愈。"〔历代无名医家验案：173.〕

8. 小儿哮喘

我女儿今年 14 岁，5 年前曾患哮喘病，经常服用止咳平喘药和抗生素，但效果不佳，时常复发，有时 1 个月发作数次。后改服胎盘糖衣片（每片 0.25g），每次服 2 片，每天 3 次。连服 1 个月，哮喘明显好转。停服一段时间，继服同样剂量的胎盘糖衣片 200 片，哮喘治愈了。5 年来再未复发。〔王如正. 山东医药. 1978,（6），封底.〕

9. 骨结核

张某某，女，28 岁，职员。于 1955 年 2 月 3 日初诊。主诉右侧大腿疼痛 3 年。3 年前右大腿外侧患 1 小脓疱，手术后刀口半年未愈，经市人民二院透视照片，诊断为"骨结核"，遂长期给以异烟肼，PAS 及链霉素等治疗约 2 年后再透视照片，结果仍未好转。9 月前，自觉腿部胀痛，食欲精神不振，实验室检查：红细胞 3.94×10^{12}/L，血红蛋白 67g/L。给服胎盘粉 0.5g，每天 3 次，连服 3 个月后，食欲及精神很好，腿部胀痛消失。服半年后，再透视照片，骨结核已有好转。实验室检查：红细胞 4.37×10^{12}/L，血红蛋白 83g/L。〔戴衡芳. 中级医刊. 1956,（6）：72.〕

10. 骨髓增生症

患者，女，33 岁，工人。患者于 1981 年无明显诱因出现鼻衄，牙龈出血，月经量多，渐出现心悸乏力。经检查诊断为骨髓增生异常综合征，经北京协和医院进一步确诊。先后口服氨肽素、生血片、左旋咪唑、激素等，疗效不佳。每因头晕乏力，心悸加重而频繁住院，每次住院可达数天，血红蛋白降至30g/L以下，输血6000~7000ml，平均8~16天输1次全血，血红蛋白也只能升到40~50g/L。于1990年6月中旬，患者自食紫河车，每周1~2个。

治疗方法：用清水洗净紫河车，在铁锅中用开水烫至血净为止，捞出后切成薄片，再放入铁锅中，用文火煎煮。然后分早晚空腹各服1次，每次1小碗（带汤，紫河车约50g），服时加白糖水许。服1周（2个）后，自觉精神佳，睡眠好，有做家务欲望，1个月后复查血红蛋白由40g/L升为50g/L，以后每隔1个月化验，均保持原状，从未下降，服4个月后化验血红蛋白为60g/L。随访半年再未输血，血红蛋白保持在50~60g/L之间。生活自理，可做一般家务。〔宋绍芳，等. 山西中医. 1992,（3）:23.〕

11. 慢性溃疡

（1）王某某，男，26岁。右足部因火焰烧伤，在外院曾用烫伤药及抗生素治疗近1个月，创面感染，来我院时仍有12cm×6cm溃疡面，呈灰白色，有少许分泌物。用下述方法换药，1周后创面即出现健康的新生肉芽组织，新生上皮沿肉芽表面迅速向创面中心生长，20天后创面愈合。

治疗方法：在病因治疗的同时，溃疡处依次用双氧水、生理盐水、新洁尔灭清洁创面，拭净分泌物，依创面大小取胎盘组织液适量浸透纱布块填塞或覆盖创面，外盖1层凡士林纱条及敷料固定，一般2~3天换药1次。〔张德宋. 中西医结合杂志. 1991,（10）：633.〕

（2）罗某某，男，12岁，因静脉点滴所致右手背及右内踝局部组织坏死溃疡。经全身治疗和局部一般换药，月余不愈，疮面继续加深达2~3cm。经改用胎盘，间隔换药，用过2~3次，局部即有新生肉芽生长，以后渐次好转，共用10次，肉芽长平，疮面愈合。〔刘素玲. 吉林中医药. 1981,（1）：16.〕

12. 胃下垂

王某某，男，49岁，于1983年4月21日初诊。腹胀2年余，食后更甚，伴胃脘部隐痛，嗳气，呕吐。饮食逐日递减，体质日益消瘦。曾在其他医院治疗效果不佳，求余诊治。视其面色萎黄，步履困难，舌淡，脉沉细弱。经X线透视，提示：胃角切迹位于髂前上棘连线下方15cm，诊断为重度胃下垂。余尊古训“慢病缓图”及《内经》“虚者补之”“因其衰而彰之”之旨，采用紫河车焙干研细为末，装入胶囊，每次1.5g，日2~3次，治疗月余，诸症消失，于1983年7月9日X线复查，恢复正常。〔胡同善. 陕西中医函授. 1987,（6）：587.〕

按语：胃下垂一般为中虚气陷所致，紫河车大补元气，中虚得补，下陷之气自升，则胃下垂可治。

13. 癫痫

毛某，女，11岁。其母代诉，患儿于1986年8月中旬，起病发作时，突然大叫一声猝倒于地，神志丧失，双目固定看着一处，口半张，头向后仰，四肢僵硬，呼吸停顿，数秒钟后全身肌肉一阵阵抽动，不停地眨眼，咬牙，面色青紫，口吐白沫，小便失禁，经1小时后意识才完全清楚，经秦皇岛海军408

医院确诊为小儿癫痫，给予抗癫痫药苯妥英钠、苯巴比妥，连服1个月，服药期间发作3次，疗效不甚理想，尔后改服紫河车散告愈。

治疗方法：取健康人胎盘用冷水浸泡2小时，用手搓洗干净，焙干，研末，过100目筛，装入空心胶囊备用。每次3粒，日服2次，空腹服，服药期间避免精神刺激，忌食生冷辛辣之物，感冒发热停用。此例连服4具即愈，随访3年后未见复发。〔毛丞满．河北中医．1990，(1)：45.〕

按语：《刘氏经验方》云："久癫失志，气血虚弱者，紫河车洗净，烂煮食之。"紫河车乃血肉有情之品，补阴阳两虚之药，有反本还元之功，对癫痫气血俱亏者佳，而实证者宜慎用。

紫茉莉根

【基原】为紫茉莉科植物紫茉莉的块根。

【异名】胭脂花、夜晚花、入地老鼠等。

【性味】甘、苦，平。

【归经】入肺、肾、膀胱经。

【功能主治】有利尿，泄热，活血散瘀之功效。治疗淋浊，带下，肺痨吐血，消渴，痈疽发背，急性关节炎等。

【临床应用】

糖尿病

楼某某，男，50岁左右。自幼从事饮食业工作，患糖尿病已多年，靠西药盐酸苯乙双胍之暂时收效，终未根治。一日求诊于原浙江中医学院许勉斋老师。患者消谷善饥，面目浮肿，头晕乏力，四肢酸麻，舌淡无华，脉濡细。实验室尿糖定性（++）或（+++），空腹血糖定量试验：9.99~11.66mmol/L。中医辨证为脾肾两亏之"中消"证；西医则确诊为糖尿病。用金匮肾气丸、《医学衷中参西录》之玉液汤和滋膵饮加减调治终无寸效。并转展各处求治，病历已足有寸厚，许勉斋老师思及民间草药紫茉莉根试治，冀能获验。并将自己收藏的干燥块根（正品无误）赠送服用（约250g）。转眼月余，去函信附函告，250g紫茉莉根分8次煎服，每天1次，服后诸症减轻，实验室检查：尿糖、血糖明显下降。又服月余，临床症状消失，各项实验室检查正常。并无任何毒副反应。此后停服，病告痊愈。10余年未复发。〔董汉良，等．中国乡村医生．1989，(1)：30.〕

按语：糖尿病是老年人常见病多发病之一，治疗颇棘手，西医学以胰岛素、盐酸苯乙双胍等治疗可控制病情，但无根治之法。本案患者之糖尿病通过单味紫茉莉根内服而治愈，给人以启示，值得深入研究。紫茉莉根也可用于急性关节炎之治疗，方法是新鲜紫茉莉根水煎服，体热加豆腐，体寒加猪脚，临床上可以一试。

紫苏叶

【基原】为唇形科植物皱紫苏、尖紫苏等的叶。

【异名】苏叶。

【性味】辛，温。

【归经】入肺、脾经。

【功能主治】发表，散寒，理气，和营。主治感冒风寒，恶寒发热，咳嗽，气喘，胸腹胀满，胎动不安等。解鱼蟹毒。

【临床应用】

1. 化脓性指头炎

易某某，男，25岁。右手食指红肿疼痛。经肌内注射青霉素，每天160万单位，并服索米痛片，不但无效，反见疼痛增剧难忍。来诊时患指指尖部腹面已见1圆形脓性溃烂面，按本法敷药1次，疼痛大减，敷药5次而愈。

治疗方法：取鲜紫苏叶60g，将其捣成糊状，涂敷于整个患指上，外以纱布包扎。若药糊干燥，可用米泔水湿润之，每天换药1次，至愈为止。〔陈裕斋. 广西中医药. 1981,（1）：26.〕

2. 鱼胆中毒

1974年余客居浏阳谭某某家。某日下午4时许，邻居张某某，男，年40余，突发腹痛，继之昏迷。其母急请余前往诊视。病者昏卧床榻，面色晦暗，四肢不温，气息微弱，脉细微如丝，至数模糊。床前有呕吐稀涎物约400ml，询问病前所进何食？母曰：约1250g草鱼。因病者素罹眼疾，或谓鱼胆能医眼疾，遂剥鱼取胆尽食其汁后进午饭，稍后即发病如此，听其言，系鱼胆中毒无疑。偏僻山村，无处寻药，因思紫苏能解鱼蟹毒，命取干紫苏连梗500g，放入锅中大火煮沸，加糖、盐少许，至有甜咸味可，先盛3碗，候稍凉即灌入1碗约300ml旋吐，又灌1碗，又吐，再灌，未吐。10余分钟后复煎紫苏，继灌2碗，但见患者大汗淋漓，精神顿振，面色转华，肌肤温热，小便清长。2小时后苏醒，自诉头晕，腹胀痛，四肢麻木胀痛，按脉细数。再取紫苏汁1碗，1小时后服。至晚间8时许，诸证皆减，即停紫苏汁仅进糖盐水，加被安睡。次日如常。〔俞正求. 上海中医药杂志. 1981,（12）：2.〕

紫苏子

【基原】为唇形科植物皱紫苏、尖紫苏等的果实。

【异名】苏子、黑苏子、野麻子、铁苏子等。

【性味】辛，温。

【归经】入肺、大肠经。

【功能主治】下气，消痰，润肺，宽肠。主治咳逆，痰喘，气滞便秘，蛔虫病等。

【临床应用】

1. 膈病

（余患）膈病，上下如分二截，中痛甚，不能支。余友缪仲醇至，用苏子5钱即止。〔历代笔记医事别录：252.〕

2. 蛔虫病

（1）王某某，男，6岁。消瘦，面黄有虫斑，易饥，嗜食黄土，不定时腹痛，痛时腹中有块，时聚时散，翻滚哭啼。粪检有蛔虫卵。给生紫苏子30g嚼吃，半天后大便排出蛔虫35条。第2天服1次，又便蛔虫24条。第3天便蛔虫6条。从此腹痛止，能食渐胖。〔刘天峰. 四川中医. 1986，4（8）：47.〕

（2）火某某，女，34岁，农民。

1981年2月4日初诊。食多易饥，脐腹痛6年。半年来每发腹痛则狂奔呼闹，烦躁不安。在某院按“癔症”“精神分裂症”治疗无效。诊见形容憔悴，巩膜色蓝有褐色，舌上布满红点，下唇内白颗粒溃烂，腹部可触及条索状及绞结状块。按“虫得酸则伏”，先服花椒醋汤150ml，再进食苏子100g，每天2次。连服3天，共驱出蛔虫147条。从此，“精神分裂症”“癔症”也痊愈。

治疗方法：生紫苏子捣烂或咬啐嚼吃。4~10岁，每次吃20~50g；成人每次为50~70g，每天2~3次，空腹服下，连服3天（多吃几天亦可）。若蛔虫引起胃痛、胆绞痛及呕吐者，用花椒3g，米醋250ml熬水，稍温后顿服，待蛔安痛止，再吃苏子。〔刘天峰．四川中医．1986，4（8）：47.〕

按语：查历代本草似未直言紫苏子有驱蛔作用。但从本案推测该药可能有此作用，再者该药又具下气宽肠通便之功，借此可使蛔虫下达于体外，而达到驱蛔的目的。

紫菀

【基原】为菊科植物紫菀的根及根茎。

【异名】青菀、紫蒨、返魂草根、夜牵牛、紫菀茸。

【性味】苦，温。

【归经】入肺经。

【功能主治】温肺，下气，消痰，止嗽。主治风寒咳嗽气喘，虚劳咳吐脓血，喉痹，小便不利等。

【临床应用】

干咳

（1）金某某，男，3个月。干咳无痰已一月余，曾服小儿止咳糖浆、枇杷露、伤风止咳冲剂、喷托维林等罔效。投紫菀15g，加冰糖50g，水煎，频频喂服，1剂获愈。〔涂建中．四川中医．1986，4（7）：45.〕

（2）黄某某，女，45岁。干咳无痰，服土霉素、喷托维林等无效，后服紫菀露。1天明显好转，3天咳平告愈。

治疗方法：取紫菀50g（成人量），小儿15~30g，加冰糖50~100g，水煎代茶频服。〔涂建中．四川中医．1986，4（7）：45.〕

紫珠

【基原】为马鞭草科植物杜虹花的叶。

【异名】紫荆、粗糠仔、止血草、雅目草、贼仔草等。

【性味】苦，平。

【归经】入肝经。

【功能主治】活血，止血，除热，解毒。主治吐血，咯血，衄血，便血，崩漏，创伤出血，痈疽肿毒，喉痹等。

【临床应用】

1. 食管静脉曲张破裂出血

（1）薛某某，女，52岁。于1957年10月14日呕血，经本市第一医院剖腹探查证实：①肝增大呈结节状，质硬，暗褐色；②由肝硬化而致食道出血。诊断：肝硬化，食管静脉曲张出血。于1月2日出院，半个月后腹水形成，腹部静脉怒张，下肢浮肿，经服紫珠草1个月后好转，腹水消失，食欲佳而停药。5月24日上午7时再呕血，至11时约计有100ml呈初期休克现象，脸色苍白，皮肤冰冷，额出冷汗，晕眩。检查：肝脾未扪及，腹水征阳性，脉搏每120次/分，细弱难测，呼吸24次/分，血压9.3/5.3kPa（70/40mmHg）。

治疗方法：紫珠草粉末每4小时1次，每次1g；紫珠叶6g水煎代茶。服药后即无呕血，于是日下午3点45分送入市某某医院，入院后续用紫珠草治疗5天，配合输血800ml，注射葡萄糖、维生素C，无再出血。第18天出院。〔康良石．福建中医药．1958，(5)：28.〕

（2）陈某某，男，50岁，已婚。6年前腹水、脚肿，并有黄疸、肝脏肿大，在厦门治疗经过4~5个月才转好。最近1年来因工作繁忙，感觉疲倦无力，消瘦明显，胃纳欠佳，腹部饱胀，偶有腹泻，于1956年8月8日入省某某医院。肝脏左叶肿大约季肋下2横指，脾脏肿大达12cm，有压痛及叩击痛。实验室检查：血、大小便常规无异常，血清总蛋白60g/L，白蛋白50g/L，球蛋白10g/L，凡登白（–），黄疸指数（–），高田氏（+），麝香草酚浊度试验20u，麝香草酚絮状试验（++）。1957年1月21日中午突然排出大量柏油样便，23日大量呕血有1000ml左右，而发生休克昏倒，以输血输液救治。连续出血不止，至26日精神缺乏，言语无力，舌质白，脉搏130次/分，血压10.7/5.3kPa（80/40mmHg），体温40.0℃，呼吸26次/分，血红蛋白45g/L，红细胞1.73×10^{12}/L。

治疗方法：紫珠草粉末每4小时1次，每次1g；紫珠草叶6g，水煎代茶送下。于1月26日下午7时开始服药，至27日早未见呕血，到下午6时计服紫珠草粉末8g，叶8g，当天大便有黑块。治疗10天，配合每天输血400ml，加输葡萄糖、维生素C，至2月6日体温、脉搏血压均正常，红细胞4.48×10^{12}/L，血红蛋白140g/L，大便隐血阴性。〔康良石．福建中医药．1958，(5)：28.〕

2. 肾结核尿血

温某某，男，19岁，战士。主诉头晕、头痛、畏冷发热伴血尿6天，于1964年4月19日住院。6天前头晕、头痛，两颞侧及枕部较甚，伴畏寒发热，体温达39℃。且有肉眼血尿，每天1~2次，无尿频、尿急、尿痛及排尿困难，但有腰酸。曾呕吐食物。在部队医院治疗未见效。既往史：5年前曾咯鲜红色血，混于痰中，有时咳嗽。2年前，曾间歇性排血尿，无尿痛、尿急，经半年方愈。1963年也有同样发作，历时2个月。家族中父亲有结核病史。

体格检查：体温38℃，脉搏84次/分，呼吸24次/分，血压16.0/9.3kPa（120/70mmHg）。神志不清，颈硬甚。心肺（–）。腹软，肝脾未触及。克尼格氏征强阳性，无其他病理反射。

实验室检查：血红蛋白及红细胞正常。白细胞12.7×10^{9}/L，中性0.79，淋巴0.19，伊红0.02，出、凝血时间正常。血小板150×10^{9}/L。尿：血色，比重 1.020，中性，浑浊；红细胞（+++），无管型及脓细胞。血非蛋白氮 64mmol/L，二氧化碳结合力 23.3mmol/L。血检血丝虫 2 次阴性。腰椎穿刺脊压高，脊液半透明，潘氏试验阳性，糖 0.67~1.11mmo1/L，细胞数 250×10^6/L，氯化物 169mmol/L，蛋白定量 0.229g/L，细菌未找到。脊液涂片单核 0.40，多核 0.60。痰未找到结核杆菌，尿培养结核菌阴性。胸部拍片未见有明显结核病灶。

入院后即诊断为结核性脑膜炎、肾结核。当即投予异烟肼、对氨柳酸、链霉素以及一般治疗，但体温仍在 36.8~38.8℃之间，每天全程血尿 3~4 次，24 小时总尿量约 900ml。尿中红细胞（++++），肉眼可见，镜检有多量红细胞，有时有脓细胞，用凝血质等止血剂均无效。3 天后，用中药紫珠草内服，每天 1 次，每次 30g。3 剂后，尿色由深红渐变为淡红。8 剂后，尿色转黄。10 剂后（5 月 3 日）尿镜检无红细胞，蛋白量极少，尿血完全治愈。此后，血非蛋白氮恢复正常，尿阿狄氏计数、尿每小时白细胞排泄率、酚红试验、尿浓缩稀释试验等均正常。5 月 12 日起，病情也逐渐好转，但发热则于 5 月 24 日（入院后 35 天）方消退，脑脊液在 5 月 21 日细胞数尚达 90×10^6/L，潘氏试验阳性，氯化物正常。患者于 6 月 9 日转回部队医院休养，出院时，神志清，行走如常，一般状况良好。回部队医院后曾行肾盂造影，右肾肾盂、输尿管正常，左肾外形不清，未造影。膀胱镜检未见异常。6 个月后随访，血尿未复发。〔康雄飞. 福建中医药. 1965,（6）: 25.〕

3. 血小板减少性紫癜

黄某某，男，2 岁。2 年来由轻而重发现紫癜，夏季剧而冬季轻，近来经常发作。曾检查血常规，贫血，血小板减少。1957 年 12 月下旬，牙科把蛀齿拔掉后，齿槽出血不止，经反复 2 次用肾上腺素鞣酸压填齿槽，止而又出。当时脸色黄，下左牙龈呈肝褐色样肉芽状肿胀，身上皮肤有紫癜，用紫珠草粉末 0.3g 填塞，连用 3 天不复出血。〔康良石. 福建中医药. 1958,（5）: 29.〕

4. 鼻衄

陈某某，女，18 岁。于 12 岁时，因拍球外伤致左侧鼻衄，经注射及口服药物后而止。13 岁时因患流行性感冒致鼻衄复发，从此每 1 个月或 2 个月夜睡中必作衄一次，屡治复发。于 1956 年 5 月 20 日以鼻衄不止就诊。按脉数象，脸色苍白，口唇白，鼻衄鲜红，头晕而痛，体温正常，全身疲倦。当时月经不调，月经前期。经用紫珠草粉末调生鸡蛋清内服，外用 0.4g 填塞前鼻孔，而鼻衄止。5 月 21 日左鼻孔填塞药清早脱落，有清涕夹少许血浆状液。尚有头晕感觉，续用内服药。5 月 22 日鼻涕清白，无其他症状仍用内服药。5 月 23 日起每天观察 1 次，内服药连续 4 剂，停药而痊愈，未复发。

治疗方法：①内服：紫珠草粉末 6g，分 3 次，饭后用蜂蜜或生鸡蛋清调服（1 天量），连服 3 天。②外用：紫珠草粉末 0.3~0.6g，用棉花球蘸粉从前鼻孔填塞出血侧鼻孔。〔康良石. 福建中

医药. 1958,(5): 29.〕

按语：紫珠草内服能止血，其鲜品捣匀或干品研末外敷也可止血，临床上不但用于治疗鼻衄，可广泛地用于治疗咯血、吐血、便血、创伤出血等。

5. 烫伤

张某某，女，5岁。沸水烫伤胸、腹、腰、背等处，烫伤面积达50%，伤后几天来我站治疗。当时创面感染，有黄色脓液，恶臭。体温38.8℃。创面清洗后，撒紫珠草粉。每天肌肉注射青霉素40万单位共8天，紫珠草粉治疗共16天而愈。

治疗方法：将紫珠草研成粉，用细纱筛出（愈细愈好）。经高温烘干后，密封备用。清洗创面，剪去水泡，撒上药物，用纱布包扎。每天或隔天换药1次，换药时不必将药痂捉去，仅撒上药粉即可。如见创面感染，应将感染之药痂洗去，再撒上新药粉。〔王立刚. 赤脚医生杂志. 1975,(4): 10.〕

按语：紫珠草治疗烫伤现代临床时有报道，据临床观察，对Ⅰ、Ⅱ度烫伤有控制创面感染，减少渗出，促进愈合的作用。

棕榈子

【基原】为棕榈科植物棕榈的成熟果实。

【异名】败棕子、棕树果。

【性味】苦，平。

【归经】入脾、大肠经。

【功能主治】涩肠，养血。主治泻痢，肠风，崩中，带下等。

【临床应用】

慢性胆囊炎

患者，女，41岁。于1980年1月突感上腹中部持续性钝痛，体位改变时疼痛加剧，向右肩部放射，伴畏寒、发热（39.2℃），呕吐及轻度黄疸。检查：莫氏征（+），可触及肿大的胆囊。A型超声波检查提示：胆囊肿大，液平段5cm，波型毛杂，但未见胆囊结石，白细胞 15.6×10^9/L。在某医院诊断为急性胆囊炎，经四环素静脉滴注以及对症处理后，症状好转出院，以后每1~2个月均发作1次，发作时用抗生素均无效。于1982年12月6日又急性发作。改用单味棕树籽120g，排骨（去油）250g炖服，每天1剂，连服3剂，症状明显好转，热退症消，又连服5剂症状全消，2周后A型超声波复查大致正常。随访1年未复发。〔赵毅. 福建医药杂志. 1987,(6): 32.〕

棕树根

【基原】为棕榈科植物棕榈的根。

【性味】苦、涩，平。

【功能主治】止血祛湿，消肿解毒。治疗吐血，血淋，血崩，带下，痢疾，关节痛，水肿，瘰疬，流注，跌打损伤等。

【临床应用】

象皮肿

陈某某，女，35岁。两脚肿大，行动不能自如，并有寒热腹胀。服用棕树根8次以后，脚肿消退一半。

治疗方法：取棕树根120g，刮去

外皮，洗净用开水炖后加冰糖15~50g，于夜间10时许服下。〔黄士杰. 福建中医药. 1958,(3): 40.〕

按语：棕树根有祛湿，消肿解毒的功效。中医认为象皮肿乃湿热邪毒下注所致，故可用棕树根清热、祛湿、解毒，以达到治病的目的。象皮肿为血丝虫所引起，其于夜间10时许服下，是因为丝虫有显著的夜现周期性，出现在周围血液中的高峰时间为夜晚9点至次日凌晨3点。

后　记

整理研究单方的意义和价值，我已在本书的前言中阐述。2015年屠呦呦获得诺贝尔生理学或医学奖的事实，再次证明本书重新编排出版的现实意义。同时，也希望这本书能够成为中医学院学生学习中药学的重要参考资料，成为中医临床医生的好帮手。

借着书成付梓的机会，把编写本书的心路历程及发生过的故事做一回忆，回忆昔日的青春年华，回忆为了这本书所尝过的酸甜苦辣，向与我同甘共苦的家人，向提供过支持和帮助的老师、同学、朋友致敬！

大学毕业以后，我一直有个心愿，希望能有机会把中药单方和针灸单方应用的内容进行一个全面的汇编整理。1991年，在南京中医学院大学生科协的帮助下，我们组织了在读研究生、本科生开始了资料的查阅整理工作。还记得，当时南京中医学院小小的图书楼里，经常有十几个大学生科协的同学在二楼阅览室伏案疾书。我们把当时所有能够找到的报纸书刊，从古代的线装书，到新中国成立后的各种杂志合订本，一直到1994年为止的文献资料，翻了一遍又一遍，三易寒暑和春秋，方格子的稿纸用完了一本又一本，完成了差不多有300万字左右的包括中药和针灸的单方医案文稿。其中的中药部分就是这本书的雏形，这是用时间、青春、心血编织起来的梦想！

书稿准备好了，到哪里找出版社？在20世纪90年代的中国，出版一本书，对于一个正在读研究生的学生来说，简直就是异想天开！还好，我当时在江苏省中医院工作过，在那里认识了一些老乡和朋友，在他们以及同学的帮助下，南京大学出版社终于同意出版！这是天大的好事啊，但由于条件所限，他们要求字数不要超过100万。当时为了书能出版，我们欣然同意，很快就签下了出版合同。因此从全部的文稿中抽出一部分，找了部分志同道合的研究生同学和朋友，共同编写了1995年在南京大学出版社出版的《实用单方治病指南》中药部分和针灸部分。

1994年，带着差不多还有200万字的书稿游学到北京，在中国医学科学院、中国协和医科大学攻读中西医结合博士学位。期间，通过朋友的帮助引荐，有幸和中国医药科技出版社结缘，那剩下的200万字文稿最终在1998年变成了另外一本书《中医单方应用大全》。

1998年冬季，我来到了加拿大马尼托巴大学做博士后。其后全家移民，为生计奔波和忙碌，直到2005年开办自己的中医针灸诊所后，才又一次审视自己的这两本书。有一天将两本书放在一起，忽然有一种心酸的感觉，本来是“一家人”，却被拆分为二，不同的排版，不同的格式，不同的封面，种种的不同，尤其是完整有机的内容被断开，支离破碎，真是痛在心头，完全背离了当年的“全面完整地收集整理单方应用”的初衷。但是考虑到个人能力、精力及时间的问题，以及各种顾虑，压下了心中的冲动。

2011 年借着回国省亲的机会回到北京，心中的愿望和不甘还是促使我斗胆拜访了中国医药科技出版社，原来的旧址上已是崭新的高楼，不复昔日的模样。物是人非，老社长早已退休，我见到了当时出版社总编室主任许东雷先生。我的来意和想法，得到了许先生的热心鼓励和支持，心中大喜，还是想把未完成的心愿了结！

回来后看看这几本不算太薄的书，犹豫了，要下决心去完成，一字一句地输入到电脑里，真不是一件容易的事。后来通过扫描编辑的办法，比以前在键盘上敲打要快得多，提高了效率；但是，细微的错误也非常多。因为专业的关系，最具有挑战性和无聊性的校对工作只能由我来完成。尽管看了一遍又一遍，还是会发现一些小小的错误。但愿正式出版时，把错误降到最低点，对得起读者朋友！

最后，感谢我的父母，养育之恩永难回报！感谢我的爱人和两个儿子的支持！有他们，才有我们今天在加拿大的美满生活和幸福家庭；感谢南京中医药大学，让我的一生与中医针灸相伴相随，救死扶伤，造福一方；感谢加拿大，这个自由美丽的国家，给予我优美洁净的自然环境，从容安定的工作和生活；感谢在我诊所里曾经和现在工作过的所有人的付出和帮助；感谢我的患者，他们的信赖和支持，让我有机会为他们提供帮助和服务；谢谢中国医药科技出版社编辑老师的指导和帮助！

由于才疏学浅，加上工作繁忙，尽管非常努力地想把本书编纂得更好，但终有不足之处，欢迎所有读者提出宝贵意见，以便再版完善！

黄国健

2019 年 1 月

安康中医药针灸中心，温尼伯，加拿大

中医病证名索引

中医内科

肺系病证

伤寒 …… 469（人参） 631（羊肉）
温病 …… 35（白茅根） 515（石膏）
感冒 …… 172（冬虫夏草）
429（女贞子叶） 442（脐带）
感冒发热 …… 516（石膏）
真热假寒证 …… 517（石膏）
感冒风寒暑湿 …… 428（糯米）
中暑 …… 148（大蒜） 509（伸筋草）
咳病 …… 597（香橼）
咳喘 …… 32（白芥子） 88（柴胡）
173（冬虫夏草） 356（硫黄）
442（七叶一枝花） 495（山药）
657（蚤休）
慢性咳喘证 …… 469（人参）
咳嗽 …… 39（白前） 102（赤砂糖）
228（海蛤壳） 372（鹿角胶）
434（枇杷叶） 490（桑枝）
523（柿子） 530（松脂）
591（仙人掌） 600（小蓟根）
干咳 …… 690（紫菀）
久咳 …… 149（大蒜） 339（莱菔）
咳逆 …… 475（人参芦）
哮喘 …… 228（海蛤壳）
喘证 …… 218（瓜蒂） 353（羚羊角）
515（石膏） 523（熟地黄）
喘逆 …… 158（代赭石） 225（桂枝）
354（羚羊角）
肺痈 …… 188（翻白草） 190（肺形草）
198（芙蓉叶 / 花） 257（黄豆浆）
373（鹿衔草） 530（松脂）
539（天萝水）
肺痈低热 …… 272（黄芪）
肺病吐血 …… 430（藕节）
白喉 …… 269（黄连） 308（金钥匙）

心系病证

胸痹 …… 314（韭菜） 483（三七）
失眠 …… 59（半夏） 235（荷叶蒂）
274（回心草） 378（落花生 / 叶）
439（朴硝） 533（酸枣仁）
610（玄明粉） 672（朱砂）
心神不宁 …… 41（白术）
惊悸 …… 372（鹿角胶）
多梦 …… 672（朱砂）
嗜睡症 …… 210（甘蓝籽）
心悸 …… 199（茯苓） 635（养心草）
心中烦热 …… 35（白茅根）
怔忡 …… 545（铁锈）

脑系病证

风疾 …… 172（丁公藤）
癫狂 …… 3（艾叶） 219（瓜蒂）
473（人参） 535（桃花）
癫痫 …… 22（白矾） 432（硼砂）
465（全蝎） 546（铁锈）
608（熊胆） 687（紫河车）
痫证 …… 514（石菖蒲）
狂证 …… 141（大黄） 253（花蕊石）
癔症 …… 208（甘草）
癔症口渴 …… 208（甘草）
偏头痛 …… 2（艾叶） 195（凤眼草）

眩晕 …………………… 45（白芷） 126（大黄） 199（茯苓） 214（枸杞子） 413（磨盘草） 476（人参芦）
晕厥 ………………………………… 237（黑大豆）
头风 ………………………………… 448（荞麦）
头痛、头晕 ……………… 313（九头狮子草）
头痛 …………………… 2（艾叶） 46（白芷） 117（葱白） 126（大黄） 318（菊花） 556（望江南子） 581（五味子） 611（玄参）
中风 …………………… 21（白矾） 142（大黄） 311（荆芥） 424（牛蒡根） 573（吴茱萸） 583（豨莶草） 680（竹沥）
中风昏迷 ………………………… 126（大黄）
中风后遗症 ……………………… 527（水蛭）
中风后遗症半身无汗 ……………… 462（全蝎）
风痫 ………………………………… 349（藜芦）

脾胃系病证

温病后泄泻 ……………………… 496（山药）
痢疾 ………………… 62（荜茇） 88（茶叶） 107（川楝子） 156（大叶桉叶） 195（凤眼草） 220（瓜蒌） 277（火麻仁） 300（接骨草） 336（莱菔） 341（狼把草） 341（老鹳草） 365（龙牙草） 411（米油） 499（山楂） 516（石膏）
泄泻 …………………… 3（艾叶） 13（巴豆） 156（大枣） 201（福参） 339（莱菔子） 411（米油） 523（熟地黄） 636（野菊花）
久泻 ……………… 246（胡桃肉） 358（硫黄）
腹泻 ……………… 8（桉叶） 100（车前子） 188（翻白草） 189（防风） 224（鬼针草） 299（豇豆壳） 448（荞麦） 642（益智仁） 646（柚叶）
急性泄泻 ………………………………… 601（小麦）
慢性腹泻 ………… 272（黄芪） 447（茜草根） 495（山药）
五更泻 ………… 358（硫黄） 643（薏苡仁）
便秘 ………………… 41（白术） 116（葱白） 185（番薯藤） 186（番泻叶） 240（黑塔子根） 246（胡桃肉） 336（莱菔） 340（莱菔子） 358（硫黄） 436（蒲公英） 467（人乳汁） 479（肉苁蓉） 504（商陆） 673（猪胆汁）
习惯性便秘 ………………………… 386（麻油）
二便不通 …………………………… 116（葱白）
冷秘 ……………………………………… 13（巴豆）
呃逆 ………… 101（沉香） 123（大豆油） 240（黑芝麻） 320（橘皮） 350（连翘） 491（砂仁） 498（山楂） 545（铁落） 670（枳壳）
术后呃逆 ………………………… 512（生姜）
反胃 ………………………………… 358（硫黄）
干呕 ……………………………………… 21（白矾）
噎膈 ………………… 177（杜衡） 314（韭菜） 377（落花生 / 叶） 525（鼠肉） 576（蜈蚣） 602（薤白）
膈病 ……………………………… 689（紫苏子）
噎病 ………………………………… 183（鹅血）
呕吐 ………………… 13（巴豆） 125（大黄） 159（代赭石） 197（伏龙肝） 357（硫黄） 432（硼砂） 511（生姜）
呕粪 ……………………………… 314（九香虫）
腹痛 ………………… 3（艾叶） 125（大黄） 251（花椒） 497（山萸肉） 596（香附） 611（玄明粉） 613（血余炭） 626（延胡索）
饮冷腹痛 ………………………… 511（生姜）
瘀血腹痛 ………………………… 242（红花）
伤食 ………………… 316（酒） 434（砒石） 532（酸浆水）

食积 …… 149（大蒜） 287（鸡内金）
食欲不振 …… 157（大枣）
食滞腹痛 …… 403（芒硝） 521（食盐）
胃痛 …… 13（巴豆） 39（白屈菜） 336（莱菔） 357（硫黄） 434（砒石） 510（生地黄） 571（吴茱萸）
胃脘痛 …… 626（延胡索）
食积 …… 287（鸡内金）
白痢 …… 168（地锦草）
赤白痢 …… 168（地锦草） 618（鸦胆子）
赤痢 …… 124（大黄） 168（地锦草） 617（鸦胆子）
噤口痢 …… 473（人参） 617（鸦胆子）
冷痢 …… 430（藕节）
冷积 …… 320（橘皮）
休息痢 …… 617（鸦胆子）
疫毒痢 …… 124（大黄）

肝胆系病证

胁痛 …… 51（柏子仁） 336（莱菔） 401（麦芽）
积聚 …… 288（鸡内金）
癖瘕 …… 149（大蒜）
癥积 …… 439（朴硝）
癥瘕 …… 202（附子） 574（蜈蚣）
鼓胀 …… 542（田螺）
少腹积聚 …… 372（鹿角胶）
少腹癥瘕 …… 485（三七） 527（水蛭）
肝阳不振 …… 271（黄芪）
黄疸 …… 302（金钱草） 542（田螺）
腹水 …… 425（牛奶浆根） 504（商陆）
腹胀 …… 243（厚朴） 473（人参）
肠胀气 …… 671（枳壳）
肝痛 …… 530（松脂）

肾系病证

肿胀 …… 271（黄芪） 290（鸡屎）
水肿 …… 36（白茅根） 83（苍耳根） 155（大蒜） 207（甘草） 232（薅田藨根） 246（胡萝英） 273（黄芪） 327（苦壶卢） 359（硫黄） 365（蝼蛄） 379（绿豆） 399（麦冬） 542（田螺）
浮肿 …… 349（鲤鱼） 530（松脂）
阴寒水肿 …… 359（硫黄）
阴肿 …… 389（马鞭草）
尿崩症 …… 207（甘草）
尿频 …… 288（鸡内金） 476（人参芦）
尿血 …… 35（白毛夏枯草） 646（鱼鳖金星）
乳糜尿 …… 19（芭蕉根） 25（白果） 30（白及） 62（萆薢） 109（穿山甲） 446（千屈菜） 500（山楂） 597（向日葵茎髓） 663（泽漆）
乳糜血尿 …… 222（贯众） 253（槐豆）
血尿 …… 413（墨旱莲） 86（侧柏叶）
特发性血尿 …… 390（马齿苋）
遗尿 …… 162（当归） 208（甘草） 217（骨碎补） 359（硫黄） 363（龙骨） 383（麻黄） 670（蜘蛛网） 678（猪肾）
膏淋 …… 397（马钱子） 489（桑螵蛸）
小便不通 …… 682（苎麻根）
热淋 …… 323（爵床）
血淋 …… 174（冬瓜） 196（凤眼草） 430（藕节） 510（生地黄） 612（血见愁）
淋证 …… 52（败酱草） 394（马齿苋） 403（芒硝） 426（牛膝） 555（万年青根）
癃闭 …… 220（瓜蒌） 337（莱菔） 340（莱菔子） 359（硫黄） 440（朴硝） 456（蚯蚓） 670（枳壳）
遗精 …… 115（刺猬皮） 664（泽泻）
早泄 …… 460（蚯蚓） 578（五倍子）

肾虚腰痛 …… 177（杜仲）
阳痿 …… 235（褐多孔菌） 355（羚羊角） 386（麻雀） 520（石楠叶） 645（罂粟壳）
溺血 …… 163（当归）

气血津液病证

低热 …… 272（黄芪）
汗证 …… 155（大蒜）
内热 …… 216（枸杞子）
咯血 …… 127（大黄） 276（昏头鸡） 319（菊三七） 554（兔血） 594（仙桃草） 600（小蓟根）
痰饮 …… 204（干姜） 598（向日葵子）
痰饮结胸 …… 339（莱菔子）
结胸 …… 219（瓜蒌）
气胸 …… 315（韭菜）
气痹 …… 419（木香）
气结 …… 401（麦芽）
气厥 …… 545（铁锈）
厥证 …… 117（醋） 241（红花） 508（麝香）
痰厥 …… 149（大蒜） 219（瓜蒌）
便血 …… 84（苍术） 111（椿白皮） 355（羚羊角） 365（龙眼肉） 390（马齿苋） 484（三七） 496（山药） 618（鸦胆子）
吐血 …… 103（赤石脂） 485（三七） 498（山楂） 601（小蓟根） 618（鸦胆子）
吐血、便血 …… 532（苏铁）
消渴 …… 77（蚕茧） 273（黄芪） 315（韭菜） 327（苦楝皮） 347（梨） 371（鹿角） 512（生姜）
奔豚气 …… 101（沉香）
梅核气 …… 395（马兜铃） 434（枇杷叶） 661（泽漆）
大气下陷证 …… 470（人参）
胸中大气下陷 …… 270（黄芪）
脱证 …… 495（山药） 497（山萸肉）
阳虚证 …… 356（硫黄） 372（鹿茸）
虚劳 …… 495（山药）
脚汗 …… 633（杨花）
自汗、盗汗 …… 201（浮小麦） 237（黑大豆） 444（千斤拔） 489（桑叶） 577（五倍子）
精脱 …… 497（山萸肉）
汗脱 …… 497（山萸肉）
气脱 …… 497（山萸肉）
阳虚发热 …… 469（人参） 444（千层塔） 555（万年青根）
胸膈瘀血证 …… 447（茜草根）
虚羸 …… 156（大枣）

肢体经络病证

痹证 …… 14（巴豆） 59（半夏） 102（赤链蛇） 109（川芎） 112（磁石） 360（硫黄） 384（麻黄） 408（毛茛） 445（千金子） 462（全蝎） 490（桑枝） 633（杨花）
手足麻木 …… 339（莱菔）
手足抽搦症（甲状旁腺功能低下）… 179（阿胶）
关节痹痛 …… 27（白花蛇）
痿证 …… 557（威灵仙）
面瘫 …… 397（马钱子） 503（鳝鱼血） 575（蜈蚣）
鹤膝风 …… 92（蟾蜍） 409（茅膏菜）
痉证 …… 354（羚羊角）
四肢拘挛 …… 516（石膏）
惊搐后摇头症 …… 686（紫河车）

其他

时令疫疠 …… 124（大黄）
预防瘟疫 …… 481（乳香）
瘟疫 …… 456（蚯蚓）
瘴疠 …… 213（狗肉）

霍乱 ………………… 316（酒） 640（野苋菜）
672（朱砂）
中寒 ……………………………… 316（酒）
中寒阴证 ……………………… 202（附子）
寒证 ……………………………… 2（艾叶）
上热下寒证 …………………… 355（羚羊角）
高热 ……………………………… 125（大黄）
460（球兰） 675（猪胆汁）
骨蒸内热 ……………………… 515（石膏）
虫臌 ……………………………… 605（雄黄）
虫痛 ……………………………… 155（大血藤）
虫证 ……………………………… 209（甘草）
蜈蚣入腹 ……………………… 284（鸡蛋清）
胸膈痛 ………………………… 414（墨汁）
心腹疾病 ……………………… 125（大黄）
烟火熏死 ……………………… 338（莱菔）
中冷 ……………………………… 88（茶叶）
蛊 ………………………………… 395（马兜铃）
蛊毒 ……………… 162（当归） 244（狐肉）
294（吉祥草）
蕈毒 ……………………………… 308（金银花）
应声病 ………… 147（大青叶） 346（雷丸）
晕车 ……………………………… 513（生姜）
怪疾 ……………………………… 349（梨）
痨瘵 ……………………………… 401（鳗鱼）
养生保健 ………… 42（白术） 216（枸杞子）
233（何首乌） 477（人参芦）
早衰 ……………………………… 360（硫黄）
白发，瘢痕 ……… 200（茯苓） 676（猪胆汁）
生草乌中毒 ……………………… 120（酢浆草）
豆腐中毒 ………………………… 338（莱菔）
苦杏仁中毒 ……………………… 605（杏树皮）
藜芦中毒 ………………………… 117（葱白）
马钱子中毒 …… 121（酢浆草） 209（甘草）
马肉中毒 ………………………… 317（酒）
螃蟹中毒 ………………………… 510（生地黄）
食物中毒 ………………………… 321（苣荬菜）
蟹、柿中毒 ……………………… 419（木香）
野菇中毒 ………………………… 502（杉树皮）
野菰中毒 ………………………… 216（菰米）
野芋头中毒 ……………………… 511（生姜）
鱼胆中毒 ………………………… 689（紫苏叶）
炙煿毒 …………………………… 88（茶叶）
药毒 ……………………………… 209（甘草）
羊踯躅中毒 ……………………… 502（山栀子）
洋金花中毒 ……………………… 583（犀角）
丹石毒 …………………………… 332（葵菜）
结核盗汗症 ……………………… 64（碧桃干）

中医外科

跌打损伤 ……… 60（半夏） 235（褐多孔菌）
241（红花） 595（仙桃草）
637（野菊花）
遍身青证 ……………………… 3（艾叶）
骨折 ……………… 289（鸡肉） 546（铜绿）
561（乌蔹莓） 580（五加皮）
毒虫叮咬伤 …………………… 167（地骨皮）
409（毛牵牛叶）
狗咬伤 ………………………… 334（辣椒）
火器伤 ………………………… 293（积雪草）
急性腰扭伤 ……… 113（磁石） 139（大黄）
610（徐长卿） 666（䗪虫）
筋伤 …………………………… 612（旋覆花根）
铁钉刺伤 ………………………… 666（蟑螂）
外伤 ……… 412（密蒙花） 424（柠檬桉树脂）
外伤出血 …………… 117（葱白） 138（大黄）
253（花椒根） 595（仙桃草）
外伤疼痛 ………… 291（鸡屎藤） 467（人尿）
486（三七）
血肿 ……………………………… 120（酢浆草）
外伤瘀血 ………………………… 578（五倍子）
外伤肿痛 …………… 67（壁虎） 315（韭菜）
536（藤黄）
蜈蚣咬伤 ………………………… 478（人指甲）
腰扭伤 …………… 242（红花） 320（菊三七）
446（牵牛子） 660（皂角刺）

蜘蛛咬伤 …… 147（大青叶） 631（羊乳）
背部疼痛 …… 292（鸡屎藤）
腰痛 …… 42（白术） 596（香附）
足底痛 …… 118（醋）
足跟痛 …… 352（楝叶） 557（威灵仙） 593（仙人掌） 677（猪肉）
疮毒 …… 18（巴豆） 198（芙蓉叶/花） 515（石菖蒲）
肿毒 …… 463（全蝎）
无名肿毒 …… 397（马钱子）
瘰疬 …… 5（艾叶） 43（白头翁） 53（斑蝥） 66（壁虎） 99（蟾酥） 227（海带） 415（牡蛎） 517（石灰）
疖肿 …… 4（艾叶） 67（壁虎） 81（苍耳蠹虫） 132（大黄） 197（佛甲草） 214（枸杞子） 362（柳树叶） 537（藤黄） 637（野菊花） 676（猪胆汁）
多发性疖肿 …… 264（黄连） 299（僵蚕） 417（木芙蓉叶） 507（蛇蜕）
疥疮 …… 62（荜茇） 175（豆薯子） 235（荷叶） 360（硫黄） 398（马钱子） 510（生地黄）
疮疡 …… 179（阿胶） 517（石灰） 540（天南星）
压疮 …… 74（冰片） 568（乌贼骨）
痤疮 …… 559（猬脂）
疔疮 …… 80（苍耳蠹虫） 105（赤小豆） 404（芒硝） 665（蟑螂）
口疮 …… 165（灯心草） 174（冬青叶） 227（孩儿茶） 332（苦参） 355（羚羊角） 380（绿豆） 539（天门冬） 639（野蔷薇根）
蛇头疔 …… 214（枸杞子）
面疔 …… 577（五倍子）
对口疔 …… 214（枸杞子）
旋耳疮 …… 284（鸡蛋黄）
冻疮 …… 61（蚌粉） 132（大黄） 406（猫油） 500（山楂） 512（生姜）
恶疮 …… 527（水银）
发际疮 …… 132（大黄） 541（天南星）
黄水疮 …… 77（蚕茧） 360（硫黄） 361（柳树皮） 531（松脂）
浸淫疮 …… 673（猪胆汁）
胫疮 …… 391（马齿苋）
臁疮 …… 5（艾叶） 18（巴豆） 179（阿胶） 457（蚯蚓） 599（象皮） 599（硝牛皮）
脓疱疮 …… 190（枫杨树叶） 237（黑大豆） 265（黄连） 389（马鞭草） 438（蒲公英） 604（杏仁） 606（雄黄）
漆疮 …… 316（韭菜） 602（蟹）
脐疮 …… 85（苍术） 608（熊肉）
水疮 …… 54（斑蝥）
痈疮 …… 348（梨） 614（血余炭）
蜘蛛疮 …… 449（秦皮）
指疔疮 …… 335（辣椒）
乳痈 …… 49（百蕊草） 273（黄芪） 310（筋骨草） 402（满天星） 453（青酒缸）
痈肿 …… 1（阿魏） 4（艾叶） 367（蝼蛄） 408（毛茛） 521（石指甲）
乳漏 …… 69（壁钱幕） 179（阿胶）
蚁漏 …… 109（穿山甲）
慢性瘘管 …… 264（黄连）
羊毛疔 …… 237（黑大豆）
创面溃疡 …… 369（芦荟）
下肢溃疡 …… 66（壁虎） 282（鸡蛋黄） 318（菊花叶） 541（天仙子）
下肢慢性溃疡 …… 17（巴豆） 40（白砂糖） 529（松花粉）
背疽 …… 4（艾叶） 64（薜荔） 81（苍耳蠹虫） 97（蟾皮） 132（大黄） 479（忍冬藤） 508（射干） 651（鱼腥草）
手背疽 …… 455（秋葵叶）
背部奇痒 …… 210（甘松）

斑秃 ……………… 200（茯苓） 217（骨碎补）
301（金边龙舌兰） 482（三白草）
脱疽 ……………… 407（毛冬青）
脱发 ……………… 200（茯苓） 513（生姜）
脱肛 ……………… 70（鳖头） 233（诃子）
398（马钱子） 428（糯米）
538（天花粉） 543（田螺）
559（蜗牛） 671（枳壳）
顽固性脱肛 ……………… 563（乌梅）
项疽 ……………… 45（白杨树皮）
胁疽 ……………… 104（赤小豆）
花斑癣 ……………… 152（大蒜） 665（樟柳头）
阴囊湿疹 ……………… 265（黄连） 381（葎草）
疹 ……………… 355（羚羊角）
误食铁丝 ……………… 316（韭菜）
误吞金属物 ……………… 113（磁石）
误吞水蛭 ……………… 18（巴豆）
误吞线锤 ……………… 641（饴糖）
误吞针头 ……………… 316（韭菜）
手足皲裂 ……………… 107（川楝子）
疣 ……………… 620（鸦胆子）
指甲珊瑚 ……………… 127（大黄）
指趾赘疣 ……………… 6（艾叶）
甲癣 ……………… 108（川楝子）
脚癣 ……………… 6（艾叶） 259（黄荆叶）
269（黄连） 393（马齿苋）
416（木耳） 418（木瓜）
603（杏仁）
牛皮癣 ……………… 59（半夏） 152（大蒜）
247（胡桃肉） 416（木鳖子）
631（羊蹄根）
手癣 ……………… 167（地骨皮）
体癣 ……………… 106（楮皮间白汁） 681（竹沥）
头癣 ……………… 108（川楝子） 283（鸡蛋黄）
530（松脂） 678（猪蹄甲）
癣 ……………… 59（半夏） 334（蜡梅树叶）
白癜风 ……………… 114（刺蒺藜） 392（马齿苋）
缠腰火丹 ……………… 398（马钱子） 466（全蝎）
丹毒 ……………… 391（马齿苋） 624（鸭跖草）
肠风下血 ……………… 5（艾叶） 86（侧柏叶）
出断针 ……………… 25（白果）
瘩背 ……………… 319（菊花叶）
鹅掌风 ……………… 548（透骨草）
肛裂 ……………… 611（玄明粉）
肛门瘙痒 ……………… 625（烟油）
狐臭 ……………… 412（密陀僧）
黄蜂叮咬 ……………… 317（酒） 377（萝藦）
575（蜈蚣）
鸡眼 ……………… 22（白矾） 63（蓖麻子）
122（大豆黄卷） 123（大飞扬草）
217（骨碎补） 278（火秧竻）
368（蝼蛄） 370（芦荟）
504（鳝鱼血） 670（蜘蛛网）
脚弱病 ……………… 665（樟脑）
脚湿气 ……………… 676（猪胆汁）
雀斑 ……………… 514（生姜）
腮肿 ……………… 486（三七）
象皮肿 ……………… 693（棕树根）
瘌痢头 ……………… 328（苦楝子）
流火 ……………… 457（蚯蚓）
流注 ……………… 405（猫肉）
螺蛳喉 ……………… 622（鸭涎）
癞 ……………… 564（乌蛇）
麻风 ……………… 79（苍耳草） 213（岗松）
223（圭） 467（蚺蛇肉）
564（乌蛇） 656（云母）
660（皂角刺）
麻风性溃疡 ……………… 668（珍珠）
麻风性神经痛 ……………… 423（鸟不宿）
面部瘢痕 ……………… 501（山楂）
内痔 ……………… 272（黄芪）
脓肿 ……………… 448（茄子） 587（夏枯草）
润肤 ……………… 425（牛奶）
皮肤皲裂 ……………… 31（白及）
皮肤瘙痒症 ……………… 415（牡蒿叶） 507（蛇蜕）
657（蚤休）
奇痒症 ……………… 298（夹竹桃叶）
脐湿 ……………… 442（脐带）
前阴病 ……………… 295（鲫鱼）
疝气 … 5（艾叶） 493（山稔子） 512（生姜）

疝证 …… 252（花椒）
吞金指环 …… 641（饴糖）
腋臭 …… 69（壁钱）
皮肤硬结 …… 196（佛甲草）
鱼骨鲠喉 …… 212（橄榄） 641（饴糖）
鸡骨鲠喉 …… 478（人指甲）
瘴气 …… 419（木香）
颈部肿痛 …… 435（婆婆纳）

中医妇科

闭经 …… 130（大黄） 164（当归） 500（山楂）
倒经 …… 130（大黄）
经前哮喘 …… 581（五味子）
痛经 …… 102（沉香） 484（三七） 500（山楂） 646（樱桃叶）
原发性痛经 …… 306（金荞麦根）
月经不调 …… 553（土三七）
月经量多 …… 170（地榆）
经期腰痛 …… 294（积雪草）
经期发热 …… 163（当归）
带下 …… 238（黑大豆） 242（红花） 364（龙葵） 505（商陆） 638（野菊花）
白带 …… 419（墓回头） 568（乌贼骨）
崩漏 …… 6（艾叶） 78（蚕沙） 151（大蒜） 159（代赭石） 177（断血流） 241（红孩儿） 337（莱菔） 340（莱菔子） 352（灵芝草） 417（木耳）
交骨不合 …… 228（海蛤壳）
妊娠恶阻 …… 159（代赭石） 267（黄连）
妊娠中毒 …… 572（吴茱萸）
子痫 …… 496（山药）
阴虱 …… 48（百部）
蓐风 …… 312（荆芥）
产后痹痛 …… 515（石菖蒲）
产后腹痛 …… 500（山楂） 580（五灵脂） 627（延胡索） 661（泽兰）
产后抽搐 …… 180（阿胶） 383（麻黄） 497（山萸肉）
产后痉证 …… 176（独活）
难产 …… 63（蓖麻子） 539（天门冬） 574（梧桐叶）
断乳 …… 435（枇杷叶）
回乳 …… 122（大豆浆） 187（番泻叶） 340（莱菔子） 400（麦芽） 484（三七）
缺乳 …… 104（赤小豆） 542（天仙子）
产后无乳 …… 431（螃蟹）
乳汁不行 …… 104（赤小豆） 171（吊竹梅） 399（蚂蚁）
乳汁淤积 …… 603（星宿菜）
脏躁 …… 220（瓜蒌）
子痫 …… 496（山药）
乳痛 …… 440（朴硝）
身热劳嗽 …… 496（山药）
黄带 …… 673（朱砂莲）

中医儿科

小儿白喉 …… 552（土牛膝）
猩红热 …… 268（黄连）
疹后余热不退 …… 355（羚羊角）
痘疮 …… 477（人参芦）
痘（天花）…… 316（酒）
小儿便秘 …… 128（大黄） 431（胖大海）
小儿不乳 …… 128（大黄）
小儿盗汗 …… 422（泥鳅）
小儿鹅口疮 …… 342（老鹳草）
鹅口疮 …… 387（麻油） 460（蚯蚓） 571（吴茱萸）
小儿腹痛 …… 624（烟草）

小儿疳积 ………… 287（鸡内金） 658（皂荚）
小儿食积 ……………………………… 88（茶叶）
小儿高热 ……………………………… 128（大黄）
小儿泄泻 ………… 107（川贝母） 358（硫黄）
571（吴茱萸） 658（皂荚）
小儿久泻不愈 ………………………… 154（大蒜）
小儿咳喘 ……………… 24（白矾） 383（麻黄）
小儿咳嗽 ……………………………… 128（大黄）
干咳 …………………………………… 690（紫菀）
小儿口疮 ……………… 22（白矾） 131（大黄）
443（蛴螬） 539（天门冬）
639（野蔷薇根）
小儿麻疹热毒内陷危证 ……………… 289（鸡肉）
小儿慢惊风 ……………………………… 7（艾叶）
小儿呕吐 ……………………………… 571（吴茱萸）
小儿暑疖 ……………………………… 294（积雪草）
小儿夏季热 …… 305（金钱草） 623（鸭跖草）
小儿哮喘 ………… 92（蟾蜍） 405（猫胞衣）
686（紫河车）
新生儿哮病 …………………………… 571（吴茱萸）
小儿遗尿 ……………………………… 75（补骨脂）
小儿夜啼 ……… 165（灯心草） 578（五倍子）
小儿疫毒痢 …………………………… 169（地锦草）
小儿痄腮 ………………… 7（艾叶） 105（赤小豆）
119（酢浆草） 128（大黄）
592（仙人掌） 675（猪胆汁）
小儿伤食 ……………………………… 154（大蒜）
婴幼儿腹泻 ……………… 18（巴豆） 42（白术）
273（黄土） 283（鸡蛋黄）
293（鸡眼草） 429（糯米）
474（人参） 481（肉桂）
671（钟乳石）
婴儿口疳 ……………………………… 210（甘草）
婴儿湿疹 ……………………………… 268（黄连）
先天不足 ……………………………… 469（人参）
先天性脐尿 …………………………… 23（白矾）
口角流涎 ……………… 21（白豆蔻） 42（白术）
胎垢 …………………………………… 300（僵蚕）
小儿剧烈痉咳 ………………………… 590（仙鹤草）

中医五官科

耳蕈 …………………………………… 618（鸦胆子）
耳聋 ……… 377（落花生 / 叶） 412（磨盘草）
耳鸣 …………………………………… 374（路路通）
蟾蜍浆入目 …………………………… 683（紫草）
暴发火眼 ……………………………… 647（鱼胆草）
烂缘风眼 ……………………………… 203（覆盆子）
烂缘血风 ……………………………… 629（羊胆）
眼花 …………………………………… 118（醋）
眼疾 ……………… 437（蒲公英） 516（石膏）
眼痛 …………………………………… 355（羚羊角）
夜盲 ………………… 85（苍术） 639（野兔肝）
青盲 …………………………………… 203（覆盆子）
明目 …………………………………… 630（羊肝）
目赤肿痛 ……………… 266（黄连） 449（秦皮）
目赤眵泪 ……………………………… 187（番泻叶）
目疾 ……………… 443（蛴螬） 488（桑白皮）
目痛 …………………………………… 659（皂角刺）
目翳 ………………… 89（蝉蜕） 376（罗勒子）
640（夜明砂）
雀目 …………………………………… 640（夜明砂）
麦粒肿 ……………… 130（大黄） 323（决明子）
606（雄黄）
失明 …………………………………… 244（厚朴）
鼻衄 ………………… 22（白矾） 130（大黄）
152（大蒜） 160（代赭石）
315（韭菜） 337（莱菔）
354（羚羊角） 363（龙骨）
364（龙须草） 370（芦荟）
413（墨旱莲） 433（硼砂）
449（青黛） 488（桑白皮）
510（生地黄） 516（石膏）
519（石榴花） 572（吴茱萸）
692（紫珠）
鼻渊 …………………………………… 529（丝瓜藤）

衄血 …………… 38（白茅花） 502（山栀子）
594（仙人掌） 655（芫花根）
伤寒舌出 …………… 73（冰片）
舌衄 …………… 254（槐花）
舌肿 …………… 439（蒲黄）
吐舌 …………… 459（蚯蚓）
舌麻木 …………… 339（莱菔）
风火牙痛 …………… 375（露蜂房）
牙疳 …………… 516（石膏）
牙关紧闭 …………… 167（地骨皮）
牙痛 …………… 15（巴豆） 252（花椒）
508（蛇蜕） 520（石油菜）
577（五倍子） 580（五灵脂）
走马牙疳 …………… 537（藤黄）
稻芒着喉 …………… 182（鹅涎）
喉痹 …………… 161（胆矾） 443（蛴螬）
492（山豆根）
喉疾 …………… 444（千层塔）
喉痛 …………… 280（鸡蛋）
喉风 …………… 281（鸡蛋）
乳蛾 …………… 502（山栀子）
齿衄 …………… 160（代赭石） 327（苦蒿）
失音 …………… 83（苍耳根） 161（胆矾）
喑哑 …………… 412（密陀僧）

西医病症名索引

西医内科

呼吸系统疾病

肺结核 …………………… 25（白果） 29（白及） 46（百部） 65（篦梳剑） 65（壁虎） 255（黄柏） 260（黄精） 628（羊胆）
肺结核咯血 ……… 29（白及） 77（蚕豆荚壳） 241（红孩儿） 301（金不换） 547（童便）
肺结核合并双侧胸膜增厚 ……… 685（紫河车）
结核性脓胸 ………………………… 44（白鲜皮）
浸润型肺结核 ………………………… 143（大蓟） 635（野金针菜） 684（紫河车）
空洞性肺结核 ……………… 34（白毛夏枯草） 149（大蒜） 575（蜈蚣）
气管溃疡性结核 ……………………… 150（大蒜）
病毒性肺炎 ………………………… 648（鱼腥草）
气管炎 ……………………………… 376（罗布麻）
肺炎 ………………………………… 480（肉桂）
（慢性）喘息性支气管炎 ……… 375（罗布麻） 648（鱼腥草）
肺心病 ……………………………… 219（瓜蒌）
急性支气管炎 ……………………… 261（黄连）
麻疹并发支气管炎 …………… 609（绣球花叶）
慢性支气管炎 ……… 1（阿里红） 48（百部） 100（常春藤） 451（青蒿） 567（乌贼骨） 634（洋金花） 648（鱼腥草） 666（照山白） 684（紫河车）
支气管肺炎 …………………… 501（山楂树根）
支气管扩张咯血 ……………………… 483（三七）
支气管哮喘 …………… 2（艾叶） 101（沉香） 205（甘草） 344（雷公藤） 383（麻黄） 459（蚯蚓） 684（紫河车）
大叶性肺炎 ……… 49（百蕊草） 149（大蒜） 261（黄连） 308（金银花） 518（石椒草）
肺炎咳喘 …………………………… 124（大黄）
麻疹并发肺炎……486（三叶青） 609（绣球花叶）
肺脓肿 ……… 49（百蕊草） 306（金荞麦根） 642（薏苡根） 649（鱼腥草）
肺源性心脏病合并中毒性休克…… 471（人参）
慢性肺源性心脏病并发心力衰竭… 471（人参）
矽肺 ………………………………… 28（白及）

循环系统疾病

冠心病 ………… 641（益母草） 655（月季花）
心绞痛 ……………………………… 476（人参芦）
化脓性心包炎 ……………………… 50（百蕊草）
心力衰竭 ………………………… 296（夹竹桃叶） 376（罗布麻）
心律失常 …………… 262（黄连） 329（苦参）
心性水肿 ………………………… 654（芫花根）
窦性心动过速 ……………………… 85（苍术）
室上性心动过速 …………………… 593（仙人掌）
急性心肌梗死并发心源性休克…… 472（人参）
阵发性心房颤动 … 331（苦参） 626（延胡索）
频发性室性早搏 …………………… 330（苦参）
房室传导阻滞 ……………………… 471（人参）
高血压病 ………… 106（臭梧桐） 125（大黄） 214（枸杞子） 279（鸡蛋） 376（罗布麻） 394（马兜铃） 453（青木香） 488（桑根） 544（田七花） 547（童便） 573（吴茱萸） 652（玉米须）
原发性高血压病 …………………… 166（地骨皮）

消化系统疾病

病毒性肝炎 ……… 88（柴胡）286（鸡骨草）
肝炎 ………………… 422（泥鳅）442（蛴螬）
亚急性重型肝炎 ………………… 474（人参）
急性肝炎 ………………………… 36（白茅根）
急性黄疸型肝炎 ………………… 56（板蓝根）127（大黄）250（虎杖）356（刘寄奴）407（毛莨）455（青叶胆）525（水牛角）561（乌桕木根皮）644（茵陈蒿）647（鱼腥草）
慢性肝炎 ………… 150（大蒜）283（鸡蛋黄）493（山辣椒）
急性传染性肝炎 ………………… 479（忍冬藤）587（夏枯草）647（鱼腥草）
传染性肝炎 ……………………… 498（山萸肉）
药物性肝病 ……………………… 581（五味子）
肠结核 …………………………… 136（大黄）
肠结核合并慢性肝炎 …………… 150（大蒜）
肠伤寒 ……………… 230（海芋）262（黄连）441（七寸金）
上消化道溃疡 …………………… 271（黄芪）
上消化道出血 ……… 30（白及）163（当归）600（小蓟根）
消化道出血 ……………………… 276（昏头鸡）
消化性溃疡 ……… 206（甘草）567（乌贼骨）
食道癌 …………………………… 487（桑白皮）
食道上段梗阻 …………………… 221（贯众）
食管静脉曲张破裂出血 ………… 690（紫珠）
食管瘘 …………………………… 30（白及）
急性胃肠炎 ………… 20（菝葜）167（地椒）262（黄连）410（茅瓜）499（山楂）561（乌蔹莓）
慢性胃炎 ……… 312（九节茶）480（肉苁蓉）511（生姜）
肠系膜淋巴结病变 ……………… 187（番泻叶）
胃溃疡 ……………… 170（地榆）192（蜂蜜）322（卷柏）436（蒲公英）685（紫河车）
胃溃疡出血 ………… 29（白及）133（大黄）483（三七）600（小蓟根）
胃柿石 ………… 287（鸡内金）342（老鼠簕）348（梨）
胃下垂 ………… 591（仙人掌）687（紫河车）
肠炎 ……………… 248（槲实）341（老鹳草）
出血坏死性肠炎 ………………… 135（大黄）
滴虫性肠炎 ……………………… 248（葫芦茶）
急性肠炎 ………………………… 455（青叶胆）
慢性肠炎 ……… 71（槟榔）534（算盘子叶）621（鸦胆子）
慢性结肠炎 ……………………… 562（乌梅）
十二指肠球部溃疡 ……………… 44（白鲜皮）122（大草寇）134（大黄）205（甘草）343（簕苋菜根）586（细辛）595（苋根）668（珍珠）
直肠脱垂 ………… 477（人参芦）544（田螺）577（五倍子）
胆绞痛 …………………………… 137（大黄）
胆结石 ………… 303（金钱草）557（威灵仙）
慢性胆囊炎 …… 303（金钱草）556（威灵仙）608（熊胆）693（棕榈子）
胆囊炎 …………………………… 436（蒲公英）
肝内胆管结石 …………………… 483（三七）
肝癌 … 95（蟾皮）373（鹿衔草）662（泽漆）
肝癌疼痛 ………………………… 576（蜈蚣）
原发性肝癌 ……………………… 60（半枝莲）
肝脾肿大 ………………………… 91（蟾蜍）
肝硬化腹水 ………… 142（大戟）211（甘遂）290（鸡屎）506（商陆）

泌尿系统疾病

（急性）尿潴留……… 22（白矾）129（大黄）361（柳树皮）387（马鞭草）432（硼砂）585（蟋蟀）
急性尿路感染 …… 195（凤尾草）499（山楂）585（蟋蟀）
输尿管结石 ………… 113（磁石）275（茴香）304（金钱草）535（桃胶）

术后尿潴留 ……… 18（巴豆） 361（柳树皮）
366（蝼蛄）
前列腺肥大尿潴留 …………………… 70（萹蓄）
598（向日葵茎髓）
慢性前列腺炎 …………………… 140（大黄）
化脓性膀胱炎 …………………… 139（大黄）
急性膀胱炎 ……… 249（虎头蕉） 596（香附）
膀胱癌 …………………………… 524（蜀葵）
膀胱结石 ………… 290（鸡屎） 304（金钱草）
膀胱及输尿管结石 ………………… 535（桃胶）
急性肾小球肾炎 ……………… 239（黑塔子根）
急性肾炎 ………… 35（白茅根） 37（白茅根）
277（火炭母草） 350（连翘）
551（土茯苓）
急性肾炎合并双侧胸膜炎 ………… 351（连翘）
急性肾盂肾炎 ……… 8（桉叶） 390（马齿苋）
499（山楂）
慢性肾盂肾炎 ……… 8（桉叶） 640（野鸭肉）
668（珍珠草）
慢性肾炎 ………… 91（蟾蜍） 436（蒲公英）
505（商陆） 535（桃胶）
631（羊乳） 649（鱼腥草）
677（猪肾）
慢性肾炎及膀胱炎 ………………… 304（金钱草）
307（金线草）
慢性肾炎水肿 …… 269（黄牛粪） 505（商陆）
肾炎水肿 ………………………… 63（蓖麻子）
肾病综合征 …… 362（柳树叶） 405（猫须草）
649（鱼腥草） 652（玉米须）
肾结核 ………………………… 351（连翘）
肾结核尿血 ……………………… 691（紫珠）
肾结石 ………… 287（鸡内金） 403（芒硝）
489（桑螵蛸）
败血症，肾盂肾炎，肾结石 ……… 262（黄连）
前列腺肥大 ……… 37（白茅根） 251（琥珀）
血红蛋白尿 ……………………… 231（旱莲草）

血液系统疾病

脑血栓 ………………………………… 160（丹参）
脑血栓后遗症 ………………………… 365（蝼蛄）
白细胞减少症 ……………………… 579（五加皮）
白细胞及血小板减少症 …………… 158（大枣）
急性粒细胞性白血病 ……………… 685（紫河车）
假性血友病 ……………… 378（落花生 / 叶）
毛细血管瘤 ……… 314（九香虫） 562（乌梅）
缺铁性贫血 ……………………… 241（红孩儿）
血栓闭塞性脉管炎 … 94（蟾蜍） 560（蜗牛）
血小板减少症 ……………………… 483（三七）
血小板减少性紫癜 ………………… 206（甘草）
312（九节茶） 419（墓回头）
548（土大黄） 692（紫珠）
过敏性紫癜 ……………………… 157（大枣）
再生障碍性贫血 …………………… 231（海参）
239（黑大豆叶） 373（鹿茸）
483（三七） 630（羊肝）
败血症 ………………………… 153（大蒜）
急性骨髓炎 ……………………… 97（蟾皮）
慢性骨髓炎 …………………… 438（蒲公英）
骨髓增生症 …………………… 686（紫河车）
硬皮病 ………………………… 489（桑叶）
蚕豆病 ………………………… 208（甘草）

内分泌系统和营养代谢性疾病

高脂血症 ………… 32（白僵蚕） 125（大黄）
323（决明子）
单纯性甲状腺肿 ………………… 578（五倍子）
糖尿病 ………… 20（菝葜） 184（番石榴叶）
236（黑大豆） 249（虎头蕉）
400（麦麸） 401（麦芽）
476（人参芦） 547（童便）
550（土茯苓） 589（仙鹤草）
652（玉米须） 679（猪胰）
688（紫茉莉根）
甲亢突眼症 …………………… 345（雷公藤）

风湿性疾病

盘形红斑狼疮 …………………… 452（青蒿）

风湿性关节炎 …… 51（败酱草） 78（苍耳草）
601（孝扇草根） 632（羊踯躅根）
关节炎 ………………………… 374（路路通）
类风湿性关节炎 … 345（雷公藤） 399（蚂蚁）
450（青风藤） 492（山海棠）
慢性风湿性关节炎 ………………… 243（茳草）

其他

流行性出血热 ……………………… 289（鸡屎）
急性血吸虫病 ……………………… 207（甘草）
血吸虫病 …………… 38（白茅藤） 90（蟾蜍）
388（马鞭草） 617（鸦胆子）
血吸虫性腹水 … 57（半边莲） 421（南瓜蒂）
流行性脑脊髓膜炎 ……………… 425（牛筋草）
流行性乙型脑炎 ………………… 56（板蓝根）
144（大青叶） 298（假地豆）
680（竹沥）
肠道鞭毛虫病 ……………………… 71（槟榔）
钩虫病 ……………… 221（贯众） 236（鹤虱）
（胆道）蛔虫病……… 70（萹蓄） 116（葱白）
119（醋） 231（旱莲草）
245（胡椒） 251（花椒）
291（鸡矢藤／叶） 327（苦楝皮）
512（生姜） 563（乌梅）
658（皂荚） 689（紫苏子）
蛲虫病 ……………… 48（百部） 154（大蒜）
360（硫黄） 522（使君子）
608（雄黄）
丝虫病血尿 ……………………… 427（糯稻根）
绦虫病 ………… 71（槟榔） 518（石榴根皮）
肠道寄生虫病 ……… 47（百部） 137（大黄）
346（雷丸）
疟疾 ……………………… 42（白术） 100（常山）
172（丁香） 211（甘蔗）
451（青蒿） 526（水蜈蚣）
628（燕窝） 633（洋刺）
阿米巴痢疾 …… 398（马蹄草） 519（石榴皮）
616（鸦胆子）
（急性）细菌性痢疾 … 27（白蒿） 86（茶叶）
114（刺莓果根） 147（大蒜）
169（地榆） 184（番茄枝叶）
188（翻白草） 190（枫杨树叶）
212（橄榄） 224（鬼针草）
256（黄柏） 259（黄荆叶）
259（黄荆子） 352（楝花）
390（马齿苋） 418（木槿花）
432（胖大海） 478（忍冬藤）
531（苏铁） 545（铁苋）
569（无根草） 587（夏枯草）
588（仙鹤草） 596（香瓜藤）
605（杏子） 636（野菊花）
中毒性细菌性痢疾 ……………… 354（羚羊角）
变应性亚败血症 ………………… 344（雷公藤）
渗出性胸膜炎 …………………… 636（野菊花）
包裹性胸膜炎 ……………………… 380（葎草）
精神分裂症 ……… 456（蚯蚓） 525（水牛角）
635（养心草）
狂妄性精神病 ……………………… 143（大戟）
梅毒性神经痛 …………………… 78（苍耳草）
面神经麻痹 ………… 14（巴豆） 33（白芥子）
584（豨莶草） 679（猪牙皂）
桡神经损伤 ……………………… 233（何首乌）
三叉神经痛 ……… 575（蜈蚣） 614（寻骨风）
坐骨神经痛 ………………… 11（八角枫根叶）
291（鸡矢藤叶） 557（威灵仙）
566（乌头）
酒精中毒 …………………………… 126（大黄）
链霉素中毒 ……… 74（补骨脂） 209（甘草）
218（骨碎补） 590（仙鹤草）
磷化锌中毒 ……………………… 604（杏树根）
铜中毒 ……………………………… 61（荸荠）
一氧化碳中毒 ……………………… 338（莱菔）
恶性肿瘤 …………………………… 15（巴豆）
肿瘤 ………………………………… 546（铜绿）
睾丸胚胎癌 ………………………… 94（蟾蜍）
乳房癌 …………………………… 421（南瓜蒂）
乳头状癌肿 ……………………… 593（仙人掌）
高胆固醇血症 …………………… 323（决明子）
药物过敏反应 ……… 209（甘草） 371（芦荟）

西医外科

剥脱性皮炎 …… 428（糯米）
睾丸炎 …… 38（白茅根）
急性睾丸炎 …… 222（贯众）551（土茯苓）
药源性静脉炎 …… 396（马铃薯）
急性指头炎 …… 675（猪胆汁）
肱骨外上髁炎 …… 291（鸡屎藤/叶）
龟头炎 …… 558（威灵仙）
化脓性指头炎 …… 491（山慈菇）689（紫苏叶）
化脓性皮肤溃疡 …… 44（白鲜皮）
急性蜂窝组织炎 …… 165（地丁）362（柳树叶）577（五倍子）
急性阑尾炎 …… 147（大青叶）335（辣蓼草）
急性胰腺炎 …… 186（番泻叶）
颈淋巴结结核 …… 33（白芥子）68（壁虎）381（葎草）611（玄参）653（芫花）661（泽漆）
颈淋巴结炎 …… 636（野菊花）
静脉炎 …… 197（佛甲草）485（三七）
阑尾脓肿 …… 51（败酱草）391（马齿苋）
阑尾炎 …… 28（白花蛇舌草）312（九节茶）379（落葵）
淋巴结核 …… 179（阿胶）223（龟板）
淋巴结炎 …… 335（辣蓼草）396（马铃薯）406（猫爪草）
淋巴结肿大 …… 406（猫爪草）
慢性阑尾炎 …… 224（鬼针草）565（乌藤菜）
慢性阑尾炎急性发作 …… 170（地榆）637（野菊花）
毛囊炎 …… 4（艾叶）530（松脂）
面颊炎性肿块 …… 404（芒硝）
脓胸 …… 368（芦根）
漆性皮炎 …… 252（花椒）
神经性皮炎 …… 43（白头翁）93（蟾蜍）203（蝮蛇）404（芒硝）
脂溢性皮炎 …… 433（硼砂）
慢性化脓性溃疡 …… 263（黄连）
慢性溃疡 …… 417（木耳）687（紫河车）
皮肤溃疡 …… 9（桉叶）72（冰片）283（鸡蛋黄）370（芦荟）681（竹茹）
外阴溃疡 …… 140（大黄）
阴茎头溃疡 …… 229（海螵蛸）
伤口感染 …… 10（桉叶）
皮肤感染 …… 23（白矾）
手术麻醉 …… 566（乌头）
手指感染 …… 501（山楂）
术后创伤感染 …… 193（蜂蜜）651（鱼腥草）
术后腹胀 …… 112（磁石）
术后久不收口 …… 507（蛇蜕）
术后瘘管 …… 67（壁虎）651（鱼腥草）
术后疼痛 …… 112（磁石）524（鼠妇）
瘢痕疙瘩 …… 198（芙蓉叶/花）619（鸦胆子）
皮肤炭疽 …… 325（苦豆子）
外伤性血肿 …… 104（赤小豆）439（蒲黄）667（䗪虫）
局部脓肿 …… 105（赤小豆）
甲状腺肿大 …… 274（黄药子）
甲状腺功能亢进 …… 476（人参芦）
关节囊肿 …… 33（白芥子）502（山栀子）
腹膜后血肿 …… 137（大黄）
睾丸鞘膜积液 …… 275（茴香）
功能性不射精 …… 384（麻黄）
骨结核 …… 16（巴豆）295（夹蛇龟）576（蜈蚣）686（紫河车）
肋骨骨折 …… 613（血竭）
肋软骨炎 …… 244（鲎壳）
髋关节结核 …… 367（蝼蛄）
扁平疣 …… 75（补骨脂）83（苍耳子）152（大蒜）326（苦瓜）421（南瓜）539（天门冬）550（土茯苓）610（玄明粉）643（薏苡仁）663（泽漆）

寻常疣 …………… 213（狗尾草） 280（鸡蛋）
426（牛唾液） 448（茄子）
485（三七） 529（丝瓜叶）
550（土茯苓） 607（雄黄）
647（鱼香草） 669（蜘蛛）
颅内外伤感染 …………………… 50（百蕊草）
外伤感染 …………… 58（半枝莲） 67（壁虎）
216（菰米） 362（柳树叶）
367（蝼蛄） 424（柠檬胺树脂）
552（土三七）
外伤胁痛 ………………………… 485（三七）
带状疱疹 …………… 12（八角莲） 96（蟾皮）
191（蜂胶） 305（金钱草）
325（杠板归） 326（苦瓜）
342（老鹳草） 377（萝藦）
456（蚯蚓） 507（蛇莓）
510（升麻） 526（水田七）
575（蜈蚣） 613（血余炭）
625（烟油）
毒蛇咬伤 ………… 79（苍耳草） 133（大黄）
445（千金子） 482（三块瓦）
494（山乌龟） 521（石指甲）
541（天南星） 553（兔尾草）
593（仙人掌） 607（雄黄）
蝮蛇咬伤 ………………………… 682（竹叶椒）
踝关节扭伤 ……………………11（八角枫根 / 叶）
74（冰片） 105（赤小豆）
113（磁石） 120（酢浆草）
138（大黄） 485（三七）
531（苏木）
急性挫伤 ………………………… 313（九节茶）
梨状肌损伤综合征 ……………… 588（夏天无）
脚扭伤 …………………………… 433（硼砂）
破伤风 …………… 90（蝉蜕） 491（桑枝）
607（雄黄）
颌面部感染 ……………………… 520（石油菜）
烧、烫伤 ………… 8（桉叶） 110（穿心莲）
115（刺猬皮） 118（醋）
141（大黄） 171（地榆）
174（冬青叶） 215（枸杞子）
257（黄柏） 258（黄瓜种汁）
270（黄牛粪） 282（鸡蛋黄）
284（鸡蛋清） 321（橘皮）
332（葵花） 368（漏芦花）
369（芦荟） 408（毛花点草）
424（柠檬胺树脂） 435（铺地蜈蚣）
454（青蛙油） 457（蚯蚓）
492（山大刀） 506（蛇莓）
512（生姜） 517（石灰）
522（柿树叶） 533（酸枣根皮）
579（五加皮） 603（杏仁）
678（猪蹄甲） 693（紫珠）
烧伤绿脓杆菌感染 ……………… 250（虎杖）
湿疹 ……………… 96（蟾皮） 175（豆薯子）
282（鸡蛋黄） 388（马鞭草）
391（马齿苋） 396（马铃薯）
606（雄黄） 668（珍珠）
慢性湿疹 ………………………… 254（槐叶）
烫伤并发感染 ……… 67（壁虎） 410（茅瓜）
蜂螫伤 ………… 258（黄瓜种汁） 560（蜗牛）
臀大肌劳损 ……………………… 588（夏天无）
腕关节扭伤 … 402（曼佗罗子） 409（荠膏菜）
肘关节扭伤 ……………………… 657（蚤休）
肘关节痛 ………………………… 458（蚯蚓）
痔疮 ……………… 52（败酱草） 137（大黄）
380（绿矾） 398（马钱子）
403（芒硝） 414（牡丹皮）
438（蒲公英） 458（蚯蚓）
516（石膏） 523（柿子）
524（鼠妇） 543（田螺）
559（萎陵菜） 570（无花果叶）
611（玄明粉） 627（眼子菜）
652（鱼腥草） 673（猪胆汁）
肠梗阻 ………………… 15（巴豆） 136（大黄）
255（獾油）
蛔虫性肠梗阻 ……… 252（花椒） 513（生姜）
674（猪胆汁）
急性肠梗阻 ……… 176（豆油） 553（土知母）
术后吻合口瘘 ……………………… 31（白及）
腹壁瘘管 ………………………… 68（壁虎）

胸壁结核漏 ………………………… 584（蜥蜴）
泌尿系结石 ……………………… 246（胡桃肉）
软组织损伤 ………………… 292（鸡屎藤/叶）
毛细血管瘤 ……… 314（九香虫） 562（乌梅）
糖尿病性坏疽 ……………………… 389（马勃）
直肠息肉 …………………………… 503（鳝鱼血）
胸椎结核 ……………………………… 68（壁虎）
结核性脓肿 …………………………… 68（壁虎）
注射感染症 ………… 96（蟾皮） 501（山楂）
586（细辛）
肌内注射硬结 ……………………… 144（大蓟）
面部黄褐斑 ……… 490（桑叶） 522（柿树叶）
玫瑰糠疹 …………………………… 683（紫草）
慢性腰肌劳损 …………………… 164（倒扣草）
215（枸杞子） 567（乌头）
狂犬病 ………………………… 555（万年青根）
腱鞘囊肿 …………………………… 227（海带）
甲沟炎 ………… 82（苍耳蠹虫） 370（芦荟）
538（天浆壳） 542（天仙子）
气管异物 …………………………… 112（磁石）
嵌顿性腹股沟疝 ………………… 275（茴香）
膝关节积液 ………………………… 41（白芍药）
银屑病 …………… 28（白花蛇） 75（补骨脂）
245（胡椒） 677（猪苓）
荨麻疹 ……………… 3（艾叶） 27（白花蛇）
89（蝉蜕） 166（地肤子）
191（蜂蜡） 248（葫芦茶）
249（虎耳草） 463（全蝎）
520（石楠叶） 639（野兔肉）
急性荨麻疹 ……………………… 392（马齿苋）
慢性荨麻疹 ………………………… 536（桃叶）
丘疹性荨麻疹 ……………………… 94（蟾蜍）
皮肤过敏反应 ………………… 307（金丝杜仲）
股癣 ………………… 118（醋） 385（麻黄）
脚癣 ………………… 6（艾叶） 259（黄荆叶）
269（黄连） 393（马齿苋）
416（木耳） 418（木瓜）
603（杏仁）
头癣 …………… 108（川楝子） 283（鸡蛋黄）
530（松脂） 678（猪蹄甲）
体癣 ………… 106（楮皮间白汁） 681（竹沥）
斑秃 ……………… 200（茯苓） 217（骨碎补）
301（金边龙舌兰） 482（三白草）
顽固性皮炎 ……………………… 217（骨碎补）
夏季皮炎 …………………………… 265（黄连）
消肿止痛 ………………………… 340（莱菔子）

西医妇产科

外阴瘙痒 ………………………… 196（凤眼草）
外阴白斑病 ………………………… 55（斑蝥）
子宫癌术后阴道出血 ………… 410（猕猴桃根）
子宫颈癌 …………………………… 180（莪术）
子宫癌 …………………………… 61（半枝莲）
子宫脱垂 ……… 309（金樱子） 528（丝瓜络）
671（枳壳）
子宫出血 ………………………… 75（补骨脂）
霉菌性阴道炎 ……… 181（莪术） 250（虎杖）
388（马鞭草）
滴虫性阴道炎 ………… 48（百部） 119（醋）
196（凤眼草） 417（木芙蓉叶）
589（仙鹤草） 622（鸦胆子）
656（芸香草）
产后低血压 ……………………… 476（人参芦）
产后尿闭 …………………………… 220（瓜蒌）
产后尿潴留 ……… 117（葱白） 614（血余炭）
引产 ………………………………… 426（牛膝）
先兆流产 ……………………………… 6（艾叶）
乳头皲裂 ……………… 10（桉叶） 32（白及）
130（大黄） 157（大枣）
172（丁香） 234（荷花） 448（茄子）
乳腺纤维瘤 ………………………… 371（鹿角）
乳腺增生 … 198（芙蓉叶/花） 342（老鹳草）
盆腔炎 …………………………… 637（野菊花）
子宫颈炎 ………………………… 549（土大黄）
围绝经期综合征 ………………… 476（人参芦）
妊娠水肿 …………………………… 199（茯苓）

产后大出血 ······ 468（人参）
功能性子宫出血 ······ 129（大黄）169（地榆）426（牛膝）553（土三七）563（乌梅）
宫颈糜烂 ······ 59（半夏）
急性盆腔炎 ······ 659（皂角刺）
急性乳腺炎 ······ 34（白蔹）44（白鲜皮）82（苍耳蠹虫）84（苍耳子）103（赤芍）114（刺蒺藜）121（酢浆草）153（大蒜）189（饭包草）222（贯众）226（过坛龙）242（红天葵）371（鹿角）374（露蜂房）395（马兰）437（蒲公英）463（全蝎）491（山大刀）528（丝瓜络）558（威灵仙）561（乌蔹莓）591（仙人掌）615（寻骨风）637（野菊花）679（猪牙皂）
水蛭咬伤阴道出血 ······ 194（蜂蜜）
乳腺炎 ······ 461（蛆根草）
经漏不止 ······ 237（黑大豆）

西医儿科

百日咳 ······ 39（白屈菜）155（大蒜）181（鹅不食草）279（鸡胆汁）385（麻雀）387（马宝）388（马鞭草）393（马齿苋）463（全蝎）664（蚱蜢）675（猪胆汁）680（竹沥）
小儿喘息性支气管炎 ······ 65（壁虎）
小儿单纯性消化不良 ······ 288（鸡内金）
小儿消化不良 ······ 509（神曲）572（吴茱萸）
小儿癫痫 ······ 89（蝉蜕）
小儿腹泻 ······ 23（白矾）26（白果叶）52（败酱草）157（大枣）245（胡椒）268（黄连）353（凌霄花）379（绿豆）381（葎草）414（母草）480（肉豆蔻）645（罂粟壳）
小儿化脓性中耳炎 ······ 490（桑叶）
小儿龟头炎 ······ 154（大蒜）
小儿麻痹后遗症 ······ 565（乌蛇）
小儿上呼吸道感染 ······ 145（大青叶）487（三叶青）
小儿肾炎 ······ 381（葎草）
小儿肺炎 ······ 552（土牛膝）
小儿白喉 ······ 552（土牛膝）
小儿吐泻 ······ 519（石榴皮）570（无花果叶）
小儿脱肛 ······ 104（赤石脂）683（苎麻根）
小儿先天性喉喘鸣 ······ 571（吴茱萸）
小儿先天性梅毒性口腔炎 ······ 550（土茯苓）
小儿支气管哮喘 ······ 443（蛴螬）
低出生体重儿 ······ 475（人参）
流行性腮腺炎 ······ 72（冰片）86（侧柏叶）118（醋）164（灯芯草）258（黄槿）351（连翘）416（木鳖子）436（蒲公英）459（蚯蚓）543（田螺）638（野菊花）647（鱼腥草）657（蚤休）
麻疹 ······ 111（椿白皮）607（雄黄）
小儿疳症 ······ 93（蟾蜍）
新生儿硬肿症 ······ 6（艾叶）161（丹参）

西医五官科

鼻窦炎 ······ 83（苍耳子）
慢性鼻窦炎 ······ 603（辛夷）
酒渣鼻 ······ 384（麻黄）
鼻腔异物 ······ 659（皂角刺）
电光性眼炎 ······ 467（人乳汁）511（生地黄）
鼓膜穿孔 ······ 151（大蒜）281（鸡蛋）

冠周炎 ……………………………… 313（九节茶）
过敏性鼻炎 ………………………… 53（斑蝥）
急性鼻炎 …………………………… 54（斑蝥）
慢性鼻炎 …………………………… 54（斑蝥）
鼻炎 ……………………………… 653（玉米须）
过敏性眼睑湿疹 …………………… 285（鸡蛋清）
喉返神经麻痹 ……………………… 60（半夏）
骨鲠咽喉 …………………………… 558（威灵仙）
化脓性中耳炎 …… 73（冰片） 438（蒲公英）
458（蚯蚓） 511（生地黄）
药物性耳聋 ………………………… 217（骨碎补）
急性扁桃体炎 …… 131（大黄） 146（大青叶）
263（黄连） 310（锦灯笼）
354（羚羊角） 431（胖大海）
437（蒲公英） 464（全蝎）
551（土牛膝） 622（鸦胆子）
641（一枝黄花）
急性睑板腺炎 ……………………… 446（千里光）
急性咽炎 ………… 404（芒硝） 585（喜树叶）
急性咽峡炎 ………………………… 146（大青叶）
急性中耳炎 ………………………… 267（黄连）
梅尼埃病 ………… 25（白果） 238（黑大豆）
589（仙鹤草）
角膜溃疡 ………………………… 80（苍耳蠹虫）
角膜炎 ……………………………… 193（蜂蜜）
结膜炎 ……………… 440（朴硝） 542（田螺）
舌下囊肿 …………………………… 299（僵蚕）
下颌腺癌 …………………………… 322（锯耳草）
口腔溃疡 ………… 10（桉叶） 312（九节茶）
433（硼砂） 572（吴茱萸）
587（夏枯草） 610（玄明粉）
644（茵陈蒿） 667（珍珠）
681（竹茹）
顽固性口腔溃疡出血 ……………… 232（旱莲草）
413（墨旱莲）
慢性口腔炎 ……………………… 447（蔷薇花叶）
慢性口腔糜烂 ……………………… 590（仙鹤草）
泪道阻塞 …………………………… 464（全蝎）
泪囊炎 ……………………………… 463（全蝎）
慢性化脓性中耳炎 ………………… 19（芭蕉油）
110（穿心莲） 229（海螵蛸）
257（黄柏） 651（鱼腥草）
慢性咽炎 ………… 507（蛇莓） 573（吴茱萸）
604（杏仁） 610（玄明粉）
慢性中耳炎 ………………………… 267（黄连）
中心性视网膜脉络膜炎 …………… 318（菊花）
玻璃体浑浊 ………………………… 215（枸杞子）
青光眼 ……………………………… 101（车前子）
神经性耳鸣 ………………………… 567（乌头）
粟疹状眼病 ………………………… 408（毛茛）
外伤性角膜溃疡 …………………… 267（黄连）
萎缩性鼻炎 ………………………… 536（桃叶）
牙龈炎 ……………………………… 313（九节茶）
牙周炎 …………… 281（鸡蛋） 538（藤黄）
660（皂角刺）
眼结膜炎 …………………………… 24（白矾）
咽喉癌 ……………………………… 247（胡桃枝）
中耳炎 ………… 279（鸡胆汁） 508（蛇蜕）
683（紫草）